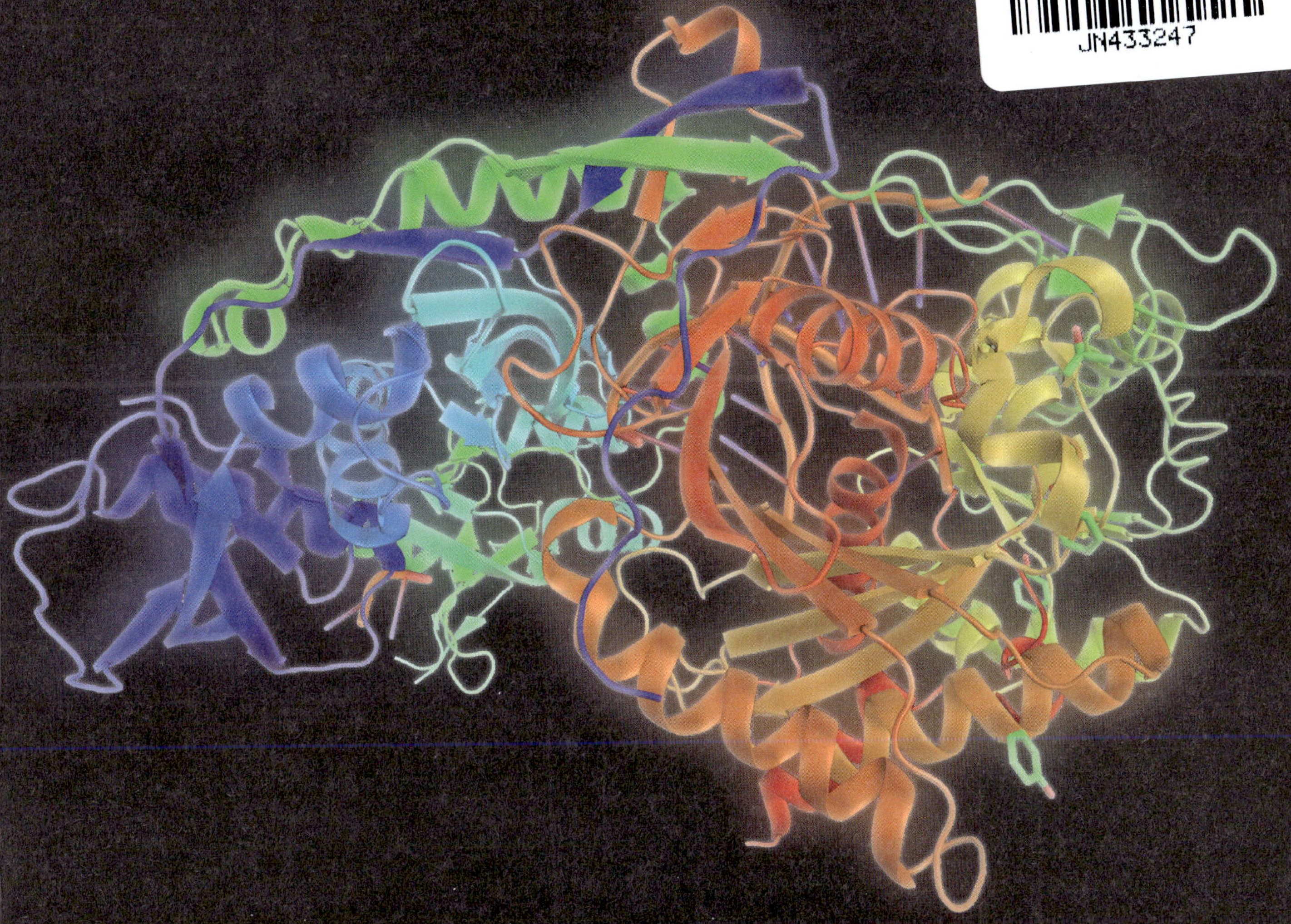

Casarett & Doull

핵심 독성학

3판

Klaassen · Watkins III

기성환 · 김민선 · 김성연 · 김은희 · 김희진 · 박광식
이상규 · 이윤희 · 임경민 · 전상민 · 정광원 · 정영석
정재훈 · 정주희 · 창동신 · 천경수 · 한선영 공역

BIOSCIENCE (주)바이오사이언스출판

이 도서의 국립중앙도서관 출판예정도서목록(CIP)은 서지정보유통지원시스템 홈페이지(http://seoji.nl.go.kr)와 국가자료공동목록시스템(http://www.nl.go.kr/kolisnet)에서 이용하실 수 있습니다.
(CIP제어번호 : CIP2018022888)

Casarett & Doull

핵심 독성학 3판

초판 인쇄: **2018년 9월 1일**
초판 발행: **2018년 9월 10일**

저 자: Curtis D. Klaassen/John B. Watkins III
역 자: 기성환 · 김민선 · 김성연 · 김은희 · 김희진 · 박광식 · 이상규 · 이윤희 · 임경민
전상민 · 정광원 · 정영석 · 정재훈 · 정주희 · 창동신 · 천경수 · 한선영
발행인: 문 정 구
발행처: (주)바이오사이언스출판
본 사: **14040 경기도 안양시 동안구 전파로 107(호계동)**
서울 사무소: **06569 서울특별시 서초구 도구로 115, 1층(방배동)**
전 화: (02)581-4057~8
팩 스: (02)581-4059
이메일: inquiry@biosciencepub.com
홈페이지: http://www.biobooks.co.kr
ISBN: 978-89-6824-080-5

등록번호: 제22-3079호
값 38,000원

(주)바이오사이언스출판

주의

의학은 끊임없이 변화하는 과학입니다. 새로운 연구와 임상 경험으로 우리의 지식이 넓어지면서 치료 및 약물 요법의 변화가 요구됩니다. 이 책의 저자들은 출간 당시 기준으로 여겨지는 완벽하고 일반적인 정보를 제공하기 위해 각 출처의 신뢰성을 확인하면서 작업했습니다. 그러나 인간의 실수나 의학의 변화 가능성이 있기에, 저자, 출판사 또는 본 저작물의 준비 또는 출판에 관여했던 다른 당사자는 여기 포함된 정보가 모든 면에서 정확하다거나 완전하다는 것을 보증하지 않고, 오류, 누락 또는 본 작업에 포함된 정보의 사용으로 얻은 결과에 대해 어떤 책임도 지지 않습니다. 독자는 여기에 포함된 정보를 여러 경로를 통해 다시 한번 확인하는 것이 좋습니다. 예를 들어, 독자는 특히 투여 계획 중인 각 약물의 패키지에 포함된 제품 정보 시트를 확인하여 이 책에 있는 정보가 정확하고 권장 복용량 또는 관리 금기 사항이 변경되지 않았는지 확인하십시오. 이런 사항은 신규로 또는 드물게 사용되는 약물의 경우에 특히 중요합니다.

저자 서문

이 책 "Casarett & Doull 핵심 독성학"은 "*Casarett & Doull's Toxicology: The Basic Science of Poisons, 8th edition*"에 자세히 기술된 독성학을 기반으로 주요 원리와 개념을 정리한 것입니다. 이 책 각 장은 "*Casarett & Doull's Toxicology: The Basic Science of Poisons, 8th edition*"의 해당 장을 기초로 서술되었습니다.

"Casarett & Doull 핵심 독성학"은 독성학의 광대한 과학을 간결하게 설명하며 해부학, 생리학 및 생화학의 중요한 개념들을 담아내고 있어 특정 장기 시스템에서 독성 작용의 원리와 메커니즘에 대한 이해를 돕습니다. 저자들은 이 책이 독성학을 수강하는 학부 및 대학원생뿐만 아니라 다른 분야의 학생들도 독성학의 개념과 원리에 대한 강력한 토대를 마련하는 데 도움이 될 것으로 확신합니다.

이 책은 7개 단위로 구성되어 있습니다. (1) 독성학의 일반 원리; (2) 독성물질의 체내동태; (3) 비표적 장기 독성; (4) 표적 장기 독성; (5) 독성물질; (6) 환경독성학; (7) 독성학의 적용. 주요 요점에 대한 요약은 각 장의 시작 부분에 포함되어 있으며 각 장의 끝에 일련의 연습문제가 제공됩니다. 이 책을 개선할 수 있는 방법에 대한 제안은 언제나 환영하며, 지난 마지막 판에서 받은 사려 깊은 권고에 감사드립니다.

저자들은 이 책의 출판을 위해 참여하셨던 모든 분들께 지면을 빌어 감사의 말씀을 전하고 싶습니다. 특히 이 책을 준비하는 동안 저희 가족들의 사랑, 인내 및 지원에 진심 어린 감사를 드립니다. 이 책의 출간에 도움을 주신 Richard J. Batka와 Alyssa Shapiro께도 특별히 감사드립니다. McGraw-Hill 출판사의 조언, 지도 및 지원에도 감사드립니다.

본 저자들은 끝으로, 배움에 대한 열정을 갖고 함께 하면서 저희들에게 가르침을 주는 학생 여러분께도 진심으로 감사드립니다.

Curtis D. Klaassen
John B. Watkins III

역자 소개

기 성 환	조선대학교 약학대학	shki@chosun.ac.kr
김 민 선	순천대학교 약학대학	minsun@sunchon.ac.kr
김 성 연	원광대학교 약학대학	sungykim@wku.ac.kr
김 은 희	차의과학대학교 약학대학	ehkim@cha.ac.kr
김 희 진	삼육대학교 약학대학	hjkim@syu.ac.kr
박 광 식	동덕여자대학교 약학대학	kspark@dongduk.ac.kr
이 상 규	경북대학교 약학대학	sangkyu@knu.ac.kr
이 윤 희	연세대학교 약학대학	yunhee.lee@yonsei.ac.kr
임 경 민	이화여자대학교 약학대학	kmlim@ewha.ac.kr
전 상 민	아주대학교 약학대학	smjeon@ajou.ac.kr
정 광 원	가천대학교 약학대학	kwjeong@gachon.ac.kr
정 영 석	부산대학교 약학대학	youngjung@pusan.ac.kr
정 재 훈	삼육대학교 약학대학	cheongjh@syu.ac.kr
정 주 희	덕성여자대학교 약학대학	joohee@duksung.ac.kr
창 동 신 (대표감수)	이화여자대학교 약학대학	changts@ewha.ac.kr
천 경 수	계명대학교 약학대학	chunks@kmu.ac.kr
한 선 영	경상대학교 약학대학	syhan@gnu.ac.kr

차 례

저자 서문 iv

역자 소개 v

1부 독성학의 일반 원리

1장 독성학의 역사와 범위 1

1.1 독성학의 역사 1
1.2 20세기의 독성학: 이해의 깨달음 3
1.3 제2차 세계대전 이후 3
1.4 21세기 독성학 4

2장 독성학의 원리 7

2.1 독성학 입문 8
2.2 독성물질의 분류 9
2.3 부작용의 스펙트럼 10
2.4 노출의 특성 11
2.5 용량반응 상관성 13
2.6 독성 반응에서의 편차 19
2.7 기술적 동물 독성 시험 19
2.8 독성유전체학 21

3장 독성의 기전 25

3.1 1단계—전달: 노출 부위에서 표적 부위로 26
3.2 2단계—최종 독성물질과 표적 분자의 반응 31
3.3 3단계—세포 기능 장애 및 독성 33
3.4 4단계—복구 또는 복구 장애 45
3.5 결론 53

4장 위해성 평가 57

4.1 서론 및 역사적 배경 57
4.2 정의 58
4.3 의사 결정 59
4.4 유해성 확인 59
4.5 용량-반응 평가 62
4.6 노출 평가 65
4.7 위해도 결정 65
4.8 정보 자원 66
4.9 위해성 인식과 비교 분석 66
4.10 새로운 개념들 67
4.11 공중 보건 위해성 관리 67
4.12 요약 68

2부 독성물질의 체내동태

5장 독성물질의 흡수, 분포 및 배설 71

5.1 서론 72
5.2 세포막 73
5.3 흡수 77
5.4 분포 81
5.5 배설 83
5.6 결론 86

6장 생체 이물질 대사 89

6.1 일반 원리 90
6.2 가수분해, 환원 및 산화 93
6.3 포합 108

7장 독성동태학 121

7.1 일반 원리 121
7.2 고전적 독성동태학 122
7.3 생리학적 독성동태학 126
7.4 결론 130

3부 비표적 장기 독성

8장 화학적 발암 133

8.1 개요 134
8.2 다단계 발암 과정 135
8.3 화학적 발암 작용 기전 136
8.4 발암성 평가 시스템 143

8.5 인체내 화학적 발암 145

9장 유전 독성 149

9.1 유전적 변형이 건강에 미치는 영향 150
9.2 암과 유전적 위해성 평가 151
9.3 유전적 변형 유도 기전 151
9.4 유전적 변형 검출을 위한 시험법 154
9.5 인간 집단 모니터링 160
9.6 유전 독성 평가를 위한 새로운 시도 160
9.7 결론 161

10장 발생 독성학 165

10.1 문제점의 범위—임상 경험 166
10.2 발생 독성학의 원칙 168
10.3 발생 독성의 기전과 발병 170
10.4 임신 중 약동학과 대사 171
10.5 모체 독성과 발생 독성 사이의 관계 171
10.6 내분비계 장애물질의 발생 독성 173
10.7 현대 안전성 평가 174
10.8 미래 전망 177

4부 표적 장기 독성

11장 혈액의 독성 반응 181

11.1 표적 장기로서의 혈액 182
11.2 조혈 작용 182
11.3 적혈구와 그 기원 세포들의 독성학 182
11.4 백혈구와 그 기원 세포들의 독성학 187
11.5 독성 반응으로서의 백혈병 188
11.6 혈소판과 지혈의 독성학 190
11.7 위해성 평가 193

12장 면역계의 독성에 대한 반응 195

12.1 면역계 196
12.2 면역학적 완전성의 평가 206
12.3 생체 이물질(Xenobiotics)에 의한 면역 조절 208
12.4 생체 이물질 유도 과민 반응과 자가면역 211
12.5 면역 독성의 새로운 시대와 도전 213

13장 간의 독성 반응 215

13.1 간의 생리학 216
13.2 간의 병태생리학 219
13.3 미래 전망 228

14장 신장 독성 반응 231

14.1 기능적 해부학 232
14.2 신장병의 병리학적 반응 234
14.3 신장의 독성 상해에 대한 감수성 236
14.4 신기능 평가 238
14.5 신장 세포 손상의 생화학적 작용 기전/매개체 240
14.6 특수한 신독성물질 241

15장 호흡기 독성 반응 247

15.1 호흡기의 구조와 기능 248
15.2 호흡기에서의 대사 251
15.3 화학물질에 의한 폐 손상 병리의 일반 원칙 252
15.4 폐 손상에 대한 급성 반응 254
15.5 폐 손상에 대한 만성 반응 255
15.6 인간의 폐 손상을 유발하는 약물 258
15.7 독성 폐 손상의 평가 258

16장 신경계의 독성 반응 263

16.1 신경계에 관한 개요 264
16.2 신경 독성의 기능적 징후들 268
16.3 신경 독성의 기전 268
16.4 신경계 기능의 저하를 유도하는 화학물질들 279
16.5 신경 독성학에서 시험관(IN VITRO) 시험과 다른 대안적 접근들 279

17장 눈 및 시각계의 독성 반응 281

17.1 눈 및 시각계 독성학 개요 282
17.2 눈 및 시각계에 대한 노출 282
17.3 안구 독성 및 시각 기능의 평가 288
17.4 표적 부위 및 작용 기전: 각막 290
17.5 표적 부위 및 작용 기전: 수정체 291
17.6 표적 부위 및 작용 기전: 망막 292
17.7 표적 부위 및 작용 기전: 시각신경 및 시각로 294
17.8 표적 부위 및 작용 기전: 중추 시각계 295

18장 심혈관계의 독성 반응 299

18.1 소개 300
18.2 심장의 개요 300
18.3 심장 독성 반응 303
18.4 심장 독성 화학물 307
18.5 혈관계에 대한 개요 308
18.6 혈관계 독성 반응 313

18.7 혈관계 독성물질 315

19장 피부 독성 반응 319

19.1 방어벽으로서의 피부 320
19.2 접촉성 피부염 322
19.3 육아종성 질환 326
19.4 광독성 326
19.5 여드름 329
19.6 피부색소 침착 장애 329
19.7 두드러기 330
19.8 중독성 표피 박리증 330
19.9 피부암 331

20장 생식계의 독성 333

20.1 서론 334
20.2 생식 주기 334
20.3 생식 발달과 성분화 334
20.4 배우자형성 335
20.5 신생아 발달 336
20.6 유아 발달 336
20.7 사춘기 발달 336
20.8 성적 성숙 337
20.9 정소 구조 및 기능 340
20.10 수정 341
20.11 착상 342
20.12 태반 342
20.13 임신 342
20.14 분만 342
20.15 수유 342
20.16 노화 343
20.17 내분비계 장애물질 343
20.18 생식 독성 시험 346
20.19 생식 독성 평가 348

21장 내분비계 독성 351

21.1 서론 352
21.2 뇌하수체 샘 352
21.3 부신 354
21.4 부신 피질 354
21.5 부신 수질 356
21.6 갑상선 357
21.7 부갑상선 360
21.8 췌장 내분비샘 361

5부 독성물질

22장 농약의 독성 365

22.1 개요 366
22.2 경제성 및 공중보건 366
22.3 살충제 368
22.4 곤충 기피제 373
22.5 제초제 373
22.6 살균제 376
22.7 살서제 377
22.8 훈증제 377

23장 금속의 독성 381

23.1 서론 382
23.2 주요 유독 금속들 384
23.3 잠재적 독성이 있는 필수 금속들 390
23.4 의학적 치료와 관련된 금속들 392

24장 용제와 증기의 독성효과 395

24.1 서론 396
24.2 용제가 유발하는 만성 뇌병증이 있는가? 397
24.3 용제 오남용 397
24.4 환경 오염 397
24.5 독성동태학 398
24.6 잠재적 영향 요인 399
24.7 염화탄화수소류 400
24.8 방향족 탄화수소 402
24.9 알코올 403
24.10 GLYCOLS 405
24.11 GLYCOL ETHERS 406
24.12 자동차 가솔린 및 첨가제 406
24.13 이황화탄소 407

25장 방사선과 방사성물질의 독성 409

25.1 개요 410
25.2 방사선 배경 410
25.3 방사선 생물학 412
25.4 암 역학 414
25.5 비발암 질환에 대한 역학연구 416
25.6 결론 416

26장 식물과 동물의 독성 작용 419

26.1 개요 420

26.2 식물 독성의 개요 420
26.3 기관별 중독 증상 421
26.4 식물 독의 임상 연구 428
26.5 동물 독의 개요 428
26.6 동물 독소의 특성 429
26.7 절지동물 430
26.8 거미강 430
26.9 지네강(지네) 433
26.10 노래기강(노래기) 433
26.11 곤충류 433
26.12 연체동물문(청자고둥) 434
26.13 파충류 434
26.14 해독제 437
26.15 독소의 잠재적 임상분야 적용 438

27장 칼로리의 독성 작용 441

27.1 음식섭취와 소화의 생물학 442
27.2 에너지 밸런스 평가법 443
27.3 비만의 생물학 444
27.4 과잉의 칼로리 섭취/비만관련 독성 445
27.5 칼로리 제한에 의한 건강증진 및 생명연장 효과 449
27.6 비만 치료 449
27.7 비만 증가가 경제적, 사회적 및 법적 측면에 미치는 영향 450

6부 환경독성학

28장 나노독성학 453

28.1 나노물질에 관한 기본사항 454
28.2 나노물질과 생체물질의 접점 458
28.3 독성반응의 작용 기전 458
28.4 나노독성 시험에서의 주의사항 459
28.5 안전한 나노물질 설계를 위해 고려할 점 459
28.6 사례연구: 보다 안전한 자외선 차단제의 설계 459
28.7 인체 독성 460
28.8 사례연구: 다층벽 탄소나노튜브 463
28.9 독성시험 464
28.10 생태 독성 465

29장 대기오염 469

29.1 대기오염 전망 470
29.2 대기오염과 관련된 위해성 평가 툴 470
29.3 개괄적 개념 472
29.4 노출 473
29.5 건강영향에 대한 역학 증거 475
29.6 실외공기의 오염원 476
29.7 복합오염물질에 의한 대기오염의 실제 483
29.8 결론 483

7부 독성학의 적용

30장 생태독성학 485

30.1 서론 486
30.2 노출의 몇 가지 다른 측면 486
30.3 유해 작용 487
30.4 접근법 492
30.5 생태적 위해성 평가 494
30.6 생태계와 인간의 건강 간의 상호연결 494

31장 식품 독성학 497

31.1 식품 독성학의 독창성 497
31.2 식품, 식품 성분 및 오염물질에 대한 안전 기준 499
31.3 식품 또는 식품 성분들에 의한 유해 반응들 501
31.4 식품 중 독성물질 502
31.5 결론 506

32장 분석 및 법 독성학 509

32.1 분석 독성학 510
32.2 일반 독성학의 역할 511
32.3 법 독성학의 역할 511
32.4 독살에 대한 독성학적 조사 511
32.5 실제 범죄에 사용되는 독성물질 513
32.6 소변에서의 약물 감식 513
32.7 인체 활동 평가 514
32.8 법원 증언 514
32.9 임상 독성학의 역할 514
32.10 치료 모니터링의 역할 514
32.11 요약 515

33장 임상 독성학 517

33.1 임상 독성학의 역사 517
33.2 독성물질 통제 센터의 소개 517
33.3 중독환자의 치료를 위한 임상 전략 517
33.4 특정 물질 중독의 사례 522
33.5 결론 524

34장 직업 독성학 527

34.1 서론 527
34.2 직업 환경, 노출 및 표준 528
34.3 직업병 529
34.4 직업병 원인들의 독성 평가 532
34.5 노출 모니터링 534
34.6 결론 536

- **연습문제 정답** 539
- **국문 찾아보기** 543
- **영문 찾아보기** 563

1부 독성학의 일반 원리

독성학의 역사와 범위

History and Scope of Toxicology

1장

Michael A. Gallo

1.1 독성학의 역사
1.1.1 고대
1.1.2 중세
1.1.3 르네상스
1.1.4 계몽주의 시대
1.2 20세기의 독성학: 이해의 깨달음
1.3 제2차 세계대전 이후
1.4 21세기 독성학

요점

- 독성학은 생체 시스템에 대한 생체 이물질의 유해 작용을 연구하는 학문이다.
- 독성학은 생화학, 생물학, 화학, 유전학, 수학, 의학, 약리학, 생리학 및 물리학의 지식과 기술을 융합한다.
- 독성학은 안전성 평가와 위해성 평가를 위한 학문 분야에 적용된다.

1.1 독성학의 역사

현대 독성학은 생화학, 생물학, 화학, 유전학, 수학, 의학, 약리학, 생리학 및 물리학 등 여러 학문의 지식과 기술을 융합하여 생체 이물질의 유해 작용을 연구할 뿐 아니라 안전성 평가와 위해성 평가도 포함하고 있다. 독성학의 모든 분야에서 과학자들은 화학물질이 생체 시스템에 유해한 영향을 미칠 수 있는 기전을 연구한다. 이런 광범위한 주제에 관한 활동들이 독성학 연구를 뒷받침한다.

1.1.1 고대

사냥, 전쟁, 암살을 위한 동물성 독성물질과 식물 추출물에 대한 지식들은 아마도 역사로 기록되기 이전에 이미 확립되었을 것이다. 가장 오래된 문서들 중 하나로 알려진 Ebers Papyrus(기원전 1500년 무렵)는 독미나리, 부자, 아편, 그리고 납, 구리, 안티본과 같은 금속 등을 포함하는 다수의 알려진 독성물질들에 관한 정보를 담고 있다. 욥기(기원전 1400년 무렵)는 독화살에 관해 언급했고(욥기 6장 4절), 히포크라테스(기원전 400년 무렵)는 수많은 독성물질들, 그리고 이것들과 관련된 치료 및 과다 복용 시 생체이용률에 대한 임상독성학적 원리들을 추가하였다. 아리스토텔레스의 제자인 Theophrastus(기원전 370~286년)는 *De Historia Plantarum*이라는 책에 많은 독성 식물에 대해 기술하였다. 로마 황제 네로의 궁정 의사인 그리스인 Dioscorides는 약 600개의 식물에 대한 책인 *De Materia Medica*에서 최초로 독성물질을 식물독, 동물독, 광물독으로 분류했다.

전설에 의하면 소아시아 Pontus의 왕 Mithridates 6세는 독성물질에 의한 암살이 두려워서 암살 방지를 위해 36가지 성분의 독성물질 혼합물을 정기적으로 섭취했다고 한다. 그런데 이로 인해 독성에 대한 내성이 형성되어, 그가 적에게 포로가 될 상황에서 독성물질로 자살하려던 시도는 실패했다. 해독제 또는 예방 혼합물을 의미하는 용어로 mithridatic 이라는 단어가 통용되는 것은 바로 이 전설에서 유래한다. 기원전 82년 무렵에는 정치적으로 독극물에 의한 중독이 극심해졌기 때문에 Sulla는 독성물질 중독에 대한 최초의 법안인 것으로 보이는 *Lex Cornelia*를 발의하였고, 후에 약제사들을 감독하는 규제 법령이 되었다.

1.1.2 중세

Maimonides(Moses ben Maimon, 1135~1204)의 기록에는 곤충, 뱀, 미친개에 의한 중독 치료에 관한 논문(독성물질과 해독제, *Treatise on Poisons and Their Antidotes*, 1198)이 포함되어 있다. Maimonides는 우유, 버터, 크림 등이 장내 흡수를 지연시킬 수 있다고 지적하면서 생체이용률에 대해 설명했다. 초기 르네상스 시대에 병자와 가난한 사람들에게 음식을 공급한다는 구실로 Catherine de Medici는 독성 반응의 신속성(작용 개시), 화합물의 효과(효력), 신체 부위의 반응 정도(특이성 및 작용 장소), 희생자의 불평(임상 소견 및 증상) 등을 실험했다.

1.1.3 르네상스

모든 물질은 독이다. 즉, 독이 아닌 것은 아무것도 없다. 올바른 용량이 독과 약을 구별한다.

-Paracelsus

Philippus Aureolus Theophrastus Bombastus von Hohenheim-Paracelsus(1493~1541)는 17~18세기 이후 거의 상식이 되어버린 철학과 과학, 그리고 고대의 저명한 철학과 마법 사이에서 중요한 역할을 했던 사람이다. 의사이자 연금술사인 Paracelsus는 오늘날 독성학, 약리학, 치료학에 필수적인 많은 견해를 혁신적으로 구축했다. 그는 주요 독성물질의 본질은 화학물질이라는 것에 초점을 맞추어, (1) 화학물질에 대한 반응을 조사할 때 실험이 필수적이고, (2) 화학물질의 치료적 특성과 독성 특성을 구별해야 하며, (3) 이러한 특성은 항상 그런 것은 아니지만 용량에 의해서만 구별될 수 있고, (4) 화학물질의 특이성 정도, 치료 효과, 또는 독성 영향을 확인할 수 있다고 했다. 이런 원칙들에 따라 Paracelsus는 용량-반응 상관성을 독성학에서 가장 중요한 개념으로 보았다.

> 오라, 쓰디쓴 독약이여, 오라 불쾌한 안내자여.
> 절망의 뱃사공들아, 어서 빨리 나의 배를 암초에 부딪혀,
> 배멀미에 지쳐 나의 여행을 끝장내다오!
> 내 사랑을 위하여! 오 진정한 약제사여!
> 당신이 주신 약은 빠르기도 하지. 한 번 입맞춤으로 죽어가는구나.
>
> -로미오와 줄리엣 3막 5장

Ellenbog(1480년 무렵)가 금세공인들에 대한 수은과 납의 독성에 대해 경고했고, Agricola는 1556년에 광산 질병에 관한 짧은 논문을 발표하긴 했지만, 이 주제에 관한 중요한 논문인 '광부병과 광부들의 다른 질병들(*On the Miners' Sickness and Other Diseases of Miners*)'을 Paracelsus가 1567년에 출판했다. 이 논문은 광부병의 치료 및 예방 전략과 함께 병인론에 대해 다루었다. 1700년에 Bernardino Ramazzini가 광부에서 조산사, 인쇄공, 직조공 및 도공에 이르는 다양한 노동자들의 직업병에 대한 연구 결과로 '노동자의 질병에 대한 담론(*Discourse on the Diseases of Workers*)'을 발표한 이후 직업 독성학은 더욱 발전했다. 1775년 Percival Pott가 굴뚝 청소부들의 음낭암 발생에 대한 굴뚝 검댕의 역할을 인식한 것이 다환방향족 탄화수소(polyaromatic hydrocarbon)의 발암성에 대한 최초의 보고이다. 이런 발견들로 의료 행위, 특히 예방이 개선되었다.

1.1.4 계몽주의 시대

실험 독성학이 유기화학의 성장에 힘입어 19세기에 급속히 발전했다. Magendie(1783~1885), Orfila(1787~1853) 및 Bernard(1813~1878)는 약리학, 실험 치료학 및 직업 독성학의 토대를 마련했다.

프랑스 궁정의 스페인 의사인 Orfila는 중독에 대한 법적 증거로 부검 자료와 화학적 분석을 체계적으로 사용했다. 그의 상세한 분석 유형은 법의학 독성학의 토대가 되었다. Orfila는 1815년 천연 약제의 독성에 주목한 연구를 발표했다. 의사이자 실험 생리학자인 Magendie는 에메틴(emetine)과 스트리크닌(strychnine)의 작용 기전을 연구했고, 이 화합물들의 체내 흡수와 분포를 측정했다. Magendie의 제자인 Claude Bernard는 유명한 의학 논문인 '실험 의학 연구 입문(*An Introduction to the Study of Experimental Medicine*)'을 발표했다.

독일 과학자 Oswald Schmiedeberg(1838~1921)와 Louis Lewin(1850~1929)은 독성학에 많은 공헌을 했다. Schmeideberg는 약 120여 명의 학생들을 길러냈고, 이들은 나중에 전 세계에 걸쳐 가장 중요한 약리학 및 독성학 실험실을 만들었다. Lewin은 마취제, 메탄올, 글리세롤, 아크롤레인 및 클로로포름의 독성에 대한 초기 연구를 많이 발표했다.

1.2 20세기의 독성학: 이해의 깨달음

독성학은 가설을 테스트하기 위해 거의 모든 기초 과학들의 원리를 차용하여 강점과 다양성을 이끌어 냈다. 그리하여 1900년 이래로 독성학은 연구를 주도해 온 보건 및 직업 규정들과 결합하여 과학의 역사에서 보기 드문 학문 분야를 이루게 된다.

1850년대 후반 마취제와 소독제의 출현으로 현재 이해되고 있는 독성학이 시작되었다. "특허" 의약품의 많은 사용으로 인한 약물 중독 사고가 발생했고, Upton Sinclair가 미국 육류 공장의 비위생적이고 비윤리적인 환경, 정육산업에서 나타날 수 있는 위해성 등을 소설 *The Jungle*에 자세히 묘사함으로써 촉발된 사회적 반향으로 인해, 결과적으로 1906년에 미국의 순수 식품 및 의약품 관련법 중 최초인 Wiley 법안이 통과되었다.

1890년대와 1900년대 초반에 방사성 물질과 비타민(vitamin = vital amine; 생명 아민)을 발견하게 되어, 이런 "새로운" 화학물질이 실험용 동물에게 이로운 것인지 해로운 것인지를 결정하기 위해 최초로 대규모 생물학적 분석(여러 동물 시험)을 하게 되었다.

실험 독성학에 대한 최초의 저널 중 하나인 *Archiv für Toxikologie*는 1930년 유럽에서 출판되기 시작했다. 같은 해 미국의 국립보건원인 NIH(National Institutes of Health)가 설립되었다. 글리콜(glycol)에 용해된 sulfanilamide를 복용한 후 급성 신부전증으로 인한 비극적인 결과가 보고된 후, 1938년에 Copeland 법안이 통과되었다. 이것은 미국 식품의약품안전처(U.S. Food and Drug Administration, FDA) 설립을 이끌어 낸 두 번째 주요 법안이다. 1947년에는 미국 최초의 주요한 살충제법이 제정되었다. 최초의 연방 살충제, 살균제 및 살서제에 관한 법(Federal Insecticide, Fungicide, and Rodenticide Act)의 중요성은 미국 역사상 처음으로 의약품이나 식품이 아닌 물질이 승인을 받기 위해서는 그 물질들이 안전하고 효과적임을 증명해야 한다는 것이었다.

1.3 제2차 세계대전 이후

당신도 두 가지 쉬운 중독 사례에 대해 각각 10년 동안 관심을 가진다면 독성학자가 될 수 있다.

-*Arnold Lehman*(1955년 무렵)

1950년대 중반에는 FDA의 독성학에 대한 책무가 강화되었다. 식품, 의약품 및 화장품 법에 첨가물을 추가시키는 개정안을 미국 의회가 통과시키고 대통령이 서명했다. 이 개정안의 Delaney 조항(1958)은 실험동물 또는 사람에서 발암성이 있는 것으로 밝혀진 어떤 화학물질도 미국에서 유통되는 모든 식품에 첨가될 수 없다는 것을 광범위하게 명시했다. Delaney 조항은 많은 집단의 논란을 유발하였고, 독성학 분야에 새로운 수준의 생물 통계학 및 수학적 모델 등이 포함되도록 하는 계기가 되었다. Delaney 개정 직후, 최초의 독성학 전문 미국 학술지인 *Toxicology and Applied Pharmacology*가 발간되기 시작했고, 곧이어 독성학회(Society of Toxicology)가 설립되었다.

1960년대는 수천 명의 소아들이 심각한 선천적 기형으로 태어난 비극적인 탈리도마이드 사건과 Rachel Carson의 '침묵의 봄(*Silent Spring*, 1962)'의 출간으로 시작되었다. 배아와 태아 및 환경에 대한 화학물질의 영향을 전체적으로 파악하려는 시도가 힘을 얻게 되었다. 새로운 법안이 통과되고 새로운 저널이 발간되었다. 세포 및 분자 독성학은 하위 전문 분야로 발전했으며, 위해성 평가는 독성학 연구의 주요 성과가 되었다.

현재 수천 명의 회원과 120개 이상의 저널을 보유한 수십 개의 전문 조직, 정부 및 기타 과학 단체가 독성학 및 관련 분야에 전념하고 있다. 또한 세계독성학회(International Congress of Toxicology)는 유럽, 남미, 아시아, 아프리카 및 호주의 독성학회로 구성되어 있으며, 독성학자들이 광범위하게 교류하고 있다.

1.4 21세기 독성학

사람과 다른 여러 생명체의 유전체 서열 분석은 독성학을 비롯해 모든 생명과학 분야에 지대한 영향을 끼쳤다. 현재 유전자 변형 생물(genetically modifying organism, GMO)이 보편적이며, 사람 유전자에 대한 다른 생명체(예: 제브라피시[*Danio rerio*], 예쁜꼬마선충[*Caenorhabditis elegans*] 및 초파리[*Drosophila melanogaster*])의 이종 상동성유전자는 독성학에서 널리 사용되고 있다. 후성유전학에서 파악된 지식으로 암, 당뇨병 및 신경 퇴행성 질환 및 장애를 비롯한 성인의 질환들이 태아 상태일 때 기원한다는 것을 연구하기 위한 새로운 접근이 가능하다.

독성학에는 흥미롭고 다양한 역사가 있다. 아마도 여러 분야에서 차용하여 성장하고 번영한 과학으로서 단일 목적이 없기 때문에 어려움을 겪었지만, 이런 독성학의 다양성은 고등 교육, 산업 및 정부의 아이디어와 개념이 널리 전파될 수 있도록 하였다. 이 때문에 과학과 지역사회에 큰 도움이 되는 흥미진진하고 혁신적이며 다양한 분야가 되었다. 기초 과학과 직접적인 응용 분야를 동시에 다루는 분야는 거의 없다. 생체 이물질의 유해 작용을 연구하는 학문인 독성학은 이런 관점에서 독창적인 학문이라고 할 수 있다.

참고문헌

Bryan CP: *The Papyrus Ebers.* London: Geoffrey Bales, 1930.

Carson R: *Silent Spring.* Boston, MA: Houghton Mifflin, 1962.

Gunther RT: *The Greek Herbal of Dioscorides.* New York: Oxford University Press, 1934.

Guthrie DA: *A History of Medicine.* Philadelphia, PA: Lippincott, 1946.

Hays HW: *Society of Toxicology History*, 19611986. Washington, DC: Society of Toxicology, 1986.

Munter S(ed.): *Treatise on Poisons and Their Antidotes. Vol. II of the Medical Writings of Moses Maimonides.* Philadelphia, PA: Lippincott, 1966.

Pagel W: *Paracelsus: An Introduction to Philosophical Medicine in the Era of the Renaissance.* New York: Karger, 1958.

Thompson CJS: *Poisons and Poisoners: With Historical Accounts of Some Famous Mysteries in Ancient and Modern Times.* London: Shaylor, 1931.

http://www.toxipedia.org/display/toxipedia/History+of+Toxicology

연습문제

1. 독성학에 관한 다음 기술 중 옳은 것은?

a. 현대의 독성학은 고대 생명체에 대한 화학물질의 유해 작용에 대한 연구와 관련이 있다.

b. 현대의 독성학 연구는 생화학, 식물학, 화학, 생리학 및 물리학과 같은 분야의 원칙을 받아들인다.

c. 현대의 독성학은 식물과 동물의 독성물질에 대한 지식에 뿌리를 두고 있다. 식물과 동물의 독성물질에 관한 지식은 역사로 기록되기 이전에 이미 확립되었으며 평화를 증진시키는 데 사용되었다.

d. 현대의 독성학은 무기 화학물질이 유익한 효과뿐만 아니라 유해한 효과를 만들어내는 기전도 연구한다.

e. 현대의 독성학은 포유동물에 대한 화학물질의 영향을 연구하는 것이다.

2. 독성물질의 독성에 대한 지식은 다음에서 가장 초기에 발표되었다:

a. Ebers papyrus

b. *De Historia Plantarum*

c. *De Materia Medica*

d. *Lex Cornelia*

e. *Treatise on Poisons and Their Antidotes*

3. 의사이자 연금술사인 Paracelsus는 오늘날 독성학, 약리학, 치료학에 필수적인 많은 견해를 혁신적으로 구축했다. 그는 주요 독성물질의 본질은 화학물질이라는 것에 초점을 맞추어 용량-반응 상관성을 표현했다. 아래 기술들 중 Paracelsus와 관련이 없는 것은?

a. 천연물인 독성물질은 독성 작용이 매우 빠르게 진행된다.

b. 화학물질에 대한 반응을 조사할 때 실험이 필수적이다.

c. 화학물질의 치료적 특성과 독성 특성을 구별해야 한다.

d. 이런 특성들은 때로는 용량을 제외하고는 구별할 수 없는 경우도 있다.

e. 화학물질의 특이성 정도, 치료 효과, 또는 독성 영향을 확인할 수 있다.

4. 사실 지식 기반이 더 빨리 습득될지라도, 독성학의 기술은 수년 동안 획득한 경험이 필요하다. 다음 중 "당신도 두 가지 쉬운 중독 사례에 대해 각각 10년 동안 관심을 가진다면 독성학자가 될 수 있다."고 언급한 현대 독성학자는 누구인가?

a. Claude Bernard
b. Rachel Carson
c. Upton Sinclair
d. Arnold Lehman
e. Oswald Schmiedeberg

5. 다음 중 올바른 설명은?

a. Claude Bernard는 약 120여 명의 학생들을 길러냈고, 과학 문학에 많은 공헌을 한 다작의 과학자였다.
b. Louis Lewin은 Oswald Schmiedeberg의 지도 아래 마취제, 메탄올 및 클로로포름의 독성에 관한 초기 연구를 발표했다.
c. 실험 의학 연구 입문(*An Introduction to the Study of Experimental Medicine*)은 스페인 의사 Orfila가 썼다.
d. Magendie는 중독에 대한 법적 증거로 부검 자료와 화학적 분석을 체계적으로 사용했다.
e. Percival Potts는 뱀 독의 화학적 복잡성을 설명하는 데 중요한 역할을 했다.

독성학의 원리

Principles of Toxicology

2장

David L. Eaton and Steven G. Gilbert

2.1 독성학 입문
2.1.1 독성학의 여러 분야
2.1.2 독성학과 사회
2.1.3 독성 반응의 일반적 특성
2.2 독성물질의 분류
2.3 부작용의 스펙트럼
2.3.1 알레르기 반응
2.3.2 특이체질 반응
2.3.3 즉시 대 지연 독성
2.3.4 가역 대 비가역적 독성 작용
2.3.5 국소 대 전신 독성
2.3.6 화학물질들의 상호 작용
2.3.7 내성
2.4 노출의 특성
2.4.1 노출 경로 및 부위
2.4.1 노출 시간 및 빈도
2.5 용량-반응 상관성
2.5.1 개체형 또는 단계형 용량-반응 상관성
2.5.2 실무형 용량-반응 상관성
2.5.3 용량-반응 곡선의 형태
필수 영양소
호르메시스
역치
비단조성 용량-반응 곡선
2.5.4 용량-반응 상관성 유도에서의 가정
2.5.5 용량-반응 상관성의 평가
용량-반응의 비교
치료 지수
안전과 노출의 한계
효력 대 효능
2.6 독성 반응에서의 편차
2.6.1 선택 독성
2.6.2 종 간 차이
2.6.3 반응에서의 개체 간 차이
2.7 기술적 동물 독성 시험
2.7.1 급성 독성 시험
2.7.2 피부와 눈 자극성
2.7.3 감작성
2.7.4 아급성(반복-투여 시험)
2.7.5 아만성
2.7.6 만성
2.7.7 기타 시험
2.8 독성유전체학
2.8.1 유전체학
2.8.2 후성유전학
2.8.3 전사체학 및 단백질체학

요점

- 독성물질(*poison*)이란 생물학적 시스템에서 해로운 반응을 일으킬 수 있는 모든 물질을 말한다.
- 기전적 독성학자(*mechanistic toxicologist*)는 화학물질이 생체에 대해 독성 작용을 나타내도록 하는 세포학적·생화적학·분자적 작용 기전을 규명한다.
- 독성유전체학(*toxicogenomics*)은 기전적 독성학자들이 기전 규명을 통해 유전적으로 감수성이 있는 개체를 유해한 환경 노출로부터 확인하고 보호할 수 있도록 하며, 개인별 유전체 구성을 기반으로 맞춤형 약물 요법이 가능하게 한다.
- 기술적 독성학자(*descriptive toxicologist*)는 안전성 평가 및 규제 요구 사항에 대한 정보를 제공하는 독성 시험을 주로 수행한다.
- 규제적 독성학자(*regulatory toxicologist*)는 사용 가능한 자료로부터 화학물질이 특정 목적으로 판매되기에 위해도가 충분히 낮은지 여부를 결정하고 대기, 산업 환경 및 식수에 허용되는 화학물질의 표준 허용치를 정한다.
- 선택 독성(*selective toxicity*)이란 어떤 화학물질에 두 종류의 생물이 동시에 노출되어도 이 화학물질이 다른 생물에는 해를 끼치지 않으면서 한 종류의 생물에는 해를 끼치는 것을 의미한다.
- 개체형 또는 "단계형" 용량-반응 상관성은 어떤 화학물질의 여러 가지 용량에 대하여 개체(*individual*)가 나타나는 반응에 대한 것이다.
- 실무형 용량-반응 상관성은 어떤 화학물질의 여러 가지 용량에 대하여 개별 생물들의 집합체인 한 집단(*population*)이 나타내는 전체 반응들의 분포에 대한 것이다.
- 용량-반응 곡선이 "U자형"인 hormesis는 저용량에서는 인체의 생리에 유익한 작용을 하거나 활성화 작용을 할 수 있지만, 고용량에서는 유해 작용을 나타내는데 이것은 일부 생체 이물질에 의한 결과이다.
- 기술적 동물 독성 시험은 실험동물에서 화학물질에 의해 나타난 영향이 적정한 수준일 경우 사람에게 적용 가능하고, 실험동물을 독성물질에 과다하게 노출시키는 것은 사람에게 나타날 수 있는 위해성을 밝히는 데 필요하고 효과적인 방법이기 때문이라고 가정한다.

2.1 독성학 입문

독성학(*toxicology*)은 화학물질이 생물에 미치는 유해 작용에 대하여 연구한다. **독성학자**(*toxicologist*)는 그 영향의 본질(세포, 생화학 및 분자 작용 기전 포함)을 조사하고 발생 가능성을 평가할 수 있다. 이 과정의 기본은 노출(또는 용량)과 반응의 상관성을 밝히는 것이다. 우리 사회가 의존하는 많은 화학물질들이 유해 작용을 나타낼 가능성도 매우 다양하므로 독성학의 단일 영역별 전문화가 필요하다.

2.1.1 독성학의 여러 분야

기전을 중시하는 **기전적 독성학자**(*mechanistic toxicologist*)는 화학물질의 생물에 대한 독성 작용을 주로 세포, 생화학 및 분자 작용 기전을 중심으로 확인한다(독성 기전에 대한 자세한 내용은 3장 참조). 독성 기전에 관한 자료는 보다 안전한 화학물질의 설계 및 생산, 화학물질 중독증 및 질병 처치를 위한 합리적인 치료에 유용하다. 위해성 평가에서 기전에 관한 자료는 실험동물에서 관찰된 유해한 결과가 사람과 직접 관련이 있음을 입증하는 데 매우 유용하다. **독성유전체학**(*toxicogenomics*)을 통해 유해한 환경 노출로부터 유전적으로 감수성이 있는 개체를 보호할 수 있는 기전적으로 면밀히 기술된 정보를 확인하고, 개인별 유전자 구성에 따라 약물 요법을 맞춤화할 수 있는 유전체, 전사체학, 단백질체학 및 대사체학 테크놀로지를 응용할 수 있다. 많은 유전자 검사로 약리학적 치료 전에 감수성이 있는 개체를 확인할 수 있다.

기술적 독성학자(*descriptive toxicologist*)는 안전성 평가 및 규제 요구 사항에 대한 정보를 제공하는 독성 시험에 직접 관여한다. 실험동물에서의 독성 시험(이 장의 뒷부분에서 설명)은 특정 화학물질에 노출되었을 때 사람과 환경에 가해지는 위해성을 평가하는 데 사용할 수 있는 정보를 제공하기 위해 설계된다.

규제적 독성학자(*regulatory toxicologist*)는 기술적·기전적 독성학자에 의해 제공된 자료를 기초로 의약품이나 다른 화학물질이 특정 판매되기에 충분히 위해도가 충분히 낮은지 여부를 결정할 책임이 있다. 규제적 독성학자는 식품, 의약품, 대기, 산업 환경 및 식수에 허용되는 화학물질의 양에 대한 표준 수립에 관여한다(4장 참조).

법의학독성학(*forensic toxicology*)은 사람과 동물에 대한 화학물질의 해로운 작용에 대한 의료 법률적 측면에 초점을 둔 기본 독성학적 원리와 분석 화학의 융합 학문이다(31장 참조).

임상 독성학(*clinical toxicology*)은 독성물질에 의해 유발되거나 독성물질과 관련이 있는 질병을 연구한다(32장 참조).

환경독성학(*environmental toxicology*)은 환경 내의 화학적 오염물질의 생물체에 미치는 영향, 특히 어류, 조류, 육서 동물 및 식물과 같은 사람 이외의 생물에 대한 영향에 중점을 둔다. 생태독성학(*ecotoxicology*)은 생태계에서의 집단 역학에 대한 독성물질의 영향을 주로 연구한다(29장 참조).

발생 독성학(*developmental toxicology*)은 임신 전(양쪽 부모), 태아기 발달 기간 동안, 또는 출생 후 사춘기까지의 기간 동안 화학적·물리적 원인에 노출되어 생길 수 있는 생물에 대한 유해 작용을 연구한다. 기형학(*teratology*)은 임신과 출생 사이의 발달 기간 동안에 유발되는 결함을 연구한다(10장 참조).

생식 독성학(*reproductive toxicology*)은 화학적·물리적 원인에 노출되어 생길 수 있는 암컷 또는 수컷의 생식 기관에 대한 유해 작용을 연구한다(20장 참조).

2.1.2 독성학과 사회

화합물의 독성학적 영향에 대한 지식들은 소비자 제품, 의약품, 제조 공정, 폐기물 처리, 규제 조치, 민사 분쟁 및 광범위한 정책 결정에 영향을 미친다. 사회적 문제에 대한 독성학의 영향력 확대는 독성학적 연구 및 시험의 윤리적·법적·사회적 함의에 점점 더 민감해질 책임을 동반한다.

독성학에는 몇 가지 윤리적 딜레마가 있다. 첫째, 생물 과학에서의 경험과 새로운 발견으로 사람, 동물 및 환경 건강에 대한 명확한 시각의 필요성이 강조됐다. 둘째, 납, 석면 및 담배와 같은 물질에 노출되었을 때의 건강에 대한 경험은 많은 규제 및 법적 조치와 공공 정책 결정을 촉진시켰다. 셋째, 우리는 사회적 및 윤리적 책임을 논의하기 위해 점점 더 잘 정의된 틀을 가지고 있다. 넷째, 사람이나 동물을 포함한 모든 연구는 책임있고 윤리적인 방식으로 수행되어야 한다. 다섯째, 생물과학 고유의 불확실성과 생물 변이성으로 인해 제한적이고 불확실한 정보를 토대로 의사 결정을 해야만 한다.

2.1.3 독성 반응의 일반적 특성

알려진 거의 모든 화학물질은 충분한 양으로 존재할 경우 손상 또는 사망을 유발할 수 있다. 표 2.1에 투여 동물의 50%에서 사망을 유발하는 화학물질의 용량인 50% 치사 용량(lethal dose 50, LD_{50})이 제시되어 있다. 마이크로그램 용량으로 사망을 유발하는 화학물질은 독성이 매우 강한 것으로 간주된다. LD_{50}과 같은 급성 독성 측정은 화학물질에 대한 노출과 관련된 독성 또는 유해성의 모든 스펙트럼을 정확하게 반영하지 못할 수도 있다. 예를 들어, 급성 독성이 낮은 일부 화학물질은 이무런 급성 독성의 증거가 없는 용량에서도 발암성 또는 기형 유발 작용을 나타낼 수 있다. 특정 화학물질의 경우, 특정 생물에서 각각의 다양한 작용을 유발할 수 있는 자체 용량-반응 상관성이 있다.

표 2.1 일부 대표적인 화학물질의 급성 LD_{50}

화학물질	LD_{50}, mg/kg*
에탄올	10000
염화나트륨	4000
황산제일철	1500
모르핀 황산염	900
페노바르비탈 나트륨	150
피크로톡신	5
스트리키닌 황산염	2
니코틴	1
튜보쿠라린	0.5
헤미콜리늄	0.2
테트로도톡신(복어독)	0.10
다이옥신(TCDD)	0.001
보툴리눔 독소	0.00001

*LD_{50}은 노출된 동물의 50%에서 사망을 유발하는 용량(mg/kg 몸무게).

2.2 독성물질의 분류

독성물질은 분류자의 관심과 필요에 따라 분류된다. 즉, 표적 장기, 용도, 유래된 근원 및 독성 작용의 관점에서 다루어진다. 독소(*toxin*)라는 용어는 일반적으로 식물, 동물, 곰팡이 또는 박테리아와 같은 생물체에 의해 생성되는 유해한 물질들을 의미한다. 독성물질(*toxicant*)이라는 용어는 사람들의 활동에 의해 직접 생성 또는 부수적으로 생성되는 유해물질을 일컫는다. 독성물질은 물리적 상태, 화학적 안정성 또는 반응성, 일반 화학 구조 또는 중독 가능성에 따라 분류될 수 있다. 독성물질들의 전체 스펙트럼에 한 가지 분류 방식만을 적용할 수 없으므로, 이들의 특성을 가장 잘 나타내도록 분류법을 잘 조합해야 한다.

2.3 부작용의 스펙트럼

화학물질의 바람직하지 않은 작용의 스펙트럼은 광범위하다. 예를 들어, 약물치료학에서 각각의 약물은 수많은 작용을 나타낼 수 있지만, 일반적으로 오직 한 가지 작용만이 치료의 본래 목적과 부합된다. 다른 모든 작용은 **바람직하지 않은 작용**(*undesirable effect*) 또는 **부작용**(*side effect*)이라고 한다. 그러나 이런 부작용들 중 일부는 또 다른 적응증의 치료에 유용할 수 있다. 그렇지만 약물의 어떤 부작용들은 사람의 웰빙에 항상 해롭기도 하다. 이를 약물의 **유해 작용**(*adverse effect*), **해로운 작용**(*deleterious effect*) 또는 **독성 작용**(*toxic effect*)이라고 한다.

2.3.1 알레르기 반응

화학적 알레르기(*chemical allergy*)는 그 화학물질 또는 유사 화학물질에 이미 감작되어 있기 때문에 어떤 화학물질에 대해 면역학적으로 반응해서 나타나는 유해 작용이다. **과민 반응**(*hypersensitivity*), **알레르기 반응**(*allergic reaction*), **감작 반응**(*sensitization reaction*)이라는 용어들이 이런 상황을 설명하기 위해 사용된다(12장 참조). 일단 한 번 감작이 일어나면, 다시 매우 저용량의 화학물질에 노출되어도 알레르기 반응이 나타날 수 있다. 알레르기 환자에게 알레르기 반응은 용량의존적으로 나타난다. 감작 반응은 때때로 매우 심각하고 치명적일 수 있다.

대부분의 화학물질과 그 대사체는 면역계가 생체 이물질로 인식하기에 충분할 정도로 크지는 않기 때문에, 항원(또는 면역원)을 형성하기 위해서는 내인성 단백질과 먼저 결합해야만 한다. 이런 형태의 분자를 **합텐**(*hapten*)이라고 한다. 그러면 합텐-단백질 복합체(항원)는 항체의 형성을 유도할 수 있다. 이후 화학물질에 다시 노출되면 항원-항체 상호 작용이 일어나며, 이는 경미한 피부 장애에서 치명적인 아나필락스성 쇼크까지 폭넓게 알레르기 증상을 일으킨다.

2.3.2 특이체질 반응

화학적 특이체질(*chemical idiosyncrasy*)이란 유전적으로 어떤 화학물질에 대해 비정상적인 반응성을 나타내는 것을 의미한다. 관찰되는 반응은 일반적으로 모든 개체에서 관찰되는 것과 정성적으로 유사하지만, 저용량의 화학물질에 대해서 극도로 예민하거나 또는 고용량의 화학물질에 대해서도 극도로 무감각하다거나 하는 형태로 나타날 수 있다. 예를 들어, 아질산 또는 헤모글로빈에서 철분을 산화시킬 수 있는 다른 물질에 어떤 사람은 비정상적으로 민감하다. 그래서 methemoglobin이 다량 생성되고 산소 결합 및 조직으로 운반이 현저히 억제된다. 결과적으로 정상인은 영향을 받지 않을 용량의 methemoglobin 생성 화학물질에 노출된 후에 조직 저산소증으로 고통받게 된다. 다양한 특이 약물 반응은 반응 중간체를 형성하고, 중간체를 해독하고, 그리고/또는 부가된 단백질에 대하여 면역 반응을 유발하는 개체의 능력 간의 상호 작용에 기인한 것으로 알려져 있다. 약물 대사 효소, 전달 물질 또는 수용체의 특정 유전자다형성이 이런 다양한 차이에 영향을 미치는 것으로 여겨지고 있다.

2.3.3 즉시 대 지연 독성

즉각적인 독성 작용은 물질의 단일 투여 후에 빠르게 발생하며, 지연된 독성 작용은 잠시 후에 발생한다. 대부분의 물질은 즉각적인 독성 작용을 일으킨다. 그러나 화학물질의 발암성 영향은 일반적으로 사람에서 종양이 관찰되기 전에 초기 노출 후 20~30년의 긴 대기 시간을 갖는다.

2.3.4 가역 대 비가역적 독성 작용

화학물질의 일부 독성 작용은 가역적이며 다른 것들은 비가역적이다. 화학물질이 조직에 병적 손상을 유발하는 경우, 그 조직이 재생할 수 있는 능력은 그 작용이 가역적인지 또는 비가역적인지에 의해 결정된다. 간 조직은 재생 능력이 높기 때문에 대부분의 간 손상은 가역적이다. 그러나 중추신경계 손상은 세포가 분화되어 대체될 수 없기 때문에 비가역적이다. 화학물질의 발암성 및 최기형성 영향은 일단 발생하면 보통 돌이킬 수 없는 비가역적 독성 작용으로 간주된다.

2.3.5 국소 대 전신 독성

독성 작용에 대한 또 다른 구분은 일반적인 작용점에 따른 구분이다. 국소 작용은 생물학적 시스템과 독성물질 간의 최초 접촉 부위에서 발생한다. 이와 대조적으로, 전신 작용은 독성물질이 침입점에서 멀리 떨어진 해로운 작용이 일어나는 부위까지 흡수·분포되는 과정이 필요하다. 반응성이 매우 높은 물질을 제외한 대부분의 물질은 전신 작용을 나타낸다. 어떤 물질은 두 가지 작용을 모두 나타낼 수 있다.

일반적으로 전신 독성을 유발하는 대부분의 화학물질들에 의한 주요 독성들이 단지 한두 장기에서만 유발되는데, 이런 장기들을 특정 화학물질의 독성 **표적 장기**(*target organ*)라고 한다. 역설적으로, 독성의 표적 장기는 종종 화학물질의 농도가 가장 높은 부위가 아니다.

전신 독성에 관여하는 빈도순으로 표적 장기를 나열하면, 중추신경계, 순환계, 혈액 및 조혈계, 간, 신장, 폐와 같은 내장 기관, 그리고 피부 순이다. 근육과 뼈는 전신 작용을 나타내는 대상 조직이 거의 없다.

2.3.6 화학물질들의 상호 작용

화학적 상호 작용은 상호 작용하는 독성물질 중 하나 또는 양쪽 모두의 흡수, 단백질 결합, 생체내변환 및 배설과 같은 다양한 기전을 통해 일어난다. 이런 상호 작용 방식 외에도 독성물질의 조합에 대한 생물의 반응은 작용 부위의 독성학적 반응 때문에 증가되거나 감소될 수 있다.

두 가지 화학물질이 함께 투여될 때 가장 보편적으로 나타나는 **상가**(*additive*) 작용은 두 가지 화학물질의 복합 작용이 각각 단독으로 주어졌을 때의 합과 같을 때 일어난다(예: $2+3=5$). **상승**(*synergistic*) 작용은 두 화학물질의 결합된 작용이 단독으로 주어졌을 때의 합보다 훨씬 클 때 일어난나(예: $2+2=20$). 하나의 물질이 특정 기관이나 시스템에 독성 작용을 주지 않지만, 다른 화학물질에 첨가하면 해당 화학물질이 훨씬 더 독성을 나타내는 것은 **강화**(*potentiation*) 작용이다(예: $0+2=10$). 예를 들어, 이소프로판올은 간독성물질이 아니지만, 사염화탄소와 함께 투여되는 경우에 사염화탄소의 간독성은 사염화탄소가 단독으로 투여될 때보다 훨씬 커진다.

길항(*antagonism*) 작용은 함께 투여되는 두 가지 화학물질이 서로서로 작용을 방해하거나 둘 중 한 물질이 다른 물질의 작용을 방해할 때 발생한다(예: $4+6=8$; $4+(-4)=0$; $4+0=1$). 길항 작용에는 네 가지 주요 유형인 기능적·화학적·체내동태적·수용체 길항 작용 등 네 가지 형태가 있다. **기능적 길항**(*functional antagonism*) 작용은 두 가지 화학물질이 동일한 생리적 기능에 상반된 작용을 일으켜 서로 견제할 때 일어난다. 예를 들어, 심한 barbiturate 중독으로 인한 혈압강하 시에 norepinephrine이나 metaraminol과 같은 혈관수축제를 정맥 투여함으로써 효과적으로 길항될 수 있다. **화학적 길항**(*chemical antagonism*) 또는 **불활성화**(*inactivation*)는 덜 유독한 물질로 변화시키는 두 화학물질 간의 단순한 화학 반응일 뿐이다. 예를 들어, 금속이온의 킬레이터는 금속 독성을 감소시키고 항독소는 다양한 동물 독소의 작용을 길항한다. **체내동태적 길항**(*dispositional antagonism*)은 대상 장기에서 화학물질의 농도·지속 시간이 줄어들도록 화학물질의 흡수, 생체내변환, 분포 또는 배설이 변화할 때 일어난다. **수용체 길항**(*receptor antagonism*)은 동일한 수용체에 결합하는 두 가지 화학물질이 함께 작용할 때, 그들 각각의 합보다 낮은 작용이 나타나거나(예: $4+6=8$), 하나의 화학물질이 다른 화학물질의 작용을 길항하는 경우(예: $0+4=1$) 발생한다. 수용체의 길항제를 종종 **차단제**(*blockers*)라고 한다.

2.3.7 내성

내성은 화학물질이나 구조적으로 관련된 화학물질에 이전에 노출된 것으로 인해 그 화학물질 대한 독성 작용이 감소하는 것이다. 두 가지 주요 기전이 내성의 원인인데, 하나는 독성 작용이 발생하는 부위에 도달하는 독성물질 양의 감소, 즉 **체내동태적 내성**(*dispositional tolerance*) 때문이고, 다른 하나는 화학물질에 대한 조직의 반응성 감소 때문이다.

2.4 노출의 특성

화학물질에 의한 생물학적 시스템의 독성 작용은 물질 자체 또는 물질의 대사(생체내변환) 생성물이 독성 발현을 일으키기에 충분한 농도로 일정 시간 동안 인체 내 적절한 부위에 도달하지 않는 한 발생하지 않는다. 독성 반응이 발생하는지 여부는 물질의 화학적·물리적 특성, 노출 상황, 물질이 시스템에 의해 어떻게 대사되는지, 그리고 생물학적 시스템이나 대상의 전반적인 감수성에 달려 있다.

2.4.1 노출의 경로 및 부위

독성물질이 인체에 접근할 수 있는 주요 경로는 위장관(섭취), 폐(흡입), 피부(국소, 경피 또는 진피) 및 기타 비경구(장관 이외의 경로)이다. 독성물질은 주로 혈류(정맥 내 경로)에 직접 투여될 때 효과가 가장 크고 신속하게 반응을 나타낸다. 다른 경로에 대한 효과는 대략적으로 "흡입, 복강 내, 피하, 근육 내, 진피 내, 경구, 외피"의 순으로 낮아진다. "용매"(화학물질을 용해시키기 위해 사용한 물질) 및 기타 부형제는 흡수를 현저하게 변화시킬 수 있다. 또한 투여 경로는 물질의 독성에 영향을 미칠 수 있다. 예를 들어, 중추신경계에 작용하지만 간에서 효율적으로 해독되는 물질이 경구 투여되면, 전신순환계를 거쳐 중추신경계에 도달하기 이전에 거의 모든 용량이 간을 통과하면서 대사되기 때문에 흡입했을 때보다 경구 투여했을 때는 독성이 낮아진다.

2.4.2 노출 시간 및 빈도

독성학자들은 일반적으로 화학물질에 대한 실험동물의 노출을 급성, 아급성, 아만성, 만성 노출 등 네 가지 범주로 나눈다. **급성**(*acute*) 노출은 화학물질에 대한 노출 시간이 24시간 미만이다. 급성 노출은 일반적으로 단회 투여를 말하지만, 독성이 약간 있거나 거의 없는 화학물질들의 경우에는 24시간 내에 반복적으로 노출시키기도 한다. 흡입에 의한 급성 노출은 24시간 미만 동안 지속적으로 노출되는 것인데, 가장 빈번한 경우는 4시간 동안이다. 반복 노출을 아급성, 아만성, 만성의 세 가지로 나눈다. 화학물질에 대하여 반복적으로 노출시키는 기간이 **아급성**(*subacute*)은 1개월 이하, **아만성**(*subchronic*)은 1~3개월 동안, **만성**(*chronic*)은 3개월 이상이다.

사람에 대한 노출의 경우, 그 빈도와 기간이 일반적으로 통제된 동물을 이용한 연구에서처럼 명확하게 정의되지는 않지만, 노출 상황을 설명하는 데 동일한 용어들을 사용한다. 따라서 작업장·환경 노출은 **급성**(일회성으로 발생), **아만성**(몇 주 또는 몇 달에 걸쳐 반복적으로 발생), **만성**(여러 달 또는 몇 년 동안 반복적으로 발생)으로 분류된다.

많은 독성물질들에 한 번 노출된 경우와 반복적으로 노출된 경우에 나타나는 독성 작용은 큰 차이가 난다. 신속하게 흡수되는 물질에 대한 급성 노출은 즉시 독성 작용을 일으킬 수 있지만, 만성 노출의 독성 작용과 유사한 또는 유사하지 않은 지연형 독성을 나타낼 수도 있다. 이에 반하여, 독성물질로 인한 장기간, 낮은 농도의 만성적인 독성 작용이 가해진 이후에 각각의 독성물질에 대한 노출 작용이 만성적으로 계속 더해지는 경우에는 즉각적인(급성) 독성 작용이 나타날 수 있다. 반복 노출의 시간적 특성화에서 중요한 또 다른 시간 관련 요인은 노출 빈도이다. 배출률과 노출 빈도 간의 상관성은 **그림 2.1**과 같다. 단회 용량으로 심각한 영향을 나타내는 화학물질을 몇 번의 시간 간격을 두고 그 용량을 나누어 투여하면 효과가 없을 수도 있다. 그림 2.1의 선 B에 표시된 화학

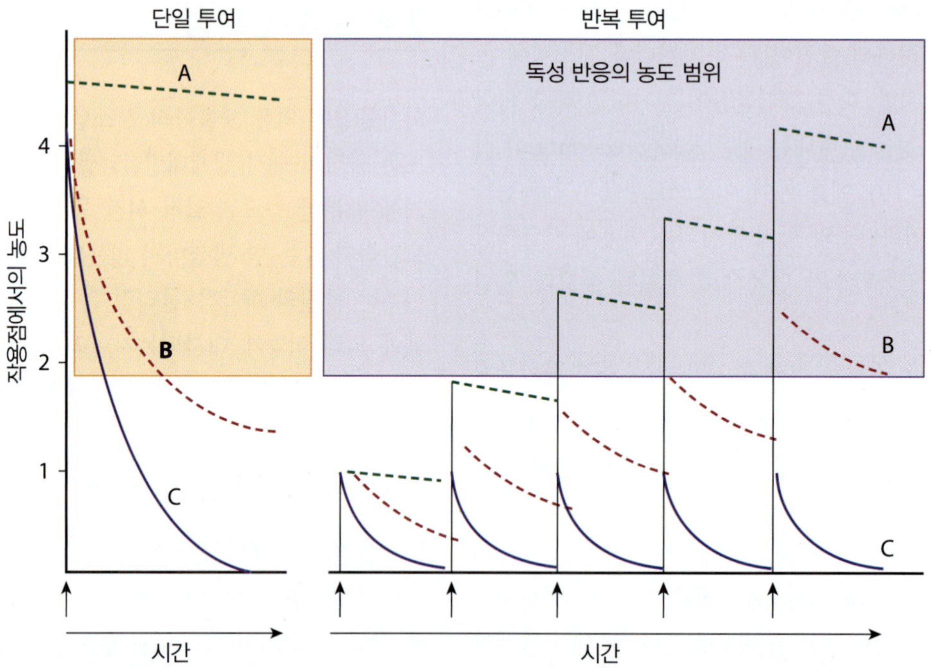

그림 2.1 다양한 용량 투여 빈도 및 배출률 조건이 주어질 때, 작용점에서의 용량과 농도 사이의 상관성. 선 *A*는 매우 느리게 제거되는(예: 반감기 1년) 화학물질. 선 *B*는 투여 빈도에 대한 배출률이 동일한(예: 1일) 화학물질. 선 *C*는 용량 투여 빈도(예: 5시간)보다 배출률이 빠른 화학물질. 청색 음영 부분은 작용점에서 독성 반응을 유도하는 데 필요한 화학물질의 농도를 나타낸다.

물질의 경우, 배출 반감기(화학물질의 50%가 혈류에서 제거되는 데 걸리는 시간)가 투여 빈도와 거의 같은데, 4회 투여 때까지는 이론적 독성 유발 농도인 2 unit에 도달하지 못한다. 한편, 투여 간격(반복 투여 사이의 시간)보다 훨씬 낮은 배출률을 갖는 화학물질 A의 경우에는 단 2회 투여로 독성 유발 농도에 거의 도달한다. 이에 반해, 배출률이 투여 간격보다 훨씬 짧은 화학물질 C의 경우에는 투여량을 다양하게 변화시켜도 독성 작용이 나타날 작용점에서 독성 유발농도에 절대로 도달하지 못한다. 물론, 화학물질 자체는 축적되지 않더라도 이전 투여에 의한 세포 또는 조직의 손상이 남아 있다가 다시 노출되면서 독성 작용이 합쳐져서 나타날 수는 있다. 그러므로 투여 간격이 세포 또는 조직 손상의 완전한 회복을 허용하기에 충분한지를 반드시 고려해야 한다. 화학물질이 생물학적 시스템에 축적되면(흡수율이 생체내변환율·배설률을 초과하는 상태) 비가역적인 독성 작용이 발생하고, 시스템이 노출 빈도 간격 내에서 독성 손상으로부터 회복될 시간이 충분하지 않으면 만성 독성 작용이 발생할 수 있다. 이런 상관성에 대한 추가 설명은 5장과 7장을 참조하기 바란다.

2.5 용량-반응 상관성

노출의 특성과 작용의 스펙트럼은 통상적으로 **용량-반응 상관성**(*dose-response relationship*)이라고 하는 상관관계로 모아진다. 측정을 위해 어떤 반응이 선택되더라도, 독성학에서 가장 근본적이며 보편적인 개념으로 간주될 수 있도록 생물학적 시스템의 반응 정도와 독성물질의 용량 사이의 상관성은 일관되게 나타나는 것으로 가정한다.

용량-반응 상관성에는 두 가지 유형이 있다. (1) 개체형 용량-반응 상관성은 어떤 화학물질의 다양한 용량에 대하여 각각의 생물 **개체**(*individual*)가 제각각 반응을 나타내고, 다양한 용량에 걸쳐 측정된 작용 정도가 연속적이므로 "단계형" 반응이라고도 한다. (2) 실무형 용량-반응 상관성은 어떤 화학물질의 다양한 용량에 대하여 개별 생물들의 집합체인 **집단**(*population*)이 나타내는 전체 반응들이 종합적으로 보이는 분포의 특징에 관한 것이다.

2.5.1 개체형 또는 단계형 용량-반응 상관성

개체형 용량-반응 상관성의 특징은 용량에 연관되어 반응 정도가 증가하는 것이다. 예를 들어, **그림 2.2**는 유기인계 살충제 chlorpyrifos의 섭취 용량 변화에 따른 뇌에서 두 가지 다른 효소인 acetylcholinesterase와 carboxylesterase의 저해 정도 간의 용량-반응 상관성이다. 효소의 억제 정도는 효소의 종류에 따라 다르지만, 두 효소의 억제 정도는 분명히 용량의존적이며 광범위한 범위에 걸쳐 있다. 제시된 두 개의 용량-반응 곡선에 의하면, 뇌에서 acetylcholinesterase는 carboxylesterase보다 더 쉽게 저해된다. 그 결과로 나타나는 독성학적 반응은 뇌에서 acetylcholinesterase 억제 정도와 직접 연관되어 있다. 대부분의 독성물질은 독성 작용 부위 또는 기전들도 매우 다양하며, 각각의 경우에 대한 "용량-반응" 상관성 및 이에 따른 유해 작용이 있다는 것에 주목해야 한다. 이런 용량-반응 데이터를 용량에 대해 log 스케일을 사용하여 그래프를 작성하면 직선성으로 나타난다.

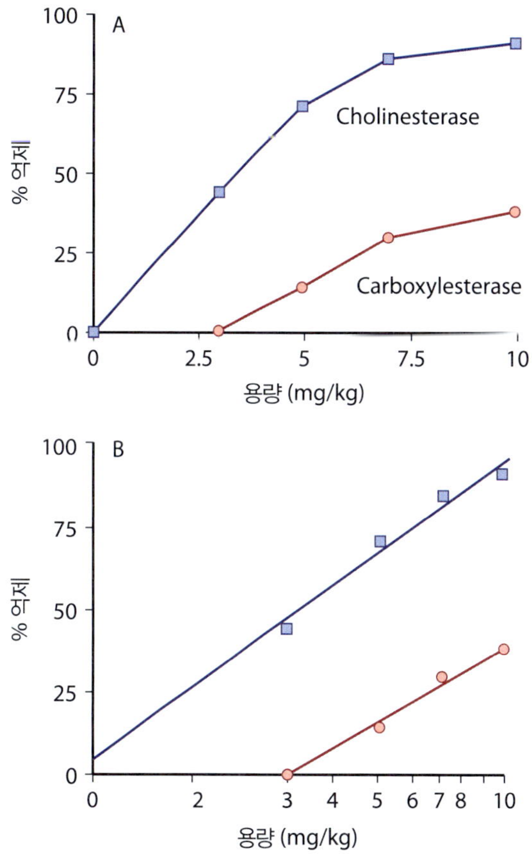

그림 2.2 유기인계 살충제 chlorpyrifos 용량에 따른 뇌의 esterase 효소 저해 작용에 관한 용량-반응 상관성. 원과 파란색 선은 acetylcholinesterase 활성을 나타내고, 사각형과 빨간색 선은 chlorpyrifos를 5일 동안 투여한 임신한 암컷 Long-Evans 랫드 뇌의 carboxylesterase 활성을 나타낸다. *A.* 산술 척도에 그려진 용량-반응 곡선. *B.* 세미 로그 척도로 그려진 용량-반응 곡선. (자료 출처: Lassiter TL, et al.: Gestational exposure to chlorpyrifos: dose response profiles for cholinesterase and carboxylesterase activity, *Toxicol Sci*, 1999 Nov;52(1):92-100.)

2.5.2 실무형 용량-반응 상관성

한 개체에서 용량-반응 상관성은 앞쪽에 살펴본 바와 같이 "단계형" 또는 연속적인 값으로 나타나는데, 이와는 대조적으로 한 **집단**(*population*) 내에서 발생할 때는 본질적으로 비연속적인 계수 또는 "독성이 유발되는" 또는 "유발되지 않는" 둘 중의 하나만 해당하는 실무형(悉無形, all or none)으로 나타난다. 즉, 일정 용량에 대하여 집단 내의 한 개체는 "반응을 나타내는 개체" 또는 "반응을 나타내지 않는 개체"로 분류된다. 이런 "실무형 집단(quantal population)"과 "단계형 개체(graded individual)"로 용량-반응 상관성을 구분하는 것이 유용하기는 하지만 이 두 가지 유형의 **반응**(*response*)은 개념적으로는 동일하다. 두 경우 모두 그래프 상에서 세로 좌표는 개체나 시스템의 반응 정도 또는 집단 반응의 분율(fraction)을, 가로좌표는 투여 용량의 범위를 표시한다.

유효 용량(effective dose, ED)은 독성 노출에 대한 집단의 반응을 추정하기 위해 널리 사용되는 통계적 접근법이다. 일반적으로 ED_{01}, ED_{10} 또는 ED_{30}과 같은 유효 용량을 선택할 수 있지만 50% 유효 용량(half effective dose, ED_{50})을 주로 사용한다.

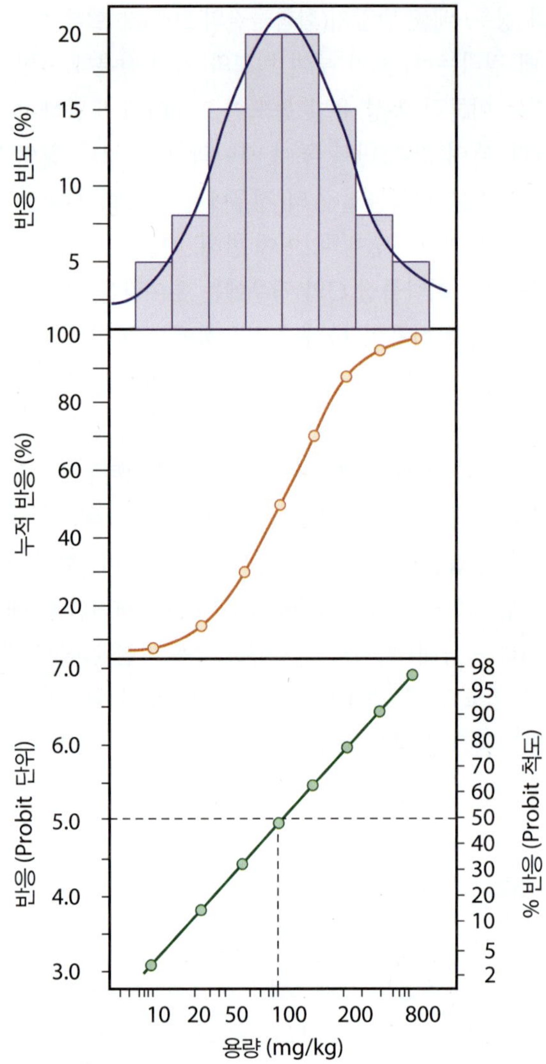

그림 2.3 실무형 용량-반응 상관성의 다이어그램. 가로 좌표는 화학물질의 로그 용량이다. 세로 좌표는 상단 패널에서 반응 빈도를, 중간 패널에서 누적 반응 퍼센트를, 하단 패널에서 반응은 probit 단위이다(본문 설명 참조).

그림 2.3에서 상단 패널에서 용량당 반응의 실무형을 나타내는 "실무형 용량-반응"은 정규 분포나 가우스 분포를 보인다. 그래프는 투여 용량과 작용 사이의 상관성을 제시하고 있는데, 세로축은 각 용량에서 반응을 나타낸 동물의 백분율에서 저용량에도 비특이적으로 즉시 반응을 나타내는 동물의 백분율을 뺀 값으로 나타낸다. 가장 저용량과 가장 고용량에 반응한 동물들이 있고, 이보다 더 많은 수의 동물들이 두 극한값 사이의 용량에 반응했으며, 중간값 정도의 용량에 대하여 가장 많은 수가 반응을 나타냈다. 따라서 **정규분포**(*normal frequency distribution*)라고 알려진 벨 모양의 곡선을 보인다. 이렇게 정규분포가 나타나는 이유는 개체들마다 화학물질에 대한 감수성에 차이가 있기 때문이다. 그래프의 왼쪽 끝에 반응하는 동물은 **과감수성**(*hypersusceptibility*)을 나타내며, 오른쪽 끝에 있는 동물은 **저항성**(*resistance*)을 보인다. 연속적으로 투여할 때마다 반응하는 개체의 수를 확인하여 모두 합산하면 누적된 실무형 용량-반응 상관성을 파악할 수 있다. 각각의 용량을 투여하는 실험동물의 수를 충분히 늘리게 되면, 그림 2.3의 중간 패널에 나타난 바와 같이 S자형 용량-반응 곡선이 관찰된다. 가장 저용량(6 mg/kg)에서 동물의 1%가 반응한다. 이처럼 정규분포하는 S자형 곡선은 용량이 감소함에 따라 0%의 반응에 접근하고, 용량이 증가함에 따라 100%에 근접하지만, 이론상 0%와 100%를 결코 통과하지 못한다. 그러나 실험적으로 정할 수는 없지만, 실무형 반응을 유발하는 화학물질의 최소 ED를 **역치 용량**(*threshold dose*)이라고 한다.

S자형 곡선은 16%와 84% 사이에 비교적 직선성을 나타낸다. 이 값은 정규분포를 나타내는 집단에서 평균(및 중간값)의 1 표준편차(standard deviation, SD)의 한계를 나타낸다. 따라서 평균 ±1 SD는 전체 집단의 68.3%를 차지하며, 평균 ±2 SD는 전체 집단의 95.5%를 차지하며, 평균 ±3 SD는 전체 집단의 99.7%를 차지한다. 퍼센트 반응을 평균 또는 정상등가편차(normal equivalent deviation, NED)로부터 편

차 단위에 대한 반응률을 환산할 수 있다. 따라서 50% 반응에 대한 NED는 0이다. +1의 NED는 84.1%의 반응과 동일하다. NED의 단위는 음수를 피하기 위해 값에 5를 더하여 환산될 수 있으며, **확률 단위**(*prob*ability un*it*)의 축소라는 의미에서 유래한 *probit unit*으로 쓴다. 이 변환에서 50% 반응은 5 probit, +1 편차는 6 probit, −1 편차는 4 probit이 된다.

그림 2.3의 상위 2개 패널에 주어진 데이터는 하단 패널에 다시 표시되며, 사망률을 probit 단위로 그래프에 표시하면 직선을 형성한다. 본질적으로, probit 변환의 장점은 반응의 실무형에 대한 데이터를 정규분포를 이루는 집단으로 조정함으로써 결과적으로 직선화가 가능하다는 것이다. ED_{50}은 50% 반응점인 probit 단위 5에 해당하는 세로좌표에서 용량-반응 그래프에 수평선을 그은 후, 교차점에서 수직선을 내리면 ED_{50} 지점에서 가로축과 교차한다. ED_{50} 이외에 용량-반응 곡선의 기울기도 얻을 수 있다. **그림 2.4**는 두 가지 화합물에 대한 용량-반응 곡선이다. 화합물 A는 다소 "편평한" 용량-반응 곡선을 나타내므로, 반응 정도를 변화시키기 위해서 투여량을 많이 증가시켜야 한다. 그러나 화합물 B는 용량을 A에 비해 비교적 적게 증가시키만해도 반응에 큰 변화를 유발하는 "급격한" 용량-반응 곡선을 나타낸다. 두 화합물의 ED_{50}은 8 mg/kg으로 똑같지만, 용량-반응 곡선의 기울기는 상당히 다르다. ED_{50}의 절반에 해당하는 4 mg/kg 용량의 화합물 B에 노출된 동물은 1% 미만이 반응하지만, 화합물 A에 노출된 동물은 20% 정도 반응하게 된다.

상대성장(allometry)이란 몸의 크기와 모양의 상관성을 연구하는 것이다. 상대성장은 몸 질량이나 몸길이를 기반으로 한 척도 지수로 표현된다. 상대성장의 원리를 고려한 관점에서 보면, 투여량을 계산할 때 몸무게를 기준으로 하는 것은 체표면적을 기준으로 하는 것보다 적절해 보이지는 않는다. 투여량을 계산할 때 체표면적은 "10.5 × (몸무게)^x (이 경우 $x = 2/3$ 또는 3/4을 적용, 몸무게는 gram 단위로)" 식으로 계산된다. **표 2.2**는 두 가지 기준에 따라 계산된 투여량의 차이를 비교하여 제시하고 있다. (몸무게)$^{2/3}$에 비례하는 체표면적을 적용하여 계산된 투여량을 "mg/cm^2 체표면적" 단위로, 몸무게를 기준으로 계산된 투여량을 "mg/kg 몸무게" 단위로 나타내고 있다. 몸무게가 70 kg인 사람의 체표면적은 18500 cm^{2}이므로 "mg/cm^2 체표면적" 단위에 따른 투여량은 18500 mg이므로, "mg/kg 몸무게" 단위에 따른 투여량인 70 mg에 비하여 약 264배(= 18500/70)이다. 몸무게가 0.02 kg인 마우스의 체표면적은 77 cm^{2}이므로 "mg/cm^2 체표면" 단위에 따른 투여량은 77 mg이므로, "mg/kg 몸무게" 단위에 따른 투여량인 0.02 mg에 비하여 약 3500배(= 77/0.02)이다. 두 환산 비율을 비교하면, 사람에 비해 마우스는 약 13배(= 3500/264) 정도 크다. 그렇지만 독성 반응들과 관련된 투여량 결정을 위해서 동일한 방식으로 전체 종들 간에 상대성장이 고려된 척도를 항상 적용시킬 필요는 없다.

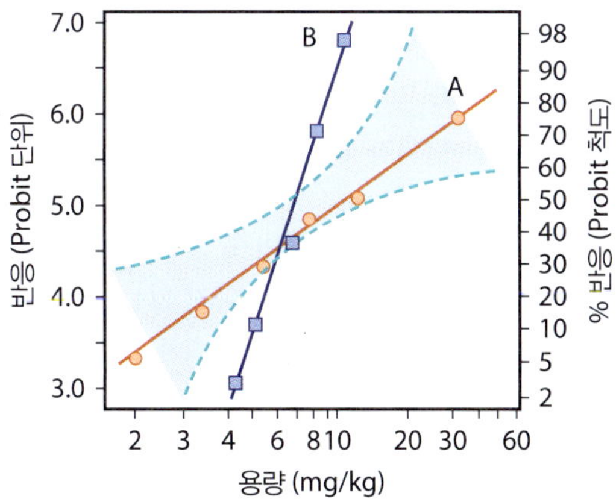

그림 2.4 두 개의 다른 화학물질에 대한 용량-반응 상관성의 비교(log 용량-probit 척도로 표시함). 용량-반응 상관성의 기울기가 화학물질 A보다 화학물질 B에서 크다. 점선은 화학물질 A에 대한 신뢰한계를 나타낸다.

2.5.3 용량-반응 곡선의 형태

필수 영양소 정상적인 생리 기능과 생존에 필요한 물질(예: 비타민 및 크롬, 코발트, 셀레늄과 같은 필수 미량 원소)들에 대한 독성 평가 시 용량-반응 곡선의 형태는 중요한 의미를 갖는다. 전체 용량 범위에 걸친 한 개체의 "단계형" 용량-반응 상관성은 U자형이다(**그림 2.5**). 즉, 매우 저용량(또는 결핍 상태)에서는 유해 작용이 높게 나타나며, 복용량이 증가함에 따라 감소한다. 결핍 상태가 아닌 지점까지 용량이 증가함에 따라 유해 작용은 없어지고 항상성이 유지된다. 그러나 용량이 비정상적으로 높은 수준으로 증가하면, 유해 작용 반응(일반적으로 용량 부족 시 관찰된 것과는 정성적으로 다른)이 나타나고 용량이 점점 증가함에 따라 유해 작용의 정도도 점점 증가한다.

호르메시스 영양소가 아닌 독성물질들 중 일부는 저용량에서는 인체의 생리에 유익한 작용을 하거나 활성화 작용을 할 수 있지만, 고용량에서는 유해 작용을 일으킨다. 이러한 "호르메시스(hormesis)"에 대한 개념도 역시 U자 모양의 용량-반응 곡선으로 귀결된다. 예를 들어, 만성적인 고용량의 알코

표 2.2 상대성장이 고려된 스케일을 적용한 다른 종들 간의 투여량

종	몸무게(kg)	체표면적(cm^2)*	사람의 경우에 비해 차이나는 배수(몸무게로 표준화)		
			mg/kg	$(BW)^{2/3}$	$(BW)^{3/4}$
마우스	0.02	77	1	13.0	7.0
랫드	0.2	365	1	6.9	4.3
기니피그	0.4	582	1	5.5	3.6
토끼	1.5	1410	1	3.5	2.6
고양이	2	1710	1	3.2	2.4
원숭이	4	2720	1	2.6	2.0
개	12	5680	1	1.8	1.5
사람	70	18500	1	1.0	1.0

* 동물의 체표면적은 공식 체표면적 $=10.5 \times (\text{몸무게[grams]})^{2/3}$로 계산.

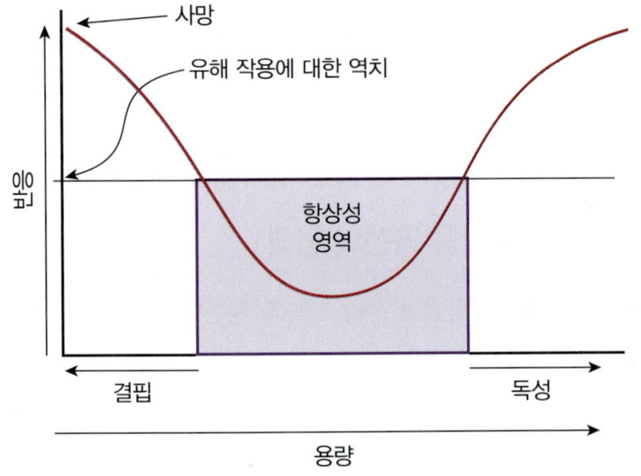

그림 2.5 비타민 또는 미량 원소와 같은 필수물질에 대한 개체형 용량-반응 상관성, 일반적으로 필수물질에 대한 대부분의 독성 반응의 경우에는, 독성이 나타나지 않는 역치(즉, 안전 기준치) 이하의 저용량 영역에서도, 결핍을 유발할 수 있는 역치(일일 최소 요구치)가 하나 더 존재한다. 필수물질의 경우, 일일 최소 요구치 이하의 용량과 안전 기준치를 초과하는 용량에서 독성이 유발될 수 있다. 보라색 부분은 결핍이나 독성을 초래하지 않는 "항상성 영역"을 나타낸다.

올 섭취는 식도암, 간암, 간경화의 위해성을 증가시키는 것으로 잘 알려져 있으며, 이 반응도 용량의존적이다(**그림 2.6**에서 곡선 A). 그러나 알코올 섭취가 적거나 중간 정도이면 관상동맥 심장질환과 뇌졸중 발생률이 감소한다는 임상적 및 역학적 증거들이 많다(그림 2.6에서 곡선 B). 따라서 모든 반응을 세로 좌표에 표시하면 U자 모양의 용량-반응 곡선이 얻어진다(그림 2.6에서 곡선 C).

역치 저용량에서 용량-반응 상관성의 또 다른 중요한 측면은 역치의 개념이다. 어떤 용량 이하에서 개체형 반응 확률이 0일 때, 그 용량이 역치이다. 개체형 용량-반응 상관성의 경우, 반응의 개인 간 변동성과 용량에 따른 반응 패턴의 변화 때문에 모든 화학물질에 대한 진정한 "무영향"에 해당하는 한계를 명확히 설정하는 것이 어렵지만, 대부분의 독성 작용에 대한 역치는 확실히 존재한다. 물질에 대한 "안전한" 노출 수준을 확인하려면 역치의 부재 또는 존재 여부를 결정하는 것이 중요하다.

집단에서 용량-반응 상관성의 형태를 평가할 때, 절대 역치보다는 용량-반응 곡선의 형태로 굴곡을 고려하는 것이 현실적이다. 즉, 고용량에서의 용량-반응 상관성의 기울기는 저용량에서의 기울기와 실질적으로 다를 수 있는데, 보통 화학물질의 성향 차이 때문이다. 생체내변환 경로, 단백질 결합 부위, 수용체 등의 포화 및 세포 내 조효소의 고갈은 용량-반응 상관성에서 급격한 변화가 발생할 수 있는 몇 가지 이유이다.

비단조성 용량-반응 곡선 내분비계 장애물질과 같은 일부 화학물질은 고용량에서는 전혀 나타나지 않는 영향이 저용량에서 나타난다. 이런 물질은 단순한 형태가 아닌 비단조성(非單調性, nonmonotonic) 용량-반응 곡선을 형성한다. 이런 곡선은 저용량에서는 어떤 수용체들의 작용이 증가되도록 조절되지만, 고용량에서는 그 수용체들의 작용이 저하되도록 조절되기 때문에 생긴다. 이런 물질은 공통적인 최종 작용에 이르는 서로 다른 세포신호전달 경로에도 작용할 수 있지만 그

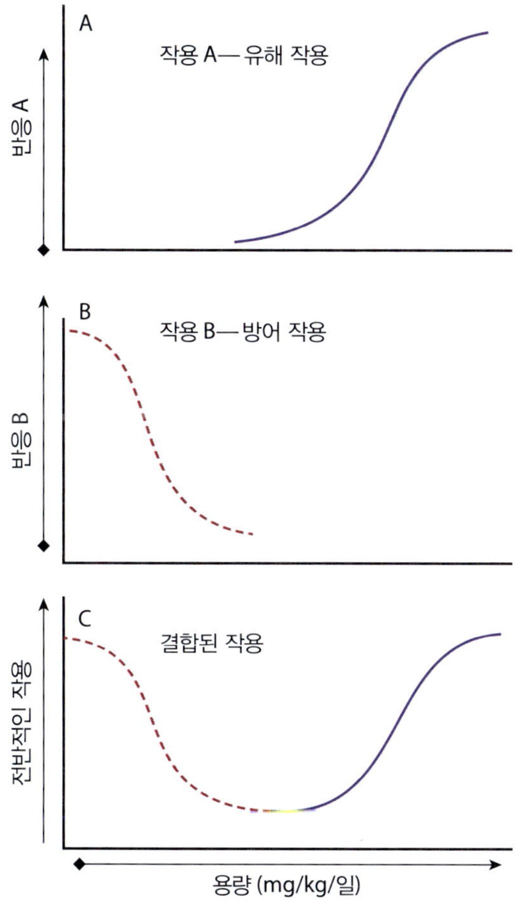

그림 2.6 호르메스의 특성에 대한 가설적인 용량-반응 상관성. 어떤 물질의 호르메스 작용은 비교적 저용량에서 생체에 유익하거나 방어하는 반응(*B*: 산화성 스트레스로부터 생체를 방어하는 항산화 효소계의 활성화)을 자극할 때 나타난다고 가정한다. 저용량에서는 유익한 효과가 나타날 가능성이 높지만, 용량이 점점 증가하면서 역치를 초과하면 유익한 작용보다 유해한 작용이 상대적으로 커지게 되므로 순작용(두 작용의 차이)은 해로운 결과로 나타나며(*A*), 결과적으로 전형적인 용량의존적 독성 증가가 발생한다. 완전한 용량-반응 곡선(*C*)은 그림 2.5에 표시된 필수 영양소에 대한 개체형 용량-반응 상관성과 개념적으로 매우 유사하다.

반대의 효과를 나타낼 수도 있다. 비단조성 용량-반응 곡선을 보여주는 물질의 예로 비스페놀 A가 있다.

2.5.4 용량-반응 상관성 유도에서의 가정

용량-반응 상관성이 적절하게 이용되기 전에 많은 가정들을 고려해야 한다. 첫 번째로 반응은 화학물질 투여로 인한 것이며 둘 사이의 상관성은 인과 관계라는 것이다.

두 번째 가정은 반응의 크기가 실질적으로 용량과 관련되어 있다는 것이다. 즉, 화학물질이 분자 표적 부위(또는 표적 부위들)와 상호 작용해서 반응이 시작되게 하는데, 이는 표적 부위에 존재하는 물질의 농도와 관련되어 있고, 이것은 결국 투여된 용량과 깊은 관련이 있다는 것이다.

용량-반응 상관성을 이용할 때의 세 번째 가정은 독성을 정량적으로 측정할 수 있고 명확하게 나타낼 수 있는 방법들이 모두 존재한다는 것이다. 화학물질은 각각의 독성 최종 작용점 별로 하나씩 별개의 용량-반응 상관성을 나타낼 수 있다. 예를 들면, 어떤 하나의 화학물질이 유전 독성 작용으로 인해 암을 생성시키고, 특정 효소 억제를 통해 간 손상을 유발하며, 또한 어떤 다른 기전을 통해 중추신경계에도 작용한다면 이 물질은 각각의 독성 최종 작용점별로 하나씩 총 세 가지 별개의 용량-반응 상관성을 나타낸다.

통상 새로운 물질의 독성을 살펴보려면, 표적 장기에 대한 독성을 예비적으로 확인할 수 있도록 설계한 단일 용량 급성 독성 시험에서 시작한다. 치사율을 독성의 최종 작용점으로 확인하도록 설계된 연구는 미국 또는 국제기관에서 더 이상 권장하지 않는다. 급성 독성 시험 결과로부터 추가 투여를 위한 특정 독성학적 평가 변수를 선택할 뿐만 아니라, 반복 투여 시험을 위한 용량을 선택하는 데에도 필수적인 정보를 얻을 수 있다. 이 연구를 통해 향후 연구 방향에 대한 두 가지 중요한 단서가 도출된다. 독성물질에 노출된 시점부터 시작하여 관찰이 끝날 때까지 전 기간에 걸쳐 상세한 생리학적 측정 및 행동 관찰을 실시한다. 급성 독성 시험을 할 때는 대개 주요 조직 및 기관의 비정상적인 조직을 검사한다. 이런 관찰을 통해 치사 작용에 이르게 하는 이벤트들, 관련된 표적 장기 및 독성 관련 예상 기전 등에 대한 보다 구체적인 정보를 얻을 수 있다.

2.5.5 용량-반응 상관성의 평가

용량-반응의 비교 그림 2.7은 마취와 같은 바람직한 효과에 관한 화학적 ED, 간 손상과 같은 독성 작용을 유발하는 독성 용량(toxic dose, TD) 및 치사 용량(lethal dose, LD)에 대한 실무형 용량-반응 곡선이다. ED와 LD의 곡선이 평행하더라도 약물이 작용하는 기전과 사망을 유발하는 기전이 같은 것은 아니다. 이것은 한 쌍을 이루어 나타나는 평행한 "작용" 곡선들 또는 독성이나 치사율을 나타내는 곡선들의 경우에도 적용되는 내용이다.

치료 지수 그림 2.7의 곡선은 독성 기준 선택의 중요성과 비교 효과의 해석이라는 두 가지 다른 상호 연관성을 보여준다. 치료 지수(*therapeutic index*, TI)는 독성 작용을 유발하는 데 요구되는 용량과 원하는 치료 반응을 유도하는 데 필요

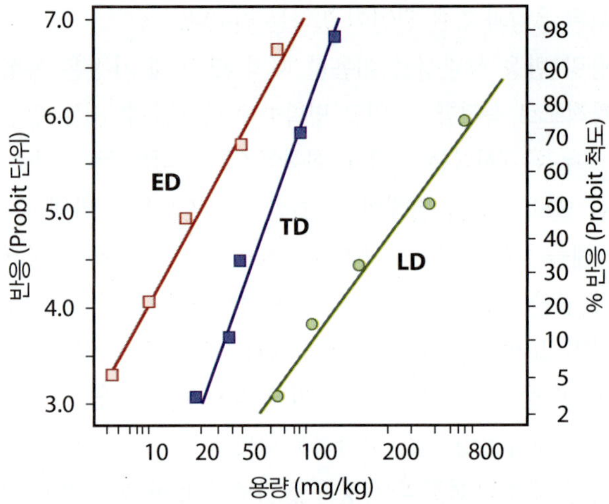

그림 2.7 유효 용량(ED), 독성 용량(TD) 및 치사 용량(LD)의 비교. 그래프는 log 용량 대 반응을 나타낸 집단의 probit 단위 비율이다.

한 용량의 비율로 정의된다. 이와 유사하게, 비교 독성의 지수는 동일한 반응을 유발하는 서로 다른 두 가지 물질의 용량 비율 또는 서로 다른 독성 작용을 유발하는 데 필요한 동일한 물질의 용량 비율에 의해 얻어진다.

유익하건 독성이건 간에 가장 일반적으로 사용되는 지수는 중간 용량, 즉 집단의 50%에서 반응을 나타내거나 최대 반응의 50%를 나타내는 데 필요한 용량이다. 약물의 TI는 다음 식에 나타낸 바와 같이 TD(역사적으로는 LD)와 치료 용량의 비율로 표현되어, 약물의 상대적 안전성을 대략적으로 나타내는 것이다.

$$\mathrm{TI} = \frac{\mathrm{TD}_{50}}{\mathrm{ED}_{50}}$$

그림 2.7을 보면, 이 용량들의 중간값을 사용하여 대략적인 TI를 구할 수 있다. TI가 클수록 상대적 안전성이 커진다. ED_{50}은 약 20이고, TD_{50}은 약 60이다. 따라서 TI는 3이며, 독성이 유발되지 않도록 약물에 대한 노출 시 적절한 주의가 필요함을 나타내는 정도이다. 그러나 용량의 중간값만으로는 치료 및 독성 작용에 대한 용량-반응 곡선의 기울기에 대해서 아무런 정보도 얻을 수 없다.

안전과 노출의 한계 이런 결점을 극복하는 한 가지 방법은 원하는 효과에 대해 ED_{99}를 사용하고 바람직하지 않은 작용에 대해 LD_{1}을 사용하는 것이다. 이 매개 변수는 안전역(*margin of safety*)을 계산하는 데 사용된다.

$$\text{안전역} = \frac{\mathrm{LD}_{1}}{\mathrm{ED}_{99}}$$

약물로 쓰이지 않는 화학물질의 안전역은 사람의 집단에 대하여 산출된 "노출 용량"과 실험동물에서 결정된 최대 무영향 관찰 용량(no observed adverse effect level, NOAEL) 사이의 차이를 나타내는 지표이다.

효력 대 효능 두 가지 이상의 화학물질에 대한 독성 작용을 비교하기 위해서는 먼저 각 화학물질의 독성 작용에 대한 용량-반응이 확립돼야 한다. 독성 작용을 유발하는 두 가지 화학물질의 효력 및 최대 효능은 그림 2.8을 참조하여 설명할 수 있다. 용량을 나타내는 세로축을 따라 상대적인 위치를 보면, 화학물질 A는 화학물질 B보다 더 효력이 있고, C는 D보다 더 효력이 있다. 그러므로 효력은 화학물질이 일정 정도의 증가되는 반응을 유발하는 데 필요한 용량의 범위를 나타낸다. 최대 효능은 특정 화학물질에 대한 반응축의 용량-반응 상관성의 한계를 말한다. 화학물질 A와 B는 동등한 최대 효능을 가지지만 C의 최대 효능은 D의 최대 효능보다 적다.

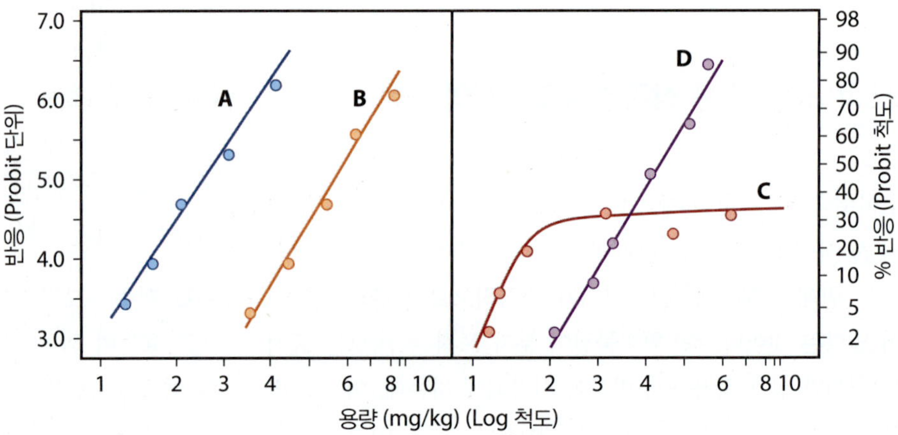

그림 2.8 효능과 효능의 차이를 설명하고 있는, 네 가지 화학물질(A~D)에 대한 용량-반응 곡선.

2.6 독성 반응에서의 편차

2.6.1 선택 독성

어떤 화학물질에 가까이 접촉하여 존재하는 두 종류의 생물들이 동시에 노출되어도 다른 생물에는 해를 끼치지 않으면서 한 종류의 생물에는 해를 끼치는 경우 **선택 독성**(*selective toxicity*)이 있다고 한다. 생물학적 다양성의 이점을 이용함으로써, 유해한 종에는 치명적이지만 다른 종에는 무해한 물질을 개발할 수 있다. 이런 선택 독성은 다른 생명체에 의한 독성물질의 분포(흡수, 생체내변환, 배설)의 차이 또는 생화학적 과정의 차이 때문일 수 있다.

2.6.2 종 간 차이

독성학의 기본 원리는 "동물실험 결과가 적법한 과정을 거쳐 얻어진 경우 사람에게 적용 가능하다"는 것이지만 독성물질에 대한 반응의 정량적 및 정성적 차이가 다른 동물종들 사이에 발생할 수 있음을 인식하는 것이 중요하다. 화학물질에 대한 반응에서 생물종들 사이의 차이를 유발하는 근본적인 기전을 규명하면 동물 데이터를 사람에서의 반응에 대한 적용성을 확립할 수 있다.

2.6.3 반응에서의 개체 간 차이

동일 종 내에서도 **유전적 다형성**(*genetic polymorphism*)이라는 미묘한 유전적 차이 때문에 화학물질에 대한 반응이 개인 간에도 크게 차이날 수 있다. 이는 화학물질에 대한 특이(체질) 반응과 독성 반응에서 나타나는 개인 간 차이의 원인이기도 하다.

2.7 기술적 동물 독성 시험

두 가지 주요 원칙이 모든 동물 독성 시험의 기초가 된다. 첫 번째는 실험동물에서 화합물에 의해 일어나는 작용은 적절한 자격을 갖추었을 때 사람에게 적용 가능하다는 것이다. 두 번째 원칙은 고용량의 독성물질에 실험동물을 노출시키는 것은 용량 또는 노출이 증가함에 따라 집단에서의 독성 작용 발생률이 더 크기 때문에 사람에서 발생할 수 있는 위해성을 발견하는 데 필요하고 유효한 방법이라는 것이다. 독성 시험에 사용된 소그룹의 동물에서 통계적으로 유효한 결과를 얻으려면 관심이 있는 작용이 탐지되기에 충분하게 자주 발생할 수 있도록 비교적 많은 용량을 사용할 필요가 있다. 그러나 고용량에서 나타났던 반응이 저용량에서 발생하지 않는데, 고용량을 사용하여 실험하면 해석상 문제가 생길 수 있다.

독성 시험은 화학물질이 안전하다는 것을 입증하기 위하여 설계되는 것이 아니고 화학물질이 일으킬 수 있는 독성 작용의 특성을 밝히기 위해 설계된 것이다. 상업용의 모든 화학물질에 대해 실시되어야만 하는 일련의 독성 시험은 없다. 화학물질의 궁극적인 사용 목적이 무엇이냐에 따라, 그 물질 자체의 독성 작용은 물론이고 그 화학물질의 구조적 유사체들에 의한 독성 작용에 관련된 시험들이 필요한지가 결정된다.

2.7.1 급성 독성 시험

새로운 화학물질에 대해 수행되는 첫 번째 독성 시험은 급성 독성으로 단일 노출의 투여로 결정된다. LD_{50} 및 기타 급성 독성 작용은 하나 이상의 종(보통 마우스나 랫드, 때로는 토끼나 개)에서 하나 이상의 투여 경로(경구 또는 의도된 노출 경로)를 거쳐 결정된다. 중독, 혼수상태, 행동 수정, 음식 섭취 등의 징후가 있는 동물을 매일 조사하고, 단회 투여 후 14일 이내에 사망하는 동물의 수를 집계한다. 급성 독성 시험은 (1) 급성 독성(LD_{50})의 정량적 평가를 제공하고, (2) 표적 장기 및 급성 독성에 대한 기타 임상적 징후를 확인하며, (3) 종 간 차이 및 감수성 종을 확인하고, (4) 독성 반응의 가역성을 확립하며, (5) 다른 시험을 위한 용량 범위 지침을 제공한다.

LD_{50}의 결정은 실험동물의 복지와 보호에 대한 관심이 높아지면서 대중적인 문제가 되었다. LD_{50}은 상수가 아니며 많은 변수가 그 추정에 영향을 미치기 때문에 대부분의 목적을 위해 LD_{50}을 정도 범위(예: 5~50 및 50~500 mg/kg) 내에서 정하여 진행하면 된다.

피부 또는 흡입을 통해 물질에 실제로 노출될 합리적인 가능성이 있는 경우, 급성 피부 및 급성 흡입 시험이 수행된다. 동물들이 호흡하는 공기 중이나 물고기가 사는 물에 존재하는 화학물질들에 심하게 노출되면, 일반적으로 알려진 노출 시간 동안의 치사농도 50(lethal concentration 50, LC_{50})을 측정하는데, LC_{50}은 동물의 50%가 사망하게 하는 공기 또는 물속에 있는 화학물질의 농도이다. 급성 경피 독성 시험은 일반적으로 토끼를 이용한다. 적용 부위를 면도하고, 물질을 피부에 바르고 24시간 동안 덮은 다음 제거한다. 피부를 세척하고 동물을 14일 동안 관찰하여 LD_{50}을 계산한다. 노출 경로가 4시간 동안 흡입된다는 점을 제외하고는 다른 급성 독성 시험과 유사한 급성 흡입 시험이 수행된다.

급성 독성 시험은 화학물질의 독성 작용과 사람에 대한 유해성의 특성을 밝히기 위해 필수적이다. 급성 치사율 조사에서 파생된 가장 의미 있는 과학 정보는 특정 LD_{50} 값이 아닌 임상 관찰 및 동물 사후 조사에서 얻어진다.

2.7.2 피부와 눈 자극성

피부 자극 시험(Draize test)의 경우 토끼의 털을 깎고, 손상되지 않은 부위와 스쳐서 벗겨진 손상된 부위 두 곳에 화학물질을 도포하고 4시간 동안 덮는다. 피부 자극의 정도는 홍반, 딱지, 부종 형성 및 부식 작용의 정도에 대해 점수를 매긴다. 이 피부 자극 관찰은 덮인 패치가 제거된 후 여러 간격으로 반복된다. 안구 자극의 정도를 결정하기 위해 화학물질을 각 시험 토끼의 한쪽 눈에 주입한다. 반대 눈은 대조군으로 사용된다. 적용 후 토끼의 눈을 여러 번 조사한다.

물질의 피부 및 안구 독성을 평가하기 위해 표피 각질 형성 세포(epidermal keratinocyte) 및 각막 상피 세포(corneal epithelial cell) 배양 모델을 포함한 시험관 내 대체시험법 모델이 개발되었다.

2.7.3 감작성

피부에 반복적으로 접촉할 수 있는 모든 물질에 대한 자극성 시험에 더하여 피부를 감작시키는 화학물질에 대한 정보도 필요하다. 일반적으로 시험 화학물질을 기니피그의 면도된 피부에 국소적으로, 피내 주사로, 또는 둘 모두를 2~4주에 걸쳐 투여한다. 최종 투여하고 약 2~3주 후에 동물에게 자극성을 유발하지 않는 농도의 시험 물질을 가하며 홍반 발생 정도를 평가한다.

2.7.4 아급성(반복-투여 시험)

아급성 독성 시험은 전형적으로 14일 동안 반복 투여 후 화학물질의 독성에 대한 정보를 얻고 아만성 시험을 위한 용량 설정의 보조로서 수행한다.

2.7.5 아만성

아만성 노출은 대개 90일 동안 지속된다. 아만성 시험의 주요 목표는 "최소 영향 관찰 용량(lowest observed adverse effect level, LOAEL)"과 NOAEL을 설정하고, 나아가 시험 화합물 반복 투여에 의해 영향을 받는 특정 장기(들)를 식별하고 특성을 파악하는 것이다.

아만성 시험은 일반적으로 의도된 노출 경로에 따라 두 종(FDA의 경우 랫드와 개, EPA의 경우 마우스와 랫드)에서 실시된다. 적어도 세 용량(독성은 있지만 10% 미만의 치사 용량을 생성하는 고농도, 명백한 독성 작용을 주지 않는 저용량, 두 용량 사이의 중간 용량)이 사용된다. 독성의 징후가 나타나면 매일 한두 번 동물을 관찰한다. 조기에 사망한 모든 동물을 기록하고 부검해야 한다. 심하게 병적인 상태로 죽어가는 동물은 조직을 보존하고 불필요한 고통을 줄이기 위해 희생시켜야 한다. 90일 시험의 종료 시에 나머지 동물들을 희생시키고, 혈액과 조직은 추가 분석을 위해 채취·보존한다. 기관과 조직의 육안적 및 현미경적 상태를 기록하고 평가한다. 혈액학치·혈액 화학치·요 분석치를 노출 이전, 중간 및 종료 시에 측정한다. 일반적으로 혈액학치 측정에는 헤모글로빈 농도, 헤마토크릿, 적혈구 수, 총 백혈구 수, 종류별 백혈구 수, 혈소판 수, 응고 시간, 프로트롬빈 시간 등이 포함된다. 임상 화학적 분석 항목은 일반적으로 포도당, 칼슘, 칼륨, 요소 질소, alanine aminotransferase(ALT), 혈청 aspartate aminotransferase(AST), gamma-glutamyltrans-peptidase(GGT), sorbitol dehydorgenase, lactic dihyrodenase, alkaline phosphatase, creatinine, bilirubin, triglycerides, cholesterol, albumin, globulin 및 총 단백질 등이 포함된다. 요 분석에는 비중 또는 삼투압, pH, 단백질, 포도당, 케톤, bilirubin, urobilinogen뿐만 아니라 형성된 고형성분들에 대한 현미경 검사도 포함된다. 사람이 피부 접촉이나 흡입에 의해 화학물질에 노출될 위험성이 있는 경우, 아만성 피부·흡입 시험이 필요할 수도 있다.

2.7.6 만성

장기간 또는 만성 노출 시험은 노출 기간이 대개 6개월에서 2년 사이인 것을 제외하고는 아만성 시험과 유사하게 수행된다. 만성 독성 시험은 화학물질의 축적 독성과 발암 가능성을 평가하기 위해 설계되었다. 육안·현미경적 병리학적 조사를 만성 노출에서 생존하는 동물뿐만 아니라 조기에 사망하는 동물에도 실시한다.

만성 독성으로 인한 조기 사망이 너무 많아서 정상적인 기대 수명까지 살아남은 동물의 수가 너무 적게 되지 않도록 용량 설정을 할 필요가 있다. 대부분의 규제 지침에서는 가장 높은 투여 용량으로 90일 아만성 시험에서 몸무게 증가를 약간 억제하는 용량인 최대 허용량(maximum tolerable dose, MTD)을 적용하도록 한다. 따라서 일반적으로 대조군, MTD의 1/4 또는 1/2에 해당하는 용량군(하나 또는 둘 다 적용), MTD 군으로 시험한다.

만성 독성 시험은 일반적으로 시험 물질이 발암성을 나타낼 가능성에 대하여 평가한다. 양성 및 악성 종양 모두 보고해야 한다. 만성 발암성 시험을 적절하게 설계하려면 연령, 식이 및 사육 조건과 같은 변수에 대해 일치하는 병행 대조군이 필요하다.

2.7.7 기타 시험

생식 및 발달에 미치는 화학물질의 작용은 10장과 20장에서, 발암성 생물학적 검정은 8장에서, 변이원성은 9장에서 자세히 논의된다. 흡입 독성학과 관련된 방법, 개념 및 문제점에 대한 정보는 15장과 28장에 있다. 신경 독성과 행동 독성학에 대한 논의는 16장에서, 면역 독성 평가는 12장에서 언급된다.

2.8 독성유전체학

독성유전체학은 독성 원인으로서 유전자와 독성물질 간의 상호 작용을 연구하는 학문이다. 기존의 독성학 영역에 전사, 단백질 및 대사체 프로파일링 등이 포함되었다. 사람 유전체는 약 30억 염기쌍의 deoxyribonucleotide로 구성되어 있다. 각기 다른 종류의 세포에서 유전자의 발현이 다르기 때문에 개체를 구성하는 수천 개의 다른 세포, 조직 및 기관별로 다양한 기능이 나타나게 된다. 독성물질이 실험동물 종(랫드/마우스 등)의 유전자 발현(전사체학), 단백질 생성(단백체학), 작은 분자 대사 및 기능(대사체학) 등에 미치는 영향에 대한 실험 데이터들을 사람의 경우에 적용하여 독특하거나 예측 가능한 독성 패턴을 확인하기 위해 생명 정보학 관련 전산 기법들을 이용하여 분석한다.

2.8.1 유전체학

다양한 유전적 다양성을 확인하고 그 특성을 규명함으로써 화학물질이나 다른 환경 요인에 대한 민감성, 사람 유전체와 환경 사이의 복잡한 상호 작용 등이 개체 간에 다르게 나타나는 원인을 이해할 수 있다. 독성유전체학에서는 화학물질이 유전체 DNA, mRNA, 작은 간섭 RNA(small interfering RNA, siRNA) 등에 미치는 영향이 특히 중요하다.

2.8.2 후성유전학

독성물질은 유전자에 대하여 “그 이상의 또는 그 이외의” 영역에서도 역시 작용할 수 있다. 후성유전학은 유전자 발현의 변화인데, DNA 서열의 변화에 의한 것이 아니라 마치 체세포분열 또는 감수분열 시 발생되어 후세에게도 유전되는 것과 같은 유전적 변화에 관한 것이다. DNA 메틸화 또는 히스톤 아세틸화의 변화는 DNA 서열을 변화시키지 않고 유전자 발현을 저하, 완전 차단 또는 증가시킬 수 있다. 일부 동물 모델에서는 후성적 변화가 전이성이 있어 독성 평가에 영향을 미친다는 증거가 있다. 환경 노출로 인한 미묘한 후성적 변화는 세포 독성이나 돌연변이를 유발하지 않거나 암, 신경 발달 장애, 자가면역 질환, 대사 장애, 천식 또는 신경학적/행동 장애를 유발할 수 있다(그림 2.9).

2.8.3 전사체학 및 단백질체학

전사체는 주어진 시간에 세포 내에 있는 모든 성숙한 mRNA 종과 관련이 있다. 이것은 역동적이며 합성(전사)과 mRNA 분해 사이의 정상 상태(steady state)를 나타낸다. Northern blot, 역전사효소 중합효소 연쇄 반응 및 마이크로어레이 기술을 이용하여 유전자 발현에 미치는 화학물질 노출의 작용을 측정할 수 있다. 유전자 발현 프로파일이 용량과 시간 모두에 따라 극적으로 변할 수 있기 때문에, 전사 조절이 너무 역동적이라는 점이 독성유전체학의 주요 난제 중 하나이다. 유전자 발현이 변화되면 표현형도 변화되기는 하지만, 전사체는 세포의 실질적인 생물학적 기능을 조절하는 궁극의 물질이라고 보기는 어렵다.

단백질체는 특정 시점에 세포 또는 조직에 존재하는 단백질 전체를 의미한다. 어떤 단백질인지 정확히 식별하기가 어렵고, 일반적으로 분리 기술(젤 전기 영동 또는 고압 액체 크로마토그래피)과 탠덤 질량 분광 분석이 필요하다. 단백체학

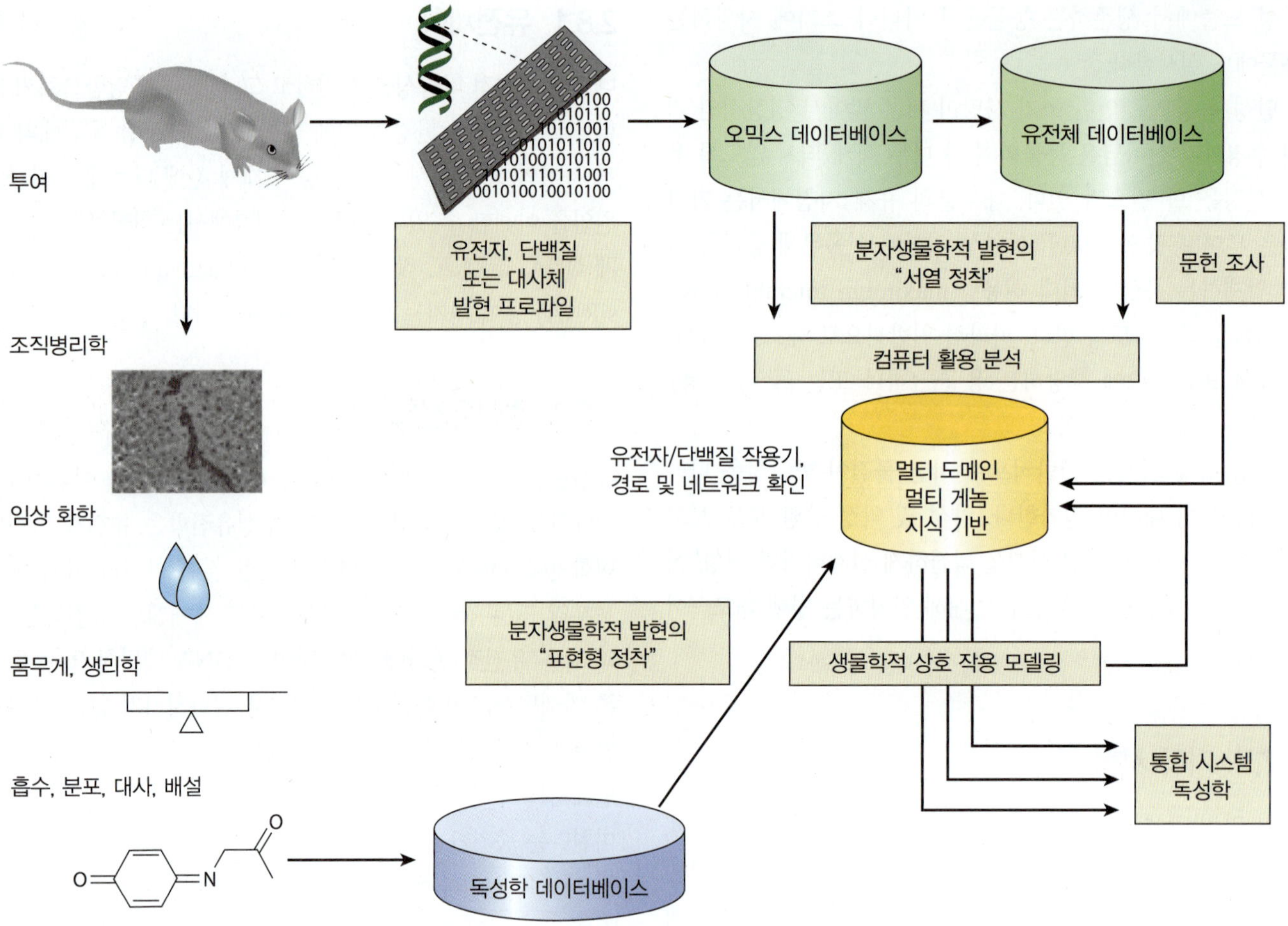

그림 2.9 "오믹스" 기술로 파생되는 대형 데이터베이스를 독성 평가에 통합하기 위한 개념적 접근. 실험 종(예: 랫드, 마우스)의 유전정보와 결합된 유전자 발현(전사체학), 단백질 함량(단백체학), 및 작은 분자/대사산물(대사체학)에 대한 화학물질의 영향을 평가하는 실험 데이터들을 대상 종(예: 사람)의 경우에 적용하여, 독특하면서 가능성이 있는 독성의 패턴을 예측하기 위하여 전산 도구(생명 정보학)를 이용하여 분석한다. 예측 독성학/안전성 평가를 위해 오믹스 데이터를 활용할 때, 조직병리학 및 임상 화학(표현형 정착)과 같이 독성학에서 전통적으로 측정하는 것들에 오믹스 패턴을 적용하여 통합적으로 해석해낼 수 있어야 한다. (저자들의 허락을 받아 다시 만든 그림. Waters MD and Fostel JM. Toxicogenomics and systems toxicology: aims and prospects. *Nat Rev Genet*, 2004 Dec;5(12):936-948.)

은 조기 독성 또는 후속 질병 발달을 예측할 수 있는 단백질 발현의 독특한 패턴을 식별할 수 있다.

참고문헌

Boverhof DR, Gollapudi BB: *Applications of Toxicogenomics in Safety Evaluation and Risk Assessment*. Hoboken, NJ: John Wiley & Sons, 2011.

Eaton DL: Scientific judgment and toxic torts: a primer in toxicology for judges and lawyers. *J Law Policy* 12:5–12, 2003.

Hayes AW, Kruger CL (eds): *Principles and Methods of Toxicology*, 6th ed. Boca Raton, FL: CRC Press, 2014.

Rosenfeld CS: Animal models to study environmental epigenetics. *Biol Reprod* 82:473–488, 2010.

Walsh CT, Schwartz-Bloom RD, Levine RR: *Levine's Pharmacology: Drug Actions and Reactions*, 7th ed. London: Taylor & Francis, 2005.

Waters MD, Fostel JM: Toxicogenomics and systems toxicology: aims and prospects. *Nat Rev Genet* 5:936–948, 2004.

연습문제

1. 동일한 종인 다섯 마리의 실험동물에 아래와 같은 독성물질 1 mg을 투여한다. 어떤 독성물질을 투여한 동물들이 가장 많이 죽을까?

a. ethyl alcohol(LD_{50} = 10,000 mg/kg)

b. botulinum toxin(LD_{50} = 0.00001 mg/kg)

c. nicotine(LD_{50} = 1 mg/kg)

d. ferrous sulfate(LD_{50} = 1500 mg/kg)

e. picrotoxin(LD_{50} = 5 mg/kg)

2. 아래 나열된 독성물질 전달 기전들을 독성이 높게 나타나는 순서대로 나열하시오. 1-정맥, 2-피하, 3-구강, 4-흡입, 5-피부.
   a. 1, 5, 2, 4, 3
   b. 4, 1, 2, 3, 5
   c. 1, 4, 2, 3, 5
   d. 4, 2, 1, 5, 3
   e. 1, 4, 3, 2, 5

3. 12시간 반감기의 독성물질을 12시간마다 투여한다. 다음 설명 중 옳은 것은?
   a. 다음 복용량을 투여하기 전에 물질이 몸에서 소실된다.
   b. 몸에 있는 물질의 농도는 독성 유발 수준에 도달할 때까지 서서히 증가한다.
   c. 얼마나 많은 용량을 투여했는지에 관계없이 독성 유발 수준에 도달하지 못한다.
   d. 화학물질에 급성 노출 시 즉각적인 독성 작용을 나타낸다.
   e. 독성물질의 배설률은 투여 간격보다 훨씬 짧다.

4. 우루시올(urushiol)은 덩굴옻나무(poison ivy)에서 발견되는 독성물질이다. 면역계가 우루시올을 인식하고 이에 대해 반응하기 위해서는 우루시올이 먼저 피부의 단백질과 반응하고 결합해야 한다. 우루시올은 다음 중 무엇의 예인가?
   a. antigen
   b. auto-antibody
   c. superantigen
   d. hapten
   e. cytokine(사이토카인)

5. 독성 화학물질은 다음 중 어떤 기관에서 대사(생체내변환)될 가능성이 가장 클까?
   a. 중추신경계
   b. 심장
   c. 폐
   d. 이자
   e. 간

6. 화학물질 A와 B가 동시에 투여될 때, 그것들의 합쳐진 작용은 단독으로 주어질 때 작용의 합보다 훨씬 더 크다. 화학물질 A와 B 사이의 화학적 상호 작용은 다음 중 무엇으로 설명할 수 있는가?
   a. 강화작용
   b. 상가작용
   c. 길항작용
   d. 기능적 길항작용
   e. 상승작용

7. 용량-반응 상관성과 관련된 다음 설명 중 옳은 것은?
   a. 단계형 용량-반응 상관성은 흔히 “모두 또는 아무것도 아닌” 반응이라고 한다.
   b. 실무형 용량-반응 상관성으로부터 다양한 용량에 대한 한 집단의 반응을 분석할 수 있다.
   c. 실무형 용량-반응 상관성은 다양한 용량별로 나타나는 한 개체의 반응을 특성화한다.
   d. 실무형 용량-반응은 어떤 화학물질의 다양한 용량별로 한 개체의 반응을 나타낸다.
   e. 용량이 증가함에 따라 용량-반응은 항상 증가한다.

8. 생체 필수 물질에 대한 용량-반응 상관성을 고려할 때:
   a. 굉장히 많이 섭취해도 유해 작용이 거의 없다.
   b. 용량-반응 곡선이 모든 사람들의 경우에 똑같다.
   c. 항상성 범위를 벗어나 용량이 점점 증가 또는 점점 감소하면 유해 작용이 점점 심각해진다.
   d. 상관성은 직선형이다.
   e. 결핍은 과다 섭취보다 더 해롭지 않다.

9. 약물의 치료 지수(therapeutic index, TI)란?
   a. 병을 치유하는 데 필요한 약물의 양이다.
   b. 상대적으로 안전한 약이 더 낮다.
   c. 원하는 반응을 유도하는 화학물질의 효능을 설명한다.
   d. 약물의 치료 용량에 대한 독성 용량의 비율을 기술한다.
   e. 복용량이 증가함에 따라 약물에 대한 반응의 변화를 설명한다.

10. 페니실린은 박테리아 세포벽에서 펩티도글리칸(peptidoglycan)의 교차 결합 형성을 방해하여 세포벽을 약화시키고 결과적으로 박테리아가 삼투압에 의해 죽도록 한다. 다음 설명 중 옳은 것은?
   a. 페니실린 치료는 선택 독성의 좋은 예이다.
   b. 페니실린은 사람 세포막 구조의 형성을 방해한다.
   c. 페니실린은 치료 지수가 낮은 약물의 좋은 예이다.
   d. 페니실린은 바이러스 감염 치료에도 효과적이다.
   e. 페니실린은 사람에게 무해하다.

독성의 기전

Mechanisms of Toxicity

3장

Zoltán Gregus

3.1 **1단계—전달: 노출 부위에서 표적 부위로**
- 3.1.1 **흡수 대 전신순환계 흡수 이전 소실**
  - 흡수
  - 전신순환계 흡수 이전 소실
- 3.1.2 **표적 부위 및 그 이외로의 분포**
  - 표적 부위로의 분포 촉진 기전
  - 표적 부위로의 분포 억제 기전
- 3.1.3 **배설 대 재흡수**
  - 배설
  - 재흡수
- 3.1.4 **독성화 대 해독화**
  - 독성화
  - 해독화

3.2 **2단계—최종 독성물질과 표적 분자의 반응**
- 3.2.1 **표적 분자의 특성**
- 3.2.2 **반응 유형**
  - 비공유결합
  - 공유결합
  - 수소 제거
  - 전자 이동
  - 효소 반응
- 3.2.3 **표적 분자에 대한 독성물질의 영향**
  - 표적 분자의 기능 장애
  - 표적 분자의 파괴
  - 새로운 항원의 형성
- 3.2.4 **표적 분자와의 반응이 아닌 독성**

3.3 **3단계—세포 기능 장애 및 독성**
- 3.3.1 **독성물질로 인한 세포의 조절 장애**
  - 유전자 발현의 조절 장애
  - 진행 중인 세포 작용의 조절 장애
- 3.3.2 **세포 항상성 유지 작용의 유독한 변화**
  - 세포 내부 항상성 유지 장애: 독성 세포사 기전
  - ATP의 고갈
  - 세포 내 Ca^{2+}의 지속적인 상승
  - 주요 대사 장애 작용들이 상호 작용하여 세포에 재앙을 초래한다
  - 미토콘드리아 투과성 변화(mitochondrial permeability transition, MPT)와 최악의 결과: 세포괴사(necrosis)
  - MPT의 또 다른 결과: 세포자멸사(apoptosis)
  - 세포사의 형태를 결정하는 요소
  - 알려지지 않은 기전에 의한 세포사 유도
  - 세포 외부 항상성 유지의 손상

3.4 **4단계—복구 또는 복구 장애**
- 3.4.1 **분자 복구**
  - 단백질의 복구
  - 지질의 복구
  - DNA의 복구
- 3.4.2 **세포 복구: 말초 신경 세포의 전략**
  - 손상된 세포소기관의 자가포식
  - 손상된 축삭돌기의 재생
- 3.4.3 **조직 복구**
  - 세포자멸사: 능동적으로 손상된 세포를 제거
  - 증식: 조직의 재생
  - 조직 손상에 대한 부차적 반응들
- 3.4.4 **적응 기전**
- 3.4.5 **복구와 적응이 실패할 때**
  - 적응
- 3.4.6 **부적절한 복구 및 적응으로 인한 독성**
  - 조직 괴사
  - 섬유증
  - 발암

3.5 **결론**

요점

- 독성에는 표적으로 독성물질을 전달하는 것과 내인성 표적 분자와 독성물질의 상호 작용이 관련되어 있는데, 이 작용들로 인해 세포 기능·구조에 이상을 유발하는 기전 또는 분자·세포·조직 수준에서 복구하기 위한 기전이 시작될 수 있다.
- 유해한 대사 산물을 생성하는 생체 내 변형을 **독성화**(*toxication*) 또는 **대사적 활성화**(*metabolic activation*)라고 한다.
- 최종 독성물질을 제거하거나 그 형성을 막는 생체내변환을 **해독화**(*detoxication*)라고 한다.
- 세포자멸사 또는 프로그램된 세포사멸은 각각의 세포들이 작은 조각들로 쪼개져서 인근의 세포들이나 대식세포들에 의해 염증 반응을 일으키지 않으면서 탐식되는 엄격하게 통제되고 조직화된 과정을 말한다.
- 세포 내 Ca^{2+}의 지속적인 상승은 유해한데, 그 이유는 (1) 산화적 인산화에 작용하는 F_0F_1ATPase(= ATP synthase)를 억제함으로써 에너지 자원을 고갈시키고, (2) 세포골격계 미세섬유(microfilament)의 기능 장애를 일으키고, (3) Ca^{2+} 의존적인 가수분해효소의 활성을 증가시키며, (4) 활성 산소종 및 활성 질소종(ROS 및 RNS)의 생성을 증가시키기 때문이다.
- 분자 복구 기전들이 비효율적이거나 분자 손상이 가역적이 아니면, 세포 손상은 세포괴사(세포사)로 진행된다.
- 화학적 발암화는 다양한 복구 기전이 제대로 기능하지 못할 때 일어나는데, 그 예로 (1) DNA 복구의 실패, (2) 세포자멸사(프로그램된 세포사멸)의 실패, (3) 세포 증식의 종결 실패 등이 있다.

독성 기전을 이해하게 되면, 독성의 분포나 경향 등이 포함된 기술독성학적(descriptive toxicity) 자료들을 해석하는 데 있어 합리적인 토대를 마련할 수 있다. 생체가 독성물질에 노출되고, 침입한 독성물질과 생체가 다양하게 상호 작용함으로써 궁극적으로 독성 작용을 나타내는 일련의 과정들을 연관시키면 독성 발현에 기여하는 세포 기전들을 알 수 있다.

독성을 유발할 가능성이 있는 물질들의 수는 헤아릴 수 없을 정도로 많고, 손상될 수 있는 생물학적 구조와 과정들도 굉장히 많기 때문에, 이들의 조합에 의해 독성이 유발될 수 있는 경로 또한 매우 다양하다(그림 3.1). 일반적으로 독성물질은 그 표적에 전달되어 표적과 반응하며, 그 결과 야기되는 세포 기능 장애 형태로 독성을 나타낸다. 때로는 생체 이물질이 특정 표적 분자와 반응하지 않고 그 대신 생물학적 환경에 악영향을 미쳐 분자·세포소기관·세포·기관의 기능 장애를 일으켜 유해 반응이 나타나기도 한다.

가장 복잡한 독성 경로는 여러 단계를 포함하고 있다(그림 3.1). 첫째, 독성물질은 하나 또는 그 이상의 표적에 전달되고(1단계), 내인성 표적 분자와 상호 작용하거나(2단계 a) 환경을 변화시켜(2단계 b), 세포 기능·구조에 이상을 유발하면(3단계), 분자·세포·조직 수준에서 복구하기 위한 기전이 시작된다(4단계). 독성물질에 의해 유발된 이상이 복구 용량을 초과하거나 복구 기능이 오작동할 때 독성이 발생한다. 조직 괴사, 암 및 섬유증은 위의 네 단계 과정을 따르는 화학적으로 유발된 독성의 예이다.

3.1 1단계—전달: 노출 부위에서 표적 부위로

이론적으로 독성 작용의 강도는 그 작용 부위에서 최종 독성물질의 농도와 지속성에 달려 있다. 최종 독성물질은 내인성 표적 분자와 반응하거나 생물학적 환경을 크게 변화시켜, 독성을 유발하는 구조적·기능적 변화를 초래하는 화학종이다. 최종 독성물질은 생체가 최초 노출된 화학물질(모 화합물) 자체일 수도 있고, 독성물질의 생체내변환 과정에서 생성되는 대사산물, 활성산소종(reactive oxygen species, ROS) 또는 활성질소종(reactive nitrogen species, RNS)일 수도 있으며, 내인성 분자일 수도 있다.

표적 분자에서 최종 독성물질의 농도는 표적 부위에서의 농도를 증가시키거나 감소시키는 일련의 과정들의 상대적인 효과에 의해 결정된다(그림 3.2). 표적 부위에서의 최종 독성물질의 흡수, 작동 부위로의 분포, 재흡수, 독성화 등은 표적 부위에서의 독성물질 농도 증가를 촉진하고, 반면에 전신 순환계 흡수 이전 소실, 작용 부위 이외로의 분포, 배설, 해독화는 표적 부위에서의 독성물질 농도를 감소시킬 것이다.

3.1.1 흡수 대 전신순환계 흡수 이전 소실

흡수 노출 부위(일반적으로 외부 또는 내부 신체 표면)로부터 전신 순환계로 화학물질이 전달되는 것이 **흡수**(*absorption*)이다. 수송체는 일부 화학물질의 위장관(gastrointestine, GI)

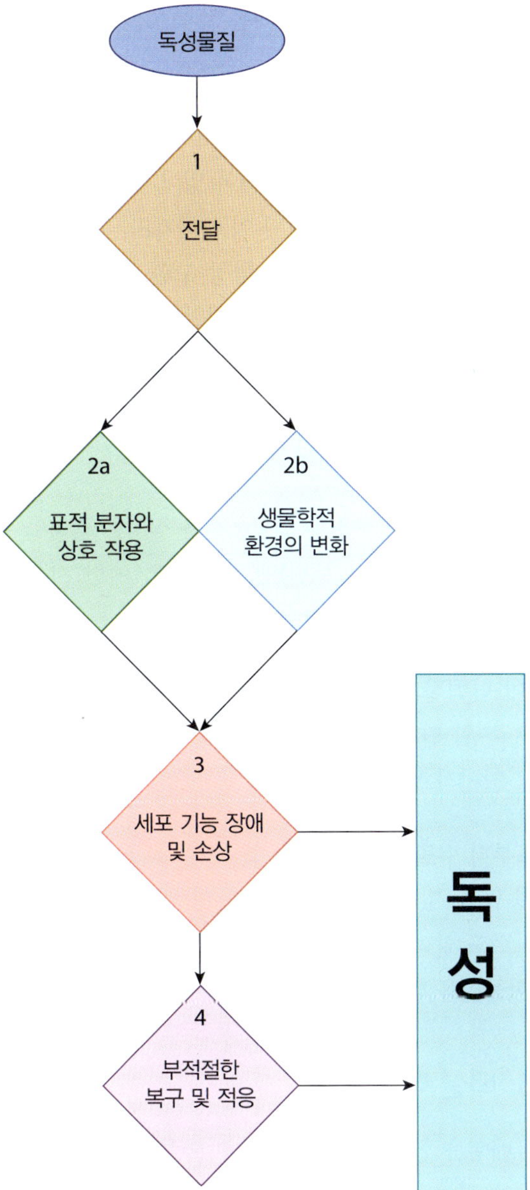

그림 3.1 **화학물질에 노출된 후 독성 발현의 단계.**

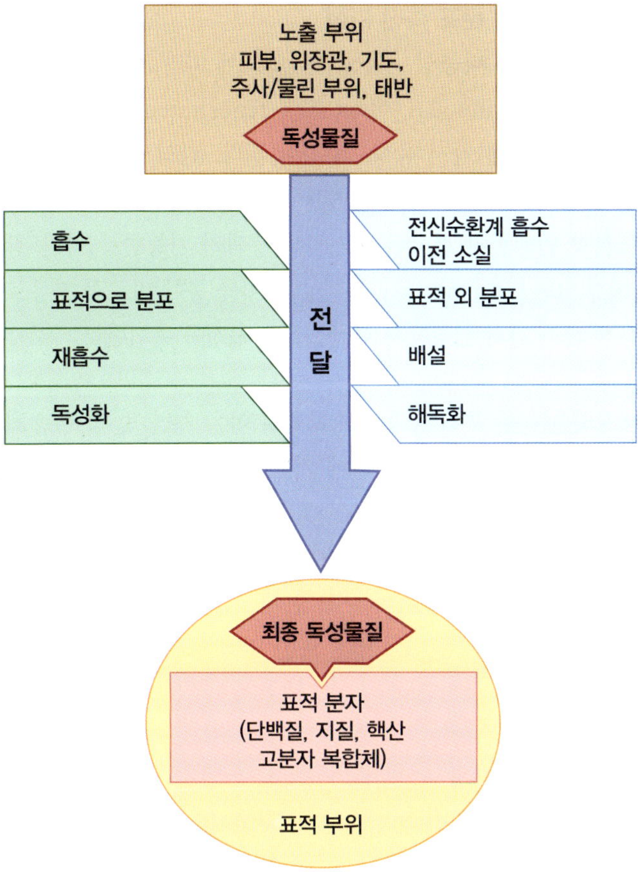

그림 3.2 **독성물질 전달 과정은 독성 진행의 첫 번째 단계임.** 전달(즉, 독성물질이 노출 부위로부터 작동 부위에 활성형인 채로 이동하는 것)은 왼쪽에 나열된 과정에 의해 촉진되고, 오른쪽에 나열된 과정에 의해 억제된다.

흡수에 기여한다. 그러나 독성물질의 대부분은 확산을 통해 상피 장벽을 가로질러 통과한다. 흡수에 영향을 미치는 요인들로 농도, 노출 표면적, 독성물질이 흡수되는 상피층의 특성 등을 들 수 있으나, 보통 가장 중요한 인자는 지질 용해도로서, 지용성 분자가 세포 내로 가장 쉽게 흡수되기 때문이다.

전신순환계 흡수 이전 소실 독성물질은 노출 부위에서 전신 순환계로 이동하는 동안 소실될 수 있다. 일반적으로 위장관에서 흡수되는 화학물질에서 흔히 관찰되는데, 그 물질이 위장관 점막 세포, 간(장간 순환), 그리고 폐(폐 순환)를 통과한 후 전신 순환에 의해 생체의 다른 부위로 분포하기 때문이다. 위장관 점막과 간은 독성물질들이 이 조직들을 통과할 때 상당한 비율이 소실되게 할 수 있다. 전신 순환 과정은 표적 부위로 독성물질이 전달되는 데 꼭 필요하기 때문에, 전신 순환계 흡수 이전 소실 또는 초회통과 소실은 일반적으로 전신 순환을 통해 표적 부위에 도달하는 화학물질의 독성 작용을 감소시킬 수 있다. 그러나 소화기 점막, 간 및 폐에 더욱 많이 도달될 수 있기 때문에 이 기관들의 손상을 초래할 수도 있다.

3.1.2 표적 부위 및 그 이외로의 분포

독성물질은 분포 단계에서 혈액으로부터 빠져나와 세포 외 공간으로 들어가며, 특정 유형의 세포 표면이나 내부에 있는 고분자(macromolecule)에 도달한다. 화학물질은 하나 또는 그 이상의 독성화 부위에도 분포할 수 있는데, 대체로 이 부위는 세포 내 효소로서 생체내변환을 통해 최종 독성물질을 생성시킨다.

표적 부위로의 분포 촉진 기전

모세관 내피의 다공성—다공성의 정도에 따라 모세혈관은 연속(連續, continuous), 유창(有窓, fenestrated), 동양(洞樣, sinusoidal) 세 가지 유형으로 분류된다. 간의 동양모세혈관과 신장의 세뇨관주위 모세혈관에 있는 내피세포는 생체 이물질과 단백질이 결합된 형태로도 통과가 가능한 커다란 창(직경 50~150 nm)을 가지고 있다. 이를 통한 비교적 자유로운 여과는 간과 신장에서 화학물질의 축적을 촉진한다.

세포막을 통한 특화된 수송—특화된 이온 채널 및 막 수송체는 독성물질의 세포 내 전달에 기여하여, 그 세포가 독성물질의 표적이 되게 한다. Na^+,K^+-ATPase, 전압의존성 Ca^{2+} 채널, 수송체에 의한 흡수, 세포내 섭취(endocytosis) 및 막 재순환(membrane recycling)은 특정 세포에 독성물질이 들어가는 것을 촉진하는 방법들이다. 또한 몇몇 독성물질 단백질 복합체의 세포내 섭취 작용이 일부 세포에서 일어난다.

세포소기관에 축적—양성자가 결합할 수 있는 아민기($-NH_2$)와 지용성 부위 둘 다 포함하고 있는 양친매성 생체 이물질은 미토콘드리아뿐만 아니라 리소좀에 축적된다. 내부 환경이 산성인 리소좀 내로 양성자가 결합되지 않은 상태의 아민이 확산되어 들어가면, 내부에 많이 존재하던 H^+가 $-NH_2$에 결합하여 $-NH^{3+}$가 형성되어 극성을 띠게 되므로 리소좀의 막을 통과하여 배출되지 못하는(pH trapping) 작용에 의해 리소좀 내에 축적되면서, 리소좀의 본래 기능인 인지질 분해가 억제된다. 미토콘드리아에 축적은 전압 차이에 의해 일어난다. 아민은 미토콘드리아의 이중막 사이에 있는 공간에서 H^+가 결합된 형태인 $-NH^{3+}$로 전환된 후 강한 음성 전위차($-220\,mV$)를 띠고 있는 기질 공간으로 빨려 들어 지방산의 산화 및 산화적 인산화를 억제한다.

가역적 세포 내 결합—유기 양이온, 무기 양이온, 다환 방향족 탄화수소 등과 같은 화학물질은 멜라닌과 결합하여 멜라닌 함유 세포 내에 축적된다.

표적 부위로의 분포 억제 기전

혈장 단백질에 결합—소수성 생체 이물질은 보통 혈장 내에서 단백질이나 지단백질에 결합한다. 이런 생체 이물질은 혈액을 벗어나 세포에 들어가기 위해서 단백질과 분리돼야 한다. 따라서 혈장 단백질에 강력하게 결합하게 되면 세포막을 가로질러 이동하는 것이 지연되면서, 독성물질의 작용과 소실이 연장된다.

특수 장벽—뇌의 모세혈관에는 내피세포 간의 작은 공간 없이 매우 단단한 접합부로 연결되어 있어 능동적인 수송을 제외하고는 뇌에 수용성 화학물질이 들어가지 않는다. 정자형성세포(spermatogenic cell)는 혈청-고환 장벽(blood-testis barrier)을 형성하기 위해 단단히 결합된 세르톨리 세포에 의해 둘러싸여 있다. 태반을 통한 수용성 독성물질의 이동도 제한된다. 그러나 이런 장벽들이 지용성 물질에 대해서는 완벽한 장벽 역할을 하지 못한다.

저장 부위로의 분포—일부 화학물질은 심각한 작용을 유발하지 않는 조직(즉, 저장 부위)에 축적된다. 이런 저장은 표적 부위에서의 독성 작용을 감소시킨다.

세포 내 단백질과의 결합—Metallothionein과 같은 세포 내 비표적 부위 단백질에 결합함으로써 표적 부위의 독성물질 농도를 일시적으로 감소시킨다.

세포로부터 유출—세포 내 독성물질은 세포 외 공간으로 다시 수송될 수 있다. 다중약물내성(multidrug resistant, MDR) 단백질로도 알려진 일부 ATP-의존성 막 수송체는 세포로부터 화학물질을 밖으로 유출시킨다.

3.1.3 배설 대 재흡수

배설 배설은 혈액으로부터 생체 이물질을 제거하여 외부 환경으로 돌려보내는 것이다. 배설은 물리적 기전이지만, 생체 내변환은 독성물질을 제거하기 위한 화학적 기전이다.

배설 경로와 속도는 독성물질의 물리 화학적 특성에 따라 크게 달라진다. 주요 배설 기관들(신장과 간)은 유기산이나 염기와 같은 고수용성 화학물질을 효율적으로 제거한다. 비휘발성의 고지용성 화학물질을 효율적으로 제거하는 기전은 없다. 생체내변환에 내성이 있는 화학물질은 매우 완만하게 제거되므로, 반복적으로 노출되면 체내에 축적되는 경향이 있다. 오히려 비효율적인 세 가지 프로세스가 이런 화학물질을 제거하기 위해 작용할 수 있다. 즉, (1) 유선으로부터 유즙을 통한 배설, (2) 담즙을 통한 배설, (3) 혈액으로부터 장관 내강으로의 배설 등이다. 기체 및 휘발성 액체와 같은 휘발성의 비반응성 독성물질은 폐 모세혈관에서 폐포로 확산되어 호기로 배출된다.

재흡수 혈액의 독성물질은 사구체에서 신장 세뇨관으로 여과된다. 이런 여과된 독성물질은 세뇨관 주위 모세혈관을 통해 확산되어 혈액에 다시 들어갈 수 있다. 이렇게 혈액으로 다시 들어가는 작용은 소변의 흐름을 늦춤으로써 재흡수되지 않은 물질의 세뇨관액 내 농도와 체류 시간을 증가시키는 세뇨관액의 재흡수 작용에 의해 촉진된다.

확산에 의한 재흡수는 화학물질의 지용성에 비례하며, 이온화의 정도에 반비례한다. 왜냐하면 비이온화된 분자가 지용성이 높기 때문이다. 따라서 세뇨관액의 pH는 재흡수에 영향을 미치므로 산성화는 약한 유기 염기의 배설을 촉진하고 알칼리화는 약한 유기산의 제거를 촉진한다.

담즙, 위 및 장관의 배설과 타액선 및 외분비 췌장의 분비에 의해 위장관으로 전달되는 독성물질은 장관 점막을 통하여 역확산되어 재흡수될 수 있다. 담즙으로 배설된 화합물의 재흡수는 지용성이 충분히 높거나 장관 내에서 훨씬 더 높은 지용성 물질로 전환될 경우에만 가능하다.

3.1.4 독성화 대 해독화

독성화 **많은 생체 이물질은 직접적으로 그 물질 자체가 독성이 있지만, 어떤 생체 이물질은 대사를 거친 후 생성된 대사체가 독성 작용을 유발한다.** 유해한 대사 산물을 생성하는 생체 내 변형을 독성화(*toxication*) 또는 내사적 활성화(*metabolic activation*)라고 한다. 일부 생체 이물질의 경우, 독성화는 생물학적 과정이나 구조에 유해하게 작용하는 미세 환경이 조성되도록 하는 물리 화학적 특성을 부여한다. 이보다 빈번하게, 화학물질은 생체내변환을 거쳐 특정 수용체 또는 효소와 보다 용이하게 상호 작용할 수 있는 구조적 특성과 반응성을 획득한다. 그러나 자주 나타나는 현상으로, 독성화는 생체 이물질들 또는 산화질소와 같은 체내 분자들을 반응성이 매우 강한 물질로 변화시킴으로써 민감한 작용기를 가진 내인성 분자에 대해 무차별적으로 반응하게 한다. 이렇게 반응성이 증가되는 이유는 (1) 친전자성 물질(electrophile), (2) 자유라디칼(free radical), (3) 친핵성 물질(nucleophile), 또는 (4) 산화-환원 반응성이 높은 물질로 전환되기 때문이다.

친전자성 물질은 부분적으로 또는 전체적으로 양전하를 띠는 전자-결핍 원자를 포함하는 분자로서 친핵성 물질 내의 전자가 풍부한 원자와 전자쌍을 공유함으로써 반응할 수 있다. 자유라디칼은 하나 이상의 비공유 전자를 포함하는 분자 또는 분자 조각이다. 생물학적 관련성이 높은 자유라디칼 중 하나는 superoxide anion($O_2\bullet^-$)이며, 내인성 및 외인성으로 형성된다. 면역계는 병원균과 싸우기 위해 $O_2\bullet^-$를 생성하고 일련의 반응을 통해 차아염소산(일명 표백제, HOCl)으로 전환시킨다. 가장 반응성이 큰 대사체는 친전자성 물질, 중성 자유라디칼, 양이온성 자유라디칼과 같은 전자-결핍 분자와 분자 조각이다. 일부 친핵성 물질(예: HCN 및 CO)들은 본래 반응성이 높다. 그러나 대부분 친전자성 물질로 전환됨으로써 활성화된다.

해독화 최종 독성물질을 제거하거나 그 생성을 억제하는 생체내변환을 해독화(*detoxication*)라고 한다. 어떤 경우에는 해독화와 독성화가 경쟁할 수도 있다.

작용기가 없는 독성물질의 해독화—일반적으로 벤젠 및 톨루 같은 작용기가 없는 화학물질은 두 단계로 해독화된다. 초기에는 수산기 또는 카르복실기와 같은 작용기가 cytochrome P450 효소에 의해 분자에 도입된다. 다음으로, 글루쿠론산, 황산 또는 아미노산과 같은 내인성 산들이 전이효소에 의해 작용기에 첨가된다. 약간의 예외는 있지만 대체로 최종 생성물은 비활성이며 배설이 용이한 고수용성 유기산이다.

친핵성 물질의 해독화—친핵성 물질은 일반적으로 친핵성 원자에 작용기의 포합(conjugation)에 의해 해독화된다. 설폰화, 글루쿠로나이드화, 메틸화 및 아세틸화가 일반적인 반응이다. 포합은 peroxidase 효소 작용에 의해 친핵성 물질이 자유라디칼로 변환되는 것 또는 phenol, aminophenol, catechol, hydroquinone 등이 친전자성 quinine, quinoneimine으로 대사되는 것을 억제한다. 친핵성 물질의 다른 해독화 기전이 있는데, 에탄올의 경우와 같이 플라빈-함유 모노옥시저네이즈(flavin-containing monooxygenase)에 의한 산화 및 카르복실산으로의 산화가 여기에 해당된다.

친전자성 물질의 해독화—일반적으로 친전자성 독성물질의 해독화에는 친핵성 물질인 glutathione과의 결합이 관련된다. 이 반응은 자연발생적으로 일어나거나 glutathione *S*-transferase에 의해 촉진될 수 있다. 친전자성 물질이 단백질에 공유결합했는데, 해당 단백질이 중요한 기능을 가지지 않고, 복합체가 새로운 항원으로 작용하지 않거나 별다른 유해성이 없는 경우에는 해독화 작용이라고 할 수 있다.

자유라디칼의 해독화 — $O_2\bullet^-$의 해독화 및 제거 과정에서 hydroxyl 라디칼(HO•), 이산화질소(NO_2) 및 탄산 음이온 라디칼(CO_3^-)과 같이 훨씬 더 반응성이 큰 화합물로 전환될 수 있기 때문에 중요하다(그림 3.3). Superoxide dismutase(SOD)는 세포질(Cu,Zn-SOD)과 미토콘드리아(Mn-SOD)에 존재하는 효소로서 $O_2•^-$를 과산화수소(HOOH)로 전환시킨다(그림 3.4). 이어서 HOOH는 세포질의 glutathione peroxidase, 세포 내 다양한 위치에 존재하는 peroxiredoxin(Prx), 퍼옥시좀의 catalase에 의해 물로 환원된다(그림 3.4). HO•는 반감기가 10^{-9}초로 매우 짧기 때문에 HO•를 제거하는 효소는 따로 존재하지 않는다. HO•에 대해 유일하게 효과적인 방어는 전구물질인 HOOH를 물로 변환시켜 그 생성을 방지하는 것이다(그림 3.4).

Peroxynitrite($ONOO^-$)는 HOOH와 마찬가지로 $O_2•^-$가 독성화될 때 생성되는 중간체이지, 자체가 자유라디칼 산화제는 아니다. $ONOO^-$는 HO•보다 상당히 안정적이며 CO_2와 신속하게 반응하여 반응성 자유라디칼인 $•NO_2$ 및 CO_3^-를 만든다(그림 3.3). Glutathione peroxidase는 $ONOO^-$를 아질산(ONO^-)으로 환원시켜 자유라디칼 생성을 방지할 수 있다. 또한 $ONOO^-$는 옥시헤모글로빈, 헴-함유 peroxidase 및 알부민과 반응하며, 이들 모두 $ONOO^-$의 중요한 결합 부위가 될 수 있다. 또한 $ONOO^-$의 두 전구물질의 제거(즉, 옥시헤모글로빈과의 반응에 의한 $•NO_2$의 제거와 SOD에 의한 $O_2•^-$의 제거)는 $ONOO^-$의 축적을 사전에 방지하는 중요한 기전이다.

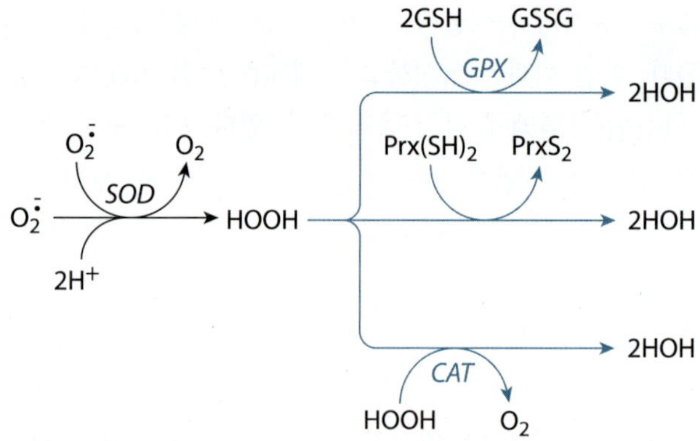

그림 3.4 Superoxide dismutase(SOD), glutathione peroxidase(GPX), peroxiredoxin(Prx), catalase(CAT)에 의한 superoxide anion 라디칼($O_2•^-$)과 과산화수소(HOOH)의 해독화.

Peroxidase에 의해 생성된 자유라디칼은 glutathione으로부터 전자를 받아 환원되어 제거된다. 이때 glutathione은 산화되는데, 이것은 다시 NADPH 의존성 glutathione 환원효소(NADPH dependent glutathione reductase)에 의해 환원된다(그림 3.5). 따라서 glutathione은 친전자성 물질과 자유라디칼의 해독화에 중요한 역할을 한다.

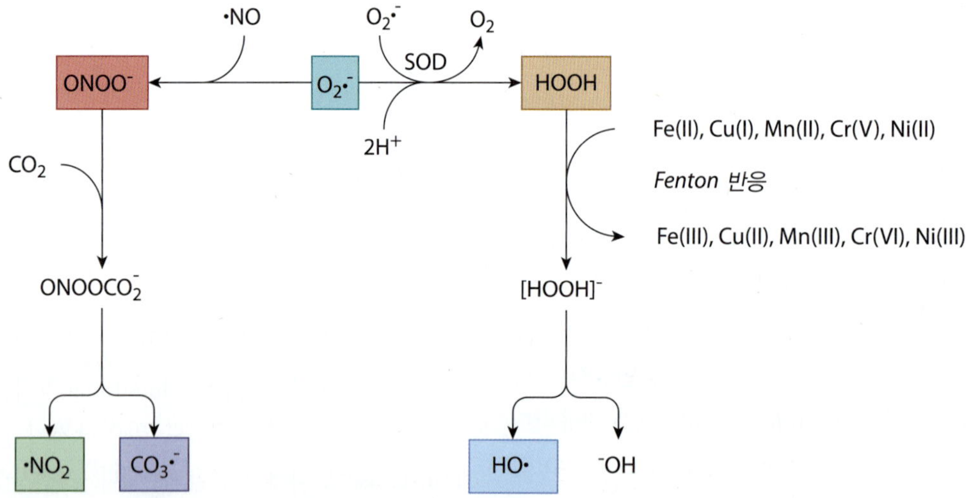

그림 3.3 비라디칼 생성물($ONOO^-$ 및 HOOH)과의 반응을 통해 라디칼($•NO_2$, $CO_3•^-$ 및 HO•)을 생성하는 superoxide anion 라디칼($O_2•^-$)의 두 가지 독성화 경로. 한 쪽 경로에서, $O_2•^-$의 HOOH로의 전환은 자발적이거나 SOD에 의해 촉진된다. HOOH가 균질 분해되어 hydroxyl 라디칼 및 hydroxyl 이온이 생성되는 것은 Fenton 반응인데, 그림에 나타난 전이 금속이온들은 이 반응에서 촉매로 작용한다. $O_2•^-$를 형성하는 생체 이물질들, HOOH, 그림에 나열된 전이 금속이온들 및 이 전이 금속이온들과 복합체를 형성하는 일부 화학물질들 모두의 경우, hydroxyl 라디칼을 형성하는 것이 이 물질들의 최종 독성화이다. 다른 경로에서 $O_2•^-$는 NO 합성효소(•NO synthase, NOS)의 생성물인 산화질소(•NO)와 반응하여 격렬하게 반응하여 peroxynitrite($ONOO^-$)를 형성한다. $ONOO^-$가 이산화탄소(CO_2)와 자발적으로 반응하면 nitrosoperoxy carbonate($ONOOCO_2^-$)가 균질하게 이산화질소(NO_2)와 탄산 음이온 라디칼($CO_3•^-$)로 분해된다. 이 그림에 표시된 세 가지 라디칼 생성물은 모두 산화제이며, 반면에 $•NO_2$는 질산화제이기도 하다.

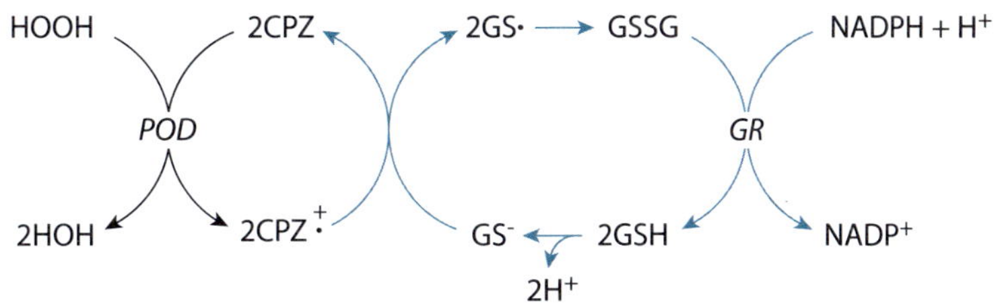

그림 3.5 **Peroxidase(POD)에 의해 생성된 자유라디칼인 chlorpromazine 자유라디칼(CPZ•+)의 glutathione(GSH)에 의한 해독화.** 부산물들로 glutathione thiyl 라디칼(GS•)과 glutathione disulfide(GSSG)가 생성되는데, glutathione reductase(GR)의 작용으로 다시 GSH가 재생된다.

단백질 독성물질의 해독화—세포 외부나 내부에 있는 단백질 분해효소들은 독성이 있는 polypeptide의 불활성화에 관여한다. α-bungarotoxin, β-bungarotoxin, erabutoxin b, phospholipase와 같이 동물이 분비하는 독에서 발견되는 몇 가지 독소들은 그 활성에 필요한 분자 내 이황화결합(disulfide bond)을 갖고 있다. 이런 단백질들은 thioredoxin 효소에 의해 불활성화되는데, 이것은 thioredoxin이 독성 단백질 내의 필수적인 이황화결합을 환원시켜 없애기 때문이다.

해독화가 실패할 때—(1) 독성물질이 해독 과정을 압도, (2) 반응성이 강한 독성물질이 해독성 효소를 불활성화, (3) 다른 조직으로 이동된 후 해독화 반응이 역전, (4) 해독화 과정에서 또 다른 유해 부산물이 생성되는 등의 이유로 해독화가 불충분할 수 있다.

3.2 2단계—최종 독성물질과 표적 분자의 반응

독성은 전형적으로 최종 독성물질과 표적 분자의 반응에 의해 매개된다(그림 3.1의 단계 2a). 결과적으로 일련의 이차적 생화학 작용들이 발생하여 표적 분자 자체, 세포소기관, 세포, 조직 및 기관, 심지어는 전체 생물과 같은 다양한 수준의 생물학적 체계에서 나타나는 기능 장애 또는 손상을 유발한다.

3.2.1 표적 분자의 특성

사실상 모든 내인성 화합물들은 독성물질의 잠재적 표적이다. 가장 우세하고 독성학적으로 가장 연관성이 많은 표적들은 핵산(특히 DNA), 단백질 및 생체막이다. 반응성 대사체의 첫 번째 표적은 대사체 생성에 관여하는 효소이거나 인근의 세포 내 구조물인 경우가 많다. 화학물질의 표적이라고 해서 항상 유해 반응에 관여하는 것은 아니다. 독성물질이 단백질에 공유결합되어 유해 반응 없이 독성학적으로 관련된 표적으로부터 격리되었다면 해독의 한 형태로 볼 수 있다. 따라서 어떤 표적 분자가 독성에 중요한 역할을 담당한다는 것을 최종 확인하기 위해서는 "(1) 최종 독성물질이 표적과 반응하여 그 기능에 악영향을 미치고, (2) 표적 부위에서 작용하는 농도에 도달하고, (3) 관찰된 독성과 기전적으로 관련된 방식으로 표적을 변화시킨다"는 것들이 증명되어야 한다.

3.2.2 반응 유형

최종 독성물질은 비공유 또는 공유 결합을 통해 표적 분자와 결합할 수 있으며, 수소 제거·전자 이동·효소 반응을 통해 표적 분자를 변화시킬 수 있다.

비공유결합 소수성 상호 작용, 수소결합 및 이온결합은 독성물질이 막 수용체, 세포 내 수용체, 이온 채널 및 특정 효소와 같은 표적과 상호 작용할 수 있는 비공유결합 형태이다. 비공유결합은 일반적으로 결합 에너지가 비교적 낮기 때문에 보통 가역적이다.

공유결합 공유결합은 실질적으로 비가역적이기 때문에 내인성 분자를 영구적으로 변화시킨다. 공유결합 부가물 형성은 비이온성 및 양이온성 친전자성 물질, 라디칼 양이온과 같은 친전자성 독성물질들의 경우 흔히 관찰된다. 이런 독성물질은 단백질 및 핵산과 같은 생체 고분자에 풍부한 친핵성 원자들과 반응한다. HO•, •NO_2, Cl_3C•와 같은 중성 자유라디칼 또한 생체 분자에 공유결합할 수 있다. 친핵성 독성물질은 원칙적으로 친전자성인 내인성 화합물과 잘 반응한다. 그러나 친전자성 생체 분자들은 매우 희귀하기 때문에 그런 반응은 매우 드물다. 친핵성 물질들이 예로 다양한 헴단백질들에 함유된 철과 배위 공유결합을 형성하는 일산화탄소, 시아나이드, 황화수소 및 azide 등이 있다.

수소 제거 중성 자유라디칼은 내인성 화합물의 수소원자를 쉽게 제거(abstraction)할 수 있으며, 그 결과 이 화합물을 라디칼로 변하게 한다. 또한 라디칼은 유리 아미노산 또는 단백질의 아미노산 잔기의 methylene기(CH_2)로부터 수소를 제거하여 카르보닐(C=O)로 전환시켜 DNA 또는 다른 단백질과 교차 연결을 형성시킬 수 있다.

전자 이동 화학물질은 전자를 교환함으로써 다른 분자를 산화 또는 환원시켜 유해한 부산물을 만들 수 있다. 예를 들어, 화학물질은 헤모글로빈의 Fe(II)를 Fe(III)로 산화시켜 methemoglobin 혈증을 유발할 수 있다.

효소 반응 몇몇 독소들은 특정 표적 단백질에 효소적으로 작용한다. 예를 들어, 디프테리아 독소는 단백질 합성에서 신장인자2(elongation factor 2)의 기능을 차단하고, 콜레라 독소는 이런 기전을 통해 G 단백질의 활성을 증가시킨다.

요약하면, 대부분의 최종 독성물질은 각자가 지니고 있는 화학적 반응성을 기반으로 내인성 분자에 작용한다. 한 종류 이상의 반응성을 지닌 물질은 여러 표적 분자들에 상이한 작용 기전들을 통해 반응할 것이다.

3.2.3 표적 분자에 대한 독성물질의 영향

표적 분자의 기능 장애 일부 독성물질은 내인성 리간드인 것처럼 작용하여 단백질 표적 분자의 활성을 증가시킨다. 일반적으로 화학물질은 신경전달물질 수용체 또는 이온 채널을 차단하고, 효소를 억제하며, 세포골격의 작용을 방해함으로써 표적 분자의 기능을 억제한다.

단백질이 독성물질과의 상호 작용에 의해 3차원적 입체구조(conformation) 또는 구조(structure)가 변형될 때 그 기능이 손상된다. 많은 단백질은 촉매 활성 또는 고분자 복합체의 집합에 필수적인 중요한 부위를 지니고 있다. 이 부분들이 생체 이물질에 의해 공유결합·산화 변형되면 신호전달에 이상이 유발되거나, 세포의 에너지 유지 및 대사 항상성의 조화가 깨질 수 있다. 독성물질은 또한 DNA의 주형 기능을 방해할 수 있다. 화학물질이 주형 DNA에 공유결합하여 염기서열에 오류가 생기면, 주형에 대응하는 DNA를 복제할 때 상보적 nucleotide 연결에도 오류가 발생하여, 결국 두 가닥의 DNA에서 염기쌍을 형성하지 못하는 조합의 염기가 마주보게 되는 nucleotide mispairing이 유발된다.

표적 분자의 파괴 독성물질은 부가물 형성 외에도 교차 연결 및 절편화(cross-linking and fragmentation)를 통해 내인성 분자의 1차 구조를 변화시킨다. 교차 연결된 분자는 구조적 및 기능적으로 제약을 받는다.

어떤 표적 분자들은 화학적 공격을 받은 후 자발적으로 분해되기 쉽다. $Cl_3COO•$와 HO• 같은 자유라디칼은 지방산으로부터의 수소 제거 반응을 유발하여 지질의 과산화 분해가 맨 처음 시작되도록 한다. 이것은 세포막의 지질을 파괴할 뿐만 아니라 인근의 분자(예: 막 단백질) 또는 더 멀리 있는 분자(예: DNA) 등을 손상시킬 수 있는 내인성 독성물질, 자유라디칼, 친전자성 물질 등을 생성시킨다. 독성물질에 의해 퓨린 염기의 이미다졸 고리 구조의 개방, 피리미딘 염기에 이미다졸 고리 구조의 수축, DNA의 한쪽 사슬에 절단이 일어나는 외가닥 절단(single-strand break, SSB), phosphodiester 결합의 절단 및 이중가닥 절단(double-strand break, DSB)과 같은 여러 가지 형태의 DNA 절편화가 발생할 수 있다.

새로운 항원의 형성 생체 이물질 또는 그 대사체가 단백질과 공유결합할 경우 면역 반응을 일으킬 수 있다(12장). 일부 화학물질(예: 디니트로클로로벤젠, 페니실린 및 니켈)은 자발적으로 단백질에 결합한다. 다른 것들은 퀴논으로 자동 산화[예: urushiols, 덩굴옻나무(poison ivy)에 함유된 알레르겐]되거나 효소에 의해 생체내변환되어 면역 반응성이 생길 수 있다.

3.2.4 표적 분자와의 반응이 아닌 독성

일부 생체 이물질은 생물학적 미세환경을 변화시켜(그림 3.1의 2b 단계 참조) 독성 반응을 일으킨다. 여기에 포함되는 것들로 (1) 물로 이루어진 생체상의 H^+ 이온 농도를 변화시키는 화학물질, (2) 세포막의 지질층을 물리화학적으로 변화시켜 세포막을 경계로 한 용질의 농도 기울기를 깨트리는 용매 및 세정제, (3) 단순히 어떤 부위나 공간을 점유함으로써 유해 작용을 나타내는 생체 이물질 등이 있다.

3.3 3단계—세포 기능 장애 및 독성

독성물질이 표적 분자와 반응하게 되면 독성 발현의 세 번째 단계로 세포 기능 장애가 나타난다(그림 3.1). 다세포 생물의 각 단일 세포들은 정해진 여러 가지 프로그램들을 수행하는데, 그 중 일부 프로그램들은 세포가 분열, 분화 또는 세포자멸사를 진행할지 여부를 결정한다. 다른 프로그램들은 이미 분화된 세포에서 다음과 같은 작용들을 결정하면서 진행(순간적으로) 중인 활성들을 제어한다. 즉, 세포들이 물질을 더 많이 또는 덜 분비할지, 수축하거나 이완할지, 영양분을 운반하고 대사하는 속도를 더 높일지 더 낮출지 등의 여부를 결정한다. 이런 프로그램들을 조절하기 위해 세포는 외부 신호전달 분자에 의해 활성화 및 비활성화될 수 있는 신호전달 네트워크를 갖추고 있다.

그림 3.6에서 보듯이, 독성물질에 의해 야기되는 일차적인 세포 기능 장애(최종적인 독성 장애에 필수적이지는 않지만)의 특성은 영향을 받는 표적 분자의 역할과 깊은 관련이 있다. 독성물질이 외부 기능을 담당하는 표적과 반응하게 되면 다른 세포 및 이 세포에 연계된 기관계의 작용에 영향을 줄 수 있다. 그러나 표적 분자가 세포 내부의 기능 유지에 주로 관여하는 경우, 기능 장애는 최종적으로 세포의 생존에 영향을 주게 된다.

3.3.1 독성물질로 인한 세포의 조절 장애

세포는 유전자 및 기능성 단백질의 조절 부위로 신호를 전달하는 신호전달 네트워크에 연결된 특정 세포 수용체를 활성화시키는 신호전달 분자에 의해 조절된다. 수용체 활성화는 전형적으로 인산화에 의해 최종적으로 유전자 발현의 변화 또는 특정 단백질의 화학적 변화를 야기할 수 있다. 세포의 운명을 조절하는 프로그램은 주로 유전자 발현에 영향을 주는 반면, 세포의 현재 진행 중인 작용을 조절하는 프로그램은 주로 기능성 단백질의 활성에 영향을 준다. 그러나 신호전달 네트워크는 아래쪽으로 진행되면서 분지되고 상호 연결되어 있기 때문에 단일 신호가 위에 언급된 두 반응이 모두 나타나게 할 수 있다.

유전자 발현의 조절 장애 유전자 발현은 유전자 정보로부터 실질적인 기능을 수행하는 유전자 산물을 만들어내는 과정이

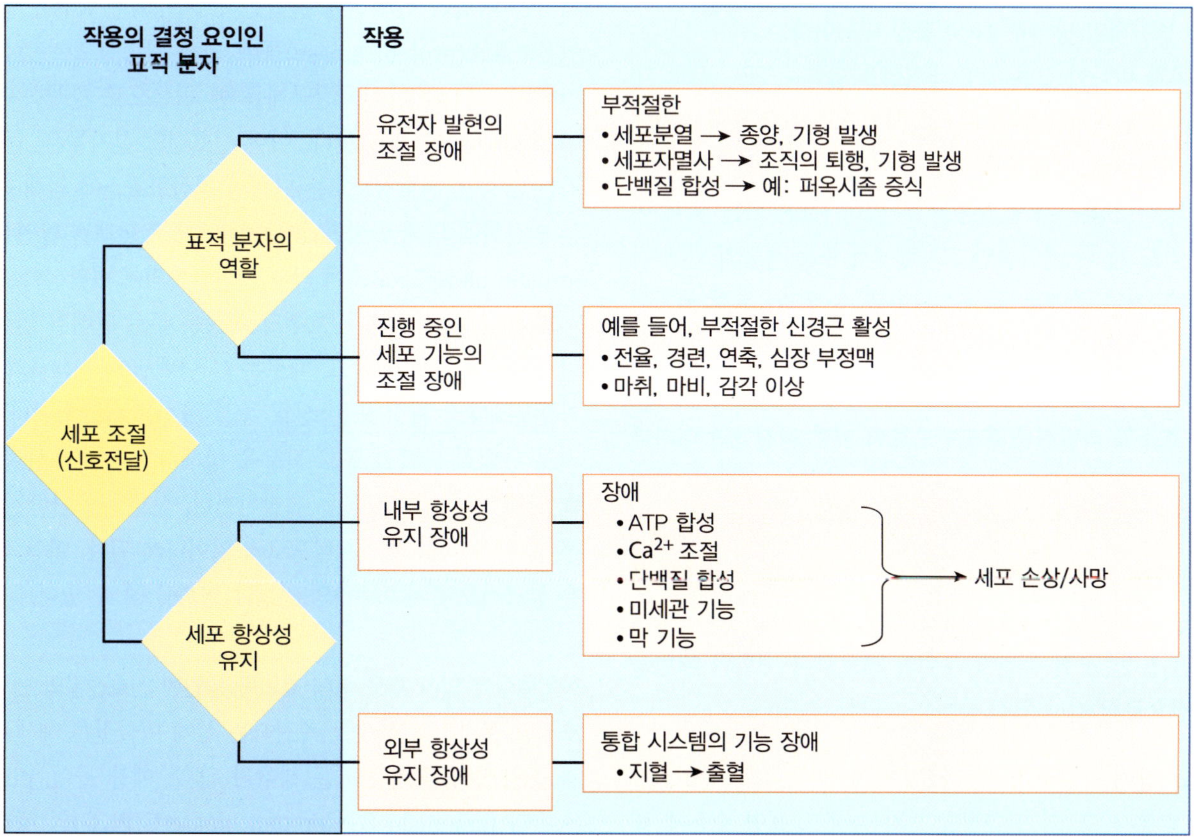

그림 3.6 독성 발현의 세 번째 단계: 세포의 조절 또는 항상성 유지 기능의 변화.

다. 분자 생물학의 중심원리는 DNA의 정보가 messenger RNA(mRNA)로 옮겨지고, mRNA의 정보에 의해 단백질 생성으로 이어진다는 것이다. 다른 유형의 RNA로 전사는 되지만 단백질 생성으로 이어지지 않는 유전자는 비단백질 코딩 유전자(nonprotein-coding gene)라고 불리는데, 이런 유전자들은 단백질의 합성을 전사 이후에 제어하는 방법들 중의 하나로 작용한다. 이런 유형의 RNA 중 최근 발견된 microRNA (miRNA)라고 불리는 작은 silencing RNA는 mRNA가 단백질로 번역되는 것을 억제할 수 있다. 유전자 발현의 조절 장애는 전사, 세포 내 신호전달 경로의 구성 요소 및 세포 외 신호전달 분자의 합성, 저장 또는 방출 등을 직접적으로 담당하는 구성 요소들에서 발생할 수 있다.

전사 조절 장애—대개의 경우 DNA에서 mRNA로의 유전정보 전사는 전사 인자(transcription factor, TF)와 유전자의 조절 또는 프로모터 부위 사이의 상호 작용에 의해 제어된다. TF는 프로모터 또는 조절 부위에서 특유의 nucleotide 서열에 결합함으로써, 전사 개시전 복합체(preinitiation complex)의 형성을 방해하거나 인접 유전자의 전사를 촉진 또는 억제할 수 있다. 생체 이물질은 유전자의 프로모터 부위, TF 또는 전사 개시 복합체의 다른 성분 등과 상호 작용할 수 있다. 그러나 가장 보편적인 방식은 TF의 활성 변화이다.

호르몬과 비타민 같은 몇몇 내인성 화합물은 TF나 세포 내 수용체에 결합하여 이들을 활성화시킴으로써 유전자 발현에 영향을 미치는데, 생체 이물질들이 이들 천연 리간드들의 작용을 모방하여 유사하게 작용할 수 있다. 천연 또는 생체 이물질 리간드 둘 다 극단적인 고용량에서 또는 생물의 발생 단계의 주요 기간 중에는 독성을 나타낼 수 있다. 특정 세포의 운명을 변화시키는 것 외에도, 리간드에 의해 활성화된 TF에 작용하는 화합물은 내인성 물질 및 외부유래 물질의 대사에 관련된 효소의 과발현을 유도함으로써 이런 물질들의 대사에 변화를 유발할 수 있다. 그리고 TF에 작용하는 생체 내 물질들과 생체 이물질의 작용은 단백질 코딩 유전자(즉, mRNA로 전사되는 유전자)·비단백질 코딩 유전자(즉, miRNA로 전사되는 유전자)의 전사 조절에 의해 매개될 수 있다. 생체 이물질은 또한 조절 유전자 부위와 프로모터 메틸화 패턴을 변화시킴으로써 전사 조절 장애를 유발할 수 있다.

신호전달 장애—성장 인자, 사이토카인, 호르몬 및 신경전달 물질과 같은 세포 외 신호전달 분자는 세포 표면 수용체 및 세포 내 신호전달 네트워크의 작용을 이용하여 궁극적으로 TF를 활성화시킬 수 있다. **그림 3.7**에 이런 네트워크를 나타냈는데, 세포주기 진행에 영향을 미침으로써 세포의 운명을 결정하는 유전자의 전사 활성을 조절하는 중요한 TF들이 신호전달로 활성화되는 과정을 볼 수 있다. 예를 들어 c-Myc 단백질은 Max 단백질과 함께 둘이 결합하고, 이에 상응하는 특정 염기서열에 결합하여 cyclin D와 E 유전자의 발현을 증가시킨다. Cyclin은 세포주기 조절에 관여하는 cyclin-dependent protein kinase를 활성화시켜 세포분열 주기를 가속화시킨다. 따라서 세포분열 자극성 신호전달 분자들은 세포 증식을 유도한다.

세포 표면 수용체들로부터 TF들까지의 신호전달은 연속적인 단백질-단백질 상호 작용들 및 다양한 단백질 인산화에 의해 중계된다. 그림 3.7에 나타난 단백질의 인산화 과정을 보면, 어떤 신호전달 분자가 세포분열 자극 물질로 활성화되는 단백질 인산화효소(mitogen-activated protein kinase, MAPK)와 같은 다른 단백질을 인산화시키면, 인산화된 그 단백질은 또 다른 단백질을 인산화하거나 활성이 증가되도록 한다. 예를 들어, 리간드들이 세포 표면에 있는 성장 인자 수용체(그림 3.7의 항목 4)와 결합하여 스스로 인산화하는 반응을 유도하고, 이렇게 자가-인산화된 수용체는 Ras를 활성화시키는 어댑터 단백질에 결합한다. 활성화된 Ras는 단백질 인산화효소(protein kinase)들에 의해 연속적으로 인산화가 진행되는 MAPK 신호전달계를 맨 처음으로 활성화시키며, 이는 결국 TF에 도달한다. 이런 신호전달 분자들은, 늘 그렇지는 않지만, 전형적으로는 단백질 인산화효소에 의해 촉매되는 인산화에 의해 활성화되며, 일반적으로 단백질 탈인산효소(protein phosphatase)에 의해 탈인산화되어 비활성화된다.

화학물질들에 의한 신호전달 이상은 주로 단백질 인산화를 변화시키는 경우가 많고, 때로는 G 단백질(예: Ras)의 GTP 가수분해효소 활성 또는 신호 종결 활성을 방해하거나, 정상적인 단백질-단백질 상호 작용을 방해하거나, 비정상적인 단백질-단백질 상호 작용을 유발하거나, 신호전달 단백질의 합성 및 분해 등을 변화시킴으로써 일어나게 된다. 이런 작용들은 궁극적으로 세포주기의 진행에 영향을 줄 수 있다.

화학물질에 의한 세포 증식 효과를 동반한 신호전달의 변화: 신호전달 분자의 인산화를 촉진하는 생체 이물질은 체세포분열과 종양 형성을 촉진하는 경우가 많다. 예를 들어, phorbol ester와 fumonisin B는 protein kinase C(PKC)의 생리학적 활성제들 중 하나인 diacylglycerol(DAG)과 유사하게 작용

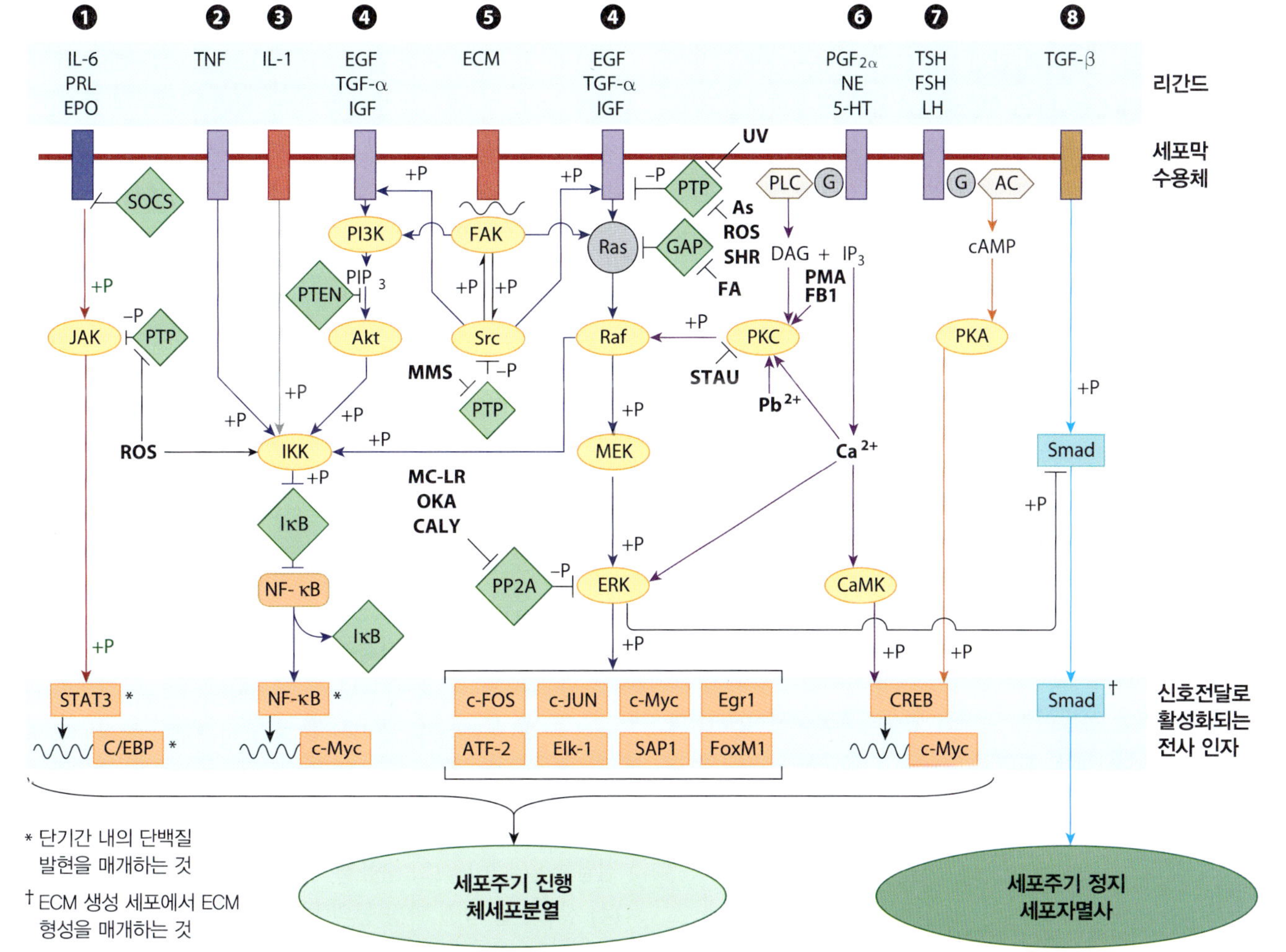

그림 3.7 세포막 수용체에서 세포주기 조절과 관련된 유전자의 전사에 영향을 주는 신호전달로 활성화되는 핵 전사 인자까지의 신호전달 경로. 세포막 수용체들에 1~8까지 번호가 매겨지고, 수용체들을 활성화시키는 리간드들도 제시되어 있다. 원은 G 단백질, 타원은 단백질 인산화효소인 kinase, 직사각형은 전사 인자, 물결선은 유전자를 나타낸다. 마름모는 억제 단백질들을 나타냈는데, 단백질 탈인산효소들(PTP와 PP2A), 지질 탈인산효소인 PTEN, GTP 가수분해효소를 활성화시키는 단백질인 GAP, 억제성 결합 단백질인 IκB 등이 여기에 속한다. 화살표는 2차 신호전달자(second messenger)들(예: DAG, IP_3, PIP_3, cAMP, Ca^{2+})의 활성이 증가되거나 합성이 증가되는 것을 나타내는 반면에 끝에 직선이 그어져 막힌 선은 억제작용을 나타낸다. 인산화 및 탈인산화는 각각 +P 및 −P로 표시했다. 억제제로 작용하는 화학물질에 대한 약어는 검은색으로 표시했다(As = arsenite; CALY = calyculin A; FA = fatty acids(지방산); FB1 = fumonisin B; MC-LR = microcystin-LR; OKA = okadaic acid; MMS = methylmethane sulfonate; PMA = phorbol miristate acetate; ROS = reactive oxygen species(활성산소종); SHR = SH-reactive chemicals(iodoacetamide와 같이 시스테인의 SH기와 반응성이 큰 화학물질); STAU = staurosporin).

그림으로 나타낸 네트워크의 중심에는 EGF와 같은 성장 인자에 의해 활성화되는 경로가 있는데, 성장 인자들은 tyrosine kinase 수용체(#4)에 작용하며, 이 수용체는 어댑터 단백질들(Shc, Grb2 및 SOS; 그림에 나타내지 않음)을 이용하여 GDP가 결합된 Ras를 GTP가 결합된 활성형으로 전환시키고, 이어서 활성형 Ras는 MAP-kinase 인산화 신호전달 경로(Raf, MAPKK 및 MAPK)의 활성을 증가시킨다. 인산화된 MAPK는 핵으로 이동하여 전사 인자를 인산화시키고, 인산화된 전사 인자는 전사를 촉진하기 위해 유전자의 프로모터 부위에 있는 특정 염기서열을 인식하고 결합하게 된다. 신호전달 경로 사이에 수많은 상호 연결이 있다. 이러한 연결들 중 다른 수용체(예: #5 및 #6)들이 활성화되었을 경우인데도 성장 인자 수용체(#4)-MAPK로 이어지는 "고속도로"와 같은 신호전달 경로를 이용하여 세포분열 신호를 보내는 것도 가능하다. 예를 들어, 리간드가 세포외 기질(extracellular matrix, ECM)의 구성 성분인 integrin 수용체(#5)는 G-단백질인 Rho(나타내지 않음)와 focal adhesion kinase(FAK)를 통해서 또는 tyrosine kinase인 Src를 통해 연결될 수 있다. 그리고 phospholipase C(PLC)를 통한 G-단백질 결합 수용체(#6)의 경우에는 2차 신호전달자 형성 및 protein kinase C(PKC)의 활성화를 통해서 연결된다. 성장 인자 수용체(#4)–MAPK 신호전달 축을 따라 전달된 세포분열 자극은 다양한 경로들에 의해 신호가 더욱 증폭될 수 있다. 즉, 억제 단백질인 IκB와 결합되어 있던 NF-κB가 자유로운 형태로 방출될 수 있도록 IκB를 Raf가 인산화시키는 작용, 또는 TGF-β 수용체(#8)에 의한 세포주기 정지 신호를 차단시키는 효과가 있는 MAPK에 의한 Smad의 억제적 인산화 등이 이런 경로에 해당한다. Ca^{2+}에 의한 protein kinase들(PKC, CaMK, MAPK)의 활성화도 분열 촉진 신호전달을 유발할 수 있다. 그림에 표시된 일부 생체 이물질은 신호전달 네트워크의 조절 작용에 장애를 유발할 수 있다. 어떤 생체 이물질은 세포분열 자극성 kinase(예: PKC)를 활성화하거나 단백질 탈인산효소들(PTP 및 PP2A), GAP 또는 IκB와 같은 단백질을 불활성화하는 것을 억제함으로써 세포 증식을 유도할 수 있다. 다른 것들, 예를 들어, PKC의 억제제들은 세포의 체세포분열은 억제하고 세포자멸사는 촉진시킨다.

이 그림은 몇 가지 세부 사항에 있어 많이 단순화되어 있고, 조만간에 바뀔 수도 있어서 잠정적이다. 사실상 신호전달 네트워크의 모든 구성 요소(예: G 단백질, PKC 및 MAPK)들은 기능적으로 상이하지만 같은 family로 묶일 수 있는 여러 종류가 존재하는데, 이들의 종류별 분포는 세포에 따라 특이적일 수 있다. 그림에 표시된 신호전달 경로는 모든 세포에 똑같이 적용되는 것이 아니다. 또한 유전자 발현을 조절하는 이러한 경로들은 세포의 운명을 결정할 뿐만 아니라 진행 중인 세포 활성의 특정 측면을 조절한다.

하여 PKC의 활성을 증가시킨다(그림 3.7의 항목 6). Pb^{2+}는 PKC의 또 다른 생리학적 활성제인 Ca^{2+}과 유사하게 작용한다. 활성화된 PKC는 다른 인산화효소들을 활성화시키고 특정 TF를 DNA에 결합시키는 일련의 과정을 개시함으로써 세포분열을 자극하는 신호전달을 촉진시킨다. 생체 이물질은 직접적인 인산화 이외에도 인산화효소와 상호 작용하는 단백질들에 영향을 미침으로써 간접적으로 인산화효소들의 활성을 증가시키기도 한다.

어떤 단백질이 과도하게 인산화되는 것은 탈인산효소에 의한 탈인산화의 과도한 저하 또는 인산화효소에 의한 인산화의 과도한 증가 때문이다. 다양한 화학물질들, 산화 스트레스, 자외선 조사 등이 세포분열을 증진시키는 기전은 기본적으로 탈인산효소를 억제하기 때문인 것으로 보인다. 세포 내 가용성 단백질 탈인산효소인 protein phosphatase 2A(PP2A)는 성장 인자에 의해 유발된 MAPK 자극을 역전시켜 MAPK 활성의 크기와 지속 기간을 조절하는 역할을 한다. PP2A는 또한 체세포분열을 유발하는 단백질 인산화효소로부터 활성화 인산을 제거한다. 몇몇 천연 독성물질은 PP2A를 매우 강력하게 억제하는데, 남조류에 함유된 독성물질인 microcystin-LR과 쌍편모조류에서 유래한 okadaic acid 등이 여기에 해당된다.

탈인산효소 외에도 신호전달을 억제된 채로 유지할 수 있는 다른 억제성 결합 단백질이 있다. 예를 들어, IκB는 세포질에서 NF-κB에 결합하여 NF-κB가 핵으로 이동하는 것과 TF로서 작용하는 것을 방지한다(그림 3.7). IκB는 인산화되면 분해되어, NF-κB가 자유롭게 된다. NF-κB는 급성 및 만성 염증 반응뿐만 아니라 세포 증식성 신호전달에도 지대한 공헌을 한다. NF-κB 활성화를 유도하는 IκB 분해는 또한 산화 스트레스에 의해 유도될 수 있다.

화학물질에 의한 세포 증식 억제 효과를 동반한 신호전달의 변화: 세포 손상 후 증가된 세포 증식성 신호전달을 감소시키면 손상된 세포를 정상 세포로 대체시키는 작용이 억제될 수 있다(그림 3.7의 경로 참조. Raf의 억제 → IκB 분해의 감소 → DNA에 대한 NF-κB의 결합 감소 → cMyc mRNA의 발현 감소). 정상적인 세포분열 촉진 신호전달이 억제되는 것은 생존으로부터 멀어져 세포자멸사에 이르는 단계 중 하나이다.

세포 외 신호전달 생성 조절의 장애— 뇌하수체 전엽 호르몬은 세포 표면 수용체에 작용하여 내분비선에 미치는 세포분열 자극성 효과를 발휘한다. 뇌하수체 호르몬 생산은 말초 분비선의 호르몬에 의한 음성 피드백(negative feedback) 조절하에 있다. 이 회로가 방해를 받게 되면 뇌하수체 호르몬 분비에 악영향을 미치며 그 결과 말초 분비선에도 악영향을 미친다. 뇌하수체 호르몬의 분비 감소는 세포자멸사를 일으키고 뒤이어 말초 표적 분비선이 축소되는 퇴축(退縮, involution)을 유발한다.

진행 중인 세포 작용의 조절 장애 독성물질은 신호전달의 결합이 이루어지는 모든 단계를 방해함으로써 어떤 기능에 전문화된 세포에서 진행 중인 세포 작용에 나쁜 영향을 줄 수 있다.

전기적으로 흥분되는 세포의 조절 장애— 많은 생체 이물질은 신경·골격근·심장근·평활근 세포와 같은 흥분성 세포들의 작용에 영향을 준다. 신경전달물질의 방출과 근육 수축은 인근 신경세포에 의해 합성되고 방출되는 전달물질과 조절 물질에 의해 통제된다. 이런 기전들을 방해하는 화학물질들이 표 3.1에 나열되어 있다.

화학물질에 의한 진행 중인 세포 작용의 방해는 (1) 신경전달물질의 농도, (2) 수용체 기능, (3) 세포 내 신호전달 또는 (4) 신호전달 종결 과정 등의 변화에 의해 일어날 수 있다.

신경전달물질 농도의 변화: 화학물질은 신경전달물질의 합성, 저장, 방출, 수용체 부근으로부터의 제거 등을 방해함으로써 신경전달물질의 시냅스 부위의 농도를 변화시킬 수 있다. 항우울제, 항경련제, 항정신병제 등은 대부분 이런 기전을 이용한 것이다.

독성물질-신경전달물질 수용체 상호 작용: 일부 화학물질은 다음과 같이 신경전달물질 수용체와 직접 상호 작용한다. (1) 수용체상의 리간드 결합 부위와 결합하고 천연 리간드를 모방하는 효현제(效眼劑, agonist), (2) 리간드 결합 부위를 점유하지만 수용체를 활성화시키지 못하는 길항제, (3) 활성화제 및 (4) 리간드 결합에 직접 관여하지 않는 수용체상의 부위에 결합하는 억제제 등이 있다. 다른 작용이 없다면, 효현제와 활성화제는 내인성 리간드가 특징적으로 나타내는 생리적 반응과 유사한 작용을 나타내는 반면, 길항제와 억제제는 이런 작용을 차단한다. 각 신경전달물질에는 여러 유형의 수용체가 있기 때문에 이들 수용체는 독성물질에 의해 차별적으로 영향을 받을 수 있다.

표 3.1 신경전달물질의 신호전달계에 작용하여 전기적으로 흥분하는 신경세포나 근육세포들의 순간적인 활성 조절에 장애를 유발하는 물질들*

수용체/채널/펌프		효현제/활성화제		길항제/억제제	
이름	**위치**	**작용물질**	**작용**	**작용물질**	**작용**
1. Acetyl-choline nicotinic 수용체	골격근	Nicotine Anatoxin-a Cytisine **간접적:** ChE 억제제	근 세동에 따른 마비	Tubocurarine, lophotoxin α-Bungarotoxin α-Cobrotoxin α-Conotoxin Erabutoxinb **간접적:** botulinum toxin	근 마비
	신경세포	위쪽 참조	신경 활성화	Pb^{2+}, 전신 마취제	신경 억제
2. Glutamate 수용체	중추신경계 신경세포	*N*-Methyl-D-aspartate	신경 활성화 → 경련, 신경 손상("흥분 독성, excitotoxicity")	Phencyclidine	신경 억제 → 마취
		Kainate, domoate Quinolinate Quisqualate 간접적: 저산소증, HCN → glutamate 방출		Ketamine 전신 마취제	"흥분 독성"에 대한 보호
3. $GABA_A$ 수용체	중추신경계 신경세포	Muscimol, Avermectins, 진정제 (barbiturates, benzodiazepines)	신경 억제 → 진정, 전신 마취, 혼수, 생명 중추의 익제	Bicuculline	신경 활성화 → 떨림, 경련
		전신 마취제(halothane)		Picrotoxin	
		알코올(ethanol)		Pentylenetetrazole Cyclodiene insecticides Lindane, TCAD **간접적:** isoniazid	
4. Glycine 수용체	중추신경계 신경세포, 운동신경세포	Avermectins(?)	운동 신경세포 억제 → 마비	Strychnine	운동성 신경세포의 탈억제 → 강직성 경련
		전신 마취제		**간접적:** tetanus toxin	
5. Acetylcholine M_2 muscarinic 수용체	심근	**간접적:** ChE 억제제	심장 박동과 수축력 감소	Belladonna alkaloids(예: atropine), atropine계 약물(예: TCAD)	심장 박동 증가
6. Opioid 수용체	중추신경계 신경세포, 내장 신경세포	Morphine과 그 동종류 (예: heroin, meperidine)	신경 억제 → 진통, 중추 호흡 억제, 변비, 소변 저류	Naloxone	아편제제 독성에 대한 해독 작용
		간접적: clonidine			
7. 전압의존성 Na^{+} 채널	신경세포, 근육 세포 등	Aconitine, veratridine	신경 활성화 → 경련	Tetrodotoxin, saxitoxin	신경 억제 → 마비, 마취
		Grayanotoxin Batrachotoxin Scorpiontoxins Ciguatoxin DDT, pyrethroids		μ-Conotoxin 국소 마취제 Phenytoin Quinidine	항경련 작용

(뒤쪽에 계속됨)

표 3.1 신경전달물질의 신호 전달계에 작용하여 전기적으로 흥분하는 신경세포나 근육세포들의 순간적인 활성 조절에 장애를 유발하는 물질들* (계속)

수용체/채널/펌프		효현제/활성화제		길항제/억제제	
이름	위치	작용물질	작용	작용물질	작용
8. 전압의존성 Ca^{2+} 채널	신경세포, 근육 세포 등	Maitotoxin(?)	신경 /근육 활성화, 세포 손상	ω-Conotoxin Pb^{2+}	신경 억제 → 마비
		Atrotoxin(?) Latrotoxin(?)			
9. 전압/Ca^{2+}- 활성화 K^+ 채널	신경세포, 평활근, 골격근, 심근	Pb^{2+}	신경/근육 억제	Ba^{2+}, apamin(벌 독), dendrotoxin, 20-HETE, hERG 억제제 (예: cisapride, terfenadine)	신경/근육 활성화 → 경련/연축 혈관수축, PMV 빈맥(torsade de pointes)
10. Na^+,K^+-ATPase	모든 세포들			Digitalis 배당체	심장 수축성 및 흥분성 증가
				Oleandrin Chlordecone	신경 흥분성 증가 → 진전
11. Acetylcholine M_3 muscarinic 수용체	평활근, 분비선	**간접적:** ChE 억제제	평활근 연축	Belladonna alkaloids (예: atropine)	평활근 이완 → 장 마비, 침 분비 감소, 발한 감소
			침 분비, 눈물 분비	Atropine계 약물 (예: TCAD)	
Acetylcholine M_1 muscarinic 수용체	중추신경계 신경세포	Oxotremorine	신경 활성화 → 경련	위쪽 참조	
		간접적: ChE 억제제			
12. Adrenergic α_1 수용체	혈관 평활근	(Nor)epinephrine	혈관수축 → 허혈, 고혈압	Prazosin	α_1-수용체 효현제 독성에 대한 해독 작용
		간접적: cocaine, tyramine, amphetamine, TCAD			
13. 5-HT_2 수용체	평활근	Ergot alkaloids (ergotamine, ergonovine)	혈관수축 → 허혈, 고혈압	Ketanserine	Ergot 독성에 대한 해독 작용
14. Adrenergic β_1 수용체	심근	(Nor)epinephrine	심장 수축성 및 흥분성 증가	Atenolol, metoprolol	β_1-수용체 효현제 독성에 대한 해독 작용
		간접적: cocaine, tyramine, amphetamine, TCAD			

*이 표는 편의상 단순화하여 작성되었고 불완전하다. 사실상 모든 수용체와 채널은 여러 가지 형태로 나타나고 각기 다른 감수성을 갖는다. 더 자세한 정보는 관련 문헌을 참조하라. 약자는 다음과 같다. ChE, 콜린에스테라제; **간접적:** 간접적으로 행동(즉, 신경전달물질의 농도를 변화시킴); 20-HETE, 20-hydroxy-5,8,11,14-eicosatetraenoic acid; PMV, 다형성 심실(polymorphic ventricular); TCAD, 삼환계 항우울제(tricyclic antidepressant).
? 이 작용과 관련하여 약간의 불확실성이 있음을 나타냄.

독성물질-신호전달 분자 상호 작용: 많은 화학물질이 신호전달 과정에 작용하여 신경·근육의 작용을 변화시킨다. 리간드-조절 양이온 채널에 의해 생성된 흥분성 신호를 전달하고 증폭시키는 전압-조절 Na^+ 채널은 여러 독성물질에 의해 활성화되거나 비활성화된다.

독성물질-신호전달 종결자 상호 작용: 양이온 유입에 의해 생성된 세포 신호전달은 채널 또는 수송체를 통해 양이온이 제거되면 종결된다. 양이온 유출을 억제하면 흥분이 오래 지속될 수 있다.

다른 세포 작용의 조절 장애—많은 신호전달 기전이 외분비선 세포, 쿠퍼세포 및 췌장 베타세포와 같은 비흥분성 세포에서도 작용하고 있지만, 이런 과정의 장애는 일반적으로 크게 문제되지 않는다.

3.3.2 세포 항상성 유지 작용의 유독한 변화

세포 내부 항상성 유지 장애: 독성 세포사 기전 생존을 위해 모든 세포들은 내인성 분자를 합성하고, 거대분자 복합체, 막, 세포소기관 등을 조립해야 하며, 세포 내 항상성을 유지하고, 운영하기 위한 에너지도 생산해야 한다. 이러한 기능을 방해하는 물질은 세포의 생존을 위협하고 유독한 세포사를 유발할 수 있다. 세포사를 유발하는 화학물질이 유도하는 세 가지의 중요한 생화학적 이상은 ATP 고갈, 세포 내 Ca^{2+}의 지속적인 증가, ROS 및 RNS의 과잉 생산이다.

ATP의 고갈 ATP는 생합성에 필요한 화학물질로서, 그리고 주요 에너지원으로서 세포 항상성 유지에 중요한 역할을 수행하고 있다. ATP는 수많은 생합성 반응에 이용되며, 핵산뿐만 아니라 조효소 분자 구조의 일부로 포함되기도 한다. ATP는 근육 수축, 세포골격의 중합, 세포 운동을 위한 에너지 공급, 세포분열, 소포 수송(vesicular transport) 및 세포 형태의 유지 등에 필요하다. ATP는 다양한 세포 기능에 필수적인 조건을 유지시키는 이온 수송체(예: Na^+,K^+-ATPase)가 작동하게 한다.

ATP로부터 생성되는 화학 에너지는 ATP가 ADP 또는 AMP로 가수분해될 때 방출된다. ADP는 ATP synthase(그림 3.8)에 의해 미토콘드리아에서 재인산화되는데, 이 과정은 수소이온을 물로 전환하는 산화 작용과 연계되어 있어 **산화적 인산화**(*oxidative phosphorylation*)라고 불린다. 산화적 인산화는 여러 단계의 과정이 필요한데, 각 단계는 표 3.2에 있는 독성물질에 의해 방해될 수 있다. 산화적 인산화에 장애가 생기면 세포에 유해한데, ADP 재인산화가 일어나지 않아 ATP가 결핍될 뿐만 아니라 ADP와 ADP의 분해 산물이 축적되기 때문이다.

산화적 인산화를 방해하는 화학물질은 다섯 그룹으로 나누

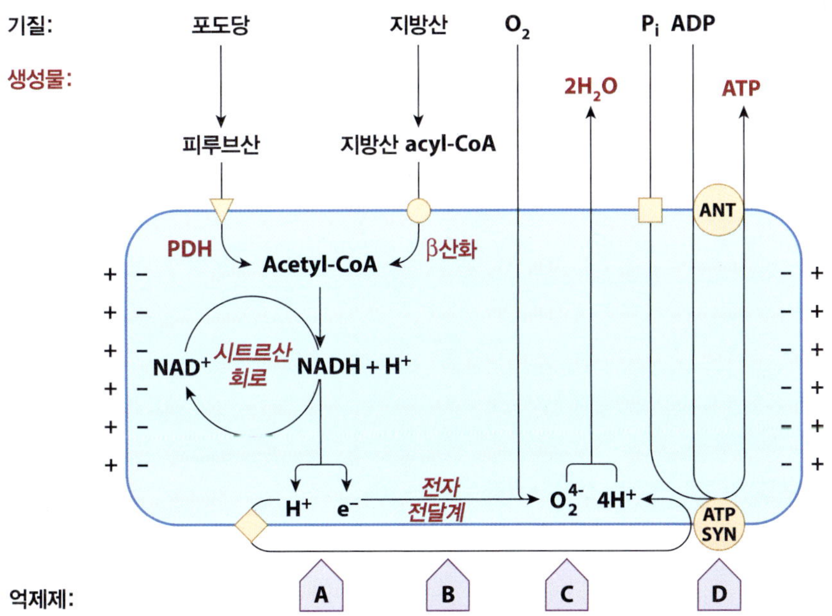

그림 3.8 미토콘드리아에서의 ATP 합성(산화적 인산화). 문자 A~D가 붙은 화살표는 산화적 인산화를 방해하는 네 가지 물질군(표 3.2)의 작용 부위를 나타낸다. 그림을 단순화하기 위해 미토콘드리아의 바깥쪽 막을 나타내지 않았고, 전자전달계를 따라 내부 기질 공간으로부터 양성자가 배출되는 세 개의 부위도 나타내지 않았다. β-산화 = 지방산의 β-산화(β-oxidation); e^- = 전자; P_i = 무기인산; ANT = adenine nucleotide translocator; ATP SYN = ATP synthase(F_0F_1ATPase).

어진다(그림 3.8, 표 3.2). A군에 속하는 물질은 전자전달계로 수소가 전달되는 것을 방해한다. B군의 물질은 전자가 전자전달계를 통해 산소로 전달되는 것을 억제한다. C군의 물질은 최종 전자전달 기구인 cytochrome oxidase로 산소가 전달되는 것을 방해한다. D군의 물질은 (1) ATP synthase를 직접 억제, (2) ADP의 전달을 방해, (3) 무기인산의 전달을 방

표 3.2 미토콘드리아의 ATP 생성을 저해하는 물질*

A. 전자전달계로의 수소 전달을 방해하는 물질의 작용 및 작용점

1. 해당작용에 작용(신경세포에서): hypoglycemia; iodoacetate 및 NO^+(GAPDH에 작용)
2. 당신생에 작용(신장 세뇨관 세포에서): coenzyme A 고갈 유도 물질(아래 참조)
3. 지방산 산화(심근에서): hypoglycin, 4-pentenoic acid, 4-ene-valproic acid
4. Pyruvate dehydrogenase: arsenite, DCVC, *p*-benzoquinone
5. 시트르산 회로
   (a) Aconitase: fluoroacetate, $ONOO^-$
   (b) Isocitrate dehydrogenase: DCVC
   (c) Succinate dehydrogenase: malonate, DCVC, PCBD-Cys, 2-bromohydroquinone, 3-nitropropionic acid, *cis*-crotonalide fungicides
6. TPP 고갈 유도 물질(TPP에 의존적인 PDH 및 α-KGDH를 억제): 에탄올(만성 섭취 시)
7. Coenzyme A(CoA) 고갈 유도 물질
   (a) Thiol 반응성 친전자성 물질: 4-(dimethylamino)phenol, *p*-benzoquinone
   (b) 효소반응에 의해 CoA와 포합된 약물: salicylic acid(aspirin의 대사체), valproic acid
8. NADH 고갈 유도 물질
9. Alloxan, *t*-BHP, NAPBQI, 지방산 과산화물, menadione
10. Poly(ADP-ribose) polymerase의 활성화제: DNA 손상 유발 물질(예: MNNG, hydrogen peroxide, $ONOO^-$)

B. 전자전달을 방해하는 물질의 작용 및 작용점

1. 전자전달 복합체(electron transport complex) 억제제
   (a) NADH-coenzyme Q reductase(complex I): rotenone, amytal, MPP^+, paraquat
   (b) Cytochrome Q-cytochrome c reductase(complex III): antimycin-A, myxothiazole
   (c) Cytochrome oxidase(complex IV): cyanide, hydrogen sulfide, azide, formate, •NO, phosphine(PH_3)
   (d) 여러 지점에 작용하는 억제제: dinitroaniline 및 diphenylether 제초제, $ONOO^-$
2. 전자 수용체: CCl_4, doxorubicin, menadione, MPP^+

C. 전자전달계로의 산소 전달을 방해하는 물질

1. 호흡마비를 유도하는 물질: CNS 억제제(예: opioids), 항경련제
2. 폐의 가스교환을 방해하는 물질: CO_2, "심한 폐 자극제"(예: NO_2, phosgen, perfluoroisobutene)
3. 헤모글로빈에 산소 결합을 방해하는 물질: 일산화탄소, methemoglobin 혈증 유발 물질
4. 허혈을 유발하는 물질: ergot alkaloids, cocaine

D. ADP 인산화를 방해하는 물질의 작용 및 작용점

1. ATP synthase: oligomycin, cyhexatin, DDT, chlordecone
2. Adenine nucleotide translocator: atracytyloside, DDT, free fatty acids, lysophospholipids
3. Phosphate transporter: *N*-ethylmaleimide, mersalyl, *p*-benzoquinone
4. 미토콘드리아의 막전위를 소실시키는 물질(uncoupler)
   (a) Cationophore: pentachlorophenol, dinitrophenol, benzonitrile, thiadiazole 제초제, salicylate, CCCP, 양이온성 양친매성 약물(bupivacaine, perhexiline), valinomycin, gramicidin, calcimycin(A23187)
   (b) 미토콘드리아 내막을 투과할 수 있는 물질: PCBD-Cys, chlordecone
5. 여러 지점에 작용하는 억제 약물: phenformin, propofol, salicylic acid(과량 복용 시)

E. 미토콘드리아 DNA 손상 및 미토콘드리아 주요 단백질의 전사를 저해를 유발하는 물질

1. Antiviral drug: zidovudine, zalcitabine, didanosine, fialuridine
2. 항생제: chloramphenicol(과량 복용 시), linezolid
3. 에탄올(만성 섭취 시)

*물질 각각의 작용점은 그림 3.8 참조.
CCCP, carbonyl cyanide m-chlorophenylhydrazone; DCVC, dichlorovinyl-cysteine; GAPDH, glyceraldehyde 3-phosphate dehydrogenase; α-KGDH, α-ketoglutarate dehydrogenase; MNNG, *N*-methyl-N-nitro-*N*-nitrosoguanidine; MPP^+, 1-methyl-4-phenylpyridinium; PCBD-Cys, pentachlorobutadienylcysteine; PDH, pyruvate dehydrogenase; TPP, thyamine pyrophosphate.

해, (4) 양성자가 기질 공간으로 유입되는 것을 억제함으로써 ATP synthase 작용의 추진력을 잃게 하는 작용을 통해 산화적 인산화를 억제한다. 마지막으로 미토콘드리아 DNA 손상을 유발하여 미토콘드리아 유전체에 코딩된 특정 단백질의 합성을 억제하는 물질은 E군으로 분류한다.

표 3.3 세포질 Ca^{2+}의 지속적인 상승을 유발하는 물질

A. 세포질로 Ca^{2+} 유입을 증가시키는 물질

Ⅰ. 신경세포의 리간드-조절 채널을 경유
1. 글루탐산 수용체 효현제("흥분성 독소"): glutamate, kainate, domoate
2. TRPV1 수용체(capsaicin 수용체) 효현제: capsaicin, resiniferatoxin
3. TRPA1 수용체 효현제: SH-반응성 친전자성 물질, 즉 lacrimator (예: chlorobenzalmalonitrile), acrolein, methyl isocyanate, phosgene, chloropicrin

Ⅱ. 전압-조절 채널을 경유: maitotoxin(?), HO•

Ⅲ. 새로 형성된 pore를 경유: maitotoxin, amphotericin B, chlordecone, methylmercury, alkyltins

Ⅳ. 손상된 세포막을 통해
1. 세정제: 외인성 세정제, lysophospholipids, 유리 지방산
2. 가수분해성 효소: 뱀 독에 함유된 phospholipase, 내인성 phospholipase A_2
3. 과산화 지질 생성 유발 물질: 사염화탄소
4. 세포골격 독성 유발 물질(세포막에 기포 형성을 유도): cytochalasins, phalloidin

Ⅴ. 미토콘드리아로부터
1. 미토콘드리아 내 NADH 산화제: alloxan, *t*-BHP, NAPBQI, divicine, 지방산 과산화물, menadione, MPP^+
2. 기타: phenylarsine oxide, gliotoxin, •NO, $ONOO^-$

Ⅵ. 소포체로부터
1. IP_3 수용체 활성화 유도 물질: γ-HCH(lindane), IP_3("흥분 독성" 과정 중 생성)
2. Ryanodine 수용체 활성화 유도 물질: δ-HCH

B. 세포질로부터 Ca^{2+} 배출을 억제하는 물질(세포막·소포체에 있는 Ca^{2+}-ATPase 억제제)

Ⅰ. 공유결합 형성 물질: acetaminophen, bromobenzene, CCl_4, chloroform, DCE

Ⅱ. Thiol 산화제: cystamine(mixed disulfide 형성), diamide, *t*-BHP, $O_2•^-$, HOOH 생성 물질(예: menadione, diquat)

Ⅲ. 기타: vanadate, Cd^{2+}, thapsigargin(SERCA 억제제)

Ⅳ. 미토콘드리아 ATP 합성을 방해하는 물질(표 3.2 참조)

DCE, 1,1-dichloroethylene; t-BHP, t-butyl hydroperoxide; HCH, hexachlorocyclohexane; MPP^+, 1-methyl-4-phenylpyridinium; NAPBQI, *N*-acetyl-*p*-benzoquinoneimine; SERCA, sarco/endoplasmic reticulum calcium ATPase.

세포 내 Ca^{2+}의 지속적인 상승 세포 내 Ca^{2+} 수준은 Ca^{2+}에 대한 세포막의 비투과성 및 세포질로부터 Ca^{2+}을 제거하는 수송 기전 등에 의해 고도로 조절되고 유지된다. Ca^{2+}은 세포막을 통해 세포질로부터 세포 외부로 능동적으로 배출되고, 세포질로부터 소포체와 미토콘드리아로 격리된다.

독성물질은 세포질 내로의 Ca^{2+} 유입을 촉진하거나 세포질로부터 Ca^{2+}의 유출을 억제함으로써 세포질 내 Ca^{2+} 수준의 상승을 유도한다(표 3.3). 리간드-조절 또는 전압-조절 Ca^{2+} 채널이 개방된 채로 있거나 세포막이 손상되면 Ca^{2+}은 농도 기울기에 따라 세포 외액으로부터 세포질로 이동하게 된다. 독성물질은 또한 미토콘드리아나 소포체로부터 세포질로 Ca^{2+} 누출을 유도하여 세포질 Ca^{2+}을 증가시키기도 한다. 독성물질은 Ca^{2+} 수송체를 직접 억제하거나 수송체의 추진력을 고갈시킴으로써 Ca^{2+} 유출을 저하시킬 수 있다. 세포 내 Ca^{2+}의 지속적인 상승은 유해한데, 그 이유는 (1) 산화적 인산화에 작용하는 F_0F_1ATPase(= ATP synthase)를 억제함으로써 에너지 자원을 고갈시키고, (2) 세포골격계 미세섬유(microfilament)의 기능 장애를 일으키고, (3) Ca^{2+} 의존적인 가수분해효소의 활성을 증가시키며, (4) ROS와 RNS의 생성을 증가시키기 때문이다.

세포 내 Ca^{2+} 수준의 지속적인 변화가 세포 에너지 균형에 영향을 미치는 세 가지 기전이 있다. 첫째, 세포질에 Ca^{2+} 수준이 높아지면 Ca^{2+} "uniporter"에 의해 매개되는 미토콘드리아로의 Ca^{2+} 유입이 증가한다. ATP synthase처럼 Ca^{2+} "uniporter"의 경우에도 미토콘드리아 내막을 경계로 안쪽이 상대적으로 음전하를 띠므로 양이온인 Ca^{2+}이 유입되는 원동력으로 이용된다. 미토콘드리아로의 Ca^{2+} 유입은 막전압 차이를 감소시키므로 결국 ATP 생성을 억제한다. 미토콘드리아 NADH를 산화시키는 물질은 미토콘드리아 기질로부터 Ca^{2+}을 배출하는 수송체의 활성을 증가시키는데, 지속적인 Ca^{2+}의 흡수와 배출(Ca^{2+} cycling)은 미토콘드리아의 산화적 인산화를 더욱 손상시킨다.

둘째, 세포질에서의 Ca^{2+} 증가가 지속되면 조직적으로 모여 있던 세포골격계 미세섬유를 해리시킴으로써 세포를 손상시킨다. 즉, 필라멘트가 세포막에 고정되는 것을 촉진하는 단백질로부터 액틴 필라멘트의 해리를 유발하여 막의 파열을 촉진시킨다.

셋째, 높은 Ca^{2+} 수준은 단백질, 인지질 및 핵산을 분해하는 Ca^{2+} 의존적 가수분해효소의 활성화를 초래할 수 있다. 다양한 세포막 단백질들은 Ca^{2+}에 의해 활성화되는 단백질분해효소(protease) 또는 calpain의 기질이다. Ca^{2+}에 의해 인지질분해효소(phospholipase)가 고도로 활성화되면 직접 또는 세정제(detergent)를 생성시킴으로써 세포막을 파괴한다. 활성이 증가된 Ca^{2+}-Mg^{2+} 의존성(Ca^{2+}-Mg^{2+}-dependent) endonuclease는 염색질 형태의 DNA를 절단한다.

ROS와 RNS의 과도한 생성—산화환원 순환제(redox cycler)나 전이금속과 같은 생체 이물질은 직접적으로 ROS나 RNS를 생성시킬 수 있다(그림 3.3). 세포 내 Ca^{2+}의 증가는 시트르산 회로(citric acid cycle)의 탈수소효소(dehydrogenase)들의 활성을 증가시키는데, 이에 따라 미토콘드리아로 공급되는 전자들이 증가되므로 전자전달계의 활성이 증가하고 $O_2{\bullet}^-$나 HOOH의 생성도 촉진된다. 또한 산화질소 합성효소(nitric oxide synthase)를 활성화시킴으로써 $ONOO^-$의 형성을 유도한다.

주요 대사 장애 작용들이 상호 작용하여 세포에 재앙을 초래한다 위에서 논의된 세포 생화학적 주요 장애들은 다양한 방식으로 상호 작용하고 증폭될 수 있다.

1. 세포 내의 ATP 보유분이 고갈되면 세포막이나 소포체막에 존재하여 세포질 내 Ca^{2+}을 제거하는 Ca^{2+} 펌프가 작용할 수 없으므로, 세포질 내 Ca^{2+} 수준을 증가시킨다. 이어서 미토콘드리아 내부로 Ca^{2+} 유입이 증가하면 미토콘드리아 막전압이 붕괴되어 ATP synthase가 저해된다.
2. 세포 내에 Ca^{2+}이 과도하게 증가하면 ROS와 RNS의 생성이 촉진되는데, 이들은 다시 세포질 내 Ca^{2+}을 제거하는 Ca^{2+} 펌프를 산화시켜 불활성화시키므로 세포 내 Ca^{2+} 증가가 더욱 악화된다.
3. ROS와 RNS도 ATP 보유분을 고갈시킬 수 있다. NO는 cytochrome oxidase를 가역적으로 억제하며, •NO 대사체인 nitrosonium cation(NO^+)은 glyceraldehyde 3-phosphate dehydrogenase를 억제함으로써 해당과정을 저해한다. 또한 $ONOO^-$는 전자전달계의 구성 요소들을 비가역적으로 불활성화함으로써 ATP 생성을 억제한다.
4. 더구나 $ONOO^-$는 DNA 단일가닥을 파괴할 수 있는데, 파괴된 DNA는 손상된 유전자의 복구에 관여하는 poly(ADP-ribose) polymerase(PARP)를 활성화한다. 복구 전략의 일환으로, 활성화된 PARP는 NAD^+ 분자의 일부분인 ADP-ribose를 NAD^+로부터 핵단백질 및 PARP 자체로 이동시킨다. 이렇게 NAD^+가 소모되면 ATP 합성이 억제되고(그림 3.8 참조), NAD^+의 재합성에는 ATP가 소비되기 때문에, 세포의 에너지 결핍은 $ONOO^-$에 의한 DNA 손상의 주요 결과로 나타난다.

미토콘드리아 투과성 변화(mitochondrial permeability transition, MPT)와 최악의 결과: 세포괴사(necrosis) 미토콘드리아 Ca^{2+} 흡수, 미토콘드리아 막전압 감소, ROS와 RNS 생성, ATP 고갈, 일차적 대사 장애(예: 무기인산, 유리 지방산, lysophosphatide 등의 축적) 등은 MPT라 불리는 "미토콘드리아 내막 투과성의 갑작스러운 증가"의 주요 원인들이다. 이것은 미토콘드리아 이중막 전체에 걸쳐 있는 작은 구멍(세공)이 열리기 때문에 발생하는 것으로 보인다. 이 세공은 단백질성인데 1500 Da의 용질도 투과될 수 있다. 따라서 이 세공들이 열리면 양성자가 기질 공간으로 자유롭게 유입되므로 막전압이 매우 빠르고 완벽하게 소멸되면서 ATP 합성 중단, 물의 삼투압성 유입에 의한 미토콘드리아 팽창 등이 발생한다. 기질 공간에 축적되어 있던 Ca^{2+}은 세공을 통해 유출되어 세포질로 흘러넘친다. 이런 상태가 되면 미토콘드리아는 ATP를 합성할 수 없을 뿐만 아니라, 내막의 탈분극이 ATP synthase를 역방향으로 작동시켜, 마치 ATP 분해효소(ATPase)처럼 ATP를 가수분해하기 때문에 그나마 남아 있던 ATP마저 사라져 버린다. 따라서 해당과정에서 ATP를 이용하여 인산화를 진행하는 당분해 효소들(hexokinase와 phosphofructokinase)에 ATP 공급이 불충분하기 때문에 해당 작용도 억제된다. 독성물질(표 3.2 및 3.3에 열거된 것과 같은)에 의한 대사 장애가 너무 심해서 세포에 있는 대부분 또는 모든 미토콘드리아에서 MPT가 일어나서 ATP가 고갈되면 세포의 에너지 대사에 대참사가 발생해서, 결국 세포용해(lysis) 또는 세포괴사(necrosis)에 이르게 된다(그림 3.9 참조).

MPT의 또 다른 결과: 세포자멸사(apoptosis) 세포 에너지 대사, Ca^{2+} 항상성, 산화환원 상태 등에 악영향을 미치고 궁극적으로 세포괴사를 유발하는 화학물질은 또한 세포자멸사도 일으킬 수 있다. 괴사성 세포가 부풀어 오르다가 용해되는 반면에 사멸 세포는 수축되어, 핵과 세포질의 물질들이 응축되면서 막으로 둘러싸인 작은 조각(apoptotic body)들로 쪼개지면, 다른 세포들이 탐식작용을 통해 이것을 분해한다.

세포가 괴사되어가는 과정은 여러 가지 대사 장애들이 무작위 순서로 진행되는 반면에 세포자멸사에 이르는 경로는 마지막으로 세포를 작은 조각들로 분해하는 이화 작용이 정해진 순서대로 활성화된다. 세포자멸사가 진행되는 경로의 세부 사항들이 그림 3.10에 있다. 전부는 아니지만 화학물질로 유도된 대부분의 세포자멸사 과정에는 미토콘드리아가 중추적인 역할을 담당하는데, MPT가 중요한 작용이다. 또 다른

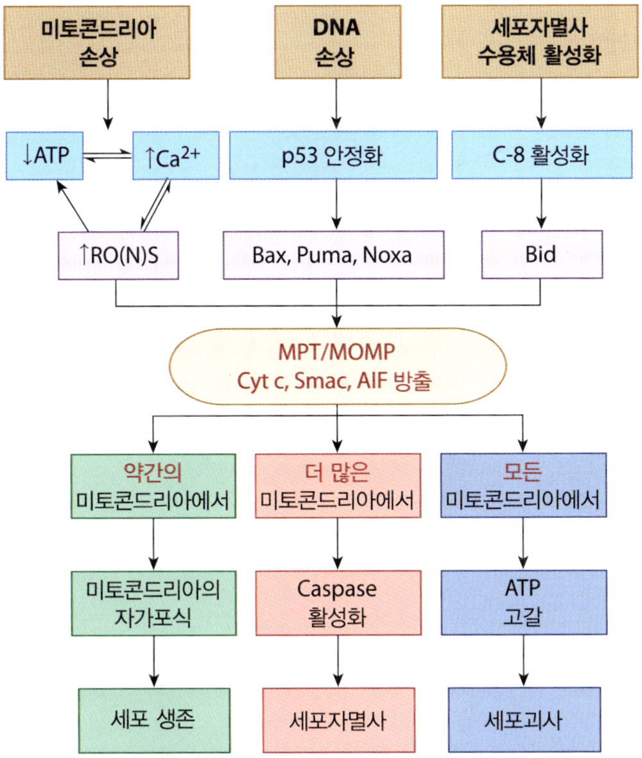

그림 3.9 손상된 세포의 운명에 대한 "의사 결정 계획". 자세한 내용은 텍스트 참조. MOMP = mitochondrial outer membrane permeabilization(미토콘드리아 외막 투과성); MPT = mitochondrial permeability transition(미토콘드리아 투과성 변화); Puma = p53-upregulated modulator of apoptosis; RO(N)S = reactive oxygen or nitrogen species(활성 산소종 또는 질소종).

작용은 cytochrome *c*(cyt *c*)가 세포질로 방출되는 것인데, cyt *c*는 미토콘드리아 내부 막의 표면에 부착되어 막 사이의 공간에 존재하는 작은 헴단백질이다.

cyt *c*는 미토콘드리아 전자전달계의 끝에서 두 번째에 작용하는 전자수송체이므로, cyt *c*의 소실은 ATP 합성을 차단하고 $O_2\bullet^-$ 생성을 증가시키므로, 세포 괴사가 진행되도록 할 가능성이 있다. 이와 동시에 세포질로 방출된 cyt *c*는 세포자멸사를 향한 신호전달 경로(그림 3.10)의 첫 시작점 역할을 한다. cyt *c*는 ATP와 함께 adaptor 단백질에 결합하여 caspase 또는 cysteine protease라 불리는 단백질을 분해하여 활성화시키고, 이렇게 활성화된 caspase는 세포 단백질들을 절단함으로써 세포자멸사가 시작된다. 일부 caspase들(예: 2, 8 및 9)은 procaspase들을 활성화시키는데, 최종적으로 effector caspase들(예: 3, 6 및 7)이 활성화되도록 신호전달을 수행하게 된다. Effector caspase들은 세포 내 특정 단백질들을 가수분해하여 활성화 또는 불활성화시킴으로써(직접적으로 또는 간접적으로), 세포자멸사 특이적인 형태학적·생화학적 변화가 나타나게 한다.

세포자멸사 시 미토콘드리아에서 일어나는 결정적인 현상은 사멸 촉진성 단백질(예: Bax, Bad 및 Bid)과 사멸 억제성 단백질(예: Bcl-2- 및 Bcl-XL)로 이루어진 Bcl-2 단백질군에 의해 조절된다. 사멸 촉진 단백질은 여러 개가 함께 미토콘드리아 외막에 결합하면서 작은 구멍들을 만들 수 있기 때문에 cyt *c*와 막 사이 공간에 있는 다른 사멸 촉진 단백질(intermembrane proapoptotic protein)들의 방출을 촉진할 수 있다. Bax와 같은 단백질들에 의한 미토콘드리아 외막 투과성 증가(mitochondrial outer membrane permeabili-zation, MOMP) 또는 MPT 등을 유발하는 미토콘드리아 손상에 의해서 이러한 cyt *c* 방출이 발생할 수 있다. 사멸 억제 단백질은 촉진 단백질과 1:1로 결합하여 촉진 작용을 중화시킬 수 있다. 따라서 이렇게 서로 길항작용을 하는 단백질들의 상대적인 비율이 세포의 생존과 사멸을 결정짓는 조절 스위치로 작용한다.

세포 표면의 사멸 수용체(즉, TNFR1 및 FasR)들이 활성화되었을 때에도, 그리고 핵에서 DNA가 손상되었을 때에도 세포자멸사 프로그램이 시작되는데, 이 두 가지 경우에 모두 사멸 촉진 단백질인 Bax와 Bid가 미토콘드리아에서 사멸 과정이 개시되도록 신호전달을 중계하는 중요한 역할을 한다(그림 3.10). DNA 손상은 p53 단백질의 안정화 및 활성화를 유도하는데, p53은 사멸 촉진성 Bcl-2 단백질군의 발현을 증가시킨다. DNA가 손상되면 돌연변이나 발암의 가능성이 높기 때문에, 복구가 불가능할 정도로 손상된 DNA를 보유한 세포를 사멸시키는 것은 발암을 차단하는 중요한 자기방어이다. 사멸 수용체의 자극은 caspase 8의 활성화를 유도하여 caspase 신호전달계가 연속적으로 작용하게 한다. Caspase 8은 Bcl-2 계열인 Bid를 활성화시킬 수 있다(그림 3.10). 따라서 세포자멸사는 다중 경로를 통해 수행될 수 있는데, 어떤 경로로 진행되느냐는 세포의 종류 및 상태뿐만 아니라 초기 손상에 따라 달라진다.

세포사의 형태를 결정하는 요소 세포사멸[cell death, 세포괴사(necrosis) 또는 세포자멸사(apoptosis)]의 방식은 주변 세포의 운명과 관련하여 사소한 것이 아니며 나중에 논의될 주제이다. 독성물질은 낮은 수준일 때 또는 높은 수준의 노출 초기에 세포자멸사를 유도하는 경향이 있지만, 높은 수준의 노출 말기에는 괴사를 유발한다. 최근 연구에 따르면, 독성에 의한 손상이 더 심하면 세포가 사멸 과정을 진행할 수 없도록

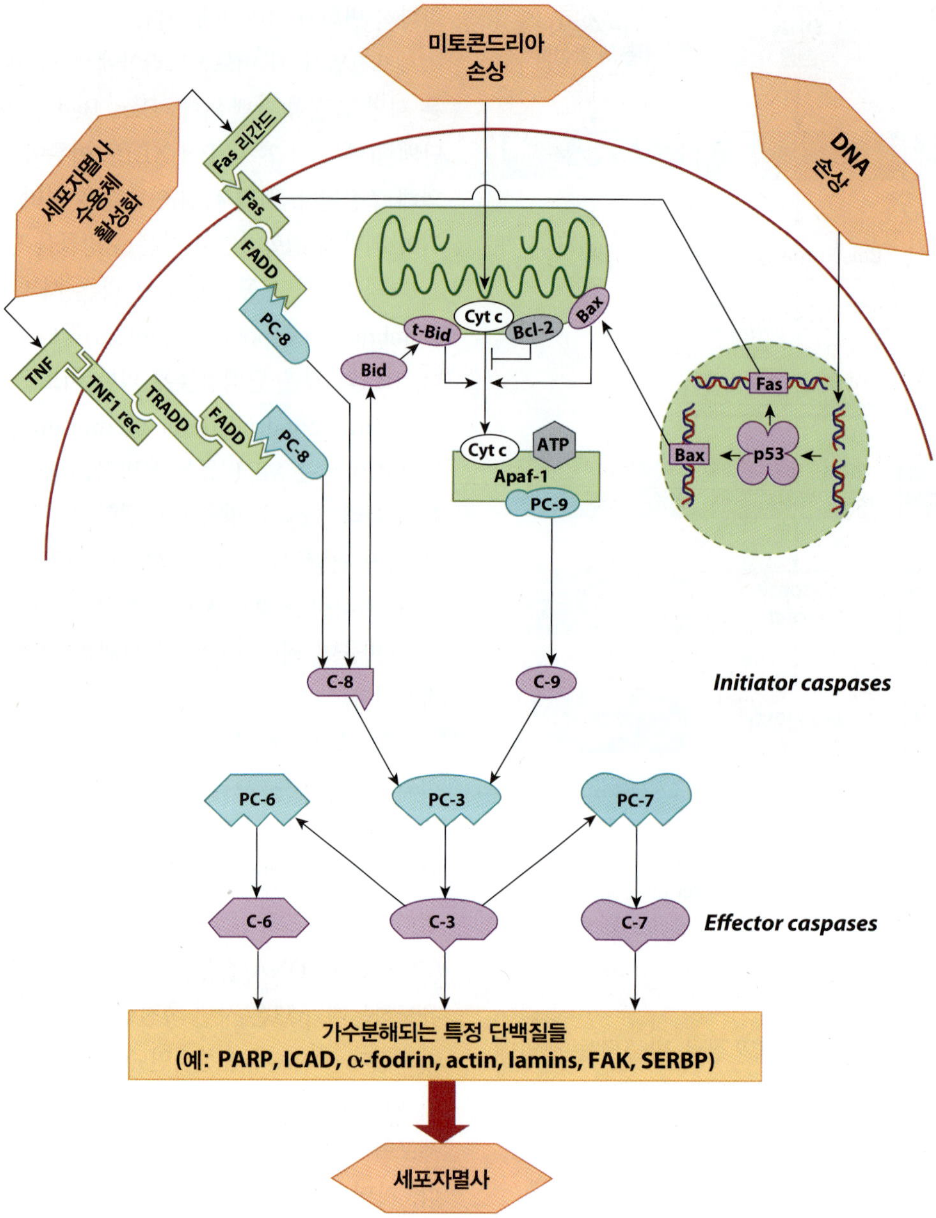

그림 3.10 미토콘드리아와 DNA 손상 및 Fas 또는 TNF receptor-1 자극에 의해 시작된 세포자멸사 경로. 세포자멸사의 세 가지 경로는 다음과 같다. (1) 미토콘드리아 손상에 의해 두 개의 막에 걸쳐 형성된 투과성 세공이 열리면서 cytochrome *c*(cyt *c*)의 방출을 유발하는 경로이다. Cyt *c*의 방출은 Bax나 Bid 단백질에 의해 촉진되고 Bcl-2 단백질에 의해 억제된다. (2) DNA 손상에 의하여 활성화된 p53 단백질이 Bax 단백질(cyt *c* 방출을 촉진함)과 막 수용체인 Fas 단백질의 발현을 증가시키는 경로이다. (3) Fas 리간드 또는 tumor necrosis factor(TNF)가 각각의 수용체인 Fas 및 TNF1 수용체에 결합하여 이들을 활성화시키는 경로이다. 각 리간드와 결합한 수용체 및 방출된 cyt *c* 단백질은 각각 여러 adapter 단백질들(즉, 전자는 FADD, RAIDD, 후자는 Apaf-1)과 결합하여 initiator procaspase(PC)인 PC-8과 PC-9 단백질을 분해하여 각각 활성형 caspase(C)인 C-8 및 C-9으로 활성화시킨다. C-8과 C-9은 Bid 단백질과 주요 effector caspase인 PC-3를 분해하여 각각 truncated Bid(t-Bid)와 C-3로 활성화시킨다. 활성화된 C-3는 다른 effector PC인 PC-6와 PC-7을 활성화시킨다. 최종적으로 effector caspase들인 C-3, C-6, C-7은 세포 내 특정 단백질들을 절단하여 세포자멸사를 일으킨다. 이러한 경로는 모든 유형의 세포들에서 똑같이 적용되는 것은 아니다. 실제로, TGF-β를 세포 외 신호 분자로, ceramide를 세포 내 신호 분자로 사용하는 세포자멸사 과정은 여기에 제시된 바와 다소 차이가 있다. DFF = DNA fragmentation factor(DNA 단편화 인자); FAK = focal adhesion kinase; PARP = poly(ADP-ribose) polymerase; SREBP = sterol regulatory element binding protein.

무력화하기 때문에 세포자멸사보다는 세포괴사를 유발하는 것으로 나타났다. MPT를 겪고 있는 미토콘드리아 증가, ATP 고갈, caspase 활성화 실패 등, 서로 인과 관계인 세 가지 작용으로 인해 세포가 무력화될 수 있다. MPT를 겪지 않은 미토콘드리아는 선택적 자가포식(autophagy)에 의해 제거되고 세포는 살아남는다. 이러한 자가포식 기전이 압도되어 미토콘드리아 MPT의 정도가 증가됨에 따라 caspase 활성화로 이어질 수 있다. 모든 미토콘드리아가 MPT를 겪으면 세포 용해가 일어난다. ATP는 세포자멸사 프로그램을 실행하기 위해 중요하며, ATP가 고갈되면 caspase 활성화가 억제될 수 있다. 마지막으로, 독성물질은 직접 caspase에 작용하여 세포의 세포자멸사 능력을 저해할 수 있다.

알려지지 않은 기전에 의한 세포사 유도 독성물질이 세포자멸사를 유도하는 것과 관련된 기전들로 미토콘드리아의 온전한 상태와 세포 내 Ca^{2+} 항상성만 있는 것은 아니다. 세포막, 리소좀 막, 세포골격 성분, 단백질 합성 등에 영향을 미치는 독성물질, 단백질 탈인산효소 억제제 및 콜레스테롤 저하 약물(statin) 등도 세포자멸사를 유발한다. 정확한 기전은 알려져 있지 않지만, 표적 손상 후 나타나는 세포사는 위에 기술된 기전들에 의해 진행될 것이다.

세포 외부 항상성 유지의 손상 다른 세포나 조직 또는 전체 생명체를 유지하기 위해 특정 기능을 담당하고 있는 세포들 또한 독성물질에 의해 손상될 수 있다. 간에 작용하는 화학물질은 이런 유형의 독성을 유발한다.

3.4 4단계—복구 또는 복구 장애

독성 진행의 네 번째 단계는 부적절한 복구이다(그림 3.1). 많은 독성물질은 고분자를 변화시키는데 이것이 다시 복구되지 않으면 생명체의 생물학적 계층 구조의 높은 수준에 손상을 입히고 독성의 진행에 영향을 준다.

3.4.1 분자 복구

손상된 분자는 여러 가지 방법으로 복구될 수 있다. 단백질 내 thiol기(-SH)의 산화 및 DNA의 메틸화(methylation)와 같은 일부 화학적 변형은 간단히 되돌려진다. 이들 분자의 손상된 단위의 가수분해성 제거, 새로 합성된 단위의 삽입 등은 화학적으로 변형된 DNA 및 과산화 지질에서 자주 나타난다. 어떤 경우에는 손상된 분자가 완전히 분해되고 재합성된다.

단백질의 복구 Thiol기는 수많은 단백질의 기능에 필수적이다. 단백질 thiol기의 산화는 thioredoxin과 glutaredoxin에 의해 촉매되는 효소적 환원으로 역전될 수 있다. 이들 단백질 내의 산화된 촉매성 thiol기는 NADPH에 의해 환원되어 재순환된다. 세포 내 단백질들은 대개 안쪽에 소수성 아미노산 잔기가 있고 바깥쪽에 수용성 잔기가 있으며, 전체적으로는 구형의 3차원 구조를 이루고 있다. 물리적·화학적으로 손상되면 단백질은 변성되거나 응집될 수 있다. 열충격 단백질(heat-shock protein)과 같은 chaperone은 변성되거나 응집된 단백질의 3차원 구조(conformation)를 변화시키기 위해 ATP 가수분해를 이용하고 단백질의 바깥쪽에 노출되어 있는 소수성 영역을 철저하게 단속하여 정상적인 구조가 해체되는 것을 막을 수 있다. 복구되지 못하고 변성되어버린 단백질에는 ubiquitin 단백질을 연속적으로 결합시켜 프로테아좀이 이를 인식하고 분해하도록 한다. 그러나 손상되고 구조가 해체된 단백질이 올리고머를 형성(oligomerization)하거나 응집되면 프로테아좀이 이들을 분해하는 것을 막고, 일부는 심지어 프로테아좀을 붙잡아 둠으로써 그 기능을 차단한다.

지질의 복구 과산화된 지질은 일련의 환원제, glutathione peroxidase, glutathione reductase 등이 작용하는 복잡한 과정을 거쳐 복구된다. 이 과정에서 NADPH는 산화된 환원제를 재순환시키는 데 필요하다.

DNA의 복구 핵 내 DNA는 친전자성 물질 및 자유라디칼과 반응성이 매우 높지만 큰 안정성을 나타내는 것은 DNA가 염색질이라는 응축된 형태 속에 있을 뿐 아니라 변형을 수정할 수 있는 여러 가지 복구 기전들이 있기 때문이다. 그러나 미토콘드리아 DNA는 응축된 형태가 아니며 효율적인 복구 기전도 결핍되어 있기 때문에 손상되기 쉽다. 다른 종류의 손상들은 각각 전문화된 기전에 의해 교정되는데, 각각의 기전을 담당하는 단백질들의 구성도 다르다.

직접적인 복구—어떤 공유결합에 의한 DNA 변형은 효소에 의해 직접 역전된다. 예를 들면, 자외선에 의해 두 개의 인접한 피리미딘이 연결되면 DNA photolyase가 직접 절단하는데, 빛에 노출된 세포에서만 작동한다. 구아닌의 O^6 위치에 부착된 메틸기와 같은 작은 부가물은 O^6-alkylguanine-DNA-alkyltransferase와 같은 특수한 효소에 의해 제거될 수 있다.

절단 복구—염기 절단과 nucleotide 절단은 DNA에서 손상된 염기를 제거하기 위한 두 가지 기전이다(8, 9장). DNA 이중나선 구조에 심각한 변형을 일으키지 않는 병변은 염기 절단에 의해 제거되는데, 이때 기질 특이적인 DNA glycosylase가 변형된 염기를 인식하고 *N*-glycosidic 결합을 가수분해하면 변형된 염기는 방출되고, 그 결과 DNA에 purine 또는 pyrimidin 염기가 없는 apurinic 또는 apyrimidinic(AP) 부위가 생긴다. AP 부위는 비염기성 부위에 인접한 phosphodiester 결합을 가수분해하는 AP endonuclease에 의해 인식되어 제거된다. 제거된 후 비염기성 당은 DNA polymerase에 의해 정확한 nucleotide로 대체되고, DNA ligase에 의해 그 자리는 sealing된다.

큰 병변은 nucleotide-절단 복구에 의해 제거된다. ATP-의존성 nuclease(ATP-dependent nuclease)는 변형된 이중나선을 인식하고 병변 부위 양단에서 다수의 손상되지 않은 nucleotide를 절단한다. 가닥의 절단된 부위를 DNA polymerase가 상보적 가닥을 주형으로 사용하여 해당 nucleotide들을 틈 사이에 삽입함으로써 복구한다. 그런 다음 DNA ligase가 가닥이 연속되도록 연결한다.

PARP는 절단 복구에서 중요한 역할을 담당한다. 염기 손상 또는 외가닥 절단 시에 PARP는 손상된 DNA에 결합되고 활성화된다. 활성형 PARP는 고분자 ADP-ribose의 긴 사슬을 핵단백질에 부착하기 위해 NAD^+를 절단하여 이것의 ADP-ribose 부분을 사용한다. 이렇게 하면 DNA가 풀어져 복구 효소가 접근할 수 있게 되고 절단된 DNA를 고칠 수 있다.

비상동적 말단 접합—이 과정은 두 개의 SSB가 가까이에서 발생하거나 SSB가 있는 DNA가 복제를 수행할 때 형성될 수 있는 DSB를 복구한다. 이 복구 시스템은 상동성 주형 없이 절단된 가닥을 직접 연결한다(nucleotide 절단 복구의 경우와 동일). Nonhomologous End Joining(NHEJ)는 다른 유형의 DNA 복구보다 오류가 더 많이 발생한다. 그러나 모든 단계의 세포주기에서 작동할 수 있다는 특징이 있다. 또한 신경세포처럼 말단 분화된 세포에서 DSB를 복구하는 기전이다.

재조합(또는 복제 후) 복구—재조합 복구는 주형으로 자매 염색분체(sister chromatid)가 사용되므로 NHEJ보다 높은 충실도로 DSB를 고치는 기전인데, 복제 후(S 및 G2기에서)에만 작동할 수 있다. 또한 DNA 복제가 시작되기 전에 큰 부가물 또는 이중나선 내에 있는 피리미딘 이합체의 절단이 발생하지 않는 경우와 같은 다양한 이유로 발생할 수 있는 복제 후 결함을 수정할 수 있다. 이것은 두 자매 염색분체가 궁극적으로 DNA를 교환하고 감수분열 중에 일어나는 "교차점(crossing over)"을 나타내는 복잡한 과정이다. 두 기능을 가진 친전자성 물질들(예: nitrogen mustard 유형 약물, 암 치료제, cisplatin)은 절단 및 재조합 복구의 조합에 의해 고쳐진 가닥 간 교차결합(interstrand cross-link)을 생성한다.

3.4.2 세포 복구: 말초 신경세포의 전략

손상된 세포소기관들을 자가포식(autophagy)으로 제거하는 것은 세포 복구의 보편적인 기전으로 볼 수 있다. 반면에 손상된 축삭돌기를 정리하고 재생하는 것은 신경세포에 특화된 기전이다.

손상된 세포소기관의 자가포식 경미하게 손상된 세포는 자가포식 과정에서 세포소기관 및 단백질 응집괴 등 손상된 구성 요소를 제거하고 분해함으로써 스스로를 복구할 수 있다. 이 과정은 신경세포, 심근세포 및 골격근 세포와 같은 말단 분화세포에서 특히 중요하다. 왜냐하면 세포를 복제해서 회복할 수 없기 때문이다.

자가포식에서, "분리막(isolation membrane)"은 세포질 물질을 삼키고 autophagosome이라고 불리는 이중막으로된 소낭에 넣어 캡슐화한다. 이 소낭은 dynein 모터에 의해 구동되는 미세소관을 따라 리소좀으로 이동하고, 여기서 리소좀과 융합되어 autolysosome을 형성한다. Autolysosome의 내용물들은 아미노산, 지질, nucleoside 및 탄수화물로 분해된 후 세포질로 운반되어 세포 내 대사작용에 이용된다.

손상된 축삭돌기의 재생 축삭돌기가 손상된 말초 신경세포는 대식세포(macrophage)와 Schwann 세포의 도움으로 축삭돌기를 재생할 수 있다. 대식세포는 식세포작용으로 손상된 세포의 파편들을 제거하고, 사이토카인과 성장 인자를 만들어 Schwann 세포를 자극함으로써 Schwann 세포가 증식되고 myelin을 주로 만들어내는 상태(myelinating mode)보다는 성장을 지원하는 상태(growth-support mode)로 분화되도록 한다. Schwann 세포는 막 형성을 촉진하고, 신경영양 인자를 생성하며, 물리적으로 축삭돌기를 표적세포 쪽으로 유도함으로써 축삭돌기 재생을 촉진하는 데 필수적인 역할을 한다.

포유동물의 중추신경계에서, 희소돌기아교세포(oligodendrocyte)가 만든 성장 억제성 당단백질과 chondroitin sulfate proteoglycan, 성상세포(astrocytes)에 의해 생성된 반흔(scar)

등에 의해 축삭돌기의 재성장은 억제된다. 중추신경 세포에 대한 손상은 비가역적이라고 하지만, 많은 수의 예비 신경세포가 소실된 신경세포의 기능을 대신함으로써 부분적으로 보충할 수 있다.

3.4.3 조직 복구

증식능이 있는 세포로 이루어진 조직이 손상되면, 세포자멸사, 세포괴사, 세포증식에 의한 조직 재생에 의해 복구된다.

세포자멸사: 능동적으로 손상된 세포를 제거 세포 손상에 의해 시작된 세포자멸사는 조직 복구로 간주될 수 있다. 세포자멸사를 진행하는 세포는 핵·세포질 물질이 응축됨에 따라 수축하고, 막으로 둘러싸인 작은 조각(apoptotic body)들로 쪼개지면, 염증 작용을 유발하지는 않으면서 식세포작용에 의해 파괴된다. 또한 세포자멸사는 잠재적으로 돌연변이 유발성 DNA 손상이 있는 세포를 제거함으로써 종양에 이르는 과정을 차단할 수 있다.

손상된 세포의 세포자멸사는 끊임없이 재생되는 세포들(예: 골수, 호흡기 및 위장관 상피, 피부의 상피) 또는 조건부로 분열하는 세포들(예: 간·신장 실질 세포)로 구성된 조직의 경우에만 사멸된 세포들이 새로이 대체될 수 있기 때문에, 조직 복구 과정의 역할을 할 수 있다. 따라서 신경세포, 심근 세포 및 여성 생식세포와 같은 비복제·대체 불가능 세포들이 있는 기관에서는 조직 복구 전략으로서 세포자멸사의 가치는 현저하게 감소된다.

증식: 조직의 재생 조직은 다양한 세포와 세포외 기질로 구성된다. 조직을 구성하는 요소들이 세포막을 관통하는 단백질들에 의해 서로 고정되어 있다. Cadherin은 인접한 세포가 서로 부착되도록 하는 반면, connexin은 서로 결합하면서 인접된 세포들 사이의 간극접합(gap junction)을 이룸으로써 세포들을 연결한다. Integrin은 세포를 세포외 기질(extracellular matrix)에 연결시킨다. 따라서 손상된 조직의 복구에는 소실된 세포와 세포외 기질의 재생, 새로 형성된 요소를 조직과 기관으로의 재통합 등을 포함한다.

체세포분열에 의한 소실된 세포의 대체—손상이 일어나면 곧 손상된 영역 인근의 세포가 세포분열 주기에 진입한다. G_0에 있는 정지 세포는 G_1로 들어가 체세포분열기(M)로 진행된다.

분열이 예정된 세포에서 유전자 발현의 순차적인 변화가 일어난다. 손상 초기에는 세포 내 신호전달이 시작되고 여러 유전자의 발현이 증가한다. 이들 중 즉시형-초기 유전자(immediate-early gene)는 다른 유전자를 직접적으로 또는 세포 표면 수용체나 수용체 경유 신호전달 네트워크를 통해 초기 유전자 활성화 과정을 증폭시키는 TF의 유전자이다. 몇 시간 후, 세포분열 주기를 조절하는 지연형-초기 유전자(delayed-early gene)가 발현된다. 세포주기 가속 단백질과 세포주기 감속 단백질 유전자들이 둘 다 일시적으로 과발현되는데, 이것은 서로 반대되는 작용의 이중성이 어우러져 조직 재생을 정확하게 조절할 수 있음을 시사한다. 따라서 유전자 발현은 이런 형식으로 재프로그램되어 DNA 합성과 체세포분열이 세포의 고유 작용보다 우선하여 일어나게 된다.

재생 과정은 아마도 손상된 세포로부터 방출되는 화학적 매개 물질에 의해 개시되는 것으로 여겨진다. 조직 내 대식세포 및 내피세포와 같은 비실질 세포(nonparenchymal cell)는 이런 화학적 신호전달에 반응하여 재생 과정을 촉진하고 증폭시키는 여러 신호전달 분자들을 생산한다. 사이토카인인 tumor necrosis factor-α(TNF-α) 및 interleukin-6(IL-6)는 정지 세포가 세포주기로 들어가게 하고 성장 인자 신호를 잘 받아들이게 준비시킨다("priming"). 성장 인자, 특히 hepatocyte growth factor(HGF)와 transforming growth factor-α(TGF-α)는 "준비된(primed)" 세포가 체세포분열을 향한 세포주기의 진행을 개시하도록 한다.

체세포분열 외에도 세포 이동은 특정 조직의 복구에 크게 기여한다. 위장관 점막에 있는 잔여 상피세포는 위장관 표면이 연속적으로 잘 이어지는 상태를 회복하기 위해서, 세포의 모양을 길고 얇게 변화시킬 뿐만 아니라 손상 부위로 빠르게 이동도 한다. 이런 작용은 심지어 새로이 복제된 세포들이 회복에 참여하는 것보다 먼저 나타난다. 점막 복구는 손상 부위에서 과다 발현되는 위장관 점액층과 관련된 특정 펩타이드, 다른 부위의 조직 복구에 작용하는 성장 인자와 사이토카인 등에 의해 수행된다.

세포외 기질의 대체—세포외 기질은 단백질, glycosaminoglycan, 당단백질, proteoglycan glycoconjugate 등으로 구성된다. 이 분자들은 간의 Disse 공간(간 동양모세혈관과 간 실질세포 사이)에 위치한 성상세포(stellate cell) 또는 지방저장 세포에 의해 합성된다. 성상세포는 주로 platelet-derived growth factor(PDGF) 및 형질 전환 성장 인자-β(transforming growth factor-β, TGF-β)에 의해 활성화된다. 이 물질은 손상 부위에 축적되어 과립분비가 증가된 혈소판으로부터 분비되는데, 시간이 경과되면 활성화된 성상세포 자체에서도 방출된다. PDGF는 성상세포의 증식을 유도하는 반면, TGF-β는 collagen, fibronectin, tenascin, proteoglycans 등의 세포외 기질 성분의 합성을 자극한다. TGF-β는 다른 조직에서도 세포외 기질 형성에 중심적인 역할을 한다.

조직 손상에 대한 부차적 반응들 세포 손상으로 활성화된 조직 내 대식세포 및 내피세포는 손실된 세포와 세포외 기질을 대체하는 데 도움이 되는 매개체들 이외에 염증을 일으키고 급성 발현되는 단백질의 생성을 변화시키며 발열과 같은 일반적인 반응을 일으킨다.

염증

세포 및 매개물질: 미세 순환 및 염증세포의 축적이 변화되는 것은 주로 조직 손상에 대해 반응하여 TNF-α 및 IL-1과 같은 사이토카인을 분비하는 대식세포에 의해 개시된다. 이런 사이토카인들은 근처에 있는 간질세포(stromal cell)들인 내피세포, 섬유아세포(fibroblast) 등을 자극하여 국소적으로 미세혈관의 확장과 모세혈관의 투과성 증가를 유발하는 물질들을 방출시킨다. 활성화된 내피세포는 또한 화학 유인 물질(chemoattractant)을 방출하고 세포부착 분자(cell-adhesion molecule)를 발현함으로써 손상된 조직 내로 백혈구가 들어오는 것을 촉진한다. 이어서, 세포 간 부착 분자(예: ICAM-1)를 매개로 내피세포와 백혈구 사이에 더 강한 상호 작용(부착)이 이루어지면서, 백혈구는 내피층을 통과해서 조직에 진입할 수 있다. 이것은 백혈구 integrin의 발현을 유도하는 chemotactic cytokines, platelet-activating factor(PAF), leukotriene B4 등과 같은 화학 유인 물질의 농도 기울기에 의해 촉진된다.

염증은 활성 산소종과 활성 질소종을 생성한다: 손상 부위에 모여든 백혈구뿐만 아니라 대식세포도 호흡폭발(respiratory burst) 과정을 거쳐 자유라디칼을 생성하고 효소를 활성화시킨다. 대식세포와 과립구(granulocyte)의 활성화된 막결합 NAD(P)H oxidase는 산소 분자로부터 $O_2•^-$를 생성하고, 순차적으로 HO• 생성도 유발할 수 있다(그림 3.3).

과립구는 아니지만 대식세포는 산화질소 합성효소(nitric oxide synthase)에 의해 아르기닌으로부터 또 다른 세포 독성 자유라디칼인 •NO를 생성한다.

$$\text{L-Arginine} + O_2 \rightarrow \text{L-Citrulline} + •NO$$

이어서, 활성화된 대식세포에서 만들어진 $O_2•^-$와 •NO는 서로 반응하여 peroxynitrite anion을 생성할 수 있다. Peroxynitrite anion은 이산화탄소와 반응해서 두 개의 라디칼, 즉 이산화질소와 탄산 음이온 라디칼로 분해된다(그림 3.3).

대식세포는 아니지만 과립구는 식세포작용 중 삼켜진 세포외부 영역을 포함하는 액포로 라이소좀 효소인 myeloperoxidase를 방출한다. Myeloperoxidase는 과산화수소 및 염소 이온으로부터 차아염소산(일명 표백제, HOCl)의 형성을 촉매한다.

$$HOOH + H^+ + Cl^- \rightarrow HOH + HOCl$$

HOOH와 마찬가지로 아래와 같이, Fe^{2+} 또는 $O_2•^-$로부터 HOCl로 전자가 이동되고, 그 결과 HO•가 생성될 수 있다.

$$HOCl + O_2•^- \rightarrow O_2 + Cl^- + HO•$$

방출된 리소좀성 protease뿐만 아니라 위쪽에 언급된 모든 반응성 화학물질은 염증세포의 파괴성 생성물이다. 이런 화학물질은 미생물 침입 부위에서 항균 활성을 발휘하지만, 독성 손상 부위 근처에 있는 건강한 조직을 손상시키고 조직 손상이 증폭되는 데 기여할 수 있다. 어떤 경우에는 화학물질 자체로는 무해한 반면에 그 물질에 의해 유발된 면역 반응이 손상의 주요 원인이다.

변형된 단백질 합성: 급성기 단백질—손상된 조직의 대식세포와 내피세포에서 방출되는 사이토카인인 IL-6, IL-1 및 TNF는 세포 표면 수용체에 작용하여 양성 및 음성 급성기 단백질(acute-phase protein)을 코딩하는 유전자들의 전사 활성을 증가 또는 감소시킨다. 양성 급성기 단백질은 조직 손상을 최소화하고 복구를 원활하게 하는 역할을 한다. 예를 들어, 손상된 세포나 모여든 백혈구로부터 방출된 리소좀성 protease를 억제한다.

알부민, 여러 가지 생체내변환 효소, 막 수송체 등을 포함한 음성 급성 단백질은 생체 이물질의 독성과 해독화에 중요한 역할을 하기 때문에, 조직 손상의 급성기 동안 화학물질의 배치와 독성이 현저하게 달라질 수 있다.

일반화된 반응—손상 부위에서 활성화된 대식세포와 내피세포에서 방출되는 사이토카인은 신경 호르몬 반응을 유발할 수 있다. 따라서 IL-1, TNF 및 IL-6는 시상하부의 체온 조절점을 변경하여 발열을 유발한다. 또한 IL-1과 IL-6는 뇌하수체에 작용하여 ACTH의 방출을 유도하여 부신으로부터 cortisol의 분비를 자극한다. Corticosteroid는 사이토카인 유전자의 발현을 억제하기 때문에 이것은 음성 피드백 루프에 해당한다.

3.4.4 적응 기전

적응은 위해 자체에 대하여 내성을 증가시키기 위한 생체의 항구적인 능력으로 정의될 수 있다. 유해한 자극으로 인하여 증가된 위해에 직면하여 생물학적 항상성을 보존하거나 회복시키기 위해 작용하는 반응들과 관련되어 있고, 다음과 같은 생물학적 변화 때문에 일어날 수 있다. (1) 표적에 대한 독성물질의 전달 감소, (2) 표적의 크기 또는 감수성 감소, (3) 생물 자체의 복구 능력 증가, (4) 독성으로 인한 기능 장애를 보완하기 위한 기전 강화 등이다. 적응은 유해한 화학물질, 초기 손상 또는 기능 장애를 감지하고, 전형적으로 변경된 유전자 발현을 통해 발생하는 반응 등과 관련이 있다. 예를 들어, 그림 3.11은 (1) 생체 이물질을 해독하는 효소, (2) ROS를 제거하는 효소, (3) heme을 해독하는 단백질, (4) glutathione 항상성에 관여하는 효소, (5) 생체 이물질과 대사체를 세포 밖으로 퍼내는 수송체 등에 대한 유전자들을 보여준다.

3.4.5 복구와 적응이 실패할 때

복구 기전은 분자·세포·조직 수준에서 작동하지만 손상에 대해 충분한 방어 작용을 하지 못하는 경우가 많다. DNA 복구 기전은 절대적인 충실도가 없기 때문에 일부 병변이 간과되거나 잘못 수정될 수 있다. 손상이 너무 심해서 복구 기전에 필요한 효소나 조효소가 모두 소진될 정도가 되면 일반적으로 복구가 불가능해진다. 때로는 독성물질이 유발한 손상이 복구 과정 자체에도 악영향을 미친다. 결국, 마치 생체 이물질이 단백질에 공유결합하는 경우에서와 마찬가지로, 일부 유형의 독성 손상은 효과적으로 복구되지 못한다.

PARP가 파손된 DNA 가닥을 복구하는 데 도움을 줄 때 과도한 양의 NAD^+가 PARP에 의해 절단될 때, 또는 산화된 단백질 및 내인성 환원제의 복구에 너무 많은 NAD(P)H가 소비될 때, 이 두 경우와 같이 복구가 오히려 독성에 기여할 수도 있다. 두 경우 모두 감소된 보조인자(그림 3.8 참조)의 공급에 의존하는 산화적 인산화가 손상되어 세포 손상에 기여하는 ATP 고갈을 일으키거나 증대시킨다. 그러나 복구 또한 독성에서 적극적인 역할을 할 수 있다. 이것은 만성적인 조직 손상 후 관찰되며, 복구 과정이 잘못되어 조직 재건(tissue remodeling) 대신 통제되지 않은 증식을 유발한다. 이런 세포의 증식은 종양을 생성하는 반면, 세포외 기질의 과생산은 섬유증을 초래한다.

적응 적응 기전이 독성물질과 관련된 노출과 손상을 견디는 능력을 증가시키지만, 과도한 노출은 이런 방어 반응을 압도할 수 있다. 독성물질은 적응 과정 자체를 악화시킬 수 있지만, 일부 적응 기전은 극한 상황에서 해를 끼칠 수 있다. 예를 들어, IL-6가 위장관에서 철분 흡수를 감소시키기 때문에 만성 염증, 조직 손상 또는 암은 철분 결핍과 빈혈을 유발할 수 있다.

3.4.6 부적절한 복구 및 적응으로 인한 독성

복구와 마찬가지로, 복구 장애도 분자·세포·조직 수준에서 발생한다. 일부 독성은 특정한 효소나 특정한 과정과 같은 격리된 단일 수준에서 일어나거나 조직 괴사, 섬유증 및 화학적 발암과 같은 여러 다른 수준에서 일어난다.

조직 괴사 세포자멸사로 이어질 수 있는 몇 가지 기전은 복구 기전에 의해 되돌릴 수 있는 분자 손상을 포함하고 있다. 세포 손상은 분자 복구 기전이 비효율적이거나 분자 손상이 쉽게 되돌려지지 않는 경우 세포괴사로 진행된다.

세포 손상이 조직 괴사로 진행되는 것은 두 가지 복구 기전인 세포자멸사와 세포 증식의 상호 협력에 의해 억제될 수 있다. 손상된 세포는 세포자멸사를 개시할 수 있으며, 세포자멸사는 손상된 세포의 괴사와 그에 따른 염증 반응으로 인한 독성 손상의 진행을 막아준다.

독성 손상의 전파를 막을 수 있는 또 다른 중요한 복구 과정은 손상된 세포에 인접한 세포의 증식이다. 세포 손상이 일어난 후 개시되는 초기 세포분열은 손상된 조직의 신속하고 완전한 복구 및 괴사 예방에 도움이 될 것으로 여겨진다. 손상에 대한 조직의 민감도와 복구 능력은 조직이 회복되어 생존으로 이어질지 괴사되어 사망으로 이어질지에 영향을 미치는 분명히 독립적인 두 개의 변수이다.

복구 효율은 조직 괴사를 유발하는 독성물질에 대한 용량-반응 상관성을 결정짓는 중요한 인자이다. 조직 괴사는 독성물질의 용량에 의존적인데, 그 이유는 표적 부위에서 최종 독

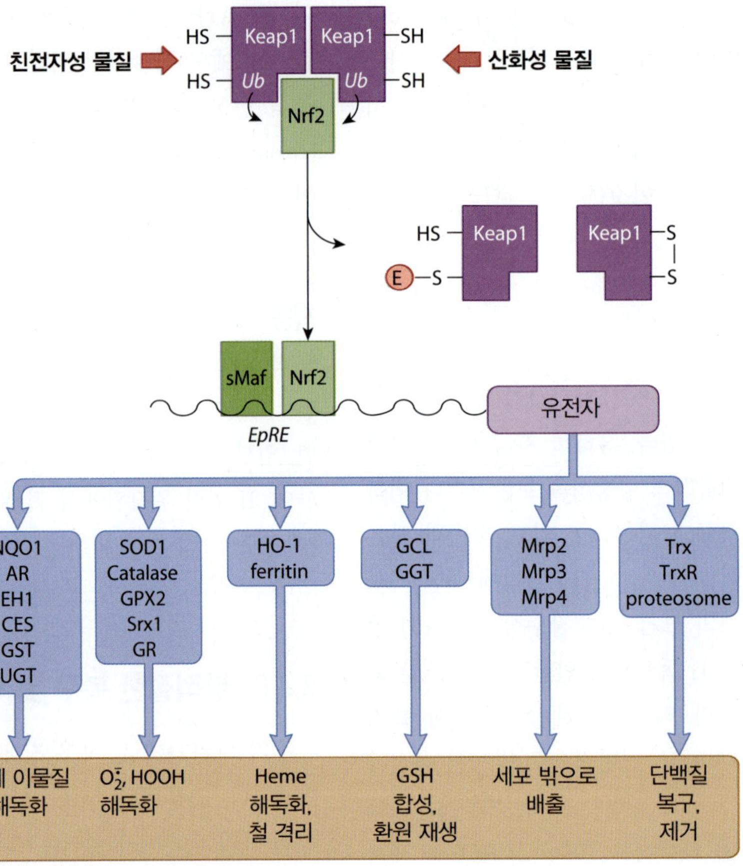

그림 3.11 친전자성·산화성 물질에 의한 스트레스 반응을 조정하는 Keap1/Nrf2 신호전달계. 일반적으로 NF-E2-related factor 2(Nrf2)는 ubiquitination/proteasome 분해를 촉진하는 Keap1과 결합되어 낮은 세포 내 수준에서 비활성 상태로 유지된다. Keap1의 반응성 thiol기에 대하여 친전자성 물질은 공유결합하는 반면, 산화성 물질은 thiol기를 산화시켜 Keap1이 Nrf2를 방출하게 한다. 다른 방식으로는, 단백질 인산화효소가 Keap1을 인산화시킴으로써 Nrf2 방출을 유발할 수도 있다. Keap1에서 방출된 활성 Nrf2는 세포에 축적되어 핵으로 이동하며, 작은 Maf 단백질과 이질이량체(heterodimer)를 형성하여 프로모터 부위에 electrophile response element(EpRE)를 포함하는 유전자를 활성화시킨다. 이 유전자들은 생체 이물질, ROS, 내인성인 고반응성 화학물질들을 해독화하고 제거하는 작용을 하는 효소, 결합 단백질, 수송체뿐만 아니라 산화된 단백질을 복구하거나 제거할 수 있는 단백질 등에 대한 것이다. 이런 단백질들의 발현이 증가되면 광범위한 독성물질에 대한 방어 작용인 친전자성 물질 스트레스 반응(electrophile stress response)을 나타낸다. Nrf2와 구조적으로 유사한 전사 인자인 Nrf1도 EpRE는 물론이고 Keap1, Maf 단백질과 상호 작용하여, Nrf2와 동일한 역할을 한다. **약자**: AR, aldose reductase; CES carboxylesterase; EH1, microsomal epoxide hydrolase; GCL, glutamate-cysteine ligase; GGT, gamma-glutamyl transpeptidase; GPX2, glutathione peroxidase 2; GR, glutathione reductase; GST, glutathione S-transferase; HO-1, heme oxygenase 1; NQO1, NAD(P)H:quinone oxidoreductase; Mrp2, Mrp3, and Mrp4, multidrug resistance protein 2, 3, and 4; SOD1, superoxide dismutase 1; Srx1, sulfiredoxin 1; UGT, UDP-glucuronosyltransferase; Trx, thioredoxin; TrxR, thioredoxin reductase.

성물질 농도가 손상이 시작되기에 충분한 정도인지가 결국 용량에 따라 결정될 뿐만 아니라 손상이 진행될 수 있을 정도의 용량이면 복구를 저해시키기에 충분한 악영향도 미치기 때문이다. 조직 괴사는 손상이 다음과 같은 복구 기전을 압도하고 불가능하게 만들기 때문에 생긴다. (1) 손상된 분자의 복구, (2) 세포자멸사에 의한 손상된 세포의 제거, (3) 세포분열에 의한 소실 세포의 대체이다.

섬유증 섬유증은 비정상적인 구성 성분들로 이루어진 세포외기질이 과도하게 축적되는 병리학적 증상이며, 만성적으로 손상된 조직의 복구 장애가 나타나는 구체적 징후이다. 상기 논의된 바와 같이, 세포 손상은 세포 증식 및 세포외 기질 생산의 초기 급증을 유발하며, 이러한 급증은 일반적으로 손상된 조직이 재건되면 정상적으로 중단된다. 증가된 세포외 기질 생산이 중단되지 않으면 섬유증이 발생한다.

TGF-β는 섬유증의 중요한 매개물질로 보인다. TGF-β의 발현이 증가되는 것은 급성 손상 후 세포외 기질 재생을 매개하는 일반적인 반응이다. 일반적으로 복구가 완료되면 TGF-β 발현은 중단된다. 섬유증을 유발하는 TGF-β 과잉 생산이 멈추지 않는 것은 지속적인 손상 또는 TGF-β 조절 결함이 원인일 수 있다.

TGF-β의 섬유증에 대한 작용은 (1) 특정 표적세포에 의한 각각의 기질 구성 성분 합성, (2) 기질 분해의 억제로 인한 것이다. 흥미롭게도 TGF-β는 표적세포에서 자신의 유전자 전사를 유도하여, 이들 세포에 의해 생성된 TGF-β가 세포외 기질의 생성을 자가 분비(autocrine) 방식으로 증폭시킬 수 있음을 시사한다. 이 양성 피드백(positive feedback)은 섬유 형성을 촉진할 수 있다.

섬유증은 세포외 기질의 과도한 축적뿐만 아니라 기질 구성 성분의 조성비 변화와도 관련이 있다. Collagen과 laminin 같은 기저막(basement membrane) 구성 성분은 섬유증에서 불균형적으로 증가한다.

발암 화학적 발암은 다음과 같은 다양한 복구 기전의 부적절한 기능과 관련이 있다. 즉, (1) DNA 복구 실패, (2) 세포자멸사 실패, (3) 세포 증식 종료 실패이다.

DNA 복구 실패: 돌연변이, 발암 과정의 개시 이벤트—화학적·물리적 장애는 유전적·비유전적 독성 기전에 의하여 세포의 종양 형질전환(neoplastic transformation)을 유도할 수 있다. DNA와 반응하는 화학물질은 부가물 형성, 산화적 변이 및 가닥 파손과 같은 손상을 유발할 수 있다. 이런 병변이 치료되지 않거나 손상된 세포가 제거되지 않으면 부모 DNA 가닥의 병변이 복제 중에 딸 가닥에서 유전 변이 또는 돌연변이를 유발할 수 있다. 생명체에게 가장 불행한 시나리오는 변형된 유전자가 세포의 증식을 다시 프로그램하는 돌연변이성 단백질을 발현하는 것이다. 그런 세포가 체세포분열을 겪게 되면, 그 딸세포도 역시 비슷한 증식성을 갖고 있다. 더욱이 세포분열이 증가하면 돌연변이의 가능성이 높아지기 때문에, 이런 세포는 정상 세포에 비하여 성장적 이점을 더욱 증가시키는 부가적인 돌연변이를 최종적으로 획득하게 된다. 이 과정의 최종 결과는 빠르게 증식하는 형질 전환 세포로 구성된 종양의 형성이다.

원종양 유전자(*proto-oncogene*)의 돌연변이: 원종양 유전자는 세포주기의 진행을 자극하거나 세포자멸사를 억제시키는 단백질들을 코딩하는 고도로 보존된 유전자이다. 세포주기를 가속화시키는 원종양 유전자의 산물은 다음과 같다. 즉, (1) 성장 인자, (2) 성장 인자 수용체, (3) G 단백질, 단백질 인산화효소, cyclin 및 cyclin-dependent protein kinase와 같은 세포 내 신호전달 분자, (4) 핵 TF이다. 배아 발생, 조직 재생, 성장 인자나 호르몬에 의한 세포 자극 등이 진행될 때처럼 성장이 잘 조절되어야 하는 때에는 원종양 유전자 단백질의 생산 또는 활성이 일시적으로 증가되어야만 한다. 대조적으로, 이 단백질들의 영구적인 활성화·과발현은 종양 형성을 촉진시킨다. 유전 독성 발암물질이 종양 형질 전환을 유도하는 하나의 기전은 원종양 유전자의 활성화 돌연변이를 생성하는 것이다. 변형된 유전자인 **종양 유전자(*oncogene*)**는 세포를 분열주기로 유도하는 작용이 영구적으로 활성화되어 있는 단백질을 코딩하고 있다.

종양 유전자 단백질의 돌연변이성 활성화의 예는 Ras 단백질의 돌연변이다. Ras 단백질은 세포막의 내부 표면에 존재하며 성장 인자에 의해 시작된 반응에서 중요한 신호전달 매개체로 작용한다(그림 3.7 참조). Ras는 GTP 결합 형태로 활성화되고 GDP 결합 형태로는 비활성화됨으로써 분자 스위치 역할을 한다. Ras 유전자의 일부 돌연변이는 단백질의 GTPase 활성을 거의 완전히 저하시킴으로써 Ras를 영구적으로 활성화된 GTP 결합형으로만 작용하게 한다. 신호전달 의존적으로 변화하지 않는, 지속적으로 활성화된 Ras는 결국 비통제성 세포증식과 형질전환을 초래할 수 있다.

종양억제 유전자(*tumor-suppressor genes*)의 돌연변이: 종양억제 유전자는 분열주기에 있는 세포의 진행을 억제하거나, 회복 불가능한 DNA 손상 시 DNA 복구 또는 세포자멸사를 촉진하는 단백질을 코딩하고 있다. 해당 단백질은 cyclin-dependent protein kinase 억제 단백질, 이 단백질을 코딩하는 유전자의 발현을 유도하는 TF, DNA 합성 및 세포분열에 관여하는 TF를 차단하는 단백질 등이 포함된다(그림 3.12).

p53 종양억제 유전자는 복합적인 기능을 가진 53 kDa 단백질을 코딩한다. TF로서 작용하는 p53 단백질은 유전자를 활성화시켜 세포주기 정지·DNA 손상 복구·세포자멸사 촉진 작용을 하는 단백질들의 발현을 증가시킨다. 또한 p53은 miRNA를 코딩하는 유전자를 활성화시키는데, 생성된 miRNA는 세포분열 자극성 TF 및 세포주기 촉진 단백질의 번역을 억제하고 세포주기 촉진 단백질 또는 세포자멸사 억제 단백질을 코딩하는 유전자를 억제한다. DNA 손상은 단백질 인산화효소를 활성화시켜 p53 단백질을 인산화·안정화시켜 분해되지 않게 함으로써, 세포주기 정지 또는 세포자멸사를 유도한다. 중요한 단백질을 코딩하는 유전자의 변이 이외에, miRNA를 코딩하는 유전자의 손상도 발암 기전에 기여할 수 있다.

발암 기전의 후성적 기전: 중요한 유전자의 조절 영역에서의 부적절한 활성화 또는 반응—어떤 화학물질들은 DNA와

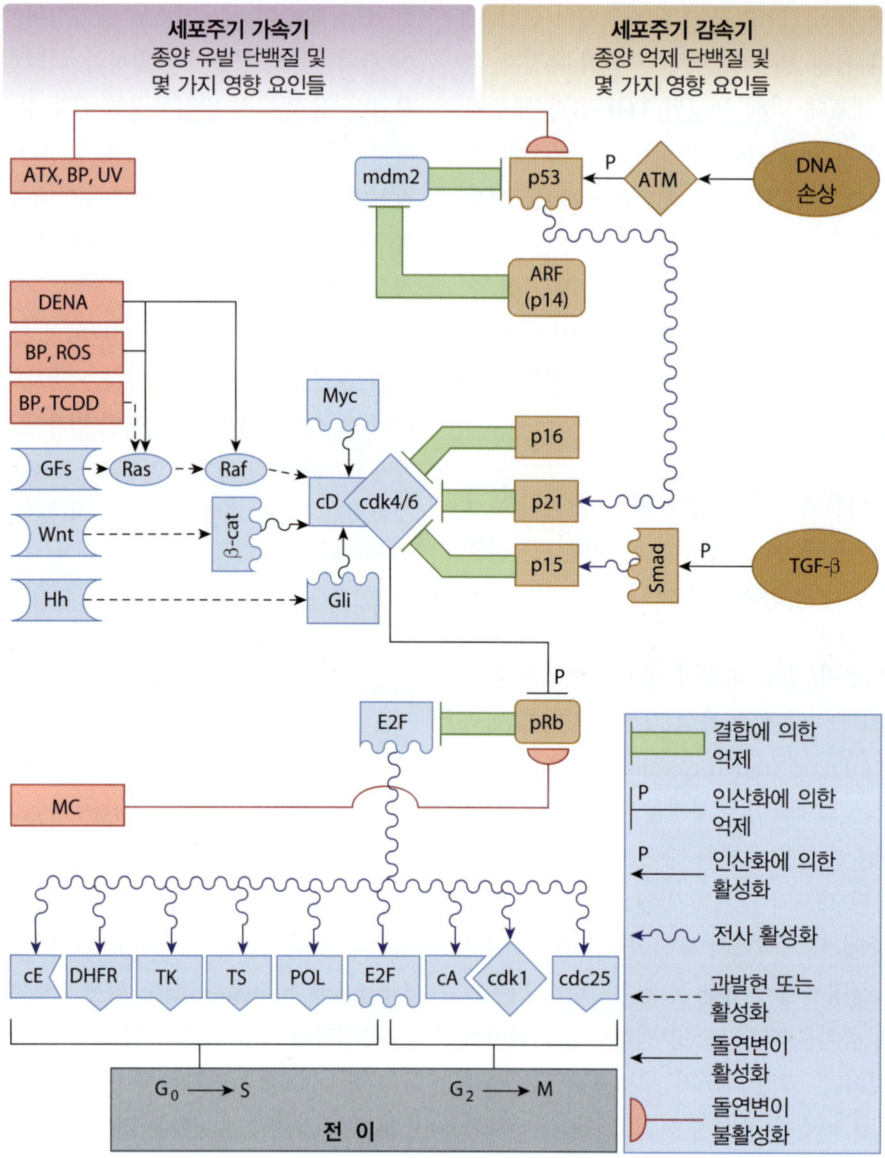

그림 3.12 세포분열 주기를 제어하는 주요 조절 단백질, 관련된 신호전달 경로 및 이에 영향을 미치는 생체 이물질들. 파란색으로 표시된 왼쪽의 단백질은 세포주기를 가속화하고, 영구적으로 활성화되거나 높은 수준으로 발현되는 경우 종양 발생을 유발한다. 대조적으로, 갈색으로 표시된 오른쪽의 단백질은 세포주기를 감속시키거나 정지시키고 불활성화(예: 돌연변이에 의해)되지 않는 한 종양 형성을 억제한다.

Cyclin D(cD)의 축적은 세포분열 주기를 시작하는 중요한 이벤트이다. cD는 cyclin-dependent protein kinases 4 및 6(cdk4/6)을 활성화시키고, 이는 retinoblastoma protein(pRb)을 인산화시켜 전사 인자 E2F로부터 pRb를 해리시킨다. 그런 다음 방출된 E2F는 세포주기의 추가 진행을 촉진시키는 단백질들의 유전자들에 결합하여 발현을 증가시킨다. 이렇게 E2F의 작용으로 발현이 증가되는 단백질은 dihydrofolate reductase(DHFR), thymidine kinase(TK), thymidylate synthetase(TS), DNA polymerase(POL)와 같이 DNA 합성에 필수적인 것들과 cyclin E(cE), cyclin A(cA), cyclin-dependent protein kinase 1(cdk1)과 같은 세포주기 조절 단백질들을 포함한다. cD의 발현이 증가되는데, 이것은 Ras 단백질 및 MAPK 경로를 통해 신호를 전달하는 성장 인자들뿐만 아니라 Wnt 및 Hedgehog(Hh) 리간드들의 작용에 의한 것이다. Wnt 및 Hedgehog(Hh) 리간드는 궁극적으로 각각 B-cat 및 Gli 전사 인자를 통해 신호를 전달한다. Benzopyrene(BP), 활성 산소종(reactive oxygen species, ROS), diethylnitrosamine(DENA)과 같은 일부 발암물질은 *Ras* 또는 *Raf* 유전자의 돌연변이를 일으켜 영구적으로 활성화 상태인 돌연변이 Ras 또는 Raf 단백질의 발현을 유발하지만 BP와 TCDD는 정상 Ras 단백질의 단순한 과발현만을 유도한다.

세포주기가 진행되는 것을 방해하는 작용도 있는데, 이것은 pRB(E2F의 기능을 억제함), cyclin-dependent protein kinase 억제 단백질들(p15, p16 및 p21), p53(*p21* 유전자의 발현을 증가시킴), ARF(mdm2에 결합하여 mdm2의 p53에 대한 길항 효과를 중화시킴, p14라고도 함) 등에 의한 것이다. DNA 손상과 TGF-β에 의해 유발되는 신호는 궁극적으로 p53과 p15 단백질의 축적과 세포주기의 감속을 초래할 것이다. 이와는 대조적으로, 종양 억제 단백질을 차단하는 돌연변이는 세포주기의 진행과 종양 형질전환을 촉진하는데, 사람의 종양에서 흔히 발견된다. Aflatoxin B1(ATX), BP, UV(ultraviolet light, 자외선) 등은 *p53* 유전자의 돌연변이를 유발하는 반면, *pRb* 돌연변이는 마우스의 methylcholanthrene(MC)에 의해 유발되는 태반 폐 종양(transplacental lung tumor)에서 항상 발생한다.

반응하여 돌연변이를 유도하여 암을 유발하는 반면, 다른 물질들은 DNA를 손상시키지 않고도 장기간 노출 후에 암을 유도하는데 이런 물질들을 비유전자 독성(또는 후성유전성) 발암물질이라고 한다. 이것의 다섯 가지 예는 다음과 같다. 즉, (1) 증식 신호전달을 촉진하는 세포분열 자극성 생체 이물질, (2) 성장 인자 같은 내인성 세포분열 자극성 물질, (3) 지속적으로 세포 손상을 유발하는 독성물질, (4) 생물종들 사이에 발암성이 다른 생체 이물질, 그리고 (5) 내인성 메틸 공여자인 S-adenosylmethionine(SAM)의 형성을 방해하는 ethionine과 diethanolamine이다.

비유전자 독성 화학물질은 정상 원종양 유전자 단백질의 생성을 증가시키고(거나), 정상 종양억제 유전자를 억제함으로써 원종양 유전자·종양억제 유전자의 발현에 영향을 미친다. 이것은 영구적으로 활성형인 돌연변이 원종양 유전자의 단백질 또는 영구적으로 비활성형인 돌연변이 종양억제 유전자 단백질의 생성을 유도하는 유전자 독성 화학물질의 작용과는 대조적이다. 또한 이차적인 작용으로 비유전자 독성 발암물질은 유전 독성물질이나 자연발생적인 DNA 손상에 의해 개시되는 중요한 유전자의 돌연변이를 증가시킬 수 있다. 정상적인 사람의 세포에서는 자연발생적 DNA 손상이 일반적으로 10^8~10^{10}개의 염기쌍당 1개 정도의 빈도로 발생한다. 비유전자 독성 발암물질은 분열 촉진 효과(mitogenic effect)를 통해 자연발생적인 돌연변이의 빈도를 증가시키고 세포자멸사를 억제함으로써 DNA 손상과 돌연변이가 있는 세포의 수를 증가시킨다.

세포자멸사의 실패: 돌연변이 및 클론 성장의 촉진: 전종양 세포(preneoplastic cell) 또는 돌연변이 세포는 정상 세포보다 훨씬 더 높은 세포자멸사 활성을 가지고 있다. 따라서 세포자멸사는 형질변형이 개시된 초기 세포 및 종양 세포의 클론성 확장(clonal expansion)을 상쇄시킨다. 세포자멸사의 촉진은 종양의 퇴행을 유도할 수 있지만, 세포자멸사의 억제는 전종양 세포의 돌연변이 및 클론성 확장이 촉진되기 때문에 유해하다.

증식 종결의 실패: 돌연변이, 원종양 유전자 발현 및 클론성 성장의 촉진: 제어된 증식 활성을 갖는 정상 세포가 통제되지 않는 증식 활성을 가진 악성 세포로 형질 전환되는 것은 다음의 세 가지 주요 인자에 의해 유발된다. 즉, (1) 돌연변이 원종양 유전자 및 돌연변이 종양억제 유전자의 형태로 유전자 손상의 축적, (2) 정상 원종양 유전자의 전사·번역 증가, 그리고 (3) 정상 종양억제 유전자의 전사·번역 수준에서의 사일런싱(silencing)이다. 통제되지 않는 증식은 체세포분열과 세포자멸사 사이의 불균형에 기인한다.

1. 체세포분열 작용의 증가는 돌연변이 확률을 증가시킨다. 세포분열 주기의 활성화와 함께, G1 단계에 소요되는 시간이 실질적으로 단축되는 현상이 발생하면서, 결국 복제가 일어나기 전에 손상된 DNA를 복구할 수 있는 시간도 짧아진다.
2. 체세포분열 작용의 증가는 복제 후 초기에 발생하는 DNA 메틸화를 손상시킬 수 있다. DNA cytosine methyltransferase(DNMT)는 부모 DNA 가닥의 메틸화 패턴을 딸 DNA 가닥에 복사한다. G2 단계의 단축 또는 다른 인자들에 의해 DNMT의 작용이 제한되기 때문에 methylation 작용이 손상되고 원종양 유전자의 과발현이 유발될 수 있다.
3. 간극접합(gap junction)을 통해 직접 맞닿아 있는 세포들끼리 신호를 주고받는 것과 cadherin을 통한 세포 간 부착은 증식되는 동안에는 일시적으로 중단되면서 종양 세포의 침습성에 기여하게 된다.
4. 증식은 결절(nodule)/초점(focus) 및 종양을 형성하기 위해 초기 세포의 클론성 확장을 통한 발암 현상을 촉진시킨다.

비유전자 독성 발암물질: 체세포분열 촉진제 및 세포자멸사 억제제: 많은 화학물질은 만성적으로 투여되면 DNA를 변형시키지 않거나 돌연변이를 일으키지는 않고도 암을 유발한다. 비유전자 독성 또는 후성유전성 발암물질이라 명명된 이런 화학물질은 유전 독성물질이나 자연발생적인 DNA 손상에 의해 개시되는 발암현상을 증강시킴으로써 암을 유발한다.

최근 이론에 따르면, 암은 다능성 줄기세포군에서 유전자 독성·후성유전성 기전에 의해 형성될 수 있다. 이런 세포는 정지, 자가 증식, 조건부 불사 등의 특징을 갖고 있으므로 발암 독성에 노출된 후 평생 동안 잠복성 종양군을 만들어낼 가능성이 있다. 결국, 이렇게 증식하는 세포들에서 유전자 발현의 변화가 더 일어나서 다른 조직에 침투(전이)할 수 있게 된다.

3.5 결론

선택적 독성 또는 변화된 독성은 다음에 나열되는 인자들이 다르거나 또는 변화되었을 때 일어날 수 있다. 즉, (1) 노출,

(2) 전달(따라서 표적 부위에서 최종 독성물질의 농도가 달라짐), (3) 표적 분자, (4) 화학물질과 표적 분자의 반응에 의해 유발되는 생화학적 과정, (5) 분자·세포·조직 수준에서의 복구, (6) 영향을 받는 생명체가 독성 작용의 일부에 적응할 수 있는 순환 및 체온 조절 반사 작용과 같은 기전 등이 독성 발현과 밀접한 관련이 있다. 독성 전개의 개요를 간단한 그림으로 설명할 수 있지만(그림 3.1), 독성에 이르는 경로는 매우 다양하고 복잡할 수 있다. 생명체는 (1) 해독화에서 살펴본 바와 같이 독성물질의 전달을 막을 수 있고, (2) 복구 기전에서 살펴본 바와 같이 독성 손상을 역전시킬 수 있으며, (3) 적응 반응에서 살펴본 바와 같이 일부 기능 장애를 상쇄시킬 수 있다. 따라서 독성은 이런 기전들을 통해 예방, 역전, 또는 보완될 수 있기 때문에 독성물질에 노출되었다고 해서 반드시 독성이 나타나는 것은 아니다. 독성은 독성물질에 대한 생체의 보호 기전들이 전부 소진되었거나 손상되었거나, 생물학적 시스템의 적응력이 그 한계를 벗어났을 때 일어난다.

참고문헌

Cribb AE, Peyrou M, Muruganandan S, Schneider L: The endoplasmic reticulum in xenobiotic toxicity. *Drug Metab Rev* 37:405-442, 2005.

Giordano A: *Cell Cycle Control and Dysregulation Protocols: Cyclins, Cyclin-dependent Kinases, and Other Factors.* Totowa, NJ: Humana Press, 2004.

Hancock JT: *Cell Signalling*, 3rd ed. New York: Oxford University Press, 2010.

Hansen JM, Go Y-M, Jones DP: Nuclear and mitochondrial compartmentation of oxidative stress and redox signaling. *Annu Rev Pharmacol Toxicol* 46:215-234, 2006.

Leung L, Kalgutkar AS, Obach RS: Metabolic activation in drug-induced liver injury. *Drug Metab Rev* 44:18-33, 2012.

Liu X, Van Fleet T, Schnellmann RG: The role of calpain in oncotic cell death. *Annu Rev Pharmacol Toxicol* 44:349-370, 2004.

Orrenius S, Nicotera P, Zhivotovsky B: Cell death mechanisms and their implications in toxicology. *Tox Sci* 119:3-19, 2011.

Pober JS, Min W, Bradley JR: Mechanisms of endothelial dysfunction, injury and death. *Annu Rev Pathol* 4:71-95, 2009.

Wallace KB: Mitochondrial off targets of drug therapy. *Trends Pharmacol Sci* 29:361-366, 2008.

Yokoi T, Nakajima M: Toxicological implications of modulation of gene expression by microRNAs. *Tox Sci* 123:1-14, 2011.

연습문제

1. 독성물질의 중대성은 대부분 그 작용 부위에서 독성물질의 농도에 달려 있다. 다음 중 독소가 작용 부위에 도달하는 양을 줄이는 것은?

a. 피부를 가로지르는 흡수
b. 신장을 통한 배설
c. 독성화
d. 장 점막을 가로 지르는 재흡수
e. 간 굴모양혈관(동양혈관, sinusoid)의 불연속 내피세포

2. 독성화(또는 대사적 활성화)는 독성물질이 독성이 더욱 강하고 반응성이 더 증가된 종류의 물질로 생체내변환되는 것이다. 다음 중 독성물질에 의해 일반적으로 형성되는 반응성 화학종이 아닌 것은?

a. 친전자성 물질
b. 친핵성 물질
c. superoxide anion
d. hydroxy radical
e. 수용성 유기산

3. 다음 중 화학 의약품 해독화에 중요한 단계가 아닌 것은?

a. 산화환원 반응물의 형성
b. glutathione peroxidase에 의한 과산화수소의 환원
c. superoxide dismutase에 의한 과산화수소의 생성
d. glutathione reductase(GR)에 의한 glutathione disulfide(GSSG)의 감소
e. catalase에 의한 과산화수소의 물 및 산소 분자로의 전환

4. 최종 독성물질과 표적 분자의 상호 작용에 관한 다음 설명 중 옳지 않은 것은?

a. 독성물질은 표적 분자를 산화시키거나 환원시켜 유해한 부산물을 형성하는 경우가 많다.
b. 독성물질이 표적 분자에 공유결합되면 표적의 기능이 영구적으로 변화된다.
c. 이온 채널에 대한 독성물질의 비공유결합은 채널을 통한 이온의 이동을 비가역적으로 억제한다.
d. 자유라디칼이 내인성 화합물로부터 수소원자를 제거하면 DNA 부가물의 형성을 초래할 수 있다.
e. 몇몇 독성물질은 그들의 특정한 표적 단백질에 효소로 작용할 수 있다.

5. 다음 중 표적 분자에 대한 독성물질의 일반적인 작용이 아닌 것은?
   a. 신경전달물질의 수용체를 차단
   b. 부가물 형성으로 인한 DNA 복제의 방해
   c. 내인성 분자의 가교 형성(cross-linking)
   d. 이온 채널 열림
   e. 면역 반응 유발

6. 다음 중 세포주기의 진행을 막는 단백질은?
   a. NF-κB
   b. MAPK
   c. CREB
   d. c-Myc
   e. IκB

7. 다음 중 세포 내 ATP 수준에 가장 큰 부정적인 영향을 미치는 것은?
   a. 칼로리 섭취량의 적당한 감소
   b. 전자전달계에서 전자전달 작용의 방해
   c. 해당작용으로부터 ATP 생성 불가능
   d. 생체 분자 합성 증가
   e. 세포분열 활성화

8. 독성물질이 세포질의 칼슘 농도를 증가시킬 때 나타나는 현상으로 옳은 것은?
   a. 미토콘드리아의 칼슘 섭취가 증가되고, ATP를 합성하는데 필요한 전기 화학적 기울기가 분산되어 ATP 합성이 감소한다.
   b. 액틴 필라멘트의 형성은 세포골격의 강도와 구조적 integrity를 증가시킨다.
   c. 세포 내 protease, nuclease, phospholipase의 활성을 감소시킨다.
   d. 능동수송에 의해 칼슘이 세포로부터 빠져나갈 때까지 세포는 활동이 정지된다.
   e. 칼슘이 TCA 사이클의 활성을 저하시키기 때문에 활성산소종(ROS)의 생성이 느려진다.

9. Cytochrome *c*는 세포에서 세포자멸사를 유발하는 중요한 분자이다. Cytochrome *c*에 관한 다음 설명들 중 옳지 않은 것은?
   a. Cytochrome *c*가 세포질로 방출되는 것은 세포자멸사의 시작에서 중요한 단계이다.
   b. 전자전달계에서 cytochrome *c*가 없어지면 산화적 인산화에 의한 ATP 합성이 차단된다.
   c. 내부 미토콘드리아 막으로부터 cytochrome *c*가 없어지면 활성산소종의 형성이 증가된다.
   d. Bax 단백질은 cytochrome *c* 방출을 매개한다.
   e. Caspase는 cytochrome *c*의 세포질 내 농도를 증가시키는 protease이다.

10. DNA 복구에 관한 다음 설명들 중 옳지 않은 것은?
   a. 이중나선 구조의 큰 변형을 일으키지 않는 병변에서 잘못된 염기가 절단되고 정확한 염기가 그 자리에 삽입된다.
   b. 염기 절단 복구와 nucleotide 절단 복구는 모두 DNA polymerase와 DNA ligase에 의존한다.
   c. Nucleotide 절단 복구에서, 부가물만이 절단되고, 틈(gap)은 DNA polymerase로 채워진다.
   d. 피리미딘 이량체(pyrimidine dimer)는 DNA photolyase에 의해 직접 절단되고 복구될 수 있다.
   e. 재조합 복구의 경우에는 자매 가닥(sister strand)이 누락된 nucleotide를 채우기 위한 주형으로 작용해야 한다.

11. 세포자멸사는 여러 유형의 세포들에서 조직 복구 과정으로 작용할 수 있다. 다음에 제시된 종류의 세포들 중 세포자멸사 기전이 조직 복구 과정으로 작용할 가능성이 가장 큰 것은?
   a. 여성의 배아세포(female germ cell)
   b. 위장 상피(gastrointestinal epithelium)
   c. 신경세포(neuron)
   d. 망막 신경절 세포(retinal ganglion cell)
   e. 심근세포(cardiac muscle cell)

12. 다음 중 발암과 관련이 없는 것은?
   a. 돌연변이
   b. 정상적인 p53 기능
   c. Ras 활성화
   d. 세포자멸사의 억제
   e. DNA 복구 실패

위해성 평가

Risk Assessment

4장

Elaine M. Faustman and Gilbert S. Omenn

4.1 서론 및 역사적 배경
4.2 정의
4.3 의사 결정
4.4 유해성 확인
4.4.1 화학물질의 독성 평가–서론
4.4.2 화학물질의 독성 평가–방법
구조/활성 관련성
시험관 내 및 단기 시험
동물 시험
위해성 평가에서 역학 자료의 사용
4.4.3 위해성 평가의 질적 측면 통합
4.5 용량-반응 평가
4.5.1 위해성 평가의 정량적 측면 통합
역치 접근법
비역치 접근법
통계 또는 확률 분포 모델
기전적 가설에서 유래된 모델
모델의 독성학적 향상
4.6 노출 평가
4.7 위해도 결정
4.7.1 감수성의 변이
4.8 정보 자원
4.9 위해성 인식과 비교 분석
4.10 새로운 개념들
4.11 공중 보건 위해성 관리
4.12 요약

요점

- 위해성 평가(*risk assessment*)란 사람이 유해한 물질이나 환경에 노출될 때 발생할 수 있는 유해한 건강 영향을 체계적이고 과학적으로 특성을 밝히는 것이다.
- 위해성(*risk*)은 특정 조건에서 유해한 결과가 나타날 확률로 정의된다.
- 위해성 관리(*risk management*)는 유해성을 통제하기 위해 정책적인 조치가 선택되는 과정을 의미한다.

4.1 서론 및 역사적 배경

독성학자에 의해 수행되고 해석되는 독성학적 연구 및 독성 시험은 화학물질 노출에 대한 위해성 평가(*risk assessment*)로 알려진 중요한 활동의 과학적 핵심에 해당한다. 1983년에 미국의 국립연구위원회(National Research Council)는 "*The Red Book*"으로 알려져 있는 "미연방정부에서의 위해성 평가: 그 과정의 관리(*Risk Assessment in the Federal Government: Managing the Process*)"에서 유해성 확인, 용량-반응 평가, 노출 평가, 위해도 결정 등의 단계로 상세히 설명하고 있다. 그림 4.1은 위해성 평가에 대한 체계를 기관 전체에 걸쳐 일관성 있게 나타내고 있다. 즉, 양방향 화살표는 기전적 연구가 직접적으로 위해성 평가에 제공되고, 결정적 데이터의 불확실성은 연구가 추진되도록 촉진하는 이상적인

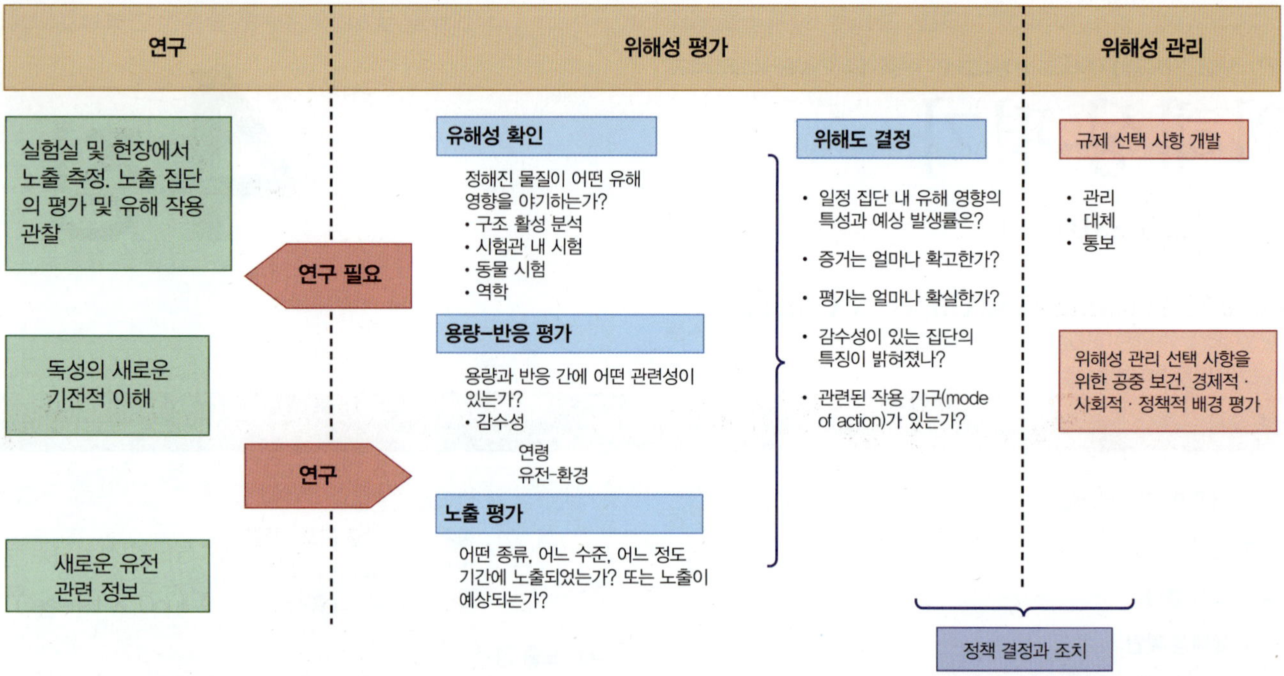

그림 4.1 위해성 평가/위해성 관리 체계. 이 그림은 위해성 평가의 4개 해결 단계를 굵은 글자로 표시하고 있다: 유해성 확인(hazard identification), 용량-반응 평가(dose-response assessment), 노출 평가(exposure assessment), 위해도 결정(risk characterization)은 그 과정에서 필요성이 제기되어 새로운 연구가 추진되고, 새로운 연구 소견으로 위해성 평가 결과가 수정되는 상호 작용하는 양방향의 과정이다. (*Risk Assessment in the Federal Government: Managing the Process*, Washington, DC: National Academies Press; 1983의 허락을 받아 수정됨.)

상황을 나타내고 있다. 공공 정책의 목적상 실제 관찰된 유해 영향을 충분히 넘어서는 값을 추론하는 외삽이 필요하고, 한편으로는 위해성에 대한 다른 허용치들을 반영해야 하는 경우가 종종 있는데, 이로 인해 논쟁이 일기도 한다.

그림 4.2는 "(1) 환경적 문제 또는 쟁점들을 공중 보건·생태학적 맥락에서 해석, (2) 관련 이해당사자들, 영향을 받거나 영향을 받을 가능성이 있는 지역사회 단체들이 여섯 단계의 초반부터 적극적으로 참여"라는 두 가지 중요한 개념을 적용한 포괄적인 틀을 나타내고 있다. 특정 노출 및 잠재적인 건강 영향은 단일 환경 매체(공기, 물, 토양, 식품 및 제품)에서 한 번에 한 가지 건강 효과에 대하여 단일 물질을 평가하는 현재의 일반적인 접근 방식이 아닌 여러 출처 및 노출 경로를 통해 평가되어야 한다.

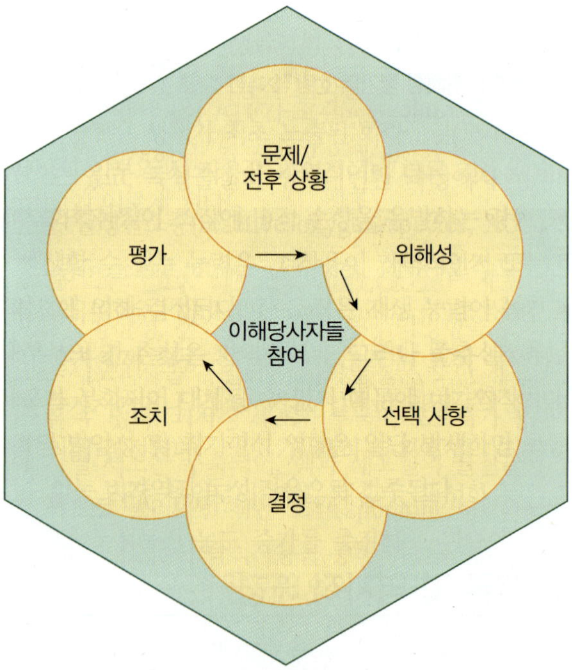

그림 4.2 미국 위해성 평가 및 관리위원회(U.S. Commission on Risk Assessment and Risk Management)의 환경 보건 위해 관리 체계. 본 체계는 여섯 단계로 구성된다. (1) 광범위한 공중 보건을 고려한 상황에서 문제를 공식화, (2) 위해성을 분석, (3) 선택 사항들을 정의, (4) 위해성 저감 결정, (5) 조치의 이행, 그리고 (6) 취해진 조치의 효과를 평가하는 것이다. 이해당사자들과의 상호 작용은 매우 중요하므로 체계의 중심에 놓여 있다.

4.2 정의

위해성 평가(*risk assessment*)는 유해한 물질이나 상황에 대한 인체 노출로 인한 잠재적인 유해 건강 영향을 체계적이고 과학적으로 평가하는 것이다. 위해성(*risk*)은 유해 물질의 노출(exposure) 및 효력(potency)에 근거하여 유해한 결과가 나타날 확률로 정의된다. 유해성(*hazard*)이라는 용어는 고유 독성을 의미하는 반면, 노출은 위해성을 결정할 때 유해성과 함께 고려해야만 하는 필수적인 사항이다. 위해성 평가를 위해서 증거의 강도와 결과의 성격에 관한 정성적 평가뿐만 아니라 노출량, 숙주 감수성 요인 및 잠재적 위해성의 정도에 관한 정량적 평가, 그리고 추정 및 결론에 대한 불확실성에 대한 설명도 필요하다. 위해성 평가의 목적은 표 4.1에 요약되어 있다.

위해도 결정(*characterization of risk*)에는 정성 분석과 정량 분석을 조합하여 반영한다. 불행히도 많은 사용자들은 위해성 평가, 작용 기구(mode of action, MOA, 作用機構), 종이나 상황에 따른 영향 등에 따른 불확실성에 관한 중요한 정보들은 무시하고, 과도하게 정확한 위해성 추정치를 산출하면서, 위해성 평가와 정량적 위해성 평가를 동일하게 평가하는 경향이 있다.

위해성 관리(*risk management*)는 관리 체계(그림 4.2)의 위해성 평가/위해도 결정 단계에서 식별된 유해성을 통제하기 위해 정책적인 조치를 선택하는 과정이다. 위해성 관리자는 법적, 기술적, 경제적 사회적 및 정치적 요인들과 함께 과학적 증거 및 위해성 평가를 고려하여 대체할 선택 사항들을 평가하여 선택한다.

위해성 의사소통(*risk communication*)은 위해성 평가와 위해성 관리 정보를 지역사회 단체, 변호사, 지방 선출직 공무원, 심사 위원, 기업인, 노동, 환경 문제 전문가 등이 이해하기 쉽게 만드는 과정이다. 올바른 의사소통을 위해서 결정적으로 요구되지만 너무 자주 무시되는 사항은 이런 "이해당사자들"의 두려움, 인식, 우선순위 및 제안된 해결책 등에 귀 기울이는 것이다.

4.3 의사 결정

미국 및 다른 여러 국가의 경우에 위해성 관리 결정은 다양한 법령에 따라 결정된다. 일부 법령은 위해성에만 의존하는 반면, 다른 법령은 제품이나 활동의 위해성과 편익의 균형을 필요로 한다(표 4.1). 위해성 평가는 규제 기관 및 보건 당국, 기업 내 화학물질 개발 공정, 환경 단체의 자원 배분 등에서 우선순위 설정을 위한 가치 있는 체계를 제공한다. 현재, 시험 프로토콜의 세계적인 조화와 위해성 및 기준들의 평가를 위해 중요한 노력들이 이루어지고 있다.

표 4.1 위해성 평가의 목표

1. 사람과 생태의 건강 보호 독성물질
2. 위해성과 편익의 균형 의약품 농약
3. 위해성의 목표 수준 설정 식품 첨가물 수질 오염 물질
4. 예정된 활동들의 우선순위 결정 규제 기관 제조회사 환경/소비자 단체
5. 위해성을 저감하기 위한 조치가 취해진 후 위해성 저감의 정도와 잔류 위해성의 예측

잠재적인 유해영향이 있다고 생각되는 화학물질을 연구하여 얻은 결론들의 생물학적 타당성 및 임상적 유의성을 입증하고 증명하기 위해 여러 학문 분야에서 융합적으로 협력하는 것이 위해성 평가, 위해성 의사소통 및 위해성 관리 등을 위한 주요 난제들이다. 노출, 영향 또는 개체별 감수성 등의 바이오마커들은 다양한 환경 구획에 존재하던 화학물질들을 표적 장기의 특정 작용점과 연결하고 숙주의 반응을 유발할 수 있다. 개체별 행동학적·사회적 위해 요인은 위해도 결정과 위해성 저감에 매우 중요할 수 있다. 마지막으로 지역의 오염 유발자, 기타 책임 있는 정당 및 관련 정부 기관에 대한 대중 및 언론의 태도가 위해성 관리의 선택과 의사소통 과정에 지대한 영향을 미칠 수 있다.

4.4 유해성 확인

4.4.1 화학물질의 독성 평가—서론

화학물질의 독성을 평가하기 위해 SAR(structure-activity relationships, 구조 활성 관련성), 시험관 내 또는 단기 연구, 생체 내 동물 시험, 사람 역학 연구에서 얻은 정보 등 네 가지 유형의 연구 정보가 사용된다. 많은 경우 화학물질에 대한 독성 정보가 제한적이긴 하지만, 이런 이해의 차이를 줄이기 위한 최근의 노력은 성공적이었다.

4.4.2 화학물질의 독성 평가—방법

구조/활성 관련성(structure-activity relationship, SAR) 단일 화학물질의 설치류 평생 발암성 시험에는 2~4백만 달러의 비용과 3~5년의 기간이 소요되기 때문에 화학물질의 개발을 계속할지, 제조 전에 통지서를 제출할지, 추가적인 시험을 할지 여부에 대한 초기 결정들은 SAR 및 제한된 단기 시험에 근거하여 결정할 수 있다. 화학 구조, 용해도, 안정성, pH 민감성, 친전자성, 휘발성 및 화학 반응성은 유해성 확인에 중요한 정보가 될 수 있다.

SAR은 구조적으로 관련된 화합물의 복잡한 혼합물의 평가에 사용되었다. 그러나 단일 생물학적 반응을 사용하여 화학적 분류 전반에 걸쳐, 특히 독성의 다양한 최종 작용점에서의 활성을 예측하는 것은 어렵다. 제약 회사들은 현재 "관심 수용체"에 입체적으로 들어맞는 신약(리간드)을 설계하기 위해 컴퓨터화된 조합 화학 및 3차원 분자 모델링 접근법을 사용하고 있다. 그러나 컴퓨터를 이용한 SAR 방법은 실망스러운 결과를 나타냈는데, 왜냐하면 환경 오염 물질이 선택적인 리간드 수용체 결합을 나타내는 것은 드문 일이기 때문이다.

시험관 내 및 단기 시험 유해성 확인을 위한 다음 단계의 접근법에는 전적으로 시험관 내에서 수행되는 세균 돌연변이 시험에서부터 더욱 정교한 단기시험들(마우스 피부염색시험, 생체 내에서 이루어지는 변형된 랫드 간-병소시험 등), 그리고 발생 및 생식 독성, 신경 독성 및 면역 독성 등을 평가할 수 있는 시험 등이 있다.

단기 분석 검증 및 적용은 평생 생물 시험보다 빠르고 저렴하면서 작용 기전에 대한 정보를 얻을 수 있기 때문에 위해성 평가에 특히 중요하다. 검증을 위해서는 민감도(실제 발암물질을 식별할 수 있는 능력), 특이성(비발암물질을 비발암물질로 인식하는 능력), 평가 중인 물질의 최종 독성 작용점에서의 예측치가 필요하다. 이를 통하여 화학물질별로 특이적인 기전들에 대한 정보들을 많이 획득하였기 때문에 이런 시험의 유용성을 향상시키기 위한 노력들이 지속적으로 확대되고 있다.

동물 시험 동물 시험에서 얻은 자료들은 유해성 확인 과정의 핵심적인 요소이다. 위해성 평가의 기본 전제는 동물에서 종양을 유발하는 화학물질은 사람에게도 종양을 유발할 수 있다는 것이다. 동물에 대한 적절한 시험을 거쳐 사람에 대해 발암물질로 인식되는 모든 물질들은 적어도 하나의 동물 모델에서 양성 결과를 나타낸다. 비록 이러한 연관성이 실험동물에서 암을 유발하는 모든 물질과 혼합물들은 사람에게도 암을 유발한다는 것을 입증할 수는 없지만, 그럼에도 불구하고, 사람에 대한 적절한 자료가 없는 경우이더라도 실험동물에 대한 발암성이 충분히 입증된 물질과 혼합물들은 "사전 예방 원칙"을 반영하여 사람에게 발암 위해성을 나타내는 것으로 간주하는 것이 생물학적으로 신뢰할만하다 하겠다. 일반적으로 가장 적절한 설치류 생체 시험은 예측 또는 알려진 인체 노출 경로를 통해 이루어진다. 생식 독성 및 발생 독성에 생체시험과 기타 비발암성인 최종 독성 작용점은 유사한 이론적 근거를 가지고 있다.

발암성 표준 생체 시험을 설계할 때 일관된 특징은 두 동물종, 두 가지 성 모두를 사용, 용량군당 50마리 및 거의 평생 동안 노출 등으로 시험하는 것이다. 중요한 선택은 랫드와 마우스의 계통, 복용 횟수, 복용량 수준[일반적으로 최대 내성용량(maximally tolerated dose, MTD)의 90%, 50%, 10~25%]과 필요한 병리조직학 조사의 세부 사항(조사 장기수, 중간 도살군 병리의 선택 등) 등이다. 화학물질 발암성에 대한 양성 증거에는 특정 장기 부위에서의 종양 증가, 드물게 보이는 종양의 유도, 일반적으로 관찰되는 종양의 조기 유도(짧은 대기 시간)·관찰된 총 종양 수의 증가를 포함할 수 있다.

정량적 위해성 평가를 위한 설치류 생체 시험에서 얻은 유해성 확인 자료를 사용할 때에는 중대한 문제가 있다. 이것은 이런 설치류 생체 시험에서 얻은 용량-반응 자료가 제한적이고, 환경적으로 관련성이 있는 적절한 노출에 대한 반응 정보가 없기 때문이다. 따라서 전통적으로 결과는 10~100%의 생물학적 관찰종양 반응의 용량-반응 곡선을 10^{-6} 위해성 추정치(신뢰도 상한치)나 기준 용량 관련 위해성(bechmark dose-related risk) 또는 대조 용량 관련 위해성(reference dose-related risk) 아래로 외삽하였다.

평생 생체 시험은 추가적인 기전 자료와 비발암성인 다중 최종 독성 작용점에 대한 평가를 통해 향상되었다. 이런 정보는 기전 규명을 위한 단기 시험, 역학에서의 바이오마커 및 유전 연구 등에서 얻은 자료와 함께 통합할 수 있고 매우 바람직하다. 그런 접근법은 생물학적으로 가능한 현상들을 실제로 종양 발달을 유도하는 것보다 저용량에서 관찰할 수 있고, 환경적으로 연관성이 있는 용량에서 반응을 예측하기 위해 여러 차수의 외삽을 실시하는 문제를 해결하는 데 도움을 줄 수 있다.

사람에 대한 암 위해성 예측을 향상시키기 위해 기존의 표준 2년 암 생체 시험에 대한 가능한 대안으로 형질전환 마우스 모델이 개발되었다. 사람 암과 관련이 있는 유전자를 통합하거나 제거하는 유전자 변형 마우스 모델을 사용함으로써 주요 세포 과정, 독성 반응의 작용 기구 등의 특성 규명을 증진할 수 있다. 현재 이 모델이 2년 시험을 완전히 대체해서는 안 되지만 추가적인 독성학적·기전적인 증거들의 해석에 도움이 되도록 다른 유형의 자료와 함께 사용해야 한다.

위해성 평가에서 역학 자료의 사용 인체 위해성에 대한 가장 확실한 증거는 노출과 질병 간의 양성적 상관관계가 관찰된 잘 수행된 역학 연구에서 얻어진 것이다. 표 4.2는 역학 연구 설계의 예를 보여주며 평가된 결과 및 노출 유형에 대한 단서를 제공한다. 역학 연구에는 중요한 제한성이 있다. 연구가 탐험적일 때 가설은 근거가 약한 경우가 많다. 임상 증상이 나타나기 전에 긴 지연 시간이 있는 조건에서 노출 추정치는 조잡하고 회고적인 경우가 많다. 일반적으로 생애를 고려할 때는 여러 번의 노출이 있다. 비교적 적은 수의 사람들에 대한 상세한 정보와 다수의 사람에 관한 매우 제한된 정보는 항상 상충 관계에 있다. 흡연 및 식이요법과 같은 생활양식 요인의 기여도를 가려내는 것은 해결해야 할 과제이다. 사람은 거의 대부분 족외혼인하기 때문에, 노출된 사람들 간의 감수성 변이가 고려되는 방법을 사용해야 한다.

그럼에도 불구하고, 사람에 관한 역학 연구를 통해 유해성 확인을 위한 유용한 정보들 및 때로는 자료 특성 규명을 위한 정량적 정보들도 얻을 수 있다. 역학 연구 설계에는 세 가지 방법이 주로 사용된다: 단면 연구(cross-sectional study), 코호트 연구(cohort study), 환자-대조군 연구(case-control study)(표 4.2). 단면 연구는 위해 요인(노출)과 질병을 확인하기 위해 사람 집단을 연구하지만, 원인과 영향을 입증하기에는 유용하지 않다. 코호트 연구는 연구되는 대상 물질에 대한 노출을 근거로 선택된 개체들을 평가한다. 이 전향적 연구들은 처음에는 질병이 없었던 사람들에게 질병이 나타나는 비율을 시간의 경과에 따라 모니터링한다. 환자-대조군 연구에서는, 질병 상태를 근거로 피험자들을 선정하고, 질병 환자들과 이에 대한 무병 개체들로 나누고, 노출 내력 중 일관성 있는 핵심적 특징을 결정하기 위해 두 집단 간의 노출 내력을 비교한다. 모든 환자-대조군 연구는 후향적 연구이다.

역학 연구 결과는 아래와 같은 기준들에 의해 판단된다: 연관도, 관찰의 일관성(시기와 장소의 재현성), 특이성(반응의 질 또는 양의 독특성), 시간적 관계의 적절성(노출이 반응에 선행되는가?), 용량-반응성, 생물학적 타당성과 일관성, 검증 및 유추(생물학적 외삽). 또한 역학 연구 설계에서는 검출력, 도출된 결과의 적절성, 노출 평가의 검증, 혼동되는 인자에 대한 평가의 완벽성, 그리고 도출된 연구 결과를 위해성에 처한 다른 집단에 일반적으로 적용할 수 있는지 등에 대하여 평가

표 4.2 세 가지 유형의 역학 연구 설계의 속성

	연구 형태		
방법론적 기여도	코호트(Cohort)	환자-대조군(Case-Control)	단면(Cross-sectional)
초기 분류	노출-비노출	질병-무병	양쪽 중 하나
시간 순서	전향적	후향적	현재
구성원	무병 개체	환자와 대조군	생존자
비교	질병에 노출된 비율	노출된 환자의 비율	양쪽 중 하나
비율	발병률	분수(%)	이환율
위해성 지수	상대 위해성-기여 위해성	상대 오즈(relative odds)	이환율
장점	노출에 대한 편견 적음, 발병률과 위해성 비율 산출	저렴, 적은 대상, 빠른 결과, 희귀 질환에 적절, 마찰 없음	빠른 결과
단점	많은 대상, 장기적 수행, 마찰, 기준과 방법의 시기에 따라 변화, 비용이 많이 소모됨, 희귀 질환에 부적절	불완전한 정보, 잘못된 회수, 대조군 및 상대군 선택의 문제점, 상대 위해성만 산출-인과관계를 확인 못함, 생존자의 인구 수	인과관계를 확인 못함(선행 결과), 생존자의 인구 수, 희귀 질환에 부적절

해야 한다. 검출력은 연구의 규모, 가변성, 연구 중인 최종 작용점에 대한 허용 검출 한계, 그리고 특정 유의 수준 등을 사용하여 계산한다.

최근 사람 유전체 연구의 발전으로 분자 바이오마커는 더욱 고도화·정밀화되었고, 역학적 가설 설정을 위한 기전적인 토대들이 증진되어 역학자들이 생물학적 타당성과 임상적 관련성에 대한 우리의 이해를 넓힐 수 있게 했다. 노출, 영향, 감수성 등에 대한 증진된 분자 바이오마커를 응용하는 "분자역학(molecular epidemiology)"은 역학자들이 원인에서 질환에 이르는 경로에서 나타나는 분자 수준의 현상들을 보다 효과적으로 이해할 수 있게 해준다. 바이오마커의 범위는 극적으로 증가했으며 단일 염기 다형성(single nucleotide polymorphisms, SNP) 식별, 유전체 프로파일링, 전사체 분석, 단백질체 분석 등과 관련이 있다.

4.4.3 위해성 평가의 질적 측면 통합

유해성 정보의 질적 평가 시, 독성학적 발견의 종 간 및 표적 장기간 일관성에 대한 결정, 중복된 실험 조건 간의 일관성 평가, 그리고 관심 대상인 최종 유해 작용점을 지속적으로 감지하기 위한 실험의 적합성 결정 등과 같은 결과에 대한 일관성과 일치성을 고려해야 한다. 많은 기관들이 동물과 사람 연구 모두에 대해 유사한 증거 분류법을 사용한다. 이런 분류에는 증거가 충분하다, 제한적이다, 불충분하다, 없다, 또는 발암성이 없음을 시사하는 증거 등이 포함되어 있다. 발암성에 대한 전반적인 증거 비중(weight-of-evidence) 접근법은 이런 증거 분류를 사용하고, 데이터의 질, 양, 모든 기본 가정들을 고려한다.

4.5 용량-반응 평가

4.5.1 위해성 평가의 정량적 측면 통합

위해성 평가에서 정량적 고찰에는 용량-반응 평가, 노출 평가, 감수성의 변이, 불확실성의 특성 규명 등이 포함된다.

어떤 유해 물질에 대한 노출과 유해 작용의 발생 간의 정량적 상관성에서 기본적인 근거는 용량-반응 평가이다. 용량-반응 상관성의 분석은 정량적으로 평가될 수 있는 임계 영향을 결정하는 것에서 시작해야 한다. 가장 관련 있는 노출 경로를 사용하는 연구에서 유해 영향을 가진 데이터 세트를 선택하는 것이 일반적이다. "임계(critical)" 유해 영향은 최저 노출 수준에서 유의적으로 발생하는 유해한 생물학적 영향으로 정의된다.

역치 접근법 역치 용량-반응 상관성에 대한 특성을 밝히는 것은 "최대 무영향 관찰 용량 또는 최소 영향 관찰 용량(no 또는 lowest observed adverse effect level, NOAEL 또는 LOAEL)"의 확인과 관련이 있다. 그림 4.3에 나와 있는 용량-반응 곡선에서 T로 표시된 역치는 그 수준 이하에서 유해한 영향이 발생하지 않는 용량을 말한다. NOAEL은 통계적으로 유의성이 없는 영향을 나타내는 최대 시험 용량이다. 여기서는 2 mg/kg 몸무게인 점 F이다. 점 G는 LOAEL(약 2.3 mg/kg 몸무게)이며, 통계적으로 유의한 영향을 보이는 최소 시험 용량이다. A에서 D까지의 선은 출발점(point of departure, POD) 아래에서 가능한 외삽법을 나타낸다. POD는 정사각형으로 표시된 점 E인데, 측정된 용량-반응 범위의 하단 근처의 용량을 지정하는 데 사용되는데, 그 이하에서는 더 낮은 용량까지의 외삽이 필요하다.

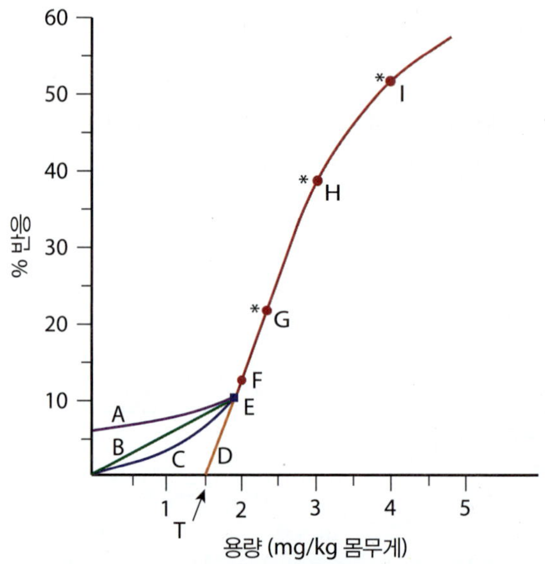

그림 4.3 용량-반응 곡선. 생물학적인 실험을 통해 측정된 데이터인 점 E에서 I까지의 전형적인 용량-반응 곡선을 설명하기 위해 작성됨. 반응의 통계적 유의성은 "*"기호로 표시함. 역치 용량은 그 수준 이하에서 생물학적인 반응이 나타나지 않는 용량으로서, 그림에 T로 표시된다. 점 E는 측정된 용량-반응 범위의 하단 근처의 용량을 나타내는 출발점(point of departure, POD)이며, 그 이하에서는 더 낮은 용량까지의 외삽이 필요하다. 점 F는 통계적으로 유의성이 없는 영향을 나타내는 가장 높은 반응점으로서 "최대 무영향 관찰 용량(no observed adverse effect level, NOAEL)"이다. 점 G는 "최소 영향 관찰 용량(lowest observed adverse effect level, LOAEL)"이다. A에서 D까지의 선은 생물학적으로 관찰된 데이터 포인트와 POD의 범위 아래에서 용량-반응 상관성을 외삽하기 위한 몇 가지 옵션을 보여준다.

일반적으로 동물 생체 시험은 10% 반응 범위에서 낮은 수준의 생물학적 반응을 검출할 수 있도록 충분한 수의 동물로 구성되어 있다. 유의성은 보통 생물학적 및 통계적 기준으로 언급되는데, 시험에 사용된 용량 수준의 수, 각 용량에서 시험에 사용된 동물의 수, 비노출 대조군에서도 비특이적으로 나타나는 유해 반응 등에 따라 달라진다. NOAEL이 위해성이 전혀 없는 용량으로 인식되어서는 안 된다.

2장에서 설명한 바와 같이, 용량-반응 상관성에 대한 특성을 규명하기 위한 접근법에는 LD_{50}(50% 치사율을 나타내는 용량), LC_{50}(50% 치사율을 나타내는 농도), ED_{10}(10% 반응을 나타내는 용량)뿐만 아니라 NOAEL과 같은 영향 수준의 확인도 포함된다.

통상적으로 NOAEL은 독성 참고 용량(reference dose, RfD) 또는 일일 섭취 허용량(acceptable daily intake, ADI)과 같은 위해성 평가 계산을 위한 기초로 여겨지고 있다. RfD 또는 독성 참고 농도(reference concentration, RfC)는 사람의 건강에 유해한 영향을 미치지 않는다고 판단되는 어떤 물질에 대한 일일 노출량(각각 경구 또는 흡입)이다. ADI는 그때까지 알려진 모든 요인들에 근거하여 전 생애 동안 어떤 화학물질을 매일 섭취하여도 인지할 만한 위해성이 발생하지 않을 것으로 기대되는 용량이다. 일반적으로 RfD 및 ADI는 NOAEL을 불확실성 계수(uncertainty factor, UF) 및/또는 조정 계수(modifying factor, MF)로 나누는 것으로 계산한다.

$$\mathrm{RfD} = \frac{\mathrm{NOAEL}}{\mathrm{UF} \times \mathrm{MF}}$$

$$\mathrm{ADI} = \frac{\mathrm{NOAEL}}{\mathrm{UF} \times \mathrm{MF}}$$

내용 일일 섭취량(tolerable daily intake, TDI)은 유해 건강 영향을 미치는 것으로 생각되는 수준보다 낮기 때문에 "받아들일(acceptable)" 수는 없지만, "허용 가능한(tolerable)" 화학물질에 대한 섭취량을 설명하는 데 사용한다. 이는 ADI와 유사한 방식으로 계산한다. 원칙적으로 이런 요인들로 나누는 것은 종 간 가변이성(동물에서 사람, 즉 동물을 이용한 유해성 자료를 사람에 적용함을 고려)과 종내 변이성(사람에서 사람, 즉 사람과 사람 간의 반응 변이성을 고려)에 대하여 각각 ×10을 UF로 적용한다. 추가적인 UF를 사용하여 적절하지 못한 실험 조건들을 고려하기 위해 사용될 수 있다. 예를 들어, 단기 노출 시험에서 얻은 결과로 만성 시험과 더 관련성이 깊은 상황을 추정할 때, 시험에 사용된 동물의 수가 충분하지 않거나 기타 실험적 한계 등이 있음을 고려할 때 사용할 수 있다. 만약에 LOAEL만 사용할 수 있다면, NOAEL에 더 근접한 값을 얻기 위하여 일반적으로 UF로 ×10을 한 번 더 적용하여 계산한다. 잘 수행된 동물 생체 시험으로부터 추론하고(동물을 이용한 유해성 자료를 사람에 적용하므로 10을 적용), 사람 간의 반응 변이성을 참작해서(사람에서 사람으로 인자인 ×10을 적용), RfD 계산에 안전 계수로 100(즉, 10×10)이 적용된다.

기전, 약물동태학, 또는 사람의 위해성에 대한 동물 반응의 관련성에 대한 자료들이 보정할만한 충분한 근거가 있는 경우에 MF를 사용하여 UF를 조정할 수 있다.

최근 RfD와 ADI 계산에 전통적으로 사용된 ×10의 UF를 대체하기 위해 데이터에서 유래되고 화학물질 특이적인 조정 계수들을 사용하려는 노력이 집중되고 있다. 즉, 발표된 임상 시험들에서 인간 약리학 문헌을 검토하고, 광범위한 노출 및 임상 조건 등에 따른 인체 변이성에 대한 데이터베이스를 개발하기 위해 노력하고 있다. 종 내 및 종 간 UF는 두 가지 구성 요소를 가지고 있다. 즉, 그림 4.4에 나타낸 바와 같이 독성동태학적 요소와 독성역학적 요소이다. 이 접근법을 통해 전체적인 독성학적 과정들의 특이한 양상에 대한 과학적 정보들을 RfD 계산에 통합적으로 반영할 수 있다. 따라서 관련 데이터들을 이용하여 외삽을 할 때 야기될 수 있는 전반적인 "불확실성"의 일부를 대체할 수 있다.

NOAEL 값은 "노출 한계(margin of exposure, MOE)"를 평가함으로써 위해성 평가에 활용되었는데, 동물에서 측정되고 mg/kg per day 단위로 표시한 NOAEL을 사람이 노출될 수 있는 수준과 비교하는 것이다. MOE 값이 낮으면 사람의 노출 수준이 동물의 NOAEL 값과 비슷하다는 것을 알 수 있다. RfD 및 RfC와 달리, 이 계산에서는 사람이나 동물의 감수성 차이 또는 동물 연구결과를 사람에 적용하기 위한 외삽 등을 고려한 계수를 적용하지 않는다. 따라서 100 미만의 MOE 값은 규제 기관에서 추가 평가가 필요한 플래그로 사용되었다.

NOAEL 접근법은 다음과 같은 점을 포함하여 여러 측면에서 비판받아왔다. 즉, (1) 정의에 따라 NOAEL은 반드시 실험에 사용된 용량들 중 하나여야 하고, (2) 일단 NOAEL이 확인되면, 용량-반응 곡선의 나머지들은 무시된다. 이런 제한성 때문에, NOAEL 접근법에 대한 대체법인 벤치마크 용량법(benchmark dose method, BMD method)이 제안되었다.

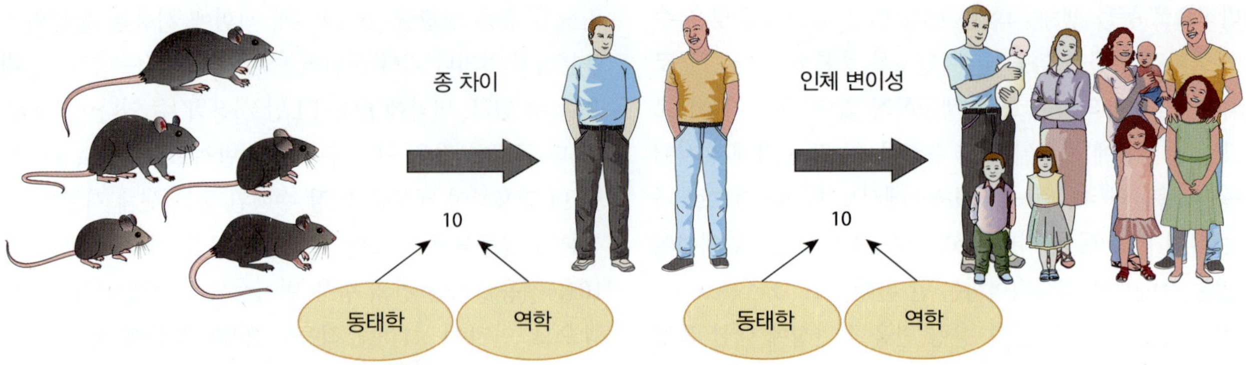

그림 4.4 종 간 및 개체 간 외삽에서 내재된 독성동태학적(toxicokinetic, TK) 및 독성역학적(toxicodynamic, TD) 고려 사항. 독성동태학은 독성물질의 흡수, 분포, 배설 및 대사 과정과 관련된다. 독성역학은 생체 내에서 독성물질 자체의 작용 및 다른 것과의 상호 작용 등과 관련이 있고, 장기, 조직, 세포 및 분자 수준에서의 경과를 설명한다. 이 그림은 두 가지 주요 인자들(즉, 동태학적인 요소와 역학적인 요소)로 인하여 종 간 및 종 내 외삽을 할 때 불확실성이 내재되어 있는데, 이에 대한 고려를 어떻게 할지에 대하여 보여준다. 자세한 설명은 본문을 참조하라.

이 접근법에서는 용량-반응은 모델화되고, 특정 반응인 벤치마크 반응(benchmark response, BMR)에 해당하는 용량에 대한 하한 신뢰도가 계산된다. BMR은 보통 1%, 5%, 또는 10%로 정해진다. BMD_x(x는 BMR%를 나타냄)는 RfD 계산을 위한 NOAEL 값의 대안으로 사용된다. 따라서 RfD는 다음과 같이 계산된다.

$$\mathrm{RfD} = \frac{\mathrm{BMD}_x}{\mathrm{UF} \times \mathrm{MF}}$$

BMD를 위해 UF와 MF로 사용될 수 있는 계수들의 범위는 NOAEL에 사용된 것과 동일한 높은 값부터 반응 수준에 대한 신뢰도가 증가될 때 또는 용량에 대한 하한 신뢰도를 사용해서 실험 간의 변동성을 감안하는 정도가 증가될 때 적용될 수 있는 낮은 값까지 다양하다.

BMD 접근법의 장점은 다음과 같다. 즉, (1) 용량-반응 곡선 전체를 반영하는 능력; (2) 일정 정도의 변동성(신뢰도 한계) 감안함; (3) 여러 시험 간에 RfD 계산을 위해 일관된 BMR 수준을 적용하는 것이다. 그런데 동물 생체 시험을 할 때, 시험 용량의 수를 최소로 하게 되면 용량-반응 곡선의 세로축 높이가 낮아져 얕아지고, 시험 용량의 간격을 크게 하면 접근법이 NOAEL이든 BMD이든 간에 모든 유형의 정량적 평가에 시험 결과를 활용하기 매우 어려워지는 제한점들이 분명히 존재한다.

비역치 접근법 그림 4.3에서 보듯이, 만약에 역치가 가정되어 있지 않으면, 용량-반응 곡선의 저용량 영역에서 용량-반응 곡선이 제안될 수 있다. 일반적으로 위해 평가자는 실험에서 관찰된 데이터를 바탕으로 얻어진 용량-반응 곡선의 영역을 벗어나 외삽할 필요가 있기 때문에, 이 영역에서 곡선을 산출하기 위한 모델 선택에 많은 주의를 기울여야 한다. 비역치 반응을 위한 용량-반응 평가 방법으로는 생물학적으로 관찰된 반응 범위보다 훨씬 낮고 평가된 영향 수준보다 훨씬 낮은, 매우 저용량에서 아주 작은(10^{-4}~10^{-6}) 위해성 수준으로 외삽하기 위한 모델이 이용되어 왔다.

통계 또는 확률 분포 모델 통계적(또는 확률 분포) 모델과 기전적 모델의 두 가지 일반적인 용량-반응 모델이 존재한다. 분포 모델은 각 개체가 시험 물질에 대해 내성 수준을 가지고 있고, 이 반응 수준이 특정 확률 분포 함수에 따라 달라지는 변수라는 가정을 근거로 하고 있다. 이런 반응은 누적 용량-반응 함수를 사용하여 모델화될 수 있다. 그러나 50% 반응 수준으로부터 "안전한", "허용되는" 또는 "아주 작은" 노출 수준(예: 10^{-6} 위해성)으로의 실험자료 외삽은 과학적 관찰과 고도의 방어적 위해성 한계(때때로 실질적으로 안전한 용량으로 불리는, 또는 유해 반응률에서 95% 상위 신뢰 한계값에 상응하는) 간에 커다란 격차를 설명한다.

기전적 가설에서 유래된 모델 이 모델링 접근법은 가정된 생물학적 반응 기전과 일치하는 용량-반응 관련성을 설명하기 위한 수학 방정식을 설계한다. 이 모델은 특정 생물학적 단위(동물 또는 사람)에서의 반응(독성 작용)이 하나 이상의 생물학적 사건(확률론적 사건)의 무작위적인 발생의 결과라는 개념을 근거로 하고 있다.

방사선 조사는 암 모델링을 위한 일련의 "타격 모델(hit

model)"을 만들어 냈으며, 여기서 타격은 독성 작용이 나타나기 전에 반드시 발생해야 하는 중요한 세포 현상으로 정의된다. 가장 간단한 기전적 모델은 1회 타격(1단계) 선형 모델로서, 1회 타격 또는 임계세포 상호 작용으로 세포가 변형될 수 있다. 암에 대한 이론이 복잡해지면서, 다중 타격 모델이 발암성에서 다중 표적, 다중 타격 이벤트뿐만 아니라 가정된 단일-표적 다중 타격 이벤트를 설명할 수 있도록 발전되었다.

모델의 독성학적 향상 위해성 외삽에 사용되는 모델을 개선한 세 가지 모범적인 연구 분야는 종양형성까지 시기, 생리학 기반 독성동태학적 모델(7장에서 설명) 및 생물학적 기반 용량-반응(biologically based dose-response, BBDR) 모델이다. BBDR 모델은 이전 절에서 기술한 일반화된 기전적 모델이 특정 생물학적 과정을 보다 분명하게 반영하도록 하는 것이 목적이다. 측정된 비율은 기본값 또는 컴퓨터 생성값을 대체하기 위해 기전적 방정식에 통합된다.

암 이외의 최종 작용점에 대한 BBDR 모델의 개발은 제한적이다. 그러나 여러 접근법들이 발생 독성에서 중요한 최종 작용점으로서 세포주기 동태학, 효소 활성, 한배 새끼 수 영향 및 세포 독성 등에 대한 작용 기구 정보들을 이용하여 연구되고 있다. 일시적으로 민감한 독성 동력학 모델에 임신 특이적 독성 동태 모델을 연결하는 접근법이 발생학적인 영향을 연구하는 방법으로 제안되었다. 불행히도, 대부분의 독성물질과 대부분의 최종 작용점에 대한 특이적·정량적·생물학적 정보들이 부족해서 이런 모델의 연구와 활용이 제한적이다.

4.6 노출 평가

노출 평가의 주요 목적은 독성물질에 대한 근원, 유형, 정도, 접촉 기간 등을 결정하는 것이다. 위해성 분석 과정의 명백한 중요 원리는, 유해성은 노출이 없이는 발생하지 않는다는 것이다. 그러나 종종 노출 데이터는 전체 위해성 결정에서 불확실성의 주요 영역으로 여겨진다. 정량적 위해성 평가에서 노출 정보를 사용하는 일차적 목적은 전체 노출의 유형과 양을 결정할 뿐만 아니라 얼마나 표적 장기에 특이적으로 도달하는지를 이해하기 위한 것이다. 노출평가에서 핵심 단계는 개발 중인 위해성 시나리오와 관련하여 어떤 노출 경로가 적절한지를 결정하는 것이다. 다음 단계는 잠재적으로 적절하다고 확인된 각각의 노출 경로별로 정량화하고 경로-특이적 노출을 합산하여 전체 노출량을 계산하는 것이다.

노출 평가에서의 노출의 시기와 기간이 위해성 평가에서 어떻게 평가될 것인지를 추가적으로 고려해야 한다. 일반적으로 발암 위해성에 대한 추정치는 전 생애의 평균을 사용한다. 몇 가지 경우, 단기 노출 한계(short-term exposure limit, STEL)가 필요하고, 짧지만 높은 노출 수준의 특성 규명이 중요한다. 이런 경우, 노출은 전 생애의 평균을 사용하지 않으며, 단기 고용량의 영향을 평가한다. 발생 독성의 경우, 발생학적 감수성이 나타날 수 있는 정도에 노출되면 유해한 발생 영향을 나타내는데 단 한 번의 노출로 충분할 수 있으므로 전 생애 평균보다는 일일 용량이 사용된다.

4.7 위해도 결정

4.7.1 감수성의 변이

독성학에서는 사람 간의 현저한 변이에 대한 인식이 점차적으로 확대되고 있다. 일반적으로 시험 결과와 독성 동태 모델에서는 변이를 측정하기 위하여 평균과 표준편차를, 또는 표준오차를 사용하므로 연령, 성별, 건강 상태 및 유전학적인 차이로 인한 반응의 가변성을 무시할 수 있다.

민감도가 높은 분자 및 유전체 기반 시험방법으로 얻은 결과들을 독성의 전반적인 과정과 연계시켜 해석하는 것은 위해성 평가를 위한 난제이다. 임상 병리학적 바이오마커와 같이 초기에 나타나는 영향에 대한 바이오마커들은 노출, 반응, 시기 등이 복합적으로 작용하여 발현된다. 초기에 파악하기 어렵고 가역적인 작용들은 일반적으로 비가역적인 질병 상태와 구별할 수 있다.

초기·고감도 반응에 대한 바이오마커들을 해석하는 어려움들이 유전자 발현 어레이를 응용한 데이터 분석을 통해 해결되고 있다. 지난 10년간 유전자 반응을 비교적 쉽게 모니터할 수 있는 능력이 기하급수적으로 증가했기 때문에, 이에 발맞추어 독성학자들이 위해성 평가 및 전반적인 독성 과정과 관련하여 유전자 반응 결과를 해석해야 할 필요성도 증가했다.

위해성 평가를 위한 마이크로어레이 분석(microarray analysis)은 기능적으로 해석하고 기존의 독성학적 최종 작용점과 연계시키기 위해 정교한 분석이 필요하다. 유전자 발현 어레이 데이터에서는 측정된 반응의 수가 너무 많기 때문에 패턴 분석 기술이 사용되고 있다. 이런 분석에 필수적인 화학물질군, 병리학적 상태, 질병 진행 단계 등을 총망라하는 광범위한 데이터베이스가 개발되고 있다.

4.8 정보 자원

위해성 평가를 위해 많은 정보 자원을 이용할 수 있지만, 위해성 평가 자원과 데이터베이스의 몇 가지 예들을 독자들에게 제공하기 위해 아래에 열거한다. 미국 국립 의학 도서관(http://toxnet.nlm.nih.gov/)의 독성학 데이터 네트워크(TOXNET)는 독성학, 유해 화학물질 및 관련 분야에 대한 데이터베이스에 대한 액세스를 제공한다. 이 정보들의 출처는 평가 수준에 따라 다른데, 설명이 없이 단순히 나열된 과학적 참고문헌들부터 광범위한 상호 심사를 거친 위해성 평가 정보에 이르기까지 다양하다. 세계보건기구(http://who.int/)는 국제 화학물질 안전성 프로그램(http://who.int/pcs/IPCS/index.htm)의 표준 문서 및 보건 및 안전성 문서를 통해 특정 화학물질에 관한 정보를 제공한다. 국제암연구기관(International Agency for Research on Cancer, IARC)은 발암물질의 특정 분류와 개별 물질에 대한 정보를 제공한다. 미국 국립환경보건과학연구소(National Institute of Environmental Health Sciences, NIEHS)의 국가 독성 프로그램에서는 이 국가 프로그램(http://ntp.niehs.nih.gov/)의 일부로서 테스트를 거친 물질에 대한 기술보고서를 제공한다.

최근 화학물질의 특성을 확인하고, 어떤 경우 이를 제공하는 새로운 독성유전체 데이터베이스를 이용할 수 있게 되었다. NCBI(National Center for Biotechnology Information)는 위해성 평가에 매우 유용한 생물의학 및 유전체 정보를 제공하였고, 독성학적 최종 작용점들을 통합하기 위해 노력했다. 미국 환경보호청(Environmental Protection Agency, EPA)의 온라인 데이터베이스인 ACToR(http://actor.epa. gov/actor/faces/ACToRHome.jsp)는 화학 독성 데이터, 보건 및 환경에 대한 화학적 위해 가능성 등을 제공하고 있어 위해성 평가를 위한 유용한 자원이다. Comparative Toxicogenomics Database(http://ctd.mdibl.org/)는 민감도의 변이와 환경적으로 유발된 질환에서 중요한 분자 수준의 기전을 규명하기 위해 필요한 종 간 화학물질-유전자-단백질 상호 작용과 화학물질-유전자-질환의 관련성에 관한 데이터들을 제공한다. 이런 데이터베이스들은 유해성 확인 및 기전에 관한 유용한 정보들을 제공하지만 노출 데이터들은 거의 없다.

4.9 위해성 인식과 비교 분석

개인은 지역 사회 및 전체 사회와 마찬가지로 유해한 상황·제품에 대한 정보에 대하여 매우 다양하게 반응한다. 이런 행동 반응을 이해하는 것은 건설적인 위해성 의사소통 촉진, 잠재적 위해성 관리 선택사항들을 평가하는 데에 중요하다. 어떤 연구에서, 학생들, 여성 유권자 연맹 회원, 활동 중인 클럽 회원 및 과학 전문가들에게 매년 사망에 기여하는 정도에 따라 30가지 활동 또는 물질들을 선정하도록 요청했다. 클럽 회원들은 농약, 스프레이 캔, 원자력을 다른 사람들보다 안전한 것으로 평가했다. 학생들은 피임약과 식품 방부제가 위해도가 높고, 등산은 다른 것보다 안전하다고 평가했다. 전문가들은 전기, 외과수술, 수영, X선 촬영 등은 위해성이 높고, 다른 사람들과 달리 원자력과 경찰활동은 덜 위해한 것으로 분류했다. 또한 독성학자 간에도 산업계, 학계 또는 정부 등 업무에 따라서 화학물질의 위해성에 대한 인식에 차이가 있었다.

두려움, 인지된 통제 불능, 무의식적인 노출과 같은 심리적 요인들은 위험이 일상생활에서 익숙하게 관찰되며 "필수적일" 정도로 보이게 하는 다른 요인들과 상호 작용한다. **그림 4.5**는 많은 수의 위해성 활동에 대하여 통제 가능/통제 불가능하고, 그리고 관찰 가능/관찰 불가능한 매개 변수들을 격자 형태로 나타난다. 두 쌍의 주요 인자 각각에 대하여 관련성이 높은 인자들이 상자 내에 설명되어 있다.

정부 규제에 대한 대중의 요구가 공공 수요는 비자발적 노출(특히 식품, 식수, 공기 내)과 방사성 폐기물, 전자기장, 석면 단열재, 유전자 변형 작물과 식품 등과 같은 잘 인식하지 못하는 유해성으로 집중되고 있다. 많은 사람들은 유해성에 관한 정보 또는 보고된 유해성이 없는 신기술에 관한 정보들이 알려지지 않도록 제조업체(유전자 변형 식품) 또는 정부기관(1980년대 에이즈 바이러스 오염 수혈, 화학물질 또는 방사성 폐기물의 유해한 정도)이 보류했다고 인식하게 되면, 매우 부정적으로 반응한다.

대부분의 사람들은 직업, 레크리에이션 활동, 개인 간 상호작용 및 투자와 같은 대안 활동의 위해성을 정기적으로 비교한다. 매우 다양한 공중 보건과 환경적 편익, 편익과 손실에 대한 추정 금액의 큰 불확실성, 인구 집단 간의 편익과 손실의 다른 분포 등으로 인하여 비교 위해성 분석을 수행하는 최선의 방법을 결정하는 것은 어렵다고 입증되었다.

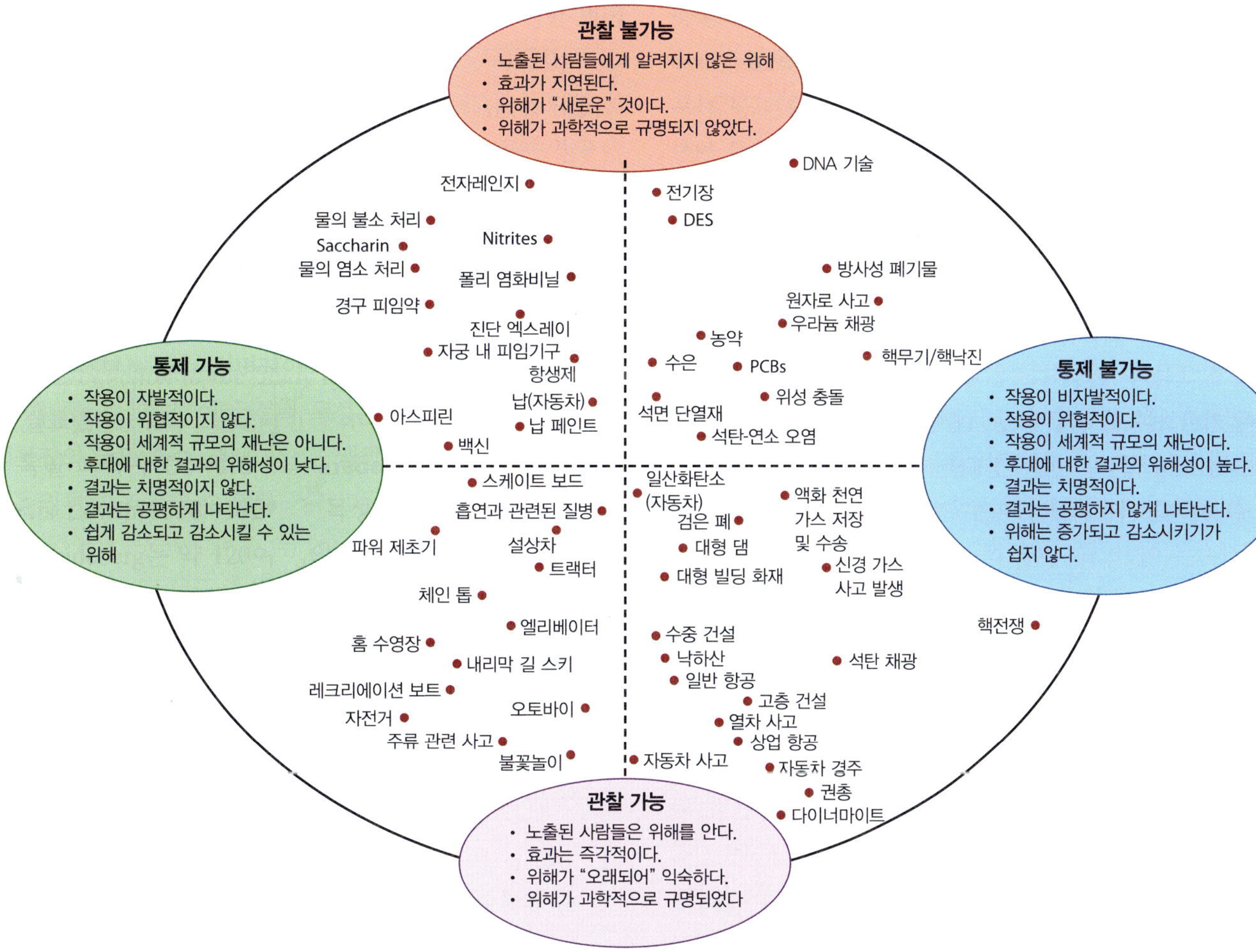

그림 4.5 "위해성 공간" 축 그림을 사용하여 설명한 위해성 인식. 위해성 공간에는 유해성의 인식된 두려움에 대해, 그리고 알고 있거나 관찰될 수 있는 정도에 대해 대략적으로 대응하는 축이 있다. 이 공간의 상부 우측 내(1사분면)에 있는 위해성은 정부의 규제를 야기할 가능성이 매우 높은 것들이다.

4.10 새로운 개념들

현실 세계에서의 문제들에 답하기 위해 위해성에 관한 문제들이 간단명료하게 구성되어 있는지 확인해야 할 필요가 있다. 환경 보건은 매우 역동적이며 기후 변화, 에너지 부족, 가공된 나노 입자 등과 같은 여러 가지 부각되고 있는 환경 문제들은 이제 우리의 관점을 단일 화학물질에 의한 단일 노출 시나리오를 훨씬 뛰어넘는 맥락으로 확장시켜야 한다. 이 목표를 달성하기 위해서는 전 지구적이고 국제적인 사고가 필요하다.

웰빙은 사람의 보건과 환경 위해성의 지속가능한 관리의 목표를 설명하는 데 점점 더 많이 사용되고 있다. 웰빙은 "질병 없는" 존재를 넘어서서 원하는 것(식품과 수자원의 안전을 포함)과 두려움(개인 안전)으로부터 자유로워지고 이런 상태가 지속가능한 미래로 나아가는 것이다. 환경 문제가 전 세계적인 문제라는 인식은 우리가 어떻게 위해성을 관리하고 지속가능한지를 다루는 데 필수적이다. 수자원, 대기, 에너지 자원 등이 안전하면서 고갈되지 않도록 지속가능하고 건강한 공동체를 유지하기 위한 연구 개발은 화학물질의 안전에 대해 고찰하는 노력을 해야만 한다.

4.11 공중 보건 위해성 관리

웰빙과 지속가능성의 개념과 관련하여 잠재적 건강 위해성을 확인하고 특성을 규명하며 그런 물질들이 안전하지 않게 사용되는 것을 예방하기 위해 독성 시험을 이용하라는 공중 보건 방침이 있다. 예방법에는 세 단계가 있다. 1차의(*primary*) 목표는 예방과 위해성·유해성 회피이다. 2차의(*secondary*) 목표는 유해성 또는 취약성 감소와 유해성 전가를 포함하는 완화 또는 준비이다. 그리고 잔여 위해성을 줄이거나 위해성 저감을 위한 방법인 신속한 대응이나 회복이 3차(*tertiary*) 예방법이다. 그림 4.5는 용량 평가, 취약성, 영향 평가의 개념이 포함된 공중 보건에 대한 위해성 평가 및 관리의 개요를 보여준다. 이런 맥락에서 취약성 평가 시 평가의 일환으로 노출과 감수성에 대하여 고려한다. 유해성 분석이란 유해성 확인 및 확률에 기반하여 사고의 빈도를 예측하는 것이다. 용량 평가는 어떤 시스템이 영향을 받는 정도와 영향을 받은 후의 복원력을 확인하는 데 사용되었다.

4.12 요약

위해성 평가 목표는 이슈, 위해성 관리 요구, 법정 요구 사항 등에 따라 달라진다. 그러므로 위해성 평가를 위한 배경과 문제점 성립을 설정하는 것이 중요하다. 이런 체계는 산업·환경·정부·공공 보건 기관들에서 우선순위를 설정하는데 지침을 제공하면서 다양한 목적을 다루고 새로운 지식을 수용할 수 있을만큼 충분히 유연하다. 위해성 평가는 과학을 분석하고 불확실성을 확인하며 의사 결정을 위한 접근법을 제공한다. 독성학, 역학, 노출 평가, 임상 관찰 등을 통하여 바이오마커, 영향 기전에 관한 종 간 연구, 체계적인 접근법으로부터 위해성 평가, 위해성 의사소통, 위해성 관리로 연결될 수 있다. 과학적 결과들은 가정을 데이터로 대체하고 불확실성을 보다 확실하게 설명하고 모델링하는 데 도움이 되므로, 독성학의 진보는 위해성 평가의 질을 향상시키는 것이 확실하다.

참고문헌

Costa L, Eaton D(eds.): *Gene-Environment Interactions: Fundamental of Ecogenetics*. Hoboken, NJ: John Wiley & Sons, 2006.

FDA US: *Critical Path Initiative.* Science & Research. Silver Spring, MD: US Food and Drug Administration; 2011. Available at: http://www.fda.gov/ScienceResearch/SpecialTopics/CriticalPathInitiative/default.htm.

Hood R(ed.): *Developmental and Reproductive Toxicology: A Practical Approach*. 3rd ed. Boca Raton, FL: CRC Press, 2011.

Hsieh A: A nation's genes for a cure to cancer: evolving ethical, social and legal issues regarding population genetic databases. *Columbia J Law Soc Probl* 37:359–411, 2004.

NRC: *Science and Decisions: Advancing Risk Assessment.* Washington, DC: National Academies Press; 2009

NTP: National Toxicology Program. 2011. Available at: http://ntp.niehs.nih.gov/.

Ryan PB: Exposure Assessment, industrial hygiene, and environmental management. In: Frumkin H, ed. *Environmental Health: From Global to Local.* 2nd ed. San Francisco, CA: Jossey-Bass; 2010.

Sahu SC(ed.): *Toxicology and Epigenetics.* New York: John Wiley & Sons; 2012.

US EPA: Ecological Risk Assessments. Pesticides: Environmental Effects. 2011. Available at: http://www.epa.gov/pesticides/ ecosystem/ecorisk.htm.

연습문제

1. 다음 중 유해성 확인에 중요하지 않은 것은?
- **a.** 구조-활성 분석
- **b.** 시험관 내 시험
- **c.** 동물 시험
- **d.** 감수성
- **e.** 역학

2. 유해 결과의 확률은 다음 중 무엇으로 정의되나?
- **a.** 유해성
- **b.** 노출 비율
- **c.** 위해성
- **d.** 감수성
- **e.** 역학

3. 다음 중 유해한 물질에 사람이 노출되어 발생하는 유해 건강 영향에 대하여 체계적으로 과학적 특성을 밝히는 것으로 정의된 용어는 무엇인가?
- **a.** 위해성
- **b.** 유해성 제어
- **c.** 위해성 평가
- **d.** 위해성 의사소통
- **e.** 위해성 추정

4. 다음 중 위해성 관리의 목표가 아닌 것은?
- **a.** 위해성에 대한 목표 수준 설정
- **b.** 위해성과 편익의 균형
- **c.** 치사 용량 계산
- **d.** 제조업체의 우선순위 설정
- **e.** 잔여 위해성을 추정

5. 암 생체 분석을 위한 표준적인 시험 설계의 특징들로 적절하지 않은 것은?

a. 한 종 이상의 동물
b. 암수 모두
c. 거의 전 생애 동안 노출
d. 용량 투여군당 약 50마리
e. 모든 그룹에 대해 동일한 용량 수준

6. 다음 중 어떤 유형의 역학 연구가 항상 후향적인가?

a. 코호트
b. 단면
c. 환자-대조
d. 종단
e. 탐사

7. 다음 중 통계적으로 유의하지 않은 가장 높은 용량으로 정의된 것은?

a. ED_{50}
b. ED_{100}
c. NOAEL
d. ADI
e. COAEL

8. 다음 중 그 수준 이하에서 유해한 영향이 발생하지 않는 용량을 나타내는 것은?

a. ED_{10}
b. LD_{10}
c. RfC
d. 역치
e. 유의 수준

9. 다음 중 BMD 방법을 사용하여 참고 용량(reference dose, RfD)을 계산할 필요가 없는 것은?

a. MF
b. % 벤치마크 반응
c. NOAEL
d. UF
e. 벤치마크 용량

10. 실질적으로 안전한 복용량은 어느 정도의 신뢰 수준에서 설명되나?

a. 90%
b. 95%
c. 99%
d. 99.9%
e. 99.99%

독성물질의 흡수, 분포 및 배설

Absorption, Distribution, and Excretion of Toxicants

5장

Lois D. Lehman-McKeeman

5.1 서론
5.2 세포막
5.2.1 수동수송
단순확산
여과
5.2.2 특별수송
촉진적 확산
능동수송
생체 이물질 수송체
부가적 수송 과정
5.3 흡수
5.3.1 위장관에 의한 독성물질의 흡수
5.3.2 폐에 의한 독성물질의 흡수
가스 및 증기
에어로졸 및 입자
5.3.3 피부를 통한 독성물질의 흡수
5.3.4 특수경로를 통한 독성물질의 흡수
5.4 분포
5.4.1 분포용적
5.4.2 조직내 독성물질의 저장
저장소로서의 혈장 단백질
저장소로서의 간 및 신장
저장소로서의 지방
저장소로서의 뼈
5.4.3 혈액-뇌 장벽
5.4.4 태반을 통한 독성물질의 수송
5.4.5 독성물질의 재분포
5.5 배설
5.5.1 요로의 배설
5.5.2 대변으로의 배설
흡수되지 않은 섭취물
담즙으로의 배설
5.5.3 호기
5.5.4 배설의 다른 경로
뇌척수액
유즙
땀 및 타액
5.6 결론

요점

- 흡수는 노출부위로부터 전신순환되어 화학물질이 이행하는 과정이다.
- 독성물질은 대사, 배설 과정을 거치거나 체내 여러 부위로 저장되어 전신순환으로부터 소실된다.
- 배설은 혈액으로부터 생체 이물질이 제거되는 과정이며 요, 대변, 호기를 통해 외부환경으로 돌아가는 것이다.

5.1 서론

화학물질 또는 **생체 이물질**(*xenobiotics*)의 체내동태는 **흡수**, **분포**, **대사** 및 **배설**의 복합적인 과정으로 정의된다. 생체 이물질의 체내동태를 정량적으로 평가하는 학문을 **약물동태학**(*pharmacokinetics*) 또는 **독성동태학**(*toxicokinetics*)이라 한다(7장).

물질의 독성은 용량 의존적이다. 작용부위에서 화학물질의 농도는 일반적으로 용량에 비례하지만 두 가지 이상의 동일한 농도의 화학물질이 체내동태 차이로 인해 표적 장기에서 다른 농도를 나타낼 수 있다. 화학물질의 체내동태에 영향을 주는 여러 요인들이 **그림 5.1**에 표시되어 있다. (1) 화학물질의 흡수율이 낮은 경우 작용부위에서 독성을 유발하는 농도에 도달하지 못한다. (2) 표적 장기 이외 조직으로의 화학물질 축적은 독성을 감소시킨다. (3) 화학물질의 대사는 독성이 감소되거나 증가된 대사체를 빠르게 또는 느리게 형성하여 표적부위에 이를 축적시킴으로 독성을 나타낸다. (4) 화학물질이 신속히 제거될수록 표적부위에서의 농도가 감소되고 독성이 감소한다. 화학물질이 지방 조직에 분포되어 저장되는 경우 혈중농도가 낮아지고 신장 및 다른 기관을 통한 청소율이 감소하여 화학물질의 제거는 느려진다.

피부, 폐 및 소화관은 다수의 화학물질을 함유하고 있는 환경으로부터 고등 생명체를 분리하는 장벽 역할을 한다. 독성물질이 유해한 효과를 나타내기 위해서는 하나 또는 그 이상의 불완전한 장벽을 통과해야 한다. 부식성이 있는 화학물질(산, 염기, 염 및 산화제) 및 접촉부위에 국소적으로 작용하는 화학물질의 경우는 예외이다. 장벽을 투과하여 흡수된 화학물질은 손상을 받는 **표적 장기**(*target organ*) 또는 **표적 조직**(*target tissue*)을 포함하여 전신으로 분포된다. 화학물질의 표적 장기는 하나 또는 그 이상일 수 있으며 동일한 표적 장기에 여러 화학물질이 작용할 수 있다. 농도 이외의 여러 요인들이 독성물질의 장기 민감도에 영향을 주기 때문에 가장 높은 농도로 독성물질이 분포하는 장기 또는 조직에서 반드시 독성이 나타나는 것은 아니다. 생체 이물질의 체내동태를

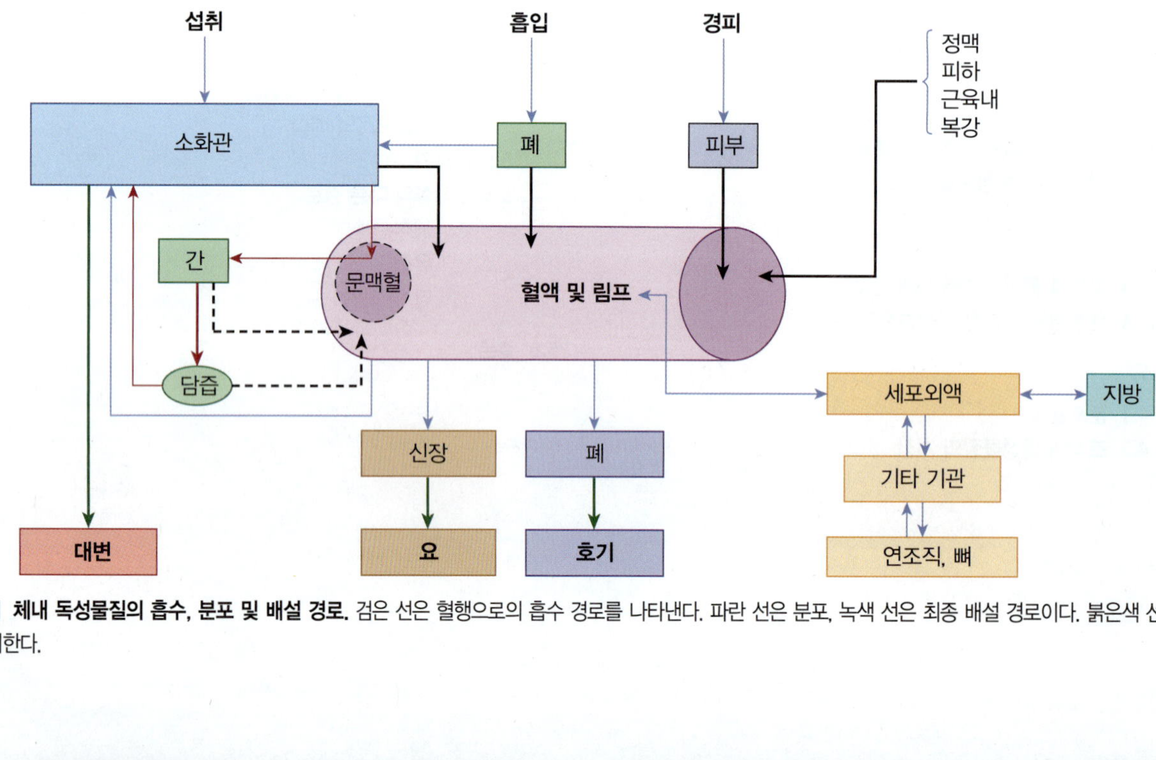

그림 5.1 체내 독성물질의 흡수, 분포 및 배설 경로. 검은 선은 혈행으로의 흡수 경로를 나타낸다. 파란 선은 분포, 녹색 선은 최종 배설 경로이다. 붉은색 선은 장간 순환을 의미한다.

구성하는 과정들이 서로 밀접하게 관련되어 있고 상호간에 영향을 준다는 점을 명심해야 한다(그림 5.1).

5.2 세포막

독성물질 분포의 모든 과정은 생체막 투과와 관련이 있다. 화학물질은 피부의 중층상피, 폐 및 위장관의 얇은 세포층, 모세혈관내피, 표적 장기 또는 조직의 세포 등을 포함하는 수많은 세포막을 투과해야 한다. 그리고 이러한 모든 세포들을 둘러싸고 있는 원형질막은 매우 유사하다.

세포막의 기본단위는 인지질, 당지질 및 콜레스테롤로 구성된 지질이중층이다. 인지질은 양극성이며 친수성 극성 머리와 소수성 지질 꼬리로 구성되어 있다. 막구조에서 극성 머리부분은 막의 바깥쪽 및 안쪽 표면을 향해 있으며, 소수성 꼬리부분은 안쪽을 향해 서로 마주보면서 연속적인 소수성 내부공간을 형성한다. 지방산 간의 소수성 상호 작용은 막지질 이중층을 형성하는 원동력이다. 많은 단백질들이 이중층에 삽입되거나 함볼되어 있으며 일부 막관통 단백질은 지질 이중층 전체를 가로지르며 중요한 생물학적 수용체로서 역할을 하거나 수성 세공, 이온채널 및 수송체를 형성한다(그림 5.2). 인지질 및 당지질의 지방산은 생리적 온도에서 단단한 결정구조가 아닌 반유동체로 존재한다. 불포화 정도(이중결합의 부족), 콜레스테롤 존재 여부 및 온도 등의 다양한 요인들이 이러한 유동체의 성질에 영향을 준다.

원형질막의 핵심적 특징은 선택적으로 투과시키는 능력이며 세포 내로의 유입 또는 세포로부터의 방출을 조절한다. 독성물질은 다음과 같은 두 가지 방식에 의해 세포막을 투과하게 된다. (1) 에너지를 소비하지 않는 수동수송 (2) 독성물질이 세포막을 투과하는데 에너지가 요구되는 특별수송이 이에 해당한다.

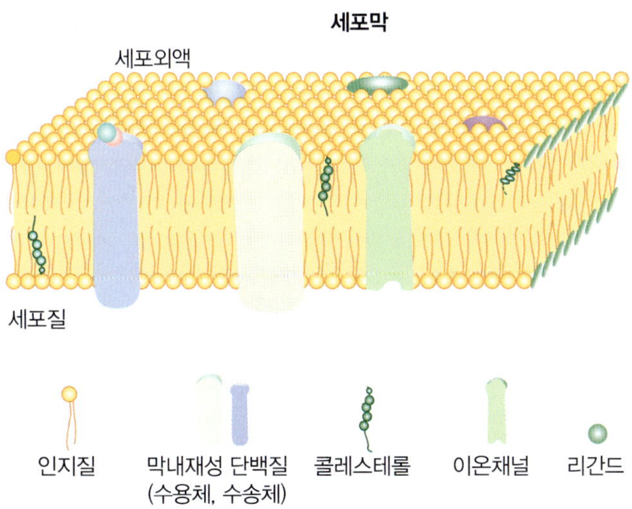

그림 5.2 **생체막의 모델.**

5.2.1 수동수송

단순확산 대부분의 독성물질은 단순확산에 의해 세포막을 투과한다. 단순확산을 통해 세포막을 투과하는 화학물질은 Fick's 법칙을 따르게 되며 에너지 소모없이 높은 농도부위에서 보다 낮은 농도부위로 이동한다. 크기가 작은 소수성 분자들(분자량이 대략 600 Da 이하)은 수성 세공을 통해 **세포 간극간 확산**(*paracellular diffusion*)이라 불리는 과정으로 세포막을 투과한다. 반면에 소수성 분자는 세포 횡단 확산이라 불리는 과정을 통해 세포막 지질부위를 가로질러 확산된다. 분자량이 작은 수용성 분자는 용이하게 단순확산에 의해 세포막을 투과하며 에탄올과 같은 작은 수용성 화합물은 즉시 흡수되어 분포된다.

서로 다른 지용성 정도를 가지고 있는 보다 큰 유기분자들의 세포막 투과 정도는 지질 용해도와 상관관계가 있으며 옥탄올/물 분배계수 값인 P에 의해 결정된다. 옥탄올/물 분배계수는 평형상태에서 유기상 및 수상에 분포하는 화합물의 농도비로 정의된다. 옥탄올/물 분배계수는 일반적으로 로그 형태로 표현되며 지용성과 양의 상관관계를 갖는 세포막 투과성을 평가하는 데 유용한 물리화학적 지표이다.

많은 화학물질은 유기 약산 또는 염기이며 **아레니우스의 이온화설**(*Arrhenius' theory*)에 따라 이온화된다. 이온화된 유기 약산 또는 염기는 지용성이 낮아 세포막 지질층을 쉽게 투과하지 못한다. 대조적으로 비이온화 형태는 보다 지질에 잘 용해되며 지용성 정도에 비례하여 세포막을 투과하여 확산된다. 유기 약산 또는 염기가 50% 이온화되는 pH를 pK_a 또는 pK_b라 부른다. pK_a 값은 산의 상대적인 강도에 대한 정보를 제공한다. 즉 낮은 pK_a 값은 강산, 높은 pK_a 값은 상대적으로 약산을 의미하며 염기의 경우는 이와 반대이다. pK_a와 pK_b는 유기 약산 또는 약염기의 이온화 상수의 마이너스 로그로 정의된다. pK_b에 대한 정보가 있는 경우 $pK_a = 14 - pK_b$ 공식을 이용하여 유기 약염기의 pK_a를 계산할 수 있다. pK_a 절대값이 산과 염기를 구별하지는 않으므로 화학구조에 대한 지식이 유기산과 유기염기를 구별하기 위해 요구된다.

화학물질의 이온화 정도는 pK_a 및 용액의 pH에 의존적이

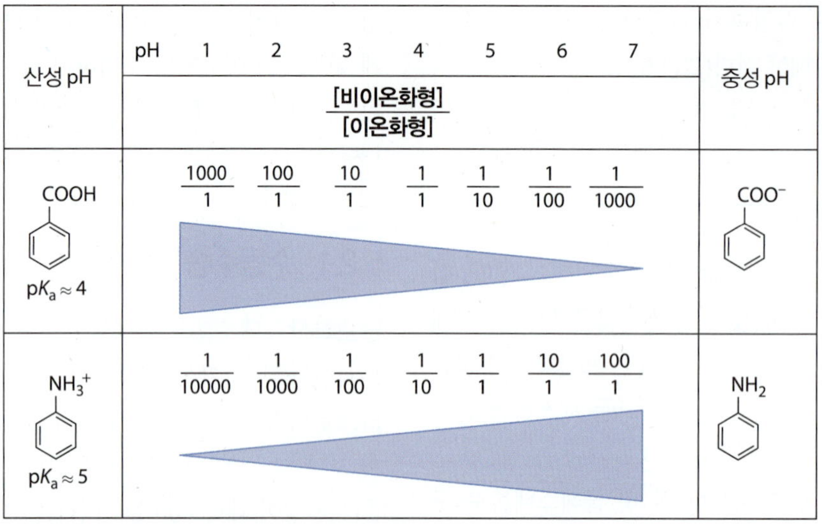

그림 5.3 벤조산($pK_a = 4$) 및 아닐린($pK_a = 5$)의 이온화 정도에 있어서 pH의 역할.

다. pK_a와 pH의 상관관계는 Henderson-Hasselbalch 공식으로 설명된다.

$$\text{산의 경우: } pK_a - pH = \log\frac{[\text{비이온형}]}{[\text{이온형}]}$$

$$\text{염기의 경우: } pK_a - pH = \log\frac{[\text{이온형}]}{[\text{비이온형}]}$$

유기산(벤조산), 유기염기(아닐린)의 이온화 정도에 있어서 pH의 효과가 그림 5.3에 설명되어 있다. Brönsted-Lowry 산-염기 이론에 의하면 산은 양성자(H^+) 공여자이며 염기는 양성자 수용자이다. 따라서 유기산의 이온화 및 비이온화 형태는 산-염기 평형을 나타낸다.

여과 과량의 물이 막세공을 통과할 때 작은 용질은 물과 함께 막을 통과한다. 이러한 채널을 통한 이동을 여과(*filtration*)라고 한다. 세포막은 다양한 크기의 채널을 가지고 있으며 혈액의 여과 및 요의 형성을 담당하는 신장 사구체는 상대적으로 세공이 커서 알부민(대략 60 kDa)보다 작은 분자들은 이를 통과할 수 있다. 대부분의 세포에 존재하는 채널은 매우 작아서 분자량이 수백 Da 이하의 분자들만 통과가 가능하다.

5.2.2 특별수송

많은 화합물의 경우 단순확산 또는 여과만으로 세포막을 통한 이동이 설명되지 않는 경우가 있다. 일부 화합물은 수성 세공을 통과하지 못할 정도로 크거나 지용성이 매우 낮아 세포막의 지질층을 통해 확산되지 못한다. 하지만 이러한 분자들은 농도구배에 역행하며 세포막을 통해 매우 빠른 속도로 이동된다. 이러한 현상을 설명하기 위한 특별수송체계가 규명되었으며 이들의 기능이상을 확인하는 것이 진행 중인 독성학 연구분야 중 하나이다.

촉진적 확산 촉진적 확산은 운반체를 매개로 하는 수송방식이며 능동수송과 유사한 특징을 갖는다. 하지만 기질의 수송이 전기화학구배 및 농도구배에 역행하지 않으며 수송 과정 중에 에너지를 요구하지 않는다는 차이가 있다. 촉진적 확산 수송은 에너지 비의존적이므로 미토콘드리아에 작용하는 대사독에 의해 영향을 받지 않는다.

능동수송 능동수송은 다음과 같은 성질을 갖는다. (1) 전기화학구배 및 농도구배에 역행하는 화학물질의 이동, (2) 높은 기질 농도에서 포화현상이 나타나며 최대 수송치(T_m)가 존재, (3) 특정 화학구조에 대한 선택성, (4) 동일한 수송체에 작용하는 화학적 길항제 또는 화합물에 의한 경쟁적 저해, (5) 에너지(주로 ATP 형태)가 요구되어 대사 저해제에 의해 수송 과정이 차단됨.

생체 이물질 수송체 인간의 유전자 중 대략 5%가 수송체와 관련되어 있으며 이는 수송 기능이 정상적인 생리기능 및 독성에 있어서 중요함을 시사한다. 수송체는 생체 이물질의 유입 또는 유출을 조절하며 능동수송 또는 촉진적 확산 2가지로 분류된다(표 5.1, 5.2).

에너지 의존적 생체 이물질 수송체는 ATP-결합상자(ATP-

표 5.1 인간 ABC 수송체: 생체 이물질 체내동태와 관련된 주요 수송체 및 유전자군

ABC subfamily	유전자 수	유전자 기호
A	12	*ABCA1-10, 12, 13*
B	**11**	***ABCB1-11***
C	**13**	***ABCC1-13****
D	4	*ABCD1-4*
E	1	*ABCE1*
F	3	*ABCF1-3*
G	5	***ABCG1, 2, 4, 5, 8***

진하게 표시된 아형은 생체 이물질 체내 동태에 중요한 역할을 한다.
**ABCC13*은 유사유전자로 보고되었다.

유전자 기호	일반명	기능
ABCB1	Multidrug resistant protein/P-glycoprotein (MDR)	장관, 뇌, 태반으로부터 유출, 담즙배설
ABCB11	Bile salt export pump (BSEP)	담즙산 수송
ABCC1	Multidrug resistance-associated protein 1 (MRP1)	다수 조직에서 약물내성에 관여, 배출펌프
ABCC2	Multidrug resistance-associated protein 2 (MRP2)	유기음이온 배출, 글루쿠론산 및 글루타티온 포합, 담즙배설
ABCC3	Multidrug resistance-associated protein 3 (MRP3)	유기양이온 배출, 글루쿠론산 및 글루타티온 포합
ABCC4	Multidrug resistance-associated protein 4 (MRP4)	뉴클레오시드 수송 및 유기양이온 유출
ABCC5	Multidrug resistance-associated protein 5 (MRP6)	주로 뉴클레오시드 수송
ABCC6	Multidrug resistance-associated protein 6 (MRP6)	일부 글루타티온 포합
ABCC10	Multidrug resistance-associated protein 7 (MRP7)*	유기양이온, 빈카알칼로이드
ABCC11	Multidrug resistance-associated protein 8 (MRP8)*	고리모양 뉴클레오티드 및 유기양이온
ABCC12	Multidrug resistance-associated protein 9 (MRP9)*	정의되지 않았음
ABCG2	Breast cancer resistance protein (BCRP)	유기양이온 유출, 다수 황산 포합, 담즙배설

* MRP7, MRP8 및 MRP9 기능에 대한 정보가 거의 없다. MRP8의 단일 뉴클레오티드 다형성은 습윤 또는 건조 귀지를 결정하는 것으로 알려져 있다.

binding cassette, ABC) 수송체라 불리는 superfamily에 해당하며 현재 7종(A-G로 분류)의 subfamily가 동정되어 있다. 많은 수송체들은 위장관 흡수 및 혈액-뇌 장벽(BBB)의 유지를 포함한 다양한 내인성 물질의 항상성을 조절하는 데 핵심적 역할을 하며 MDR 수송체 변이는 다제약물 내성을 유도할 수 있다. B아형에 해당하는 MDR1(ABCB1)은 암세포에서 세포 독성이 있는 약제를 암세포 밖으로 배출하여 약물에 의한 암세포 사멸을 억제한다. ABC 수송체의 C아형인 다제약물내성 관련 단백질(multidrug resistance-associated protein, MRP)은 화학물질의 세포 유출에 관여한다. 주요한 생체 이물질 수송체의 다른 형태로 용질운반체(solute carriers, SLC)가 있으며 주로 촉진적 확산을 조절한다. 43종의 SLC 유전자군이 확인되었으며 SLC와 관련된 300여 종의 유전자가 당, 신경전달물질, 뉴클레오티드, 필수 금속 및 펩티드를 포함하는 내인적 화합물의 체내동태에 중요한 역할을 한다. 세포막을 가로지르는 수많은 유기 양이온 및 음이온의 이동을 조절함으로써 생체 이물질의 체내동태에 필수적인 여러 수송체가 존재한다. 유기 음이온 수송 펩티드(organic-anion transporting peptides, OATPs; SLCO family)가 인체에서 생체 이물질 체내동태와 관련된 주요

표 5.2 생체 이물질과 관련된 주요 인간 용질 운반수송체

수송체	유전자군	인체 단백질	유전자	기능
Organic-anion transporting polypeptide(OATP)	*SLCO*	OATP1A2	SLCO1A2	유기 음이온, 양이온 및 중성화합물의 수송
		OATP1B1	SLCO1B1	
		OATP1B3	SLCO1B3	
		OATP1C1	SLCO1C1	
		OATP2A1	SLCO2A1	
		OATP2B1	SLCO2B1	
		OATP3A1	SLCO3A1	
		OATP4A1	SLCO4A1	
		OATP4C1	SLCO4C1	
		OATP5A1	SLCO5A1	
		OATP6A1	SLCO6A1	
Organic-cation transporter(OCT)	*SLC22*	OCT1	SLC22A1	유기 양이온의 수송
		OCT2	SLC22A2	
		OCT3	SLC22A3	
Organic-cation/carnitine transporter(OCTN)	*SLC22*	OCTN1	SLC22A4	유기 양이온;
		OCTN2	SLC22A5	OCTN2는 카르니틴에 특이적임
Organic-anion transporter(OAT)	*SLC22*	OAT1	SLC22A6	유기 음이온 수송
		OAT2	SLC22A7	
		OAT3	SLC22A8	
		OAT4	SLC22A11	
		OAT5	SLC22A10	
Peptide transporter (PEPT)	*SLC15*	PEPT1	SLC15A1	디펩티드 및 트리펩티드 일부 생체 이물질의 수송
		PEPT2	SLC15A2	
Multidrug and toxin extrusion transporter (MATE)	*SLC47*	MATE1	SLC47A1	유기 양이온 유출;
		MATE2K	SLC47A2	MATE2K는 신장에 분포

SLCs이다. OATP는 간 및 신장에서 특히 중요하며 유기염기, 유기산 및 중성화합물을 포함하는 광범위한 화합물의 나트륨 비의존적 수송을 중재한다. 펩티드 수송체(peptide transporters, PEPTs)는 베타-락탐계열 항생제 및 독성물질뿐 아니라 2~3종의 펩티드 수송에 관여한다. 마지막으로 다제약물 및 독소 배출(multidrug and toxin extrusion, MATE) 수송체는 독특한 SLC 수송체로 간 및 신장에서 절대적으로 발현되며 특이적으로 양이온 배출펌프로서의 역할을 한다.

부가적 수송 과정 다른 형태의 특수수송(예: 식균작용 및 음세포작용)이 존재한다. 그러나 이들의 전체적 중요성에 대해서는 능동수송 및 촉진적 확산과 비교했을 때 많은 연구가 필요하다.

5.3 흡수

독성물질이 생체막을 가로질러 혈행에 유입되는 과정을 흡수(*absorption*)라 한다. 독성물질의 흡수에만 관여하는 특이적 수송체계 및 경로가 별도로 존재하지 않으며 생체 이물질은 생물학적으로 필수 물질인 산소 및 음식과 동일한 방식으로 생체막을 투과한다. 주된 흡수 부위는 위장관, 폐 및 피부이다. 장관내 투여는 모든 소화관(설하, 경구 및 직장) 경로를 포함한다. 반면에 장관외 투여는 모든 다른 경로(정맥, 피하, 근육내, 피하 등)를 의미한다.

5.3.1 위장관에 의한 독성물질의 흡수

많은 환경 독성물질은 먹이사슬에 들어가 위장관을 통해 음식물과 함께 흡수된다. 독성물질의 비의도적 노출(특히 소아의 경우)의 대부분 원인은 우연한 섭취이며 의도적인 과다 복용이 경구를 통해 가장 빈번하게 발생하므로 위장관을 통한 독성물질의 흡수는 독성학과 특히 관련성이 있다.

위장관은 신체를 가로지르는 관이다. 위장관 구성요소는 신체 내에 있을지라도 신체 밖에 있는 것으로 간주된다. 유해물질이 부식성 및 자극성이 없다면 위장관 내의 독성물질은 혈액을 통해 흡수되기 전까지 대체적으로 전신적 손상을 일으키지 않는다.

독성물질의 흡수는 입에서 직장까지 위장관 전체에서 일어날 수 있다. 독성물질이 유기 산 또는 염기의 경우 대부분 지용성(비이온형) 형태로 존재하며 위장관 일부에서 단순확산에 의해 흡수되는 경향이 있다. 이온화 정도는 Henderson-Hasselbalch 공식에 따라 용액의 pH에 의해 일정 부분 결정된다. 위액은 산성(pH~2)이며 장 내용물은 거의 중성(pH~7)이기 때문에 유기 약산 및 약염기의 지용성은 위장관내 구획에서 뚜렷한 차이를 나타낼 수 있다. 유기 약산 또는 약염기의 흡수에 영향을 주는 다른 인자로는 질량 작용의 법칙, 장의 표면적, 혈류량이 있다. 혈액의 지속적인 순환은 화학물질의 혈중 농도를 감소시켜 흡수에 유리한 농도구배를 유지하게 한다. 소장의 융모 또는 미세융모는 표면적을 대략 600배 증가시켜 흡수를 크게 촉진시킨다.

포유류 위장관은 영양소 및 전해질의 흡수를 위해 특수 수송 체계(운반체 매개)를 가지고 있다(표 5.3). 위장관을 통해

표 5.3 사람 및 동물 소화관에서 특수 수송체계의 분포

기질	소장에서 흡수능을 갖는 부위			
	상부	중간	하부	결장
당(포도당, 젖당 등)	++	+++	++	0
중성 아미노산	++	+++	++	0
염기성 아미노산	++	++	++	?
감마 글로불린(신생 동물)	+	++	+++	?
피리미딘(티민 및 우라실)	+	+	?	?
중성지질	++	++	+	?
지방산 흡수 및 중성지질로의 전환	+++	++	+	0
담즙산염	0	+	+++	
비타민 B_{12}	0	+	+++	0
Na^+	+++	++	+++	+++
H^+(및/또는 HCO_3^- 분비)	0	+	++	++
Ca^{2+}	+++	++	+	?
Fe^{2+}	+++	++	+	?
Cl^-	+++	++	+	0

능동적으로 흡수되는 독성물질은 많지 않으며 대부분은 단순 확산에 의해 신체 내로 유입된다. 지용성 물질은 수용성 물질에 비해 단순확산에 의해 더욱 신속하고 광범위하게 흡수된다.

입자상 물질은 위장관 상피에 의해서도 흡수될 수 있다. 이 경우에는 입자 크기가 흡수율을 결정하며 지용성 및 이온화 정도가 상대적으로 중요하다. 입자 크기는 흡수율에 반비례하며 입자 직경이 작아질수록 흡수율은 증가한다. 큰 입자는 음세포 작용에 의해 위장관 상피로 유입된다. 다양한 화학물질 및 생물학적 과정에 이용되는 나노입자 또는 나노물질이라 불리는 직경이 매우 작은(100 nm 이하) 입자에 대한 관심이 증가하고 있다(28장).

종합적으로 위장관을 통한 독성물질의 흡수는 지용성 및 용해도와 같은 물리적 성질에 의존한다. 지용성이 증가할수록 일반적으로 화학물질의 흡수는 증가하며 용해도는 입자 크기에 반비례한다.

화합물의 성질뿐 아니라 생체 이물질의 흡수에 영향을 주는 위장관 자체의 다양한 요인들이 존재한다. 영향을 주는 요인으로는 pH, 음식물 존재 여부, 소화효소, 담즙산, 장내세균총, 위장관 투과도 및 운동성이 있다.

위의 산성 pH, 위와 장내 효소 또는 장내세균총에 의해 변화된 화학물질의 내성 또는 내성의 결여는 매우 중요하다. 예를 들면, 독성물질은 위산에 의한 가수분해, 위장관내 효소에 의한 대사, 또는 장내에 거주하고 있는 세균총에 의해 수식이 일어나 모체화합물과 다른 새로운 물질이 생성되어 독성을 나타낼 수 있다. 단순확산은 표면적 및 투과성뿐 아니라 위장관 영역내 체류시간에 비례한다. 즉 체류시간이 길수록 흡수율이 증가된다. 어떤 화학물질은 양을 희석함에 따라 경구 독성이 증가되기도 한다. 이러한 현상은 복용량이 증가됨에 따라 유도되는 위 공복현상으로 설명될 수 있으며 넓은 표면적으로 인해 십이지장에서 더 신속하게 흡수가 일어난다.

경구 투여 후에 전신순환에 유입되는 화학물질의 양은 위장관 세포 내로 흡수되는 양, 위장관세포에 의한 대사, 간에 의한 담즙으로의 이동 의존적이다. 수송체는 세포로의 유입 또는 유출에 영향을 주어 화학물질의 흡수량을 조절할 수 있다. 전신순환에 들어가기 전 화학물질이 제거되는 현상을 **전신순환전 제거**(*presystemic elimination*) 또는 **초회통과 효과**(*first-pass effect*)라고 한다. 높은 초회통과 효과를 갖는 화학물질들은 흡수된 후 신속히 제거되기 때문에 낮은 흡수율을 보인다.

다른 수많은 요인들이 흡수율에 영향을 준다. 예를 들면, 납과 같은 중금속은 위장관으로부터 쉽게 흡수되지 않는다. 그러나 EDTA 및 다른 킬레이터들은 중금속의 지용성을 증가시켜 착이온의 흡수를 증가시킨다. 포도주스는 플라보노이드 일종인 naringin의 작용을 통해 위장관 흡수에 영향을 준다. Naringin은 많은 약제의 흡수율을 증가(MDR1 억제가 일어나더라도) 또는 감소(OATP의 억제를 통해)시킬 수 있다.

5.3.2 폐에 의한 독성물질의 흡수

폐에 의해 흡수되는 주요 독성물질은 가스, 휘발성 증기 또는 액체, 에어로졸이다. 호흡기의 자세한 해부 또는 생리는 15장에서 기술할 예정이다.

가스 및 증기 증기는 대기압 또는 상온에서 액체 또는 고체 형태로 존재할 수 있는 가스 형태의 물질이다. 대부분의 유기용매는 기화하여 증기를 생성하며 일부 고체는 직접 가스형태로 승화할 수 있다. 증기압은 폐쇄계에서 액체에 의해 생성된 증기에 의해 나타나며 높은 증기압을 가지고 있는 액체는 잘 기화하는 성질을 갖는다. 상온에서 높은 증기압을 갖는 독성물질은 휘발한다.

흡입된 가스의 흡수는 주로 폐에서 일어나며 가스가 폐에 도착하기 전에 코를 통과한다. 코의 점막은 유체 경계막으로 덮여 있어서 가스 분자가 수용성이 높거나 세포 표면 구성인자와 결합하는 경우 코에 저류되어 폐까지 도달하지 못한다. 따라서 코는 수용성 가스 및 반응성이 큰 가스의 "세정기(scrubber)"로서 작용한다. 이는 전신노출을 감소시켜 폐를 보호하는 작용을 하지만 코에는 좋지 않은 영향을 줄 수 있다.

가스가 폐로 흡입되었을 때, 가스 분자는 폐포 공간에서 혈액으로 평형에 도달할 때까지 확산된다(즉 폐포공간 및 혈액 사이에 순이동이 일어나지 않음). 평형상태에서 폐포 공간내 가스 농도는 혈액내 농도와 종종 다르다. 이 차이는 헨리의 법칙(Henry's law)으로 설명되며 혈액내 농도는 흡입된 가스의 부분압력에 비례한다. 농도는 부분 증기압에 따라 달라지지만, 혈중 농도와 폐포 공간내 농도 비율은 일정하다. 예를 들면 에베레스트 산 정상에서의 대기압(~252 mm Hg)은 바다(760 mm Hg)에서보다 훨씬 낮다. 산소의 부분 증기압 역시 에베레스트산 정상(~53 mm Hg)에서가 바다(160 mm Hg)에서보다 낮지만 **혈액-기체 분배계수**(*blood-to-gas partition coefficient*)는 높이와 관계없이 일정하다. 이러한 용해정도를 혈액-기체 분배계수라고 하며 각 기체마다 고유한 값이 존재한다.

폐에서 가스의 흡수는 장관 및 경피를 통한 흡수와 다른 특징을 가지며 분자의 이온화 정도 및 지용성 여부가 폐 흡수에서는 상대적으로 덜 중요한 인자이다. 이는 세포막을 통한 확산이 가스상태 물질의 폐흡수에 있어서 율속인자가 아니기 때문이다. 폐에서 가스상 물질의 흡수율은 가변적이고 평형상태에서 화학물질의 용해도(혈중 농도/가스상에서 농도) 의존적이다. 높은 용해도(예를 들어 >1)를 갖는 가스는 호흡 중에 쉽게 혈액으로 이동하여 다음 호흡 때까지 폐포에 거의 남아 있지 않는다. 역으로 낮은 용해도(예를 들어 <1)를 갖는 가스는 혈액에서 즉시 포화되어 높은 농도의 가스가 폐포공간에 머물러 있게 됨을 의미한다. 높은 용해도를 갖는 가스는 호흡의 빈도나 깊이에 의해 분포 정도가 결정됨으로 환기-제한적이다. 낮은 용해도를 갖는 가스는 주로 혈류량에 의해 분포가 결정되기 때문에 관류-제한적으로 생각된다.

혈액은 용해된 가스 분자를 체내의 다른 부위로 수송한다. 각 조직에서 가스 분자는 평형상태에 이를 때까지 혈액으로부터 조직으로 이동된다. 조직으로 가스의 일부를 유리한 후에 혈액은 더 많은 가스를 취하기 위해 폐로 돌아간다. 이러한 과정은 혈액과 각 조직 사이에 평형상태가 될 때까지 지속된다. 이 시점에서 노출 농도가 일정하게 유지되면 가스의 흡수율에 변화가 생기지 않는다. 물론 대사 및 배설이 일어난다면 폐포를 통한 흡수는 안정상태가 될 때까지 지속될 것이다. 폐는 전신순환되기 이전에 화학물질의 대사 또는 제거에 기여할 수 있다.

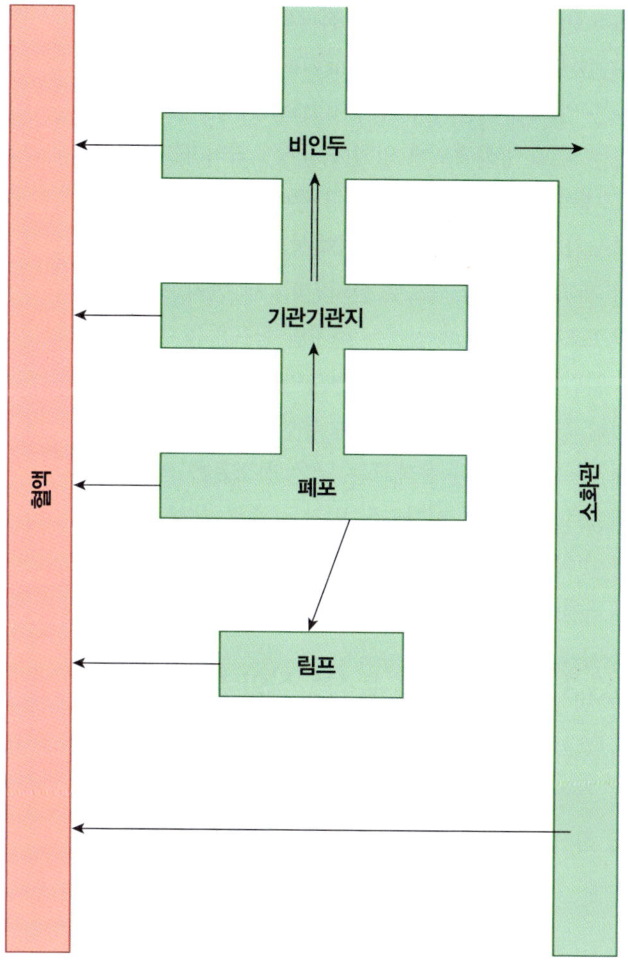

그림 5.4 폐를 통한 화학물질의 흡수 및 이동의 모식도.

에어로졸 및 입자 **에어로졸은 기체 중에 고체 및 액체 미세입자가 분산된 콜로이드 형태이다.** 에어로졸에 노출된 후 흡수에 영향을 주는 주요 인자는 에어로졸의 사이즈와 에어로졸에 포함된 화학물질의 수용성이다(15장). 에어로졸의 분포위치는 주로 입자 크기 의존적이다. 일반적으로 입자가 작을수록 호흡기 깊게 이동하여 축적된다. 5 μm 또는 그 이상의 입자는 비인두 부위에 축적되며(그림 5.4), 코를 풀거나 재채기하는 과정 중에 제거된다. 섬모가 있는 비강 표면의 점액층은 섬모의 이동에 의해 불용성 입자를 밀어낸다. 이러한 입자 및 경구를 통해 흡입된 불용성 입자는 수분 내에 삼켜진다. 가용성 입자는 점액에서 용해되어 인두로 이동되거나 비강상피를 통해 혈액으로 흡수된다.

대략 2.5 μm의 크기를 갖는 입자들은 기관세기관지(tracheobronchiolar)에 침착되어 호흡기의 섬모부위에 있는 점액층의 역행운동으로 인해 제거된다. 입자는 결국 삼켜져 위장관을 통해 흡수된다. 섬모에 손상을 주는 독성물질 및 바이러스 감염은 이러한 과정을 방해할 수 있다.

입자크기가 1 μm 및 그 이하의 입자는 폐의 폐포낭을 투과한다. 10~20 nm 크기를 갖는 초미립자 또는 나노입자는 폐포에 침착되는 경향이 더 크다. 이러한 입자들은 혈액을 통해 흡수되거나 폐포 대식세포에 의해 식균되어 림프관을 통해 제거된다.

입자크기가 작아질수록 입자의 전체 표면적과 함께 공간에 존재하는 입자수가 증가한다. 이러한 상관관계는 나노입자가 특히 폐에 고농도로 전달됨을 보여준다. 그러나 나노입자의 표면 물성이 표면적이나 입자크기보다 독성을 결정짓는 데 보다 중요하다.

폐포로부터 입자상 물질의 제거 및 흡수는 세 가지 기전으로 설명된다. 첫 번째, 입자는 물리적 과정에 의해 폐포로부터 제거된다. 폐포의 유체층에 침착된 입자가 기관-기관지 부위의 점액성모 상승(mucociliary escalator)으로 흡인된다. 입자는 입으로 이동되어 삼켜진다. 두 번째, 폐포에 존재하는 입자는 폐포 대식세포에 의해 식균작용되어 제거될 수 있다. 폐포 대식세포는 정상 폐에 다량 존재하며 내인적 및 외인적 탐식포가 존재한다. 입자는 점액성모 상승의 말단으로 이동되어 제거되며 궁극적으로 삼켜진다. 세 번째, 입자가 오랫동안 림프조직에 머물러 있기는 하지만 림프관을 통해 제거된다.

일반적으로 폐포를 통한 입자의 제거는 비효율적이다. 폐에 의한 청소율은 폐에 존재하는 유액에서 화학물의 용해도에 의해 예측되며 낮은 용해도는 낮은 청소율을 의미한다. 따라서 폐포로 유입되어 제거되는 입자는 주로 용해 및 관이동에 의한 것이다. 폐포에 무기한 저류되는 일부 입자들은 폐포 대식세포에 의해 소화되지 않는 분진을 탐식했을 경우이다.

5.3.3 피부를 통한 독성물질의 흡수

피부는 가장 큰 신체기관으로 생체와 환경을 분리하는 비교적 우수한 장벽으로서의 역할을 한다. 인체 피부는 수많은 독성 화학물질과 접촉하지만 상대적으로 투과하기 어려운 성질로 인해 일반적으로 노출은 제한적이다. 그러나 일부 화학물질의 경우 전신효과를 나타낼 수 있는 충분한 양이 피부를 통해 흡수될 수 있다.

피부는 표피 및 진피로 크게 두 층으로 구성되어 있다(그림 5.5). 표피는 부위에 따라 4~5층으로 구성되어 있다. 각질층은 최외곽에 존재하며, 신체의 체액손실을 막는 가장 중요한 장벽으로써의 역할을 한다. 또한 신체 내로 생체 이물질의 흡수를 막는 주요한 장벽으로서의 역할을 한다. 진피는 표피 아래쪽에 위치하며 주로 진피의 구성요소인 콜라겐 및 세포외 기질을 생성하는 섬유아세포(fibroblast)로 구성되어 있다. 표피 및 진피 층에 혈액을 공급하는 혈관망이 진피층에 분포해 있다. 각질층이 흡수를 막는 주요한 장벽으로써의 역할을 담당하지만 화합물은 피부 부속기관(땀샘, 피부기름샘 및 모낭)을 통해 흡수될 수 있다.

피부를 통해 화학물질이 흡수되기 위해서는 우선 각질층을 투과해야 하며 피부의 여섯 층을 더 투과해야 한다. 모든 독성물질은 단순확산에 의해 각질층을 가로질러 이동한다. 지용성 화합물은 일반적으로 신속히 흡수되며 흡수정도는 지용성 정도에 비례한다. 반면에 분자량과 흡수율은 역상관 관계

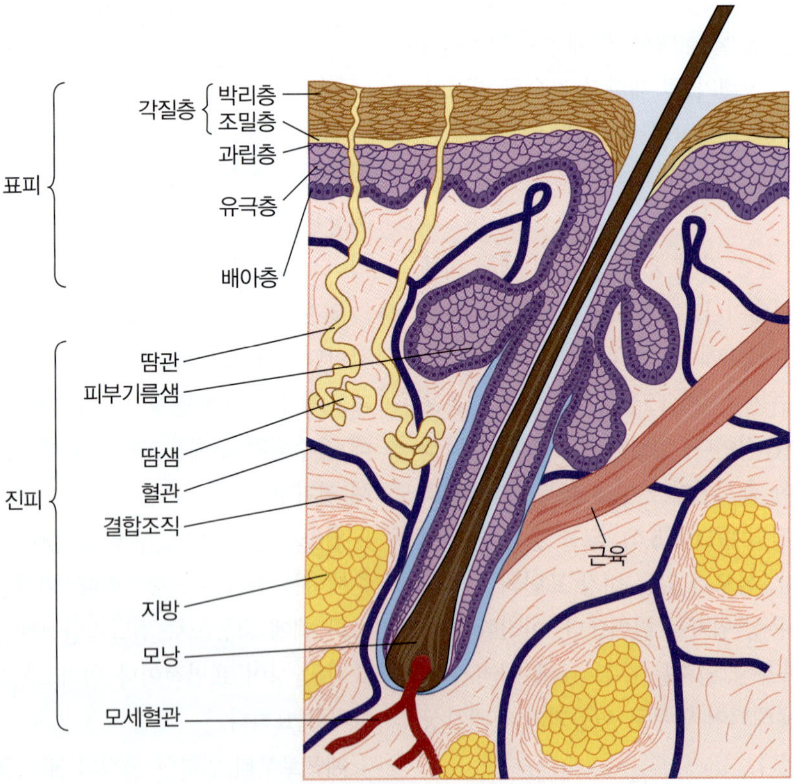

그림 5.5 사람 피부의 횡단면 모식도.

를 갖는다. 친수성 화합물은 서서히 각질층을 통해 흡수되며 피부의 부속기관을 통해 투과하는 게 더 용이하다.

피부의 투과도는 확산계수 및 각질층 두께에 의존적이다. 흡수의 두 번째 단계는 표피 아래층 및 진피를 통해 흡수되어 진피의 혈관계를 통해 전신순환하는 것이다. 이때의 확산정도는 주로 혈류 및 간질액의 이동에 의존적이다.

피부를 통한 독성물질의 흡수는 다음과 같은 여러 인자들에 의해 영향을 받는다. 영향 인자로는 (1) 각질의 치밀도, (2) 각질의 수화정도, (3) 주위 온도, (4) 운반체로 사용되는 용매, (5) 분자량이 있다. 흡수율은 입자크기가 작아질수록 증가하며 400 Da 이상의 화합물은 피부를 통한 흡수가 용이하지 않는 것으로 알려져 있다. 역설적으로 대부분의 나노입자의 흡수율은 상대적으로 낮다.

경피흡수는 랫드, 마우스, 토끼, 기니피그, 영장류 및 돼지를 포함한 대다수의 실험동물에서 연구되었고 종간에 큰 차이를 보인다. 예를 들면, 설치류의 피부를 통한 흡수는 사람 피부에 비해 월등하다. 하지만 기니피그, 돼지 및 원숭이의 피부 투과도는 사람과 거의 유사하다. 생체 이물질의 경피흡수에 있어서 종간의 차이는 아래와 같은 이유에 기인한다: (1) 각질의 조성 및 두께, 피부 부속기관의 차이, (2) 피부 혈류, (3) 대사 반응, (4) 생체 이물질 수송체의 발현 양상 차이.

5.3.4 특수경로를 통한 독성물질의 흡수

피부, 폐 또는 위장관을 통한 흡수 외에도 화학물질은 (1) 정맥내, (2) 복강내, (3) 피하, (4) 근육 내와 같은 다른 경로를 통해 노출될 수 있다. 정맥내 투여는 독성물질을 직접적으로 혈행에 노출시키며 따라서 흡수 과정이 생략된다. 복강내 투여는 풍부한 혈류공급 및 복강의 상대적으로 넓은 표면적으로 인해 생체 이물질이 신속히 흡수된다. 복강 내로 투여된 화합물은 주로 문맥을 통해 흡수되므로 다른 장기에 분포하기 전에 반드시 간을 통과해야 한다. 피하 및 근육내 투여는 일반적으로 느린 속도로 흡수되나 전신순환에 직접 유입된다.

화학물질에 의한 독성은 투여경로 의존적이거나 비의존적일 수 있다. 예를 들면 복강투여에 의한 독성물질의 경우, 화합물이 전신순환되기 전에 간에서 완전히 분해되고 대사된 후 담즙으로 분비되어 독성이 나타나지 않을 수 있다. 간 또는 위장관 이외의 장기에 선택적 독성을 가지면서 초회통과효과를 나타내는 독성물질은 정맥내, 근육내, 피하로 투여할 때보다 복강으로 투여했을 경우 독성이 약해질 수 있다.

5.4 분포

투여경로와 관계없이 혈행으로 이행된 독성물질은 전신으로 분포될 수 있다. 기관이나 조직으로 분포되는 정도는 주로 혈류 및 모세혈관에서 특정 장기나 세포로 확산되는 정도에 의해 결정된다. 분포는 최종적으로 생체 이물질의 각종 조직에 대한 친화도에 의존한다.

5.4.1 분포용적

독성물질의 분포를 이해하기 위한 핵심 개념으로 **분포용적**(*volume of distribution, Vd*)이 있다. 분포용적은 균질하게 용해되어 일정한 혈중농도를 나타내는 데 필요한 약물의 양으로써 부피로 정의된다. 신체의 전체 체액은 체중의 대략 60%에 해당하며 (1) 세포내액 및 (2) 세포외액의 두 개의 주요한 구획으로 나눌 수 있다. 세포외액은 간질액 및 혈장으로 보다 더 세분화할 수 있다. 화학물질이 조직에 분포하지 않고 혈장구획에만 분포하는 경우 높은 혈상 농도 및 낮은 분포용적 값을 갖는다. 대조적으로 화학물질이 양쪽 구획 모두 분포하는 경우 낮은 혈장 농도 및 높은 분포 용적 값을 갖는다. 독성물질의 분포는 복잡한 과정으로 지질, 간 및 뼈에 결합 또는 용해됨으로 분포에 영향을 미치게 된다.

일부 독성물질은 쉽게 세포막을 통과하지 못하고 제한적으로 분포되는 반면에 다른 독성물질은 세포막을 신속히 통과하여 체내에 분포된다. 또한 일부 독성물질은 단백질결합, 능동수송, 또는 지질에 대한 친화력 등으로 인해 신체 일부 부위에 선택적으로 축적된다. 독성물질이 축적되는 부위가 표적 장기가 되는 경우가 많지만 그렇지 않은 경우도 있다. 독성물질이 표적 장기 또는 표적 조직 이외에 축적되는 것은 작용부위에서 독성물질 농도의 감소를 의미하므로 독성물질로부터의 보호작용으로 간주된다. 그러나 체내 저장소에 있는 화학물질이 혈장에서 유리형(비결합형) 독성물질과 평형관계에 있기 때문에 비결합형 형태의 독성물질이 제거되면 저장소에 있는 독성물질이 혈중으로 유리된다.

5.4.2 조직내 독성물질의 저장

유리형(비결합형) 화학물질이 체내 평형상태에 이르기 위해 특정 신체 구성요소와 결합 또는 용해되어 생체 이물질의 분포를 크게 변화시킨다. 독성물질이 저장소라 불리는 특정 조직에 농축되는데 저장소는 독성부위가 될 수도 있고 아닐 수도 있다. 저장소에 있는 독성물질은 혈장에 존재하는 유리형 화학물질과 항상 평형관계에 있으므로 화학물질이 대사되거나 배설되는 경우 저장소로부터 유리된다. 결과적으로 화학물질의 조직내 저장은 생물학적 반감기를 연장시킨다.

저장소로서의 혈장 단백질 여러 혈장 단백질은 신체를 구성하는 내인적 물질뿐 아니라 생체 이물질과 결합한다. 그림 5.6에서와 같이 알부민은 주요 혈장 단백질로 글로불린, 지단백질 및 당단백질 등 다른 단백질에 비해 수많은 화합물과 결합한다.

단백질-리간드 상호 작용은 소수성 결합, 수소결합 및 반데르발스 힘에 의해 일어난다. 혈장 단백질의 큰 분자량으로 인해 혈장 단백질과 결합된 독성물질은 모세혈관벽을 통과할 수 없다. 결과적으로 혈장 단백질과 결합한 독성물질은 즉시 혈관 밖으로 분포되거나 신장에 의해 여과되지 못한다. 그러나 혈장 단백질과 화학물질의 상호 작용은 가역적인 과정이다. 비결합형 화학물질은 모세혈관을 통해 확산됨으로 유리형 화학물질이 혈관 내외로 평형에 도달할 때까지 결합형 화학물질은 혈장 단백질로부터 해리된다. 결과적으로 혈관외 공간에서의 확산은 모세혈관으로부터 멀리 떨어진 부위로도 계속되며 그 결과 생성된 농도구배가 혈장에서 결합형의 지속적인 해리를 유도한다.

독성물질의 혈장 단백질과의 결합은 두 가지 관점에서 독성학적으로 중요한 개념이다. 첫 번째, 독성은 일반적으로 비결

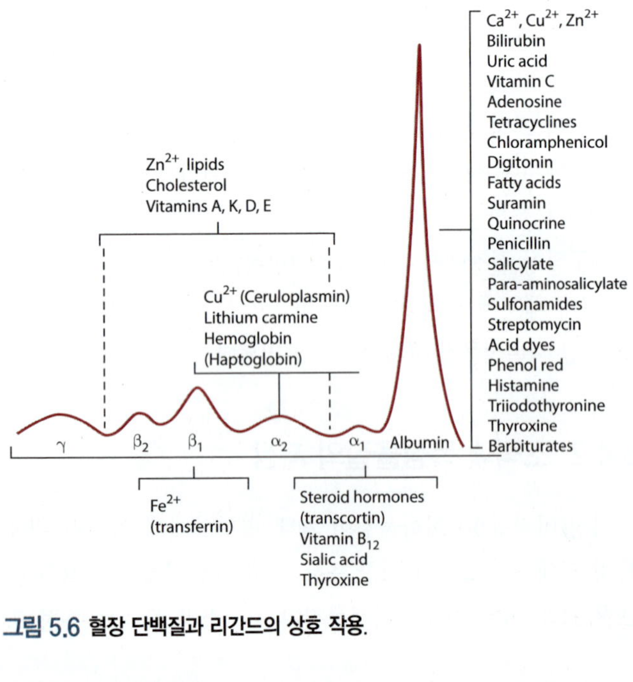

그림 5.6 혈장 단백질과 리간드의 상호 작용.

합형 생체 이물질의 양에 의해 결정된다. 따라서 혈장 단백질과 결합력이 높은 화합물은 혈장 단백질과의 결합력이 낮은 물질에 비해서 독성이 발생할 가능성이 낮다. 심각한 독성 반응이 특정 물질에 의해 독성물질이 혈장 단백질로부터 유리되는 경우에 발생할 수 있다. 이는 표적 장기에서 평형상태의 독성물질 농도를 증가시킴으로 독성을 나타낸다. 생체 이물질은 혈장 단백질에 결합된 내인적 화합물과 경쟁하여 이를 대치함으로써 내인적 화합물에 의해 독성을 나타나게 한다.

혈장 단백질 결합은 독성물질 분포에서 관찰되는 종간 차이의 원인이 된다. 종간의 혈장 단백질 결합에 영향을 주는 요인으로는 알부민 농도, 친화력, 내인성 물질과의 경쟁적 결합 차이이다.

저장소로서 간 및 신장 간 및 신장은 다양한 화학물질과 높은 결합능을 갖는다. 이 두 기관은 다른 기관에 비해 독성물질이 더 농축된다. 대부분의 경우에 조직 구성요소와의 결합이 관련될 수 있다.

저장소로서의 지방 높은 지질/물 분배계수를 가지고 있는 다수의 고지용성 독성물질은 체내 지방에 분포되어 농축된다. 지방으로의 축적은 표적 장기내 독성물질의 농도를 감소시킨다. 즉 화학물질의 독성은 체형이 마른 사람보다 비만인 사람에서 작게 나타날 것으로 기대된다. 그러나 지방 조직의 신속한 이동이 있을 경우 화학물질의 혈중농도가 급속하게 상승하고 표적 장기 독성이 나타날 가능성이 있다. 지속적으로 유기염소계 농약에 노출된 실험동물에서 단기간 절식에 의해 독성징후가 나타난 여러 보고들이 있다.

저장소로서의 뼈 골격으로의 생체 이물질의 흡수는 본질적으로 계면화학의 현상으로 수산화인회석의 뼈표면 및 화학물질과 접촉하고 있는 세포외 유액 사이의 교환에 의해 일어난다. 뼈로의 독성물질 분포 및 가역적인 저장은 동적이며 해로울 수도 그렇지 않을 수도 있다. 예를 들어, 납은 뼈에 독성을 나타내지 않으나 만성적 불소의 축적은 골격불소증을, 방사성 동위원소인 스트론튬은 골육종 및 다른 종양을 일으킴이 보고되어 있다.

5.4.3 혈액-뇌 장벽

화학물질이 뇌로 분포하는 데 혈액-뇌 장벽(blood-brain barrier, BBB) 및 혈액-뇌척수액 장벽(blood-cerebrospinal fluid barrier)의 두 장벽에 의해 제한된다. 두 장벽이 완벽한 장벽으로서의 역할을 하는 것은 아니지만 다수의 독성물질들이 다른 신체 조직에 비해 뇌로 충분한 양이 전달되지 못한다.

일부 독성물질이 CNS로 쉽게 이동하지 못하는 네 가지 주요한 해부학적 및 생리적 이유가 존재한다. 첫 번째, CNS의 모세혈관 내피세포가 치밀하게 연결되어 세포 사이의 세공이 거의 없어 세포간극을 통한 극성 화합물의 확산을 막는다. 두 번째, CNS에 존재하는 모세혈관은 상당부분 교세포(성상교세포)에 의해 둘러싸여 있으며 교세포는 내피세포의 투과도를 조절하는 화학 인자들을 분비한다. 세 번째, CNS의 간질액에 존재하는 단백질 농도가 다른 체액보다 상당히 낮아서 세포간 이동에 의한 수용성 화합물의 이동을 제한한다. 네 번째, ATP-의존적 수송체인 ABC와 SLC를 포함한다(표 5.1, 5.2). 유출 수송체인 MDR1, BCRP 및 MRP1, 2, 4와 5가 모세혈관 내피세포의 혈액 쪽에 분포하여 혈액으로 생체 이물질을 이동함으로써 뇌로의 화학물질의 이동을 제한한다.

혈액-뇌척수액 장벽이 순환하는 혈액과 뇌척수액 사이에서 관찰된다. 특정 영역(맥락층 지주마 및 맨아래 구역)은 혈액 쪽에서 잘 투과하는 반면에 뇌척수액의 상피는 장벽으로써 역할을 한다. 더욱이 유출 수송체는 뇌척수액으로부터 생체 이물질의 제거에 기여함으로써 CNS 내로 독성물질의 분포를 막는다.

일반적으로 유리형 비결합 독성물질만이 신속하게 뇌와 평형상태가 된다. 지용성 및 이온화 정도가 화합물의 CNS 내로 유입을 결정짓는 중요한 인자이다. 지용성의 증가는 CNS 내로 독성물질의 투과도를 증가시키지만 이온화 정도는 투과도를 감소시킨다. 일부 생체 이물질은 운반체 매개 과정을 통해 뇌로 이동된다. 일부 지용성 화합물은 뇌로 이동되지만 이러한 수송체에 의해 제거되어 충분한 농도에 도달하지 못한다.

BBB는 출생 시에 완벽하게 발달되지 못하는데 이로 인해 일부 화학물질은 성인에 비해 신생아에서 더 독성을 나타낼 수 있다.

5.4.4 태반을 통한 독성물질의 수송

"태반 장벽"은 태반이 모체로부터 태아로 독성물질의 수송을 막아주는 중요한 기능을 한다. 태반은 이외에도 다양한 기능을 하는 기관으로 영양소 제공, 모체와 태아의 혈액 가스 교환, 태아의 분비물 제거 및 복잡한 호르몬 조절을 통한 임신을 유지한다. 태반의 구조와 기능은 다른 모체 기관에 비해 보다 큰 종간 차이를 보인다.

태아의 발달을 위한 대부분의 중요한 영양소로 비타민, 아미노산, 필수당류, 철 및 칼슘은 능동수송에 의해 모체로부터 태아로 수송된다. 다수의 외래 물질이 태반을 통해 이동하며 생체막을 통해 생체 이물질의 수송에 관여하는 동일한 인자들이 태반 수송에 중요한 결정요인이 된다. 이러한 요인들로는 이전에 논의된 것으로 이온화 정도, 지용성, 단백질결합, 분자량, 혈류, 태반을 가로지르는 농도구배가 있다. 단순확산에 의해 태반을 가로지르는 물질 중에 지용성이 큰 물질일수록 더 신속하게 모체-태아 평형에 도달한다. 평형상태 하에서 모체와 태아의 혈장에서 독성 화합물의 농도는 보통 동일하다. 태아의 조직에서 독성물질의 농도는 태아 조직이 독성물질을 축적하는 능력에 의존한다. 모체와 태아의 다른 신체 구성이 태반 장벽으로써의 명백한 다른 이유가 된다. 예를 들면, 태아는 매우 적은 지방을 가지고 있어 지용성 화학물질을 축적시키지 못한다.

화학물질 이외에 바이러스(예: 풍진바이러스), 세포병원체(매독균), 글로불린 항체 역시 태반을 투과할 수 있다. 이런 관점에서 태반 장벽은 BBB만큼 해부학적으로 정교하지 않다. 해부학적으로 태반 장벽은 적어도 여섯 겹의 세포층으로 구성되어 있으며 태아와 모체 순환 중간에 있다. 능동수송 체계 및 대사효소는 세포층에 따라 다르게 발현된다. 이는 일부 생체 이물질로부터 태아를 보호하며 필수 영양소의 수송을 조절한다.

5.4.5 독성물질의 재분포

생체 이물질의 분포에 영향을 주는 가장 중요한 인자는 기관 혈류 및 생체 이물질의 기관 친화력이다. 초기 분포 단계는 혈류량에 의해 주로 결정된다. 따라서 관류가 잘되는 간과 같은 장기는 생체 이물질의 높은 초기 농도를 보인다. 그러나 화학물질은 결합부위(예: 세포내 단백질, 뼈기질), 세포구성요소(예: 지질)에 높은 친화력을 보이며 시간이 경과함에 따라 친화력이 높은 곳으로 재분포된다.

5.5 배설

독성물질은 다양한 경로에 의해 인체로부터 제거된다. 많은 생체 이물질은 요로 배설되기 전에 대사되어 보다 수용성물질이 된다(6장). 모든 신체 분비는 화학물질을 배설할 수 있는 능력을 가진다. 즉 독성물질은 땀, 침, 눈물 및 모유 등에서 관찰된다.

5.5.1 요로의 배설

독성 화합물은 신장이 신체로부터 중간 대사물을 최종 부산물 형태로 제거하는 동일한 방식으로 배설된다. 즉 단순확산 및 능동적인 요세관 분비에 의한 사구체 여과, 세뇨관 분비에 의해 배설된다(14장에 신장의 해부 및 생리에 대해 보다 더 자세히 서술할 것이다). 분자량이 60 kDa 이하의 화합물은 사구체에서 여과된다. 혈장 단백질 결합 정도는 단백질-생체 이물질 복합체가 사구체 세공을 투과하기에 너무 크기 때문에 여과율에 영향을 준다.

사구체 내로 여과된 독성물질은 세뇨관 내강에 저류되고 소변으로 분비되거나 네프론의 세뇨관 세포를 가로질러 재흡수되어 혈류로 돌아간다. 높은 지질/물 분배계수를 가지고 있는 독성물질은 효율적으로 재흡수되지만, 극성 화합물 및 이온은 요로 배설된다. 요의 pH는 변하지만 주로 약한 산성이다(~6.0에서 6.5). Henderson-Hasselbalch 공식이 위장관으로부터 비이온화 화합물의 흡수를 결정하는 것과 마찬가지로 요로의 배설 역시 결정한다. 이 경우에 이온화 정도가 클수록 요로의 배설이 우호적이다. 염기는 낮은 pH에서 보다 잘 배설되는 반면에 산은 높은 pH에서 잘 배설된다.

독성물질은 세뇨관을 통한 단순확산에 의해 혈장으로부터 요로 배설될 수 있다. 이 과정은 여과가 세뇨관을 통한 수동확산에 의한 배설에 비해 훨씬 빠르기 때문에 덜 중요하게 간주되며 배설보다는 재흡수를 위한 농도구배를 제공한다.

생체 이물질은 능동 분비에 의해 요로 배설될 수 있다. 이 과정은 혈액으로부터 신장 근위세뇨관 세포로 독성물질이 유입되고, 이어서 세포로부터 요를 형성하는 세뇨관액으로 유출된다. 그림 5.7은 신장에서 발현되는 생체 이물질의 체내동태에 직접 관련된 다양한 종류의 수송체가 기술되어 있다. 여기에 기술되어 있지 않지만 특정 당 수송체 및 뉴클레오티드 수송체와 같은 다수의 다른 종류의 수송체가 존재한다. 선단세포(apical cell) 막에 발현되는 수송체 중 유출 펌프는 세뇨관 분비에 기여하고 유입 펌프는 재흡수에 중요하다. 세포 측막(basolateral)에 발현되는 수송체는 생체 이물질의 전신순환 및 신장 세뇨관 세포로의 이동을 조절하여 재흡수 및 배설 과정을 조절한다. 신장세뇨관의 측막에 발현되는 특이적 수송체로는 OATs, OCTs, OATP4C1 및 MRPs를 포함한다. 솔가장자리(brush border) 수송체로는 MRPs, MDRs, MATEs, URATs, PEPTs 및 OAT4가 있다.

신장의 대부분 기능은 출생시 불완전하여 일부 생체 이물질은 성인에 비해 신생아에서 느리게 배설되며 보다 독성이 크게 나타난다. 미숙아에서 페니실린의 청소율은 성숙한 소아와 비교시 대략 20% 수준이다. 신장 근위세뇨관은 사구체에서 여과되는 작은 혈장 단백질을 재흡수한다. 이러한 작은

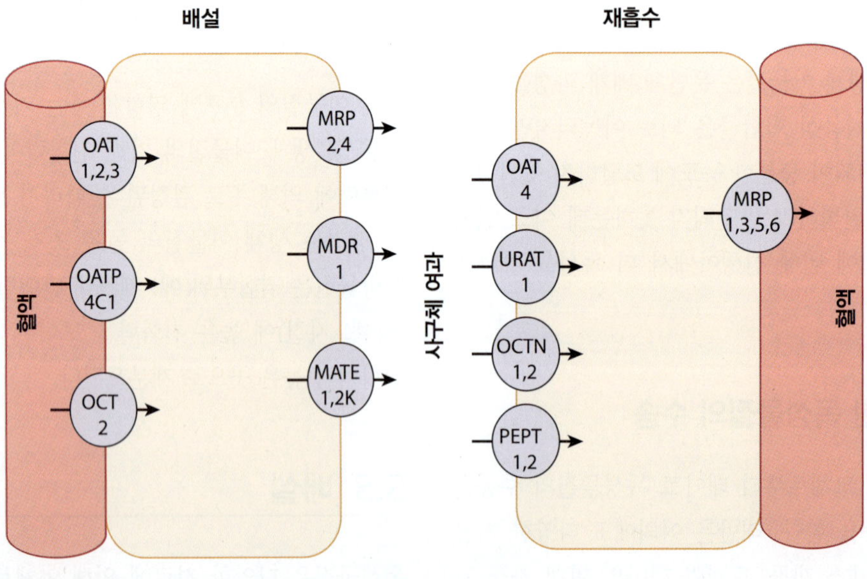

그림 5.7 신장 근위세뇨관의 약물 수송체계. 수송체에는 유기 음이온 수송체(organic-anion transporters, OAT), 유기 양이온 수송체(organic-cation transporters, OCT), 다제약물 내성 단백질(multidrug-resistant protein, MDR), 다제약물 내성 관련 단백질(multidrug resistance-associated protein, MRP), 펩티드 수송체(peptide transporters, PEP) 및 요산 수송체(urate transporter, URAT) 등이 있다.

단백질과 결합하는 독성물질은 근위세뇨관으로 이동하여 독성을 나타낸다.

요로의 배설에서의 종간 차이는 요의 pH, 혈장 단백질결합의 차이, 생체 이물질 수송체 발현, 조절 및 기능 차이로 설명된다.

5.5.2 대변으로의 배설

대변으로의 배설은 체내로부터 생체 이물질 제거에서 두 번째 중요한 경로이다. 대변에 존재하는 많은 화학물질은 단순확산에 의해 혈액으로부터 장관으로 직접 이동한다. 여러 사례에서, 장관세포의 신속한 박리는 일부 화합물의 대변으로의 배설에 기여한다. 장관배설은 상대적으로 느린 과정으로 대사율이 낮거나, 낮은 신장 및 담관 배설능을 갖는 화합물의 제거에 주요한 경로이다.

흡수되지 않은 섭취물 소화되지 않은 물질뿐 아니라 식품에 존재하는 영양소 및 생체 이물질은 흡수가 되지 않은 상태로 소화관을 지나 대변으로 배설된다.

점막의 대사 및 장관 내강으로의 재분비는 다수 화합물에서 일어난다. 대변 건조물의 30~40%가 세균에서 기원하는 것으로 추정된다. 더욱이 대변으로 배설되는 생체 이물질의 상당량이 세균의 배설과 관련되어 있다. 그러나 대변으로 배설되기 전에 화학물질은 세균에 의해 크게 변환된다. 장관 세균총에 의해 대사되는 화합물은 배설보다 재흡수되는 경향이 있다. 그럼에도 불구하고 대변에서 발견되는 생체 이물질 중 세균의 대사로부터 생성된 예가 많다.

담즙으로의 배설 담즙으로의 배설경로는 생체 이물질 및 그 대사체의 대변을 통한 제거에 있어서 중요하다. 간의 해부, 생리 및 담즙 형성에 대해 13장에서 보다 더 자세하게 기술할 것이다. 요약하자면, 위장관으로부터 문맥혈로 유입되는 영양소 및 생체 이물질이 간으로 포획되어 전신순환에 들어갈 수 있다. 간은 혈액으로부터 화합물을 추출하여 신체 다른 장기로 분포되는 것을 억제한다. 게다가 간은 독성물질의 주된 대사기관이며 따라서 형성된 대사체는 직접 담즙으로 배설되거나 간정맥혈을 통해 전신 분포될 수 있다. 담즙과 함께 장관으로 유입된 생체 이물질 및 그 대사체는 대변으로 배설되거나 장간 순환에 들어간다.

그림 5.8은 간실질세포에 위치한 여러 수송체를 표현하며

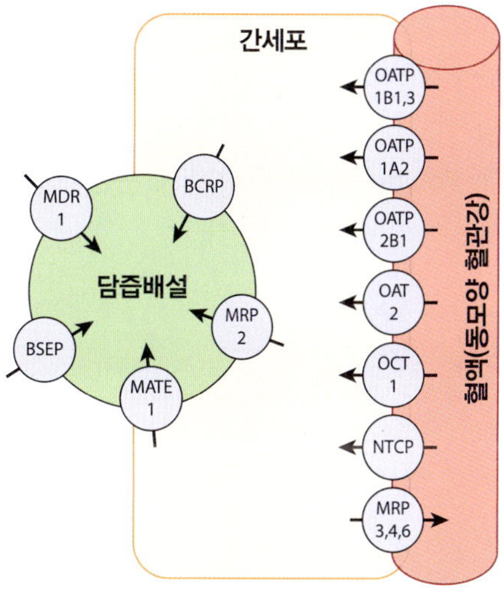

그림 5.8 간내 약물수송 체계. Organic-anion transporting polypeptide (OATP) = 유기 음이온 수송 펩티드, organic-cation transporter(OCT) = 유기 양이온 수송체, bile salt exporter protein(BSEP) = 담즙 배출 단백질, multi-drug-resistant protein(MDR) = 다제약물 내성 단백질, multidrug resistance associated protein(MRP) = 다제약물 내성 관련 단백질, breast cancer resistance protein(BCRP) = 유방암 저항성 단백질 및 sodium-dependent taurocholate peptide(NTCP) = 나트륨-의존적 타우로콜산염 펩티드.

이러한 수송체는 외부물질을 혈장으로부터 간 또는 간으로부터 담즙으로 수송한다. 담즙배설은 세관막에 존재하는 생체 이물질 수송체에 의해 주로 조절된다. 나트륨-의존적 타우로콜산염 펩티드(sodium-dependent taurocholate peptide, NTCP)는 실질세포의 시누소이드(동모양 혈관강) 측면에 존재하며 타우로콜산염과 같은 담즙산을 간으로 수송한다. 반면에 담즙 배출 펌프(BSEP)은 담즙산을 간으로부터 담세관으로 수송한다. 간세포의 시누소이드 측면에는 유기 음이온 수송 펩티드(OATP) 1, 2 및 OCT를 포함한 다수의 수송체가 존재하여 생체 이물질의 간으로의 이동을 조절한다.

간세포 내에서 생체 이물질은 그 자체로 혈액 및 담즙으로 이동하거나 1상 및 2상 약물대사효소에 의해 대사되어 수용성이 증가되어 담즙 또는 혈액으로 이동한다. 다제약물 내성 단백질(MDR)1 및 다제약물 내성 관련 단백질(MRP)2가 생체 이물질의 담즙으로의 이동에 관여하며 반면에 MRP3 및 MRP6는 생체 이물질을 혈액으로 다시 이동시킨다.

담즙배설과 관련한 중요한 개념으로 장간 순환(enterohepatic circulation)이 있다. 화합물이 담즙으로 배설되어 장관으로 유입되는 경우 재흡수되거나 대변에 의해 제거될 수 있다. 다수 유기 화합물은 담즙으로 배설되기 전에 포합 반응이 일어난다. 극성 대사체는 재흡수되기에 충분히 지용성이 아니다.

그러나 장관 세균총은 글루쿠로니드 및 황산포합체를 가수분해하여 재흡수되기에 충분한 지용성을 획득하게 하여 장간 순환에 유입시킨다. 이러한 이론은 디메틸수은 중독의 치료에 이용된다. Polythiol resin을 섭취시 수은과 결합하여 디메틸수은의 재흡수 및 순환을 막는다.

5.5.3 호기

신체온도에서 주로 가스상으로 존재하는 물질 및 휘발성 액제는 주로 폐에 의해 제거된다. 휘발성 액제는 폐포에서 가스상과 평형관계에 있기 때문에 폐를 통해 주로 배설된다. 폐를 통해 배설된 액제의 양은 증기압에 비례한다. 이러한 이론은 실제적으로 체내 에탄올의 양을 측정하는 호흡 분석계에 사용된다.

폐에 의한 독성물질의 배설을 위한 특수 수송체계는 알려져 있지 않다. MRP1 및 MDR1을 포함한 일부 생체 이물질 수송체가 폐에서 확인되었으나 화합물은 단순확산에 의하여 제거되는 것으로 보인다. 가스의 제거는 흡수율과 대체적인 역상관 관계가 있다. 낮은 혈중 용해도를 가지고 있는 가스의 제거율은 관류-제한적인 반면에 높은 혈중 용해도의 가스는 환기-제한적이다.

5.5.4 배설의 다른 경로

뇌척수액 모든 화합물은 지주막을 통해 뇌척수액의 다량 이동과 함께 중추신경계로부터 이동하여 정맥 시스템으로 유입된다. 게다가 지용성 독성물질은 혈액-뇌 장벽 부위에서 제거될 수 있다. 혈액-뇌척수액 장벽에 존재하는 능동수송 체계는 또한 독성물질을 제거할 수 있다.

유즙 유즙으로 독성 화합물의 분비는 매우 중요하다. 왜냐하면 (1) 독성물질은 모유를 통해 모체로부터 태아에 이동하며 (2) 화합물이 유제품을 통해 소로부터 사람에게 이동되기 때문이다. 독성물질은 단순확산에 의해 유즙으로 배설된다. 우유(pH $\approx$ 6.5)는 혈장보다 산성이기 때문에 염기성 화합물은 우유에서 농축된다. 반면에 산성 화합물은 모유에서 혈장보다 낮은 농도로 머무른다. 모유의 3~4%는 지질로 구성되어 있으며 분만 후에 지질 함량은 이보다 높다. 중요한 점은 지질에 용해되는 생체 이물질은 지질과 함께 혈장으로부터 유선으로 확산되고 수유 시에 모유와 함께 배설된다는 것이다.

땀 및 타액 땀 및 타액을 통한 화학물질의 배설은 상대적으로 중요도가 낮은 배설경로이다. 이 경로로의 배설은 화학물질의 이온화 정도 및 지용성에 달려 있다. 땀으로의 독성물질의 배설은 피부염을 유발할 수 있다. 타액으로 분비된 화학물질은 입으로 유입되어 삼켜진 후 위장관을 통해 흡수될 수 있다.

5.6 결론

사람은 독성물질과 지속적으로 접촉한다. 독성물질의 물리적 또는 화학적 성질에 의존하여 위장관, 폐 및/또는 피부를 통해 흡수될 수 있다. 신체는 이러한 화학물질을 대사시켜 요, 대변, 공기 중으로 배설하는 능력을 가지고 있다. 그러나 흡수율이 배설률을 초과할 때 독성물질이 축적되어 표적부위에서 충분한 농도에 도달하여 독성을 나타낸다(그림 5.9). 화학물질의 독성은 내재적 독성 및 조직특이성에 의존적일 뿐 아니라 생체가 화학물질의 생체분포에 미치는 영향에 의존적이다.

많은 화학물질은 낮은 내재적 독성을 가지고 있으며 대사과정에 의해 독성대사물질로 활성화되어야 하고 독성반응은 독성 대사체로의 생성률에 의존한다. 대신에 잠재적으로 독성이 있는 독성물질은 대사되어 즉시 무독화된다. 독성물질의 독화 반응의 근본적이고 아주 중요한 개념은 작용부위(표적 장기)에서 비결합형 화학물질의 농도와 관련되어 있다. 따라서 화학물질에 의해 생성되는 독성 반응은 흡수, 분포, 대사 및 배설률에 의해 절대적으로 지배를 받는다.

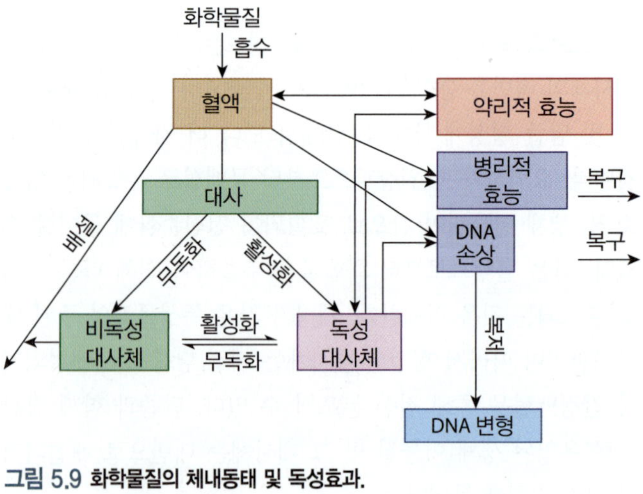

그림 5.9 화학물질의 체내동태 및 독성효과.

참고문헌

Anzai N, Kanai Y, Endou H: Organic anion transporter family: current knowledge. *J Pharmacol Sci* 100:411–426, 2006.

Goodman J: *Goodman and Gilman's The Pharmacological Basis of Therapeutics*, 12th ed. New York: McGraw-Hill, 2011.

Klaassen CD, Aleksunes LM: Xenobiotic, bile acid, and cholesterol transporters: function and regulation. *Pharmacol Rev* 62:1–96, 2010.

Lin JH: Tissue distribution and pharmacodynamics: a complicated relationship. *Curr Drug Metab* 7:39–65, 2006.

Myllynen P, Pasanen M, Pelkonen O: Human placenta: a human organ for developmental toxicology research and biomonitoring. *Placenta* 26:361–371, 2005.

Zhai H, Wilhelm KP, Maibach HI (eds.): *Marzulli and Maibach's Dermatotoxicology*, 7th ed. Boca Raton, FL: CRC Press, 2008.

연습문제

1. 대사 과정은 순환계로부터 독성물질을 제거하는 데 필수적이다. 대사에 대한 설명 중 잘못된 것은?
- **a.** 다수의 독성물질은 체내로부터 배설되기 전에 지용성이 증가되도록 대사되어야 한다.
- **b.** 간은 독성물질의 대사에 있어서 가장 활동적인 장기이다.
- **c.** 수용성은 다수의 독성물질이 신장을 통해 배설되는 데 요구되는 성질이다.
- **d.** 신장은 신체로부터 독성물질이 제거되는 데 있어서 중요한 역할을 담당한다.
- **e.** 폐는 특정 독성물질을 제거하는 데 덜 중요하다.

2. 세포막을 통한 능동수송에 대한 설명 중 잘못된 것은?
- **a.** 단순확산 또는 촉진적 확산과 달리 능동수송은 전기화학적 또는 농도구배에 역행하여 화학물질을 이동시킨다.
- **b.** 단순확산과 달리 능동수송 과정은 포화 반응이 있고 보다 빠르게 화학물질을 이동시킬 수 없다.
- **c.** 능동수송은 화학물질을 전기화학적 또는 농도구배에 역행하여 이동시키는 데 ATP 소모를 요구한다.
- **d.** 능동수송은 이동되는 화학물질에 대한 매우 높은 특이도를 나타낸다.
- **e.** 대사적 저해제는 능동수송에 별다른 영향을 주지 않는다.

3. 다음 중 경구로 투여된 독소의 독성이 증가되는 경우는 어느 것인가?
- **a.** MDR 수송체(*p*-glycoprotein)의 활성이 증가되는 경우
- **b.** 소화관 세포에 의해 독소의 대사가 증가되는 경우
- **c.** 간을 통해 담즙으로의 독성물질 배설이 증가하는 경우
- **d.** 독성물질의 희석배율이 증가되는 경우
- **e.** 장관 운동성이 증가되는 경우

4. 다음 초회통과 효과에 대해 설명한 것 중 가장 옳은 것은?
- **a.** 신체는 순환계를 통해 처음 노출되었을 때 독소에 가장 민감하다.
- **b.** 전신순환되기 이전에 경구투여된 독소가 소화관에 의해 일부분 제거된다.
- **c.** 위장관 세포에 의해 독소의 흡수가 증가되어 나타난다.
- **d.** "postsystemic elimination"라고도 한다.
- **e.** 독소의 대부분은 신장에 의해 혈액이 여과된 후에 배설된다.

5. 다음 중 폐포로부터 입자상 물질을 제거하는 가장 중요한 기전은 어느 것인가?
- **a.** 기침
- **b.** 재채기
- **c.** 코풀기
- **d.** 혈행으로의 흡수된 후에 신장을 통해 배설
- **e.** 연하

6. 독소가 피부를 통해 흡수되는 경우 전신순환되기 위해 여러 층을 누과해야 한다. 어떠한 층이 피부를 통한 독소의 흡수 속도를 줄이는 데 가장 중요한가?
- **a.** 과립층　**b.** 유극층
- **c.** 각질층　**d.** 배아층
- **e.** 진피

7. 어떠한 독소가 폐에 선택성이 있다. 어떠한 독성물질의 투여 경로가 폐에 손상을 가장 적게 일으킬 것으로 추정되는가?
- **a.** 정맥내　**b.** 근육내
- **c.** 복강내　**d.** 피하
- **e.** 흡입

8. 다음 중 독성물질의 중요한 신체 저장부위가 아닌 것은?
- **a.** 지방 조직　**b.** 뼈
- **c.** 혈장 단백질　**d.** 근육
- **e.** 간

9. 혈액-뇌 장벽(blood – brain barrier)에 대한 설명 중 옳은 것은?
   a. 성인 및 신생아의 뇌는 해로운 혈액-기원 화학물질에 동일한 감수성을 갖는다.
   b. 지용성 정도가 어떠한 물질이 혈액-뇌 장벽을 통과할 수 있는지에 대한 주된 결정 인자이다.
   c. 성상교세포는 혈액-뇌 장벽의 투과도를 증가시킨다.
   d. 능동수송 과정은 생체 이물질의 뇌내 농도를 증가시킨다.
   e. 중추신경계의 모세혈관 내피세포는 기저막에 커다란 천공을 가지고 있다.

10. 다음 중 신장에 의한 독성물질의 배설이 감소되는 경우는?
   a. 분자량이 25,000 Da 이내의 독성물질
   b. multidrug-resistance(MDR) 단백질 활성이 증가
   c. multiresistant drug protein(MRP)의 활성이 증가
   d. organic cation transporter의 활성이 증가
   e. 독성물질의 친수성이 증가

생체 이물질 대사

Biotransformation of Xenobiotics

6장

Andrew Parkinson, Brian W. Ogilvie, David B. Buckley, Faraz Kazmi, Maciej Czerwinski, and Oliver Parkinson

- 6.1 일반 원리
- 6.2 가수분해, 환원 및 산화
  - 6.2.1 가수분해
    - Carboxylesterase, Cholinesterase 및 Paraoxonase
    - 전구약물 및 Alkaline Phosphatase
    - Peptidase
    - Epoxide Hydrolase
  - 6.2.2 환원
    - Azo- 및 Nitro-환원
    - Carbonyl 환원
    - Disulfide 환원
    - Sulfoxide 및 *N*-Oxide 환원
    - Quinone 환원
    - 탈할로겐화
  - 6.2.3 산화
    - Alcohol Dehydrogenase
    - Aldehyde Dehydrogenase
    - Dihydrodiol Dehydrogenase
    - Molybdenum Hydroxylase
    - Xanthine Oxidoreductase
    - Aldehyde Oxidase
    - Monoamine Oxidase
    - Peroxidase-의존적 공산화
    - Flavin Monooxygenase
    - 사이토크롬 P450
    - 사이토크롬 P450에 의한 생체물질의 활성화
    - 사이토크롬 P450의 억제
    - 사이토크롬 P450의 유도
- 6.3 포합
  - 6.3.1 글루쿠론산화
  - 6.3.2 설폰화
  - 6.3.3 메틸화
  - 6.3.4 아세틸화
  - 6.3.5 아미노산 포합
  - 6.3.6 글루타티온 포합

요점

- 대사(*Biotransformation*)는 내인적 또는 생체 이물질인 화학물질의 수용성을 증가시키는 대사적 변환 과정이다.
- 생체 이물질 대사는 넓은 기질 특이성을 갖는 세한된 수의 효소에 의해 이루어진다.
- 1상 반응은 가수분해, 환원 및 산화를 포함한다. 이 반응은 관능기(—OH, —NH_2, —SH, 또는 —COOH)를 도입하거나 노출시켜서 수용성을 약하게 증가시킨다.
- 2상 내사반응은 글루쿠론산화, 설폰화(보통 sulfation이라 함), 아세틸화, 메틸화 및 글루타티온 포합(mercapturic acid 생성)을 포함하며 수용성을 증가시켜 배설시킨다.

생체 이물질의 대사를 촉매하는 효소를 약물-대사효소라 한다. ADME는 *a*bsorption(흡수), *d*istribution(분포), *m*etabolism(대사) 및 *e*limination(제거)의 앞 글자이다. ADME는 제약산업현장에서 약물 생체분포를 지배하는 네 가지 과정을 표현하는 데 널리 사용되는 용어이다. 이 용어는 때때로 약물수송(ADMET) 또는 약물독성(ADME-Tox)을 포함하여 확장된 개념으로 사용되기도 한다. 이 장에서는 생체 이물질 대사의 주요한 원리와 약물 및 생체 이물질의 대사와 관련된 주요한 효소체계에 대해 다루기로 한다.

6.1 일반 원리

다음과 같은 관점들이 대부분의 경우에 적용될 수 있는 일반적인 이론 또는 규칙이다.

제 1 생체 이물질 및 약물 대사 과정은 지용성 화학물질을 수용성으로 변환하여 위장관 및 다른 부위로 흡수가 잘 이루어지게 하여 요 또는 담즙으로 쉽게 배설되게 하는 것이다. 하지만 예외인 경우도 있다. 예를 들면, 아세틸화 또는 메틸화 반응은 특정 생체 이물질의 수용성을 감소시키는 대사반응이다.

제 2 생체 이물질의 대사반응은 다음과 같은 4가지 범주의 다양한 효소계에 의해 촉매된다. (1) 가수분해(예: carboxylesterase); (2) 환원(예: carbonyl reductase); (3) 산화(예: 사이토크롬 P450[CYP]) 및 (4) 포합(예: UDP-glucuronosyltransferase[UGT]). 생체 이물질의 가수분해, 환원, 산화 및 포합반응에 관여하는 포유류의 효소 종류 및 분포가 표 6.1에 기술되어 있다.

제 3 일반적으로 생체 이물질 대사효소는 단일 세포소기관에 분포해 있다. 표 6.1에 둘 이상의 세포소기관 분포를 갖는 대사효소가 기술되어 있다.

제 4 일반적으로 생체 이물질 대사는 광범위한 기질 특이성을 갖는 제한된 수의 효소에 의해 이루어진다. 사람에서 2종의 CYP, CYP2D6 및 CYP3A4는 현재 사용 중인 경구 효능용 약물의 절반 이상을 대사시킨다. 생체 이물질의 대사에 관련된 대다수 효소는 주로 개별 효소의 아미노산 서열에 근거한 명명법 체계를 따라 family 및 subfamily로 정리된다. 일반적으로 유전자는 이탤릭체로 유전자 산물인 mRNA나 단백질은 정자를 사용하여 이를 구별하며 마우스 유전자와 유전자 산물을 명시하기 위하여 보통 소문자를 사용한다.

생체 이물질 대사효소의 구조(예: 아미노산 서열)의 개인적인 차이가 약물 대사 속도의 차이를 발생시킨다. 생체 이물질 대사효소는 광범위한 기질 특이성으로 인해 다양한 촉매반응에 관여하지만 다른 대부분의 효소(가수분해 반응 제외)에 비해 반응 속도가 느리다. 생체 이물질의 산화, 포합 및 수송의 연속적인 반응의 각 과정이 빠르게 진행되어 세포내 대사체가 축적되는 것을 막는다. CYP(하나의 약물분자를 산화하는 데 수초에서 수분이 소요됨)가 낮은 재생률을 가지고 있지 않았다면 하루에 한 번 복용하는 많은 의약품들의 존재는 불가능할 것이다.

제 5 가수분해, 환원 및 산화반응은 관능기($-OH$, $-NH_2$, $-SH$ 또는 $-COOH$)를 노출 또는 도입하여 수용성 포합체로 전환한다. 가수분해, 환원 및 산화반응에 의해 도입되거나 노출된 관능기는 친핵성(글루쿠론산, 황산, 메틸, 아세틸 및 글리신 또는 타우린 등의 아미노산 포합의 경우)이거나 친전자성(글루타티온 포합의 경우)이어야 한다. 산화, 환원 및 가수분해 반응은 보통 1상 반응이라 하고 포합반응은 보통 2상 반응이라 한다.

제 6 산화, 환원, 가수분해, 메틸포합 및 아세틸 포합반응은 수용성을 약하게 증가시키는 반면에 글루쿠론산 포합, 황산포합, 글루타티온 포합 및 아미노산 포합반응은 수용성을 크게 증가시킨다.

제 7 생체 이물질의 대사는 중간물질(생체물질) 대사반응에 참여하는 대사효소와 장내 미생물총 내에 있는 효소에 의해 매개된다.

제 8 일부 생체 이물질이 생체물질-대사 효소(제 7)에 의해 대사되는 것처럼 일부 생체물질은 생체 이물질 대사효소에 의해 대사된다. 예를 들면 생체 이물질 대사에 관여하는 동일한 CYP 효소가 또한 스테로이드 호르몬의 간 이화 작용을 조절하고, 생체 이물질 포합에 관여하는 동일한 UGT 효소가 빌리루빈, 갑상선호르몬 및 스테로이드 호르몬 포합반응을 매개한다. 상황에 따라 생체물질, 생체 이물질 대사반응을 명확하게 구별 지을 수 없다.

제 9 몇몇 생체 이물질-대사효소는 높은 농도의 생체 이물질에 노출시 발현이 증가하는 유도형이다. 생체 이물질은 특정 수용체(생체 이물질 센서)의 리간드로 작용한다. 활성화된 생체 이물질 센서는 DNA 결합 단백질과 상호 작용하여 생체 이물질 대사효소를 발현하는 다양한 유전자의 전사적 활성화를 증가시킨다. 주된 생체 이물질 센서로 CYP1 효소발현을 증가시키는 aryl hydrocarbon receptor(AhR), CYP2B, 2C 및 3A 효소를 증가시키는 constitutive androstane

표 6.1 생체 이물질 대사의 일반 경로 및 주요 세포내 분포위치

반응	효소 및 반응	분포
가수분해	Carboxylesterase	마이크로솜, 세포질, 리소좀, 혈액
	Butyrylcholinesterase	혈장 및 대부분 조직
	Acetylcholinesterase	적혈구 및 대부분 조직
	Paraoxonases	혈장, 마이크로솜, 미토콘드리아 내막
	Alkaline phosphatase	혈장 막
	Peptidase	혈액, 리소좀
	β-Glucuronidase	마이크로솜, 리소좀, 미생물총
	Epoxide hydrolase	마이크로솜, 세포질
환원	Azo- and nitro-reduction	미생물총
	Carbonyl (aldo-keto) reduction	세포질, 마이크로솜, 혈액
	Disulfide reduction	세포질
	Sulfoxide reduction	세포질
	Quinone reduction	세포질, 마이크로솜
	Dihydropyrimidine dehydrogenase	세포질
	Reductive dehalogenation	마이크로솜
	Dehydroxylation (mARC)*	미토콘드리아
	Dehydroxylation (aldehyde oxidase)	세포질
산화	Alcohol dehydrogenase	세포질
	Aldehyde dehydrogenase	미토콘드리아, 세포질
	Aldehyde oxidase	세포질
	Xanthine oxidase	세포질
	Class I amine oxidases	
	Monoamine oxidase-A and B	미토콘드리아 내막, 혈소판
	Class II amine oxidases (CuAOs)	
	Diamine oxidase	마이크로솜, 세포외 기질
	Peroxidase	마이크로솜, 리소좀, 타액
	Flavin-monooxygenases	마이크로솜
	사이토크롬 P450	마이크로솜, 미토콘드리아
포합	UDP-glucuronosyltransferase	마이크로솜
	Sulfotransferase	세포질
	Glutathione transferase	세포질, 마이크로솜, 미토콘드리아
	Amino acid transferase	미토콘드리아, 마이크로솜
	N-Acetyltransferase	미토콘드리아, 세포질
	Methyltransferase	세포질, 마이크로솜, 혈액

*mARC, mitochondrial amidoxime-reducing component.

receptor(CAR) 및 pregnane X receptor(PXR)과 CYP4 발현을 조절하는 peroxisome proliferator-activated receptor-α(PPARα)가 있다.

특정 생체 이물질 센서는 내인적 리간드에 의해 활성화된다. 예를 들면 빌리루빈, 담즙산 및 지방산은 각각 CAR, PXR 및 PPARα를 활성화시킨다. 대사효소의 유도는 생체 이물질 노출에 대해 가역적인 적응 반응의 일종이다. 대사효소의 유도반응은 다면 발현적 반응이다. 즉 AhR, CAR, PXR, PPARα 및 Nrf2의 활성화는 다양한 유전자의 발현을 조절한다. 약물대사효소의 억제 반응은 때때로 관절염과 같은 염증성 질환, 암, 감염성 질환(바이러스 및 세균성), 예방접종, 염증유발 생물학적 제제로 치료하는 경우에 나타난다. 이러한 질환들은 nuclear factor kappa B(NF-κB) 및 다른 핵수용체를 활성화시켜서 CYP를 포함한 생체 이물질 대사효소의 발현 및 유도를 억제한다. 이는 활성화된 NF-κB가 4종의 생체 이물질 센서(AhR, CAR, PXR 및 PPARα) 및 다른 여러 핵수용체를 억제하기 때문이다. 류마티스 관절염과 관련된 염증반응을 억제하기 위해 일부 생물학적 제제(단클론성 항체 및 다른 종류의 치료단백질)는 대사효소의 억제를 반전시키며 활성 역시 정상 수준으로 회복시킨다.

제 10 생체 이물질 대사반응은 생체 이물질의 생물학적 성질을 변화시킨다. 약물의 대사는 (1) 약리학적 활성의 소실, (2) 약리학적 활성에 영향이 없음, (3) 약리학적 활성의 증가를 야기한다.

제 11 CYP 및 다른 생체 이물질 대사효소에 의해 생성된 친전자성 대사체의 독성 및 발암 가능성은 환원형 글루타티온(GSH)에 의해 제거되거나 감소된다.

제 12 일부 생체 이물질의 대사는 활성산소종(reactive oxygen species, ROS)을 생성하고 이는 산화적 스트레스 및 지질과산화를 유도하여 DNA 손상을 포함한 세포 독성을 일으킨다. 환원형 글루타티온, GST 및 glutathione peroxidases(GPXs)는 생체 이물질로부터 형성되는 반응성이 큰 대사체의 독성을 억제함으로써 활성산소종으로 인한 독성효과를 제어할 수 있다. 산화적 스트레스 및 친전자성 대사체의 형성은 환원형 글루타티온을 감소시키고 동시에 KEAP-1의 산화를 통해 Nrf2를 유리한다. KEAP-1으로부터 유리된 Nrf2는 친전자성 대사체(예: epoxides) 및 활성산소종(예: quinones)을 생성하는 대사체를 무독화하는 효소의 발현을 증가시킨다.

제 13 생체 이물질 대사효소의 활성화 및 무독화 사이의 균형은 화학물질의 독성 및 기관 또는 종간에 발생하는 독성 차이를 결정하는 핵심 인자이다.

제 14 생체 이물질(특히 약물) 노출은 주로 경구 투여에 의한 것이고 소장 및 간은 경구로 투여된 생체 이물질의 전신 노출을 제어하기 위해 고도로 발달되어 있으며 이러한 과정을 **초회통과 제거**(*first-pass elimination*) 또는 **전신순환전 제거**(*presystemic elimination*)라 한다. 소장융모 말단에 존재하는 소장세포는 유출수송체인 P-glycoprotein(ABCB1 또는 MDR1) 및 BCRP(ABCG2)를 발현하여 생체 이물질의 흡수를 제한한다. 소장세포 및 간세포는 특정 CYP 및 UGT 효소를 높은 수준으로 발현하여 다양한 생체 이물질을 대사시킨다.

제 15 소장 및 간에 생체 이물질 대사효소가 가장 높은 농도로 존재하지만 전신을 거쳐 널리 분포되어 있다.

제 16 생체 이물질 대사효소의 종간 차이는 생체 이물질의 대사와 독성의 질적 및 양적 차이의 근간이 된다.

제 17 성적으로 성숙한 랫드와 마우스에서 특정 생체 이물질 대사효소(산화 및 포합효소)의 양은 현저한 성별 차이를 나타낸다. 사람을 포함한 다른 종에서는 성별 차이가 없거나 일반적으로 두 배 이내의 차이를 보인다.

제 18 화학물질의 복용 또는 노출시 약물동력학적 지표의 큰 개체 차이는 생체 이물질 대사효소 및 수송체(유전적 다형성)의 활성화와 같이 유전적으로 결정되었거나 또는 약물 상호 작용과 같은 같은 환경적 인자에 의해 나타난다. 생체 이물질 대사효소에 있어서 유전적 차이의 원인, 빈도, 강도를 연구하는 학문을 **약물유전체학**(*pharmacogenetics*)이라 한다.

제 19 입체화학적 관점은 생체 이물질과 대사효소(기질 및 저해제 측면 모두)의 결합에 중요한 역할을 한다. 생체 이물질 대사효소는 **변광회전**(*mutarotation, inversion of configuration*)이라 명칭하는 입체이성체의 변환에 중요한 역할을 한다.

제 20 질량분석법은 대사체의 구조를 동정하는 데 널리 사용된다. 특정 생체 이물질 반응은 질량의 변화와 관련된다. 원자질량 단위(atomic mass units, amu)가 2 감소하는 것은 탈수소 반응을 의미하며 14 amu 감소는 주로 탈메틸($-CH_2$) 반응을 의미한다. 여러 반응은 질량의 증가를 가져온다. 예를 들면, 환원(+2 amu = 2H), 메틸화(+14 amu = CH_2), 산화(+16 amu = O), 수화(+18 amu = H_2O), 아세틸화(+42 amu = C_2H_2O), 술폰화(+80 amu = SO_3), 글루쿠론산화(+176 amu = $C_6H_8O_6$), 카르바모밀 글루쿠론산화(+220 amu = $C_7H_8O_8$), 글루타티온 포합(+305 amu = $C_{10}H_{15}N_3O_6S$)

이다. 산성약물의 CoA(acyl-CoA thioesters의 형성)와의 포합은 749 amu 증가시키고 이러한 포합체는 세포밖 수송이 되지 않아 혈액, 담즙 또는 요에서 검출된다.

6.2 가수분해, 환원 및 산화

6.2.1 가수분해

Carboxylesterase, Cholinesterase 및 Paraoxonase

Carboxylic acid ester, amide 및 thioester의 가수분해는 주로 carboxylesterase 및 두 cholinesterase(적혈구막에 존재하는 진성 acetylcholinesterase와 혈청에 분포하며 butyrylcholinesterase라 알려진 가성 cholinesterase)에 의해 촉매된다. 인산 에스테르는 aryldialkylphosphatase라 알려진 혈청 효소인 paraoxonase에 의해 가수분해된다. 인산 무수물은 관련 유기인산분해효소(organophosphatase)에 의해 가수분해된다.

혈청 및 조직 중 carboxylesterase와 혈청 cholinesterase는 특정 약물의 작용시간과 작용부위를 결정한다. 인체에서 생체 이물질 에스테르와 아마이드의 가수분해는 hCE1과 hCE2라 부르는 2종의 carboxylesterase에 의해 촉매된다.

Carboxylesterase는 혈청 및 대부분 조직에 존재하는 당단백질이다. Carboxylesterase는 다양한 내인적 지질 화합물을 가수분해시키고 에스테르 또는 아마이드 전구약물로부터 약리학적 활성이 있는 대사체를 생성한다. 또한 carboxylesterase는 생체 이물질을 독성 및 발암성이 있는 대사체로 변환할 수 있다.

Cholinesterase는 유기인제의 독성을 제어하는 데 중요한 역할을 한다. 유기인제는 아세틸콜린분해효소(acetylcholinesterase, AChE)를 저해함으로써 아세틸콜린 작용의 종료를 억제한다. Esterase 활성을 감소시키는 인자는 유기인제의 독성을 강화시키는 반면에 세린 esterase 활성을 증가시키는 인자는 보호작용이 있다.

Sulfhydryl기를 가지고 있는 칼슘의존적 효소인 paraoxonase는 lactone을 포함한 광범위한 유기 화합물의 가수분해를 촉매한다. 따라서 "lactonase"가 이러한 효소군을 아우르는 명칭이다.

전구약물 및 Alkaline Phosphatase 많은 약물들은 전구약물로 개발되며 이는 대사 과정이 활성형 물질을 생성하는 데 요구됨을 의미한다. Carboxylesterase, cholinesterase 및 alkaline phosphatase와 같은 가수분해효소가 이러한 과정을 조절한다. 특정 부위로의 선택성이 매우 높은 항암제는 암세포 주변에서 활성형 약물을 유리한다.

Peptidase 다수의 사람 펩티드 및 여러 재조합 펩티드 호르몬, 성장 인자, 사이토카인, 가용성 수용체, 단클론성 항체가 치료제로 사용된다. 이러한 펩티드는 다양한 종류의 peptidase에 의해 혈액 및 조직에서 가수분해된다. Peptidase는 아미노산 사이의 아마이드 결합을 끊는다.

Epoxide Hydrolase Epoxide hydrolase는 alkene epoxide 및 arene oxide에 물분자를 트랜스 첨가하는 반응에 관여하며 거의 모든 조직에 분포한다. Epoxide hydrolase는 친전자성 epoxide를 무독화하는 데 관여하며 친전자성 epoxide가 단백질이나 핵산과 결합하여 세포 독성 및 유전자 돌연변이가 생기는 것을 억제한다. 포유류에서 microsomal epoxide hydrolase (mEH), soluble epoxide hydrolase(sEH), cholesterol epoxide hydrolase, LTA_4 hydrolase 및 hepoxilin hydrolase 5종이 존재한다. 이중 마지막 3종은 내인적 epoxide만 가수분해하며 생체 이물질 산화물을 무독화하는 능력은 없다. Cholesterol, LTA_4 및 hepoxilin epoxide hydrolase는 높은 정도의 기질 특이성을 보이는 반면, mEH와 sEH는 다양한 alkene epoxide와 arene oxide를 가수분해한다. 독성이 있는 epoxide를 생성하기도 하는 이 두 종의 epoxide hydrolase와 사이토크롬 P450 효소는 유사한 세포내 분포를 보이며 생체 이물질의 산화적 대사 과정 동안에 생성되는 alkene epoxide 및 arene oxide의 즉각적인 무독화 반응에 관여한다.

Epoxide hydrolase는 간 마이크로솜에 분포하는 유도형 효소의 하나이다. Epoxide hydrolase의 유도는 사이토크롬 P450의 유도와 관련이 있다.

6.2.2 환원

특정 금속 및 aldehyde, ketone, disulfide, sulfoxide, quinone, *N*-oxide, alkene, azo 또는 nitro기를 가지는 생체 이물질은 생체 내에서 주로 환원된다. 이 반응은 효소적 또는 비효소적으로 환원형 글루타티온, FAD, FMN 및 NADP와 같은 환원제에 의해 이루어진다. 또한 alcohol dehydrogenase(ADH), aldehyde oxidase 및 사이토크롬 P450 효소는 기질 및 조건에 따라 환원 및 산화 반응 모두를 촉매한다.

Azo- 및 Nitro-환원 Azo- 및 nitro-환원은 장내미생물총 또는 특정 조건(예: 산소분압이 낮은 경우)하에서 2종의 간효소 사이토크롬 P450와 NADPH-quinone oxidoreductase (DT-diaphorase라고도 알려짐)에 의해 촉매된다. 이 반응은 NADPH가 요구되고 산소에 의해 억제된다. 하부 위장관의 산소가 없는 환경이 azo- 및 nitro-환원에 적합하다.

Carbonyl 환원 특정 알데하이드의 1차알코올 및 케톤의 2차알코올로의 환원은 NAD(P)H-의존적 환원효소인 2종의 superfamily인 aldo-keto reductases(AKRs) 및 short-chain dehydrogenases/reductases(SDRs)에 의해 촉매된다. AKR는 세포질 효소로 생체 이물질 및 생체물질 모두를 환원시킨다. SDR carbonyl reductase는 다양한 조직의 혈액 및 세포질에 존재하는 단량체 효소이다. Hepatic carbonyl reductase 활성은 세포질 분획에 주로 존재하며 마이크로솜에 분포하는 carbonyl reductase와는 다른 효소이다.

Disulfide 환원 글루타티온에 의한 disulfide 환원은 세 단계로 이루어지며 마지막 단계가 글루타티온 환원효소에 의해 촉매되는 반응이다. 첫 번째 단계는 GST에 의해 촉매되거나 비효소적으로 발생한다.

Sulfoxide 및 *N*-Oxide 환원 간 및 신장 세포질에 존재하는 thioredoxin 의존적 효소가 사이토크롬 P450에 의해 생성된 sulfoxide를 환원시킬 수 있다. 산소 분압이 감소된 상태에서 사이토크롬 P450 또는 NADPH-사이토크롬 P450 환원에 의해 *N*-oxide가 NADPH-의존적으로 환원된다.

Quinone 환원 Quinone류는 산소 소모 없이 2종의 세포질 플라빈 단백질인 NQO1 및 NQO2에 의해 hydroquinone으로 환원될 수 있다. NADPH-quinone oxidoreductase-1 (DT-diaphorase) 및 NADPH-quinone oxidoreductase-2는 각각 다른 기질 특이성을 갖는다. Quinone류의 2전자 환원이 carbonyl 환원에 의해 촉매될 수 있다. 이러한 quinone류의 환원 경로는 본질적으로 독성이 없는 반응이다.

Quinone류 환원의 두 번째 경로는 마이크로솜에 분포하는 NADPH-사이토크롬 P450 환원효소에 의해 촉매되며 quinone류의 일전자 환원을 통해 semiquinone 자유라디칼을 형성한다. Semiquinone 자유라디칼의 자동산화에 의한 산화적 스트레스는 superoxide 음이온, 과산화수소, 및 다른 활성 산소종을 생성하며 세포 독성이 매우 크다. Hydroquinone의 성질이 quinine을 포함하는 생체 이물질의 대사 과정 중에 NQO가 보호하는 항산화제로서의 기능을 할지 또는 산화촉진제로 작동하여 활성산소종 및 활성 semiquinone 자유라디칼 생성에 기여할지를 결정한다.

탈할로겐화 지방족 생체 이물질로부터 할로겐(F, Cl, Br 및 I)을 제거하는 세 가지 주요한 경로가 존재한다. (1) **환원적 탈할로겐화 반응**(*reductive dehalogenation*)은 할로겐을 수소로 교체하는 데 관여한다. (2) **산화적 탈할로겐화 반응**(*oxidative dehalogenation*)은 탄소원자에 있는 할로겐과 수소를 산소로 교체한다. 그리고 (3) **이중탈할로겐화 반응**(*double dehalogenation*)은 인접한 탄소원자에 존재하는 2개의 할로겐을 제거하여 탄소 이중결합을 형성한다. 세 번째 기전의 변형으로 **할로겐 수소 이탈**(*dehydrohalogenation*)이 있다. 이는 할로겐과 인접 탄소원자에 있는 수소가 제거되어 탄소 이중결합을 형성하는 반응이다.

6.2.3 산화

Alcohol Dehydrogenase 알코올 탈수소효소(ADH)는 간에 가장 많이 분포하며 이외에 신장, 폐, 장점막을 포함한 여러 조직에 분포한 세포질 효소이다. 5종의 주요한 ADH가 존재한다. Class I ADH 동종효소(α-ADH, β-ADH 및 γ-ADH)는 에탄올 및 사슬이 짧은 지방족 알코올류의 산화를 조절한다. Class II ADH(π-ADH)는 주로 간에 발현되며 보다 큰 지방족 및 방향족 알코올류를 우선적으로 산화한다. 긴 사슬 알코올류(펜타놀 및 그 이상) 및 방향족 알코올류는 class III ADH(χ-ADH)의 우호적 기질이 된다. Class IV ADH (σ-ADH 또는 μ-ADH)는 간에서 발현되지 않으며 레티놀의 신호에 관여한다. Class V ADH는 알려진 기질이 없다.

Aldehyde Dehydrogenase 알데하이드 탈수소효소(ALDH)는 NAD^+를 보조인자로 하여 알데하이드를 카르복실산으로 산화한다. 이 효소들은 또한 esterase 활성을 갖는다. 1차 아미노산 서열 및 4차구조의 차이로 19종의 다른 ALDHs가 동정되어 있다. ALDH1A1 및 ALDH2는 NAD^+를 특정적으로 환원하는 반면에 ALDH3A1는 NAD^+와 $NADP^+$를 동시에 환원시킨다.

그림 6.1에 묘사된 대로 ALDH2는 미토콘드리아 효소이며 높은 친화력으로 인해 아세트알데하이드와 같은 단순한 알데

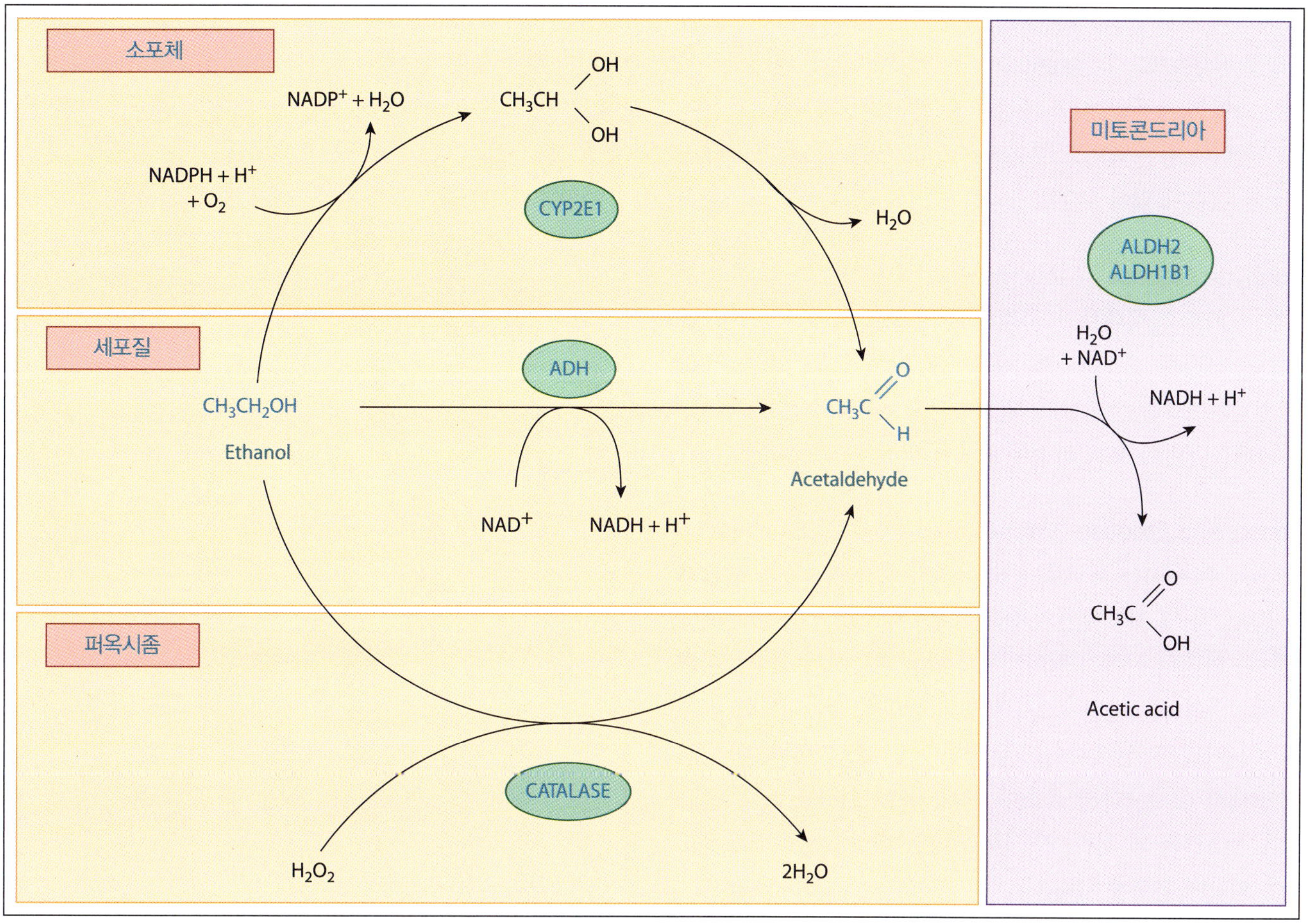

그림 6.1 **알코올 탈수소효소(ADH), 사이토크롬 P450, 카탈라아제에 의한 에탄올의 아세트알데하이드로의 산화.**
주: 에탄올의 아세트산으로의 산화에는 다양한 세포소기관이 관여한다.

하이드의 산화반응을 조절한다. ALDH의 유전적 결핍은 다른 알데하이드 대사를 저해한다.

Dihydrodiol Dehydrogenase AKR superfamily는 세포질에 분포하면서 NADPH를 요구하는 여러 종류의 dihydrodiol dehydrogenases를 포함하며 이는 잠재적으로 독성 대사체로 작용하는 다양한 다환방향족 탄화수소를 산화한다.

Molybdenum Hydroxylase 2개의 주된 molybdenum 수산화효소 또는 molybdozymes이 생체 이물질의 대사에 관여하며 aldehyde oxidase 및 xanthine oxidoreductase(xanthine oxidase[XO]라고도 함)가 해당된다. 세 번째 molybdozyme으로 sulfite oxidase는 자극성이 있는 대기 오염물질인 아황산염을 상대적으로 무해한 황산염으로 산화시킨다. 모든 molybdozyme은 플라빈 단백질 효소이다. 기질을 산화하는 동안에 aldehyde oxidase와 XO는 환원되며 산소분자에 의해 재산화된다. 생체 이물질에 편입된 산소는 공기가 아닌 물로부터 기원하며 이 차이로 oxidase와 oxygenase를 구별한다. Molybdozyme에 좋은 기질이 되는 생체 이물질은 사이토크롬 P450의 좋지 못한 기질인 경향이 있으며 이는 역으로도 성립한다.

Xanthine Oxidoreductase Xanthine 탈수소효소(xanthine dehydrogenase, XD) 및 XO는 퓨린 분해에 관여하는 동일한 효소의 두 가지 형태로 촉매의 마지막 단계에 사용되는 전자 수용체가 다르다. XD의 경우 최종 전자 수용체가 NAD^+인 반면에 XO의 경우에는 최종 전자 수용체가 산소이다. XD는 시스테인 잔기의 산화와 단백질가수분해에 의해 XO로 변환된다. 생체 내에서 XD의 XO로의 변환은 허혈-재관류 손상, lipopolysaccharide 매개성 간손상 및 알코올에 의해 유도되는 간독성에서 중요하다. XO의 산화효소 활성은 산소분자의 환원과 연관되어 활성산소종 형성에 기여하기 때문에 XO

는 산화적 스트레스와 지질과산화에 기여한다.

알로푸리놀 및 다른 xanthine oxidoreductase 저해제들에 의한 다양한 종류의 허혈-재관류 및 혈관손상의 치료 효능이 평가 중이며 이는 적어도 부분적으로 xanthine oxidoreductase 활성과 관련이 있어 보인다.

Aldehyde Oxidase Molybdozyme 알데하이드 산화효소는 오직 산화효소 형태로만 존재한다. 세포질 알데하이드 산화효소는 전자를 산소분자에 전달하고 이는 활성산소종 생성 및 지질과산화를 유도한다. 알데하이드 산화효소는 생체아민 및 카테콜아민의 분해 과정에 중요한 역할을 담당한다.

Monoamine Oxidase Monoamine 산화효소(monoamine oxidase, MAO)는 세로토닌 및 다수의 생체 이물질을 포함하여 1차, 2차 및 3차 아민의 산화적 탈아미노화 반응에 관여한다. 1차 아민의 산화적 탈아미노화 반응은 암모니아와 알데하이드를 생성하는 반면에 2차 아민의 산화적 탈아미노화 반응은 1차 아민 및 알데하이드를 생성한다. MAO에 의해 생성된 알데하이드는 다른 효소에 의해 카르복시산으로 더 산화된다. MAO는 뇌 전반, 간, 신장, 소장 및 혈소판의 미토콘드리아 외막에 분포해 있다.

MAO에 의해 산화된 기질은 FAD를 활용하여 환원된다. 기질에 삽입되는 산소는 산소분자가 아닌 물로부터 기원한다. 촉매 회로는 산소에 의한 환원효소($FADH_2$ → FAD)의 재산화로 완성되며 이때 과산화수소를 생성한다.

Semicarbazide-sensitive amine oxidase(SSAO)는 구리를 포함하는 효소로 근본적으로 MAO와 동일한 작용을 한다. SSAO는 혈장 및 다양한 세포 표면에 존재하는 반면에 MAO는 미토콘드리아에서 발견된다.

Peroxidase-의존적 공산화 Peroxidase에 의한 생체 이물질의 산화적 대사반응은 과산화수소 및 지질 과산화물의 환원반응이 공산화(*cooxidation*)로 알려진 과정을 통해 다른 기질의 산화 과정과 연결되어 있다. 중요한 *peroxidase*로 prostaglandin H synthetase(PHS)는 두 가지 촉매활성을 가지고 있다. Cyclooxygenase는 아라키돈산을 프로스타글란딘으로 변환시키며 peroxidase는 과산화물을 이에 상응하는 알코올인 PGH_2로 변환시킨다. PHS는 두 가지 형태(PHS1 및 PHS2)로 존재하며 cyclo-oxygenase의 두 가지 형인 COX1 및 COX2로 보다 잘 알려져 있다. PHS peroxidase는 사이토크롬 P450 발현이 낮은 간 이외 조직에서 생체 이물질의 독성 및 발암 대사체로 활성화시키는 데 특히 중요하다. Peroxidase에 의한 생체 이물질의 산화는 기질 X를 산화형 산물인 XO로 변환하기 위해 과산화물의 산소를 생체 이물질에 직접 전달한다(**그림 6.2**).

아민류 및 페놀류 등과 같이 전자 공여 작용을 갖는 생체 이물질은 peroxidase에 의해 과산화물로 환원되는 과정 중에 자유라디칼로 산화될 수 있다. 이 경우에 과산화물은 상응하는 알코올로 변환되지만 과산화물의 산소는 생체 이물질에 도입되는 대신에 물로 환원된다. 환원형 과산화물의 각 분자(2전자 과정)를 위해 생체 이물질 두 분자가 산화된다(각각

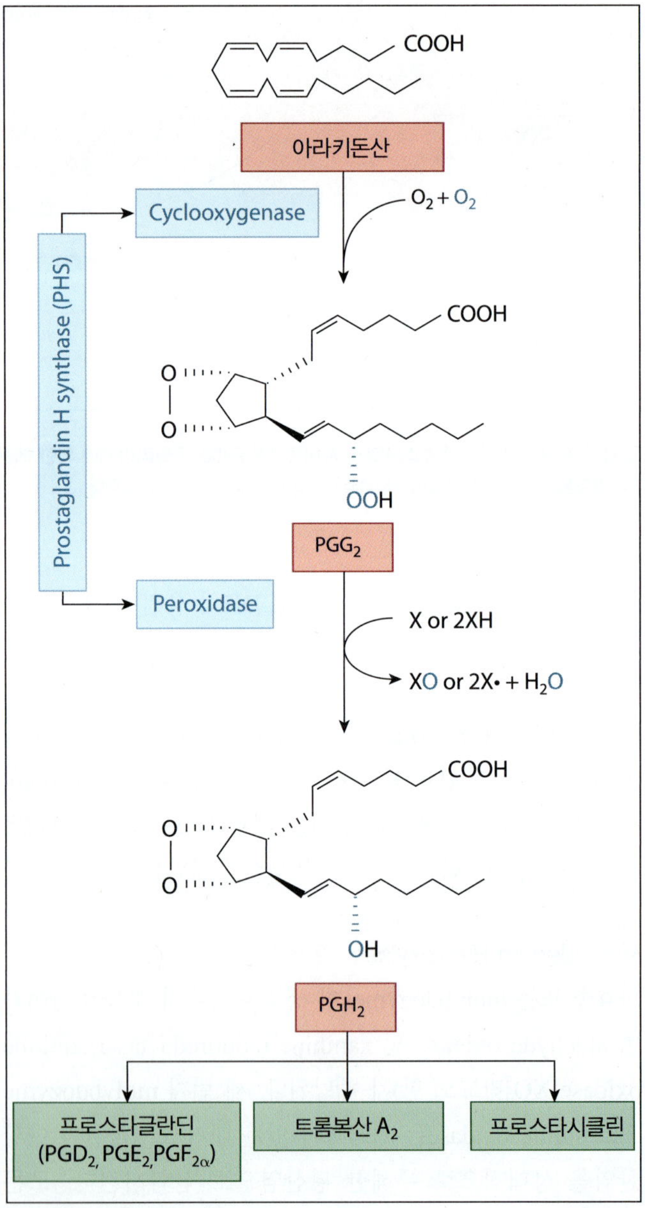

그림 6.2 프로스타글란딘 H 합성효소에 의한 아라키돈산의 PGH_2로의 변환 중 생체 이물질의 공산화 반응.

1전자 과정에 의해). 생성된 대부분의 대사체는 활성 친전자체 물질이며 조직 손상을 유도할 수 있다.

PHS2는 암 생성에 있어서 두 가지 구별된 역할을 담당할 수 있다. PHS2는 생체 이물질을 DNA와 반응하는 대사체로 변환시켜 암 생성을 **개시**(*initiate*)하며 이후에 성장 **촉진**(*promote*) 에이코사노이드 형성을 통하여 암성장을 촉진할 수 있다.

PHS는 peroxidase 중 독특한 성질을 갖는다. 왜냐하면 그림 6.2에 묘사된 바대로 과산화물을 생성하고 또한 peroxidase 의존적 반응을 촉매하기 때문이다. PHS에 의한 생체 이물질의 대사는 아라키돈산의 유용성에 의해 조절되는 반면에 다른 peroxidases에 의한 변환은 과산화물 기질의 유용성에 의해 조절된다.

Flavin Monooxygenase 간, 신장, 소장, 뇌 및 폐는 하나 또는 그 이상의 FAD를 포함하는 일산소첨가효소(FMO)를 가지고 있어 다양한 생체 이물질의 헤테로원자인 친핵성 질소, 황 및 인을 산화시킨다.

포유류의 FMO 유전자는 NADPH 와 O_2를 요구하는 5종의 마이크로솜 효소로 구성되어 있으며 FMO에 의해 촉매되는 많은 반응들은 사이토크롬 P450에 의해서도 역시 촉매된다.

FMO에 의한 촉매 기전은 그림 6.3에 묘사되어 있다. FAD 잔기가 NADPH에 의해 환원된 후에 산화형 보조인자인 $NADP^+$가 효소에 결합된 채로 존재한다. 이후에 $FADH_2$는 산소와 결합하여 상대적으로 안정한 과산화물을 생성한다. 생체 이물질의 산화 과정 중에 플라빈 과산화물 산소는 기질에 전달된다(X → XO, 그림 6.3). 촉매 회로의 마지막 단계에서는 FAD를 산화형으로 다시 회복하고 $NADP^+$를 유리한다. 마지막 과정이 율속 단계이며 기질 산화 과정 후에 일어난다.

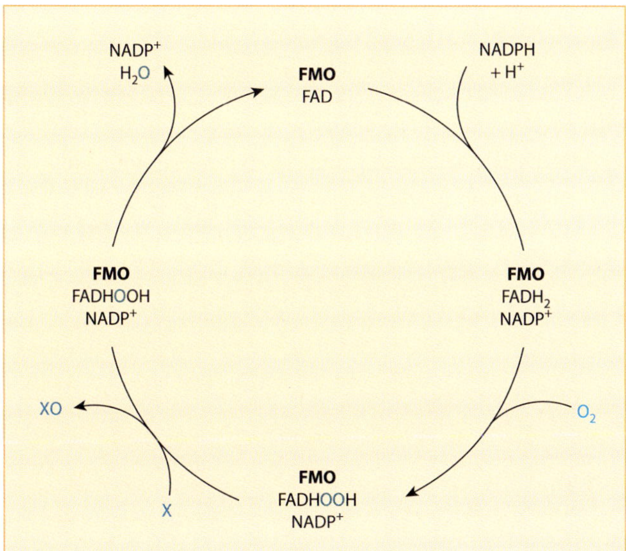

그림 6.3 Flavin monooxygenase(FMO)의 촉매 회로. X 및 XO는 생체 이물질 기질 또한 산화형 생성물이다. X와 XO는 각각 생체 이물질 기질과 산화된 생성물이다. FAD의 C(4a)-hydroperoxyflavin 및 C(4a)-hydroxyflavin는 각각 FADHOOH 및 FADHOH로 표시된다.

사이토크롬 P450 사이토크롬 P450(CYP) 체계는 촉매반응의 다양성 및 해독하거나 활성화시키는 기질의 수적인 측면에서 가장 중요하다. 생체 이물질의 대사와 관련된 CYP 효소가 가장 높은 농도로 관찰되는 곳은 간 소포체(마이크로솜)이지만 CYP는 실제적으로 모든 조직에서 관찰된다. 모든 CYP 효소는 헴(heme)을 포함하는 단백질로 산소 한 분자를 기질에 첨가하는 반응을 촉매하며 다른 산소 한 분자는 NADPH로부터 기인한 환원능으로 물로 환원된다.

촉매되는 동안 CYP는 NADPH 또는 NADH에 직접적으로 결합하지 않는다. 소포체에서, 전자는 NADPH-사이토크롬 P450 reductase라 불리는 플라보 단백질을 통해 NADPH로부터 사이토크롬 P450로 전달된다. 미토콘드리아에서 전자는 ferredoxin 및 ferredoxin reductase를 통해 NADPH로부터 CYP에 전달된다.

사이토크롬 P450이 촉매활성을 위해 2차 효소(예: flavoprotein)를 필요로 하는 데 있어서 주목할만한 예외가 있다. 하나의 예로써 thromboxane A 합성효소(CYP5A1)와 prostaglandin I_2 합성효소(prostacyclin 합성효소 또는 CYP8A1)가 있으며 이들은 아라키돈산으로부터 에이코사노이드로의 변환에 관여한다. 두 가지 경우 모두 이성질화 효소로 작용하며 cyclooxygenase에 의해 아라키돈산 내로 유입된 산소분자의 재배열을 촉매한다. 두 번째 예외는 세균인 *Bacillus megaterium*에서 발현되는 두 종의 CYP 효소이다. 이 CYP들은 다른 CYP 효소에 비해 상당히 크다. 왜냐하면 보통 P450 잔기 및 oxidoreductase 플라보 단백질이 단일 유전자에 의해 단일 단백질로 발현되기 때문이다.

사이토크롬 P450 및 NADPH-사이토크롬 P450 reductase는 소포체의 인지질 이중층에 삽입되어 있어 상호작용이 용이하다. 그림 6.4에 보여주는 대로 촉매 회로의 첫 번째 단계는 산소의 활성화와 관련되어 있고 마지막 단계는 기질의 산화와 관련되어 있으며 수소원자 또는 기질로부터 전자를 견인한 후 산소 재결합(라디칼 재조합)이 수반된다. 기질이 CYP 효소에 결합한 후에 NADPH-사이토크롬 P450

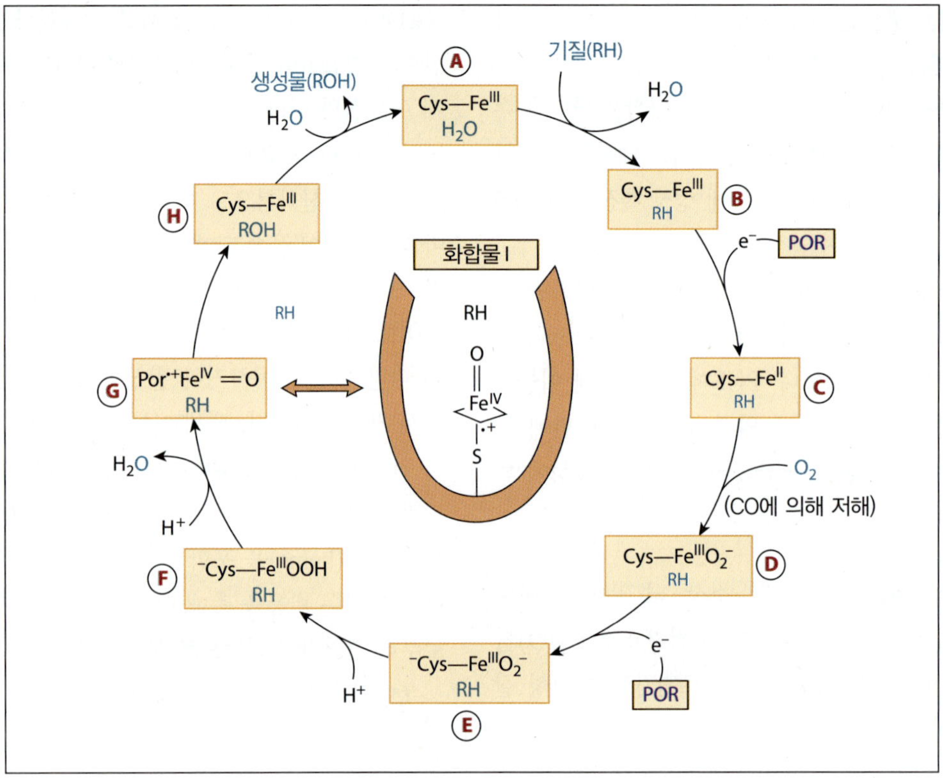

기타 반응

I-전자 환원	**C** (Cys—Fe^{II}RH)	⟶	**A** (Cys—Fe^{III} + $RH^{\bullet}$)
슈퍼옥타이드 음이온 생성	**D** (Cys—$Fe^{III}O_2^-$ RH)	⟶	**B** (Cys—Fe^{III} RH) + $O_2^{\bullet}$
과산화수소 생성	**E** ($^-$Cys—$Fe^{III}O_2^-$ RH) + $2H^+$	⟶	**B** (Cys—Fe^{III} RH) + H_2O_2
과산화수소 분로	**B** (Cys—Fe^{III} RH) + H_2O_2	⟶	**F** ($^-$Cys—Fe^{III}OOH RH) + H^+
화합물 I을 생성하기 위한 과산화물 분로	**B** (Cys—Fe^{III} RH) + XOOH	⟶	**G** ($Por^{\bullet+}Fe^{IV}$=O RH) + XOH

그림 6.4 사이토크롬 P450의 촉매 회로. 사이토크롬 P450은 Cys-Fe^{III}로 나타내며, 여기서 Cys는 헴철에 대한 다섯 번째 리간드(cysteine thiolate)이다. RH와 ROH는 각각 기질과 수산화된 대사체를 나타낸다. 촉매 사이클에서의 중간체는 다음과 같다: A, 철 휴지기 상태; B, 기질결합; C, 철 중간체; D, ferrisuperoxo 음이온 중간체; E, cysteine thiolate와의 결합을 통해 비양자화된 전자를 갖는 ferrisuperoxo 중간체; F, ferrisuperoxo 중간체(cysteine thiolate 결합시 음전하를 가짐); G, 화합물 I, 대부분의 기질 산화반응을 담당하는 $iron^{IV}$-oxo porphyrin 양이온; H, 수소 견인에 의해 형성된 생성물의 방출 후 산소가 재결합하기 이전의 휴지기 상태. Fe^{II}, Fe^{III}, Fe^{IV} 및 Fe^{V}는 ferrous, ferric, ferryl 및 perferryl 상태를 각각 나타낸다. $por^{\bullet+}Fe^{IV}$ = O로 쓰여 있음에도 불구하고, 화합물 I은 포르피린 고리의 산화 상태가 고려될 때 고도로 산화된 perferryl(Fe^{V}) 상태이다.

reductase로부터 단일 전자 첨가에 의해 헴철은 제2철(Fe^{3+})에서 제1철(Fe^{2+})로 환원된다. 산화된 기질의 유리는 초기 단계의 사이토크롬 P450로 되돌아가게 한다. 촉매 회로가 방해받는다면 산소는 superoxide anion($O_2^{\bullet-}$) 또는 과산화수소(H_2O_2)로 유리된다.

사이토크롬 P450는 다음과 같은 산화반응을 촉매한다.

1. 지방족 또는 방향족 탄소의 수산화
2. 이중결합의 에폭시화 반응
3. 헤테로원자(*S*-, *N*-, *I*-) 산화 및 *N*-수산화
4. 헤테로원자(*O*-, *S*-, *N*-, *Si*-) 탈알킬화
5. 산화부위의 전달
6. 에스테르의 분해
7. 탈수소반응

모든 포유류의 간 마이크로솜은 수많은 P450 효소를 가지

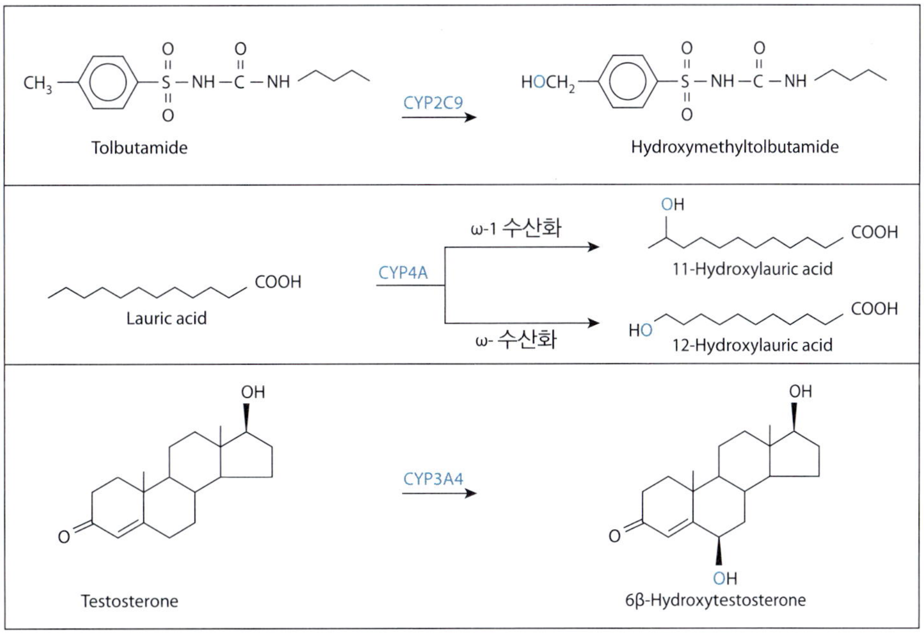

그림 6.5 사이토크롬 P450에 의해 촉매된 반응의 사례-지방족 탄화수소의 수산화.

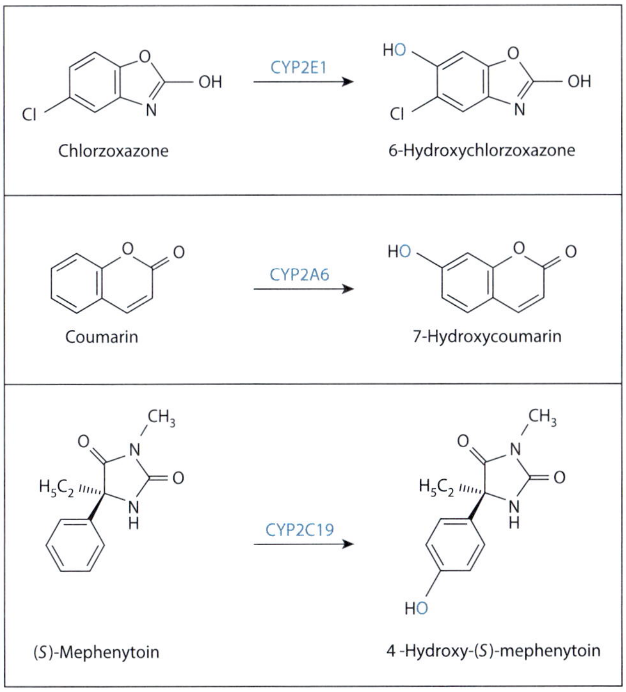

그림 6.6 사이토크롬 P450에 의해 촉매된 반응의 사례-방향족 탄화수소의 수산화.

고 있으며 각각의 P450 효소는 그림 6.5에서 6.12에 보여주는 대로 다양한 반응을 촉매할 수 있다. 일반적으로 CYP 효소는 아미노산 서열 유사성에 따라 subfamily로 분류된다.

CYP1A1, CYP1A2, CYP1B1, CYP2E1, CYP2R1, CYP2S1, CYP2U1 및 CYYP2W1의 기능과 조절은 포유류에서 고도로 보존되어 있으며 이러한 단백질은 모든 포유류 종에서 동일한 이름을 가지고 있다. 대부분의 다른 경우에서처럼 CYP 효소는 종 특이적으로 명명된다. 각각의 CYP 효소의 발현 정도 및 활성은 환경적 및/또는 유전적 요인에 따라 다르다. CYP 활성이 감소되는 경우는 다음과 같다. (1) 유전적 돌연변이에 의해 CYP 효소의 합성이 저해되거나 촉매적으로 불활성화 형태 및 불안정한 효소가 합성되어 poor한 대사적 유전형이 생성되는 경우, (2) CYP 효소 활성을 억제하는 환경 인자(감염성 질환 및 염증반응)에 노출되는 경우, (3) 본래 존재하는 CYP 효소를 억제하거나 불활성화하는 생체 이물에 노출되는 경우. 사이토크롬 P450을 억제함으로써 하나의 약물은 다른 약물의 대사에 영향을 주어 이후에 노출되는 약물의 약리학적 또는 독성학적 반응을 강화시킬 수 있다. CYP 효소 활성의 증가는 아래와 같은 원인에 의해서 일어날 수 있다. (1) 유전자 복제를 통한 CYP 효소의 과발현, (2) 약물 및 다른 생체 이물질에 노출시 사이토크롬 P450 합성의 증가, (3) 생체 이물질에 의해 본래 존재하는 효소의 촉진. 생체 이물질에 의한 사이토크롬 P450의 유도는 CYP 효소의 활성을 증가시킨다.

사이토크롬 P450의 유도를 통해 하나의 약물이 다른 약물의 대사를 촉진하여 약물의 치료효과를 감소시키거나 약화시킬 수 있다. 정상형(wild-type) 유전자의 점돌연변이에 의해 발생되는 대립유전자 변이는 CYP 활성의 개인간 차이를 나타내는 다른 원인이다. CYP 발현수준에 영향을 주는 환경적 인자로는 의약품, 식품, 사회적 습관(예: 알코올 섭취, 흡연) 및 질병 상태(당뇨, 염증, 바이러스 및 세균 감염, 갑상선기능 항진 또는 갑성샘 기능 저하) 등이다. 환경적 인자가 CYP 효소 발현에 영향을 주었을 때 동일인에게서 생체 이물질 대사(예: 약물대사) 정도를 지속적으로 측정할 경우 변화가 관찰된다. 넓은 기질 특이성으로 인해 둘 또는 그 이상의 CYP 효소가 하나의 화합물 대사에 기여할 수 있다.

인구의 많은 비율에서 CYP 효소의 유전적 결핍으로 인해 특정 약물의 약리학적 또는 독성학적 효과가 강화될 수 있다. 사람에서 생체 이물질의 대사가 주로 단일 CYP 효소에 의해 지배를 받으므로 어떠한 CYP 효소가 약물을 제거하는 데 관여하는지를 규명하기 위한 **대사효소동정**(*reaction phenotyping*) 또는 **효소 매핑**(*enzyme mapping*)이라 알려진 과정에 대한 많은 노력을 하고 있다.

대사효소동정 접근법은 아래와 같다.

1. **상관분석**(*correlation analysis*)은 인간 간 마이크로솜의 생체 이물질의 대사율을 측정하고 동일한 마이크로솜 샘플에서 개개의 P450 효소 활성 및 발현 수준 차이에 대한 상관성을 규명한다.

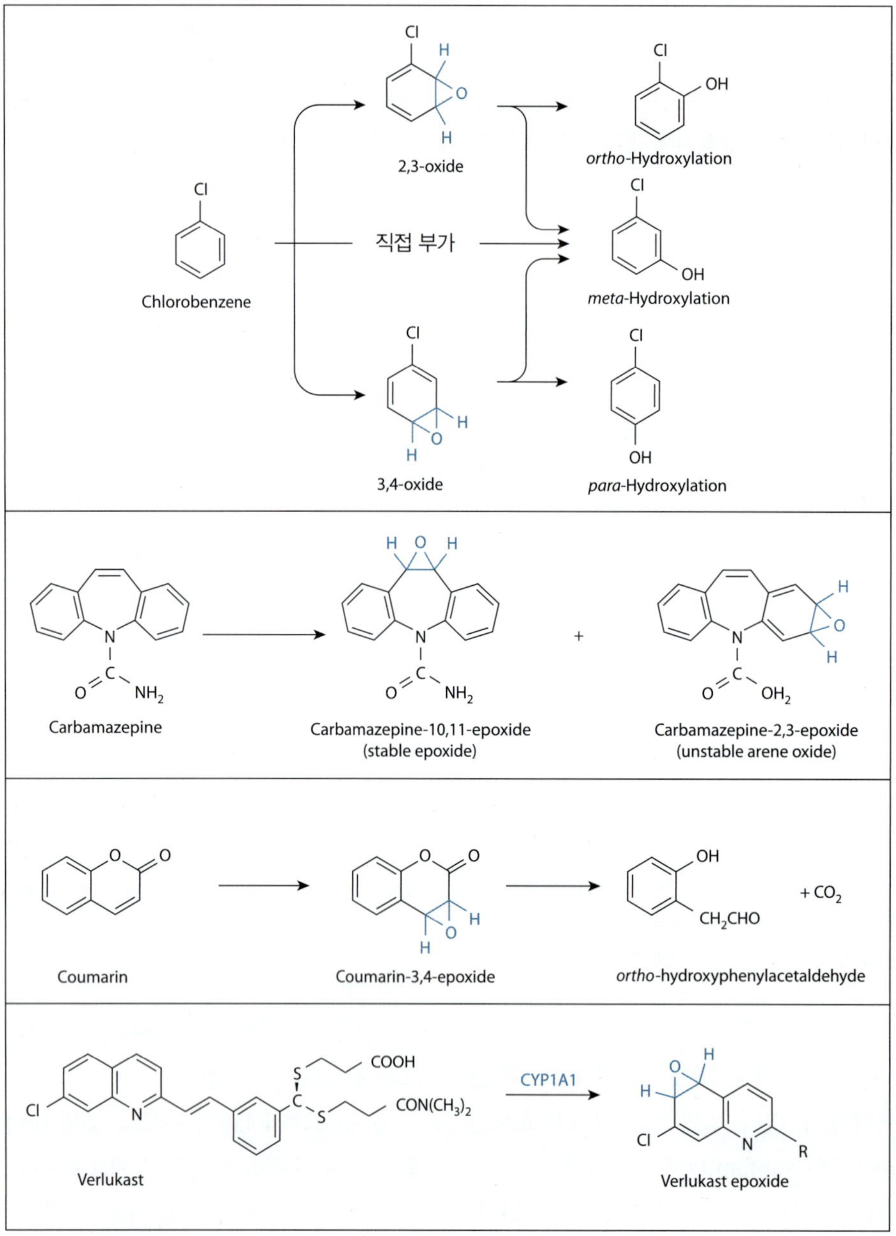

그림 6.7 사이토크롬 P450에 의해 촉매된 반응의 사례: 에폭시화.

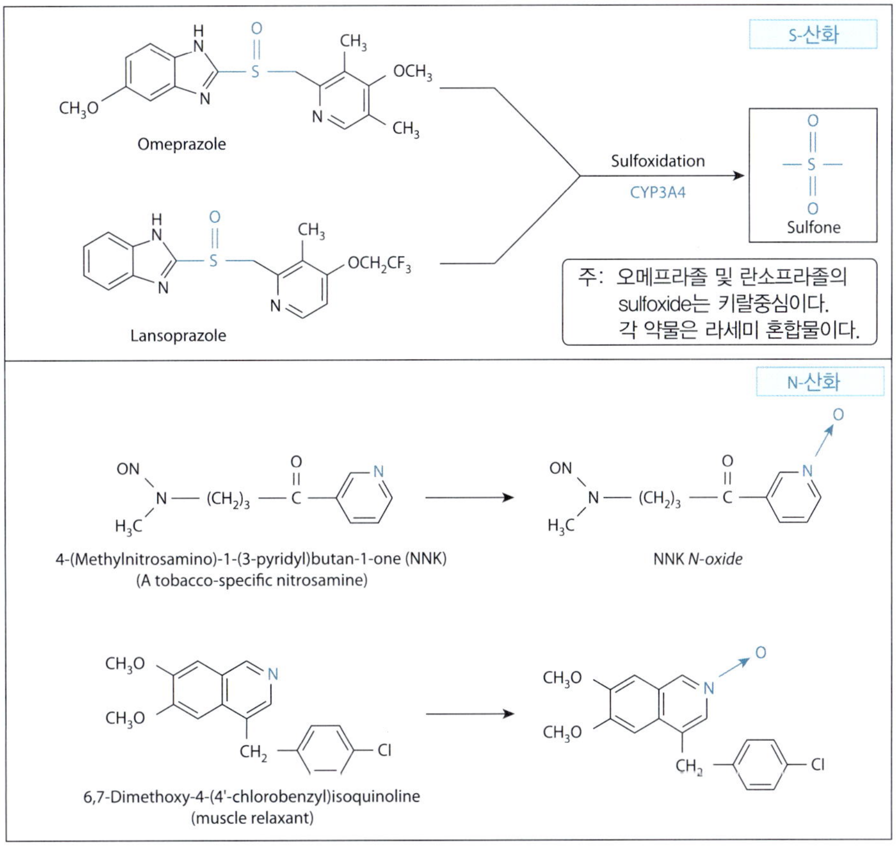

그림 6.8 **사이토크롬 P450에 의해 촉매된 반응의 사례: 헤테로 원자의 산화.**

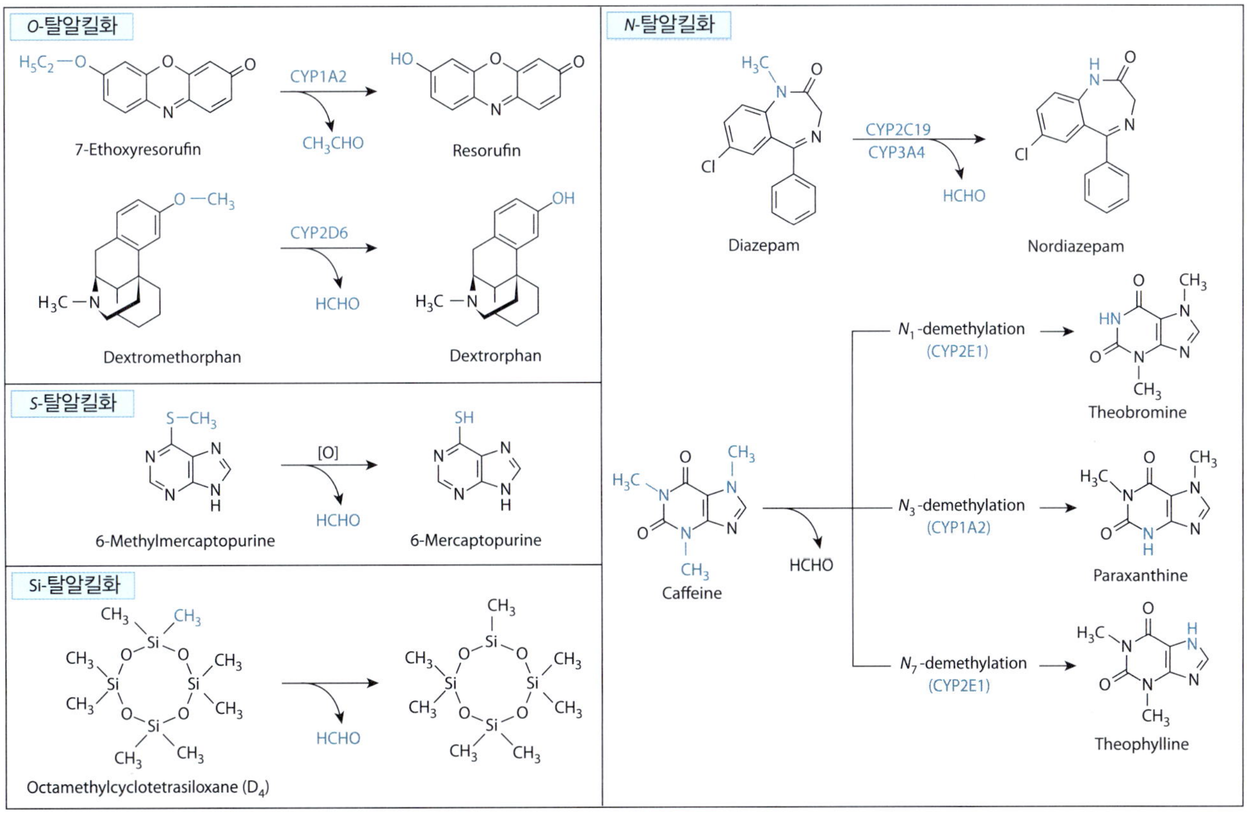

그림 6.9 **사이토크롬 P450에 의해 촉매된 반응의 사례: 헤테로 원자의 탈알킬화 반응.**

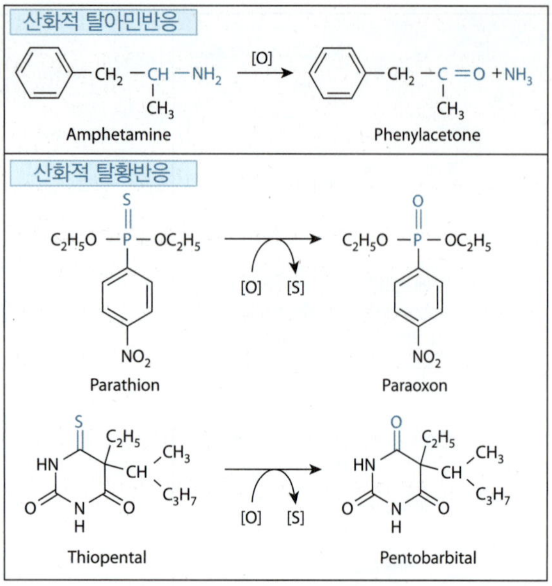

그림 6.10 사이토크롬 P450에 의해 촉매된 반응의 사례: 산화부위의 전달.

2. 화학적 억제(*chemical inhibition*)는 인간 간 마이크로솜에 의한 생체 이물질의 대사에 관여한다고 알려진 CYP 효소 저해제의 효과를 평가하는 것이다. 대부분의 저해제가 한 종류 이상의 CYP 효소를 억제할 수 있기 때문에 사용에 주의를 해야 한다.
3. 항체 억제(*antibody inhibition*)는 인간 간 마이크로솜에 의해 생체 이물질의 대사에 정해진 CYP 효소에 반응하는 항체의 효과를 결정하는 것이다. 이 방법은 어느 인간 CYP 효소가 생체 이물질의 대사를 주관하는지를 잠재적으로 밝힐 수 있다.
4. 정제 또는 재조합 인간 CYP 효소에 의한 대사(*Biotransformation by purified or recombinant human CYP enzymes*)는 특정한 CYP 효소가 생체 이물질을 대사할 수 있는지 여부를 규명한다. 그러나 이 CYP 효소가 본

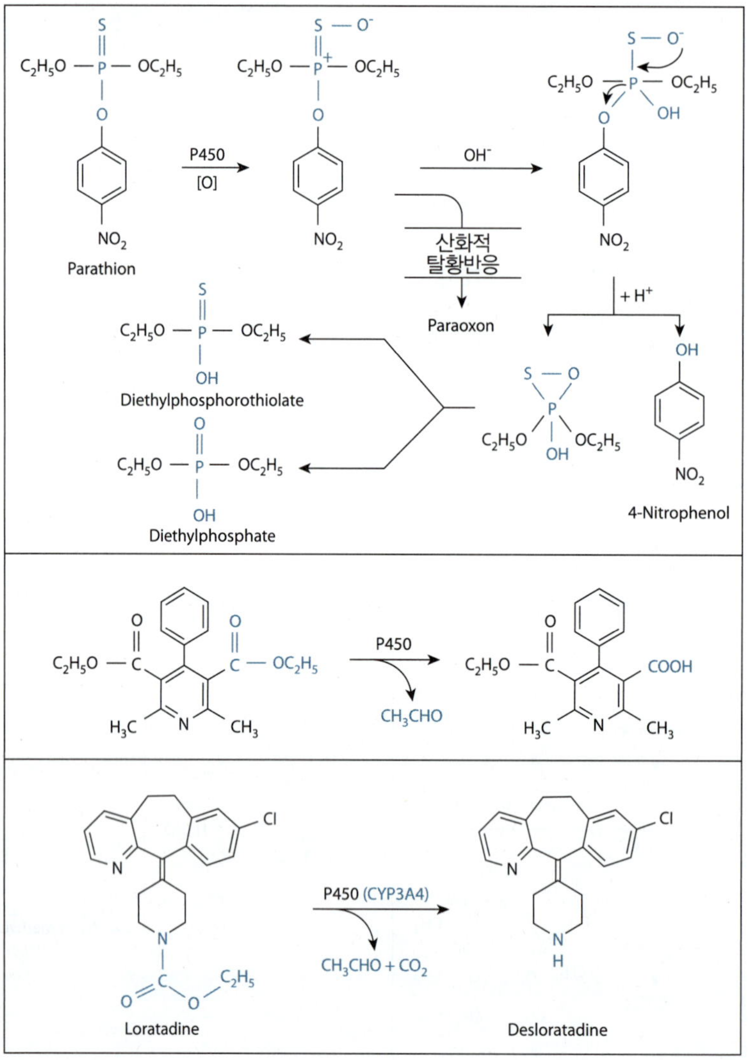

그림 6.11 가수분해 반응과 유사한 사이토크롬 P450에 의해 촉매된 반응의 사례: thiophosphate(parathion), carboxylic acid ester(2,6-dimethyl-4-phenyl-3,5-pyridinecarboxylic acid diethyl ester) 및 carbamate(loratadine).

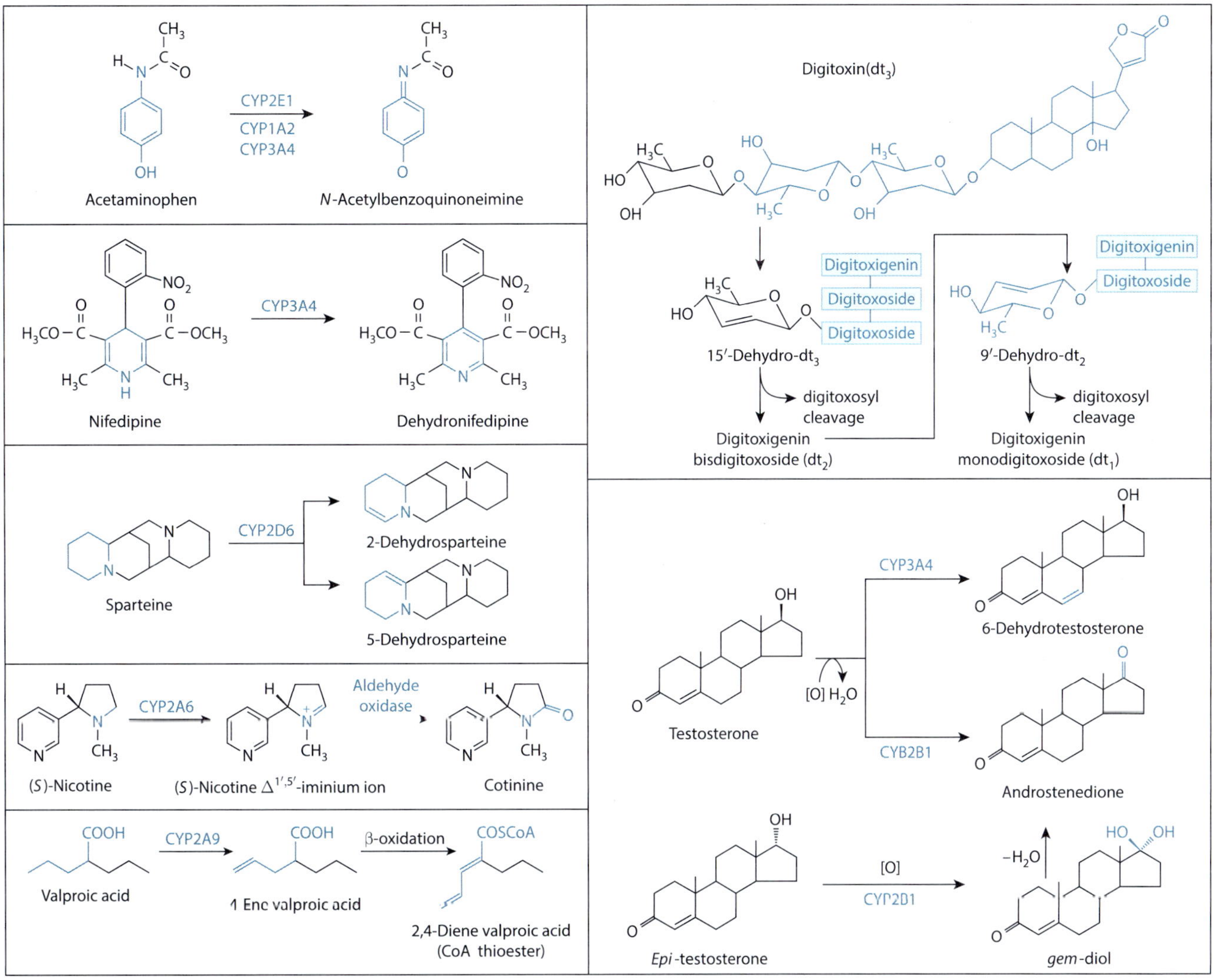

그림 6.12 **사이토크롬 P450에 의해 촉매된 반응의 사례: 탈수소화 반응.**

질적으로 인간 간 마이크로솜에 의한 촉매반응에 기여하는지 여부는 규명하지 못한다.

인간 간 마이크로솜에서 각 CYP 효소에 대한 기질, 저해제 및 유도제의 예가 표 6.2에 있다. *In vitro*에서 대사효소동정은 독성학적 상관관계가 있는 기질 농도에서 시험이 항상 수행되는 것은 아니므로 *in vitro*에서 약물대사를 담당하는 CYP 효소가 *in vivo*에서는 아닌 경우가 있다.

사이토크롬 P450에 의한 생체 이물질의 활성화 전구발암물질 및 전구독성물질의 활성화에 있어서 인간 CYP의 역할 및 P450 의존적 반응이 표 6.3에 요약되어 있다. 표 6.3에 수록된 많은 화학물질은 사이토크롬 P450에 의해 해독화되어 독성이 감소되는 대사체로 변환된다. 일부 경우에 동일한 CYP 효소가 활성화 및 해독화 반응 모두를 촉매한다. 예를 들면 CYP3A4는 aflatoxin B_1을 간독성이 있으면서 발암성인 8,9-epoxide체로 활성화시키는 반면에 3-수산화를 통해 aflatoxin B_1을 aflatoxin Q_1으로 무독화한다. 복잡한 요인들이 생체 이물질의 활성화 및 해독화 사이의 균형을 결정한다.

사이토크롬 P450의 억제 CYP의 억제는 약물 상호 작용의 주요한 원인이고 약물승인허가 철회의 주된 원인이기도 하다. 약물 상호 작용 정도는 가해약물(피해 약물의 제거를 주관하는 효소를 억제하거나 유도하는 생체 이물질)에 대한 CYP 억제 정도 및 영향을 받는 효소에 의한 희생약물(CYP와 같은 단일 제거 경로에 의해 주로 결정되는 생체 이물질)의 대사에 의존적이다.

표 6.2 생체 이물질 대사와 관련된 인간 간 마이크로솜 P450 효소 중 임상적 관련성이 있는 기질, 저해제, 유도제의 예시

	CYP1A2	CYP2A6	CYP2B6	CYP2C8	CYP2C9	CYP2C19	CYP2E1
기질	Alosetron	Coumarin	Bupropion	Amodiaquine	Diclofenac	Fluoxetine	Aniline
	Caffeine	Nicotine	Efavirenz	Cerivastatin	Fluoxetine	*S*-Mephenytoin	Chlorzoxazone
	Duloxetine		Propofol	Paclitaxel	Flurbiprofen	Lansoprazole	Lauric acid
	7-Ethoxyresorufin		*S*-Mephenytoin	Rosiglitazone	Phenytoin	Moclobemide	4-Nitrophenol
	Phenacetin		Cyclophosphamide	Repaglinide	Tolbutamide	Omeprazole	
	Tacrine		Ketamine		*S*-Warfarin	Pantoprazole	
	Tizanidine		Meperidine				
	Theophylline		Nevirapine				
저해제	Acyclovir	Methoxsalen	Clopidogrel	Gemfibrozil	Amiodarone	Fluvoxamine	Clomethiazole
	Cimetidine	Pilocarpine	3-Isopropenyl-3-methyl diamantane	Montelukast	Capecitabine	Moclobemide	Diallyldisulfide
	Ciprofloxacin	Tranylcypromine	2-Isopropenyl-2-methyladamantane	Quercetin	Fluconazole	Nootkatone	Diethyldithiocarbamate
	Famotidine	Tryptamine	Phencyclidine	Rosiglitazone	Fluoxetine	Omeprazole	Disulfiram
	Fluvoxamine		Sertraline	Rosuvastatin	Fluvoxamine	Ticlopidine	
	Furafylline		Thio-TEPA	Trimethoprim	Oxandrolone		
	Mexilitene		Ticlopidine		Sulfaphenazole		
	α-Naphthoflavone		Phenylethylpiperidine		Sulfinpyrazone		
	Norfloxacin				Tienilic acid		
	Propafenone						
	Verapamil						
	Zileuton						
유도제	3-Methylcholanthrene	Dexamethasone	Phenobarbital	Phenobarbital	Phenobarbital	Phenobarbital	Ethanol
	β-Naphthoflavone	Pyrazole	Phenytoin	Rifampin	Rifampin	Rifampin	Isoniazid
	Omeprazole		Rifampin				
	Lansoprazole						
	TCDD						
	CYP2AD6		**CYP3A4**				
기질	Atomoxetine	(*R*)-Metoprolol	Alfentanil	Clopidogrel	Fentanyl	Midazolam	Saquinavir
	Amitriptyline	Methylphenidate	Alfuzosin	Cyclosporine	Fluticasone	Mifepristone	Sildenafil
	Aripiprazole	Mexiletine	Alprazolam	Depsipeptide	Gallopamil	Mosapride	Sibutramine
	Brofaromine	Morphine	Amlodipine	Dexamethasone	Gefitinib	Nicardipine	Simvastatin

표 6.2 생체 이물질 대사와 관련된 인간 간 마이크로솜 P450 효소 중 임상적 관련성이 있는 기질, 저해제, 유도제의 예시](계속)

	CYP2AD6		CYP3A4				
	(±)-Bufuralol	Nortriptyline	Amprenavir	Dextromethorphan	Gepirone	Nifedipine	Sirolimus
	(*S*)-Chlorpheniramine	Ondansetron	Aprepitant	α-Dihydroergocriptine	Granisetron	Nimoldipine	Sunitinib
	Chlorpromazine	Paroxetine	Artemether	Diergotamine	Gestodene	Nisoldipine	Tacrolimus
	Clomipramine	Perhexiline	Astemiziole	Disopyramide	Halofantrine	Nitrendipine	Tadalafil
	Codeine	Pimozide	Atazanavir	Docetaxel	Laquinimod	Norethindrone	Telithromycin
	Debrisoquine	Propafenone	Atorvastatin	Domperidone	Imatinib	Oxatomide	Terfenadine
	Desipramine	(+)-Propranolol	Azithromycin	Dutasteride	Indinavir	Oxybutynin	Testosterone
	Dextromethorphan	Sparteine	Barnidipine	Ebastine	Isradipine	Perospirone	Tiagabine
	Dolasetron	Tamoxifen	Bexarotene	Eletriptan	Itraconazole	Pimozide	Tipranavir
	Duloxetine	Thioridazine	Bortezomib	Eplerenone	Karenitecin	Pranidipine	Tirilazad
	Fentanyl	Timolol	Brotizolam	Ergotamine	Ketamine	Praziquantel	Tofisopam
	Haloperidol (reduced)	Tramadol	Budesonide	Erlotinib	Levomethadyl	Quetiapine	Triazolam
	Imipramine	(*R*)-Venlafaxine	Buspirone	Erythromycin	Lonafarnib	Quinidine	Trimetrexate
	Loperamide		Capravirine	Eplerenone	Lopinavir	Quinine	Vardenafil
			Carbamazepine	Ethosuximide	Loperamide	Reboxetine	Vinblastine
			Cibenzoline	Etoperidone	Lumefantrine	Rifabutin	Vincristine
			Cilastazol	Everolimus	Lovastatin	Ritonavir	Vinorelbine
			Cisapride	Ethinyl estradiol	Medroxyprogesterone	Rosuvastatin	Ziprasidone
			Clarithromycin	Etoricoxib	Methylprednisolone	Ruboxistaurin	Zonisamide
			Clindamycin	Felodipine	Mexazolam	Salmetrol	
저해제	Amiodarone	Fluoxetine	Amiodarone	Cimetidine	Fluvoxamine	Itraconazole	Saquinavir
	Buproprion	Methadone	Amprenavir	Clarithromycin	Fosamprenavir	Mibefradil	St. John's wort
	Chlorpheniramine	Mibefradil	Aprepitant	Diltiazem	Gestodene	Nefazodone	Telithromycin
	Cimetidine	Paroxetine	Atazanavir	Erythromycin	Grapefruit juice	Nelfinavir	Troleandomycin
	Clomipramine	Quinidine	Azamulin	Felbamate	Ketoconazole	Ritonavir	Verapamil
	Duloxetine	Sertraline	Bosentan	Fluconazole	Indinavir	Roxithromycin	
	Haloperidol	Terbinafine	Amprenavir	Efavirenz	Nifedipine	Rifampin	Troglitazone
유도제	NA		Avasimibe	Etoposide	Omeprazole	Rifapentine	Troleandomycin
			Bosentan	Guggulsterone	Paclitaxel	Ritonavir	Vitamin E
			Carbamazepine	Hyperforin	PCBs	Simvastatin	Vitamin K2
			Clotrimazole	Lovastatin	Phenobarbital	Spironolactone	Yin zhi wuang
			Cyproterone acetate	Mifepristone	Phenytoin	Sulfinpyrazone	
			Dexamethasone	Nelfinavir	Rifabutin	Topotecan	

표 6.3 인간 P450에 의해 활성화되는 생체 이물질의 예시

CYP1A2

- Acetaminophen
- 2-Acetylaminofluorene
- 4-Aminobiphenyl
- 2-Aminofluorene
- 2-Naphthylamine
- NNK
- 아미노산 열분해 생성물 (DiMeQx, MeIQ, MeIQx, Glu P-2, IQ, PhIP, Trp P-1, Trp P-2)
- Tacrine

CYP2A6 및 2A13

- NNK 및 bulky nitrosamines
- *N*-Nitrosodiethylamine
- Aflatoxin B1

CYP2B6

- 6-Aminochrysene
- Cyclophosphamide
- Ifosfamide

CYP2C8, 9, 18, 19

- Tienilic acid
- Phenytoin
- Valproic acid

CYP2D6

- **NNK**

CYP2F1

- 3-Methylindole
- Acetaminophen
- Valproic acid

CYP1A1 및 1B1

- Benzo[*a*]pyrene 및 기타 다환방향족 탄화수소

CYP3A4

- Acetaminophen
- Aflatoxin B1 및 G1
- 6-Aminochrysene
- Benzo[a]pyrene 7,8-dihydrodiol
- Cyclophosphamide
- Ifosfamide
- 1-Nitropyrene
- Sterigmatocystin
- Senecionine
- Tris(2,3-dibromopropyl) phosphate

CYP2E1

- Acetaminophen
- Acrylonitrile
- Benzene
- Carbon tetrachloride
- Chloroform
- Dichloromethane
- 1,2-Dichloropropane
- Ethylene dibromide
- Ethylene dichloride
- Ethyl carbamate
- Halothane
- *N*-Nitrosodimethylamine
- Styrene
- Trichloroethylene
- Vinyl chloride

CYP4B1

- Ipomeanol
- 3-Methylindole
- 2-Aminofluorene

NNK, 4-(methylnitrosamino)-1-(3-pyridyl)-1-butanone, a tobacco-specific nitrosamine.
출처: Guengerich FP, Shimada T: Oxidation of toxic and carcinogenic chemicals by human cytochrome P450 enzymes. *Chem Res Toxicol*, 1991 Jul-Aug;4(4):391–407.

약물 상호 작용의 억제는 직접 저해(경쟁적 또는 비경쟁적) 및 대사 의존적 저해(비가역적 또는 준비가역적) 두 가지로 분류된다. 직접 저해는 다시 두 가지 형태로 분류할 수 있다. 첫 번째는 동일한 CYP 효소에 의해 대사되는 두 약물 사이에 경쟁적인 저해이다. 두 번째는 사실상 경쟁적이기는 하지만 저해제가 영향을 받는 CYP 효소의 기질이 아니다. 대사 의존적 저해는 사이토크롬 P450이 생체 이물질을 대사체로 변환할 때 생성된 대사체가 모체 화합물보다 가역적 또는 비가역적으로 더 강력한 저해제가 된다.

사이토크롬 P450의 유도 생체 이물질의 대사효소 및 수송체의 유도(상향조절)는 수용체 매개 및 적응과정으로 고농도의 생체 이물질에 노출되는 동안에 생체 이물질의 제거를 증가시킨다. 효소의 유도는 독성학적 또는 병리학적 반응은 아니지만 간비대(간세포 과비대 및 과증식)와 종종 관련성이 있으며 실험동물을 활용한 후보약물의 안전성 평가 및 인체에서 임상시험을 위한 독성학적 또는 약리학적 결과와 관련이 있다. 동물 및 인체에서, 효소의 유도는 약물동력학적 내성과 관련되며 생체 이물질 스스로의 제거를 유도한다.

사이토크롬 P450의 유도제는 생체 이물질의 대사율을 증가시킨다. 인간 간 마이크로솜에 존재하는 일부 CYP 효소는 유도형이다(표 6.2). P450의 유도는 일반적으로 약물의 혈중 농도를 감소시키며 약물의 치료목적을 감소시킨다.

사이토크롬 P450의 유도가 발암전구 물질을 DNA와의 반응성이 큰 대사체로 활성화시킴에도 불구하고 P450의 유도가 이미 알려진 발암물질에 의해 생성된 암의 발생을 증가시킨다는 인체 역학 연구 또는 동물 실험 결과는 거의 없다. 사실상 대부분의 결과는 화학물질에 의해 유도되는 신생물에 대한 보호 작용이다. 사이토크롬 P450의 유도는 약물동력학적 내성을 유발하며 약물 대사 증가로 인해 치료 혈중 농도에 도달하기 위해서는 더 많은 약물 용량을 투여해야 한다.

CYP 유도는 리간드에 의해 활성화되는 4종의 수용체에

표 6.4 수용체 매개 사이토크롬 P450 효소의 유도(억제)와 다른 생체 이물질 대사효소 및 수송체

핵수용체	반응부위	수용체 활성화제	조절유전자*
AhR	XRE	PAHs, TCDD(기타 PHAHs), β-naphthoflavone, indigoids, tryptophan metabolites, omeprazole, lansoprazole	CYP1A1, 1A2, 1B1, 2S1, UGT1A1, UGT1A6, AKR1A1, AKR1C1-4
CAR	DR-3 DR-4 ER-6	Phenobarbital, phenytoin, carbamazepine, CITCO(인간), TCPOBOP(마우스), clotrimazole, (많은 PXR 효능제는 CAR의 효능제이며 역으로도 가능하다)	CYP2A6, 2B6, 2C8, 2C9, 2C19, 3A4, UGT1A1, SULT1A1, AKR1D1, ALAS, MRP2, MRP3, MRP4
PXR	DR-3 DR-4 ER-6 ER-8	Amprenavir, avasimibe, bosentan, bile acids, carbamazepine, clindamycin, clotrimazole, cortisol, cyproterone acetate, dicloxacillin, efavirenz, etoposide, dexamethasone, griseofulvin, guggulsterone, hyperforin(SJW), indinavir, lovastatin, mifepristone, nafcillin, nelfinavir, nifedipine, omeprazole, paclitaxel, PCBs, phenobarbital, phthalate monoesters, 5β-pregnane-3,20-dione, rifabutin, rifampin, ritonavir, saquinavir, simvastatin, spironolactone, sulfinpyrazone, TAO, tetracycline, topotecan, transnonachlor, troglitazone, verapamil, vitamin E, vitamin K_2	CYP2A6, 2B6, 2C8, 2C9, 2C19, 3A4, 3A7, 4F12, 7A1↓, CES2, SULT2A1, UGT1A1, 1A3, 1A4, 1A6, GSTA1, AKR1D1, PAPSS2, ALAS, MDR1, MRP2, AhR
PPARα	DR-1	Fibrates, WY-14643, perfluorodecanoic acid	CYP4A, UGT1A9, 2B4
Nrf2	ARE	β-Naphthoflavone, oltipraz, phenolic antioxidants(예: BHA 및 BHT), phenylisothiocyanate, diethyl maleate, phorone	NQO1, mEH, AKR7A, UGTs, GSTA1, γ-GCL, MRP1
GR	GRE	Glucocorticoids(예: dexamethasone)	CYP2C9, 2B6, 3A4, 3A5, CAR, PXR
FXR	IR-1	Bile acids, GW4064, AGN29, AGN31	BSEP, I-BABP, MDR3, UGT2B4, SULT2A1, OATP1B3, PPARα, SHP
LXRα	DR-4	GW3965, T0901317, paxiline, F_3methylAA,† acetylpodocarpic dimer(APD)	LRH1, SHP, CYP7A, LXRα, CYP3A4 ↓↓, 2B6 ↓
VDR	DR-3 ER-6 IR-0	1α,25-Dihydroxyvitamin D_3, lithocholate	CYP2B6, 2C9, 3A4, SULT2A1
HNF1α‡			OATP1B1, OATP1B3, CYP7A1, UGT1A6, 1A8, 1A9, 1A10, HNF4α, PXR, kidney-specific expression of OAT1, OAT3, URAT1
HNF4α	DR		CYP2A6, 2B6, 2C9, 2D6, 3A4, DD4, MDR1, PXR, CAR, FXR, PPARα, HNF1α
LRH-1	DR-4		CYP7A, ASBT
SHP	None		Targets of PPARα ↓, AhR ↓, PXR ↓, CAR ↓, LRH-1 ↓, HNF4α ↓, LXRα ↓, GR ↓

*아래방향의 화살표는 억제를, 그 외 나머지는 모두 유도이다.
†*[3-Chloro-4-(3-(7-propyl-3-trifluoromethyl-6-(4,5)-isoxazolyl)propylthio)-phenylacetic acid].*
‡*HNF1α* 공통염기배열은 *GTTTAATNATTAAC*이다.

의해 매개되며 이들은 AhR, CAR, PXR 및 PPARα이다(표 6.4). 생체 이물질 센서라 불리는 이 수용체들은 스테로이드 및 갑상선호르몬 등의 다른 핵수용체와 유사하며 생체 이물질 센서 사이의 상호 작용 및 생체 이물질 센서와 다른 핵수용체 사이의 상호 작용을 한다. 생체 이물질 센서는 리간드 결합 영역(ligand-binding domain, LBD) 및 DNA 결합 영역(DNA-binding domain, DBD)을 가진다. CYP의 유도는 다음과 같은 단계로 구성된다(AhR의 경우 2번과 3번이 바뀜). (1) 수용체에 리간드(생체 이물질)의 결합은 수용체의 구조적 변화를 촉진하여 보조 단백질(전사공통억제제, 샤페론, 세포질 저류 단백질)로부터 수용체를 분리하고 전사공통활성화제와의 상호 작용을 증가시킨다. (2) 리간드에 결합된 수용체와 동반 단백질과의 이합체화 반응(dimerization)은 DNA 결합 이질이합체(heterodimer)를 형성한다. (3) 세포질로부터 핵 내로 기능성 수용체 이질이합체가 이동한다. (4) 기능성 수용체 이질이합체가 구별된 DNA 영역(반응부위)에 결합한다. DNA 영역은 주로 유전자의 프로모터 5′ 영역에 위치한다. (5) 다른 전사 인자와 전사공통활성화제(히스톤 및 RNA methyltransferases, 히스톤 및 chromatin deacetylases, 그리고 histone remodeling helicases) 및 RNA polymerase를 유입하여 전사적 복합체를 형성한다. (6) 유전자 전사는 CYP mRNA 및 단백질의 발현수준을 증가시킨다(다른 생체 이물질 대사효소 및 수송체 역시). 모든 핵수용체와 같이 생체 이물질 센서의 활성화를 통한 전사적 활성화의 상세한 과정은 복잡하고 다양하다.

6.3 포합

포합 반응은 글루쿠론산화, 설폰화(종종 sulfation이라 함), 아세틸화, 메틸화, 글루타티온 포합(mercapturic acid 생성) 및 아미노산 포합(예: 글리신, 타우린 및 글루탐산)이다. 이러한 반응을 위한 보조 기질은 그림 6.13에 기재되어 있으며 생체 이물질에 노출되거나 산화, 환원 및 가수분해 반응 중에 노출 및 도입된 작용기와 반응한다. 메틸화 및 아세틸화는 예외이지만, 포합반응은 생체 이물질의 수용성을 크게 증가시키고 외부 화학물질의 배출을 증가시킨다. 글루쿠론산화, 설폰화, 아세틸화 및 메틸화는 활성화된 "고에너지" 보조기질과 반응하지만 아미노산 및 글루타티온과의 포합은 활성화된 기질에 작용한다. Glucuronosyltransferase는 예외이지만 대부분 포합반응 효소는 세포질에 분포한다(표 6.1).

6.3.1 글루쿠론산화

글루쿠론산화는 보조기질로 uridine diphosphate-glucuronic acid(UDP-글루쿠론산)를 요구하며 반응은 UDP-glucuronosyltransferases(UGTs)에 의해 촉매된다. 글루쿠론산화되는 생체 이물질의 예가 그림 6.14에 나와 있다. 글루쿠론산화의 위치는 일반적으로 전자가 풍부한 친전자성 헤테로 원자(*O*, *N*, 또는 *S*)로 지방족 알코올, 페놀, 카르복시산, 1차 및 2차 방향족 및 지방족 아민, 유리 sulfhydryl기가 여기에 해당한다.

글루쿠론산화를 위한 내인적 기질로는 빌리루빈, 스테로이드 호르몬, 갑상선호르몬을 포함한다. 생체 이물질 및 내인적 화합물의 글루쿠로니드 포합체는 극성이며 수용성 대사체이다. 글루쿠로니드 포합체가 신체로부터 담즙 또는 요로 배설되는 것은 aglycone(모체화합물 또는 비포합 대사체)의 크기에 의존한다. 글루쿠론산의 카르복시산 잔기는 생리적 pH에서 이온화되어 배설을 촉진하는데 이유는 다음과 같다. (1) 생체 이물질의 수용성을 증가시킨다. (2) 담관 및 신장의 유기음이온 수송 시스템에 의해 탐지되어 글루쿠로니드 포합체가 요 또는 담즙으로 배설된다. 생체 이물질의 글루쿠로니드 포합체는 장관 미생물총에 존재하는 β-glucuronidase의 기질이다. 장관효소는 **장간 순환**(*enterohepatic circulation*) 과정을 통해 aglycone을 분리하여 생체 이물질의 배설을 지연시킬 수 있다.

보조인자의 가용성이 아스피린 및 아세트아메노펜 같은 약물을 고농도로 투여시 약물의 글루쿠론산화 정도를 제한할 수 있다.

6.3.2 설폰화

많은 생체 이물질 및 내인적 기질은 설폰화될 수 있다. 황산 포합체는 sulfotransferase에 의해 촉매되며 이 효소는 일반적으로 수용성이 높은 sulfuric acid ester를 생성하는 다유전자군 효소이다. 반응을 위한 보조기질은 3′-phosphoadenosine-5′-phosphosulfate(PAPS; 그림 6.13)이다.

황산 포합은 sulfate가 아닌 sulfonate(SO_4^-가 아닌 SO_3^-)를 PAPS로부터 생체 이물질에 전달한다. (*Sulfonation*과 *sulfonate* **포합**이 더 적합해 보이지만 일반적으로 사용되는 용어인 *sulfation* 및 *sulfate* **포합**을 여기에서 사용하기로 한다.) 표 6.4는 산화효소에 의해 대사되기 이전에 sulfonated 되는 생체 이물질 및 내인적 화합물질의 예이다. 매우 많은 생체 이물질이 산화반응 및 가수분해 반응 중에 도입되거나 노출된 수산화기에 황산 포합이 된다.

생체 이물질의 황산 포합체는 주로 요로 배설된다. 소포체 및 리소좀에 존해하는 sulfatase는 주로 내인적 화합물의 황산을 가수분해한다. 일부 황산 포합체는 다른 대사과정의 기질이 될 수 있다.

PAPS는 무기 황산 및 ATP로부터 두 단계 반응을 통해 합성된다. PAPS 합성을 위해 요구되는 황산의 주된 기원은 복

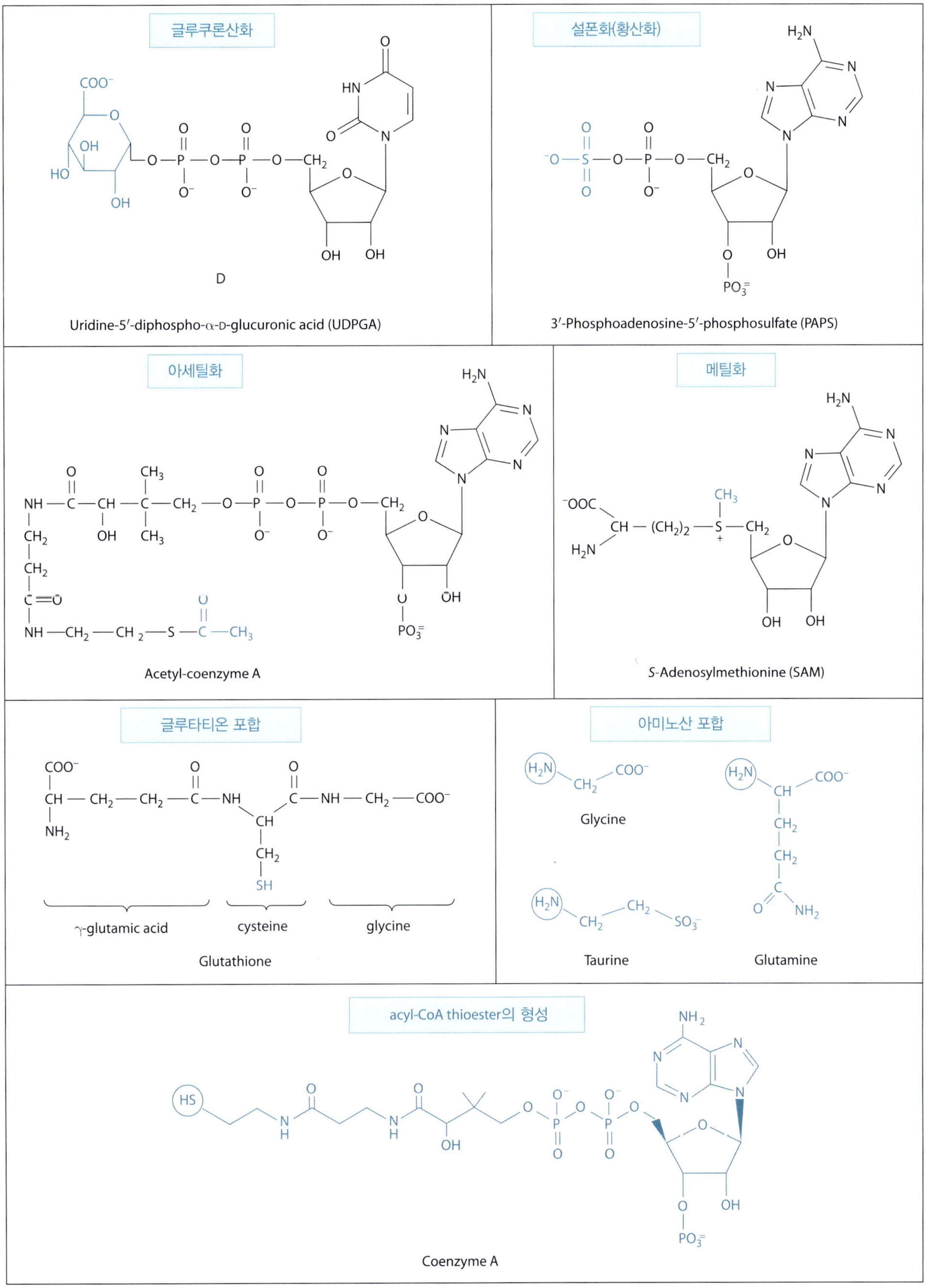

그림 6.13 2상대사 반응을 위한 보조기질의 구조. 생체 이물질에 반응하거나 전달되는 관능기는 파란색으로 표시했다.

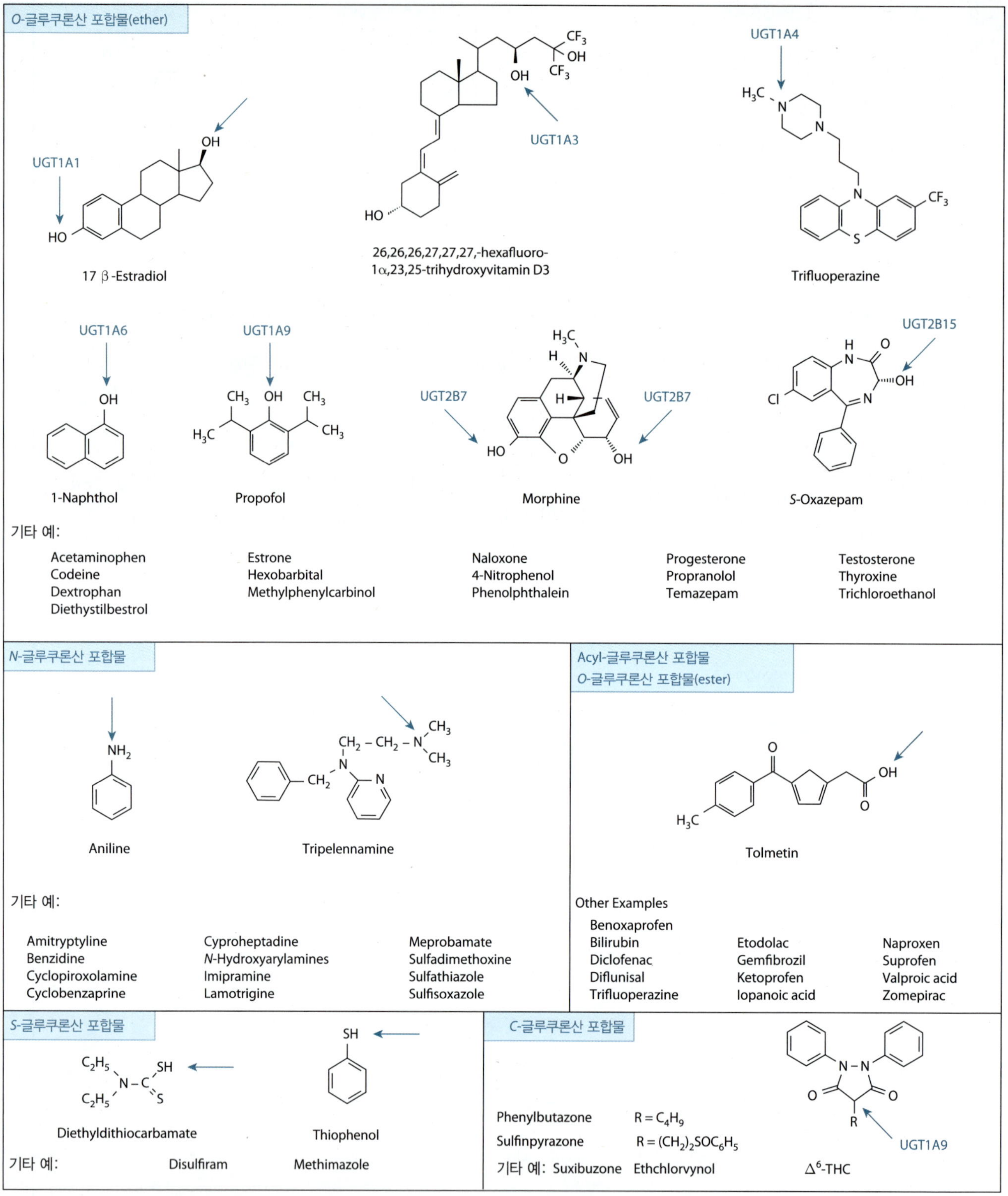

그림 6.14 Glucuronidated되는 생체 이물질 및 내인적 기질의 예. 화살표는 UGT에 의해 글루쿠론산화되는 위치이다.

잡한 산화과정을 통한 시스테인이다. PAPS의 낮은 세포내 농도(~75 μM, ~350 μM UDP-글루쿠론산 및 ~10 mM 글루타티온)가 생체 이물질의 설폰화 정도를 결정한다.

다양한 sulfotransferase가 검사한 모든 포유류에서 동정되었으며 2종의 주된 효소군이 있다. 이는 골지체에서 발견되는 막결합 효소 및 세포질에 위치하는 가용성 효소이다. Sulfotransferase는 적어도 45% 아미노산 서열의 유사성을 바탕으로 SULT1에서 SULT5 유전자로 분류되며 여러 아과(subfamilies)로 더 세분화된다. 각 과(family)는 특이적 작용기에 작용한다(예: 페놀, 알코올 및 아민; 표 6.5).

일반적으로 설폰화는 생체 이물질의 약리학적 및 독성학적 활성을 감소시키는 효과적인 수단이다. 그러나 그림 6.15에서

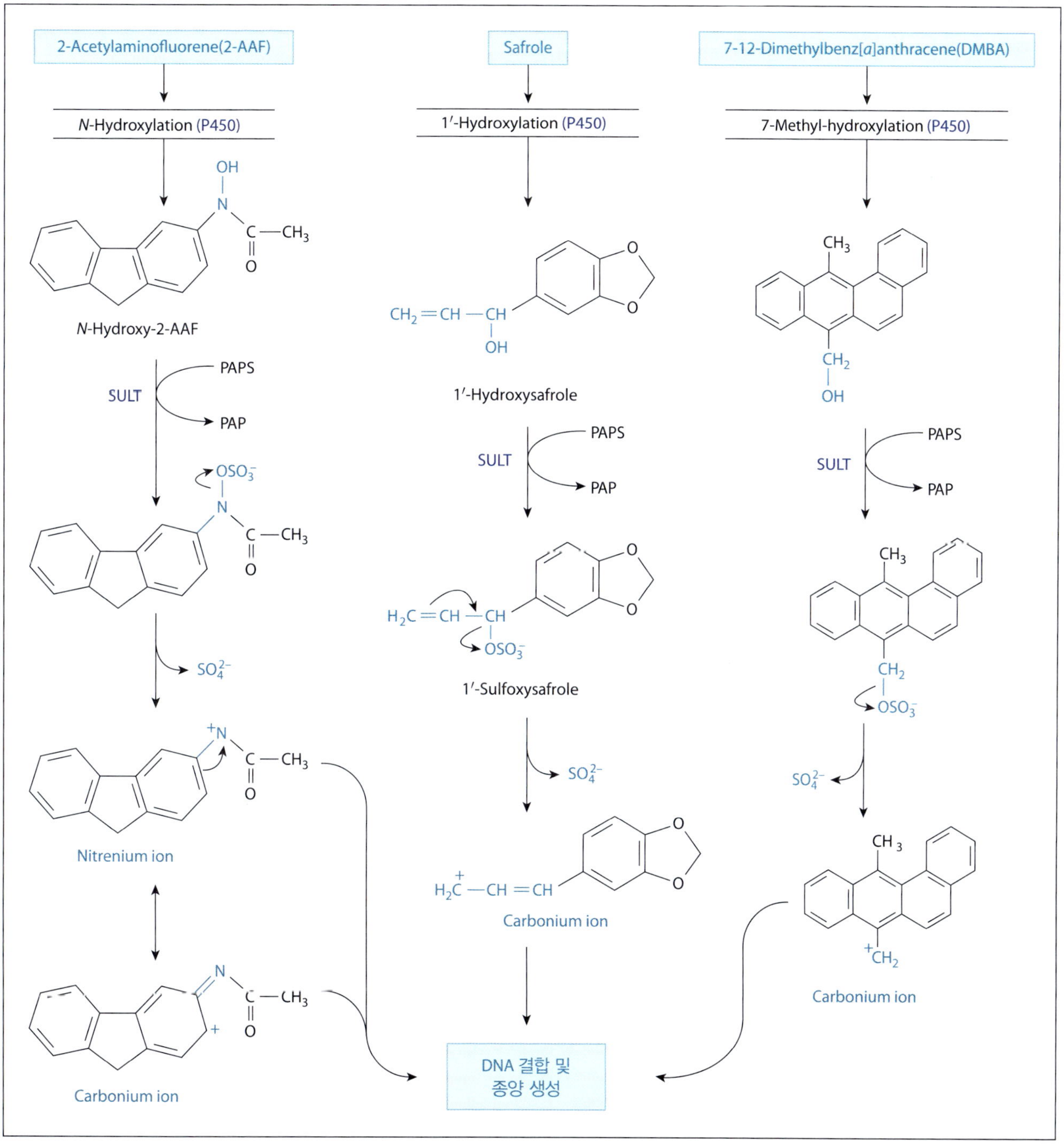

그림 6.15 2-acetylaminofluorene, safrole 및 7,12-dimethylbenz[a]anthracene(DMBA)의 발암성 대사체(nitrenium 및 carbonium) 생성에 있어서 황산 포합의 역할.

표 6.5 인간 세포질 sulfotransferase의 성질(SULT)

인간 Sult	다형성?	조직 분포	주요 기질[†]
SULT1A1	Yes *1 – *4	간(매우 높음), 혈소판, 태반, 부신, 자궁내막, 결장, 공장, 류코사이트, 뇌(소뇌, 후두 및 전두엽)	4-Nitrophenol, 4-ethylphenol, 4-cresol, 2-naphthol, other phenols, acetaminophen, minoxidil, *N*-hydroxy-PhIP, T2, T3, 17β-estradiol (and other phenolic steroids), dopamine, benzylic alcohols, 2-nitropropane, aromatic amines, hydroxylamines, hydroxamic acids, apomorphine, troglitazone, genestein, epinephrine
SULT1A2	Yes *1 – *6	간, 신장, 뇌, 위장관, 방광 종양	4-Nitrophenol, *N*-hydroxy-2-acetylaminofluorene, 2-naphthol, various aromatic hydroxylamines 및 hydroxamic acids
SULT1A3	Yes *1 – *4	공장 및 결장 점막(매우 높음), 간(낮음), 혈소판, 태반, 뇌(상측두이랑, 해마 및 측두엽), 류코사이트, 태아의 간	Dopamine, 4-nitrophenol, 1-hydroxymethylpyrene, norepinephrine, salbutamol, dobutamine, vanillin, albuterol
SULT1A4		간, 췌장, 결장, 뇌	특정되지 않음, SULT1A3와 유사
SULT1B1		결장(높음), 간, 류코사이트, 소장	4-Nitrophenol, T2, T3, r-T3, T4, dopamine, benzylic alcohols
SULT1C2	Yes *1 – *5	태아의 폐 및 신장, 신장, 위, 갑상선	4-Nitrophenol, N-hydroxy-2-AAF, aromatic hydroxylamines, thyroid hormones
SULT1C4		신장, 난소, 척추, 태아의 신장, 태아의 폐(높음)	4-Nitrophenol, *N*-hydroxy-2-AAF, 17β-estrone, bisphenol-A, 4-octylphenol, nonylphenol, diethylstilbestrol, 1-hydroxymethylpyrene
SULT1E1		간(가장 높음), 자궁 내막, 공장, 부신, 유선상피세포, 태아 간, 태아 폐, 태아 신장	17β-Estradiol, estrone, ethinyl estradiol, 17β-estrone, equilenin, 2-hydroxy-estrone, 2-hydroxy-estradiol, 4-hydroxy-estrone, 4-hydroxy-estradiol, diethylstilbestrol, tamoxifen, thyroid hormones, 4-hydroxylonazolac, pregnenolone, dehydroepiandrosterone, 1-naphthol, naringenin
SULT2A1	Yes *1 – *3	간(가장 높음), 부신, 난소, 전립선, 공장, 신장, 뇌	Dehydroepiandrosterone(DHEA), 1-hydroxymethylpyrene, 6-hydroxymethylbenzo[*a*]-pyrene, hycanthone, bile acids, pregnenolone, testosterone, androgens, estrone, 17β-estradiol, 기타 hydroxysteroids, budesonide
SULT2B1a (SULT2B_v1)		태반(가장 높음), 전립선, 기도 피부	Dehydroepiandrosterone, pregnenolone, oxysterols, 기타 hydroxysteroids
SULT2B1b (SULT2B_v2)		폐, 비장, 흉선, 신장, 전립선, 난소, 부신, 간(낮음), 위장관(낮음)	Cholesterol, pregnenolone, dehydroepiandrosterone, 기타 hydroxysteroids
SULT4A1a (SULT4A_v1)		뇌: 피질, 담장구, 격막, 시상, 적핵, 흑색질 및 뇌하수체	내인적: 마우스 뇌 균질액으로부터 4가지 확인되지 않은 화합물 기타: T3, T4, estrone, 4-nitrophenol, 2-naphthylamine, 2-naphthol
SULT4A1b (SULT4A_v2)			
SULT6B1	정소		

[†] *T4 is thyroxine. T2 and T3 are diiodothyronine and triiodothyronine. r-T3 is reverse triiodothyronine.*

처럼 설폰화가 방향족 아민, 메틸이 치환된 다환방향족 탄화수소 및 사프롤(safrole)을 발암 대사체로 활성화하기도 한다.

6.3.3 메틸화

메틸화는 대사 과정의 일부 경로이며 일반적으로 생체 이물질의 수용성을 감소시켜 다른 효소에 의해 포합될 수 있는 작용기를 가리는 역할을 한다. 메틸화는 독성을 강화시킬 수 있다. Methylation의 보조기질은 *S*-adenosylmethionine(SAM)이다(그림 6.13). SAM에 있는 sulfonium에 결합된 methyl기는 생체 이물질 및 내인적 기질로 전자가 풍부한 헤테로원자(*O*, *N*, 또는 *S*)로부터 친핵성 공격에 의해 전달되며 *S*-adenosylhomocysteine이 생성된다. *O*-, *N*-, 또는 *S*-메틸화되는 생체 이물질 및 내인적 기질의 예가 그림 6.16에 있다.

Phenols 및 catechols의 *O*-methylation은 마이크로솜에 분포한 phenol *O*-methyltransferase(POMT) 및 세포질 및 마이크로솜에 분포한 catechol-*O*-methyltransferase(COMT)의 두 가지 다른 효소에 의해 촉매된다. 랫드와 인간에서, COMT는 두 개의 다른 프로모터 및 전사개시 부위를 가지는 단일 유전자에 의해 만들어진다. 한 부위에서 전사과정은 세포질에 위치하는 COMT를 생성하는 반면에 다른 부위에서의 전사과정은 50개 아미노산 절편을 추가하여 막결합형 COMT를 생성하여 소포체로 이동된다. COMT의 기질로는 여러 카테콜아민 신경전달물질 및 L-DOPA와 methyldopa와 같은 의약품이 포함된다.

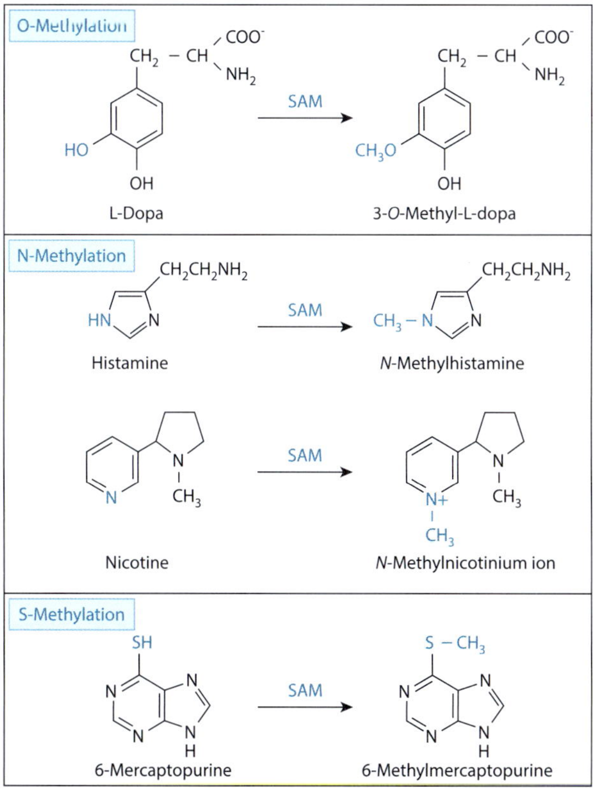

그림 6.16 *O*-, *N*-, 또는 *S*-메틸화되는 화합물의 예.

여러 *N*-methyltransferases는 인간 및 다른 포유류에서 관찰된다. Phenylethanolamine *N*-methyltransferase는 부신수질 및 뇌의 특정 부위에서 신경전달물질인 노르에피네프린의 *N*-메틸화를 촉매하여 에피네프린을 생성하지만 생체 이물질의 대사에는 중요하지 않다. 그러나 간, 소장 및/또는 신장에서 발현되는 히스타민 및 nicotine *N*-methyl-transferases는 생체 이물질을 메틸화한다.

S-Methylation은 sulfhydryl을 포함하는 생체 이물질의 대사경로에 있어서 중요하다. 인간에서 *S*-메틸화는 세포질에 존재하는 thiopurine methyltransferase와 마이크로솜에 분포하는 thiol methyltransferase에 의해 촉매된다.

6.3.4 아세틸화

N-아세틸화는 방향족 아민(R—NH_2) 또는 하이드라진 계열(R—NH—NH_2)의 대사에 중요한 경로이며 이들은 각각 방향족 아마이드(R—NH—$COCH_3$) 및 하이드라지드(R—NH—NH—$COCH_3$)로 변환된다. *N*-아세틸화는 비이온화형 물질의 아민을 가려서 *N*-아세틸화된 많은 대사체는 모체화합물보다 수용성이 약해진다. 그럼에도 불구하고 이소니아지드와 같은 특정 생체 이물질 *N*-아세틸화는 요로의 배설을 촉진한다.

생체 이물질 *N*-아세틸화는 보조기질로 acetyl-coenzyme A(acetyl-CoA; 그림 6.13)를 요구하는 세포질에 존재하는 *N*-acetyltransferases에 의해 촉매된다. 2단계 반응은 다음과 같다. (1) acetyl-CoA의 아세틸기가 효소내 활성부위인 시스틴 잔기에 전달되어 coenzyme A를 유지한다. (2) 연속적으로 아세틸화된 효소로부터 기질의 아미노기에 아세틸기를 전달하면서 효소를 재생성한다.

NAT1 및 NAT2, 두 종의 acetyltransferases가 인간에서 존재하며 *N*-말단영역에서 활성형 시스테인 잔기의 아미노산 서열이 79%에서 95%까지 동일하다. 동일한 크로모솜에서 유전자가 코딩되지만 NAT1은 신체 대부분 조직에서 발현되는 반면에 NAT2는 간 및 소장에서만 발현된다.

NAT1을 발현하는 대부분의 조직(모든 조직은 아님)에서 적어도 mRNA 수준에서는 NAT2의 발현이 낮은 것으로 관

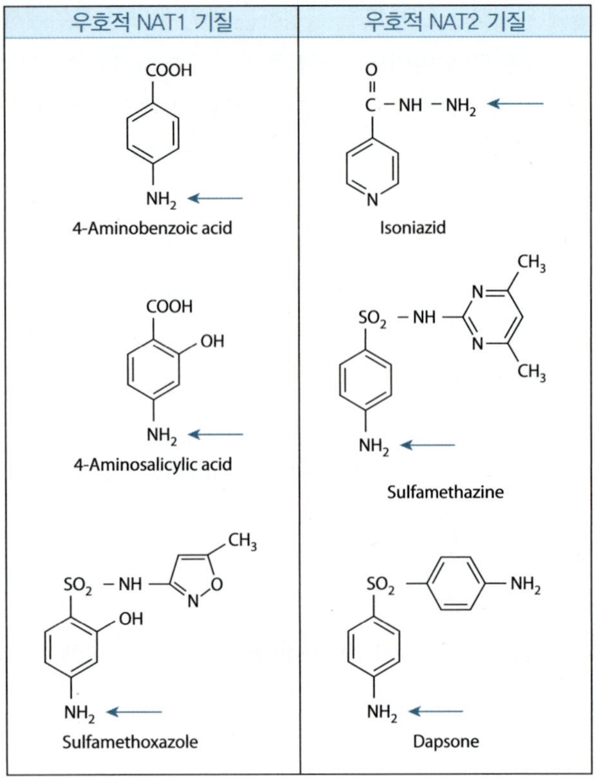

그림 6.17 인간 *N*-acetyltransferase, NAT1 및 고도화된 유전적 다형성 유전자인 NAT2.

찰된다. NAT1 및 NAT2는 다른 기질특이성을 가지지만 겹치기도 한다. NAT1 및 NAT2에 의해 *N*-아세틸화되는 약물의 예시가 그림 6.17에 있다.

N-아세틸화의 유전적 다형성이 사람, 햄스터, 토끼, 마우스에서 보고되었다. NAT2의 유전적 다형성은 많은 약리학적 및 독성학적 결과를 가져온다. 느린 NAT2 아세틸화제 가계에서는 hydralazine에 의한 심각한 저혈압, isoniazid 및 dapsone에 의해 말초 신경병증, hydralazine과 procainamide에 의한 전신성홍반성낭창, 항경련 약물인 phenytoin과 isoniazid의 병용투여시 발생하는 독성효과를 포함한 약물 독성이 나타났다.

N-acetyltransferase는 방향족 아민을 아마이드로 변환함으로써 DNA-반응성이 있는 대사체로의 활성화를 억제한다. 그러나 *N*-acetyltransferase는 방향족 아민이 사이토크롬 P450에 처음으로 *N*-수산화되었을 경우 이를 활성화할 수 있다. *N*- hydroxyaromatic amines의 acetoxy ester는 sulfonate ester (그림 6.15)처럼 반응성이 매우 큰 nitrenium 및 carbonium 이온으로 분해될 수 있다. 빠른 아세틸화 가계는 방향족 아민의 발암 가능성으로부터 보호작용을 갖는다.

6.3.5 아미노산 포합

아미노산 포합이 일어나는 두 가지 주된 경로가 그림 6.18에 묘사되어 있다. 첫 번째는 카르복시산을 가지고 있는 생체 이물질이 글리신, 글루타민 및 타우린과 같은 아미노산의 아미노기에 결합한다(그림 6.13). CoA로 포합된 생체 이물질이 활성화된 후에 acyl-CoA thioether가 아미노산의 아미노기와 반응하여 아마이드 결합을 형성한다. 두 번째 경로는 방향족 hydroxylamine을 가지고 있는 생체 이물질의 세린 및 프롤린과 같은 아미노산의 카르복시산과의 포합반응이다. 이 경로는 방향족 hydroxylamine과 반응하여 *N*-ester를 형성하는 aminoacyl-tRNA synthetase에 의한 아미노산의 활성화와 관련된다.

아미노산 포합을 위한 기질은 특정 지방족, 방향족, 헤테로방향족, cinnamic 및 arylacetic acid으로 제한적이다. 생체 이물질의 아미노산 포합능은 카르복시산 주위의 입체장애 및 방향족 환 및 지방족 측쇄의 치환에 의해 달라진다. 생체 이물질의 아미노산 포합체는 주로 요로 배설된다. 포합에 이용되는 수용체 아미노산은 종 및 생체 이물질 모두에 의존적이다.

N-수산화 방향족 아민(hydroxylamine)의 아미노산 포합은 친전자성 nitrenium 및 carbonium 이온을 형성하는 *N*-ester를 생성하는 활성화 반응이다. Hydroxylamine의 아미노산 포합은 세포질에 aminoacyl-tRNA synthetase에 의해 촉매되며 ATP를 요구한다(그림 6.18).

6.3.6 글루타티온 포합

글루타티온과 생체 이물질의 포합은 수많은 종류의 친전자성 생체 이물질, 또는 친전자성 물질로 대사될 수 있는 생체 이물질을 포함한다. 트리펩티드 글루타티온은 글리신, 시스테인, 글루타민산으로 구성되어 있다(그림 6.13). 글루타티온 포합물은 thioether인데 생체 이물질 내에 친전자성 탄소, 산소, 질소, 황원자를 가지고 있는 글루타티온 thiolate anion(GS^-)의 친핵성 공격에 의해 형성된다. 이 포합반응은 대부분 조직에서 발현되는 글루타티온 *S*-transferase (glutathione *S*-transferase, GST)에 의해 촉매되며 이 효소는 세포질(> 95%) 및 소포체(< 5%)에 분포해 있다.

글루타티온 *S*-transferase의 기질은 대체적으로 친수성이고 친전자성 원자를 포함하고 비효소적으로 어느 정도 글루타티온과 반응한다. 글루타티온 *S*-transferase가 글루타티

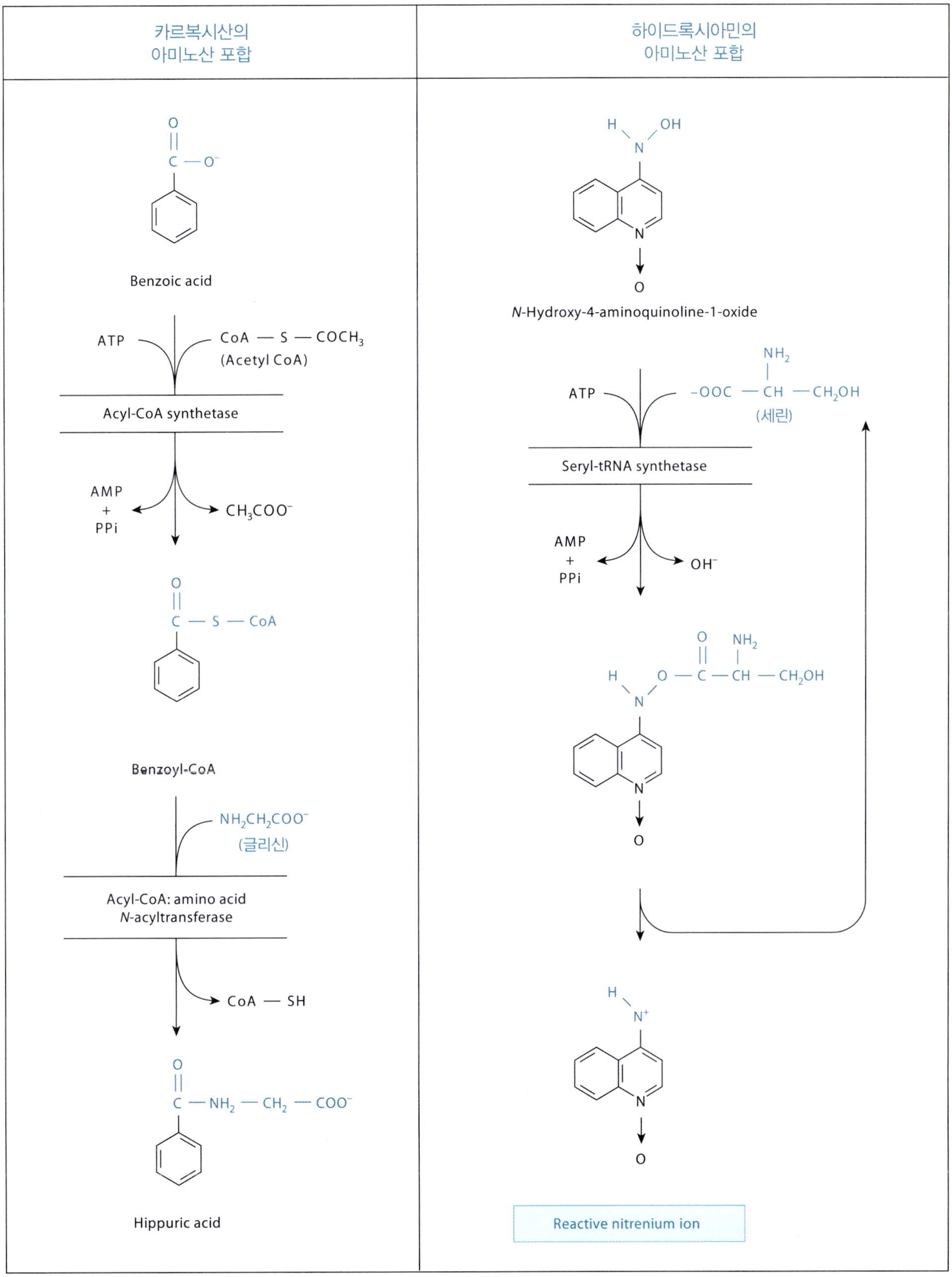

그림 6.18 아미노산과 포합되는 생체 이물질.

온 포합을 증가시키는 데에는 환원형 글루타티온의 GS^-로 탈양성자 반응이 관여한다. 간에서 글루타티온의 농도는 매우 높아서(~5 to 10 mM) 특정 생체 이물질은 비효소적으로 상당량 글루타티온과 포합된다. 그러나 일부 생체 이물질은 입체선택적으로 글루타티온과 포합되며 이는 반응이 상당부분 글루타티온 *S*-transferase에 의해 촉매됨을 의미한다. 글루타티온처럼 글루타티온 *S*-transferases 효소도 전체 세포 단백질의 10%에 이를 정도로 풍부한 세포 구성요소이다. 이 효소들은 글루타티온과 포합되지 않는 수많은 화합물의 결합, 저장 및/또는 수송에 관여한다. 이전에 리간딘(ligandin)으로 알려진 세포질 단백질인 alpha class GST는 헴, 빌리루빈, 스테로이드, 아조염료, 다환방향족 탄화수소 및 갑상선 호르몬과 결합한다.

그림 6.19에서 보여주는 대로 글루타티온 포합되는 위한 기질은 두 계열로 분류될 수 있다. 충분히 친전자성으로 직접 포합되거나 포합되기 전에 친전자성 대사체로 우선 대사가 되어야 하는 경우이다. 포합반응은 두 가지 형태로 분류된다: 치환 반응으로 글루타티온이 전자구인성기를 치환한다. 그리고 부가 반응은 글루타티온이 활성화된 이중결합 또는 변형된 고리에 부가되는 반응이다.

글루타티온에 의한 전자구인성기 대체는 주로 halide, sulfate, sulfonate, phosphate, 또는 nitro기를 포함하는 기질이 allylic 또는 benzylic 탄소원자와 부착할 때 발생한다.

탄소 이중결합에 글루타티온의 부가는 주로 주위에 전자구인성기가 존재할 때 촉진된다. 따라서 이 반응은 일반적으로 —CN, —CHO, —COOR 또는 —COR이 부착된 이중결합을 포함한다.

글루타티온은 또한 친전자성 헤테로원자(*O*, *N* 및 *S*)를 가지고 있는 생체 이물질에 포합될 수 있다. 각각의 예는 그림 6.20에 있으며 글루타티온과 헤테로원자 사이에 형성된 초기 포합체는 두 번째 글루타티온 분자에 의해 쪼개져 산화형 글루타티온(oxidized glutathione, GSSG)을 형성한다. 초기 반응은 글루타티온 *S*-transferase에 의해서 촉매되지만 두 번째 반응(GSSG 형성)은 일반적으로 비효소적으로 진행된다.

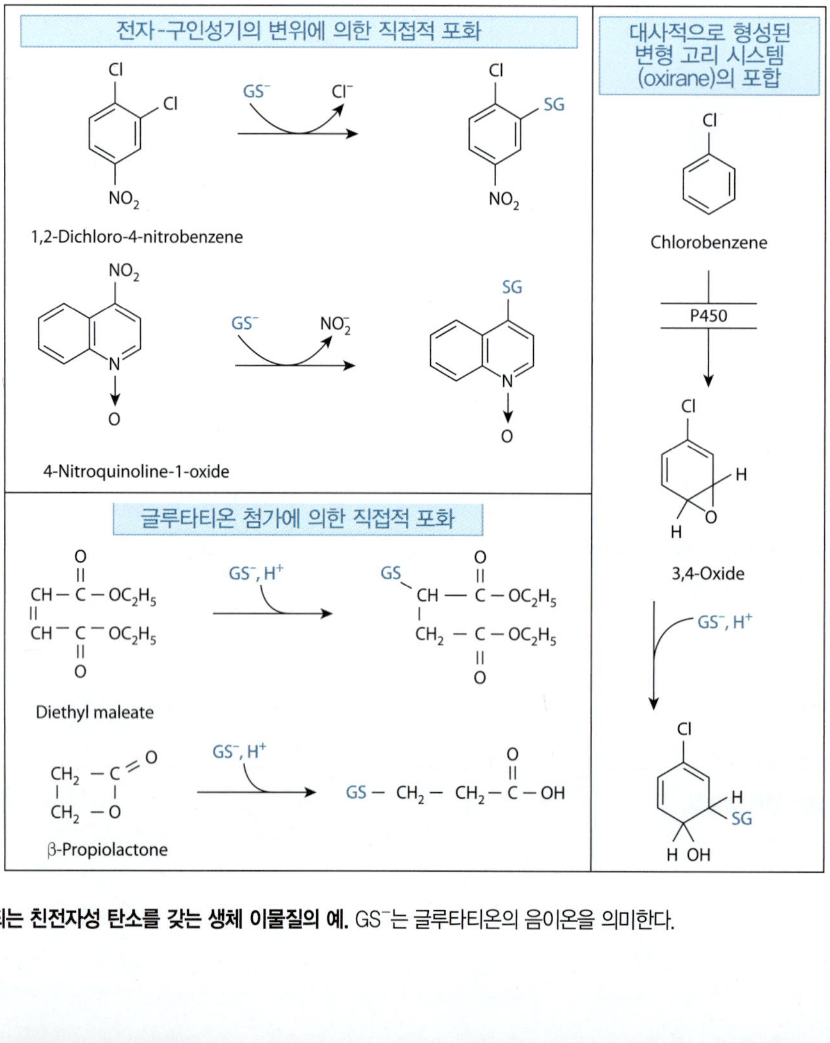

그림 6.19 글루타티온 포합되는 친전자성 탄소를 갖는 생체 이물질의 예. GS^-는 글루타티온의 음이온을 의미한다.

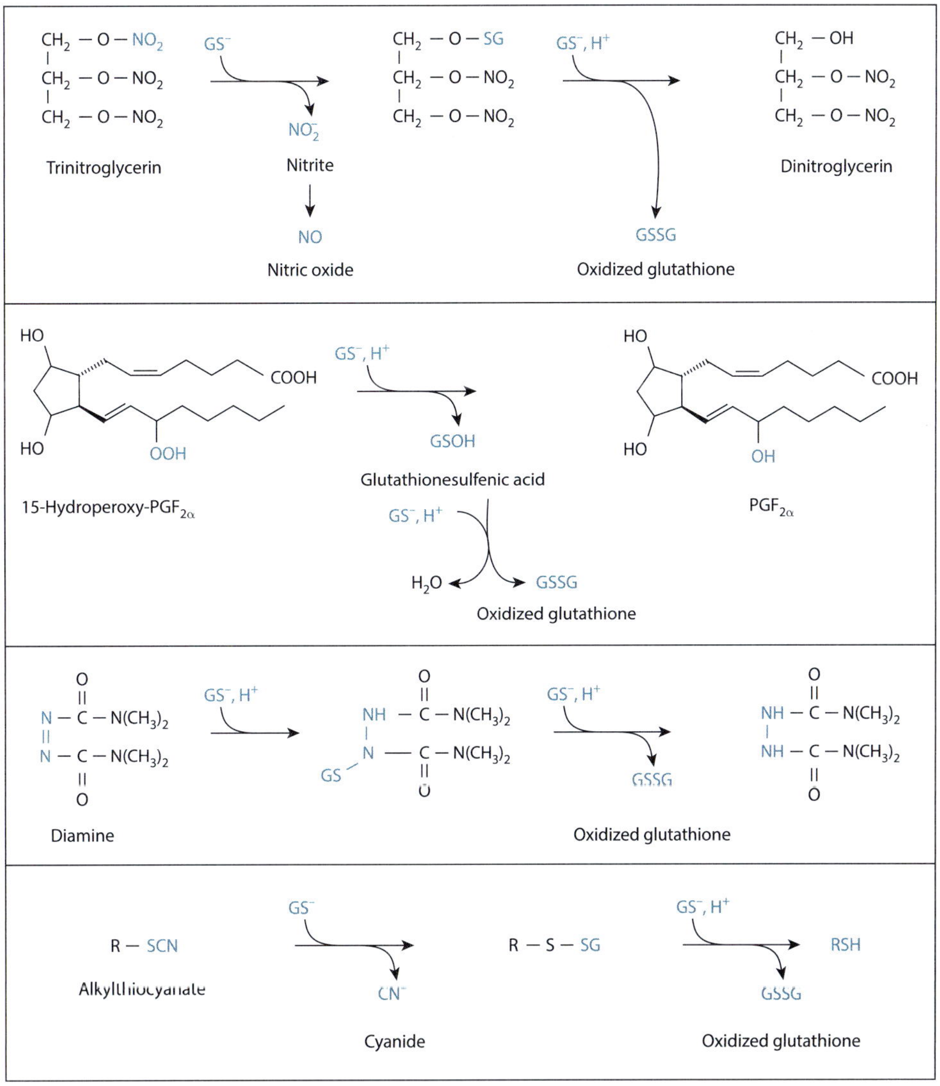

그림 6.20 **친전자성 헤테로이온의 글루타티온 포합 예.**

간에서 형성된 글루타티온 포합체는 담즙 및 혈액으로 배출될 수 있으며 신장에서 mercapturic acid로 변환되어 요로 배설된다. 그림 6.21에서 묘사된 대로 글루타티온 포합체의 mercapturic acid로의 변환에는 글루타티온기로부터 연속적으로 글루타민산 및 글리신의 분리와 결과적으로 시스테인 포합체에 *N*-아세틸화가 일어난다.

글루타티온 *S*-transferase는 일부는 이질이합체(heterodimer)이지만 보통 동일한 아단위(subunit)로 구성된 이량체이다. 각각의 아단위는 199에서 244개의 아미노산 및 한 개의 촉매 부위를 포함한다. 수많은 아단위가 클론 및 서열분석되었고 기질 특이성, 조직 분포 및 세포내 위치가 다름이 밝혀졌다. 글루타티온 포합은 중요한 해독화 반응이다. 왜냐하면 친전자성 물질은 잠재적으로 단백질 및 핵산 등과 같은 친핵성 물질과 결합하여 세포 독성을 유발하고 유전자의 돌연변이를 일으킬 수 있는 독성물질이기 때문이다(보다 자세한 정보는 8장에 기술되어 있다). 글루타티온은 또한 지질 및 헤모글로빈 과산화로부터 세포를 보호하는 데 중요한 글루타티온 peroxidase의 보조인자이다.

일부 경우에 글루타티온 포합은 생체 이물질의 독성을 증가시킨다. 다양한 화합물의 글루타티온 포합체는 생체 이물질을 활성화하여 독성 대사체를 유리함으로써 독성이 나타난다. 독성 대사체는 그 자체로 독성을 갖거나 독성 대사체로 분해되어 독성을 나타낸다.

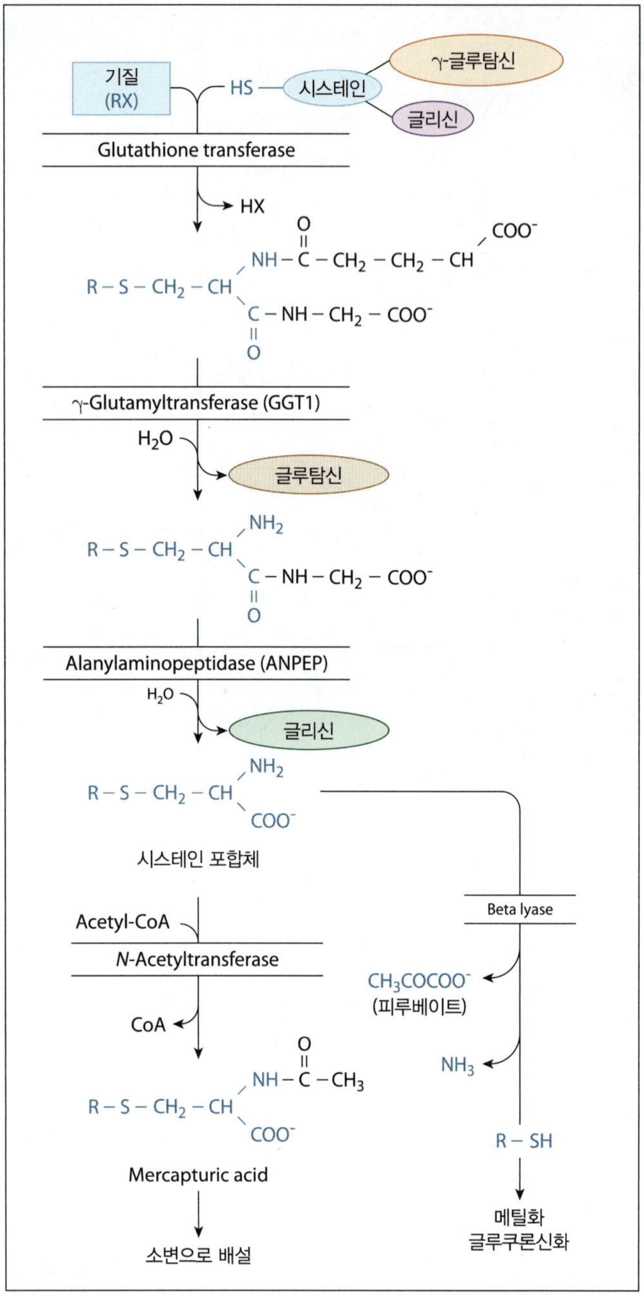

그림 6.21 글루타티온 포합 및 mercapturic acid 생합성.

참고문헌

Coleman MD: *Human Drug Metabolism: An Introduction,* 2nd ed. Hoboken, NJ: Wiley-Blackwell, 2010.

Lee PW, Aizawa H, Gan L, Prakash C, Zhong D (eds.): *Handbook of Metabolic Pathways of Xenobiotics*. Hoboken, NJ: John Wiley & Sons, 2014.

Nassar AF: *Biotransformation and Metabolite Elucidation of Xenobiotics: Characterization and Identification*. Hoboken, NJ: John Wiley & Sons, 2010.

Yan Q: *Pharmacogenomics in Drug Discovery and Development,* 2nd ed. Totowa, NJ: Humana Press, 2014.

연습문제

1. 생체 이물질 대사는 다양한 효소에 의해 여러 세포소기관에서 이루어진다. 이러한 효소가 분포되지 않는 세포내 소기관은?

a. 세포질
b. 골지체
c. 리소좀
d. 미토콘드리아
e. 마이크로솜

2. 다음 가수분해, 환원 및 산화 과정에 대한 기술 중 잘못된 것은?

a. 생체 이물질은 가수분해될 수 있다.
b. 생체 이물질은 환원될 수 있다.
c. 수용성이 크게 증가한다.
d. 반응은 분자에 관능기를 도입한다.
e. 생체 이물질은 산화될 수 있다.

3. 2상대사 반응 중에 생체 이물질에 포합이 일어나는 것은 다음 중 어느 것인가?

a. 알코올기
b. –SH기
c. 황산기
d. 알데하이드기
e. 카보닐기

4. 에탄올 대사에 대한 설명 중 옳은 것은?

a. Alcohol dehydrogenase는 오직 간에 존재한다.

b. 에탄올은 alcohol dehydrogenase에 의해 환원된다.

c. 에탄올과 과산화수소는 카탈라아제의 도움으로 결합하여 아세트알데하이드를 생성한다.

d. 사이토크롬 P450은 에탄올 대사에 관여하지 않는다.

e. 아세트알데하이드는 aldehyde dehydrogenase에 의해 미토콘드리아에서 산화된다.

5. 다음 중 세로토닌의 대사 및 제거에 관여하는 효소는?

a. 사이토크롬 P450

b. monoamine oxidase

c. flavin monooxygenase

d. xanthine oxidase

e. paraoxonase

6. 다음의 반응 중 사이토크롬 P450에 의해 촉매되는 것이 아닌 것은?

a. dehydrogenation

b. oxidative group transfer

c. epoxidation

d. reductive dehalogenation

e. ester cleavage

7. 사이토크롬 P450에 대한 설명 중 잘못된 것은?

a. 생체 이물질 대사의 저하는 사이토크롬 P450의 유전적 결핍에 기인하는 경우가 많다.

b. 사이토크롬 P450은 상경적 또는 비상경적 길항제 모두에 의해 저해될 수 있다.

c. 특정 사이토크롬 P450 효소는 식이에 의해 유도될 수 있다.

d. 사이토크롬 P450의 증가된 활성은 항상 생체 이물질의 활성화 속도를 늦춘다.

e. 사이토크롬 P450의 유도는 약물 내성을 증가시킬 수 있다.

8. 2상대사 반응(포합)에 대한 다음 설명 중 옳은 것은?

a. 2상대사 반응은 생체 이물질의 수용성을 크게 증가시킨다.

b. 2상대사 반응은 생체 이물질의 대사 및 배설에 있어서 율속 단계이다.

c. Carboxyl기가 2상반응에서 매우 일반적으로 부가되는 관능기이다.

d. 대부분의 2상반응은 자발적으로 일어난다.

e. 2상반응의 증가는 지방세포에서 생체 이물질의 저장을 증가시킨다.

9. 2상대사 반응이 주로 일어나는 곳은?

a. 미토콘드리아

b. 소포체

c. 혈액

d. 핵

e. 세포질

10. 2상대사 반응에 이용되는 보조기질 중 중요하지 않은 것은?

a. UDP-glucuronic acid

b. 3′-phosphoadenosine-5′-phosphosulfate(PAPS)

c. *S*-adenosylmethionine(SAM)

d. *N*-nitrosodiethylamine

e. acetyl CoA

독성동태학

Toxicokinetics

7장

Danny D. Shen

7.1 일반 원리

7.2 고전적 독성동태학

- 7.2.2 1-구획모델
- 7.2.2 2-구획모델
- 7.2.3 제거
- 7.2.4 겉보기 분포용적
- 7.2.5 청소율
- 7.2.6 소실 반감기와 청소율 및 겉보기 분포용적과의 상관성
- 7.2.7 흡수, 생체이용률 및 대사체 동태학
- 7.2.8 포화 독성동태학
- 7.2.9 지속적 또는 간헐적 노출에 의한 축적
- 7.2.10 결론

7.3 생리학적 독성동태학

- 7.3.1 기본 모델 구조
- 7.3.2 구획
- 7.3.3 변수
  - 해부학적
  - 생리학적
  - 열역학적
  - 수송체
- 7.3.4 관류-제한 구획
- 7.3.5 확산-제한 구획
- 7.3.6 특수 구획
  - 폐
  - 간
  - 혈액

7.4 결론

요점

- 독성동태학은 전체 기관에서 생체 이물질의 체내동태(흡수, 분포, 대사 및 배설)를 시간대별로 모형화하고 수학적으로 기술하는 학문이다.
- 겉보기 분포용적(V_d)은 주어진 혈중 농도에 이르도록 화학물질이 체내에 분포하는 공간이다.
- 청소율(clearance)은 단위시간당 소실되는 화학물질을 함유하는 체액의 용적을 이용하여 신체로부터 화학물질의 소실속도를 표현한다.
- 소실 반감기($T_{1/2}$)는 혈중 또는 혈장 중 화학물질의 농도가 절반으로 감소되는 데 요구되는 시간이다.

7.1 일반 원리

독성동태학(*toxicokinetics*)은 생체 내에서 생체 이물질의 체내동태(흡수, 분포, 대사 및 배설)를 시간경과에 따라 모델링하고 수학적으로 기술하는 학문 분야이다. 고전적 모델(*classic model*)에서는 생리학적 또는 해부학적 연관성이 없는 하나 또는 두 개의 구획이 있다고 가정하고 화학물질이 이동한다. 새로운 대안으로 생리학적-기반 독성동태학 모델링에서는 순환계를 통해 상호 서로 연결되어 있는 장기 또는 조직 구획을 정교한 장치로 기술한다. 고전적 모델링 및 생리학적-기반 모델 사이에 본질적 차이가 존재하지는 않으며 다만 두 모델 사이에 전제가 다르다. 생리학적 모델에서는 조직 농도를 예측할 수 있으나 고전적 모델에서는 아니다.

7.2 고전적 독성동태학

흡수, 분포, 대사 및 배설에 대한 정보를 취합하는 가장 비침습적이면서 간단한 방법은 시간 경과에 따라 혈액 또는 혈장을 샘플링하는 것이다. 혈액 또는 혈장의 화합물 농도가 조직내 농도와 평형관계에 있다는 가정하에 혈장 독성물질 농도변화는 조직내 독성물질 농도 변화를 반영한다. 구획 약물동태학 모델(compartment pharmacokinetic model)은 중심구획(central compartment) 및 말초구획(peripheral compartment)으로 구성된다. 중심구획은 혈장 및 조직으로 화학물질의 신속한 평형관계를 유지시킨다(그림 7.1). 말초구획은 보다 서서히 화학물질의 평형관계를 유지하는 조직을 의미한다. 화학물질은 중심구획으로 유입되어 중추 및 말초 구획으로 분포된다. 화학물질의 제거는 중심구획에서 일어나며 화학물질을 제거할 수 있는 신속하게 관류되는 조직(예: 신장, 폐 및 간)을 포함하는 것을 전제한다. 구획 약물동태학 모델에서는 조직 생리 및 해부구조에 대한 정보를 필요로 하지 않는다. 이 모델은 여러 투여 용량에서 혈장 화학물질의 혈장 농도를 예측할 수 있으며 혈장 및 조직에서 화학물질의 시간경과 및 다양한 용량에서 화학물질의 축적 정도를 파악하고 독성학적 연구에서 유효용량 및 처방계획을 결정하는 데 중요하다.

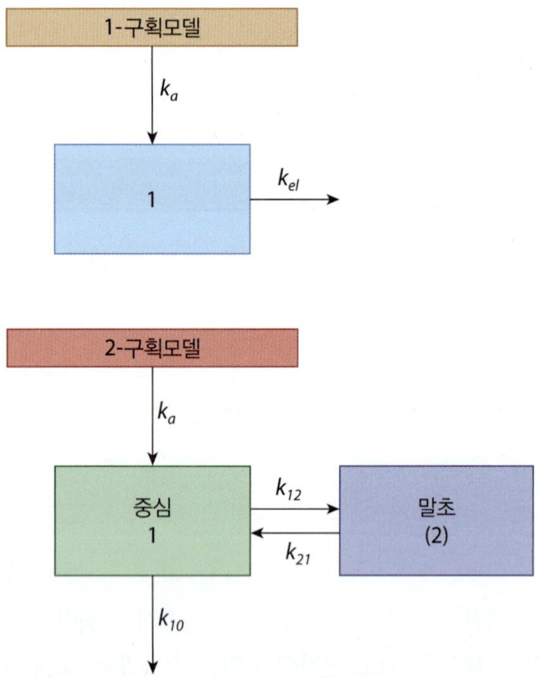

그림 7.1 구획 약물동태학 모델. k_a는 중심구획(1)으로의 1차 혈관 외 흡수 속도 상수이고, k_{el}은 중심구획(1)으로부터의 1차 제거 속도 상수이고, k_{12} 및 k_{21}은 2-구획 모델에서 말초구획(2)의 내부로 유입되거나 외부로 배출되는 화학물질의 1차 분포 속도 상수이다. 반면에 k_{10}은 2-구획모델에서 중심구획으로부터의 1차 제거 속도 상수이다.

7.2.1 1-구획모델

가장 간단한 독성동태학 분석법은 단회로 정맥주사한 후에 여러 시간대에서 생체 이물질의 혈중 농도를 측정하는 것이다. 시간대별 약물 혈중 농도가 로그형태로 그려질 때 수집된 결과가 직선형이면 생체 이물질의 체내동태는 1-구획모델로 설명된다(그림 7.2). 독성동태학적으로 1-구획모델로 기술되는 화합물은 혈액 및 소실속도와 관련된 다양한 조직에서 신속하게 평형이 이루어지고 일정하게 혼합된다. 1-구획모델은 생체를 하나의 균질화된 단위로 묘사한다. 그러나 화합물의 농도가 신체 전반적으로 동일하다는 것을 의미하는 것은 아니다. 다만 화학물질의 혈장 농도 변화는 비례적으로 조직 농도 변화를 반영함을 가정한다.

단순한 경우에, 다음과 같은 식으로 표현된다.

$$C = C_0 e^{-k_{el}t}$$

C는 시간경과 t에 따른 혈중 및 혈장 화학물질 농도이며, C_0는 $t = 0$에서 초기 혈중 농도이며 k_{el}은 1차 제거 상수로 시간(t^{-1})의 역수로 표시한다. k_{el}은 화학물질이 전부 제거됨을 의미하며 대사 및/또는 배설 경로를 포함한다.

7.2.2 2-구획모델

일부 화학물질의 경우 정맥 내로 투여한 후에 시간 대비 혈장 농도의 그래프가 직선형이 아닌 세미로그 형태로 그려지며 이는 하나 이상의 분포상이 있음을 의미한다. 이러한 경우에 화학물질의 조직 농도가 혈장 농도와 평형에 도달하기까지 보다 오랜 시간이 요구되며 다구획 분석이 필요하다(그림 7.2). 다차지수형 수학적 공식이 혈장으로부터 생체 이물질의 제거를 가장 잘 표현해준다. 일반적으로 이러한 형태의 곡선은 두 개의 2차지수항(2-구획모델)으로 나누어지며 다음과 같이 표현된다.

$$C = Ae^{-\alpha t} + Be^{-\beta t}$$

여기에서 A와 B는 비례상수이고 α와 β는 각각 1차분포 및 제거 상수이다(그림 7.2). 혈장에서 화학물질의 농도는 분포(α)시에 분포 후 제거(β)에 비해 신속히 감소된다. 분포는 수

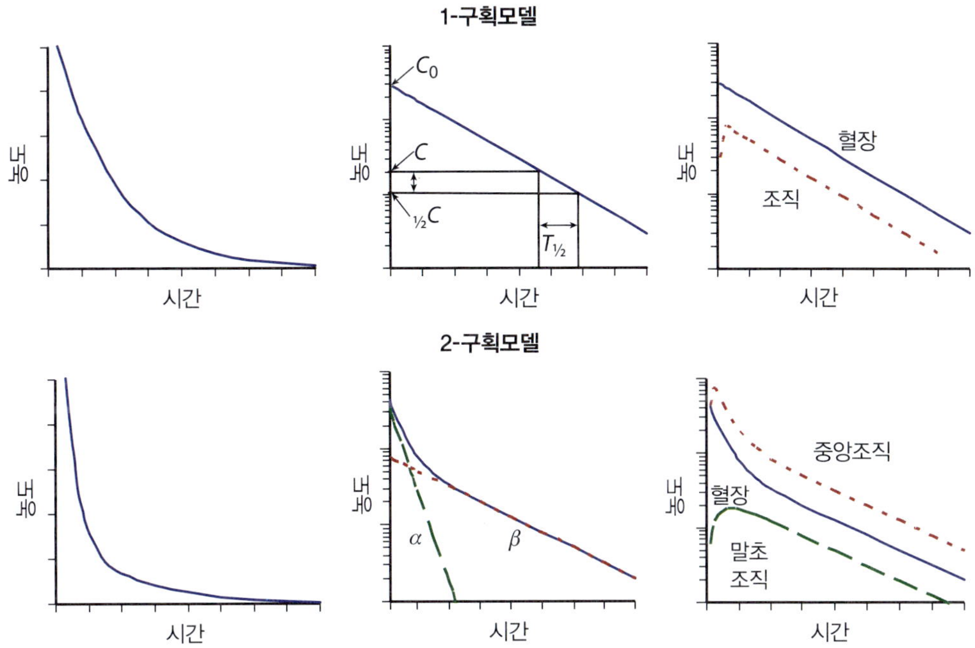

그림 7.2 시간에 대한 독성물질의 혈장 농도 곡선은 한 번에 정맥내 주사 후에 1-구획모델(상단 행) 및 2-구획모델(하단 행)에 일치하는 동태학 거동을 나타낸다. 왼쪽 패널 및 중간 패널은 각각 직선과 반 로그스케일의 플롯을 보여준다. 오른쪽 패널은 시간경과에 따른 조직(점선)과 혈장(실선) 농도 간의 관계를 나타낸다. 1-구획모델을 위한 오른쪽 패널은 혈장보다 농도가 높은 조직의 전형을 보여준다. 조직 농도는 혈장 농도보다 높거나, 거의 같거나 낮을 수 있다. 조직 농도는 즉시 최고점에 도달한 후 혈장 농도와 함께 감소한다. 2-구획모델에 대한 오른쪽 패널은 중앙 (1) 및 말초 (2) 구획과 관련된 대표적 조직을 각각 짧고 긴 점선으로 나타낸다. 중심구획과 관련된 조직의 경우, 혈장 농도와 함께 그 농도가 감소한다. 말초구획과 관련된 조직의 경우 독성물질 농도가 상승하고 반면에 혈장 농도는 초기 단계 동안 급격히 감소한다. 그 후 최고점에 도달하고 최종 단계에는 혈장 농도와 일치하게 감소한다. 1-구획모델에 대한 제거 속도 상수 k_{el} 및 최종 지수 속도 상수 β는 로그-선형 농도에 대한 시간 곡선의 기울기로부터 결정된다. 소실 반감기($T_{1/2}$)는 혈장 독성물질 농도가 1/2로 감소하는 데 필요한 시간이다. C_0는 1-구획모델에서 $t = 0$에서의 독성물질의 농도이고 이는 로그-선형 농도 시간 곡선을 Y축으로 외삽하여 결정된다.

분에서 수시간 또는 하루 동안 지속될 수 있다. 1-구획모델에서 k_{el}에 상응하는 값은 2-구획모델에서 β이다.

7.2.3 제거

제거(elimination)는 대사 및 배설을 포함한다. 1-구획모델에 의해 체내에서 제거되는 화학물질은 1차반응과정(first-order process)을 통해 일어난다. 즉 어떠한 시간에서의 제거율은 당시 신체에 존재하는 화학물질의 양에 비례한다. 1차반응은 제거반응이 포화될 정도로 충분히 높지 않은 화학물질 농도에서 일어난다.

단일지수 모델을 위한 공식인 $C = C_0e^{-k_{el}t}$는 로그형태 공식으로 변환하면 $y = mx + b$의 직선형 공식이 된다.

$$\log C = \left(\frac{k_{el}}{2.303}\right)t + \log C_0$$

$\log C_0$는 y절편 또는 초기농도를 나타내고 $(k_{el}/2.303)$은 직선의 기울기를 의미한다. 1차 제거 상수(k_{el})는 시간대별 $\log C$의 기울기로부터 구해진다(즉, $k_{el} = 2.303 \times$ 기울기). 1차 제거 상수인 k_{el} 및 β는 시간의 역수(예: min^{-1}, h^{-1})이며 농도 비의존적이다. 수학적으로 시간 경과 후에 체내에 남아 있는 약물(C/C_0)의 분율은 단일지수함수 공식을 재배열함으로써 제거율 상수를 활용하고 안티로그를 취하여 계산된다.

$$\frac{C}{C_0} = \text{Antilog}\left[\left(\frac{-k_{el}}{2.303}\right)t\right]$$

7.2.4 겉보기 분포용적

1-구획모델에서, 모든 화학물질은 혈장 및 조직에 즉시 분포된 후 평형에 도달한다고 가정된다. 겉보기 분포용적(apparent volume of distribution, V_d)은 비례상수이며 신체내 화학물질의 총량이 혈장 농도와 관련이 있고 일반적으로 리터 또는 체중 kg당 리터로 표현된다. V_d는 일정 용량의 화학물질이 체내로 분포되어 특정 혈장 농도를 나타나게 하는 겉보기 분포용적이다. 화학물질의 겉보기 분포용적은 정맥으로 다량의 물질을 투여 후에 결정되며 체내 화학물질의 양을 혈장 농도로 나눈 몫으로 정의된다. V_d는 다음과 같이 계산된다.

$$V_d = \frac{\text{Dose}_{\text{iv}}}{\beta \times \text{AUC}_0^{\infty}}$$

Dose_{iv}는 정맥 투여량 또는 영점시간에서 알고 있는 체내 화학물질 양이며, β는 제거상수이고 AUC_0^{∞}는 영점시간대에서 무한대까지의 곡선하면적을 의미한다. $\beta \times \text{AUC}_0^{\infty}$는 혈장에 존재하는 생체 이물질의 농도이다.

1-구획모델에서 V_d는 다음과 같은 공식으로 단순화될 수 있다.

$$V_d = \frac{\text{Dose}_{\text{iv}}}{C_0}$$

여기에서 C_0는 영점시간에서 혈장내 화학물질의 농도이다. C_0는 정맥으로 투여 후에 혈장 소실곡선을 영점시간대로 외삽 후 결정된다(그림 7.2). V_d는 **겉보기 분포용적**(*apparent volume of distribution*)이라 한다. V_d의 크기는 화학물질 특이적이며 화학물질이 혈장에서 다른 신체 조직으로 분포되는 정도를 의미한다. 따라서 조직에 친화력이 높은 화학물질은 큰 분포용적을 갖는다. 반대로 혈장에 대부분 저류하는 화학물질은 낮은 V_d를 가지며 혈장 부피와 대략 비슷한 분포용적을 갖는다. 화학물질의 V_d를 알 수 있고 그 시간대 혈장 농도를 안다면 특정시간대에 신체내 남아 있는 화학물질의 양을 다음과 $X_c = V_d C_p$ 관계식에 의해 계산할 수 있다. 여기서 X_c는 신체내 화학물질의 양이고 C_p는 혈장의 화학물질 농도이다.

7.2.5 청소율

청소율(clearance)은 시간단위당 제거되는 화학물질을 함유하는 체액의 용적을 이용하여 신체로부터 화학물질의 소실 속도를 의미한다. 따라서 청소율은 속도 단위를 갖는다(mL/분). 청소율이 100 mL/분은 생체 이물질을 포함하는 혈액 또는 혈장 100 mL이 매분마다 완벽히 제거됨을 의미한다.

화학물질의 제거 효율은 궁극적으로 청소율로 결정된다. 청소율이 높다는 것은 효율적이면서도 일반적으로 신속한 제거를 의미하며, 반면에 낮은 청소율은 느리면서 비효율적으로 생체 이물질이 신체로부터 제거됨을 의미한다. **전신 청소율**(*total body clearance*)은 제거에 참여하는 각기관의 청소율의 합으로 정의된다.

$$\text{Cl} = \text{Cl}_{\text{renal}} + \text{Cl}_{\text{hepatic}} + \text{Cl}_{\text{intestinal}} + \cdots$$

각 기관의 청소율은 기관을 통한 혈액 관류 및 비가역적으로 동맥혈을 통해 제거되는 독성물질의 분획에 의해 결정된다. 정맥으로 다량을 투여한 후 전신 청소율은 다음과 같이 계산한다.

$$\text{Cl} = \frac{\text{Dose}_{\text{iv}}}{\text{AUC}_0^{\infty}}$$

청소율은 겉보기 분포용적 및 제거상수를 알고 있다면 계산될 수 있으며 1-구획모델에서는 $\text{Cl} = V_d k_{el}$, 2-구획모델에서는 $\text{Cl} = V_d \beta$으로 계산된다.

7.2.6 소실 반감기와 청소율 및 겉보기 분포용적과의 상관성

소실 반감기($T_{1/2}$)는 혈액 또는 혈장 농도가 절반으로 감소되는 데 요구되는 시간을 의미하며 이는 겉보기 분포용적 및 청소율에 의존적이다. 소실 반감기는 겉보기 분포용적 및 청소율로부터 계산될 수 있다.

$$T_{1/2} = \frac{0.693\, V_d}{\text{Cl}}$$

$T_{1/2} = 0.693 k_{el}$이기 때문에 화합물의 소실 반감기는 [k_{el}(또는 β) 가 결정된 후에] 시간대별 log C 그래프에서 소실기에 해당하는 직선의 기울기로부터 계산될 수 있다. $T_{1/2}$은 그림 7.2에서처럼 시간에 따른 log C 그래프를 직접 관찰하여 결정할 수도 있다. 1차-동태학을 따라 제거되는 화합물의 혈장 농도가 절반으로 감소되는데 요구되는 시간은 일정하다. 일곱 번의 반감기 후에 화학물질의 99.2%가 제거되며 이는 실제적으로 완전히 소실되었다고 간주할 수 있다. 1차 제거 동태학을 따르는 화학물질의 소실 반감기는 용량에 비의존적이므로 용량이 증가하더라도 변하지 않는다.

7.2.7 흡수, 생체이용률 및 대사체 동태학

독성학에서 대부분의 화학물질의 노출은 혈관 이외의 경로에 의해 일어나며(흡입, 경피, 경구) 따라서 흡수는 종종 불완전하다. 생체 이물질의 흡수율은 정맥 및 혈관외 투여 후에 혈장 AUC_0^{∞}를 비교함으로써 실험적으로 결정할 수 있다. 이는 전신에 흡수된 약물의 분율이며 **생체이용률**(*bioavailability, F*)이라 부른다. 생체이용률은 화합물이 용량의존적 또는 포화동태를 보이지 않을 경우 여러 용량을 이용하여 결정할 수 있다. 정맥 투여 후 약물동태학 지표는 혈관 외로 흡수와 비교하기 위한 기준치로 활용된다. 왜냐하면 정맥으로 투여하는 화학물질은 모두 전신순환으로 유입되기 때문이다(100%

생체이용률). 예를 들어 경구투여 후에 생체이용률은 다음과 같이 결정된다.

$$F = \frac{\mathrm{AUC_{po}/Dose_{po}}}{\mathrm{Dose_{iv}/AUC_0^{\infty}}}$$

여기서 $\mathrm{AUC_{po}}$, $\mathrm{AUC_{iv}}$, $\mathrm{Dose_{po}}$, 및 $\mathrm{Dose_{iv}}$는 경구 및 정맥투여시 시간에 대한 혈장 농도 및 용량을 각각 의미한다. 화학물질의 생체이용률은 0에서 1 사이의 범위값을 갖는다. 전신순환으로 완벽하게 유입되는 화학물질의 이용률은 F = 1로 표현된다. $F < 1$일 때 투여용량보다 적은 양이 전신순환된다. 화학물질이 전신순환에 도달하는 분율은 독성을 결정함에 있어 매우 중요하다. 여러 인자들이 이러한 생체이용률에 영향을 줄 수 있다. 이들로는 (1) 경구투여 후 흡수 제한, (2) 장관 초회통과 효과, (3) 간 초회통과 효과 및 (4) 용해율 및 미셀형성(지용성 물질의 경우)에 영향을 주는 제형이다.

화학물질의 독성은 경우에 따라서 대사 생성물에 의해 나타난다. 따라서 독성 대사체의 형성 및 생체동태는 매우 흥미롭다. 대사체의 혈장 농도는 모체 약물이 대사체로 변환될 때까지 증가한다. 생물학적 활성 대사체가 주된 대사산물이고 모체화합물에 비해 비효율적으로 제거될 때 독성학적으로 중요한 의의를 갖는다.

7.2.8 포화 독성동태학

화합물의 용량이 증가함에 따라 분포 용적 및 제거율이 포화동태학에 의해 변하게 된다. 대사, 능동수송 과정 및 단백질결합은 유한한 반응이며 포화될 수 있다. 체내 화학물질의 용량이 K_m(1/2 V_{max}를 나타내는 화학물질의 농도이며 V_{max}는 최대 대사능)보다 높을 경우 제거율은 더 이상 용량 의존적이지 않게 된다. 1차 동태에서 포화 동태로의 변화는 독성학적으로 중요하다. 왜냐하면 화합물의 체내 저류 시간을 연장시키거나 표적 부위에서 농도를 증가시켜 독성을 강화시키기 때문이다.

비선형 독성동태학은 다음과 같은 경우에 해당된다. (1) 체내 화학물질 양의 감소가 지수함수로 감소하지 않는다. (2) $\mathrm{AUC_0^{\infty}}$이 용량에 비례하지 않는다. (3) V_d, Cl, k_{el}(또는 β), 또는 $T_{1/2}$이 용량이 증가함에 따라 변화한다. (4) 배설물의 조성이 양에 따라 정량적으로 정성적으로 변화한다. (5) 포화효과가 분명해지는 농도에서부터 용량-반응 곡선이 용량 증가에 대해 비례적인 변화를 보이지 않는다.

0차 동태 과정의 중요한 특징은 다음과 같다. (1) 시간에 따른 혈중 농도 곡선이 직선을 나타낸다. (2) 어느 시간에서나 화학물질의 제거량 또는 제거율이 일정하고 체내 화학물질의 용량에 비의존적이다. (3) $T_{1/2}$ 또는 k_{el}의 참값이 존재하지 않고 용량에 따라 변화된다.

대조적으로 1차 제거 동태 과정의 중요한 특징은 다음과 같다. (1) 어느 시간대에 배설되는 화학물질의 비율은 그 시간대에 체내 화학물질의 양에 직접적으로 비례한다. (2) 시간에 따른 혈중 농도 반대수 곡선이 직선형을 나타낸다. (3) 제거율 상수(k_{el} 또는 β), 겉보기 분포용적(V_d), 청소율(Cl) 및 소실 반감기($T_{1/2}$)는 용량에 비의존적이다. (4) 혈중 및 다른 조직내 화학물질의 농도는 단위시간당 일정한 분율, 즉 제거율 상수(k_{el} 또는 β)에 의해 감소된다.

7.2.9 지속적 또는 간헐적 노출에 의한 축적

화학물질에 만성 노출되면 섭취량이 누적되어 체내에 축적된다. 지속적으로 노출되는 용량이 고정되어 있는 경우 체내 독성물질의 축적은 독성물질의 섭취율과 제거율이 동일해지는 정상(定常)상태 지점에 도달한다.

축적은 또한 간헐적 노출에 의해서도 가능하다. 노출간격에 비해 상대적으로 소실 반감기가 짧은 화학물질은 거의 축적되지 않는다. 대조적으로 소실 반감기가 노출간격 사이에 근접하거나 초과하는 경우 점진적 축적이 가능할 것으로 예측된다.

7.2.10 결론

많은 화학물질의 경우, 시간에 따른 혈중 또는 혈장 화학물질의 농도는 기본적인 가정이 성립될 때 (구획 내에서 즉각적인 혼합 및 1차 동태학) 1- 또는 2-구획 고전적 약물동태학 모델로 적절히 설명된다. 일부 경우 구획수가 증가함에 따라 더 복잡한 모델이 혈중 또는 혈장 독성동태학 자료를 설명하는데 요구된다. 독성동태학 자료 및 구획 모델에 대한 지식은 독성학 연구(독성 노출수준을 표적)를 위한 계획을 수립하는 과정 중 화학물질의 용량 및 투여요법을 결정하는 데 유용하다. 또한 생물학적 모니터링을 위한 적절한 시료 채취시간을 정할 때에도 필요하며, 독성현상(어느 혈중 및 혈장농도에서 특이 반응을 유도하는지, 어느 정도의 화학물질 축적이 독성의 발생 및 정도를 조절하는지, 노출 종료 후에 독성효과가 지속되는지)을 이해하는 데도 이용된다.

7.3 생리학적 독성동태학

고전적인 독성동태학에서 속도상수는 실험자료에 의해 결정되었으며 따라서 이러한 모델은 **실험자료-기반**(*data-based*)이라 부른다. **생리학적-기반**(*physiologically based*) 모델에서의 속도상수는 이미 알려져 있거나 가정된 생물학적 과정을 이용한다. 생리학적-기반 모델의 이점은 다음과 같다. (1) 이 모델은 화학물질이 어느 기관이나 조직으로 분포하는지에 대한 정보를 시간경과에 따라 제공할 수 있다. (2) 조직내 농도 변화에 대한 생리학적 변수의 효과를 평가할 수 있다. (3) 동일한 독성동태 모델로 종간의 차이는 상대성장척도(allometric scaling)에 의해 화학물질의 독성동태를 예측할 수 있다. (4) 복잡한 투여요법 및 포화 과정을 쉽게 수용할 수 있다.

이 모델의 약점은 다음과 같다. (1) 고전적 모델과 비교했을 때 이 모델을 사용했을 경우 훨씬 많은 정보가 요구된다. (2) 독성학자가 다루기에는 수학이 어렵다. (3) 여러 종 및 병태생리학적 조건에서 변수값이 명확이 정의되어 있지 않다. 그럼에도 생리학적-기반 독성동태학 모델은 개념적으로 견고하고 고전적 독성동태학 모델에서 제공할 수 있는 것을 뛰어넘어 독성물질의 체내동태에 대한 풍부한 통찰력을 얻을 수 있는 유용한 수단이 될 수 있다.

7.3.1 기본 모델 구조

생리학적 모델은 여러 개의 1-구획모델이 순환계에 의해 연결되어 있는 것처럼 보인다. 실제 모델 구조 또는 구획이 어떻게 서로 연결되는지는 연구하는 화학물질 및 기관에 의해 결정된다. 포괄적으로 적용할 수 있는 생리학적 모델이 존재하지 않음을 인식하는 것이 중요하다. 모형은 실체의 단순화인데 화학물질의 체내동태를 기술하는 데 중요하다고 판단되는 요소를 모두 포함해야 한다.

생리학적 모델링은 고전적인 구획 모델링과 비교시 엄청난 예측력을 갖는다. 생리학적 모델에서 동태 상수는 측정가능한 생물학적 또는 화학적 과정을 나타내기 때문에 결과적으로 생리학적 모델은 관찰되는 자료로부터 실제 경우로 외삽할 수 있는 잠재력을 갖는다.

생리학적 모델의 예측력에 대한 가장 좋은 사례는 실험동물에서 얻은 동태학 자료를 사람에 외삽하는 능력이다. **모의실험**(*simulation*)은 초기 조건(정맥내 투여용량) 및 변수값(기관 무게 및 혈류량 등)을 활용하여 시간간격에 따라 수치적 통합 모델 방정식의 결과물이다. 설치류 및 사람에서의 화학물질 동태를 위한 모델 구조는 동일할 수 있지만 기관무게, 심박동수 및 호흡수와 같은 변수값은 서로 다르다. 조직 내에서 용해도와 같은 변수들은 다른 종에서도 유사하기 때문에 설치류 및 사람모델에서 유사한다. 모델 구조의 기반이 되는 변수는 측정가능한 생물학적 및 화학적 결정요인을 나타내므로 종에 따라 적절한 변수값을 정할 수 있으며 이는 성공적인 종간 외삽의 기초자료가 될 수 있다. 생리학적 모델은 혈류량 및 환기율과 같은 실제적이고 측정가능한 값을 이용하므로 동일한 모델로 종간에 따른 동태학적 양상을 해결할 수 있다.

7.3.2 구획

생리학적 모델의 기본단위는 덩어리로 된 구획(**그림 7.3**)이며 균일한 생체 이물질 농도를 갖는 인체의 단일부위이다. 구획은 특정한 기능적 또는 해부학적 기관부위로 조직을 둘러싸고 있는 혈관, 간 또는 신장과 같은 완전히 별개의 기관, 지방 또는 피부와 같은 넓게 분포된 조직이다. 구획은 세 개의 개별적으로 잘 혼합된 상 또는 하위구획으로 구성된다. 이 하위구획은 (1) 혈액이 관류되는 구획인 **혈관**(*vascular*)공간, (2) 세포주위를 둘러싸는 **간질**(*interstitial*)공간 (3) 조직 중 세포로 구성된 **세포내**(*intracellular*)공간이다.

그림 7.3에서와 같이 독성물질은 혈관 하위구획으로 시간 단위당 특정 질량 속도비율로 유입된다(예: mg/시간). 유입률은 조직으로의 혈류량(Q_t, L/h)과 조직으로 유입되는 혈중 독성물질의 농도(C_{in}, mg/L)를 곱한 값이다. 구획 내에서 독성물질은 혈관공간에서 간질 공간(interstitial space)으로 특정 속도($Flux_1$)로 이동하며 또한 간질 공간에서 세포내 공간으로 특정 속도($Flux_2$)로 이동한다. 일부 독성물질은 세포 구성요소와 결합할 수 있다. 따라서 구획 내에서 독성물질은 결

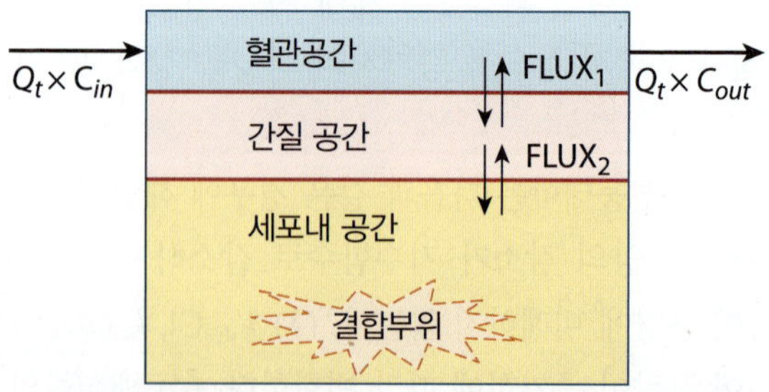

그림 7.3 생리학적 모델의 구획. 혈관, 간질 및 세포내 하부구획을 분리하는 모세혈관 및 세포막은 검은색으로 그려져 있다. 혈관 및 간질 하부 구획은 종종 하나의 세포외 하부 구획으로 합쳐진다. Q_t는 혈류, C_{in}은 구획 내로 유입되는 화학물질 농도이며, C_{out}는 구획에서 배출되는 화학물질 농도이다.

합형 또는 유리형으로 존재할 수 있다. 독성물질은 특정 정맥 속도(C_{out})로 떠나며 C_{out}은 혈관공간에서 독성물질의 농도와 동일하다.

7.3.3 변수

생리학적 모델에서 가장 일반적인 형태로서 요구되는 정보는 해부학적(*anatomical*), 생리학적(*physiologic*), 열역학적(*thermodynamic*) 및 수송체(*transport*)이다.

해부학적 해부학적 변수는 다양한 변수를 물리적으로 설명하는 데 사용된다. 생리학적 모델에서 각 구획의 크기를 반드시 알아야 한다. 크기는 일반적으로 체적(mL 또는 L)으로 정의되는데 무게를 실험적으로 빈번하게 얻는다 하더라도 단위 밀도가 보다 일정하기 때문이다. 구획이 그림 7.3에서와 같이 하위구획을 포함하고 있다면 이들의 체적도 알아야 한다. 구획의 체적은 문헌을 통하거나 개별 독성동태학 실험을 통해서 얻을 수 있다.

생리학적 생리학적 변수는 혈류량, 환기 및 제거 등의 다양한 과정을 포함한다. 개별 구획에 대한 혈류량(Q_t, 단위시간당 부피, mL/분 또는 L/시간)을 알아야 한다. 또한 전체 혈류량 또는 심박출량(Q_c)에 대한 정보가 필요하다. 생체 이물질에 대한 노출경로가 흡입에 의한 것이라면 폐포환기량(Q_p) 역시 알아야 한다. 혈류량 및 환기율은 문헌 또는 실험적으로 얻어진다. 신장배설 및 간대사 변수는 요구되는 다른 종류의 생리학적 변수이며 이는 생체 이물질의 제거를 설명하는 중요한 과정이다.

열역학적 열역학 변수는 조직 내에서 생체 이물질의 전체 농도와 생체 이물질의 조직내 유리형 농도(C_f)와 관련이 있다. 두 가지 중요한 가정은 다음과 같다. (1) 전체 및 유리형 농도는 서로 평형관계이다. (2) 오직 유리형 생체 이물질만이 조직 하위 구획에서 교환이 가능하다. 전체 농도는 실험적으로 측정되는 반면에 결합, 대사, 또는 혈액에 의한 조직으로부터의 제거는 유리형에서만 가능하다. 생체 이물질의 조직 분배 정도는 조직 구성요소에 직접적으로 의존하며 생체 이물질의 농도에는 비의존적이다. 전체 및 유리형 농도 사이의 상관성은 비례관계이다. 전체 농도 = 유리형 농도 × 분배계수 또는 $C_t = C_f P_t$이다. P_t, 분배 또는 분포계수에 대한 지식은 생체 이물질의 유리형 농도를 간접적으로 계산($C_f = C_t/P_t$)할 수 있다.

표 7.1 4가지 휘발성 유기 화학물질에 대한 조직 분배계수

화학물질	혈액/공기	근육/혈액	지방/혈액
Isoprene	3	0.67	24
Benzene	18	0.61	28
Styrene	40	1	50
Methanol	1,350	3	11

표 7.1은 여러 독성 휘발성 유기 화학물질의 분배계수를 비교한 것이다. 지방/혈액 분배계수가 다른 조직에 비해 큰 값을 갖는 경우 이 화학물질은 다른 조직에 분포하는 양보다 훨씬 많은 양이 지방 조직으로 분포됨을 의미한다.

조직내 화학물질의 전체 및 유리형 농도 사이의 보다 복잡한 관계가 화학물질이 조직 구성요소와 포화적으로 결합할 때 일어난다. 이러한 경우에 조직에서 유리형 농도와 전체 농도의 관계는 비선형적 곡선에 의해 설명된다.

수송체 생체막을 가로지르는 화학물질의 이동은 복잡하며 단순확산, 수송체 매개 수송, 촉진적 수송 또는 이러한 과정이 복합적으로 이루어진다. 이러한 과정 중 가장 간단한 단순확산은 1차-반응 과정이며 Fick's 법칙에 의해 설명된다. 생체 이물질의 확산은 모세혈관 내피(그림 7.3)의 Flux_1 및 세포막(그림 7.3)의 Flux_2를 가로질러 일어난다. 유입(flux)은 경계를 통한 화학물질의 이동속도를 의미한다. 단순확산의 경우 생체막의 한편으로부터 다른 편으로의 유입속도는 유입속도 = 투과계수 × 추진력 또는

$$\text{Flux} = [\text{PA}](C_1 - C_2) = [\text{PA}]C_1 - [\text{PA}]C_2$$

로 기술된다.

여기서 *PA*는 종종 투과-면적 산물(*permeability-area product*)이라 불리며 세포막의 투과계수(*P*, 속도 단위, 예: μm/h)와 전체 막 표면적(*A*, in μm^2)의 곱이다.

투과상수는 특정한 생체 이물질의 확산 속도 및 세포막의 두께를 고려해야 한다. C_1 및 C_2는 생체막 양측의 생체 이물질 유리형(*free*) 농도이다.

얇은 생체막, 넓은 표면적 및 큰 농도 구배가 생체 이물질의 확산을 증가시킨다. 막수송체는 세포 내로 유입되는 별도의 경로로써 단순확산의 제한을 받는 독성물질의 효과적인 조직 투과를 조절한다. 유출 수송체가 상피 및 내피 경계막에 존재하는 경우 투과도가 높은 독성물질이라도 특정 기관으로

의 투과가 제한될 수 있다. 독성물질의 조직내 이동에 대해 관류-제한 및 환산-제한 두 가지 제한조건이 있다

7.3.4 관류-제한 구획

관류-제한 구획은 혈류-제한 또는 단순히 **흐름-제한적**이라고도 한다. 흐름-제한 구획은 특정 생체 이물질의 세포막 투과계수[PA]가 조직으로의 혈류량(Q_t)보다 큰 경우이다. 이러한 경우에 조직 하위구획으로의 생체 이물질 유입은 생체 이물질이 세포막을 가로지르는 속도가 아닌 혈중에 포함된 생체 이물질이 조직에 도달하는 속도에 의존한다. 대부분의 경우 혈관 세포막을 가로지르는 수송은 관류-제한적이다. 그림 7.3의 일반적인 조직 구획은 혈액에 의한 생체 이물질 전달에 비해 느슨하게 연결된 모세혈관벽을 통해 신속하게 운반되고 있음을 의미한다. 결과로 혈관의 혈액은 세포간질 하위구획과 평형을 유지하며 두 하위구획은 **세포외 공간**(*extracellular space*)이라 불리는 단일 구획으로 통합된다.

그림 7.3에서처럼 세포막은 세포내 구획으로부터 세포외 구획을 분리한다. 세포막은 조직에서 가장 중요한 확산장벽이다. 그럼에도 분자량이 100 이하로 매우 작거나 지용성 분자의 경우 세포투과성이 분자의 세포막을 가로지르는 운동 속도에 영향을 주지 못한다. 이러한 분자들의 세포막을 통한 흐름은 조직 관류와 비교시 빠르고 ($PA_2 \gg Q_t$) 분자는 하위구획을 통해 즉시 분포된다. 이 경우 세포내 구획에 있는 유리형 독성물질은 세포외 구획과 항상 평형관계를 형성하며 조직 하위구획은 하나의 구획으로 통합될 수 있다. 흐름-제한적 조직 구획은 **그림 7.4**에 설명되어 있다. 전체 조직 구획으로의 또는 구획으로부터의 이동은 다음과 같은 공식으로 설명된다.

$$V_t \frac{dC_t}{dt} = Q_1 (C_{in} - C_{out})$$

여기에서 V_t는 조직 구획의 농도, C_t는 구획에서 유리형 생체 이물질의 농도(V_tC_t는 구획 내에서 생체 이물질의 양과 동일하다), $V_t(dC_t/dt)$는 시간에 따른 생체 이물질 양의 변화로 시간단위당 질량이며, Q_t는 조직으로의 혈류량, C_{in}는 구획 내로 유입되는 생체 이물질 농도, C_{out}은 구획을 떠나는 생체 이물질의 농도이다. 이러한 형태의 공식을 질량균형 미분방정식이라 한다. 미분은 dC_t/dt를 의미한다. 질량균형 방정식은 구획 내에서 독성물질의 양이 정맥혈을 통한 유출량과 동맥혈을 통한 유입율 측면에서 동일해야 함을 전제로 한다.

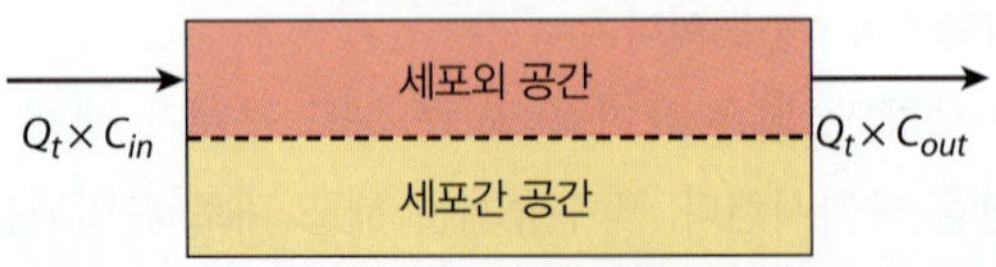

그림 7.4 혈류-제한 구획. 세포외 공간과 세포내 공간 사이의 빠른 교환은 점선에 의해 묘사된 것처럼 이들 사이의 평형을 유지한다. Q_t는 혈류, C_{in}은 구획 내로 유입되는 화학물질 농도, C_{out}는 구획에서 배출되는 화학물질 농도이다.

관류-제한형의 경우 조직을 떠나는 독성물질의 정맥 농도는 혈액 구성물질과 결합하지 않을 때 조직 내에서의 농도와 동일하다(즉, $C_{out} = C_t = C_f$). 이전에 언급한 대로 독성물질이 조직의 구성요소와 결합하는 경우 C_f(또는 C_{out})는 단순 선형분배계수에 의해 조직내 독성물질의 총농도와 관련되며 이는 $C_{out} = C_f = C_t/P_t$의 관계식을 갖는다. 이 경우에, 조직내 독성물질 양의 변화율을 설명하는 미분 방정식은 다음과 같다.

$$V_t \frac{dC_t}{dt} = Q_1\left(C_{in} - \frac{C_t}{p_t}\right)$$

흐름-제한적 구획모델에서, 기본 전제는 생체 이물질의 농도가 조직의 모든 부분에서 평형 상태에 있다는 것이다. 더욱이 질량-균형 미분 방정식을 개발하기 위해 flux를 측정할 필요가 없다. 혈관내피 및 세포막을 관통하는 flux를 측정하는데 주어지는 어려움을 감안할 때 이는 생리학적 모델에서 요구되는 수많은 변수를 줄일 수 있다.

7.3.5 확산-제한 구획

독성물질의 구획으로의 유입이 확산 또는 세포막 경계를 가로지는 수송에 의해 지배를 받는 경우 확산-제한 또는 경계-제한 모델이라 한다. 확산-제한 유입 또는 분비는 flux 또는 세포 경계를 통한 독성물질의 수송이 조직으로의 혈류 속도에 비해 느릴 때 일어난다. 이러한 경우 투과-면적 산물은 혈류에 비해 작다($PA \ll Q_t$). **그림 7.5**는 각 구획 체계를 보여준다. 혈관 및 간질 공간에서 독성물질 농도가 평형관계를 유지하고 세포외 하위구획을 채우는 경우에 유입되는 혈액으로부터의 흡수는 흐름-제한적이다. 세포외 공간으로부터 세포내 공간으로 세포막을 가로지르는 독성물질 유입 정도는 세포막 투과성에 제한을 받는다. 두 가지 질량-균형 미분 방정식이 이러한 두 하위구획에서의 현상을 기술하는 데 요구된다.

1. 세포외 공간:

$$V_{t1} \frac{dC_{t1}}{dt} = Q_t (C_{in} - C_{out}) - PA_t\left(\frac{C_{t1}}{p_{t1}}\right) + PA_t\left(\frac{C_{t2}}{P_{t2}}\right)$$

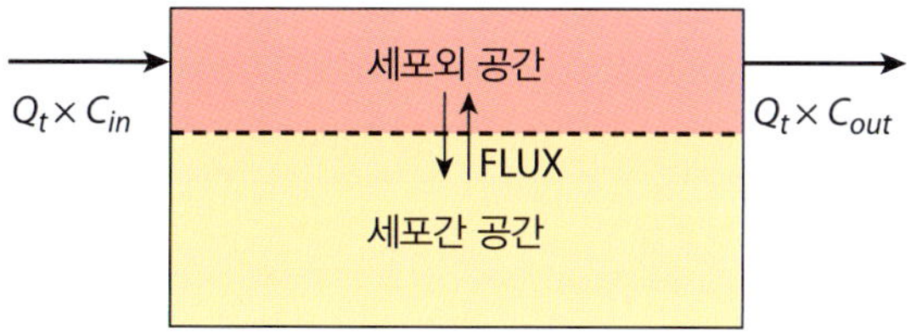

그림 7.5 막-제한 구획. 세포외 구획으로 들어오고 나가는 혈액의 관류는 두꺼운 화살표로 표시된다. 세포외 하부구획에서 세포내 하부구획으로의 막 횡단 수송(flux)은 얇은 이중화살표로 표시된다. Q_t는 혈류, C_{in}은 구획 내로 유입되는 화학물질 농도, C_{out}는 구획에서 배출되는 화학물질 농도이다.

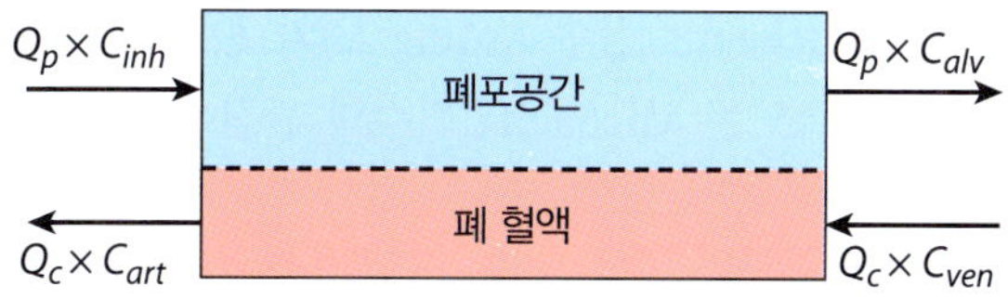

그림 7.6 호흡기의 폐포에서 가스 교환. 폐포 가스와 폐 혈액 사이의 일괄 폐구획 내에서의 신속한 교환은 점선으로 표시된 것과 같이 평형을 유지한다. Q_p는 폐포 환기(L/h)이며 Q_c는 심장 출력(L/h)이다. C_{inh}는 흡입 증기 농도(mg/L); C_{art}는 동맥혈의 증기 농도이며 C_{ven}은 혼합된 정맥혈의 증기 농도이다. 폐포 공기 내의 화학물질(C_{alv})과 동맥혈 내의 화학물질(C_{art}) 사이의 평형 관계는 혈액/공기 분배 계수 P_b, 예를 들면 $C_{alv} = C_{art}/P_{b/a}$에 의해 결정된다.

2. 세포내 공간:

$$V_{t2}\frac{dC_{t2}}{dt} = PA_t\left(\frac{C_{t1}}{p_{t1}}\right) - PA_t\left(\frac{C_{t2}}{P_{t2}}\right)$$

여기에서 Q_t는 혈류량이고 C는 유입되는(in) 또는 유출되는(out) 혈액에서의 유리형 생체 이물질 농도, 세포외 공간 (1), 세포내 공간 (2). 두가지 공식 모두 flux 또는 세포막을 가로지르는 이동[PA]($C_1 - C_2$)을 포함한다.

7.3.6 특수 구획

폐 생리학적 모델에서 폐 구획의 포함은 흡입이 되는 독성 화학물질의 일반적인 노출 경로이기 때문에 중요한 고려사항이다. 이 구획 설명에 대한 기본적인 전제는 아래와 같다. (1) 환기가 주기적이 아닌 지속적이다. (2) 기도(비강, 후두, 기도, 기관지, 세기관지)는 활성이 없는 관으로 가스 교환이 일어나는 폐포에 기체를 수송한다. (3) 폐포 내피 및 모세혈관벽을 가로지르는 가스의 확산은 폐포 지역을 흐르는 혈류에 비해 빠르다. (4) 흡기된 공기로부터 소실되는 모든 화학물질은 동맥혈에 나타난다(폐 조직에는 화학물질의 축적이 없고 폐질량이 크지 않다). (5) 폐포 내에 기체 및 폐 구획내 동맥혈은 신속한 평형관계에 있다.

그림 7.6에 묘사된대로 폐구획에서 생체 이물질의 흡입률은 환기율(Q_p) 및 흡입 농도(C_{inh})에 의해 조절된다. 생체 이물질의 호기 속도는 환기율과 폐포에서의 생체 이물질 농도(C_{alv})의 곱이다. 생체 이물질은 심박출량(Q_c)과 정맥혈에서의 생체 이물질의 농도(C_{ven})의 곱으로 표현되며 심장에서 돌아오는 정맥혈을 통해 폐구획으로 유입될 수 있다. 혈액을 통해 폐에서 소실되는 생체 이물질은 심박출량과 동맥혈에서의 생체 이물질의 농도(C_{art})와의 상관관계를 보인다. 이러한 4가지 과정을 결합하면 질량균형 미분방정식이 폐구획에서 생체 이물질의 농도 변화(L)를 설명할 수 있다.

$$\frac{dL}{dt} = Q_p(C_{inh} - C_{alv}) + Q_c(C_{ven} - C_{art})$$

지속적으로 노출되는 동안 폐구획에서 생체 이물질의 변화율은 제로가 된다($dL/dt = 0$). C_{alv}은 $C_{art}/P_{b/a}$로 대체할 수 있으며 미분방정식은 동맥혈 농도를 계산할 수 있다.

$$C_{art} = \frac{Q_p C_{inh} + Q_c C_{ven}}{Q_c + (Q_p/P_{b/a})}$$

폐는 표적 장기가 아니라 노출관문으로 여겨지며 혈액을 통해 다른 기관으로 이동되는 생체 이물질의 농도 또는 생체 이물질의 동맥혈 농도가 주요 관심사이다. 지속적 환기, 신속한 동맥혈과의 평형관계 및 폐조직내 비축적에 대한 전제는 다수 휘발성 유기물실에 적용 가능함이 입증되었다. 이러한 가정은 모형 계산을 단순화하고 가속화하여 낮은 수용성을 가지고 있는 상대적으로 비활성화 기체의 독성동태학의 거동을 기술하는 데 충분히 적절하다.

간 간은 생리학적 모형에서 거의 항상 부각되는 구별된 구획이다. 대사 과정이 다수 독성물질 제거에 있어서 중요한 경로이며 간은 생체 이물질 대사의 주된 장기로 간주되기 때문이다. 간의 단순화된 구획 구조는 간구획이 흐름-제한적인 것으로 가정되기 때문이다. 간 구획은 대사적 제거를 위한 추가 과정을 포함한다는 것을 제외하면 그림 7.4에서와 같이 일반적인 조직 구획가 유사하다. 1차 제거에서, 간에 의한 대사율(R)은 다음과 같이 표현된다.

$$R = Cl_1 \cdot C_f$$

여기에서 C_f는 간에서 독성물질의 유리형 농도(mg/L)이며 Cl_1은 간에서 유리형 독성물질의 청소율(L/시간)이다.

단일효소에 의해 매개되는 대사반응이면서 Michaelis-Menten 동태학을 따르는 경우에 Cl_1은 대사 최대 속도 V_{max}

(mg/h) 및 Michaelis 상수 K_M(mg/L)와 관련된다. 결과적으로 간대사 속도는 Michaelis 변수의 관점으로 표현될 수 있다.

$$R = \left[\frac{V_{max}}{K_M + C_f}\right] C_f$$

비포화 및 1차 조건(즉, $C_f \ll K_M$)에서 Cl_l은 V_{max}/K_M의 비율과 같아진다. 높은 노출 수준을 보이는 다수의 독성물질은 포화 대사를 보이기 때문에 위의 공식은 광범위한 용량의 독성물질 체내동태를 시뮬레이션하기 위해 종종 사용된다. 대사 과정을 위한 더 복잡한 표현도 생리학적 모형에 활용될 수 있다. 기질이 2개인 2차 지수 반응, 효소 파괴를 포함한 반응, 보조 인자의 고갈 반응이 생리학적 모형을 활용하여 시뮬레이션될 수 있다. 간에서 설명된 방법과 거의 동일하게 대사는 다른 구획에서도 가능하다.

혈액 생리학적 모형에, 조직 구획은 순환계에 의해 서로 연결되어 있다. 혈액을 생리학적 구획으로 설명하는 것은 체내동태에 있어서 혈액의 역할 및 작용 때문이다. 정맥주사 후에 독성동태학을 시뮬레이션하거나 혈액 성분에 의해 대사되거나 결합이 의심된다면 이러한 추가적인 과정을 포함하기 위한 별도의 혈액 구획이 필요하다. 모델이 독성물질의 혈중 농도-시간을 설명하기 위해 개발된 경우 혈액 구획이 분명히 필요하다. 그러나 혈액이 흡입성 증기 유기물의 경우와 같이 단순히 다른 구획으로 이동하는 경로일 경우 해결책이 필요하다.

7.4 결론

생물학적 모니터링 또는 생물모니터링은 작업장에서 화학물질 노출로부터 개인의 내복량을 평가하거나 특정 인구집단에서 환경오염물질 노출 범위를 측정하기 위해 체액 및 신체조직 시료를 체계적으로 채취하는 것이다. 생물모니터링은 개인이나 주변 공기 시료를 채취하거나 피부에서 방사선 양을 측정하는 전통적인 환경 모니터링과 비교시 여러 장점들을 가지고 있다. 즉 기대하지 않았던 노출경로 설명, 독성물질의 흡수 및 분포, 성격 및 생활 습관 차이, 폐환기에 영향을 주는 작업환경, 개인의 대사 상태에 영향을 주는 흡연 등의 개체차를 설명할 수 있다. 환경 중 노출량과 생체 시료에서 모체 화합물 또는 그 대사체 농도의 관련성은 독성동태학에서 본질적으로 요구된다.

생리학적인 모델이 보다 단순하고 모델 구조에 대한 중요한 가정을 제공한다 하더라도 독성학자들은 보다 정교한 응용모델을 개발하고 있다. 생체 이물질 수송의 3차원적 시각화, 모체 화학물질의 생리학적 모델과 일련의 활성 대사체와의 관계, 생체 이물질 간의 생화학적 상호 작용을 기술하는 모델, 이전에 단순히 하나로 연결된 구획으로 간주된 조직의 보다 생물학적으로 실제적 기술 등이 보다 정교화된 모델이다. 마지막으로, 생리학-기반 독성동태학 모델은 독성학의 과학적 기반이 되는 원천적 모형인 노출 → 용량 → 반응을 모의 실험할 수 있는 생물학-기반 독성역학 모델과 연계되고 있다.

참고문헌

Andersen ME: Toxicokinetic modeling and its applications in chemical risk assessment. *Toxicol Lett* 138:9–27, 2003.

Esteban M, Castaño A: Non-invasive matrices in human biomonitoring—a review. *Environ Int* 35:438–449, 2009.

Fowler BA (ed.): *Computational Toxicology: Methods and Applications for Risk Assessment*. New York: Academic Press/Elsevier, 2013.

Lipscomb JC, Ohanian EV: *Toxicokinetics and Risk Assessment*. New York: Informa Healthcare, 2007.

Rowland M, Tozer TN: *Clinical Pharmacokinetics and Pharmacodynamics–Concepts and Applications*. Philadelphia, PA: Wolters Kluwer/Lippincott, Williams & Wilkins, 2011.

연습문제

1. 고전적 독성동태학 모형인 2-구획모델에 대한 설명 중 옳은 것은?
   - **a.** 중심구획과 말초구획 사이에 화학물질의 신속한 평형관계가 이루어진다.
   - **b.** 시간 대비 혈중 농도 결과의 로그값은 선형관계이다.
   - **c.** 하나 이상의 분포상을 갖는다.
   - **d.** 화학물질의 농도가 신체 전반에 동일하다는 전제가 있다.
   - **e.** 독성 평가에서 효과가 있는 농도를 결정하는 데 비효율적이다.

2. 시간이 경과한 후에 신체에 남아 있는 용량 분획을 계산하는 데 고려사항이 아닌 것은?
   a. 소실 반감기
   b. 초기농도
   c. 시간
   d. 현재농도
   e. 소실상수

3. 다음 겉보기 분포용적에 대한 설명 중 사실이 아닌 것은?
   a. 겉보기 분포용적은 체내 화학물질의 양을 혈장의 화학물질의 양과 연관시킨다.
   b. 겉보기 분포용적은 화학물질의 양이 체내에 분포되어 정해진 혈장 농도를 나타내는 겉보기 공간이다.
   c. 혈장에 남아 있는 화학물질은 보통 낮은 겉보기 분포용적을 갖는다.
   d. 조직에 높은 친화력을 갖는 화학물질의 겉보기 분포용적은 낮을 것이다.
   e. 겉보기 분포용적은 혈장농도가 알려져 있다면 체내 화학물질의 양을 결정하는 데 이용될 수 있다.

4. 화학물질의 청소율은:
   a. 겉보기 분포용적과 관련이 없다.
   b. 신장 부전에 의해 영향을 받지 않는다.
   c. 겉보기 분포용적에 반비례한다.
   d. 다양한 기관에 의해 수행된다.
   e. 위장관 내에서는 평가할 수 없다.

5. 소실 반감기($T_{1/2}$)가 다음과 같은 화학물질이 각각 동일 용량이 주어졌을 때 가장 오랜 기간 동안 체내에 남아 있는 경우는
   a. $T_{1/2} = 30$분
   b. $T_{1/2} = 1$일
   c. $T_{1/2} = 7$시간
   d. $T_{1/2} = 120$초
   e. $T_{1/2} = 1$개월

6. 1차제거 반응에 대한 설명 중 잘못된 것은?
   a. 제거율은 체내 화학물질의 양과 비례한다.
   b. 시간 대 혈장 농도의 반 대수 도표는 선형 관계를 보인다.
   c. 소실 반감기($T_{1/2}$)는 용량에 따라 다르다.
   d. 청소율은 용량에 비의존적이다.
   e. 혈장 농도 및 조직 농도는 제거율 상수와 유사하게 감소한다.

7. 화학물질의 독성이 전신순환에 도달하는 화학물질의 양에 의존적이다. 다음 중 생체이용률에 영향을 주는 것이 아닌 것은?
   a. 경구투여 후 흡수
   b. 장내 운동성
   c. 간 초회통과 효과
   d. 장 초회통과 효과
   e. 미셀에 혼입

8. 다음 중 생리학적 기반 독성동태 모형의 장점이 아닌 것은?
   a. 복잡한 투약 요법을 쉽게 적응할 수 있다.
   b. 화학물질의 특정한 기간으로의 분포에 대한 시간 경과를 알 수 있다.
   c. 조직 농도에 대한 생리학적 변수의 효과를 예측할 수 있다.
   d. 속도 상수는 수집된 자료로부터 얻어진다.
   e. 동일한 모형이 종을 가로질러 화학물질의 독성동태학을 예측할 수 있다.

9. 다음 중 생체막을 통한 생체 이물질의 유출을 증가시키는 데 도움이 되지 않는 것은?
   a. 크기의 감소
   b. 기름: 물 분배계수의 감소
   c. 농도구배의 증가
   d. 표면적의 증가
   e. 생체막 두께의 감소

10. 분포-제한 구획에 대한 설명 중 옳은 것은?
   a. 세포막을 가로지르는 생체 이물질의 수송은 혈액이 조직에 도달하는 속도에 의해 제한된다.
   b. 확산 제한 구획은 흐름 제한 구획이라고도 한다.
   c. 생체막 두께의 증가는 확산 제한 생체 이물질의 섭취를 일으킨다.
   d. 세포외 공간과 세포내 공간 사이의 평형은 두 구획 사이의 빠른 교환에 의해 유지된다.
   e. 건강한 폐의 폐포 격막을 가로지르는 가스의 확산은 확산 제한적이다.

화학적 발암
Chemical Carcinogenesis

8장

James E. Klaunig

8.1 개요
8.1.1 정의
8.2 다단계 발암 과정
8.2.1 개시
8.2.2 촉진
8.2.3 진행
8.3 화학적 발암 작용 기전
8.3.1 유전자 독성/DNA 반응성 발암물질
직접작용(활성화 비의존적) 발암물질
간접작용 유전자 독성 발암물질
8.3.2 돌연변이 유발
8.3.3 알킬화 유도 친전자성 물질에 의한 손상
8.3.4 DNA 복구
8.3.5 DNA 복구 기전
단일염기 부적정 염기쌍 복구
제거 복구
비상동 DNA 말단 복구
8.3.6 유전자 독성 발암물질 분류
다방향족 탄화수소
알킬화제
방향족 아민과 아마이드
8.3.7 무기 발암물질
8.3.8 비유전자 독성(후성적) 발암물질
세포 독성
수용체 매개
호르몬 작용
DNA 메틸화와 발암
산화적 스트레스와 화학발암
8.3.9 간극접합 매개 세포간 전달과 발암
8.3.10 화학적 발암효과에 영향을 주는 인자
8.3.11 발암물질 대사와 DNA 복구의 다형성
8.3.12 원종양 유전자와 종양억제 유전자
레트로바이러스
DNA 바이러스
원종양 유전자
종양억제 유전자
8.3.13 호르메시스, 용량 반응과 발암
8.3.14 화학적 암예방
8.4 발암성 평가 시스템
8.4.1 변이원성 단기시험
생체외 유전자 돌연변이 측정
생체내 유전자 돌연변이 측정
염색체 변화 측정
DNA 손상 측정
형질전환 측정
8.4.2 장기간 생체시험
만성(2년) 생체시험
장기별 생체시험과 다단계 동물모델
8.4.3 유전자 변형 동물모델을 이용한 발암성 시험
8.5 인체내 화학적 발암
8.5.1 인체 발암성 분류

요점

- 암(*cancer*)이라는 용어는 신생물의 일부를 의미한다.
- 신생물(*neoplasm*)은 유전자 발현의 비정상적인 조절로 인해 다음 세대로 유전되는 자율적 성장 능력을 가진 조직으로 정의된다.
- 전이(*metastase*)는 원발성 신생물로부터 나온 세포의 2차적인 성장을 의미한다.
- 발암물질(*carcinogen*)은 동물에 투여시 투여하지 않은 대조군과 비교하여 하나 이상의 조직 유형에서 신생물의 발생을 통계적으로 유의하게 증가시키는 물질이다.
- 개시(*initiation*)는 DNA 손상의 고정을 위해 1회 또는 그 이상의 세포분열 주기를 거쳐야 한다.
- 촉진(*promotion*)은 개시된 세포와 그로부터 분열된 세포에 촉진 인자가 지속적으로 노출됨으로써 유도된 선택적인 기능 향상으로부터 기인한다.
- 진행(*progression*)은 개시된 세포의 초기 자손에서 악성 신생물 세포집단으로의 전환이다.

8.1 개요

암은 세포의 돌연변이, 증식 및 비정상적인 세포 성장을 특징으로 하는 질병으로 세계에서 가장 높은 사망 원인 중 하나이다. 감염원, 방사선 및 화학물질을 포함한 암을 유발하는 여러 가지 원인이 확립되거나 제안되었다. 이에 따르면 모든 인간 암의 70~90%가 환경, 식이 및 행동 인자와 관련이 있는 것으로 추정된다.

8.1.1 정의

표 8.1에 화학적 발암성을 논의할 때 일반적으로 사용되는 용어의 정의를 나열하였다. 양성 종양의 경우, 기원 조직에 접미사 "종"(oma)을 붙인다. 예를 들어, 양성 섬유성 신생물은 **섬유종**(*fibroma*)으로 명명되며, 양성 선상피는 **선종**(*adenoma*)으로 명명된다. 상피세포 기원의 악성 신생물을 **암종**(*carcinoma*)이라 하고, 간엽세포 기원의 악성 신생물을 **육종**(*sarcoma*)이라고 한다. 따라서 섬유조직의 악성 신생물은 **섬유육종**(*fibrosarcoma*)이지만, 뼈에서 유래한 것은 **골육종**(*osteosarcoma*)이다.

발암물질은 **유전자 독성**(*genotoxic*), 즉 DNA와 물리적으로 상호 작용하여 구조의 손상 및 변경을 유발한다. 다른 발암물질은 DNA 구조를 직접적으로 변형시키거나 손상시키지 않고 유전자 발현을 변화시키거나, 다른 발암물질에 의한 DNA 손상에 민감한 세포내 또는 조직내 환경을 만들 수 있다. 이 후자의 범주에 속하는 화학물질을 **비유전자 독성**(*nongenotoxic*) 발암물질이라고 한다. 유전자 독성 및 비유전자 독성 발암물질의 공통적인 특징을 표 8.2에 나타내었다.

표 8.1 용어

신생물 형성(neoplasia)	조직의 새로운 또는 자발적인 증식
신생물(neoplasm)	조직의 새로운 또는 자발적인 증식으로 인한 병변
양성(benign)	팽창성 증식을 특징으로 하지만 주변 조직을 침범하지 않으며 증식 속도가 느린 병변
악성(malignant)	다른 조직과 장기로의 전이가 가능하며 침습성 성장을 나타내는 병변
전이(metastases)	1차 악성 신생물에서 유래한 2차 성장
종양(tumor)	팽창 및 크기가 증가한 특징을 가진 병변으로 신생물일 수도 있고 아닐 수도 있음
암(cancer)	악성 신생물
발암물질(carcinogen)	신생물을 유발하는 물리적 또는 화학적 물질
유전자 독성(genotoxic)	DNA와 반응하여 돌연변이를 유발하는 발암물질
비유전자 독성 (nongenotoxic)	DNA 손상 없이 유전자의 발현에 영향을 주는 발암물질

표 8.2 유전자/비유전자 독성 발암물질의 특징

유전자 독성 발암물질
- 돌연변이성
- 완전 발암물질
- 용량 의존적인 발암성
- 무역치

비유전자 독성 발암물질
- 비돌연변이성
- 역치, 가역적
- 용량 의존적인 발암성
- 촉진단계에 작용
- 직접적인 DNA 독성이 없다
- 종, 계통, 조직 특이성

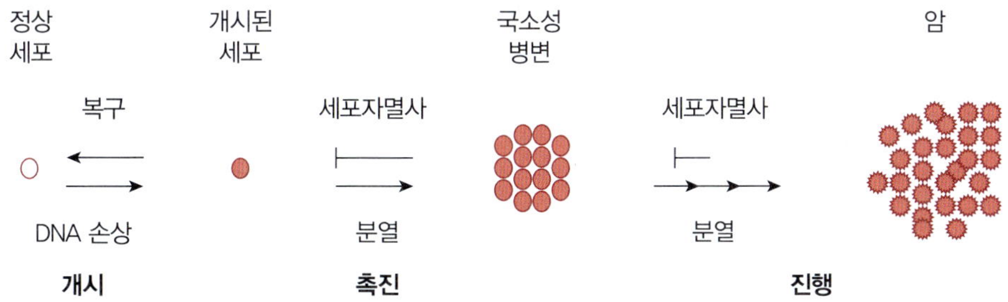

그림 8.1 **다단계 발암 모델.**

8.2 다단계 발암 과정

발암 과정은 일련의 정의와 재현이 가능한 단계들을 포함한다. 이러한 단계들은 개시, 촉진 및 진행으로 정의된다(그림 8.1). 각 단계의 특징은 표 8.3에 요약하였다.

8.2.1 개시

발암 과정의 첫 번째 단계는 안정적이고 유전적인 변화로 정의되는 과정인 개시(*initiation*)를 수반한다. 이 단계는 발암물질로 인한 돌연변이를 유도하는 신속하고 비가역적인 과정이다. 이 단계에서 세포 성분과 상호 작용하는 화학적 및 물리적 인자들을 개시자 또는 개시 인자라고 한다. 개시 인자는 돌연변이와 제거를 포함한 유전자 변화를 일으킨다. DNA에 공유결합하여 돌연변이를 유발하는 부가물을 형성하는 화학적 발암물질은 개시 인자이다. 이러한 DNA 손상이 DNA 합성 및 세포 분열에 앞서 원상태로 복구되지 않으면 개시 작용이 "고정"된다.

이렇게 개시된 세포가 형성되면, 다양한 잠재적인 운명을 맞이하게 된다: (1) 개시된 세포가 정적이고 분열하지 않는 상태로 남아 있는 경우; (2) 개시된 세포가 세포의 생존능력 및 정상적인 기능을 억제하는 돌연변이를 가지게 되어 세포자멸사 메커니즘을 통해 제거되는 경우, 또는 (3) 개시된 세포의 성장을 유발하는 세포분열이 되는 경우가 있다. 발암물질의 결합 및 DNA 손상 수리의 실패로 인해 개시된 세포를 생산하는 것 외에도, 계속적인 세포 증식을 초래하는 지속적인 스트레스의 유도가 새로운 돌연변이를 가진 개시된 세포를 생성할 수 있다는 추가적인 증거가 제시되고 있다.

표 8.3 **다단계 발암 과정에서 각 단계의 특징**

개시
DNA 변화
돌연변이
유전자 독성
돌연변이 고정을 위해 한 번의 세포분열 필요
DNA 변화/돌연변이만으로는 암유발이 불충분
비가역적
한 번의 작용으로 돌연변이 유발 가능
촉진
직접적인 DNA 변화 없음
비유전자 독성
직접적인 유전자 독성 없음
여러 번의 세포분열 필요
개시된 세포의 클론 확장
세포 증식 증가 또는 세포자멸사 감소
가역적
여러 번(오랜기간)의 작용이 필요
역치
진행
DNA 변화
유전자 독성
돌연변이, 염색체 재조합
양성/악성 신생물로의 변화
비가역적
진행에 필요한 화합물의 작용 횟수는 알려저 있지 않음(한 번의 작용이 필요할 수도 있음)

8.2.2 촉진

발암 과정의 두 번째 단계는 전신생물(preneoplastic lesion)을 생성하기 위한 개시된 세포의 선택적 클론 확장을 수반한다. 이를 발암 과정의 **촉진**(*promotion*)단계라고 한다. 이 단계에서 작용하는 외인성 및 내인성 인자들은 모두 종양 촉진 인자로 언급된다. 종양 촉진 인자는 돌연변이를 유발할 수 없으며 일반적으로 스스로는 종양을 유도할 수 없다. 오히려 세포분열의 증가 및 세포자멸사의 억제를 통해 지속적인 세포 증식을 초래하는 유전자 발현 변화를 수반하는 몇 가지 기전을 통해 작용한다. 촉진은 촉진 인자를 제거할 때 되돌릴 수 있는 가역적인 과정이며, 촉진으로 인해 생성된 세포군집은 단일 개시된 세포 기준점으로 되돌아갈 수 있다. 또한 이들 촉진 인자는 그 효과에 대해 잘 입증된 역치—특정 투여량 또는 투여 빈도 이하에서 종양 촉진 인자는 세포증식을 유도할 수 없음—를 보여준다. 종양 촉진 인자는 일반적으로 장기 특이적 효과를 나타내는데, 예를 들어 페노바르비탈과 같은 간의 종양 촉진 인자가 피부 또는 다른 조직에서 종양 촉진 인자로서 작용하지 않는다.

8.2.3 진행

진행(*progression*)은 양성 전신생물을 신생물 암으로 전환시키는 것을 수반한다. 이 단계에서는 전신생물에서 DNA 합성과 세포 증식이 증가하여 추가적인 유전자 독성 현상이 일어남으로써 염색체 이상과 전좌를 포함한 DNA 손상을 일으킬 수 있다. 진행단계는 양성이든 악성이든 신생물 형성을 되돌릴 수 없는 비가역적인 과정이다. 신생물의 형성과 함께, 더 이상 성장이 조절되지 않는 자율적인 성장능력을 얻게 된다. 자연적 진행은 촉진 과정에서 세포분열이 활발한 개시된 세포에서 일어나는 자연적인 핵형의 변화로부터 발생할 수 있다. 선택적인 염색체 이상과 핵형 불안정성의 축적은 진행의 특징이다.

8.3 화학적 발암 작용 기전

신생물의 형성은 정상적인 성장조절 과정에서 신생물을 궁극적으로 생성하는 것과 종양 미세환경을 생성하는 것을 포함하는 다단계 과정이다. 발암의 8가지 특성은 표 8.4에 나열되어 있다. 중요한 개념은 종양이란 복제한 신생물 세포의 집합체가 아니라 서로 상호 작용하고 독특한 조직으로서 기능하는 다수의 세포 집단을 가진 복잡한 조직이라는 것이다. 이러한 종양 미세환경은 신생물의 성장과 발생을 촉진시키는 정상 기질세포 및 염증세포를 수반한다.

8.3.1 유전자 독성/DNA 반응성 발암물질

유전자 독성 화합물은 표적세포의 핵 DNA와 직접 상호 작용을 한다. DNA 손상이 복구될 수 없는 경우, 그 손상은 딸 세포에 유전된다. DNA 반응성 발암물질은 그 자체가 활성화 형태인 경우(즉, 직접작용 발암물질 - 대사되지 않고 직접 DNA에 결합할 수 있는 물질)와 대사 활성화가 요구되는 경우(즉, 간접작용 발암물질—DNA와 반응하기 위해 대사가 필요한 화합물)에 따라 세분화될 수 있다.

표 8.4 비유전자 독성 발암물질에 의한 가능한 발암 기전

작용방식	예시
세포 독성	Chloroform Melamine
α_{2u}-Globulin 결합	D-limonene, 1,4-dichlorobenzene
수용체 매개 CAR	Phenobarbital
PPARα	Trichloroethylene Perchloroethylene Diethylhexylphthalate Fibrates(예: clofibrate)
AhR	TCDD Polychlorinated biphenyls(PCBs) Polybrominated biphenyls(PBBs)
호르몬 작용	Biogenic amines Steroid and peptide hormones DES Phytoestrogens(bisphenol-A) Tamoxifen Phenobarbital
메틸화 변화	Phenobarbital Choline deficiency Diethanolamine
산화적 스트레스 유발	Ethanol TCDD Lindane Dieldrin Acrylonitrile

직접작용(활성화 비의존적) 발암물질 직접작용 발암물질은 생체 내에서 반응성 독성물질로 변환될 필요가 없는 물질로서 DNA를 포함한 세포내 고분자와 같은 친핵성 물질과 상호작용하고 결합할 수 있는 높은 반응성을 가진 친전자성 분자이다. 일반적으로 이러한 반응성이 높은 화학물질은 종종 화학물질의 노출 부위에서 종양 형성을 유발한다.

직접작용 발암물질의 상대적인 발암 강도는 화학물질과 다른 세포내 친핵성 물질과의 경쟁적 반응뿐만 아니라 화학물질과 DNA 간 상호 작용의 상대적인 속도에 부분적으로 의존한다. 화학물질의 안정성, 수송, 그리고 막 투과성은 그 화학물질의 발암성을 결정한다. 직접작용 발암물질은 전형적으로 여러 부위에서, 그리고 검사된 모든 종에서 발암성을 나타낸다.

간접작용 유전자 독성 발암물질 대다수의 DNA 반응성 발암물질은 발암성을 나타내기 위해 대사 과정이 필요한 모 화합물 또는 전발암물질로 발견된다. 여기서 사용되는 용어는,

모 화합물(procarcinogen, 전발암물질)과 이의 대사체인 중간 대사체(proximate carcinogen, 발암전구물질) 또는 DNA와 반응하는 최종 대사체(ultimate carcinogen, 최종 발암물질)이다. 발암물질의 궁극적인 형태는 알려지지 않았거나, 대사 경로에 따라 여러 형태일 수 있지만, 돌연변이와 신생물 전환을 유발하는 화학종일 가능성이 가장 크다. 전발암물질이 DNA 반응성 형태로 활성화되는 것 외에도 해독 경로에 의해 발암물질이 불활성화될 수도 있다는 점을 유의해야 한다.

간접작용 유전자 독성 발암물질은 대개(직접 작용 유전자 독성 발암물질과 같이) 노출 부위에서 종양을 유발하는 것이 아니라 화학물질의 대사 활성화가 일어나는 표적 조직에서 종양유발 효과를 나타낸다.

8.3.2 돌연변이 유발

돌연변이의 영향은 세포주기에서 어느 시기에 부가물이 형성되는지, 어디에 부가물이 형성되는지, 그리고 손상에 대한 반응으로 어떤 수리 유형이 사용되는지에 달려 있다. 돌연변이 유발은 DNA 인식 오류(염기 전이 또는 교차형 염기 전이를 통해), 프레임 이동 또는 DNA 가닥 절단으로 인해 발생할 수 있다.

8.3.3 알킬화 유도 친전자성 물질에 의한 손상

위에서 언급했듯이 대부분의 화학발암물질은 발암효과를 나타내기 위해 대사적 활성화를 필요로 한다. 이러한 화학물질의 궁극적인 발암형태는 친핵성 표적과 공유결합 부가물을 쉽게 형성할 수 있는 강한 친전자성 물질이다(그림 8.2). 일반적으로, 강한 친전자성 물질은 넓은 범위의 친핵성 표적을 나타내지만, 약한 친전자성 물질은 강한 친핵성 물질만을 알킬화할 수 있다.

중요하고 풍부한 친핵성 물질의 원천은 DNA 염기뿐만 아니라 인산이에스테르 골격에도 포함되어 있다. 다른 친전자성 발암물질은 종종 DNA 내의 친핵성 부위에 대한 다른 선호도를 나타내고, 따라서 다른 손상의 범위를 나타낸다.

DNA에 대한 또 다른 공통적인 변형은 DNA 염기의 수산화이다. 산화성 DNA 부가물은 4가지 DNA 염기 모두에서 확인되었다. 산화적 DNA 손상의 원인은 전형적으로 세포 내에서 내생적으로 발생하는 자유라디칼 반응으로부터 형성되거나 세포외부로부터 형성된다.

DNA의 메틸화는 다음 세대로 유전될 수 있는 유전자의 발현 또는 발현 억제를 유발하며, 저메틸화는 유전자의 전사

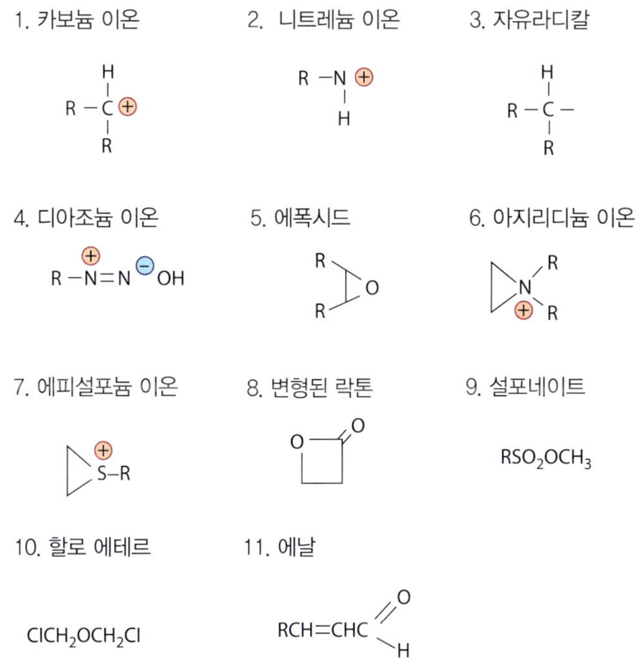

그림 8.2 **활성 친전자체 구조.**

활성과 관련이 있는 반면, 과메틸화 유전자는 거의 전사되지 않는 경향이 있다. 화학 발암물질은 공유 부가물 형성, DNA의 단일 가닥 절단, 메티오닌 양의 변화, 메틸화를 유발하는 DNA 메틸기 전이효소의 불활성화 등을 통해 DNA 메틸화를 억세할 수 있다. 특정 DNA 부가물이 돌연변이를 유발하는지 여부는 부분적으로 DNA 복제 과정과 DNA 복구 과정에 달려 있다.

8.3.4 DNA 복구

발암물질-DNA 부가물이 형성된 후, 부가물의 지속성은 초래될 결과의 주요 결정 인자이다. 이 지속성은 세포가 변형된 DNA를 복구하는 능력에 달려 있다. 그러나 DNA 부가물의 존재는 발암 과정이 진행되기에 충분하지 않다. 특정 DNA 부가물의 상대적 속도 또는 지속성은 발암성의 중요한 결정 인자일 수 있다. 발암성에 대한 감수성의 차이는 조직 내의 DNA 복제 및 DNA 부가물의 수리를 포함한 다양한 요소의 결과일 수 있다. 화학 발암물질에 노출된 후 암이 발생하는 것은 손상된 DNA를 인식하고 복구하는 세포의 능력으로 인해 비교적 드물게 일어난다. 부가물을 함유하는 DNA 영역은 제거되고 반대편 손상되지 않은 가닥을 주형으로 사용하여 새로운 DNA가 합성된다. 새로 합성된 DNA 조각은 결함이 있는 부분을 대신하여 DNA 분자로 연결된다. 효과적으로 세

포를 정상으로 회복시키기 위해서는 DNA 복구는 반드시 세포분열 이전에 일어나야 한다.

8.3.5 DNA 복구 기전

세포는 다양한 종류의 DNA 손상을 복구하는 기전을 가지고 있지만, 이것들은 항상 완전히 효과적이지는 않으며, 복구되지 않은 DNA 손상은 변형된 단백질의 합성을 유도할 수 있다. 종양 유전자, 종양 억제 유전자 또는 세포주기를 제어하는 유전자의 돌연변이로 인해 생존 이점을 가진 복제 세포집단이 생성될 수 있다. 종양의 발생은 장기간에 걸쳐 발생하는 그러한 많은 사건을 필요로 하며, 이러한 이유로 인간의 암 유발은 종종 화학 발암물질에 만성적으로 노출되는 상황에서 발생한다.

세포는 DNA 손상을 복구하기 위한 몇 가지 기전을 가지고 있다. DNA 손상의 복구가 세포 복제 전에 항상 발생하는 것은 아니며, 일부 화학물질에 의한 DNA 손상의 복구는 상대적으로 비효율적이다.

단일염기 부적정 염기쌍 복구 많은 자연 돌연변이는 점 돌연변이, 즉 DNA 서열의 단일 염기쌍에서 발생하는 돌연변이이다. 탈퓨린화는 포유류에서 상당히 흔하게 발생하는 자연적인 과정이며, 비퓨린성 부위가 형성된다. 모든 포유류 세포는 비퓨린성 부위 주변의 DNA를 절단하는 비퓨린성 핵산내부가수분해효소(endonuclease)를 갖는다. DNA 절단은 핵산외부가수분해효소(exonuclease)에 의해서 계속 일어나고, 그 결과 나타나는 틈새는 DNA 중합효소(polymerase)와 연결효소(ligase)에 의해 수리된다.

제거 복구 화학적으로 변형된 염기 또는 DNA-화학물질 부가물을 포함하는 DNA 부분은 전형적으로 제거 복구 과정으로 수리된다. 이중가닥 DNA 분자의 표면을 따라 이동하는 단백질은 이중나선의 모양의 불규칙성을 인식하고 손상 부위를 복구한다.

비상동 DNA 말단 복구 이중가닥 절단이 있는 세포는 유리 DNA 말단을 결합하여 복구할 수 있다. 그러나 서로 다른 염색체의 절단 끝부분을 연결하면 DNA 조각이 한 염색체에서 다른 염색체로 전이되는 것으로, 이는 비정상적인 세포 성장을 가능하게 할 잠재성이 있다. 상동 재조합은 이중가닥 절단을 복구하는 두 가지 기전 중 하나이다. 이 과정에서 염색체의 이중가닥 절단은 동종의 손상되지 않은 염색체 정보를 사용하여 복구된다.

다세포 생물에서 이중가닥 DNA를 복구하는 주요 기전은 두 개의 DNA 분자의 말단을 다시 결합하는 비상동 복구이다. 이 과정은 연속적인 이중가닥 분자를 생성하지만, 몇 개의 염기쌍이 결합점에서 손실된다. 이 유형의 결실은 돌연변이 유발 가능성이 있는 단백질의 변화를 일으킬 수 있다.

8.3.6 유전자 독성 발암물질 분류

다방향족 탄화수소 벤조(*a*)피렌과 같은 다방향족 탄화수소는 숯불 구이 식품, 담배 연기 및 디젤 배기가스에서 높은 수치로 나타난다.

알킬화제 일부 알킬화 화학물질은 직접작용 유전자 독성물질이지만, 대다수의 경우 DNA와 반응할 수 있는 친전자성 대사 산물을 생성하기 위해 대사 활성화가 필요하다. 알킬화제는 DNA의 12개 이상의 부위에서 쉽게 반응한다. 구아닌의 N^7 위치와 아데닌의 N^3 위치는 알킬화제의 반응성이 가장 높은 DNA 부위이다.

방향족 아민과 아마이드 방향족 아민과 아마이드는 다양한 구조의 화학물질을 포함한다. 전통적으로 이러한 화학물질은 주로 염료 산업을 통해 노출되었지만, 담배연기 및 기타 환경 오염원을 통해 여전히 노출되고 있다. 방향족 아민은 제1상 반응(가수분해, 환원, 산화) 및 2상 반응(포합)을 통한 대사 과정을 거친다. 제1상 반응은 주로 cytochrome P450 매개 반응에 의해 수산화 대사체를 생성하는데, 이는 주로 단백질-DNA 부가물을 형성하고 간과 방광에서 암을 유발한다.

8.3.7 무기 발암물질

비소, 베릴륨, 카드뮴, 크롬, 니켈 및 납을 포함한 몇 가지 금속은 실험 동물 및 인간에서 발암성을 나타낸다. 발암성이 나타나는 부위도 다양하며, 피부, 폐 및 간 등에서 암 발생 위험도가 증가한다. (몇 가지 금속에 대한 추가 논의는 23장 참조.)

8.3.8 비유전자 독성(후성적) 발암물질

비유전자 독성 발암물질에 의해 유도된 표적은 동물 모델에서 자연적 종양이 유의미하게 발생하는 조직에 흔히 존재한다. 상대적으로 높은 수준의 화학물질에 장시간 노출되어야 종양이 발생한다. 비DNA 반응성 발암물질에 대한 다양한 작용 기전의 예는 표 8.4에 나와 있다.

세포 독성 세포 독성을 유발하는 화학물질은 지속적인 세포 사멸(cell death)을 일으키며, 이는 또한 지속적인 세포의 재생을 동반한다. 이것은 자연적인 DNA 돌연변이를 유발하고 돌연변이된 세포가 축적되고 증식할 수 있도록 한다. 이 과정은 전신생물 발생을 유도하고 확장시 종양 형성을 일으킬 수 있다. 세포 독성은 높은 농도에 노출될 경우 유전자 독성 및 비유전자 독성 발암물질 모두에서 관찰될 수 있다. 따라서 보상적 과다증식이 동반하는 세포 독성의 유도는 많은 발암성 화학물질의 고용량에서 관찰되는 종양발생에 기여할 것이다.

수용체 매개

P450 유도제: Phenobarbital-유사 발암물질—Phenobarbital은 일반적으로 연구된 비DNA 반응성 화합물로 간의 과다증식과 같이 비유전자 독성 기전에 의해 종양을 유발하는 것으로 알려져 있다. Phenobarbital에 의한 CYP2B의 유도는 핵 수용체 계열인 constitutive androstane receptor(CAR)의 활성화에 의해 매개된다. 종양 형성에 중요한 다른 CAR 의존적 phenobarbital 반응은 세포분열의 증가, 세포자멸사(apoptosis)의 억제, 세포간극결합동신의 억제, 비대, 그리고 간에서 전신생물의 발생을 포함한다.

Peroxisome Proliferator-activated Receptor-α(PPARα)—다양한 화학물질이 세포질에 존재하는 peroxisome의 수와 부피를 증가시킬 수 있다. 이러한 소위 peroxisome 증식인자로는 제초제, 염소화 용매(예: trichloroethylene 및 perchloroethylene), 가소제(예: diethylhexylphthalate 및 기타 phthalate), 지질저하 fibrate 약물(예: ciprofibrate 및 clofibrate), 그리고 천연물이 알려져 있다. 이 계열의 화학물질들은 리간드로서 핵 호르몬 수용체인 PPARα에 결합하여 효과를 나타내는 것으로 알려져 있다. PPARα는 지방산 산화가 활발히 일어나는 세포에서 많이 발현된다. PPARα는 지질대사에 핵심적인 역할을 수행하며, 리간드 결합에 의해 활성화된 후 유전자 발현을 조절하는 전사 인자로서 역할을 한다.

호르몬 작용 호르몬 활성을 가진 화학물질은 생체아민, 스테로이드 및 펩티드 호르몬은 포함하는 것으로 수용체와의 상호 작용을 통해 조직 특이적 변화를 일으킨다. 다수의 비DNA 반응성 화학물질은 수용체 매개 기전 및 호르몬 균형 파괴를 통해 신생물을 유도한다. 샘자극 호르몬(trophic hormone)은 표적 장기에서 세포 증식을 유도하는 것으로 알려져 있다. 이 작용은 호르몬 조절 기전이 파괴되고 일부 호르몬이 지속적으로 증가하는 경우 종양을 발생시킬 수 있다.

에스트로겐 유사 물질은 에스트로겐 의존성 조직에서 종양을 유도할 수 있다. 혈중 에스트로겐 농도가 높은 사람과 강력한 에스트로겐 유사 약물인 diethylstilbestrol(DES)에 노출된 사람은 암 발생 위험도가 높다. 임신 중 DES를 투여받은 여성이 출산한 딸의 질과 자궁 경부에서 선암의 발생률이 높은데 이는 DES가 그 원인이다. 스테로이드성 화학물질이 세포주기 및 미세소관 조합에 미치는 영향은 일부 호르몬 제제의 염색체 이수성 유도 효과에 중요할 수 있다.

갑상선호르몬 농도(T4 및 T3)를 감소시키고 갑상선자극호르몬(thyroid-stimulating hormone, TSH) 농도를 증가시키는 많은 화학물질들이 설치류 갑상선에서 신생물을 유도하는 것으로 나타났다. TSH는 갑상선에서 증식 활성을 나타내며 만성적인 약물 투여에 의한 TSH 증가는 난포세포의 비대, 과다증식 및 신생물의 발생으로 이어진다.

DNA 메틸화와 발암 DNA 합성 후 시토신 5번 위치의 메틸화는 고등 진핵생물에서 일어나는 유전자 발현에 영향을 미치는 자연적인 DNA 수정 현상이다. 정상 조건에서 DNA는 두 가닥 모두에서 대칭적으로 메틸화된다. DNA 복제 직후, 새로 합성된 이중가닥 DNA는 헤미메틸화 부위를 포함하고 있고 이는 DNA 메틸화 효소가 *S*-아데노실메티오닌(SAM)으로부터 새로 합성한 DNA 가닥의 시토신 잔기로 메틸기를 전달하도록 신호를 보낸다. 유전자내 메틸화 정도는 그 유전자의 발현과 반비례한다. 여러 가지 화학 발암물질이 DNA 메틸화, 메틸전이효소 활성 및 염색체 구조를 변형시키는 것으로 알려져 있다. 발암 과정에서 유전체의 저메틸화와 과메틸화가 관찰된다. 종양억제 유전자는 종양에서 과메틸화되어 있는 것으로 보고되었다. 저메틸화는 돌연변이율의 증가와 관련 있는데, 이는 많은 종양유발 유전자가 저메틸화되어 있고 그 발현이 증폭되어 있기 때문이다.

활성산소종은 DNA와 상호 작용하는 메틸전이효소의 기능을 방해함으로써 DNA 메틸화를 억제시키는 것으로 나타났다. 이로 인한 저메틸화는 정상적으로 발현이 정지된 유전자의 발현을 유도한다. 또한 화학적 산화제에 의해 형질전환된 세포에서 관찰되는 비정상적인 메틸화 패턴은 전반적으로 비정상적인 유전자 발현에 기여하고 종양생성을 촉진시킬 수 있다.

산화적 스트레스와 화학발암 산소 라디칼은 내인성 및 외인성 공급원에 의해 생성될 수 있으며, 일반적으로 항산화제에 의해 균형을 이룬다. 항산화 보호작용은 효소적(예: superoxide dismutase, glutathione peroxidase, catalase)과 비효소적(예: 비타민 E, 비타민 C, β-carotene, glutathione) 작용으로 일어난다. 활성산소종의 내인성 공급원은 산화적 인산화, P450 대사, peroxisome 및 염증세포의 활성화 등이 있다. 이러한 기전과 현재까지 알려지지 않은 다른 기전을 통해, 암을 유도하는 다수의 화학물질(예: 염소화 화합물, 방사선, 금속이온, barbiturate 및 일부 PPARα 리간드)들은 활성산소종 형성 및 산화적 스트레스를 유도한다.

산화적 DNA 손상 및 발암—항산화 물질에 의해 제거되지 않고 남아 있는 활성산소종은 세포내 거대분자에 손상을 줄 수 있다. 활성산소종은 DNA에서 단일 또는 이중가닥을 절단하거나, 퓨린, 피리미딘 또는 데옥시리보스의 변형 및 DNA 교차결합을 유도할 수 있다. 포유류 세포는 산화적 DNA 손상을 유발하는 많은 경로가 존재하지만, 산화적 DNA 손상의 치유를 위한 특정 복구 경로 또한 가지고 있다.

많은 암에서 미토콘드리아 DNA에 대한 돌연변이와 산화적 손상이 확인되었다. 핵내 DNA에 비해 미토콘드리아 유전체는 (1) 반응성 산소종의 주요 공급원인 전자전달 시스템과 매우 근접해 있고; (2) 미토콘드리아 DNA가 히스톤에 의해 보호되지 않고; (3) DNA 수리 능력은 미토콘드리아에서 제한적이기 때문에 산화적 손상에 상대적으로 취약하다.

핵산 이외에도 산소라디칼은 세포막에 손상을 주어 지질과 산화를 일으킬 수 있다. 생체막의 과산화는 malondialdehyde를 비롯한 에폭시드 및 알데하이드와 같은 반응성 친전자체를 비롯한 다양한 반응물을 생성한다.

산화적 스트레스와 세포 성장 조절—활성산소종 생산과 산화적 스트레스는 세포증식과 세포자멸사에 영향을 줄 수 있다. 낮은 수준의 활성산소종은 신호전달 경로에 영향을 미치고 유전자 발현을 변화시킨다는 것이 입증되었다. 많은 생체 이물질(xenobiotics)은 산화제의 세포내 양을 증가시켜, cAMP-매개 경로, 칼슘-칼모듈린 경로, AP-1 및 NF-κB와 같은 전사 인자뿐만 아니라 MAPK를 통한 신호전달을 활성화시킴으로써 유전자 발현을 조절한다. 이러한 신호전달 경로의 활성화는 궁극적으로 세포증식, 분화 및 사멸에 영향을 미치는 다수의 유전자 발현의 변화를 유도한다.

8.3.9 간극접합 매개 세포간 전달과 발암

유기체 내의 세포는 두 개의 인접한 세포 사이에 도관을 형성하는 연결 단백질(connexin protein)의 집합체인 간극접합(gap junction)을 포함한 다양한 방식으로 통신한다. 간극접합 매개 세포간 전달(gap junctional intercellular communication)은 부분적으로 세포간에 작은 분자(<1 kDa)를 교환할 수 있는 능력을 통해 세포성장 및 세포사멸의 조절에 중요한 역할을 하는 것으로 보인다. 만약 종양세포와 정상 세포 간 세포통신이 차단되면 정상 세포에서 개시된 세포로 보내는 세포성장 억제 신호의 교환이 차단되고, 따라서 개시된 세포집단의 무제한 증식과 클론 확장의 가능성을 부여하게 된다.

8.3.10 화학적 발암효과에 영향을 주는 인자

유전적 및 환경적 요인은 개인 및 생물체의 발암물질 노출에 대한 반응에 중대한 영향을 미친다. 대부분의 유전자와 마찬가지로 발암물질을 대사시키는 효소는 조직 특이적으로 발현된다. 조직 내에서조차도 효소의 발현 양상은 세포 유형에 따라 달라지거나 세포 내에서 다른 위치에 나타날 수 있다. 또한 발암물질 대사효소는 종간 상이한 발현양상을 보인다. 이러한 차이는 화학적 발암물질이 종간에 상이한 반응을 나타내는 원인으로 설명할 수 있다.

8.3.11 발암물질 대사와 DNA 복구의 다형성

유전자 다형성(polymorphism)은 인간 유전자의 다양성에서 비롯된다. 유전자 다형성은 하나의 유전자가 하나 이상의 대립유전자를 가질 때 발생한다. 인간 게놈 프로젝트에서 변이를 조사해 보면, 1000개의 염기쌍마다 약 1회 정도의 염기 변이가 발생한다는 것이 발견되었다. 따라서 두 개인 간에는 백만 가지 이상의 유전자 변이가 있을 수 있다. 단일염기다형성(single nucleotide polymorphism, SNP)은 전체 인구의 1% 이상에서 발견되는 DNA 서열의 변이이다. 따라서 독특한 유전자형이 인구의 1% 이상에서 관찰될 때 이 DNA 서열의 변화는 돌연변이에서 다형성으로 정의가 바뀐다. 현재까지 3백만 개 이상의 SNP 후보가 확인되었으며, 인간 유전체 내에 존재하는 것으로 추정되는 SNP는 천만 개에 달한다. 발암 과정에서 유전자 다형성은 특정 암에 대한 일부 개인의 감수성을 설명할 수 있다. 발암물질 대사효소의 특정 대립유전자의 여러 가지 다형성은 선택적 암 발생 위험도 변화와 관련이 있는 것으로 설명되고 있다. Glutathione *S*-transferase(GST)는 인간에서 다형성이 많이 존재하는 대사효소이다. GSTM1 효소는 에폭시드에 대한 높은 반응성 때문에 발암에 특히 중요하다.

발암성 위험은 노출(투여량과 지속기간)과 유전적 감수성에 달려 있다. 예를 들어 유전적 감수성이 높으면 화학 발암물질에 노출에 의한 암 발생 위험이 높아진다.

8.3.12 원종양 유전자와 종양억제 유전자

원종양 유전자 및 종양억제 유전자는 세포성장 및 증식을 조절하는 다양한 단백질로 발현된다. 종양 유전자 및 종양억제 유전자의 공통적인 특징은 표 8.5에 나와 있다. 종양 유전자와 종양억제 유전자의 돌연변이가 암의 발생에 기여한다. 여러 종양 유전자 및 종양억제 유전자에 누적된 손상은 암세포의 증식, 분화 및 생존을 변화시킬 수 있다.

레트로바이러스 *Rous sarcoma virus*(RSV)는 정상 세포의 형질전환을 유도하여 육종을 일으킬 수 있다. RSV와 다른 레트로바이러스의 유전체는 두 개의 동일한 mRNA 복제본으로 구성되며, DNA로 역전사된 후 숙주 세포 유전체에 끼어 들어간다. RSV와 같은 발암 형질전환 바이러스는 암을 유발하는 v-*src* 유전자를 가지고 있다. 정상 세포에도 RSV에 있는 v-*src*와 매우 비슷한 유전자가 있다. 이 발견은 암이 정상, 또는 거의 정상적인 유전자의 작용에 의해 유도될 수 있음을 보여주었다.

DNA 바이러스 정상 세포 유전자에서 유래하고 바이러스에는 기능이 없는 레트로바이러스 종양 유전자와 달리 DNA 바이러스에서 알려진 종양 유전자는 바이러스 복제에 필요한 바이러스 유전체의 일부분이다. DNA 바이러스에 의한 감염은 대부분의 비숙주 동물세포에 치명적이다. 그러나 일부 바이러스는 바이러스 DNA를 숙주 세포 유전체에 통합시킨다. 감염에서 생존한 세포는 바이러스 DNA에 존재하는 하나 이상의 종양 유전자에 의해 영구적으로 형질전환이 일어난다. 유두종 바이러스는 사람에게 감염되어 종양을 일으킬 수 있다. 발암성 DNA 바이러스의 예로는 인유두종 바이러스, 에프스타인-바 바이러스, B형 간염 바이러스 및 헤르페스 바이러스가 있다.

원종양 유전자 종양 유전자는 배양된 세포를 형질전환시키거나 동물에서 암을 유도할 수 있는 단백질로 발현된다. 알려진 종양 유전자 중 대다수는 정상 유전자(즉, 원종양 유전자)로부터 유래된 것으로 보이며, 세포 신호전달 과정에 관여한다. 대부분의 원종양 유전자는 세포 생존을 유지하는 데 필수적이기 때문에 잘 보존되어 있다. 원종양 유전자에서 종양 유전자로의 활성화는 원종양 유전자 내에서 발생하는 돌연변이를 통해 일어난다. 다수의 화학적 발암물질이 원종양 유전자에 돌연변이를 유도할 수 있는 것으로 알려져 있다. 종양 유전자에 의해 발현된 단백질은 리간드, 수용체, 2차 메신저 및 전사 인자 단계를 비롯한 신호전달 과정의 여러 단계에서 작용할 수 있다.

종양억제 유전자 종양 유전자와 달리 대부분의 종양억제 유전자가 발현되는 단백질은 세포증식이나 세포생존의 억제제로서 역할을 한다(표 8.6). 종양억제 유전자의 전형인 Rb는 망막 모세포종의 유전연구를 통해 확인되었다.

Retinoblastoma(Rb) 유전자—*Rb* 유전자 결실 또는 돌연변이로 인한 비활성화는 다양한 종류의 암발생에 기여한다.

표 8.5 원종양 유전자, 종양 유전자 및 종양억제 유전자의 특징

원종양 유전자	종양 유전자	종양억제 유전자
우성	우성	열성
암발생에서 광범위한 조직 특이성이 있음	암발생에서 광범위한 조직 특이성이 있음	암발생에서 상당한 조직 특이성이 있음
암발생에서 생식선 유전과 거의 무관	암발생에서 생식선 유전과 종종 관련이 있음	암발생에서 생식선 유전과 종종 관련이 있음
특정 바이러스 유래 종양 유전자와 유사	암 유발 바이러스와 알려진 유사성 없음	암 유발 바이러스와 알려진 유사성 없음
모든 단계의 발암 과정에서 체세포 돌연변이에 의해 활성화될 수 있음	모든 단계의 발암 과정에서 체세포 돌연변이에 의해 활성화될 수 있음	생식세포 돌연변이에 의해 개시될 수 있으나 신생물로의 돌연변이는 진행단계에서만 발생

표 8.6 종양억제 유전자와 암 관련성

종양억제 유전자	질환	암종
Rb1	망막모세포종	소세포 폐암
p53	리-프라우메니 증후군	유방암, 대장암, 폐암
BRCA1	알려져 있지 않음	유방암
WT1	윌름즈 종양	폐암
p16	알려져 있지 않음	흑색종

비인산화된 형태에서, Rb는 *E2F* 전사 인자에 결합하여 E2F 매개로 일어나는 DNA 합성에 필요한 여러 유전자의 전사 활성화를 억제한다. Rb는 G1 후기에 인산화되어 E2F와 떨어지게 되고, 이는 E2F 활성화 및 DNA 복제효소의 합성을 유도함으로써 세포주기를 진행시키게 된다.

p53 유전자—p53은 종양억제 유전자로서 세포주기 검문지점(checkpoint) 조절과 손상된 DNA가 있는 세포의 세포주기를 G1에서 정지시키는 데 중요한 역할을 한다. DNA 손상물질에 노출된 경우 p53이 정상인 세포는 G1에서 세포주기를 정지시키지만, p53이 결핍된 세포는 세포주기를 차단할 수 없다. p53은 자외선, γ선 조사, 열 및 여러 발암물질을 비롯한 다양한 스트레스 요인에 의해 활성화된다.

대부분의 세포에서 p53의 축적은 또한 세포자멸사를 촉진시키는 단백질 발현을 유도하고, 따라서 많은 돌연변이를 축적할 가능성이 있는 세포의 증식을 차단한다. p53에 의한 검문지점 조절이 제대로 작동하지 않으면, 손상된 DNA가 복제되어 DNA 돌연변이와 재배열을 일으킴으로써 형질전환 세포의 발생에 기여하게 된다.

BRCA1 유전자—유방암의 유전자 분석을 통해 종양억제 유전자인 *BRCA1*이 유방암의 유전적 소인과 관련이 있음을 밝혀냈다. *BRCA1* 단일 대립유전자의 돌연변이로 인해 50세까지 60%의 확률로 유방암이 발생할 수 있다. 여러 연구자들은 생식선 돌연변이가 *BRCA1* 유전자의 기능 상실을 초래한다는 것을 보여주었다. 그러나 산발성 유방암에서는 돌연변이가 관찰되지 않았고, 이는 *BRCA1* 유전자 억제는 비돌연변이 기전을 통해 발생할 수 있음을 시사한다.

윌름종양 유전자(WT1)—윌름종양은 10,000명의 소아당 약 1명의 비율로 발달 중인 신장에서 발생한다. *WT1* 유전자가 종양발생의 원인으로 여겨지며 전사 인자로서 작용할 것으로 여겨진다.

p16 유전자—사이클린 의존성 인산화효소 억제제로 작용하는 단백질 그룹은 세포주기 조절에 중요한 역할을 한다. 돌연변이, 특히 사이클린 D-의존성 인산화효소 활성을 억제하는 p16를 비활성화시키는 *p16* 유전자의 결실은 흑색종에서 높은 비율로 나타나며 또한 몇 가지 암에서 흔히 나타난다. p16의 소실은 사이클린 D1 과발현과 같은 효과를 나타내며 Rb의 과인산화 및 E2F 전사 인자의 활성화로 이어진다. 따라서 정상적인 p16은 종양억제 인자로 작용한다. *BRCA1* 유전자와 마찬가지로 이 유전자에는 비교적 적은 돌연변이가 발견되었으며, 따라서 일부 연구자들은 DNA 메틸화에 의한 유전자 발현억제와 같은 후성학적 기전이 종양 형성 과정에서 작용할 수 있다고 추측했다.

8.3.13 호르메시스, 용량 반응과 발암

호르메시스(hormesis)는 U자형, J자형 또는 역 U자형의 용량 반응이 관찰되는 용량 반응 곡선으로 정의되며, 저용량 노출은 종종 유해한 효과보다는 유익한 결과를 가져온다. 적응 반응은 화학 발암물질에 의해 관찰되는 호르메시스 효과를 설명하기 위해 제안되었다. 이러한 반응은 대개 화학물질이 세포 신호전달 경로에 작용하여 유전자의 발현을 변화시키게 되는데 이로 인해 화학물질의 해독 및 배설이 증가하게 되고, 세포주기 및 세포예정사에는 영향을 미치지 않게 된다. 매우 낮은 용량의 화학물질에 의한 이러한 기전의 활성화는 세포손상을 충분히 보상하여 종양 촉진 및 종양 발생의 감소를 유도하고, 발암물질 노출에 의해 얻어진 U자형 또는 J자형 반응 곡선을 설명할 수 있다. 호르메시스 효과가 알려진 화학 발암물질의 공통적인 특징은 활성산소종의 형성과 CYP450 동종 효소의 유도이다.

8.3.14 화학적 암예방

암의 진행을 예방, 억제 또는 완화시키는 화학물질에 대한 연구를 화학적 암예방(*chemoprevention*)이라고 한다. 약물, 항산화제, 식품 및 비타민을 비롯한 여러 화학물질이 생체외(in vitro) 및 생체내(in vivo) 모델 모두에서 암 과정의 구성요소를 억제하거나 지연시키는 것으로 밝혀졌다. 화학적 암예방의 기본 가정은 악성 종양으로 발전하는 과정의 초기 단계를 치료하면 신생물로의 진행을 중단시키거나 지연시킬 수 있다는 것이다. 화학적 암예방제는 발암물질 형성 억제제, 작용 차단제 및 작용 억제제로서 작용할 수 있다. 작용 차단제는 대사를 억제하거나 해독 기전을 강화함으로써 유전자 독성 또는 비유전자 독성 발암물질의 대사 활성화를 방지한다. 작용 억제제는 조직분화를 유도하거나, 종양 유전자의 작용을 상쇄하거나, 종양억제 유전자의 활동을 강화하거나, 전암세포의 증식을 억제하거나, 발암물질이 표적조직에 미치는 영향을 조절할 수 있다.

8.4 발암성 평가 시스템

많은 생체내 및 생체외 실험 시스템은 화학물질의 잠재적인 발암성을 평가할 수 있다. 발암 가능성이 있는 화학물질을 확인하는 데 사용할 수 있는 검사 유형은 검사를 수행하는 데 필요한 기간을 기준으로 일반적인 범주로 분류할 수 있다. 단기간 검사는 일반적으로 수일에서 수주간 지속되며, 중간기간 검사는 수주에서 1년까지 지속되는 반면, 만성 장기간 검사는 대개 6개월에서 2년 동안 화학물질에 노출시킨다. 이러한 생물 분석은 박테리아 및 포유류를 표적으로 사용한다.

8.4.1 변이원성 단기시험

돌연변이 유발 측정 단기시험은 생체내 및 생체외에서 DNA 돌연변이 유도 가능성을 바탕으로 잠재적인 발암성 화학물질을 확인하기 위해 개발되었다. 대부분의 이러한 시험은 화학물질의 발암 가능성에 대한 대리 표지자로 돌연변이 유발성을 측정한다. 이 시험은 대개 간접작용과 직접작용(대사효소가 제공되는 경우)을 잘 예측하지만, 일반적으로 비유전자 독성 발암물질을 발견하지는 못한다.

생체외 유전자 돌연변이 측정 가장 널리 사용되는 단기시험으로는 Ames 시험법이 있다. DNA 복구 능력이 제거되고 히스티딘을 합성할 수 없는 쥐티푸스균주(*Salmonella typhimurium*)에 시험 화합물을 여러 용량으로 처리한 후 히스티딘을 합성할 수 있는 표현형으로의 역돌연변이를 확인하는 측정법이다.

마우스 림프종 분석은 화학물질이 진핵세포에서 돌연변이를 유발하는지 여부를 결정하는 데 사용되는 시험법이다. 배양된 세포가 트리플루오로티미딘(trifluorothymidine)에 대한 내성을 얻는 능력(티미딘 인산화효소의 순방향 돌연변이 결과)을 측정한다. 또 다른 포유류 세포 돌연변이 시험법인 CHO(Chinese hamster ovary) 시험법은 화학물질의 잠재적 돌연변이 유발성을 평가하는 데 흔히 사용된다. 이 분석은 히포크산틴-구아닌포스포리보실 전달효소(hypoxanthine-guanine phosphoribosyltransferase, HGPRT) 유전자를 최종점으로 이용한다.

생체내 유전자 돌연변이 측정 생체내 시험은 생체외 시험에 비해 화학물질 및 그 대사체의 흡수, 조직 분포, 대사 및 배설과 같은 동물 생체내 전과정을 고려한다는 점에서 이점이 있다. 흔히 사용되는 생체내 모델에는 *lac* operon, Muta™ Mouse 및 Big Blue® 유전자를 기반으로 하는 유전자 이식 설치류 돌연변이 분석 시스템이 포함된다.

시험하고자 하는 화학물질을 마우스에 노출시킨 후 돌연변이를 측정하기 위해 조사하고자 하는 조직으로부터 분리한 고분자량의 DNA 돌연변이를 분석한다. 전체 개체군에 대한 돌연변이 비율은 각 화학물질과 검사된 각 장기에 대한 돌연변이 빈도를 제공한다. 생체내 유전자 독성 시험법은 비유전자 독성/비DNA 반응성 화합물을 확인하지는 못한다.

염색체 변화 측정 염색체 변화는 악성 신생물에서 꽤 일반적이다. 생체내 및 생체외 시험법 모두 염색체 변화를 측정하는 데 사용할 수 있다. 염색체 변화 유발을 측정하기 위해, 세포는 화학물질에 노출된 후 첫 번째 체세포분열 후 수확된다. 세포를 Giemsa로 염색하고 핵형(21±2 염색체)의 완전성을 측정한다. 변이의 종류에는 절단 및 말단 결실, 재배열 및 전좌뿐만 아니라 풀려진 염색체 및 10개 이상의 변이를 포함하는 세포가 포함된다.

자매염색분체 교환(sister chromatid exchanges, SCEs)은 돌연변이 유발 및 암과 관련된 DNA 손상의 척도이다. SCE는 복제 중인 염색체 내부의 상동 부위(homologous loci)에서 서로 다른 염색분체 간의 DNA 상호교환을 반영한다. 2차 분열 중기 세포는 각 용량 수준에서 SCE/세포의 빈도를 결정하기 위해 측정된다. 화학물질에 의해 DNA 복제 과정이 중단되거나 염색체가 손상되면 두 딸핵 중 하나에 분포된 유전물질을 바꿀 수 있다. 이것이 발생할 때, 새로운 핵 안으로 들어가지 않은 유전물질은 현미경으로 명확하게 보이는 "소핵"을 형성할 수 있다. 이 분석을 위해 동물을 화학물질에 노출시킨 후 특정 시간에 소핵 세포의 빈도가 측정된다.

DNA 손상 측정 1차 DNA 손상은 배양된 포유류 세포 및 설치류 조직을 이용하여 검출할 수 있는 사전 돌연변이 발생 가능성을 나타낸다. 미예정 DNA 합성(unscheduled DNA synthesis, UDS)은 DNA 수리의 증가 정도를 측정함으로써 화학물질이 얼마나 많은 DNA 병변을 유도하는지를 측정하는 데 흔히 사용되는 분석이다. 이용 가능한 기술 중에는 생체내 및 생체외에서 DNA 가닥 절단 측정이 있다.

형질전환 측정 화학물질의 발암 가능성을 평가하기 위한 다양한 생체외 시험법이 개발되었다. 특히, C3H/10T$^{1/2}$ 세포주는 형질전환 분석에 널리 사용된다. 이 세포는 원래 C3H 마우스 배아의 전립선에서 채취한 섬유모세포에서 파생되었다. 이 세포는 대략 4배체이지만, 세포의 실제 염색체 수는 상당히 다양하다. 따라서 이 세포들은 비정상적인 염색체를 가지고 있으며 이미 암세포 발생에 관련된 단계를 지났다. 이 세포들을 밀도가 충분히 높을 때 성장을 멈추게 된다(접촉성장억제). 그러나 접촉성장억제가 일어나지 않을 수도 있으며, 세포의 계속된 성장은 형질전환된 군집(colony)을 형성하게 된다. 따라서 생체 이물질에 노출된 후, 이 분석은 형질전환된 세포군집의 비율에 근거하여 발암 가능성을 평가한다.

세포 형질전환에 가장 많이 사용되는 종말점은 배양된 포유류 섬유모세포의 형태학적 변형이다. 시리안 햄스터 배아(Syrian hamster embryo, SHE)세포를 이용한 형질전환 분석법은 화학물질의 발암 가능성을 평가할 수 있다. SHE 세포 분석은 형태학적 기준에 기초하여 형질전환된 세포군집을 평가하여 생체 이물질의 발암 가능성을 측정한다.

8.4.2 장기간 생체시험

만성(2년) 생체시험 설치류의 수명인 2년 동안 연구하는 것은 화학물질이나 물리적 인자가 인간에게 미치는 독성 가능성을 확인할 수 있는 주요 방법으로 남아 있다. 만성 생체측정에서는 50마리의 암컷과 50마리의 수컷(마우스와 랫드)에게 시험 화학물질과 대조군의 2~3가지 용량 수준(최대내약용량 까지)을 8주령부터 평생 투여한다. 연구기간 동안 음식 섭취 및 체중 증가를 모니터링하고 동물을 정기적으로 임상적으로 관찰하고 부검시 종양 번호, 위치 및 각 동물의 병리학적 진단을 철저하게 측정한다.

장기별 생체시험과 다단계 동물모델 2년간의 만성 생체측정보다 더 짧은 기간 내에 수행할 수 있는 민감하고 신뢰성 있는 분석을 개발한다는 기본적인 목표를 가지고 많은 조직별 생체측정법이 개발되었다. 이 검사는 다양한 표적 장기에서 화학물질의 발암 활성을 측정하는 데 흔히 사용된다.

간암 유발 시험—간은 화학 발암물질의 주요 표적 장기이다. 국립독성프로그램(National Toxicology Program)에 의해 2년 만성 생체측정에서 시험된 화학물질의 거의 절반이 간암 발생을 증가시키는 것으로 나타났다. 간암 발생의 개시단계 또는 촉진단계에 영향을 미치는 화학물질을 연구하고 구별하기 위해 간암 유발 시험이 개발되었다. 화학물질이 전신생물의 성장을 촉진시키는 능력을 측정할 수 있다.

피부암 유발 시험—피부암 마우스 모델은 발암 기전을 연구하기 위해 사용되어 왔으며, 중간기간의 암 생체분석으로도 유용한 것으로 알려져 있다. 이 모델은 마우스 피부의 많은 고유한 특성을 이용하는데, 가장 큰 이점은 신생물의 발달을 시각적으로 추적 가능하다는 것이다. 또한 유두종과 암종의 수와 크기는 종양이 진행됨에 따라 정량화될 수 있다는 것이다. 화학 발암물질의 개시 및 촉진 활성은 이 모델을 사용하여 측정할 수 있다. 전체적으로 피부에서 개시된 세포는 정상적인 피부와 동일하게 보인다. 피부에서 최종 분화된 세포는 더 이상 세포분열을 할 수 없으므로, 개시된 세포만이 그들의 증식 능력을 유지하고, 따라서 종양을 유발하는 세포집단을 나타낸다. 종양 촉진인자를 개시된 각질세포에 반복적으로 적용하면 선택적 클론 확장이 일어나 피부 유두종이 유발되고 시간이 지남에 따라 암종으로 진행될 수 있다.

다른 장기 부위의 발암성 시험—간 및 피부 이외의 장기 부위에서 신생물 발달을 촉진시키는 화학물질의 효과를 검사하는 시험법도 개발되었다. 이용 가능한 방법에는 폐, 신장, 방광, 췌장, 위장, 결장, 소장 및 구강에서의 발암성을 조사하는 동물모델을 포함하고 있다. 이러한 모델은 사용된 개시 인자에 따라, 그리고 촉진인자의 노출빈도, 지속기간, 적용장소에 따라 다양하다.

8.4.3 유전자 변형 동물모델을 이용한 발암성 시험

화학물질에 의한 발암 감수성을 유발하는 유전자 변형 동물모델은 Tg.AC 및 rasH2 유전자 변형 마우스 및 p53$^{+/-}$ 및 XPA$^{-/-}$ 유전자 제거 마우스가 있다. 최근에, 2년 만성 생체시험법의 대체 시험법으로서 이들 동물모델의 사용 가능성은 국제생명과학협회(International Life Sciences Institute)의 보건환경과학협회(Health and Environmental Sciences Institute) 지부에 의해 평가되었다. 과학적 검토에서 도출된 결론은 이 모델이 화학적 발암성 평가를 위한 시험법으로서 유용함을 보여주었지만, 잠재적인 인간 발암성에 대한 확실한 증거는 제공하지 못하였다. 또한 과학 패널은 이 모델이 2년간의 마우스 생체시험법 대신에 사용될 수 있다고 제안했다. 이 대체 마우스 모델은 유전자 독성에 대한 정보, 특히 DNA 반응성, 구조-활성 관계, 다른 생체분석 결과, 독성 동력학과 대사정보를 포함한 다른 기전연구의 결과와 연결지어서 화학물질의 발암성을 평가하는 데 유용한 모델인 것으로 보인다.

8.5 인체내 화학적 발암

많은 인자들이 인간의 암 유발에 관련되어 있다. 감염 인자, 생활방식, 의학치료, 환경적 및 직업적 방사선 노출은 인간에서 발생하는 대부분 암의 직접 또는 간접적인 원인이다. 이 중 인간의 암 유발 및 진행에 가장 많이 기여하는 구성요소는 생활방식(담배 흡연, 음주 및 잘못된 식습관)이다(표 8.7). 담배 흡연, 씹는 담배 또는 코담배 제품을 포함한 담배의 사용은 모든 인체 암의 25~40%를 차지하는 것으로 추정된다. 특히, 담배 사용과 구강암, 후두암, 폐암, 식도암 및 방광암 간의 강한 상관 관계가 존재한다. 미국의 모든 폐암 사례의 85~90%가 담배 사용의 직접적인 결과로 추정된다. 또한 췌장암의 발생도 담배 사용과 관련이 있는 것으로 보인다. 식도암, 간암, 후두암의 2~4%는 음주에 기인한 것이다.

잘못된 식습관, 직업적 노출 및 화학항암요법이 많은 인간 암과 관련 있다. 고지방과 고열량 식이는 사람의 유방암, 대장암, 담낭암과 관련이 있다(27장 참조). 항산화물질 및 비타민 A와 비타민 E와 같은 비타민이 부족한 식이는 또한 암 발생의 원인이 될 수 있다. 요리 방법에 있어서도 요리 과정

표 8.7 생활양식 관련 발암 요인

화학물질	신생물
알코올	식도, 간, 구강 인두 및 후두
아플라톡신	간
베텔 씹기	구강
식이 섭취(지방, 단백질, 열량)	유방, 대장, 자궁내막, 담낭
담배 흡연	구강, 인두, 후두, 폐, 식도, 방광

표 8.8 직업적 인체 발암물질

물질	산업공정	신생물
석면(asbestos)	건축, 석면채굴	복막, 기관지
비소(arsenic)	채굴, 제련	피부, 기관지, 간
알킬화제(mechloroethamine hydrochloride and bis[chloromethyl]ether)	화학제조	기관지
Benzene	화학제조	골수
Benzidine, beta-naphthylamine	염색, 섬유산업	방광
Chromium and chromates	제혁, 색소제조	비강, 기관지
Nickel	니켈 제련	비강, 기관지
Polynuclear aromatic hydrocarbons	제강, 지붕/굴뚝 청소	피부, 음낭, 기관지
Vinyl chloride monomer	화학제조	간
목재가루(Wood dust)	가구제조	비강
Beryllium	항공기 제조, 전자제품제조	기관지
Cadmium	제련	기관지
Ethylene oxide	의료용품 제조	골수
Formaldehyde	플라스틱, 섬유, 화학산업	비강, 기관지
Polychlorinated biphenyls	전기설비 생산, 유지, 보수	간

표 8.9 의학적 치료 및 진단과 관련된 인체 발암성 화학물질

화학물질(약물)	관련 신생물
알킬화제 (cyclophosphamide, melphalan)	방광암, 백혈병
Azathioprine	림프종, 세망세포육종, 피부암, 카포시육종 (?)
Chloramphenicol	백혈병
Diethylstilbestrol	질(투명세포암)
Estrogens	간세포선암, 자궁내막암, 피부암
Phenacetin	신우(상피세포암)
Phenytoin	림프종, 신경모세포종
Thorotrast	간(혈관육종)

표 8.10 인체에 대한 IARC 발암성 평가 분류

분류(군)	증거
1. 인체발암물질	인체대상 연구자료와 동물실험 결과가 모두 충분한 경우
2A. 인체발암추정물질	인체대상 연구자료가 제한적이고 동물실험 결과가 충분한 경우
2B. 인체발암가능물질	인체대상 연구자료가 제한적이고 동물실험 결과가 불충분한 경우 인체대상 연구자료가 부족하고 동물실험 결과가 충분한 경우
3. 인체발암성 미분류 물질	인체대상 연구자료와 동물실험 결과가 모두 부족한 경우
4. 인체비발암성 추정 물질	인체대상 연구자료와 동물실험 결과가 모두 비발암성으로 나온 경우

을 통해 발암물질 생성에 영향을 줄 수 있다. 발암성 헤테로사이클릭 아민 및 다환방향족 탄화수소가 고기를 굽는 동안 생성된다. 인간 발암물질로 의심되는 아크릴아마이드(acrylamide)는 튀김 음식에서 낮은 농도로 발견되었다. 특정 암의 발생과 관련된 많은 직업군은 표 8.8에 나열되어 있다. 또한 수많은 의학적 치료 및 진단 도구가 인간 암의 유발과 연관되어 있다 (표 8.9). 장기이식 환자에게 투여되는 면역 억제제 또는 후천성 면역 결핍 증후군(AIDS)과 같은 특정 질병은 2차적으로 다양한 신생물의 발생 증가를 초래한다. 이러한 결과는 초기에 전신생물 세포를 확인하고 제거하는 면역계의 중요한 역할을 뒷받침하는 것이다.

8.5.1 인체 발암성 분류

인간에게 발암성인 화학물질 또는 화학물질의 혼합물에 대한 평가 및 지정은 전 세계 여러 기관에서 평가된다. 평가는 일반적으로 이 장의 앞부분에서 설명한 바와 같이 역학 및 실험동물 결과와 생체외 실험 결과를 이용한 분석을 모두 포함한다. 발암성을 분류하기 위한 최초의 계획 중 하나는 국제 암연구소(IARC)에 의해 고안되었다(표 8.10). IARC 접근법은 화학물질 또는 혼합물을 사람에게 가능한, 개연성 있는, 또는 확실한 발암성에 대한 증거의 강도에 근거하여 다섯 가지 그룹 중 하나로 분류한다. 미국의 EPA, FDA 및 유럽 공동체(EC)에서도 유사한 분류를 만들었다. 특히 동물실험 결과 및 인간 역학조사 결과가 결론이 나지 않거나 혼동스러운 경우 인간에게 적용되는 발암물질의 분류는 매우 어려울 수 있다.

참고문헌

Gelmann EP, Sawyers CL, Rauscher FJ,(eds.): *Molecular Oncology: Causes of Cancer and Targets for Treatment*. New York: Cambridge University Press, 2014.

Penning TM, (ed.): *Chemical Carcinogenesis*. New York: Springer, 2011.

Shields PG, (ed.): *Cancer Risk Assessment*. Boca Raton, FL: Taylor & Francis, 2005.

Tannock IF, Hill RP, Bristow RG, Harrington L, (eds.): *The Basic Science of Oncology*, 5th ed., New York: McGraw-Hill, 2013.

연습문제

1. 특정 식이성분이 발암성이라는 증거가 있다. 다음 중 식이 발암물질로 분류되지 않은 것은 무엇인가?

- **a.** 과도한 열량 섭취
- **b.** 과도한 음주
- **c.** aflatoxin B1(식품 오염 물질)
- **d.** 부족한 열량 섭취
- **e.** 아질산염(일부 가공육에서 발견됨)

2. 화학 발암 기전에 관한 다음 설명 중 잘못된 것은?

- **a.** 발암전구물질은 발암효과를 나타내기 위해 대사가 필요하다.
- **b.** 자유라디칼은 단일 또는 짝이 없는 전자를 가진 매우 반응성이 큰 분자이다.
- **c.** DNA 부가물은 DNA 복제시스템을 방해한다.
- **d.** DNA 돌연변이와 수리되지 않은 돌연변이는 발암성이 매우 높다.

e. 산소분자의 생물학적 환원은 자유라디칼이 생성되는 유일한 방법이다.

3. 전사 과정에 필요한 것 외에도 뉴클레오티드 제거 복구에서 중요한 역할을 하는 전사 인자는 무엇인가?
   a. TFIIA
   b. TFIIB
   c. TFIID
   d. TFIIF
   e. TFIIH

4. 다음 설명 중 DNA 복구 과정에 관하여 올바르게 설명한 것은?
   a. 염기 제거 복구는 뉴클레오티드 제거 복구와 비교하여 더 긴 DNA 조각을 제거해야 한다.
   b. 이중가닥 DNA 절단의 복구는 염기 제거 복구보다 오류가 발생하기 더 쉽다.
   c. 피리미딘의 이량체화는 염기 제거 복구를 통해 수리된다.
   d. 단일염기 부적정 염기쌍 복구는 비양립성 뉴클레오티드와 쌍을 이루는 정상 뉴클레오티드만을 인식할 수 있다.
   e. 뉴클레오티드 제거 복구와 염기 제거 복구는 DNA 손상에 대한 내성 기전이다.

5. 개시단계 발암 과정의 특징은 다음 중 어느 것인가?
   a. 생존한 세포에서 개시는 가역적이다.
   b. 용량-반응 관계로 역치를 쉽게 측정할 수 있다.
   c. 개시단계에서 세포분열은 고정에 필요하다.
   d. 모든 개시된 세포는 유기체의 수명 동안 생존한다.
   e. 세포의 자연적 개시는 드물게 일어난다.

6. 종양억제 유전자는 대다수의 암에서 돌연변이되었다. 다음 중 종양억제 유전자의 특징이 아닌 것은?
   a. 종양억제 유전자의 돌연변이 우성으로 작용한다.
   b. 생식세포에서 돌연변이된 종양억제 유전자의 유전은 종종 암발생과 관련이 있다.
   c. 암발생에는 상당한 조직 특이성이 있다.
   d. *p53* 유전자는 전사 인자 역할을 하는 종양억제 유전자이다.
   e. 종양억제 유전자의 돌연변이는 세포주기 조절을 상실할 수 있다.

7. 세포주기 조절에 중요한 역할을 하지 않는 분자는 다음 중 무엇인가?
   a. p53
   b. cyclin-D
   c. MAPK
   d. MHC
   e. E2F

8. 다음 환경요인 중 암 사망과 비례하는 환경적 요인과 가장 관련성이 낮은 것은 무엇인가?
   a. 담배
   b. 감염
   c. 식이
   d. 성적 행동
   e. 알코올

9. 다음 신생물 중 식이와 신생물 발생 간의 관련성에 관한 증거가 아직 부족한 것은?
   a. 대장
   b. 유방
   c. 췌장
   d. 자궁 내막
   e. 담낭

10. 완전한 발암물질의 정확한 정의는 다음 중 어느 것인가?
   a. 세포를 개시할 수 있는 화학물질.
   b. 정상세포로부터 암을 유도할 수 있는 능력을 보유하고 대개 개시, 촉진 및 진행 인자의 성질을 갖고 있는 화학물질.
   c. 개시단계 또는 촉진단계의 세포를 잠재적인 악성세포로 전환시킬 수 있는 화학물질.
   d. 개시세포 클론의 확장을 일으킬 수 있는 화학물질.
   e. 그것이 투여되는 시점에서 100% 암을 유발하는 화학물질.

유전 독성
Genetic Toxicology

9장

R. Julian Preston and George R. Hoffmann

9.1 유전적 변형이 건강에 미치는 영향
- 9.1.1 체세포
- 9.1.2 생식세포

9.2 암과 유전적 위해성 평가
- 9.2.1 암 위해성 평가
- 9.2.2 유전적 위해성 평가

9.3 유전적 변형 유도 기전
- 9.3.1 DNA 손상
  - 이온화방사선
  - 자외선(UV)
  - 화학물질
  - 내인성 물질
- 9.3.2 DNA 복구
  - 염기 절제 복구
  - 뉴클레오티드 절제 복구
  - 이중가닥 절단 복구
  - 잘못짝지움 복구
  - O^6-Methylguanine-DNA Methyltransferase 복구
- 9.3.3 유전자 돌연변이의 형성
  - 체세포
  - 생식세포
- 9.3.4 염색체 변형의 형성
  - 체세포
  - 생식세포

9.4 유전적 변형 검출을 위한 시험법
- 9.4.1 시험법 디자인 개요
- 9.4.2 화학구조와 In Silico 시험법
- 9.4.3 DNA 손상 및 복구 시험법
- 9.4.4 원핵생물의 유전자 돌연변이
- 9.4.5 비포유류 진핵생물의 유전적 변형
  - 유전자 돌연변이 및 염색체 이상
  - 체세포분열 재조합
- 9.4.6 포유류의 유전자 돌연변이
  - In Vitro 유전자 돌연변이
  - In Vivo 유전자 돌연변이
  - 트랜스진 시험법
- 9.4.7 포유류 세포유전학적 분석
  - 염색체 이상
  - 소핵
  - 자매염색분체 교환
  - 이수배수성
- 9.4.8 생식세포 돌연변이 유발
  - 유전자 변이
  - 염색체 변형
  - 우성 치사 돌연변이
- 9.4.9 테스트 전략 수립

9.5 인간 집단 모니터링

9.6 유전 독성 평가를 위한 새로운 시도
- 9.6.1 세포유전학의 발전
- 9.6.2 돌연변이의 분자생물학적 분석과 유전자 발현

9.7 결론

요점

- 유전 독성은 유전물질(DNA) 및 살아 있는 세포의 유전적 과정에 대한 화학적 및 물리적 인자의 영향을 평가한다.
- Oncogene은 정상 세포를 암세포로의 형질전환을 자극하는 유전자이다.
- 유전 독성 시험법은 위해성 식별을 위한 돌연변이원(mutagen)을 확인하고 용량-반응 관계 및 돌연변이 유발 메커니즘을 파악하는 데 유용하다.
- 유전 독성을 검사하는 광범위한 종류의 단기시험법은 많은 돌연변이를 식별하고 돌연변이원과 암 유발 물질과의 관계를 규명하는 역할을 한다.

유전 독성은 유전물질(DNA) 및 살아 있는 세포의 유전적 과정에 대한 화학적 및 물리적 인자의 영향을 평가한다. 이번 장에서는 화학적 인자 및 물리적 인자가 유도한 세포 변화의 질적 및 양적 평가, 이러한 변화의 기초가 되는 분자적 기전, 그리고 이러한 정보를 위해성 평가에 어떻게 포함할 수 있는 방법에 대해 설명한다.

9.1 유전적 변형이 건강에 미치는 영향

9.1.1 체세포

Proto-oncogene의 돌연변이는 세포 성장을 자극하는 활성의 과발현을 일으킬 수 있으며, 반면에 정상 상태에서는 세포 증식을 억제하는 종양억제 유전자(tumor-suppressor gene)의 불활성화 돌연변이는 그 억제 기능을 없애는 역할을 한다. Oncogene의 작용은 동일한 세포 내에 정상 대립유전자(allele)가 존재함에도 불구하고 oncogene의 활성이 발현한다는 점에서 유전적으로 우성이다. Proto-oncogene을 활성화하는 염색체 변화 중 전좌(translocation)가 특별히 많이 나타난다. 전좌는 좀 더 활성이 큰 promoter가 있는 새로운 염색체 위치로 옮겨서 proto-oncogene 발현을 증가시키고 활성화시킨다. Oncogene과는 달리, 종양억제 유전자는 암을 유발하는 대립유전자가 이형접합체(heterozygous)인 경우에 발현되지 않는다는 점에서 열성이다.

종양의 종류와 종에 상관없이 6가지 특성 획득은 모든 종양의 형성에 필수적이다. 이는 (1) 성장 신호의 자기충족(self-sufficiency), (2) 항증식 신호에 대한 감수성 없음, (3) apoptosis의 회피, (4) 무한 복제(replication) 능력, (5) 지속적인 혈관신생(angiogenesis) (6) 조직 침윤(invasion) 및 전이(metastasis) 등이다. 이러한 특성 획득에 있어서 특정한 순서는 없는 듯하다.

유전자 돌연변이, 염색체 이상(형태학적 비정상), aneuploidy(비정상적인 염색체 수) 모두 암 발생과 관련되어 있다. 많은 돌연변이원 및 clastogen(염색체 파괴 물질)은 initiator로 발암(carcinogenesis)에 기여한다. 그러나 돌연변이원, clastogen 및 aneugen은 다양한 유전자 변화에도 기여하고 있다.

9.1.2 생식세포

건강과 유전자 변이의 관련성은 분명한데 이는 단순한 멘델 법칙에 의해 유전되는 염기쌍 치환 또는 결실이 다양한 질병을 유발하는 것으로부터 알 수 있다. 열성 돌연변이가 원인이 되어 많은 유전적 질병(예: cystic fibrosis, phenylketonuria, Tay-Sachs병)이 발생한다. 이러한 돌연변이는 주로 이전 세대로부터 유전되며, 부모 양쪽으로부터 돌연변이 유전자를 상속할 때 발현된다.

유전자 변이가 멘델 법칙에 따르는 유전 질환을 일으킬 뿐만 아니라, 심장 질환, 고혈압, 당뇨병 등의 복잡한 병인을 갖는 질환의 유전적 요소를 통해 인간의 질병에 기여하는 것은 의심의 여지가 없다. 정교한 세포유전학적 방법을 통해서 염색체 구조의 사소한 변화는 큰 영향을 일으키지 않는 것을 발견했다. 그럼에도 불구하고 염색체 이상은 태아 사망 또는 심각한 이상을 일으킨다. Aneuploidy도 태아 사망을 일으키고 다운 증후군과 같은 질환을 유발한다. 염색체 이상에 따른 영향의 대부분은 출생 전에 생긴다. 염색체 이상 중에서도 aneuploidy가 가장 많고 polyploidy가 그 다음으로 많다. 염색체 구조적 이상은 전체의 약 5%를 차지한다. 신생아에서 발견되는 대부분의 염색체 이상은 부모의 생식세포에서 새로 생기는 것이다.

9.2 암과 유전적 위해성 평가

9.2.1 암 위해성 평가

암의 위해성 평가에는 화학물질에 의한 종양 유도에서 다른 종(species) 및 하위 집단(subpopulation)의 민감도에 대한 연구와 화학물질에 대한 돌연변이의 용량-반응 곡선 연구를 포함한다.

9.2.2 유전적 위해성 평가

유전적 위해성을 연구하기 위해서, 인간 생식세포의 유전자 변화의 빈도는 설치류 생식세포 및 체세포의 데이터에서 외삽(extrapolation)하여 측정된다. 유전적 위해성의 완전한 평가를 위해서는 자손에게 전달되는 유전자 변형의 빈도를 측정하는 것이 필요하다(그림 9.1).

9.3 유전적 변형 유도 기전

9.3.1 DNA 손상

DNA 손상의 유형은 DNA backbone에서의 단일가닥 및 이중가닥 절단부터 DNA 염기 사이의 교차결합(cross-linking) 및 DNA 염기와 단백질 간 교차결합 그리고 DNA 염기에 대한 화학적 변형(adduct)에 이르기까지 다양하다(그림 9.2).

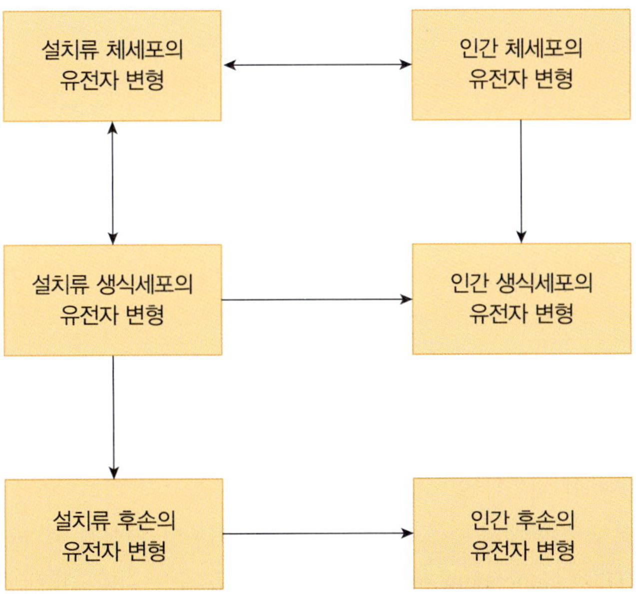

그림 9.1 유전적 위해성 평가에 대한 도표. 설치류 체세포와 생식세포 및 인간 체세포의 유전자 변형에서 얻은 데이터를 이용하여 인간 생식세포에서 같은 유전자 변형의 빈도를 추정한다. 마지막 단계는 후손에게 전해지는 이러한 유전적 변형의 빈도를 측정하는 것이다.

이온화방사선 x선, γ선 및 α 입자와 같은 이온화방사선은 DNA 단일가닥 및 이중가닥 절단과 산화 과정을 통해서 다양한 염기 손상을 일으킨다. 손상된 사이트가 여러 곳이거나 클러스터 병변(cluster lesion) 같은 경우는 복구하기가 더 어려워 보인다. 이러한 다중 병변은 방사선 에너지 침착이 일어난

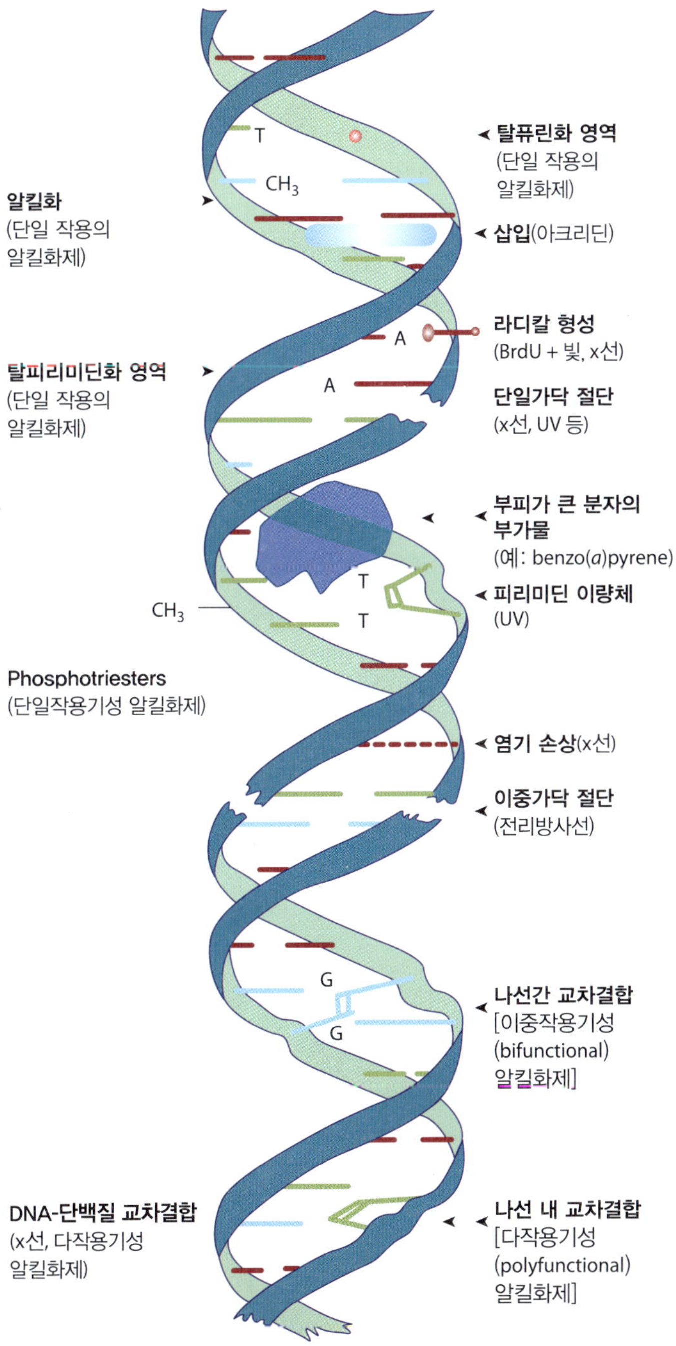

그림 9.2 물리적 및 화학적 인자에 의해 유발되는 DNA 손상의 범위.

DNA에 형성될 수 있다. 이러한 다양한 종류의 DNA 손상의 상대적인 비율은 방사선의 종류에 따라 다르다.

자외선(UV) 자외선(비이온화 방사선)은 2개의 주된 병변, cyclobutane pyrimidine dimer 및 6,4-photoproduct를 유도한다. 이러한 병변은 화학적 및 면역학적 방법에 의해 정량할 수 있다.

화학물질 화학물질은 직접적으로(DNA 반응성) 부가물(adduct)을 만들거나 또는 간접적으로 염기쌍 사이의 삽입(intercalation)에 의해 DNA 변형을 야기할 수 있다. 많은 친전자성 화학물질은 DNA와 반응하여 공유결합 부가물(adduct)을 형성한다. 알킬화된 염기는 또한 DNA의 염기 결실을 초래할 수 있는데 이는 일반적으로 AP 부위라는 apurinic 또는 apyrimidinic 부위를 남긴다. 부정확한 염기를 AP 부위에 삽입하면 돌연변이가 일어난다. 크기가 커진 DNA 부가물은 세포에 의해 인식되고 자외선 손상과 유사한 방법으로 복구된다. 이러한 부가물은 또한 중합효소를 방해할 뿐만 아니라 복제 과정에서 오류를 유발하고 결과적으로 돌연변이를 일으킬 수 있다.

내인성 물질 내인성 물질은 세포당 하루 수백 건의 DNA 손상을 일으킨다. 이러한 손상의 대부분은 DNA 염기 변화(예: 8-oxoguanine 및 thymine glycol)와 AP 부위이다. 활성산소(reactive oxygen species)의 형성, cytosine의 탈아민화에 따른 uracil 형성, *S*-methylcytosine의 탈아민화에 따른 thymine 형성 등이 DNA 손상을 유발하는 세포내 과정이다. DNA 복제 과정 자체가 오류가 생기기 쉬우며(error-prone), 중합효소가 부정확한 염기를 첨가할 수 있다.

9.3.2 DNA 복구

지속적인 DNA 손상에 대처하는 두 가지 프로세스가 있다. 광범위한 DNA 손상을 받은 세포는 세포자멸사(apoptosis)를 일으킬 수 있다. 손상이 심각하지 않으면 일련의 복구 프로세스를 가동하는데 DNA 손상이 없는 상태(오류 없는 복구, error-free repair) 또는 개선되었지만 여전히 변형된 상태(오류가 발생하기 쉬운 복구, error-prone repair)로 만든다. 대부분의 복구 프로세스의 기본 원칙은 손상 인식, 손상된 DNA 원상복구(예: DNA 사슬 절단된 것 봉합 또는 피리미딘 이합체의 분리) 또는 손상의 제거, DNA 합성의 복구 및 결찰(ligation)이다.

염기 절제 복구 DNA 염기 손상이 복구되는 주요 경로는 손상된 염기의 제거를 포함한다. 제거되면서 생긴 빈 부분은 DNA 중합효소에 의해 채워질 수 있으며, 이어서 원래 DNA에 연결된다(ligation). 산화적 손상 부위는 염기 절제 복구의 주요 대상이다.

뉴클레오티드 절제 복구 뉴클레오티드 절제 복구(nucleotide excision repair, NER) 시스템은 DNA 중에서 왜곡되고 돌출된 부분을 제거하는 방식을 쓴다. NER은 손상의 인식, 절개, 절제 복구 합성 및 결찰(ligation)에 의해 DNA에서 손상된 부분을 가지고 있는 올리고뉴클레오티드를 제거한다. 활발하게 유전자를 전사하고 있는 DNA 손상, 구체적으로는 전사된 사슬은 다른 게놈의 DNA 손상보다 우선적으로 신속하게 복구된다. 이렇게 세포는 전사 프로세스가 결함이 없도록 보호한다.

이중가닥 절단 복구 염색체가 절단되면 세포의 생존이 심각하게 위험해진다. 복구되지 않은 이중가닥 절단은 DNA 손상반응(DNA damage response) 시스템을 작동시키는데, 세포주기의 진행을 중단하거나 세포자멸사를 유도하게 된다. DNA 이중가닥 절단 복구를 위해서는 2개의 일반적인 경로가 존재한다. 상동재조합(homologous recombination) 및 비상동 말단연결(nonhomologous end-joining, NHEJ) 2가지이다.

상동재조합—이중가닥 절단(및 단일가닥 gap)의 복구는 다음의 기본적인 과정을 따른다. 첫 번째 단계는 exonuclease 또는 helicase 활성에 의한 3′-말단 단일가닥의 생산이다. 단일가닥이 손상받지 않은 동종 DNA 분자에 끼어드는 가닥 침투(strand invasion)라는 과정을 통해서, 이른바 홀리데이 연결부(Holliday junction) DNA 복합체가 형성된다. 이 홀리데이 연결부를 절단하면 두 개의 DNA 분자가 만들어진다(구조적 crossover가 발생할 수도 있음).

비상동 말단연결—이 유형의 재조합은 이중가닥 절단, DNA 조각의 재조합 및 이후 ligation 과정을 필요로 한다. NHEJ 복구 복합체의 주 구성요소는 DNA 의존성 단백질 키나제(DNA-dependent protein kinase, DNA-PK)이다. 이 단백질은 아마도 절단된 DNA 말단을 정렬시켜서 결합을 용이하게 하도록 하거나 다른 복구 단백질을 끌어들이기 위한 신호분자로 작동하는 것으로 보인다.

잘못짝지움 복구 DNA 잘못짝지움 복구(mismatch repair)의 주요 단계는 잘못짝지움에 결합하는 특정 단백질에 의한 손상 인식, 추가적인 단백질에 의한 결합의 안정화, 잘못짝지움에서 멀리 떨어져 있는 DNA 절단, 잘못짝지움 부분을 지나서 절제, 재합성 및 결찰이다.

O^6-Methylguanine-DNA Methyltransferase 복구

O^6-methylguanine-DNA methyltransferase(MGMT) 효소는 알킬화제의 독성으로부터 세포를 보호하며, 메틸기를 O^6-methylguanine에서부터 MGMT 내의 cysteine 잔기로 옮기는 반응을 수행한다. 부가된 염기 하나를 정상으로 원상복귀시키는데 하나의 효소가 필요하며, 반응 후에 효소는 불활성화된다.

9.3.3 유전자 돌연변이의 형성

체세포 하나의 유전자에 한정된 작은 DNA 서열 변화로 간주되는 유전자 돌연변이에는 치환(substitution), 소규모의 삽입(addition) 및 소규모의 결실(deletion) 등이 있다. 염기 치환은 올바른 뉴클레오티드를 부정확한 뉴클레오티드로 대체하는 현상이다. 염기 치환은 transition과 transversion 두 종류로 세분할 수 있다. Transition은 퓨린이 퓨린으로, 피리미딘이 피리미딘으로 바뀌는 것이며, transversion는 피리미딘이 퓨린으로 그리고 퓨린이 피리미딘으로 바뀌는 현상이다. 틀이동(frameshift) 돌연변이는 단백질 암호화 부위에서 하나 또는 여러 염기쌍(3배수가 아닌)의 삽입 또는 결실이 일어나는 현상이다.

이른바 자발적인(백그라운드) 돌연변이의 대부분은 변형된 주형(template)이 복제(*replication*)되면서 일어난다. 이러한 DNA 변형은 산화적 손상의 결과일 수 있고 CpG 부위에서 5-methyl cytosine의 탈아미노화되면서 thymine이 만들어지고 이는 G:C→A:T 염기치환을 유발할 수 있다. 전리방사선에 의해 유도된 돌연변이는 결실을 주로 유발하는 경향이 있는데 그 규모는 염기 몇 개에서부터 여러 부위의 결실까지 다양하다.

대부분의 화학물질 및 비이온화 방사선에 의해 유발되는 유전자 돌연변이는 염기 치환, 틀이동 및 작은 규모의 결실이다. 이러한 돌연변이 중 대부분은 손상된 주형에서 DNA 복제 오류에 의해 생성된다. 상대적인 돌연변이의 빈도는 복구와 복제 사이의 경쟁의 결과이며, 즉 복제 전에 행해지는 복구가 많을수록 DNA 손상 대비 돌연변이 빈도는 낮다. 이러한 경쟁에서 중요한 조절 인자는 세포주기 체크포인트 유전자(예: *P53*)이며 세포가 G_1/S 체크포인트에서 S기로에 들어갈 때 세포를 체크하면 세포가 DNA 복제를 시작하기 전에 더 많은 복구가 일어나기 때문이다.

생식세포 생식세포의 유전자 돌연변이의 생성 메커니즘은 기본적으로 체세포와 동일하다. 전리방사선은 DNA 복구의 오류를 통해 주로 결손을 일으킨다. 대부분의 화학물질은 염기 치환, 틀이동 및 DNA 복제 오류에 의한 소규모 결실을 유도한다.

생식세포에서 화학물질에 의해 유도되는 유전자 돌연변이를 평가하기 위해서는 노출(exposure)과 DNA 복제 타이밍 사이의 관계를 중요하게 고려해야 한다(즉, 손상이 있는 경우, 복제 전에 복구할 수 있는가?). 정조줄기세포(spermatogonial stem cells)를 유전적 위해성 평가에 주로 사용하는데, 이는 일반적으로 개체의 생식기간 내내 정조줄기세포가 존재하기 때문이다. 정조줄기세포가 분열할 때마다 분화된 정조세포와 줄기세포를 만든다. 이 줄기세포에는 만성 노출에 의한 유전자 손상이 축적될 수 있다.

난자발생과정에서 1차난모세포(primary oocyte)는 출생 전에 세포주기가 정지되어 있고 접합체(zygote)가 될 때까지 S기로 나아가지 않는다. 이러한 이유로, 난모세포는 대부분의 화학물질에 의한 유전자 돌연변이 유도에 저항성을 가진다.

9.3.4 염색체 변형의 형성

체세포

구조 염색체 이상—염색체 이상(chromosome aberration)의 형성과 자매염색분체 교환(sister chromatid exchange, SCE; 단일 염색체 내에서 자매염색분체 사이의 상호 교환) 그리고 유전자 돌연변이 사이에는 공통적인 요소가 있다. 손상된 DNA가 염색체 이상을 초래하는 기질로서 작용한다는 점이다. 그러나 전리방사선에 의해 유도되는 염색체 이상은 일반적으로 DNA 복구의 오류에 의해 형성되지만, 비방사성 화학물질에 의해 생성되는 염색체 이상은 일반적으로 손상 DNA 주형에서 DNA 복제 오류에 의해 형성된다 .

전리방사선 노출 후 염색체 이상의 형성으로 이어질 DNA 복구 오류는 이중가닥이 절단된 것을 잘못 이어붙이거나 손상된 DNA의 NER 과정 동안 우연히 복구 영역이 겹치면서 상호 작용이 일어나면서 발생한다. 복구 과정 중 부정확한 염색체 단편의 재결합은 염색체 내부 및 염색체 사이의 염색체 교환을 가져온다. 절단된 이중가닥이 재결합하지 못하거나 또는 다른 유형의 DNA 손상이 복구를 완료하지 못하면 염색체 말단의 결실이 생긴다.

후기/말기에서 딸핵에 centrosome이 없는 염색체를 포함시킬 수 없는 경우, 또는 염색체 전체가 후기에서 세포의 극(cellular pole)으로 분리하지 못하면 세포질에 존재하는 소핵(micronucleus)을 형성할 가능성이 있다. 손상된 주형에서 DNA 복제 오류는 다양한 염색체 변형을 일으킨다. 이들 대부분은 개별 염색분체에서의 결실 또는 교환을 수반하지만, 일부는 염색분체 둘 다에서 일어날 수 있다.

염색체 수의 변화—체세포분열의 제어 과정 중 다양한 결함이 일어날 수 있고 이러한 결함으로 인해 염색체 분리 오류를 일으키며 염색체 수의 변화[예: monosomy, trisomy, 배수성(ploidy) 변화]를 초래할 수 있다. 다양한 세포 구성성분이 변형되면 자매염색분체를 딸세포에 분리할 수 없거나 염색체를 양쪽 극에 분리하는 것이 실패하는 결과를 낳는다.

자매염색분체 교환—SCE는 S기 중 생성되며 복제 과정 오류의 결과로 추정된다.

생식세포 생식세포의 염색체 변형은 기본적으로 체세포의 염색체 변형과 같다. 즉, G_1 및 G_2기에 투여된 전리방사선 및 방사성 화학물질로 인한 손상의 복구 오류 및 S기에 존재하는 DNA 손상 때문에 생기는 복제 오류에 의해 생성된다.

생식세포에서 형성되는 염색체 이상 또한 체세포에서 형성되는 것과 같다. 감수분열 중인 염색체의 특이적 분리는 염색체 이상의 회복 가능성에 영향을 미친다. 특히 상호 전좌의 경우 자손이 영향을 많이 받는다.

9.4 유전적 변형 검출을 위한 시험법

9.4.1 시험법 디자인 개요

유전 독성 시험법은 화학물질의 독성학적 평가에서 상호 관련성이 있지만 분명히 구별되는 다음 두 가지의 목적을 가지고 있다: (1) 위험 식별을 목적으로 하는 돌연변이원 규명 및 (2) 용량-반응 관계 및 돌연변이 유발 메커니즘의 연구.

표 9.1에는 유전 독성에서 사용되는 많은 시험법을 보여준다. 유전자 돌연변이 시험법 일부는 정방향 돌연변이(forward mutation)를 검출하고, 일부는 복귀 돌연변이(reversion, back mutation)를 검출한다. 정방향 돌연변이는 야생형(wild-type) 유전자의 유전자 변형을 의미하며, 유전자 기능의 변화 또는 손실로 인한 표현형의 변화를 측정한다. 복귀 돌연변이는 돌연변이체에서 유전자 기능을 회복시켜 야생형 표현형으로 돌아가는 돌연변이이다. 가장 간단한 유전자 변이 시험법은 돌연변이를 감지하기 위한 선택(selection) 기법에 의존한다. 돌연변이를 가진 세포 또는 개체만이 자랄 수 있는 실험 조건을 부과하는 선택 기법을 사용함으로써 많은 세포 중에서 돌연변이를 가진 몇 안되는 세포 확인을 용이하게 한다.

동물에서 돌연변이유발(mutagenesis)을 연구하기 위해서는 보다 복잡한 검사가 필요하다. 이 검사는 며칠 이내에 수행할 수 있는 저렴한 단기 검사에서부터 포유류 배아세포의 돌연변이에 대한 복잡한 검사까지 다양하다. 일반적으로 인간의 위험에 대한 관련성이 증가하면 보다 정교하고 값비싼 검사가 필요하다.

자체가 돌연변이원성 또는 발암원성이 아닌 많은 화합물은 포유류 대사에 의해 돌연변이원(mutagen)과 발암물질(carcinogen)로 활성화될 수 있다. 이러한 화합물은 돌연변이원전구물질(promutagen) 및 발암전구물질(procarcinogen)이라고 불린다. 미생물 및 세포 배양 분석에서 가장 널리 사용되는 대사활성화 시스템은 적절한 완충제 및 보조 인자의 존재하에 있는 랫드 간 균질액으로부터 만든 미토콘드리아 후(post-mitochondria) 상층액이다. 표 9.1의 단기 시험법의 대부분은 돌연변이원전구물질을 검출하는 외인성 대사활성화를 필요로 한다. 포유류 대상 시험법은 외인성 대사활성화가 필요하지 않다.

그 유용성에도 불구하고 in vitro 대사 활성화 시스템은 포유류의 대사를 완벽하게 모방할 수 없다. 체외 화합물을 활성화 또는 비활성화하는 반응은 조직 간에 차이가 있으며, 정상적인 장내 세균총의 미생물은 포유동물의 대사에 기여할 수 있다. 효소계를 유도하거나 생리학적 상태를 변화시키는 물질은 독성물질의 대사를 변화시킬 수 있으며, in vitro에서 활성화 및 해독 반응의 균형은 in vivo의 경우와 다를 수 있다.

9.4.2 화학구조와 In Silico 시험법

화학물질이 돌연변이원이라는 첫 번째 징후는 종종 화학구조에 있다. 분자의 잠재적인 친전자성 부위는 변이원성 및 발암원성 가능성을 보여주는데, 그런 부위가 DNA 중의 친핵성

표 9.1 유전 독성 시험법 개요

시험법

- I. 유전 독성 예측
  - A. 화학구조 해석
    - 유전 독성에 대한 구조적 경고
  - B. In silico 예측 모델
    - 계산 및 화학구조 프로그램: MCASE, TOPKAT, DEREK
    - 정량적 구조-활성 상관성(QSAR) 모델링
- II. DNA 손상 및 복구 시험법
  - A. DNA 손상의 직접 검출
    - 간세포의 DNA 가닥 절단 검출을 위한 알칼리 용출 시험법
    - DNA 가닥 절단 검출을 위한 혜성 시험법(단일세포 겔 전기영동, single-cell gel electrophoresis)
    - 영역 특이적 DNA 손상 및 복구 검출을 위한 혜성-FISH 시험법
    - 생태독성의 비포유류 혜성 시험법
    - DNA 중의 화학적 부가물 시험법
  - B. 손상의 지표로서의 DNA 복구, 재조합, 유전자 독성 스트레스 반응
    - 복구 결손 세균과 야생형 세균의 차별적 사멸
    - 세균 SOS 시스템 유도
    - TK6 인간 세포에서 GADD45a 유전자 유도 검출을 위한 "그린 스크린(green screen)"
    - 분리된 랫드 간세포 또는 설치류 in vivo에서 계획되지 않은 DNA 합성(unscheduled DNA synthesis, UDS)
    - 체세포분열 재조합 유도
- III. 원핵생물 유전자 돌연변이 시험법
  - A. 세균 복귀 돌연변이 시험법
    - Salmonella/포유류 마이크로솜 시험법(에임스 시험)
    - *E. coli* WP2 트립토판 복귀 시험법
    - *Salmonella*-특이적 염기쌍 치환 시험법(에임즈 II 시험법)
    - *E. coli lacZ* 특이적 복귀 시험법
  - B. 세균 정방향 돌연변이 시험법
    - *E. coli lacI* 시험법
    - *Salmonella*에서 독성 대사물 또는 이의 유사체에 대한 내성
- IV. 비포유류 진핵생물 시험법
  - A. 곰팡이 시험법
    - 정방향 돌연변이, 복귀 및 작은 규모의 결실
    - 체세포분열 교차, 유전자 변환(gene conversion), 효모에서 상동성 매개 결실(homology-mediated deletion)
    - 효모에서 체세포분열 및 감수분열에 따른 이수배수성의 유전적 검출
  - B. 식물 시험법
    - 모종의 엽록소에 영향을 미치는 유전자 돌연변이, 꽃가루의 waxy locus, 또는 *Tradescantia stamen* 털색깔
    - 옥수수, *Tradescantia* 및 다른 식물의 체세포분열과 감수분열 시 염색체 이상 및 소핵
  - C. *Drosophila* 시험법
    - 생식세포에서 성 연관성 열성 치사 시험
    - 유전성 translocation 시험법
    - 눈이나 날개에서 체세포분열 재조합 및 LOH
- V. 포유류 유전자 돌연변이 시험법
  - A. 정방향 돌연변이 in vitro 시험법
    - 마우스 림프종 또는 인간 세포의 *tk* 돌연변이
    - 차이니즈 햄스터 또는 인간 세포에서의 *hprt* 또는 *xprt* 돌연변이
    - CHO-인간 하이브리드 AL 세포의 *CD59* 돌연변이
  - B. 체세포의 유전자 변이의 in vivo 시험법
    - 마우스 스팟 테스트(체세포 특이적 locus 테스트)
    - 설치류 림프구의 hprt 돌연변이(6-thioguanine 저항성)
    - *Pig-a* 돌연변이(glycosylphosphatidylinositol 합성을 차단하는 돌연변이의 면역학적 검출)
  - C. 트랜스진 시험법
    - "Big blue" 마우스 및 랫드의 세균 *lacI* 유전자의 돌연변이
    - "Muta mouse"의 세균 *lacZ* 유전자의 돌연변이
    - LacI 또는 lacZ 유전자 도입 마우스에서 파지 *cII* 유전자의 돌연변이
    - LacZ 플라스미드 마우스의 점돌연변이 및 결실
    - Delta gpt 마우스 및 랫드의 점돌연변이 및 결실
    - ΦX174 유전자도입 마우스에서의 정방향 및 복귀 돌연변이
    - 염색체내 재조합에 의한 pKZ1 마우스에서 일어나는 inversion 및 결실
- VI. 포유류 세포유전학적 시험법
  - A. 염색체 이상
    - 배양된 차이니즈 햄스터 또는 인간 세포의 중기 시험법
    - In vivo 설치류 골수 또는 림프구의 중기 분석
    - In vitro 및 in vivo에서의 염색체 페인트 및 다른 FISH 응용 기법
  - B. 소핵
    - 인간 림프구에서의 cytokinesis-block 소핵 시험법
    - 포유류 세포주의 소핵 시험법
    - 설치류 골수 또는 혈액의 in vivo 소핵 시험법
    - 골수 및 혈액 외 조직의 in vivo 소핵 시험법
  - C. 자매염색분체 교환
    - 인간 세포 또는 차이니즈 햄스터 세포에서의 SCE
    - 설치류 조직, 특히 골수에서의 SCE
  - D. 체세포분열 세포에서의 이수배수성
    - 세포 배양 또는 골수의 염색체 개수 또는 FISH에 의해 감지되는 고배수성(hyperploidy)
    - 세포 배양에서 동원체/방추사부착점(kinetochore) 표지를 이용한 소핵 분석
    - CHO 세포 소핵을 flow cytometry로 검출할 때 파라미터 변화
    - 동원체 표지를 이용한 마우스 골수 소핵 시험법
- VII. 생식세포 돌연변이 유발
  - A. DNA 손상 측정
    - 생식세포에서의 돌연변이 부가물의 기초한 분자 선량(molecular dosimetry) 측정
    - 설치류 생식세포에서 UDS
    - 설치류 고환에서 DNA 가닥 절단 검출을 위한 알칼리 용출 시험법
    - 정자 및 생식선 조직에서 혜성 시험법
  - B. 유전자 돌연변이
    - 유전자 돌연변이 및 결실을 검출을 위한 마우스 specific-locus 시험
    - 마우스 전기영동 specific-locus 시험
    - 마우스 골격 결손 또는 백내장을 유발하는 우성 돌연변이
    - 마우스의 ESTR 시험법
    - 유전자 도입 시험법의 생식세포 돌연변이
  - C. 염색체 이상
    - Oocytes, spermatogonia, spermatocytes, 또는 zygotes의 세포유전학적 분석
    - FISH를 이용한 정자의 직접 검출
    - 마우스 정자의 소핵
    - 마우스 유전성 전좌 시험
  - D. 우성 치사 돌연변이
    - 마우스 또는 랫드의 우성 치사 시험법
  - E. 염색체 이수배수성
    - Nondisjunction에 의해 발생하는 이수배수성에 대한 세포유전학적 분석
    - Nondisjunction 또는 절단을 검출하는 성 염색체 소실 검사(sex chromosome loss test)
    - 동원체가 표지된 spermatids에서의 소핵 시험법
    - 정자 특이적 염색체에 대한 프로브를 이용한 FISH

부위와의 반응성을 부여하기 때문이다. 자동화된 컴퓨터 프로그램을 통해 구조 예측을 공식화하기 위한 개발 작업을 이용했을 때, 신규 화합물의 변이원성 및 발암성을 아직까지는 높은 정밀도로 예측하지는 못한다. 화학적 성질에 따라 유전 독성을 예측하기 위한 컴퓨터 기반 시스템을 in silico 시험법이라고 한다. 이러한 시험법에는 계산 및 화학구조 프로그램 그리고 정량적인 구조-활성 관계의 모델링이 포함된다. 이러한 접근법이 생물학적 시험을 대체할 수 있을까에는 회의론이 있지만, 시험 방법의 효율성을 개선하고, 현재의 동물 사용량을 낮추는 데는 유용하다.

9.4.3 DNA 손상 및 복구 시험법

일부 시험법은 DNA 손상에 의한 결과인 돌연변이가 아니라 DNA 손상 자체를 측정한다. 그들은 화학적 부가물 또는 DNA 가닥 절단 등의 지표를 통해 직접적으로, 그리고 생물학적 복구 프로세스의 측정을 통해 간접적으로 할 수 있다. DNA의 부가물은 ^{32}P-표지, 고속액체 크로마토그래피(HPLC), 형광 기반 측정법, 질량 분석법, 특정 부가물에 대한 항체를 사용하는 면역학적 방법, 동위원소가 표지된 DNA 결합 및 전기화학적 검출 등에 의해 측정될 수 있다.

DNA 손상을 측정하는 빠른 방법은 혜성 시험법(comet assay)이다. 이 시험법은 세포를 슬라이드 위에 있는 agarose에 놓고 용해시켜 DNA를 분리시키고 전기영동을 한다. 그리고 DNA를 형광염료로 염색하여 관찰하고 이미지 분석을 수행한다. 절단된 DNA 단편은 정상의 큰 DNA 조각보다 빨리 이동하기 때문에, DNA가 크게 손상된 경우 염색된 DNA 조각들이 혜성의 꼬리 모양으로 퍼져 있는 것이 관찰된다. DNA 손상의 정도는 혜성 꼬리의 길이 및 다른 속성에서 추정할 수 있다. 혜성 시험법은 식물, 곤충, 연체 동물, 어류 및 양서류를 포함한 다양한 종에서 폭넓은 응용성을 갖는 DNA 손상의 민감한 지표이다.

DNA 복구의 발생은 DNA 손상의 지표로 쉽게 측정할 수 있다. 포유동물 세포에서 일반적인 절제 복구 시험법은 unscheduled DNA synthesis(UDS)를 측정한다. UDS가 일어났다는 것은 DNA가 손상된 것을 의미한다. 그러나 UDS가 없다고 해서 DNA가 손상되지 않았다는 증거는 되지 못한다. 특정한 종류의 DNA 손상은 excision이 잘 일어나지 않고, excision이 일어난 DNA 손상이라도 일부는 시험법 민감도 때문에 잘 검출되지 않을 수 있기 때문이다.

9.4.4 원핵생물의 유전자 돌연변이

미생물의 돌연변이를 검출하는 가장 일반적인 방법은 야생형 종과는 다른 특정 영양 요구를 가지는 reversion을 selection 하는 것이다. 그런 균주를 영양요구주(auxotroph)라고 불린다. 에임스(Ames) 시험법에서, 시험 대상 화학물질의 존재 또는 부재 하에 히스티딘 요구 균주에서 발생하는 히스티딘 비의존성 박테리아의 빈도를 측정한다. 영양요구주 세균을 시험하려는 화학물질로 처리하고 히스티딘이 결손된 배지에 균주를 파종한다. 콜로니가 생성된다면, 외부 히스티딘 없이 생존이 가능한 복귀 돌연변이(reversion mutation)가 일어났다는 것을 의미한다.

특정한 *Salmonella* 균주의 히스티딘 돌연변이 및 *E. coli*의 *lacZ* 돌연변이에 대한 복귀 돌연변이 시험법이 개발되면서 특정한 염기쌍 치환이 일어나는 돌연변이 식별이 가능하게 되었다. 세균 정방향 돌연변이 시험법도 복귀 돌연변이 시험법보다는 사용범위가 넓지 않지만 연구 및 시험에도 사용된다. 예를 들면 arabinose에 대한 저항성, purine 또는 pyrimidine 유사체에 대한 저항성을 시험하는 시험법이 있다.

9.4.5 비포유류 진핵생물의 유전적 변형

유전자 돌연변이 및 염색체 이상 초파리, 즉 *Drosophila*는 유전학적 연구에서 중요한 위치를 오랫동안 점유해 왔는데, 이는 sex-linked recessive lethal(SLRL) 시험법 덕분이다. SLRL 시험은 특이적으로 설계된 교배 자손에서 야생형 수컷이 있느냐 없느냐를 스크리닝함으로써 X 염색체에 존재하는 600~800 유전자 locus의 recessive lethal 돌연변이의 검출을 가능하게 한다. 화학물질을 처리한 수컷에서 얻은 계통의 자발적인 SLRL의 빈도가 유의하게 증가되면 이는 돌연변이가 유발되었음을 의미한다. SLRL 시험은 미생물 및 세포 배양 시스템에서 얻을 수 없는 생식세포의 돌연변이 유발에 대한 정보를 제공한다.

식물을 사용한 유전적 및 세포유전학적 시험법은 돌연변이원의 in situ 모니터링 및 농업용 식물에 의한 promutagen 대사 연구 등 특수한 용도에 사용하고 있다. In situ 모니터링을 이용하여 특정 환경에서 생육하는 생물의 돌연변이유발에 대한 증거를 찾는다.

체세포분열 재조합 포유류가 아닌 진핵생물에서의 시험법은 재조합 유발(induced recombination) 연구에 중요하다.

효모에서의 재조합 유발 효과는 유전적 손상의 일반적인 지표로 오랫동안 사용되어왔다. 재조합 유발물질을 검출하는 가장 잘 규명된 시험법은 효모 *Saccharomyces cerevisiae*의 체세포분열 교차(crossing over) 및 체세포분열 유전자 변환을 감지하는 것이다.

9.4.6 포유류의 유전자 돌연변이

In Vitro 유전자 돌연변이 배양된 포유류 세포 변이원성 시험법은 속도와 비용의 측면에서 미생물을 이용하는 시험법과 같은 장점을 몇 가지 가지고 있고 접근법도 상당히 유사하다. 포유류 세포 유전자 돌연변이에 대해서 가장 널리 사용되는 시험법은 독성 화학물질에 대한 내성을 부여하는 정방향 돌연변이를 감지하는 것이다.

In Vivo 유전자 돌연변이 In vivo 시험법은 동물에 화학물질을 투여하고 적절한 조직에서의 유전적 영향을 분석하는 것을 포함한다. 돌연변이는 체세포나 생식세포에서 검출될 수 있나.

마우스 스팟 시험(spot test)은 체세포의 유전자 돌연변이에 대한 전통적인 유전자 시험법이다. 털 색깔 유전자에 대해 이종 접합성인 마우스의 표현형의 변화 여부가 겉으로 바로 확인되는 털 색깔 반점으로 나타나고, 이는 변화된 영역의 전구세포의 돌연변이를 의미한다.

약물이 돌연변이원성인지 여부를 결정하는 것 외에도, 돌연변이 시험법은 돌연변이 유발 메커니즘에 대한 정보도 제공한다. 염기쌍 치환과 대규모 결실을 구분하는 것은 표적 유전자에 대한 프로브 사용과 서던 블롯을 사용해서 할 수 있다. 염기 치환은 서던 블롯에서 탐지되지 않기 때문이다. 유전자 돌연변이는 transgenic rodent 및 내인성 포유류 유전자 모두에서 DNA 서열 분석에 의해 분자 수준에서 확인할 수 있다.

트랜스진 시험법 유전자 변형 동물(transgenic animal)은 외래 DNA 서열이 게놈에 추가되고 생식을 통해 자손으로 전달되는 DNA 기술의 산물이다. 따라서 외래 DNA는 모든 체세포에 존재한다.

*E. coli*에서 유래한 *lac* 유전자를 가지고 있는 마우스는 돌연변이 유발 대상으로 *lacI* 또는 *lacZ* 중 하나를 이용한다. 유전자 변형 동물에게 돌연변이 유발 처리 후, *lac* 유전자를 동물로부터 분리하고 phage λ에 넣고 나서 돌연변이 분석을 위해 *E. coli*에 옮긴다. 돌연변이 플라크는 표현형에 따라 확인할 수 있고, 돌연변이 빈도를 처리 동물의 다양한 조직에 대해 계산할 수 있다.

9.4.7 포유류 세포유전학적 분석

염색체 이상 DNA 서열 분석을 수반하지 않는 유전적 시험법은 간접적이며, 표현형을 관찰하고 유전자에 관한 결론을 내린다. 이와는 대조적으로, 세포유전학적 시험법은 영향을 직접 관찰하는 현미경법을 사용한다. 기존의 세포유전학에서는 염색체 이상을 검출하기 위해 중기 분석을 사용한다. 세포는 세포주기의 민감한 기간(일반적으로 S기)에 처리되어야 하며, 염색체 이상은 처리 후 첫 분열 때 분석되어야 한다. 그림 9.3은 염색체 이상에 대한 예시이다.

샘플이 작은 수일 때 나오는 음성 결과는 결론을 내릴 수 없으므로 충분한 수의 세포를 분석하는 것이 중요하다. 결과는 세포당 염색체 이상 종합 지표뿐만 아니라 특정 유형의 염색체 이상에 대해 기록해야 한다.

세포 배양에서 염색체 이상 유발에 대한 결과를 해석함에 있어서, 높은 세포 독성이 일어나는 용량, 높은 삼투압, 극단적인 pH에서 의심스러운 양성 결과가 나타나는 것이 알려져 있다. 비록 지나치게 높은 용량에서 인위적인 양성 반응이 일어날 수 있지만, 충분히 높은 용량을 시험하지 않으면 시험의 유용성을 해치게 된다. 따라서 시험은 중간 용량으로 실시하고 어느 정도의 세포 독성이 인정되는 용량까지 넓혀야 한다.

In vivo 염색체 이상 시험에는 동물에게 화학물질을 처리하고 나서 세포유전학적 분석을 위해 세포를 모으는 방법이 있다. In vivo 시험법의 주요 장점은 포유류의 대사, DNA 복구 및 약물 역학을 포함한다는 점이다. 표적 부위는 골수(bone marrow)와 같이 분열하는 세포 수가 많고 분석을 위해 쉽게 채집할 할 수 있는 조직이다.

Fluorescence in situ hybridization(FISH; 그림 9.4)에 의한 간기 세포 분석은 핵산 프로브가 염색체 DNA의 상보적 서열에 결합하는 것을 이용한다. 프로브는 형광 염료로 표지되어 결합하는 염색체의 위치를 형광현미경으로 볼 수 있게 한다. 종종 "염색체 페인트(chromosome painting)"이라는 염색체 전체를 커버하는 프로브가 사용된다.

염색체 페인트를 사용하면 세포유전학적 분석이 용이하다. 왜냐하면 염색체 이상은 페인트된 중기에서 형광을 내는 부위의 수에 따라 쉽게 감지되기 때문이다. FISH를 사용하면

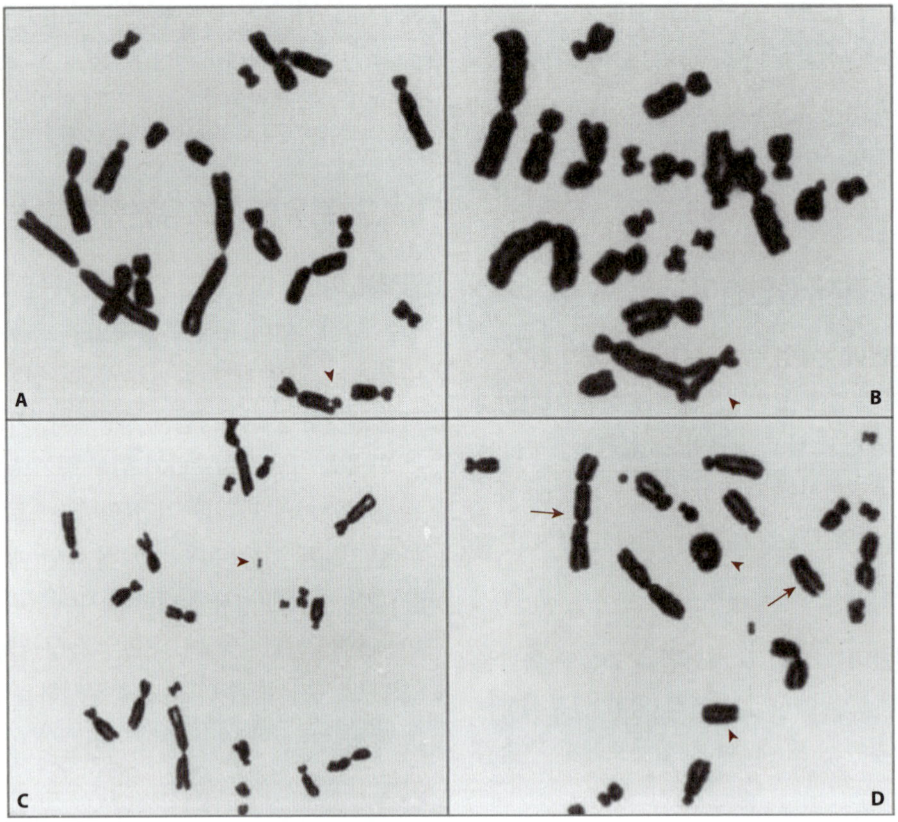

그림 9.3 Chinese hamster ovary(CHO) 세포에서 x선에 의해 유발되는 염색체 이상. A. 염색분체 결실(▶). B. Triradial이라고 불리는 염색분체 교환(▶). C. 작은 간극 삭제(▶)는 염색체 절단으로부터 유래된다. D. 하나 이상의 염색체 이상을 갖는 중기: 중심 고리+동원체가 없는 염색체 조각(▶) 그리고 동원체 2개를 갖는 염색체+동원체가 없는 염색체 조각(→).

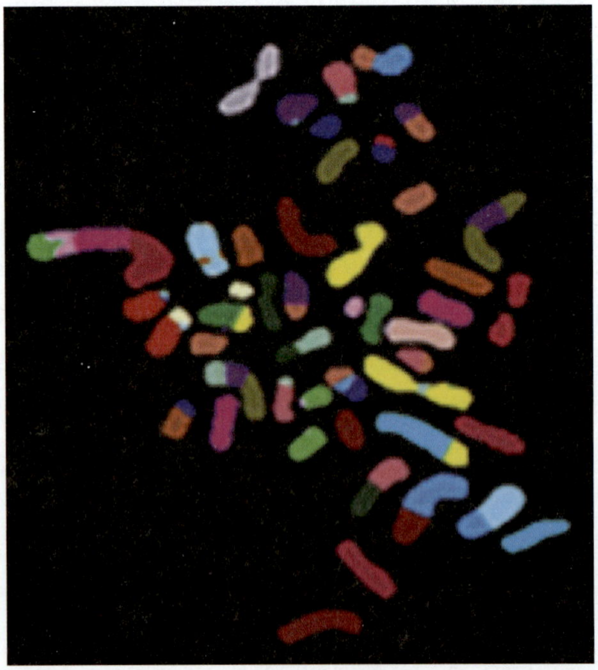

그림 9.4 FISH에 의해 식별되는 염색체 이상. 인간의 유방암 세포는 일부 염색체에 대해 이수배수성을 가지며, 색상 전환으로 확인할 수 있는 상호 전좌가 있다.

전통적인 중기 분석에서는 쉽게 탐지하기 어려운 전좌 및 삽입 등의 안정적인 염색체 변형을 측정할 수 있다.

소핵 소핵(micronucleus)은 체세포분열시 딸핵에 포함되지 않은 염색체 단편, 때로는 전체 염색체를 포함하는 막으로 둘러싸인 구조를 의미한다. 소핵은 일반적으로 동원체가 없는(acentric) 염색체 단편을 이르며, 염색체 손상의 간단한 지표로 자주 이용된다. 인간 림프구의 소핵이 그림 9.5에 나와 있다.

자매염색분체 교환(SCE) SCE는 2개 염색분체 간에 상보적인 부분으로 여겨지는 부분이 교환되는 현상이며, 염색분체 간에 염색 정도가 다른 것을 이용하여 세포학적으로 관찰한다(그림 9.6). SCE 분석은 돌연변이 유발 효과의 측정보다는 돌연변이원 노출에 대한 일반적인 지표이다.

이수배수성(aneuploidy) 이수배수성 시험법에는 염색체 수 측정, 동원체를 가지고 있는 소핵 탐지, 비정상적인 방추체 또

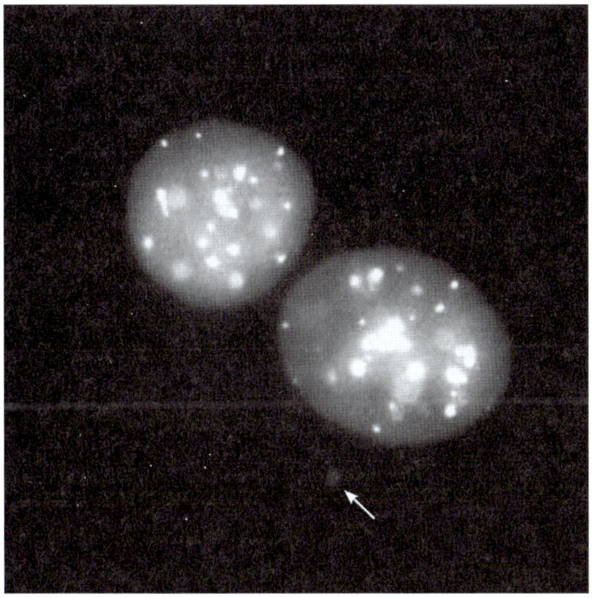

그림 9.5 인간 림프구의 소핵. Cytochalasin B 기법은 cytokinesis를 억제하여 binucleate nucleus를 유도한다. 세포분열 후에 딸핵에 염색체가 나누어져야 하는데, 염색체가 딸핵에 들어가지 못하거나 동원체가 없는 염색분체가 소핵(화살표)을 형성한다. (James Allen, Jill Barnes, Barbara Collins 허가하에 사용.)

는 방추체-염색체 결합 등이 있다.

소핵에서 염색체의 방추체 부착 영역(kinetochore)이 포함되어 있다는 것은 소핵 내에 전체 염색체가 있다는 것을 의미한다. 따라서 이수배수성은 형광표지된 kinetochore에 대한 항체 또는 동원체 DNA에 특이적인 형광표지 프로브에 의해 검출될 수 있다. 따라서 이수배수성에 기인하는 소핵 빈도 및 염색체 절단 촉진(clastogenic) 효과는 동원체가 있는 소핵 및 없는 소핵을 집계하여 동시에 측정할 수 있다.

9.4.8 생식세포 돌연변이 유발

유전자 변이 포유류 생식세포 분석은 인간 생식세포에 대한 위험을 평가하기 위한 최선의 근거를 제공한다. 포유류 분석으로 여러 생식세포 단계에서의 돌연변이 유발을 측정할 수 있다. 정자발생의 후기 단계는 돌연변이 유발에 민감하지만, 정모세포, 정자세포 및 정자 등은 일시적으로 존재한다. 정조줄기세포 및 휴지기의 난모세포의 돌연변이는 생식가능기간 동안 지속적으로 존재하므로 유전적 위해성 평가에서 특별히 중요하게 여겨진다.

염색체 변형 생식세포의 염색체 이상 유발에 관한 지식은 다음 세대의 위해성을 평가하는 데 중요하다. 생식세포 소핵 시험법이 개발되었으며, 감수분열 중 일어난 염색체 손상을 랫드 정자세포에서 관찰하고 측정된다. 포유류 생식세포에서 유래된 이수배수성은 마우스 성염색체 상실 시험(sex chromosome loss test)에서 유전학적 방법으로 측정하거나 염색체 수를 세는 세포학적 방법으로 감지할 수 있다.

세포학적 관찰 이외에도, 염색체 변형에 대한 간접적인 증거를 마우스 heritable translocation assay로부터 얻을 수 있다. 이는 화학물질을 투여한 수컷이 자손에게서 수태능이 저하되는지를 측정한다. 염색체 변형, 즉 재구성이 추정되면 세포유전학적 분석을 통해 재확인할 수 있다.

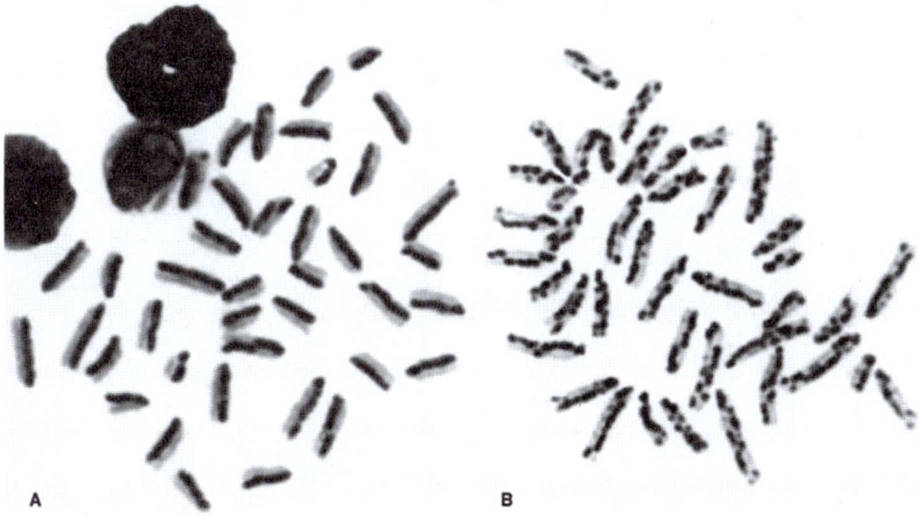

그림 9.6 인간 림프구에서 자매염색분체 교환(SCE). A. 대조군 세포의 SCE. B. Ethyl carbamate에 노출된 세포의 SCE. SCE의 수가 다수 증가한다. (James Allen and Barbara Collins 허가하에 사용.)

우성 치사 돌연변이 마우스 또는 랫드의 우성 치사 시험법(dominant lethal assay)은 포유류 생식세포 유전적 손상의 유도에 대한 광범위한 데이터베이스를 제공한다. 일반적으로 수컷에 관심대상 물질을 급성 또는 아급성으로 투여하고, 암컷과 교배시킨다. 암컷을 임신 상태에서 부검하면 염색체 이상에 기인하는 것으로 추정되는 태아 사망을 측정할 수 있고, 이의 특성 연구 및 정량화를 할 수 있다.

9.4.9 테스트 전략 수립

돌연변이가 인간의 건강에 미치는 악영향, 주로 발암과 후손으로 전달되는 생식세포의 유전자 손상에 대한 우려로 인해, 환경에 존재하는 돌연변이원 식별의 필요성이 대두되었다. 유전 독성 시험법을 사용하여 화학물질을 스크리닝 할 수 있고, 이로부터 돌연변이원을 감지하고 위해성 평가에 기여하는 돌연변이 유발 기전 및 용량-반응 관계에 대한 정보를 얻을 수 있다. 순수한 화학물질을 시험할 뿐만 아니라, 많은 돌연변이원이 복합체 혼합물로서 존재하기 때문에 환경에 존재하는 샘플을 테스트한다. 복합체 혼합물의 분석에는 돌연변이원 시험법과 정교한 분석법의 조합이 종종 필요하다.

화학물질의 유전 독성 평가는 특성이 잘 알려진 유전학적 시험법 데이터가 필요하다. 민감도는 시험법에서 양성으로 나온 발암물질의 비율을 의미하지만, 특이성은 음성으로 나온 비발암물질의 비율이다. 민감도와 특이성 모두 분석의 예측 신뢰성에 중요하다. 시험법은 여러 연구기관의 다양한 화학물질 클래스에서 많은 화합물을 이용하여 재현성과 신뢰성 있게 수행될 경우 검증되었다고 간주한다.

시험법 선택에 있어서 상호보완적인 시험법 여럿을 조합하기보다는, 기전적인 고려를 하는 것이 현명하다. 예를 들면 유전 독성 평가에서 유전자 변이에 민감한 시험법(예: Ames 시험법) 및 포유류에서 DNA 절단 발생 시험법을 실시하면 된다. 유전자 변이 외에도 포유류의 in vitro 또는 in vivo 세포유전학적 시험법으로 염색체 수준에서의 손상을 평가해야 한다. 광범위한 데이터베이스 구축을 제공하는 다른 시험법으로는 화학적 돌연변이 유발(초파리 SLRL), 독특한 유전적 엔드포인트(예: 이수배수성, 체세포분열 재조합), 다양한 생명체 및 조직에의 범용성(예: 혜성 시험법과 같은 DNA 손상 시험법), 또는 유전적 위험 평가에서 특별한 중요성을 가지는 시험법(예: 생식세포 시험법) 등이 있다.

9.5 인간 집단 모니터링

암 위험 평가를 고려하면서 역학 데이터가 없는 경우에 가장 많이 사용되는 인간 데이터는 인간 집단의 유전 독성/변이원성 평가에서 수집된 것이다. 가장 자주 행해지는 연구는 염색체 이상, 소핵, 말초 림프구의 SCE이다.

각 연구그룹의 크기는 교란변수(confounder)들이 과도한 영향을 미치는 것을 피하기 위해 충분히 크게 해야 한다. 노출군과 비노출군 사이에서 특정한 특성을 맞춰주어야 한다. 여기에는 연령, 성별, 흡연 여부 및 일반적인 식이상태 등이 포함된다. 교란변수는 크기가 큰 그룹에서는 염색체 변화 또는 돌연변이 빈도에 큰 영향을 미치지 않기 때문에, 연구그룹을 20명 이상으로 하면 특성을 정확하게 맞추지 않고도 실험할 수 있다. 어떤 경우에는 노출군을 현재의 대조군뿐 아니라 이전의 대조군(historical control)과 비교하는 것이 유용할 수도 있다.

상호 전좌(reciprocal translocation)는 세포에서 다음 세대로 전달 가능하며, 그 빈도는 노출 시간의 경과에 따른 축적으로 나타낼 수 있다. 말초 림프구 in vivo에서 관찰되는 안정적인 염색체 이상이 골수줄기세포 또는 다른 전구세포에서 in vivo로 만들어진다는 점이 중요하다. 말초 림프구의 염색체 이상은 in vitro 세포배양에서 평가할 수 있다.

9.6 유전 독성 평가를 위한 새로운 시도

DNA, RNA 및 단백질을 조작하고 특성을 확인하는 것이 가능해지면서, 기본적인 세포 과정을 이해할 수 있고 그들이 어떻게 교란될 수 있는지에 대한 지식이 발전시킬 수 있는 토대가 되었다. 그러나 정교한 분자생물학의 발전 그 자체가 유전 독성의 유용성과 위해성 평가에의 응용에 상응하는 진보를 의미하는 것은 아니다. 실시하려는 연구의 종류를 알고, 데이터를 어떻게 해석하는지를 아는 것이 언제나 중요한 문제이다. 유전 독성 분야에서 동일한 문제를 해결하기 위해 점점 더 정교한 기법을 사용하기는 하지만 결국 예전과 같은 실수를 되풀이하는 것을 피해야 할 것이다.

9.6.1 세포유전학의 발전

Giemsa와 같은 DNA 염색이나 염색체 밴딩(banding) 과정을 통한 기존의 염색체 염색 기법은 시간이 오래 걸리고 상당한 수준의 숙련을 필요로 한다. 염색체 밴딩을 사용하면 상당히 높은 정도의 정확도로 상호 전좌 및 역위와 같은 다음 세대로 전달되는 염색체 이상을 평가할 수 있다. 안정적인 염색체 변화는 부모에서 딸세포로 전달될 수 있으며, 독성물질에 대한 만성 노출을 의미한다. Dicentrics(동원체가 2개)이나 결실과 같은 세포에 치명적이고 다음 세대로 전달이 되진 않는 염색체 이상은 최근의 노출만 반영하고, 노출 후 첫 번째 세포분열 때 분석하면 이러한 염색체 이상이 나타난다.

특정 염색체, 특정 유전자 및 염색체 변형은 FISH가 개발되면서 쉽게 탐지할 수 있게 되었다. FISH의 원리는 전체 염색체 또는 유전자 영역 등의 특정 게놈 영역에서 DNA를 증폭시키고 이 증폭된 DNA를 중기의 염색체 또는 간기 핵과 하이브리드화시키는 것이다. 하이브리드화된 부위는 증폭 중에 포함된 변형된 DNA 염기를 검출하는 형광 항체 또는 증폭할 때 형광표지된 염기를 사용하여 알아낼 수 있다. 형광 표지된 하이브리드 영역은 형광현미경으로 검출할 수 있다. 종양에서의 염색체 변화는 전체 게놈 차원에서 감지할 수 있다. 비교 게놈 하이브리다이제이션(comparative gemomic hybridization)으로 종양에 존재하는 염색체 변화를 정확하고 민감한 평가하는 것이 가능하다. 비교 게놈 하이브리다이제이션 기법은 바이오칩을 이용한 자동 스크리닝으로도 사용한다.

어떤 종류의 데이터가 수집되었느냐에 따라, 어떻게 종양이 발병되었는지에 대한 이해가 달라질 수 있다. 암의 마커로서 특정 염색체 변형에 대한 용량-반응 관계 데이터는 암 위해성 평가 프로세스를 향상시킬 수 있는데, 종양 발생률을 신뢰성 있게 평가할 수 있는 노출보다 낮은 수준의 노출 영향을 설명할 수 있기 때문이다. 세포유전학적 데이터 또한 실험동물에서 생성된 데이터로부터 인간으로 외삽하는 데 있어서 이 결과를 향상시킬 수 있다.

9.6.2 돌연변이의 분자생물학적 분석과 유전자 발현

기술적 진보에 의해 돌연변이의 정확한 근거를 DNA 서열 수준에서 확립할 수 있다. 시험하는 DNA를 올리고뉴클레오티드 어레이에 하이브리드화하여 특이적인 유전자 변형 또는 세포수준에서의 결과를 신속하게 알 수 있고 자동화할 수 있다. cDNA 마이크로어레이 기법으로 한 번에 수백 또는 수천 개의 유전자 발현의 변화를 측정할 수 있다. mRNA 수준에서의 발현 레벨은 알려진 유전자나 발현 배열 태그(expressed sequence tag, EST) 유래의 올리고뉴클레오티드 단편을 그리드(grid)에 심고, 이와 cDNA와의 하이브리드화 정도에 의해 측정한다. 이 기법은 세포의 정상 유전자 발현 패턴 대비 화학물질 또는 물리적 인자에 대한 노출에 대한 세포의 반응을 확립하는 데 있어 큰 잠재력을 가지고 있다.

이러한 마이크로어레이 기반 기술은 massively parallel sequencing 또는 ultrahigh throughput sequencing 기법으로 대체되고 있으며, 이는 노출에 대한 반응으로 나타나는 유전자 발현 변화를 정량적으로 평가할 수 있다. 이러한 시퀀싱에 근거한 기술은 하이브리드화가 아닌 분자 개수 측정 방식을 기반으로 했다는 점에서 장점이 있으며, 양적으로 매우 낮은 수준의 transcript를 감지할 수 있기도 하다. 병행해서 프로테오믹스 및 메타볼로믹스 기법을 사용하면 광범위한 세포 단백질의 변화를 내인성 또는 외인성 인자에 따라 평가할 수 있고 잠재적으로 특정한 효과에 대한 바이오마커를 개발하는 것까지 이어질 수 있다.

유전 독성 분야의 동향을 보자면, 위해성 식별에서 "예/아니오"를 얻는 접근법은 사용이 줄어들고 있다. 연구동향은 화학물질 및 물리적 인자가 세포와 조직의 유해반응을 어떻게 생성하는지에 대한 기전적 이해를 하는 방향으로 바뀌고 있다. 이러한 지식은 세포와 초기 상호 작용에서 유해한 결과에 이르는 경로에 따른 중요한 사건을 나타내는 유용한 생물지표(bioindicator)의 개발에도 이용할 수 있다. 또한 연구동향은 단일유전자의 반응보다는 게놈 전체 수준에서의 분석 쪽으로 바뀌고 있다.

9.7 결론

식물, 곤충, 포유류 세포에서 전리방사선 및 화학물질이 돌연변이와 염색체 변형을 유도할 수 있는 것으로 유전 독성이 나타날 수 있다. 유전 독성에 대한 단기간의 다양한 시험법을 통해 많은 돌연변이원을 식별하였고, 돌연변이원과 발암물질과의 관계를 규명하였다. 예측과 다르게, 유전 독성을 일으키지 않는 발암물질이 알려졌다. 돌연변이 유발에 관련된 주요 세포 프로세스로는 DNA 복구의 여러 경로, 세포주기 제어 및 DNA와 특정 세포 구조가 확인될 때까지 세포주기를 진행시키지 않는 체크포인트 등이 있다. 유전 독성의 최근 발전에 따라, 유전물질과 그 온전한 기능에 영향을 미칠 수 있는 기본적인 세포 프로세스에 대한 이해가 향상되었다. 포유류 생식세포의 변이를 검출하고 분석하는 능력은 계속 향상되고 있고, 이는 사람 집단에서의 돌연변이의 장기적인 영향을 이해하는 데 도움을 줄 것이다.

참고문헌

Bansbach CE, Cortez D: Defining genome maintenance pathways using functional genomic approaches. *Crit Rev Biochem Mol Biol 49*:327–341, 2011.

Barile FA: *Principles of Toxicology Testing*. Boca Raton, FL: CRC Press, 2013.

Mahadevan B, Snyder RD, Waters MD, et al.: Genetic toxicity in the 21st century: reflections and future directions. *Environ Mol Mutagen 52*:339–364, 2011.

Semizarov D, Blomme E: *Genomics in Drug Discovery and Development*. Hoboken, NJ: John Wiley & Sons, 2009.

연습문제

1. 종양 유전자(oncogene)는:
- **a.** 정상적인 세포 성장과 발달을 유지한다.
- **b.** 유전적으로 열성으로 기능을 나타낸다.
- **c.** 활성화된 프로모터를 갖는 위치로의 전좌를 통해 형성되는 경우가 있다.
- **d.** 돌연변이가 일어나서 proto-oncogene을 형성한다.
- **e.** 성장 인자와 GTPase를 포함하나, 전사 인자는 포함하지 않는다.

2. 다음 중 DNA 손상의 일반적인 원인 중 하나가 아닌 것은?
- **a.** 전리방사선
- **b.** 자외선
- **c.** 친전자성 화학물질
- **d.** DNA 중합효소 오류
- **e.** x선

3. 다음 두 개의 DNA 복구 메커니즘으로 짝지어진 보기 중 돌연변이가 개체 유전적 구성을 변화시킬 가능성이 가장 높은 것은?
- **a.** nonhomologous end-joining(NHEJ) 및 염기 절제 복구
- **b.** nonhomologous end-joining(NHEJ) 및 상동재조합
- **c.** 상동재조합 및 뉴클레오티드 절제 복구
- **d.** 뉴클레오티드 절제 복구 및 염기 절제 복구
- **e.** 상동재조합 및 잘못짝지움 복구

4. 다음 중 틀이동 돌연변이로 간주되지 않는 DNA 돌연변이는 어느 것인가?
- **a.** 5개 뉴클레오티드의 삽입
- **b.** 7개 뉴클레오티드의 삽입
- **c.** 18개 뉴클레오티드의 결실
- **d.** 13개 뉴클레오티드의 결실
- **e.** 1개 뉴클레오티드의 결실

5. 다음 중 어느 하나의 염기쌍 돌연변이가 transversion 돌연변이인가?
- **a.** T → C
- **b.** A → G
- **c.** G → A
- **d.** T → U
- **e.** A → C

6. 감수분열 중 nondisjunction에 관한 다음 진술 중 적절하지 않은 것은?
- **a.** nondisjunction은 감수분열 I 또는 감수분열 II에 일어날 수 있다.
- **b.** nondisjunction이 일어나고 나서 모든 생식세포는 비정상적인 염색체 수를 가지고 있다.
- **c.** Trisomy 21(다운 증후군)은 nondisjunction의 흔한 예이다.
- **d.** 감수분열 I에서 nondisjunction이 일어나면 상동성 염색체는 분리되지 않는다.
- **e.** 스핀들 섬유의 부정확한 형성이 감수분열 중 nondisjunction의 일반적인 원인이다.

7. 다음 중 열성 유전 패턴을 가지고 있지 않은 질환은 무엇인가?
   a. 페닐 케톤뇨증(phenylketonuria)
   b. 낭포성 섬유증(cystic fibrosis)
   c. 테이삭스(Tay-Sachs)병
   d. 겸상 적혈구 빈혈
   e. 헌팅턴병

8. 에임스 시험법의 목적은 무엇인가?
   a. 세균 DNA에 돌연변이가 생기기까지 받아들일 수 있는 자외선의 역치를 결정한다.
   b. 다양한 화학물질로 처리한 세균 콜로니에서 이수배수성의 빈도를 측정한다.
   c. 필수적인 영양소가 없는 상태에서 세균 콜로니가 자랄 수 있는 복귀 돌연변이의 빈도를 측정한다.
   d. 돌연변이원을 처리한 곰팡이서 유발된 재조합 속도를 측정한다.
   e. *Drosophila*에서 표현형 변화의 유도를 측정한다.

9. 포유류 세포유전학적 시험법에서 염색체 이상은 화학물질 처리 후 세포주기의 어느 단계에서 측정되는가?
   a. 간기(interphase)
   b. M기(M phase)
   c. S기(S phase)
   d. G1
   e. G2

10. 다음의 분자 중 mRNA에 전사되는 특정 유전자의 양을 측정하는 데 사용되는 분자는 어느 것인가?
   a. 단백질
   b. mRNA
   c. DNA
   d. cDNA
   e. CGH

발생 독성학
Developmental Toxicology

10장

John M. Rogers

10.1 문제점의 범위—임상 경험
- 10.1.1 탈리도마이드
- 10.1.2 디에틸스틸베스트롤
- 10.1.3 에탄올
- 10.1.4 담배 흡연
- 10.1.5 코카인
- 10.1.6 레티노이드
- 10.1.7 항간질약
- 10.1.8 안지오텐신전환효소 억제제와 안지오텐신 수용체 길항제

10.2 발생 독성학의 원칙
- 10.2.1 독성 민감성 임계기와 독성의 종료점
- 10.2.2 용량-반응 관계와 역치 개념

10.3 발생 독성의 기전과 발병
- 10.3.1 이상형태증 형성의 분자적 기초의 발전

10.4 임신 중 약동학과 대사

10.5 모체 독성과 발생 독성 사이의 관계
- 10.5.1 발생에 영향을 미치는 모체 인자
  - 유전
  - 질병
  - 영양
  - 스트레스
  - 태반 독성
  - 모체 독성

10.6 내분비계 장애물질의 발생 독성
- 10.6.1 실험동물 증거
- 10.6.2 임상 증거
- 10.6.3 검사 프로그램에의 영향

10.7 현대 안전성 평가
- 10.7.1 생체내 시험의 규제지침
- 10.7.2 다세대 검사
- 10.7.3 소아 건강
- 10.7.4 대안적인 시험전략
- 10.7.5 역학
- 10.7.6 자료의 유사
- 10.7.7 위해성 평가의 요소들

10.8 미래 전망

요점

- 발생 독성학은 약동학, 기전, 발병, 비정상적 발생을 야기하는 인자나 환경에 노출되면 따라오는 결과들에 대한 연구를 아우른다.
- 발생 독성학은 기형학, 즉 구조적 선천장애의 학문을 포함한다.
- 배우자형성(*gametogenesis*)은 반수체 생식세포(난자와 정자)를 형성하는 과정이다.
- 기관 발생(*organogenesis*)은 대부분의 신체구조들이 확립되는 기간을 말한다. 기형형성에 민감한 이 기간은 인간의 임신 기간 중 후반 1/3 시작점부터 8주차까지 지속된다.

10.1 문제점의 범위—임상 경험

일반적인 인구 집단에서 임신 성공은 놀라울 정도로 낮은 빈도로 나타난다. 임신의 부정적인 결과로는 착상 후 임신 손실이 31%; 주요한 선천적 장애 비율은 출생 직후 2~3%이며, 만 1세 시점에는 더 많은 징후들이 진단됨에 따라 6~7%로 증가한다; 경미한 선천적 장애가 14%; 저체중아가 7%; (1세 미만의) 유아 사망이 1.4%; 신경기능 이상이 16~17%로 추정된다. 따라서 사람의 경우 완벽하게 정상적이고 건강한 유아를 출산하는 확률은 절반 이하이다. 화학물질 수백 가지가 기형발생물질(teratogen)이며; 그 대부분은 우리가 알지 못하는 기전으로 선천적 장애를 유발한다. 표 10.1은 인간에게 태아기 발생에 변화를 주는 것으로 알려진 화학물질이나 화학물군, 상황이 나열하고 있다.

10.1.1 탈리도마이드

1960년 서독에서 무지증(amelia; 팔다리 하나 이상의 결여)이나 단지증(phocomelia; 팔다리 장골이 축소됨) 등 드문 사지기형 출산아들의 급격한 증가가 보고되었다. 선천적 심장병; 눈, 장, 신장 이상; 외이, 내이 기형 또한 함께 보고되었다. 이의 원인 물질로 밝혀진 탈리도마이드(thalidomide)는 수면 보조제와 임신 중 구역질과 구토를 완화시키기 위해 세계적으로 널리 사용되었다. 이 약물은 치료농도에서 성인 인간과 설치류에게 눈에 띄는 독성이나 중독성이 관찰되지 않았다.

이 재앙의 결과, 규제기관에서 약물이 임신 결과에 미치는 영향을 평가하기 위한 필요 요건들을 개발하였다.

10.1.2 디에틸스틸베스트롤

디에틸스틸베스트롤(diethylstilbestrol, DES)은 합성 비스테로이드성 에스트로겐으로, 1940~1970년대 사이에 미국에서 절박유산(threatened miscarriage)을 방지하기 위하여 광범위하게 사용되었다. 이것은 곧 질의 세포 샘암종(cell adenocarcinoma)과 관련이 있다는 것이 밝혀졌다. 임산부가 임신 후 18주가 되기 전 DES를 복용하면 그 자손에게 생식기 이상이 유발된다는 점이 밝혀졌고; 질과 자궁경부의 비암성 변형의 발생정도는 75%에 달하는 것으로 추정되었다. 또한 DES에 노출된 임산부가 낳은 남자 소아의 경우 생식기 이상과 사정시 정액량 감소, 정액 질 저하 등이 많이 일어나

표 10.1 인간 발생 독성 유발 인자

방사선
- 원자낙진
- 방사성 요오드
- 치료용

감염
- 사이토메갈로바이러스
- 단순헤르페스바이러스1과2
- 파르보바이러스 B-19(감염홍반)
- 풍진바이러스
- 매독
- 톡소포자충증
- 수두 바이러스
- 베네주엘라 말 뇌염바이러스

모체 외상과 대사성 불균형
- 알코올중독
- 양수천자, 초기
- 융모막융모표본채취(60일 이전에)
- 크레틴병
- 당뇨
- 엽산결핍
- 고열
- 페닐케톤뇨증
- 류마티스병과 선천적 심장차단
- 쇼그렌증후군
- 남성화종양

약물과 화학물질
- 아미노글리코사이드
- 안드로겐성 호르몬
- 안지오텐신전환효소 억제제: 캡토프릴, 에날라프릴
- 안지오텐신 수용체 길항제: 사르탄(sartans)
- 항경련제: 다이페닐하이단토인, 트리메타디온, 발프로산, 카르바마제핀
- 부설판
- 일산화탄소
- 클로람부실
- 코카인
- 쿠마린
- 시클로포스파미드
- 시타라빈
- 디에틸스틸베스트롤
- 다나졸
- 에르고타민
- 에탄올
- 에틸렌 옥시드
- 플루코나졸
- 엽산 길항제: 아미노프테린, 메토트렉세이트
- 요오드화물
- 납
- 리튬
- 수은, 유기
- 메티마졸
- 메틸렌 블루
- 미소프로스톨
- 페니실라민
- 폴리염화비페닐
- 퀴닌(고용량)
- 레티노이드: 아큐탄, 이소트레티노인, 에트레티네이트, 아시트레틴
- 테트라사이클린
- 타릴도마이드
- 담배 흡연
- 톨루엔
- 비타민 A(고용량)

는 것으로 관찰되었다. 태아기 때의 DES 노출이 이와 같이 잠재적이고 파괴적인 징후를 가져온다는 것을 인지하면서 자궁 내 약물 노출이 초래할 수 있는 부작용의 규모와 범위를 확장시키는 계기가 되었다. 랫드를 이용한 최근의 연구는 DES 노출 때문에 상승한 기형 민감도는 노출된 모체의 다음 세대들에게까지 전달된다는 것을 암시하고 있다.

10.1.3 에탄올

에탄올의 발생 독성의 기원은 성서시대에까지 거슬러 올라갈 수 있으나(예: 사사기 13:3-4), 1971년 태아 알코올 증후군(fetal alcohol syndrome, FAS)에 대한 기록 이후부터 사람들은 알코올이 발생 독성을 가지고 있다는 점을 명확히 받아들였다. FAS는 머리얼굴이상형태증, 자궁 내에서와 출생 후의 발육지연, 정신운동과 지능발달의 지체, 그리고 다른 여러 비특이적 이상을 포함한다. 자궁 내에서 FAS를 유발하는 용량보다 적은 용량에 노출된 소아의 경우 앞서 말한 FAS의 일부 증상들을 보이거나 경미한 형태의 신경 및 행동장애를 보이며 이를 **태아 알코올 스펙트럼 장애**(*fetal alcohol spectrum disorder, FASD*)라고 한다. 알코올 섭취는 용량 의존적으로 출생시 체중에 영향을 끼칠 수 있다.

10.1.4 담배 흡연

태아기와 출생 후 초기에 담배연기 및 그 성분에 노출되는 것이 오늘날 환경적으로 유도된 발생학적 질병과 사망률의 주된 원인이다. 미국에서는 공중보건프로그램을 통해 임신 중 흡연을 억제하려는 노력을 하고 있지만 미국 여성의 약 25%가 임신 중 흡연을 지속한다. 발생 중 담배연기 노출의 결과, 자연유산, 출산전후 사망, 영아급사증후군(sudden infant death syndrom, SIDS), 학습, 행동, 주의 장애, 저체중아 출산의 위험이 높아진다. 담배연기의 한 성분인 니코틴은 실험동물에서 신경 기형 발생물질로 알려졌으며 니코틴 하나로도 담배연기의 발생학적 부작용의 많은 부분을 야기할 수 있다. 출생 전후 담배연기에 대한 노출은 폐의 분지형태발생(branching morphogenesis)과 성숙에 영향을 미칠 수 있어서 생리기능에 변화가 올 수 있다. 환경에 의한 간접흡연은 비흡연자 임산부와 그 아기에게 유의미한 위해요소가 되며, 이 경우 적극적 흡연자의 태아와 비슷한 정도로 태아에게 악영향을 끼친다.

10.1.5 코카인

코카인은 혈관수축 효과를 가진 국소 마취제이다. 코카인이 태아에 끼치는 영향은 복잡하고 논란의 여지가 많으며 인구집단을 대상으로 코카인이 생식능력에 미치는 영향을 관찰하기가 어렵다. 사람들이 코카인에 정확히 얼마나 노출되는지 확인하는 것이 어려운데 그 이유는 사회경제적 지위나 담배, 술, 다른 약물남용 등 여러 가지 혼돈 인자들이 있기 때문이다. 게다가 코카인이 태아와 유아의 신경학적 그리고 행동학적 변화에 끼치는 영향으로 보고된 것은 규명하기도 수량화하기도 어렵다. 그럼에도 불구하고, 인간의 코카인 노출과 연관된 부작용에는 태반조기박리, 조숙 산통과 분만, 소두증, 전뇌 발달 이상, 저체중아, 영아급사증후군(SIDS), 신생아의 신경학적 비정상 수면 증후군(neonatal neurologic syndrome of abnormal sleep), 떨림, 섭식장애, 과민성, 저빈도 발작 등이 있다.

10.1.6 레티노이드

비타민 A(레티놀)에 대한 노출은 얼굴, 사시, 심장, 중추신경계, 뼈대의 기형을 유발한다. 자연유산, 하나 이상의 주요 기형을 가지고 태어난 유아, 5세 때 IQ가 85 이하인 소아 등이 비타민 A의 부작용으로 보고된 사례이다.

10.1.7 항간질약

가임기 여성의 간질에 대한 임상관리는 어렵다. 임신 중의 발작을 통제하는 것은 중요하지만, 현재 사용되고 있는 대부분의 항간질약들이 선천적 결손증, 인지장애, 태아사망 등의 발생독성을 야기하는 것으로 알려졌다. 페니토인, 카르바마제핀, 발프로산 등을 포함하는 항간질약군은 인간 기형 형성 물질로 여겨진다. 현재까지의 연구는 새로운 항간질약인 gabapentin, lamotrigine, oxcarbazone, topiramate, zonizamide가 1세대 항간질약보다 안전할 수 있다고 제안한다.

10.1.8 안지오텐신전환효소 억제제와 안지오텐신 수용체 길항제

레닌-안지오텐신 시스템은 혈압의 주요 조종장치이다. 이 시스템의 적극적 신호전달자는 안지오텐신 II로, 이것은 안지오텐신 II 수용체에 결합하여 혈관수축, 체액저류를 일으켜서 혈압을 상승시킨다. ACE 억제제와 안지오텐신 수용체 차단제는 널리 처방되고 있으며 임신 하반기에 사용되면 양수과

표 10.2 윌슨의 기형학 기본원칙

Ⅰ. 기형발생의 민감도는 수태물의 유전자와 이 수태물이 부정적인 환경 인자들과 상호 작용하는 방식에 의존한다.
Ⅱ. 기형발생의 민감도는 부정적 영향 인자에 노출되었을 때의 발생단계가 무엇인지에 따라 달라진다.
Ⅲ. 기형발생 인자는 일련의 비정상적인 발생관련 사건들을 개시(발병)하기 위해 자라고 있는 세포와 조직에 구체적인 방식(기작)으로 작용한다.
Ⅳ. 부정적 영향요인들이 발생 중인 조직에 접근하는 것은 그 영향(인자)의 성질에 의존한다.
Ⅴ. 비정상 발생의 네 가지 징후들은 사망, 기형, 성장지연, 그리고 기능 결함이다.
Ⅵ. 약물 용량이 커짐에 따라 비정상 발생 징후들의 빈도와 정도는 무영향에서 치명적인 수준까지 증가한다.

출처: Wilson JG: *Environment and Birth Defects*. New York, NY: Academic Press/Elsevier; 1973.

소(적은 양수), 태아성장지연, 폐의 형성부전, 관절구축, 성장미숙(hypocalvaria), 신생아 신부전, 저혈압, 그리고 사망을 유발하는 것으로 알려져 있다. 일부 연구는 임신 3개월 안에는 이러한 약물에 대한 노출을 피해야 한다고 제안한다.

10.2 발생 독성학의 원칙

1959년 윌슨(Jim Wilson)이 만든 기형학의 기본 원칙은 표 10.2에 나열되어 있다. 이것은 오늘날에도 타당하다.

10.2.1 독성 민감성의 임계기와 독성의 종료점

발생기 동안에는 유전자 전사를 조절하는 일련의 인자들에 다양한 변화가 일어난다. 정상적인 발생을 위한 세포 간, 세포 내 신호경로는 전사, 번역, 그리고 번역 후 조절에 의존한다. 발생기 동안 발생하는 빠른 변화들은 독성 표적으로서의 배아/태아의 특성을 바꾼다. 인간과 실험동물종의 주요 발생 사건들의 시기가 표 10.3에 나타나 있다.

배우자형성(*gametogenesis*)은 반수체 생식세포(난자와 정자)를 형성하는 과정을 말한다. 정자와 난자는 수정 과정

표 10.3 일부 포유류에서 주요 발생단계의 시기*

	랫드	토끼	원숭이	인간
주머니배 형성(배반포)	3~5	2.6~6	4~9	4~6
착상	5~6	6	9	6~7
기관형성	6~17	6~18	20~45	21~56
원시선	9	6.5	18~20	16~18
신경판	9.5	—	9~21	18~20
첫 번째 체절	10	—	—	20~21
첫 번째 인두굽이	10	—	—	20
첫 번째 심박동	10.2	—	—	22
체절 10개	10~11	9	23~24	25~26
팔싹(지아)	10.5	10.5	25~26	29~30
다리싹(지아)	11.2	11	26~27	31~32
고환 분화	14.5	20	—	43
심장 중격형성	15.5	—	—	46~47
입천장 닫힘	16~17	19~20	45~47	56~58
남성에서 요도고랑 닫힘	—	—	—	90
임신기간	21~22	31~4	166	267

*발생단계의 연령을 임신 날짜수로 표기.
출처: Shepard TH: *Catalog of Teratogenic Agents*, 9th ed. Baltimore, MD: The Johns Hopkins University Press; 1998.

(*fertilization*)에서 융합하여 2배체의 **수정란**(*zygote*), 즉 하나의 세포인 배아를 형성한다. 생식자발생과 수정은 독성물질(toxicant)에 취약하다. 모계와 부계의 게놈이 수정란 게놈에 기여하는 바가 동등하지 않다는 것이 알려져 있다. 생식자발생기 동안에 **각인**(*imprinting*; 시토신 메틸화와 염색질 형태 변화를 동반함) 과정이 진행되어 특정 대립유전자가 그것이 모계 유전이냐 부계 유전이냐에 따라 표현도에 차이를 갖게 된다.

후성유전학이란 염색질 생화학적 변화를 일으켜서 형태와 유전자 발현에 변화를 가져오는 것을 말한다. 후성유전학적 변화는 DNA 메틸화, 히스톤 수정, 그리고 microRNA 발현 등을 포함한다. 이 변화들은 후성유전학적 표지들이 지워지고 복구되는 일생기간에 일어나는 특이적 단계들이다. 이 단계들은 대대적인 게놈 탈메틸화가 일어나는 두 기간을 포함한다. 그 한 기간은 원시 생식세포(primordial gem cell)의 이동과 증식으로서 이 기간 동안 각인된 유전자들이 탈메틸화되고 자녀의 생식자발생기 동안 재메틸화가 성별에 따라 특이적으로 일어난다. 후성유전학적인 재프로그래밍의 또 다른 기간은 수정란 형성 직후, 그리고 초기 배아기 때 나타나고, 주머니배(blastocyst) 단계에서 전체 게놈 메틸화가 최하점에 다다른다.

수정 이후 배아는 나팔관(난관)을 따라 내려오고 자궁벽에 착상한다. **착상전**(*preimplantation*) 기간 동안 세포들은 빠르게 분열하여 크기 증가없이[수정란 **분열**(*cleavage*)을 통해] 수적으로 많아지며 이 과정 동안에 배아의 공동화가 일어나 체액으로 가득찬 주머니배 공간이 형성된다. **주머니배**(*blastocyst*)라고 불리는 이 단계는 배아 그 자체가 될 운명을 가진 세포들과 배체외막(extraembryonic membranes)과 지지구조물이 될 세포들을 포함한다.

착상전 독성은 일반적으로 성장(성장이 제한적이기 때문에)이나 사망(과도한 손상과 착상실패로 인한 경우)에 거의 영향을 끼치지 않는다. 착상전 기간 동안 빠른 체세포분열로 인해, DNA 합성/온전성에 영향을 끼치는 화학물질이나 미세소관 조립에 영향을 끼치는 화학물질들이 배아에 도달하게 된다면 특히 유독할 수 있다.

착상 이후 배아는 **장배형성단계**(*gastrulation*)를 거치는데, 이 과정 동안 3가지 1차배엽이 형성된다 — **외배엽**(*ectoderm*), **중배엽**(*mesoderm*), **내배엽**(*endoderm*). 장배형성단계에서 세포들은 **원시선**(*primitive streak*)이라고 불리는 정중선 구조를 통해 이동하고, 이 움직임은 배아의 기본적인 형태발생의 장을 구축한다. 기관 발생의 서막으로서, 장배형성단계는 기형발생 물질에 꽤 민감하다. 장배형성단계에 투입된 수많은 독물(toxicant)들이 눈, 뇌, 그리고 얼굴의 기형을 유발한다. 이러한 기형은 장배형성기의 세포이동으로 결정되는 구간 중 하나인 전방 **신경판**(*neural plate*)이 손상되었다는 것을 나타낸다.

외배엽에서의 신경판 형성은 대부분의 신체 구조가 형성되는 **기관형성**(*organogenesis*)의 시작을 알려주는 신호이다. 기형에 대한 민감도가 높아진 이 기간은 임신 기간에서 대략 3주차에서 8주차에 걸친다. 기관 발생 단계에서의 빠른 변화들은 세포 증식, 세포 이동, 세포 간 상호 작용, 형태발생적인 조직 개조를 필요로 한다. 기관 발생기 내에서는, 형성되고 있는 각 구조마다 독성물에 대한 취약성이 가장 높은 기간이 특이적으로 존재한다. 이러한 각 구조의 기형형성 취약시기는 그 구조의 주요 발생학적 사건의 시기와 맞물린다.

기관형성이 끝나면 **태아기**(*fetal period*)가 시작되고 이때에 조직분화, 성장, 그리고 생리적 성숙이 진행된다. 이때에는 기관들이 모두 존재하며 아직 완벽하게 발달된 것은 아니지만 거시적으로 알아볼 수 있는 상태이다.

태아기 때의 독성물질에 대한 노출은 성장과 기능적 성숙에 영향을 미칠 가능성이 크다. 그 부작용으로 중추신경계와 생식기의 기능적 이상이 생길 수 있으며 이 경우 행동, 정신, 운동기능에 문제가 생기고 출산력이 감소한다.

지난 20년 동안, "발생학적 프로그래밍"이라는 개념이 나타났는데, 이것은 발생학적 환경이 태아의 대사 인자에 영향을 끼쳐서 이것이 태어난 유아의 인생 전반에 그 영향이 지속된다는 것이다. 태아의 프로그래밍에 관한 많은 작업은 모체의 영양섭취의 역할에 초점이 맞추어져 있고, 출산 전과 출산 직후 화학물질에 대한 노출이 유발하는 장기간 영향에 관한 자료는 매우 부족하다. 화학물질의 영향 중 일부는 몇 년이 지나서야 드러나고(예: DES에 관해 적은 위의 내용) 다른 영향들은 노년에 노화와 장기부전이 정상보다 빨리 시작되게 한다.

10.2.2 용량-반응 관계와 역치 개념

발생학적 독성 연구에서 출생시 관찰한, 태아기 독성물질 노출의 주요 영향은 배아 사망, 기형, 성장지연이다. 일부 작용물질의 경우에, 이러한 종말점은 용량이 증가함에 따라 차례로 나타낸다. 예를 들어 낮은 용량에서는 성장지연을 일으키고 더 높은 용량에서 기형을, 그리고 그 다음에 사망을 일으킨다.

용량-반응 관계의 또 다른 주요 요소는 낮은 용량에서 보이는 용량-반응 곡선의 모양이다. 포유류 배아는 성장을 다시 정상적으로 회복시키는 능력과 세포의 항상성 기작을 가지고 있고 모체가 대사적 방어 기전을 가지고 있으므로 포유류의 발생 독성은 일반적으로 역치 현상으로 이해할 수 있다. 이러한 방어시스템 덕분에 일정수준 이하의 독성물질에서는 부작용이 나타나지 않는다는 현상을 임계점 현상이라고 한다.

10.3 발생 독성의 기전과 발병

기전(*mechanism*)이라는 단어는 비정상 발생을 야기하는 세포수준에서의 사건을 말한다. **발병**(*pathogenesis*)은 궁극적으로 비정상을 야기하는 세포, 조직, 기관수준에서의 후유증을 말한다. 기형발생의 기작에는 돌연변이, 염색체 절단, 비정상 세포분열, 변화된 핵산 온전성과 기능, 전구물질이나 기질의 공급 감소, 감소한 에너지 공급, 막 특성과 삼투성 균형, 그리고 효소 억제의 변화가 있다. 비록 이러한 세포 손상은 발생기에만 한정되어 있는 것은 아닐지라도, 이들은 배아에서 세포 증식 감소, 세포자멸사(apoptosis), 세포 간 상호 작용 이상, 생합성 감소, 형태형성 이동 억제, 발달 중인 구조의 기계적 방해 등 독특한 발병 반응을 촉발시킨다.

세포사멸(cell death)은 정상적 형태형성에 중요한 역할을 한다. **프로그램된 세포사멸**(*programmed cell death*)이라는 용어는 배아의 유전적 통제하에서 이루어지는 **세포자멸사**(*apoptosis*)를 말한다. 세포자멸사는 손판(hand plate)에서 손[발]가락이 형성될 때와 중추신경계-원위구조 사이의 기능적 연결성을 확립하기 위해 필수적이다. 세포증식률은 개체발생 동안 공간적, 시간적으로 변화한다. 배아에서 세포증식과 세포분화, 그리고 세포자멸사 간에는 정교한 균형이 이루어져 있다. DNA 손상은 세포주기에 혼란을 주고 세포사멸을 유도할 수 있다.

9장에서 논의되었듯이, DNA 손상은 세포주기 진행을 G_1-S 사이, S기, G_2-M 사이에서 억제할 수 있다. 만약 DNA 손상이 복구된다면 세포주기는 정상으로 돌아올 수 있으나, 손상이 너무 과도하거나 세포주기 정지가 너무 길어진다면, 세포자멸사가 촉발된다. DNA 손상과 복구 사이의 관계, 세포주기 진행, 그리고 세포자멸사가 **그림 10.1**에 묘사되어 있다. 세포주기와 세포자멸사를 조절하기 위해 존재하는 수많은 체크포인트와 인자들이 있으므로 서로 다른 세포집단은 세포자멸사에 대한 경향이 서로 다르므로 같은 자극이 주어졌다 할지라도 서로 다르게 반응할 것이라는 것을 알 수 있다.

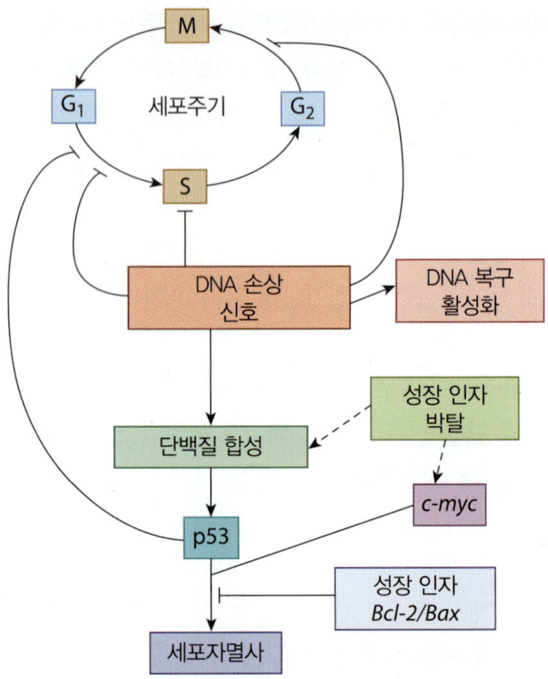

그림 10.1 DNA 손상과 세포주기 정지나 세포자멸사 유도 사이의 관계. DNA 손상은 G_1과 S 사이, S기 내, 또는 G_2와 체세포분열 사이에서의 세포주기 억제 신호를 보낼 수 있다. 이 신호들은 또한 DNA 복구 기작과 p53 등의 단백질 합성을 활성화함으로써 세포자멸사를 개시할 수 있다. 성장 인자, 그리고 *c-myc*(전암유전자) 및 *Bcl-2*/*Bax* 유전자군의 생성물, 분화정도, 세포주기 단계가 배아 DNA 손상의 궁극적 결과의 주요 결정 인자들이다.

분자적 그리고 세포적 손상은 증식과 세포 생존능력에 영향을 끼칠 뿐만 아니라, 세포 이동, 세포-세포 상호 작용, 분화, 형태형성, 그리고 에너지 대사에 영향을 미칠 수 있다. 배아가 그러한 영향을 상쇄하는 보상 기전이 있음에도 불구하고, 정상적인 자손이 태어날 것인가 또는 기형의 자손이 태어날 것인가는 발병 경로의 각 단계에서의 손상과 복구 사이의 균형에 따라 결정된다.

10.3.1 이상형태증 형성의 분자적 기초의 발전

유전자 표적화와 유전자 이식 전략의 발전으로 발생기 중 특정 시점에 특정 종류의 세포에서 유전자 발현을 조절하는 것이 가능해졌다. 발생에 있어서 특정 유전자 발현물이 어떤 영향을 끼치는지를 자세히 연구하기 위해 조건적 knockouts (cKO) 또는 knockins(cKI), 유도 가능한 유전자 발현 등의 기술들을 사용하고 있다. 합성 안티센스 올리고뉴클레오티드를 제작하여 세포의 mRNA에 결합시키면 이 mRNA를 불활성화할 수 있으므로, 특정 유전자의 발현을 원하는 공간에서 원하는 시간에만 억제할 수 있다. 이 방식으로 유전자 기능은 원하는 시점에 스위치를 끌 수 있다. RNA interference(간섭)는 보다 더 최신의 유전자 knockdown 기술로, RNA interference(간섭) 경로의 발견을 아주 잘 활용하고 있다. Small interference (si)RNA, plasmid-, 그리고 virus-encoded small RNAs은 전사 후에 특정 유전자의 발현을 down-regulate하는 데에 이용할 수 있다.

유전자 기능의 획득은 해당 유전자에 붙어 있는, 유도가능한 프로모터를 이용하여 유전자 구조를 조작함으로써도 연구할 수 있다. 전위성(정상 위치가 아닌)의 유전자 발현은 어디에서나 일어나게 만들 수도 있고, 발현을 주도하는 프로모터를 적절히 선택함으로써 특정 장소에서만 일어나게 만들 수도 있다. 특정 유전자의 일시적 과발현은 아데노바이러스를 이용한 형질도입(adenoviral transduction)을 이용하여 완수할 수 있다.

10.4 임신 중 약동학과 대사

어떤 형태의 화합물들이 얼마나 수태물(conceptus)에 도달하는지는 그것이 발생 과정에 영향을 끼치는지 아닌지를 결정하는 주요 인자이다. 재료, 태반, 배아라는 이 세 구성 성분들은 임신 중 엄청난 변화를 동반하는, 서로 독립적이면서도 상호 작용하는 그런 시스템들을 구성한다. 태반 생리의 변화는 생체 이물질(xenobiotics)의 흡수, 분포, 대사, 그리고 제거에 상당한 영향을 끼친다. 예를 들어, 모체의 소장 운동성의 감소와 위내 정체시간의 증가는 모체가 삼킨 화학물질이 상부위장관에서 머무르는 시간을 늘린다. 인간에서 심박출량은 임신 첫 3개월 동안 50% 증가하고 이후 남은 임신 동안 그 증가된 상태를 유지하는 반면, 혈액량은 증가하고 혈장 단백질과 말초혈관 저항은 감소한다. 적혈구 부피에 비해 혈액량이 상대적으로 더 증가하는 것은 빈혈 유사증례(borderline anemia)와 전신부종을 일으키고 이와 동시에 세포외 공간이 70% 증가한다. 그러므로 화학물질이 분포되는 공간과 혈장 단백질에 결합되어 있는 양은 임신 중 상당히 변화할 수 있다. 신장, 간, 그리고 폐 시스템에서도 변화가 일어난다. 분명히, 모체가 어떤 화학물질을 어떻게 다루느냐에 따라 배아 독성의 정도가 달라진다.

또한 태반도 혈류를 조절하고, 물질수송 장벽의 역할을 하고, 화학물질을 대사함으로써 배아의 화학물질에 대한 노출 정도에 영향을 끼친다. 태반은 일종의 지질막으로서의 역할을 하여 모체 구획과 태아 구획 사이의 양방향성 물질수송이 가능하게 한다. 모체의 혈장 안에 존재하는 모든 물질은 사실상 어느 정도는 태반을 통해 수송된다는 점을 알아야 한다. 태반을 통과하는 약물들은 대부분 단순한 수동확산을 통해 이동하는 것으로 보인다. 수송의 속도와 정도를 조절하는 주요 인자에는 용해도, 분자량, 단백질결합, 수송방식(단순확산, 촉진수송, 능동수송), 이온화 정도, 태반에서의 대사 등이 있다. 보다 지용성인 화합물들에 있어서는 아마도 혈류가 주요 속도제한 단계일 것이다.

생체 이물질의 모체 대사는 발생 독성의 중요하고도 가변적인 결정 인자이다. 다른 건강 종말점에서와 같이, 약리유전학 분야는 모체 유전형과 태아 표현형 사이의 실증적 관계를 근거로 민감도가 높은 하위인구집단을 예측하는 우리의 능력이 향상될 수 있다는 희망을 제공한다.

10.5 모체 독성과 발생 독성 사이의 관계

모든 발생 독성은 궁극적으로 수태물의 세포수준 손상에 의한 것이기는 하지만, 이러한 손상이 배아 혹은 태아에게 직접적으로 일어난 것일 수도 있고, 모체나 모체의 일부인 태반에 독성 작용이 먼저 나타나서 간접적으로 배아/태아에게 손상이 일어나는 것일 수도 있으며, 이러한 직접적/간접적 요인 모두에 의해 손상이 일어나는 것일 수도 있다. 태아 발생에 영향을 끼치는 모체 요인은 유전, 질병, 영양, 스트레스, 태반 독성, 그리고 모체 독성 등이라고 알려져 있다. 태아에게 악영향을 끼칠 수 있는 상황들이 그림 10.2에 나타나 있다.

직접적 발생 독성과 간접적 발생 독성의 차이를 구별하는 것은 임신한 동물의 안전평가 결과를 해석하는 데 있어서 중요한데, 그 이유는 이러한 안전평가 실험에서 최고용량이 모체 독성(예: 음식과 물 섭취량 감소, 체중감소, 임상적 신호들)을 유발하는 능력에 근거하여 결정되기 때문이다. 그러나 이러한 대강의 징후들로 정의된 모체 독성은 어떠한 생체 이물질의 독성 작용에 대한 통찰력을 주지 못한다. 발생 독성이 모체 독성의 존재하에서만 관찰된다면 발생 독성은 간접적으로 일어나는 것일 수 있다(즉, 태아와 독소 간의 직접적 상호작용 때문이 아니라 변화된 모체환경에 의해 태아의 성장조

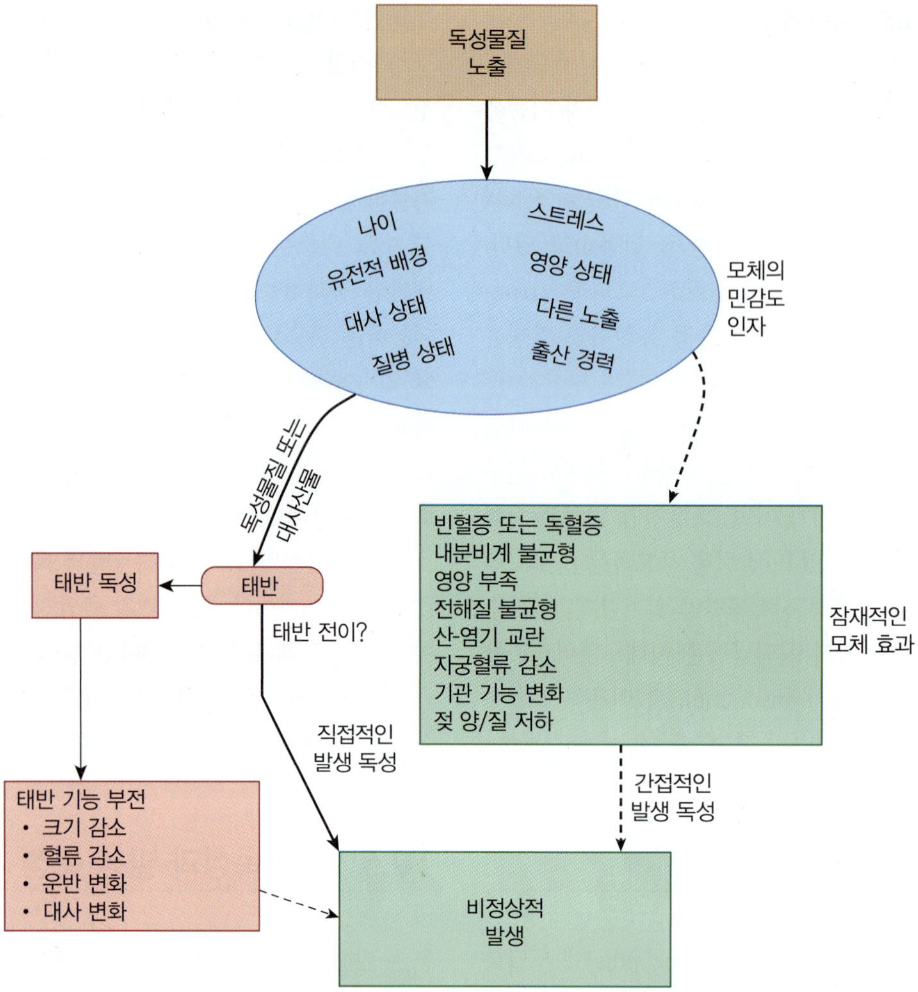

그림 10.2 모체 민감도 인자들, 대사, 모체 생리적 또는 기능적 변이 유도, 태반 전이와 독성, 발생 독성 사이의 연관성. 발생 독성물질은 이런 경로들 중 하나 또는 여러 경로의 조합을 통해 비정상적 발생을 야기할 수 있다. 모체 민감도 인자들이 모체가 어떤 독성 공격에 반응하는 경향을 결정하고, 나열되어 있는 모체 효과들이 발생 중인 태아에 영향을 줄 수 있다. 대부분의 화학물질은 어떤 형태로든 태반을 횡단하고, 태반 자체가 독성 작용의 표적이 되기도 한다. 대부분의 경우에서, 발생 독성은 아마도 이러한 경로의 조합을 통해 매개될 것이다.

건이 부적절해지면서 발생 독성이 일어나는 것일 수 있다). 모체 독성의 근원이 되는 생리적 변화를 잘 이해하고 모체 독성과 발생 독성 사이의 연관성을 밝혀야만 동물에서 관찰되는 모체 독성이 인간 안전성 평가와 관련되어 있다고 말할 수 있다.

10.5.1 발생에 영향을 미치는 모체 인자

유전 임신한 여성/암컷의 유전적 구성은 인간과 동물 모두에서 발생의 결정 인자로서 잘 기록되어 있다. 흑인보다는 백인에게 흔한 입술갈림증 및 입천장갈림증[줄여서 CL(P); cleft lip and/or palate]에 대하여 미국에서 흑인+백인 인종간 커플의 자녀들을 조사하였다. 어머니가 흑인일 때보다 백인일 때 자녀의 CL(P) 발생률이 높았던 반면, 아버지가 흑인일 때보다 백인일 때 자녀의 CL(P) 발생률은 그다지 크지는 않았다.

질병 모체가 만성 고혈압이나 조절되지 않고 있는 당뇨병, 특정 감염들(즉, 사이토메갈로바이러스과 *Toxoplasma gondii*)을 가지고 있다면 이는 여러 종류의 태아결함의 주원인이 된다. (엄마가 고열을 동반하는 질병에 걸렸을 때와 같이) 태아가 고열에 노출되는 것 또한 태아의 신경결함에 연관이 있다.

영양 단백질-칼로리 영양실조부터 비타민, 미량 영양소, 효소 보조인자 등의 결핍까지, 광범위한 영양소 불충분은 임신에 악영향을 끼치는 것으로 알려져 있다. 사실, 임산부에게 엽산을 보충해주면 신경관 결함을 70% 이상 감소시킬 수 있다.

스트레스 여러 형태의 모체 독성은 공통적으로 생리적 스트레스 반응을 개시한다. 스트레스가 발생기에 어떠한 영향을 주는지 알아내기 위하여 다양한 형태의 물리적 자극을 임신한 동물에게 주어보았다. 임신기간 내내 랫드에게 소음 스트레스를 주면 발생 독성이 나타날 수 있다. 움직임을 제한하는 스트레스는 렛드에서는 태아사망을 증가시켰고 마우스에서는 입술/입천장 갈림증, 갈비뼈 융합 또는 과잉, 뇌탈출증을 증가시켰다. 인간에서도 스트레스와 발생기 악영향 사이에 경향을 보이며, 저체중아, 선천성 기형 등이 이와 연관성이 있다.

태반 독성 태반은 모체와 태아 사이의 경계면으로, 부착할 구조 제공, 영양 공급, 기체 교환, 노폐물 제거 등의 기능을 한다. 태반은 또한 임신 상태 유지에 대단히 중요한 호르몬을 분비하며, 생체 이물질을 대사하거나 저장할 수 있다. 태반 독성은 이러한 기능들을 위태롭게 한다. 태반 독성물질로 알려진 것에는 카드뮴, 비소 또는 수은, 흡연, 에탄올, 코카인, 내독소, 그리고 살리실산나트륨 염 등이 있다.

모체 독성 모체 독성과 발생 독성의 관계를 후향적으로 분석해본 결과 이 관계에는 종특이적 특성이 있다는 것을 발견하였다. 이러한 발생 독성에는 자궁 내 사망 증가, 저체중아 출산, 과잉갈비뼈, 그리고 비대신우 등이 있다.

수많은 연구들에서 특정 모체 독성이 발생 독성과 직접적 연관성이 있다고 밝혔으며, 이 중 시험 화학물질이 모체에 영향을 끼침으로써 이 화학물질의 발생 독성 정도가 증폭되는 경우도 있었다. 그러나 간접적 모체 독성과 직접적 배아/태아 독성의 상대적 역할을 정확히 기술하는 것은 어렵다.

진통제이자 항염증제인 diflunisal은 토끼의 몸통뼈대 결함을 일으킨다. 발생 독성을 보이는 용량이 투입되면 심각한 모체 빈혈과 적혈구 ATP 고갈이 나타난다.

기형발생, 빈혈, 그리고 ATP 고갈은 토끼에서만 나타나는 현상이다. 토끼에서의 diflunisal에 의한 기형발생은 아마도 모체 빈혈에서 기인한 저산소증 때문에 생기는 것으로 보인다.

항경련제인 페니토인은 실험동물에서 모체의 엽산대사에 영향을 미칠 수 있고, 이러한 변화가 이 약의 기형형성 능력에 한몫을 할 것이다. 모체 심박동수 감소와 배아 저산소증이 기형형성의 하나의 경로로 제시되었다. 이를 뒷받침하는 연구들에서 페니토인이 고산소혈증을 가진 랫드에 투입된 경우 페니토인의 기형형성 능력이 낮게 나온다는 것이 밝혀졌다.

10.6 내분비계 장애물질의 발생 독성

내분비계와 상호 작용하는 화학물질에 대한 노출이 심각한 건강위험을 제기할 수 있다는 걱정이 점점 커지고 있다. "내분비계 장애물질(endocrine disrupting chemicals, EDCs)"이란 항상성을 유지하고 발생 과정을 조절하는 천연 호르몬의 생성이나 분비, 수송, 대사, 결합, 작용, 제거 등의 단계와 상호 작용하는 외인성 물질로 정의된다. 호르몬이 많은 조직의 분화를 총괄하는 중요한 역할을 하기 때문에, 발달 중인 개체는 호르몬 활성 혹은 항호르몬 활성을 가지는 화학물질에 노출되는 시점이나 정도의 변동에 특히 취약하다. 다양한 화학물군이 내분비계에 관련하여 적어도 세 가지의 작용양식을 통해 발생 독성을 유도한다: (1) 스테로이드 수용체의 리간드 역할을 함으로써, (2) 스테로이드 호르몬을 대사하는 효소를 변형함으로써, (3) 시상하부-뇌하수체에서의 자극호르몬(tropic hormone) 분비를 교란함으로써. 에스트로겐, 안드로겐, 갑상선호르몬 기능과의 상호 작용이 그동안 가장 많이 연구된 것이기는 하나, 그 기본원칙은 다른 호르몬에도 적용할 수 있다.

10.6.1 실험동물 증거

에스트로겐성 혹은 항에스트로겐성 발생 독성물(toxicant)에는 디에틸스틸베스테롤, 에스트라디올, (타목시펜이나 클로미펜시트르산염과 같은) 항에스트로겐 약물, 일부 살충제와 공업용 화학물질들이 있다. 이러한 물질들의 결과 패턴은 일반적으로 여러 에스트로겐에서 비슷하게 나타난다. 여자 소아는 일반적으로 남자 소아에 비해 이러한 독성물들에 더 민감하며, 이때 사춘기 발달 이상, 출산력 감소, 생식기 이상이 공통된 결과이다.

항안드로겐은 또 다른 주요 내분비계 장애물질군을 대표한다. 발생기 항안드로겐 노출의 주된 징후는 일반적으로 남성에게 한정되며 요도밑열림증, retained nipples, 고환 및 보조생식선 무게 감소, 정자 생산량 감소 등이 있다.

임신과 출산후 초기에 갑상선기능저하증이 있을 경우에는 성장지연, 인지결함, 눈뜨는 것 늦어지기, 과다활동, 청각결손이 생긴다. 폴리염화비페닐(polychlorinated biphenyls, PCBs)은 발생 중 여러 부위에서 갑상선호르몬 수준을 낮추는 쪽으로 작용하여 이러한 발달 이상을 야기한다.

10.6.2 임상 증거

인간 건강이 주변환경에 존재하는 내분비계 장애물질에 노출되어 악영향을 받는지 안 받는지는 불분명하다. 인간에 관련한 보고는 두 종류가 있다.

1. 약물이나 오염된 음식으로부터, 또는 직장에서, 내분비계 장애물질에 노출된 후 생식기 발달과 기능에 생긴 악영향에 대한 관찰. 이 경우는 내분비계 장애물질에 상대적으로 높은 농도로의 노출을 포함하는 경향이 있다.
2. 내분비계 이상에 의해 생긴 생식기이상과 발달이상이 증가하고 있다는 역학조사 결과. 예를 들어, 잠복고환증, 요도밑열림증, 정액 품질, 고환암에 관한 장기추세가 보고되었으나, 노출 평가의 부재로 인해 그러한 연구들이 인과관계를 설명할 증거를 제한적으로밖에 제공하지 못하고 있다.

10.6.3 검사 프로그램에의 영향

생애초기에 내분비계 장애물질에 노출된 후 생식기 발달 이상이 생겼다는 보고가 있어서 전통적 안전평가검사를 수정해야 하게 되었다. 이러한 검사들은 여성의 발정주기성, 정자 운동성, 정자 모양, 원시난포 개수에 관한 검사(이 4가지 검사는 부모세대와 1세대 자식에서 모두 실시), 1세대 자식의 사춘기 나이, 표적 장기의 조직병리, 2세대 자식(F2)의 항문 생식기간 거리에 관한 검사 등이 있다. 새로운 태아기 발생 독성 검사 지침에서, 내분비계 장애물질 발견을 더 잘하게 하기 위해 수정된 하나의 중요한 부분은 시험약물을 투입하는 기간을 기관 발생(예: 입천장닫힘) 완료시점에서부터 임신완료시점까지로 확장하여 이 기간 내에 비뇨생식기 분화 발달 시기가 포함될 수 있도록 한 것이다.

10.7 현대 안전성 평가

발생 독성을 일으킬 수 있는 화학물질에 대한 경험은 공중보건을 충분히 보호하기 위해서는 동물실험, 인구집단 감시(예: 역학조사), 잠재적 노출 이후의 기민한 임상평가, 이 셋 모두가 필수적이라는 것을 암시해준다. 실험동물 연구는 약물이나 화학물질 마케팅을 위한 규제사항을 충족시키기 위해, 그리고 독성 기전을 규명하기 위해 수행된다.

10.7.1 생체내 시험의 규제지침

국제적으로 새롭게 인정되는 시험 프로토콜은 생식 독성이 있을 수 있다는 암시를 발견해야 한다는 주목적을 충족시키기 위한 연구자에 따라 다르다. 다양한 시험의 주요한 요소들은 표 10.4에 나타나 있다. 이러한 연구의 공통된 목표는 NOAEL(최대 무영향 관찰 용량)을, 즉 자식세대 동물이나 청소년기 동물에게 독성의 심각한 증가를 유발하지 않는 최고 용량이 무엇인지를 확인하는 것이다. 이렇게 확인된 NOAEL(최대 무영향 관찰 용량) 값은 이 약물이 인간에게 끼치는 영향을 평가하는 위험평가 과정에 사용된다.

10.7.2 다세대 검사

발생 독성과 관련된 정보는 특정 물질을 실험동물 한 세대 혹은 여러 세대에 지속적으로 노출시킨 연구로부터 얻을 수도 있다. 이러한 접근방식에 관한 더 많은 정보는 20장에 있다.

10.7.3 소아 건강

음식에 잔존하는 살충제에 노출되는 정도에 있어서 유아와 소아는 어른들과는 양적, 그리고 질적으로 다르다. 그 이유는 소아는 어른과 섭취하는 식품구성, 섭취 패턴, 활동형태(예: 바닥을 기어 다닌다던가 입에 자신의 손이나 신기한 물체를 집어넣는 행위, 놀면서 먼지를 유발하는 행위)가 다르기 때문이다. 심지어 그들이 활동하는 높이(예: 바닥에 가까운 높이)가 일부 독물에 그들이 더 쉽게 노출되게 하기도 한다. 이러한 노출 정도의 차이뿐만 아니라, 그들은 자라고 발달 중에 있기 때문에 특정 종류의 상처가 더 잘 생길 위험이 많다. 유아기 노출의 결과들에는 신경행동학적 영향, 암 등이 있으며, 이러한 효과들은 생애 후반부에 가기 전에는 눈에 띄지 않을 수 있다. 유아와 소아에 관한 위험 평가에 쓰일 접근방식에 대해서는 논의를 계속하고 있다.

10.7.4 대안적인 시험전략

태아기 독성 평가를 위한 표준 포유류 규제시험을 개선, 완화, 또는 대체하기 위하여 다양한 대안적 시험 시스템들이 제안되었다(표 10.5). 이들은 세포 배양, 체외 배아배양(하위포유동물을 포함), 단기간 생체내 시험, 이 세 가지 분석법으로 구분될 수 있다. 초기에는 이러한 대안들이 모든 화학물질에 적용할 수 있게 되어 full-scale 시험을 우선적으로 처리하는 데

표 10.4 발생 독성 평가를 위한 생체내 시험 규제지침 요약

연구	노출	연구에서 다루어지는 종말점	비고
부분 Ⅰ: 출산력과 일반적 생식 연구	남성: 교배하기 10주 전 여성: 교배하기 2주 전	생식세포 발달, 출산력, 착상 전후 생존력, 분만, 수유	하나의 완전한 정자발생주기 또는 암컷의 여러 발정주기에 걸친 노출 이후의 남성과 여성의 생식능력을 평가한다.
부분 Ⅱ: 기형형성 시험	기관형성 완료시점(또는 만삭)에 주입(또는 교배)	출산 직전의 태아의 생존력, 체중, 형태(외적, 내장, 골격)	모체의 대사적 적응을 방지하고 장배형성 및 기관형성 기간에 배아에게 많은 노출을 시켜주기 위하여 노출기간을 짧게 함. 생물축적성 또는 모체 영양에 영향을 주는 인자들을 위한 초기 용량법. 후기 용량법은 남성 생식기 발생과 태아의 성장 및 성숙을 포괄한다.
부분 Ⅲ: 출산 전후 연구	수유를 통한 임신 마지막 3개월	출산 후 생존, 성장, 외적 형태	출산 전후 기간 동안 주요 기관의 기능발달에 어떤 영향이 있는지를 관찰하기 위함. 따라서 이 시점에는 부정적인 영향들에 상대적으로 더 민감할 수 있다.
ICH 4.1.1: 출산력 프로토콜	남성: 교배 4주 전 여성: 교배 2주 전	남성: 생식기 무게 및 조직, 정자 수, 그리고 운동성 여성: 임신중기나 그 이후의 태아 생존력	남성 생식기 종말점의 향상된 평가방법; 부분 Ⅰ보다 약물처리 기간이 짧음.
ICH 4.1.2: 모체 기능을 포함한, 출산 전과 후의 발생에의 영향	수유기 말에 주입	임신한/하지 않은 여성에서의 상대적 독성 파악; 출산 후의 생존력, 성장, 발달, 기능결함(행동, 성숙, 생식 등)	
ICH 4.1.3: 배아/태아 발생에의 영향	기관형성 말에 주입	출산 직전 태아의 생존력과 형태학(외적, 내장, 골격)	부분 Ⅱ 연구와 비슷하다. 보통 두 종(설치류와 비설치류)에서 수행된다.
OECD 414: 출산 전 발달	제왕절개술 하루 전에 주입(혹은 교배)	출산 직전 태아의 생존력과 형태학(외적, 내장, 골격)	부분 Ⅱ 연구와 비슷하다. 보통 두 종(설치류와 비설치류)에서 수행된다.

도움이 되기를 바랐다; 아직 그렇게 되지는 않았다. 사실, 배아발생의 복잡성, 그리고 잠재적 기형발생물질의 여러 기전과 표적 부위를 고려한다면, 하나의 시험, 혹은 하나의 작은 배터리가 모든 화학물질의 활성을 미리 차단할 수 있기를 기대하는 것은 아마도 비현실적인 바람이었을 수 있다.

발생 독성을 미리 차단하는 대안적 시험들의 형편없는 평판(poor acceptance)에도 한 가지 예외가 있는데, 그것은 Chernoff/Kavlock 생체내 시험이다. 이 시험에서는, 임신한 여성들이 주요 기관형성기간 동안에 모체 독성을 야기하는 용량에 가까운, 몇 가지 용량으로 화학물질에 노출이 되고, 이후 자녀가 태어나면 짧은 신생아 기간 동안 소아의 외형적 기형, 성장, 생존력 등을 평가한다. 이 방식은 수많은 화학물질들, 화학물군에 있어서 신뢰할 수 있다고 입증되었다.

10.7.5 역학

생식 역학은 아버지나 임신한 어머니 및 그 태아의 특정 화학물 노출이 임신의 결과와 어떤 연관이 있는지를 연구하는 것이다. 특정 노출과 특정 사례보고 시리즈를 서로 연결지을 수 있는 가능성은 그 결함이 희귀할수록, 인구집단에서 그 화학물질에 대한 노출이 희귀할수록, 문제의 근원이 되는 인구집단이 작을수록, 연구 대상이 되는 사건발생기간이 짧을수록, 그리고 그 연관성을 뒷받침할 수 있는 생물학적 개연성이 확실할수록 커진다. 또 다른 경우, 예를 들면 에탄올과 발프로산이 개입된 상황과 같은 경우에, 환자 대조군 연구나 전향연구를 통해 연관성을 밝히기도 한다. 두 접근방식 모두 기형발생과 노출을 정확히 파악하고 영향 및 연구 인구집단이 충분히 커야만 증가된 위험을 포착할 수 있다. 또한 특정 화학물질 노출로 인한 임신 실패가 꽤 많이 일어나는데, 이 경우는 일반대중에서 수면 위로 드러나지 않기 때문에 역학자들에게 또 다른 도전이 된다. 태아기 진단이 가능해짐에 따라, 배아가 기형을 가진 경우(특히 신경관 결함) 선택적으로 유산되기도 한다. 따라서 출생 시에 관찰되는 기형아 비율(incidence)은 진정한 기형발생률을 반영하지 못할 수 있으며, 이러한 비율의 분모가 전체 임신 수가 아니라 신생아 수라면 incidence보다는 prevalence라는 단어를 사용하는 것이 더 적합하다.

표 10.5 발생 독성을 위한 대안적 시험방법들에 관한 간단한 조사

분석법	간단한 설명과 평가되는 종말점
마우스 난소 종양 분석	레이블링된 마우스의 난소종양세포를 콘카나발린 A로 코팅된 디스크에 20분간 배양한다. 종말점은 세포가 디스크에 부착하는 것이 억제되는 순간이다.
인간 배아의 입천장 중간엽	인간 배아 입천장 중간엽 세포라인이 부착된 상태로 배양된다. 3일 후 세포수를 평가한다.
마이크로질량 배양	랫드 배아에서 중뇌 또는 팔다리싹 세포들을 얻어서 마이크로질량 culture에서 5일간 배양한다. 분화의 생화학적 표지와 세포증식 정도를 평가한다.
마우스의 배아줄기세포 시험 (embryonic stem cell test, EST)	마우스 배아줄기세포와 3T3 세포를 96-well plate에 놓고 3~5일간 생존력을 평가한다. 배아줄기세포를 3일간 방울배양하면 배양체가 되고 이것을 플레이팅하면 10일 후 심장세포로 분화. 이것을 관찰한다.
닭배아의 신경 망막세포 배양	6.5일짜리 닭 배아를 얻어서 7일간 회전부유 배양한 배아의 신경 망막. 종말점은 세포응집, 성장, 분화, 생화학적 표지를 포함한다.
초파리	알로부터 자란 파리 유충은 성충으로 부화하면서 disposition한다. 성충 파리의 구체적인 구조적 결함을 관찰한다(구부러진 털, 금이 있는 날개).
히드라	*Hydra attenuata* 세포들은 응집하여 인공배아를 형성하고 회생이 가능하다. 어른 히드라 독성을 위한 용량 반응과 비교하여 배아의 용량 반응이 어떠한지 관찰한다.
FETAX 시험법	포배 중기의 *Xenopus* 배아에서 96시간 동안 약물을 노출시키고 생존율, 성장, 형태를 평가한다.
설치류의 완전한 배아 배양	착상후 설치류 배아를 생체 밖에서 최대 이틀까지 키우고 성장과 발달을 평가한다.
제브라피시	제브라피시 알 또는 포배에 물에 녹인 화학물질을 최대 4일까지 노출시키고 (다중 홈 플레이트에서 수행될 수 있다) 성장, 발달, (그리고 일부 경우에는) 유전자 발현을 평가한다.
Chernoff/Kavlock 분석법	임신한 마우스나 랫드의 기관형성기간에 약물을 노출시키고 이후 출산하게 한다. 출산 후 새끼의 성장, 생존율, 총체적 형태를 평가한다.

생식 역학에 관련된 다른 쟁점들은 균질성(homogeneity), 기록의 어려움, 그리고 교란 등이 있다. 균질성이란 하나의 결과가 그것을 기록하는 장치에 따라 다르게 묘사될 수 있고, 그것의 발병원인들이 다양하게 존재할 수 있다는 것을 의미한다. 기록의 어려움은 정의와 명명법이 일관되지 않다는 점, 그리고 화학물질 노출과 그로 인한 결과를 규명하고 결과를 상기시키는 것이 어렵다는 점을 의미한다. 예를 들어, 출산 시 체중은 정확히 측정되고 그 측정기록을 다시 상기시키기는 쉬운 반면, 자연유산과 특정 기형은 그렇지 않다. 마지막으로, 노출과 결과 모두에 영향을 끼치는 변인들을 통제하기 위해서는 모체 나이와 출산경력, 식습관, 질병과 약물, 그리고 사회적 특성들과 같은 인자에 의한 교란을 반드시 고려하여야 한다.

비정상적 생식 결과에 관한 역학연구는 일반적으로 세 가지 목표를 명심하면서 수행된다. 첫 번째는 비정상적 출산결과의 원인을 과학적으로 규명하고자 하는 것으로 주로 사례보고 분석이나 무리분석을 한다. 두 번째 목표는 예방으로, 전세계의 선천적 결함에 관한 등록소를 통하여 보다 폭넓은 경향감시를 한다. 마지막 목표는 대중에게 정보와 확신을 제공하는 것이다. 화학물질 노출에 관한 전향평가가 가능하고, 긍정적, 부정적 효과를 모두 관찰할 수 있는 전향연구가 인간발달독물을 파악하기에 방법론적으로 가장 적합한 접근방식일 수 있다.

10.7.6 자료의 유사

발생 독성물질에 대한 실험동물의 반응과 인간의 반응의 유사성에 관한 연구가 실험실 연구결과로 어떤 독소가 인간에게 잠재적으로 어떤 영향을 미칠지를 예상할 수 있게 한다는 가정을 지지한다. 유사성(concordance)은 하나 이상의 종에서 시험한 긍정적 결과자료가 있을 때 가장 강하다. 인간들은 다른 그 어떠한 종보다도 발달독소에 대해 민감하다.

10.7.7 위해성 평가의 요소들

동물실험 자료를 기반으로 인간 발생 독성을 추론할 때에 따르는 두 가지 방향이 있다. 약물의 경우에는 노출이 비교적 자발적으로, 고농도로 이루어지는 반면, 환경물질의 경우에는 비자발적, 저농도로 이루어지므로 각각의 경우를 잘 고려하여 인간 발생 독성을 추론하여야 한다. 의약품의 경우, 임산부 안전성 등급이 있는데, 특정 화학물질이 인간 태아에 위해가 되는 정도에 따라 A, B, C, D, X 등급으로 나뉜다. 예를 들어, 충분한 규모의, 아주 잘 조절된 인간 임상시험에서 약물의 태아 위험성이 없는 것으로 나타나면 A등급이고, 동물이나 사람에 대한 연구, 또는 임상시험이나 시판 후 임상결과 보고에서 태아에 대한 위험성이 환자에 대한 어떤 유익성보다 명백히 상회할 때에는 X등급(임산부 투여 금기 약물)으로 분류된다. C등급은 동물연구에서는 태아에 대한 위험성을 보였으나 (혹은 동물 연구 부재) 사람에 대한 실험이 시행되지 않은 경우, 잠재적 위험성에도 불구하고 약물 사용 시 환자가 얻는 유익성이 크다면 사용할 수 있는 약물군(위험을 배제할 수는 없음)으로 디폴트 등급이라고 할 수 있다. B, D등급은 태아 위험성이 전자는 C보다 덜, 후자는 C보다 더 심각한 약물에 해당한다.

환경물질의 경우, 발생 독성 위험평가의 목표는 가장 적절한 실험동물 모델에서 가장 낮은 수준의 독성을 유발하는 약물용량, 투입경로 및 시점, 노출지속기간을 파악하는 것이다. 동물에서의 "임계효과"를 유발하는 약물노출 정도가 파악되었으면, 이것으로 안전성이나 불확실성에 관한 여러 가지 시험을 하여, 인간에서도 비교적 안전하다고 할 수 있는 노출 정도를 도출해낸다. 확정적인 동물실험 자료가 없을 때에는, 일반적으로 다음과 같은 전제들을 깔아둔다.

1. 실험동물에게 발달 이상효과를 유발한 물질은 인간에게도 발생기에 충분한 정도로 노출시키면 잠재적으로 위해를 가할 수 있다.
2. 발생 독성의 네 가지 징후(사망, 구조이상, 발달지연, 기능결함) 모두가 고려대상이다.
3. 동물실험에서의 발생 독성 타입 중 일부는 인간에서 다른 형태의 발생 독성으로 나타날 수 있다.
4. 가장 적절한 종이 인간 위해성 평가시 사용되어야 한다. (이런 자료가 없을 경우에는 가장 민감한 종이 사용되어야 한다.)
5. 일반적으로, 임계치(threshold)는 발생 독성 유발물질의 용량-반응 곡선에서 결정한다.

발생기 위험을 정의하는 두 가지 접근방법으로 수준 기표 투여법(benchmark-dose approach)과 생물학 기반의 용량-반응 모델링이 있다. 인간에게 안전한 약물노출 정도를 도출하기 위하여 실험적 NOAEL(최대 무영향 관찰 용량) 값에 적용된 불확실성 요소를 사용한다는 것은, 발생 독성에 있어서 임계가 있다고 여기는 것이다. 시중에 사용 가능한 USEPA의 벤치마크 용량(BMD) 소프트웨어가 있어서 많은 위험평가기관들이 이 방식을 사용할 수 있다. 생물학 기반 용량-반응 모델은 조직의 용량측정법에 관한 약동학 자료를 분자, 세포, 조직 단위 반응 및 발생 독성과 통합시킨다.

10.8 미래 전망

몇몇 정상적인 발생 기전들이 초파리, 회충, 제브라피시, 개구리, 병아리, 마우스 등 다양한 동물에서 보존되어왔다. 이렇게 보존된 세포간 신호전달 경로 17가지가 표 10.6에 나타나 있으며 이들은 인간 및 위의 여러 동물종들에서 발달기의 서로 다른 시점, 서로 다른 위치에서 반복적으로 사용되는 기작들이다. 이 주요 경로들이 보존되어 있는 동물모델들을 발생 독성 연구에 사용하는 것은 과학적으로 매우 합당하다. 이러한 개체들은 유전학 및 발생학이 잘 알려져 있고 세대교체가 빠르게 일어나며, 종간 추론에 관한 의문을 해결하기 위해 특정

표 10.6 대부분의 후생동물 발달에 이용되는 세포간 신호전달 경로 17가지

발달 중 기간	신호전달 경로
기관형성전; 이후 성장과 조직재생을 위해	1. Wingless-Int 경로 2. Transforming growth factor β 경로 3. Hedgehog 경로 4. 수용체 티로신 인산화효소 경로 5. Notch-Delta 경로 6. 사이토카인 경로(STAT 경로)
기관형성과 세포분화; 이후 성장과 조직 재생을 위해	7. Interleukin-1-toll nuclear factor-kappa B 경로 8. 핵 호르몬 수용체 경로 9. 세포자멸사 경로 10. 수용체 인산티로신 탈인산화효소 경로
유충과 성충의 생리	11. 수용체 구아닐산 고리화효소 경로 12. 일산화질소 수용체 경로 13. G-protein-coupled receptor(large G proteins) 경로 14. 인테그린 경로 15. 카드헤린 경로 16. 간극연결 경로 17. 리간드 개폐 양이온 채널 경로

발생 경로의 민감도를 높이거나 인간 유전자를 삽입하는 등의 유전자 조작을 가하기도 쉽다.

인간 유전자 다형성 그 자체와 이것이 선천적 결함에 기여하는 바에 관한 이해도 증가, 그리고 고-저 용량 추론을 위하여 예민한 동물모델을 사용하는 것, 발생 독성의 지표로 스트레스/체크포인트 경로를 사용하는 것, 자료 보관과 검색을 개선하기 위하여 생물정보시스템을 활용하는 것, 선천적 결함에 관한 종합적인 교육과 연구의 증가가 여러 독물들의 발생 독성 평가에 도움을 줄 것이다.

참고문헌

Harris C, Hansen JM: *Developmental Toxicology: Methods and Protocols*. New York: Humana Press, 2012.

Hood RD: *Developmental and Reproductive Toxicology: A Practical Approach*. New York: Informa Healthcare, 2012.

Robinson JF, Pennings JL, Piersma AH: A review of toxicogenomic approaches in developmental toxicology. *Methods Mol Biol* 889:347–371, 2012.

연습문제

1. 디에틸스틸베스트롤(DES):
- **a.** 1940~1970년대에 입덧을 치료하는 데에 사용되었다.
- **b.** 임신 중 노출되면 오직 여성인 자녀에게만 영향이 있었다.
- **c.** 태아 뇌 발달에 큰 영향을 끼친다.
- **d.** 질의 세포 샘암종 위험을 증가시킨다.
- **e.** 현재 나병환자 치료에 사용된다.

2. 다음 기형형성물질 중 초기(출생전)에 노출되었을 경우 머리얼굴이상형태증을 야기하는 것은?
- **a.** 탈리도마이드
- **b.** 레티놀
- **c.** 에탄올
- **d.** 담배 흡연
- **e.** 디에틸스틸베스트롤(DES)

3. 신경계는 다음 배엽 중 무엇으로부터 비롯되는가?
- **a.** 외배엽
- **b.** 중배엽
- **c.** 표피 기원판
- **d.** 축옆 중배엽
- **e.** 내배엽

4. 다음 중 독성물질에 노출되었을 때 발달 중인 태아에게 가장 작은 독성효과를 나타내는 기간은?
- **a.** 장배형성
- **b.** 기관형성
- **c.** 착상전
- **d.** 임신 후반 3개월
- **e.** 임신 첫 3개월

5. 출산전 기형형성물질 노출을 고려하였을 때, 다음 중 틀린 것은?
- **a.** 주요 효과는 성장지연과 형성이상을 포함한다.
- **b.** 중요한 발달기에 기형형성물질에 노출되면 태아는 더 심각한 영향을 받을 것이다.
- **c.** 독성물질 노출 시 일정수준 이하에서는 태아가 자기 자신을 복구할 수 있는, 독성수준 문턱이 존재한다.
- **d.** 태아의 면역계는 원시적이어서 태아는 화학물질과 싸워서 물리치고 자기자신을 회복시키는 능력이 거의 없다.
- **e.** 배아 치사율은 독성용량이 증가할수록 증가한다.

6. 다음 중 DNA 손상을 관찰하고 세포주기 진행을 억제하는 데에 중요한 세포주기 단계는?
- **a.** G_1–S, 후기, M–G_1
- **b.** G_1–S, S, G_2–M
- **c.** S, 전기, G_1
- **d.** G_2–M, 전기
- **e.** M–G_1, 후기

7. 다음 중 배아의 DNA 손상의 궁극적 결과를 결정하는 데에 중요하지 않은 분자는?
- **a.** p53
- **b.** Bax
- **c.** Bcl-2
- **d.** c-Myc
- **e.** NF-κB

8. 다음 중 임신의 생리적 반응이 아닌 것은?
- **a.** 심박출량 증가
- **b.** 혈액량 증가
- **c.** 말초혈관저항 증가
- **d.** 혈장 단백질 감소
- **e.** 세포외 공간 증가

9. 다음 문장 중 틀린 것을 고르시오.

a. 부계 인종을 보정했을 때, 흑인보다 백인 모체의 자녀가 입술갈림증 또는 입천장갈림증 발생률이 크다.

b. 사이토메갈로바이러스는 선천적 결손증의 흔한 바이러스성 원인이다.

c. 임신 중 엽산보충이 신경관 결함의 위험을 낮춰준다.

d. 담배 흡연과 에탄올은 모두 태반에 유해하다.

e. 인간에서, 스트레스와 저체중아 사이에는 음의 상관관계가 있다.

10. 다음 중 화학물질이 발생 독성을 유도하는 내분비계 메커니즘이 아닌 것은?

a. 스테로이드 호르몬 수용체 리간드로서 작용

b. 스테로이드 대사 효소의 정상적 기능을 방해

c. 시상하부로부터의 호르몬 방출을 방해

d. 뇌하수체로부터의 호르몬 방출을 방해

e. 천연 호르몬의 제거

혈액의 독성 반응
Toxic Responses of the Blood

11장

John C. Bloom, Andrew E. Schade, and John T. Brandt

11.1 표적 장기로서의 혈액

11.2 조혈 작용

11.3 적혈구와 그 기원 세포들의 독성학
- 11.3.1 적혈구
- 11.3.2 적혈구 생성의 변화
- 11.3.3 헤모글로빈의 호흡 기능 변화
  - 동형자극성 효과
  - 이형자극성 효과
- 11.3.4 적혈구 수명의 변화
  - 비면역성 용혈 빈혈
  - 면역성 용혈 빈혈

11.4 백혈구와 그 기원 세포들의 독성학
- 11.4.1 백혈구의 구성 요소들
- 11.4.2 과립구의 검사
- 11.4.3 과립구의 독성 영향
  - 분화에 끼치는 영향
  - 기능에 끼치는 영향
  - 특이적 독성 호중구 감소증
  - 독성 호중구 감소증의 작용 기전

11.5 독성 반응으로서의 백혈병
- 11.5.1 인간 백혈병
- 11.5.2 독성 백혈병의 기전
- 11.5.3 백혈병 유발 물질

11.6 혈소판과 지혈의 독성학
- 11.6.1 혈소판의 독성 영향
  - 혈소판
  - 혈소판 감소증
  - 혈소판 기능의 독성 영향
- 11.6.2 피브린 딱지 형성의 독성 영향
  - 응고
  - 응고 단백질의 합성 감소
  - 응고 인자의 제거 속도 증가
- 11.6.3 지혈 조절을 위해 사용되는 작용제들의 독성
  - 경구 항응고제
  - 헤파린
  - 피브린 용해제
  - 피브린 용해의 억제제

11.7 위해성 평가

요점

- 혈액 독성학은 혈액 및 혈액 생성 조직에 대하여 외부 화학물질들이 끼치는 해로운 효과들에 관한 연구분야다.
- 혈구와 혈구 전구체가 입을 수 있는 직접 또는 간접 손상에는 조직 저산소증, 출혈 및 감염 등이 있다.
- 생체 이물질 유도 재생불량성 빈혈은 말초 혈액 범혈구감소증, 망상적혈구감소증 및 골수 발육부전 등의 증상이 두드러지는 치명적인 질환이다.
- 특이적 생체 이물질 유도 무과립구증은 해당 생체 이물질 또는 대사산물이 순환계에 잔류하는 동안 혈중 호중구의 급격한 감소를 동반할 수 있다.
- 백혈병은 골수세포로부터 생성되는 조혈조직의 증식 장애를 의미한다.
- 생체 이물질 유도 혈소판 감소증은 혈소판의 파손량 증가 또는 생성량 감소로 인해 일어날 수 있으며, 이로 인해 혈소판 응집 감소 및 출혈 질환을 유발하게 된다.
- 혈액 응고는 다수의 단백질이 개입하는 복잡한 과정으로, 이 단백질들의 합성과 기능은 많은 생체 이물질에 의해 변화될 수 있다.

11.1 표적 장기로서의 혈액

혈액 독성학은 혈액 및 혈액 생성 조직에 대하여 외부 화학물질들이 끼치는 해로운 영향들에 관한 연구분야다. 체내 조직들에 산소를 전달하는 과정, 그리고 혈관보전성을 유지하며 생체 방어를 위해 많은 영향 인자와 작용 인자의 면역 기능을 제공하는 것은 방대한 생성 및 재생 용량을 필요로 한다. 다양한 혈구(적혈구, 과립구 및 혈소판)들은 건강한 성인의 경우 각각 1초에 1~3백만 개 정도가 생성되며, 이러한 특성으로 인해 조혈 조직은 암, 감염 및 면역 매개성 질환들을 치료하기 위해 사용하는 세포감소제 또는 항체세포분열제에 특별히 민감한 표적이 된다. 이 조직은 또한 철분 등의 영양소 공급에 영향을 끼치는 독성물질들의 2차 효과, 요소 및 기타 독소와 대사물질들의 제거, 또는 적혈구생성인자(EPO)와 과립구 집락자극인자(G-CSF) 등 주요 성장 인자의 생산에 민감하다. 혈구와 그 전구체들의 직접 또는 간접적 손상으로 인한 결과들은 예측 가능하며 생명에 위협적일 수 있다. 이러한 결과들에는 저산소증, 출혈 및 감염 등이 있다.

혈액 독성은 하나 이상의 혈액 구성요소가 직접 영향을 받는 **1차 독성**(*primary toxicity*)과, 다른 조직의 손상 또는 전신적 교란에 따른 **2차 독성**(*secondary toxicity*) 효과로 분류될 수 있다. 1차 독성은 생체 이물질, 그 중에서도 특히 약물의 심각한 작용들 중 하나로 볼 수 있다. 2차 독성은 독성 물질들이 다른 조직들에 입히는 다양한 국지적 및 전체적 영향을 반영하는 혈구의 경향성으로 인해 매우 흔하게 일어난다.

11.2 조혈 작용

혈구의 생산, 또는 **조혈 작용**(*hematopoiesis*)은 매우 정교하게 조정되는 과정으로, 이 과정을 거쳐 혈구의 전구체가 증식하고 분화한다. 조혈 작용이 일어나는 부위는 생애 전반에 걸쳐 변화한다. 예를 들어, 태아단계의 조혈 작용은 간, 비장, 골수, 흉선 및 림프절이며, 성인의 조혈 작용 주요 부위는 중축골격과 팔다리의 골수다. 골수에는 두 가지 종류가 존재하는데, 첫 번째로 적색 골수는 조혈 작용이 활발하게 일어나며, 두 번째로 황색 골수는 조혈 작용이 둔화됨에 따라 지방질의 비율이 증가하게 된다.

골수의 핵심 기능은 조혈 작용과 림프구 생성(백혈구 중 일부 종류들의 생산)이지만, 골수는 또한 단핵식세포계(MPS)의 부위들 중 하나로, 단핵구가 다른 조직에서 식세포로 분화하는 작용에 관여한다. 기저(결합조직) 세포, 세포외 기질 구성물질 및 사이토카인이 복잡한 상호 작용을 통해 세포들을 분화시키는 과정은 **조혈 작용 유도 미세환경**을 형성한다. 각 세포계보는 특정한 환경에서 유지되며, 사이토카인과 케모카인의 집합이 특정 전구체 세포를 해당 세포에게 적절한 환경으로 유도한다.

11.3 적혈구와 그 기원 세포들의 독성학

11.3.1 적혈구

적혈구는 순환계 내 혈액의 약 40~45%를 차지하며, 산소를 폐로부터 말단 조직들로 수송하고 이산화탄소를 조직에서 폐로 수송하는 주요 수단이다. 적혈구는 또한 약물과 독소의 수송체 및/또는 저장체로 작용한다. 생체 이물질은 적혈구와 생산, 기능과 수명에 영향을 끼칠 수 있다. 이러한 효과들은 가장 빈번하게 혈중 적혈구 질량에 변화를 일으키며, 주로 감소하는 방향으로 변화가 일어난다(빈혈). 때로 헤모글로빈의 산소 친화도에 영향을 끼치는 작용제들은 적혈구 질량의 증가를 일으키지만(적혈구과다증), 해당 현상은 매우 드물게 일어난다. 혈장 부피의 변화는 적혈구의 상대적 농도(헤모글로빈 농도)에 변화를 일으켜 진정 빈혈 또는 적혈구 과다증과 혼동될 수 있다.

진정 빈혈을 야기하는 두 가지 일반적인 기전은 적혈구의 생성량 감소 또는 파손량 증가이다. 전혈구 검사에 주로 사용되는 지표인 적혈구 수, 헤모글로빈 농도 및 헤마토크리트(압축세포용적이라고 불리기도 함)를 측정하여 빈혈의 여부를 판단할 수 있다. 빈혈을 판별하는 데 도움이 되는 두 가지 추가적인 지표는 평균적혈구용적과 망상적혈구 수치다. 파손량의 증가는 주로 망상적혈구(잔여 RNA를 포함하는 어린 적혈구)의 증가를 동반한다. 두 가지 과정들이 인체 내 망상적혈구의 증가에 관여한다. 먼저, 파손량 증가는 골수 생산의 보상적 증가를 수반하며, 이를 통해 골수에서 순환계로 방출되는 세포의 수를 증가시키게 된다. 두 번째로, 보상적 적혈구 과다형성 과정 중, 골수는 망상적혈구를 상대적으로 이른 시기에 방출하고, 결과적으로 망상적혈구는 말초 혈액에 보다 오랫동안 잔존하게 된다.

11.3.2 적혈구 생성의 변화

적혈구 생성은 빈번한 세포분열과 고빈도의 헤모글로빈 합성에 의존하는 연속적인 과정이다. 성숙한 헤모글로빈(헤모글로빈 A)은 헴 잔기를 각각 보유하고 있는, 두 개의 알파-글로빈 사슬과 두 개의 베타-글로빈 사슬로 구성된 사량체 구조다.

헤모글로빈 합성의 감소를 야기하는 이상증상은 상대적으로 흔하다(예: 철분 결핍). 알파 및 베타 사슬의 불균형한 생산은 선천적 지중해빈혈 증후군의 원인이 되며 헤모글로빈 생산 감소와 소적혈구증을 야기한다. 생체 이물질은 글로빈 사슬 합성에 영향을 끼치며 적혈구 내부 헤모글로빈의 조성을 변형시킬 수 있다.

헴의 합성은 포르피린 고리 내부에 철원자가 결합하는 과정을 필요로 한다(그림 11.1). 철 결핍은 주로 식이부족 또는 혈액 손실량 증가로 인해 일어난다. 혈액 손실에 영향을 끼치

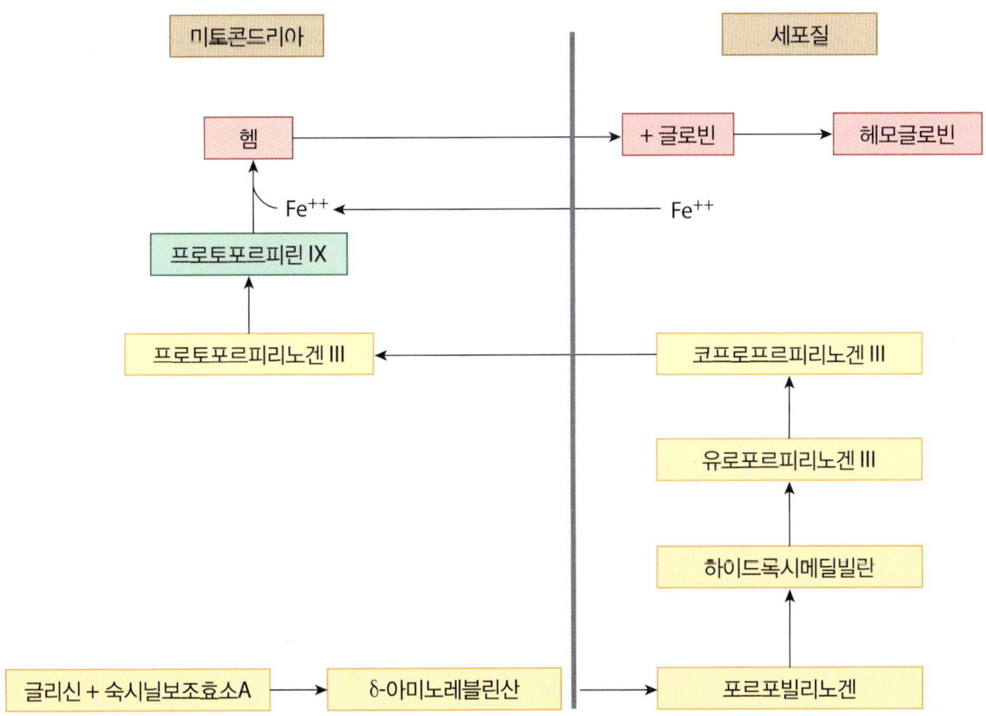

그림 11.1 헴과 헤모글로빈의 합성. 헴 합성의 초기 단계는 일반적으로 미토콘드리아에서 납을 포함한 생체 이물질에 의해 δ-아미노레블린산이 합성된다. 철결합효소(ferrochelatase)는 제1철(ferrous iron)에 tetrapyrrole proporphyrin IX에 제1철(ferrous iron)을 결합시키는 촉매제이다. 철적혈모구 빈혈(sideroblastic anemias)에서의 발생하는 proporphyrin IX에 의한 합성 억제는 철분 농도와 철결합효소의 불균형을 일으켜 미토콘드리아 내 철문을 침착시킨나. 철분의 미토콘드리아 축적은 철적혈모구 빈혈(sideroblastic anemias)의 특징적인 병변이다.

표 11.1 철적혈모구 빈혈과 관련된 생체 이물질의 종류

클로람페니콜	아이소나이아지드
구리 킬레이트화/결핍	납 중독
사이클로세린	피라지나마이드
에탄올	아연 중독

는 약물들은 **철결핍성 빈혈**(*iron deficiency anemia*)의 발생 위험도를 증가시킨다. 헴분자의 포르피린 고리 합성에 결함이 생길 경우 **철적혈모구 빈혈**(*sideroblastic anemia*)이 일어나며, 해당 빈혈의 주요 특징은 골수 적혈모구에 철분이 축적되는 것이다. 축적된 철분은 미토콘드리아에 침전되어 손상을 일으킨다. 생체 이물질(표 11.1)은 적혈모구 헴 합성 과정 중 하나 이상의 단계에 개입하여 철적혈모구 빈혈을 일으킨다.

조혈 작용은 DNA 합성의 활성과 고빈도의 체세포분열을 필요로 한다. DNA 내부의 티미딘을 지속적으로 합성하기 위해서는 엽산과 비타민 B_{12}가 필요하다. 엽산 과/또는 비타민 B_{12}의 결핍은 **거대적혈모구 빈혈**(*megaloblastic anemia*)로 이어지며, 이는 비정상적 세포분열의 결과이다. 비타민 B_{12} 와/또는 엽산의 결핍에 영향을 끼치는 생체 이물질이 표 11.2 에 수록되어 있다.

표 11.2 거대적혈모구 빈혈과 관련된 생체 이물질의 종류

B_{12} 결핍	엽산 결핍
항대사물질	네오마이신
p-아미노살리실산	오메프라졸
카바마제핀	페노바비탈
콜레스티라민	페니토인
콜히친	프리미돈
에탄올	설파살라진
어류조충	트리암테린
혈액 투석	지도부딘
흡수장애 증후군	

악성 종양을 치료하기 위해 사용되는 많은 항증식성 물질들은 결과적으로 조혈 작용을 억제하며, 적혈구 생성 또한 억제된다. 이로써 야기되는 골수 독성이 투여 용량의 제한 요소가 될 수 있다. 해당 물질들의 골수 독성으로부터 인체를 보호하기 위해 아미포스틴과 같은 약물들이 개발되었다.

약물 유도성 **재생불량성 빈혈**(*aplastic anemia*)은 생체 이물

표 11.3 재생불량성 빈혈의 발병과 관련된 약물 및 화학물질

알로퓨리놀	다이클로페낙	페니실린
암포테리신 B	다이나이트로페놀	페닐부타존
아지도티미딘	에토숙시마이드	과염소산 칼륨
벤젠	펠바메이트	프로필티오유라실
비스무트	금	피리메타민
카르바마제핀	인도메타신	퀴나크린
카르비마졸	아이소나이아지드	스트렙토마이신
사염화탄소	메플로퀸	설파메톡시피리다진
카뷰타마이드	메파진	설피속사졸
클로람페니콜	메프로바메이트	설폰아마이드계
클로르데인	수은	테트라사이클린
클로르다이아제폭사이드	메타졸라마이드	티오시안산염
클로르페노테인	메티실린	티클로피딘
클로르프로파마이드	메틸페닐에틸하이단토인	톨부타마이드
클로르프로마진	메틸머캅토이미다졸	트라이플루오로페라진
클로르테트라사이클린	메톨라존	트라이메타다이온
사이메티딘	유기성 비소 화합물	트라이펠렌나민
D-페니실라민	파라티온	

질 투여 시 예측적 또는 특이한 반응을 나타낼 수 있다. 이 치명적인 질환은 말초 혈액 범혈구감소증, 망상적혈구 감소증 및 골수 발육 부전 등의 증세를 야기한다. 재생불량성 빈혈의 발병과 관련된 약물들은 표 11.3에 수록되어 있다. **순적혈구 무형성증**(*pure red cell aplasia*)은 유전적 결함, 감염, 면역 매개 질환, 척수형성부전증, 약물 또는 다른 유독 물질에 의해 유발된 골수 생산량의 감소가 적혈구 계열에만 적용되는 질환이다.

11.3.3 헤모글로빈의 호흡 기능 변화

헤모글로빈은 폐와 조직 사이의 산소 및 이산화탄소 수송을 담당한다. 각 글로빈 단위는 산소 결합에 협동적으로 작용하며, 산소 분리 곡선이 S 형태를 띠도록 한다(그림 11.2).

동형자극성 효과 산소헤모글로빈의 가장 중요한 동형자극성(내재적) 특성 중 하나는 느리지만 지속적으로 헴 철을 산화철로 산화시킴으로써 메트헤모글로빈을 형성하는 과정이며, 메트헤모글로빈은 산소의 결합 및 운반이 불가능하다. 헤모글로빈 사량체에 메트헤모글로빈이 존재할 경우 산소 분리 곡선의 왼쪽으로 이동하게 된다(그림 11.2). 산소 함량 감소 및 친화도 증가는 조직으로의 산소전달을 크게 악화시킬 수 있으며, 이는 말단 조직에서 산소가 헤모글로빈으로부터 쉽게 방출되지 않기 때문이다.

정상 적혈구는 헴의 철을 환원시키는 대사 과정을 지니고 있다. 이 조절 과정이 실패할 경우 메트헤모글로빈의 증가, 또는 **메트헤모글로빈혈증**(*methemoglobinemia*)이 발생한다. 메트헤모글로빈혈증을 야기하는 다양한 화학물질들은 표 11.4에 수록되어 있다. 저농도의 메트헤모글로빈(10% 이하)은 임상적 증상을 일으키지 않는다. 그보다 높은 농도일 경우에는 치명적인 조직 저산소증을 일으킨다.

이형자극성 효과 헤모글로빈 기능에 영향을 주는 주요 이형 자극성(외적) 작동 인자에는 산성도, 적혈구의 2,3-bisphosphoglycerate(2,3-BPG, 기존에는 2,3-DPG로 명명되었음) 농도 및 온도가 있다. 산성도(예: 젖산 및 이산화탄소로 인한)의 감소는 헤모글로빈의 산소 친화성을 감소시켜, 산소 분리 곡선에서 오른쪽으로 이동하게 되며 이를 통해 조직으로의 산소 전달을 촉진시킨다(그림 11.2). 중탄산염과 이산화탄소가 폐에서 평형을 유지하는 과정을 통해 수소이온 농도는 감소하며, 결과적으로 헤모글로빈의 산소 친화도가 증가하여 폐에서 산소 흡수가 촉진된다.

환원헤모글로빈에 2,3-BPG가 결합할 경우 산소 친화도의

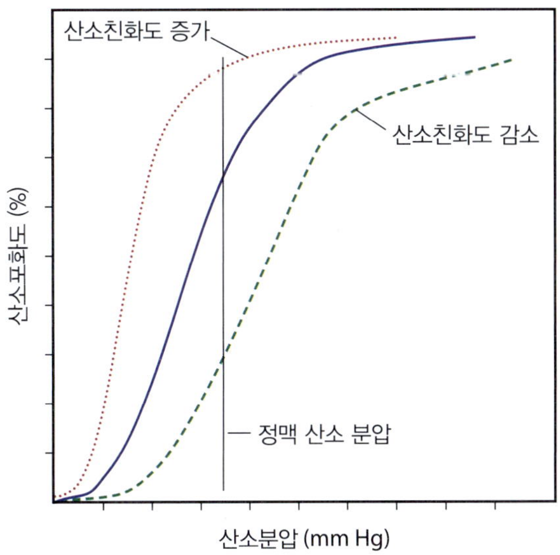

그림 11.2 헤모글로빈-산소 해리 곡선. 정상적인 산소 해리 곡선(실선)은 헤모글로빈 분자에서 4개의 글로빈 사슬 사이의 상호 작용에 기인하여 시그모이드 형태를 갖는다. 완전히 탈산화된 헤모글로빈은 산소에 대해 상대적으로 낮은 친화성을 갖는다. 산소와 하나의 헴(heme)-철 잔기의 상호 작용은 글로빈 사슬의 구조 변화를 유도한다. 구조적 변화가 유도된 글로빈 사슬은 표면 상호 작용을 통해, 산소에 대한 친화도를 증가시켜 모든 글로빈 사슬에서 구조적 변화를 유도한다. 다양한 매개 변수 또한 산소에 대한 헤모글로빈의 친화도에 영향을 미친다. 산소 친화성이 증가하면 산소 해리 곡선에서 왼쪽으로 이동한다. 이러한 이동은 조직으로의 산소 전달을 감소시킬 수 있다. 산소 친화성이 감소하면 산소 해리 곡선에서 오른쪽으로 이동하여 조직에 산소 전달이 촉진된다.

표 11.4 메트헤모글로빈혈증과 관련된 환경 물질 및 치료제의 종류

아미노벤젠	니트로벤젠
질산아밀	니트로에테인
아닐린 색소 및 아닐린 파생물	니트로글리세린
벤조카인	니트로톨루엔
베타-나프톨 다이술폰산	오르토-톨루이딘
부틸나이트라이트	파라-톨루이딘
답손	염소산칼륨
플루타마이드	프릴로카인
가솔린 첨가제	프리마퀸
아이소부틸나이트라이트	페나세틴
리도카인	페나조피리딘
메틸렌블루	퀴논계
질산염계	질산은
산화질소	설폰아마이드
아질산염계	트라이니트로톨루엔

감소로 이어지며(즉 산소 분리 곡선에서 우측으로 이동함), 이는 말단 조직으로의 산소 운반을 촉진한다. 헤모글로빈에 산소가 결합하여 유도되는 구조적 변화는 2,3-BPG 결합 부위를 변형시켜 헤모글로빈에서 2,3-BPG가 방출되도록 한다. 이 과정은 폐에서의 산소 흡수를 촉진하여 조직으로 더 많은 산소가 운반되도록 한다. 2,3-BPG의 농도는 조직 저산소증이 발생한 부위에서는 증가하며, 산성혈증 또는 저인산혈증이 일어날 경우에는 감소할 수 있다.

헤모글로빈의 산소 친화도는 체온이 증가할 경우 감소한다. 이는 과격한 운동이나 체온 상승과 연관된 발열성 질환 중 조직으로의 산소 운반을 촉진시킨다. 같은 원리로, 저체온증이 일어날 경우 산소 친화도는 증가하며 산소 운반은 감소한다.

또한 헤모글로빈의 호흡 기능은 다른 물질로 리간드 결합 부위를 차단함으로써 저하될 수 있다. 일산화탄소는 환원헤모글로빈과 결합빈도는 상대적으로 낮으나, 결합된 뒤에는 높은 친화도를 보임으로 산소 해리 곡선에서 왼쪽으로 이동하게 되며, 조직으로의 산소 전달을 더욱 감소시키게 된다. 산화질소는 혈관긴장도를 조절해주는 중요한 혈관확장제로서, 헴의 철분에 매우 잘 결합한다. 이러한 산화질소의 높은 적혈구 결합성으로 인해, 적혈구는 순환계 중 산화질소의 가용성에 영향을 끼칠 수 있다.

11.3.4 적혈구 수명의 변화

순환계에서 일반적인 적혈구의 수명은 약 120일이다. 이 기간 동안, 적혈구는 다양한 산화적 손상에 노출되며 미소순환계와 비장의 구불구불한 경로를 이동해야 한다. 이러한 환경은 나트륨-칼륨 농도기울기와 복구 기전을 유지하기 위한 에너지와 가변성 세포막을 필요로 한다. 이 기간에는 단백질 합성이 거의 일어나지 않으며, 그 이유는 적혈구들이 순환계에 진입할 때 비핵 상태로 들어오며 잔존 mRNA는 진입 후 첫 1~2일 중에 빠르게 손실되기 때문이다. 결과적으로 노화가 시간 흐름에 따라 일어나며, 노화된 적혈구들은 비장에서 제거되며 철은 회수되어 헴 합성에 다시 이용된다. 산화 손상을 증가시키거나, 대사 작용을 감소시키거나 세포막을 변형시키는 요소들은 모두 적혈구 농도의 감소를 야기하여 결과적으로 빈혈을 일으킬 수 있다.

비면역성 용혈 빈혈

미세혈관병증 빈혈—적혈구의 혈관내 파쇄현상은 미세혈관병증 용혈 빈혈(*microangiopathic hemolytic anemia*)을 일으킨다. 이 과정의 특징은 말초 혈액에 분열적혈구(조각난 적혈구)가 존재하는 것이다. 미세혈관 내부에 피브린 가닥이 형성되는 것은 적혈구 파쇄의 흔한 기전이다. 이 현상은 다발성 혈관내 응집, 패혈증, 용혈-요독성 증후군 및 혈소판감소성 자반병 환경에서 일어날 수 있다. 피브린 가닥들은 혈관내 공간 전반에 뻗어 있으며, 혈관구조 내부의 적혈구 흐름을 지연시키면서 해당 지역을 지나가는 적혈구들을 여러 조각으로 절단한다. 과도한 파쇄현상은 또한 비정상적 혈관구조에서도 관찰될 수 있다. 악성 고혈압과 연관된 과한 전단 현상 또한 적혈구 파쇄현상을 야기할 수 있다.

기타 기계적 손상—적혈구 파손은 또한 기계적 부하로 인해 발생할 수 있다. 예를 들면, 행군 헤모글로빈뇨증은 장기간의 활동으로 인해 발에 기계적 외상이 가해질 경우 일어나는 형태의 빈혈이다. 중증 열화상 또한 용혈 과정에 연관되어 있다. 적혈구의 세포막은 체온이 일정 온도 이상 상승할 경우 불안정한 상태로 돌입하며, 이로 인해 적혈구의 일부가 떨어져 나가고 세포막이 재봉합되는 현상이 일어난다. 결과적으로 이러한 비정상적 세포 조각들은 비장에 의해 제거되며, 빈혈을 야기하게 된다.

감염성 질환—감염성 질환들은 중증 용혈과 관련되어 있을 수 있으며, 적혈구에 직접 영향을 끼치거나 면역 매개성 용혈 과정을 통해 관여하게 된다. 말라리아나 바베스열원충증으로 인해 기생충에 감염된 적혈구는 파괴될 수 있다. 클로스트리듐 감염은 용혈성 독소 방출을 일으켜 순환계에서 적혈구를 파괴한다.

산화적 용혈—산소분자는 반응성을 갖고 있으며 잠재적으로 독성을 나타낸다; 따라서 적혈구의 정상적 호흡 기능은 지속적인 산화적 스트레스를 일으킨다. NADH-디아포레이스, 과산화물 제거효소, 카탈레이스 및 글루타티온 경로 등의 방법들은 적혈구의 산화적 손상을 보호할 수 있다.

적혈구에 산화적 손상을 일으킬 수 있는 생체 이물질은 표 11.5에 수록되어 있다. 이 물질들은 정상 산화환원 반응을 배가시키는 것으로 보이며, 일반적인 보호 체계를 추월하는 것이 가능하다. 이 생체 이물질과 헤모글로빈 간의 상호 작용은 자유라디칼을 형성하며, 이 라디칼은 헤모글로빈, 티올-의존성 효소 및 적혈구 세포막의 구성요소 등을 포함하는 핵심 단백질들을 변성시킨다. 중대한 산화적 손상은 생체 이물질의

표 11.5 산화적 손상과 관련된 생체 이물질의 종류

아세트아닐라이드	페나세틴
아미노살리실산	페놀
염소산염류	페닐하이드라진
답손	프리마퀸
푸라졸리돈	페나조피리딘
수산화아민	설폭손나트륨
메틸렌 블루	설파메톡시피리다진
날리딕스산	설파닐아마이드
나프탈렌	설파살라진
니트로푸란토인	톨루이딘 블루
니트로벤젠	

농도가 정상 보호 체계를 추월할 만큼 높을 때 주로 일어나며, 보호 체계에 결함이 있을 경우 더 빈번하게 발생한다.

산화 용혈과 연관된 가장 흔한 효소 결함은 글루코스-6-인산 탈수소효소(G-6-PD) 결핍으로, G-6-PD 활성의 감소가 일어나는 반성 질환이다. 이 질환은 감염에 대한 신체 반응 또는 생체 이물질에 대한 노출로 인해 적혈구에 산화적 스트레스가 유발되기 전까지는 일반적으로 증상이 나타나지 않는다.

비산화적 화학물질 유도 용혈—몇몇 생체 이물질에 노출되는 경우 큰 산화적 손상 없이 용혈이 일어날 수 있다. 예를 들면, 수소화비소 기체를 흡입할 경우 심각한 용혈, 빈혈, 황달 및 헤모글로빈뇨증이 일어날 수 있다. 몇몇 원소들은 산화적 손상 없이 용혈을 유발하는 것으로 알려져 있으며, 주로 알려진 원소는 납, 구리 및 크롬이 있다. 또한 곤충과 뱀의 독에서 발견되는 생물학적 독소에 의해서도 심각한 용혈이 일어날 수 있다.

면역성 용혈 빈혈 적혈구의 면역학적 파손은 IgG나 IgM 항체와 적혈구 표면의 항원이 상호 작용하는 과정을 통해 일어난다. 자가면역 용혈성 빈혈의 경우, 환자 본인의 적혈구가 본래 함유하고 있는 물질들이 항원이 된다.

생체 이물질 유도 항체의 적혈구 결합의 원인으로 작용하는 몇 가지 방식들이 알려져 있다. 페니실린을 원형으로 하는 몇 가지 약물들은 세포 표면에 결합하며, "외부" 약물이 **합텐**(*hapten*)으로 기능하여 면역 반응을 촉발한다. 이러한 유형의 반응에서 발생하는 항체들은 약물에 덮인 적혈구에만 결합한다. 퀴니딘을 원형으로 하는 다른 약물의 경우 적혈구 표면의 구성 물질에 결합하여, 한 개 이상의 세포막 구성물질에 구조적 변화를 유도한다. 세 번째 작용 방식은 알파-메틸도파를 원형으로 하여, 특발성 자가면역 용혈성 빈혈일 때 생산되는 항체와 구분될 수 없는 **약물 유도성 자가항체**(*drug-induced autoantibody*)를 생산한다.

11.4 백혈구와 그 기원 세포들의 독성학

11.4.1 백혈구의 구성 요소들

백혈구와 그 기원 세포들에는 호중구, 호산구 및 호염구로 분화할 수 있는 과립구, 그리고 단핵구 및 림프구를 포함한 백혈구들로 구성되어 있다. 과립구와 단핵구들은 핵을 보유하고 있는 아메바 유사 세포들이며, 식세포작용이 가능하다. 이들은 염증 반응과 인체 방어에 핵심적인 역할을 맡는다. 혈액에만 분포하는 적혈구와 달리, 과립구와 단핵구들은 혈관외 조직들로 이동하기 위한 수단으로만 혈액을 사용하며, 주로 조직에 다수 분포한다.

과립구는 혈액 도말 표본에서 나타나는 세포질 과립이 주요 특징이다. 호중구는 혈중 백혈구의 가장 큰 비율을 차지하며, 염증매개와 병원성 미생물의 섭식 및 파괴에 특화되어 있다. 호산구와 호염구는 다양한 매개물질을 방출하여 염증 반응을 조정한다.

11.4.2 과립구의 검사

혈액에서, 호중구는 혈액과 혈관 내피세포에 분포하며, 각각의 호중구 수는 유사하게 항상 평형을 유지한다. 혈중 호중구 수는 순환계만 대상으로 평가하며, 건강한 성인의 경우 거의 일정한 수(1800~7500 μL^{-1})를 유지한다. 염증 반응 중에는, 미성숙(미분엽) 과립구의 수가 증가하는 것이 말초 혈액에서 관찰될 수 있다. 특정 조건에서, 호중구는 독성의 여부를 나타내는 형태학적 변화를 보일 수 있다.

11.4.3 과립구의 독성 영향

분화에 끼치는 영향 호중구의 빠른 분화율은 전구 과립세포군을 체세포분화 억제제에 특별히 더 취약하게 만든다. 이러한 세포 독성 약물에 의한 영향은 주로 비특이적인데, 그 이유는 진피층, 위장관 및 기타 빠르게 분화하는 조직들의 세포들에도 유사한 영향을 끼치기 때문이다. 호중구와 단핵구 모두에 영향을 끼치는 물질들은 감염과 같은 독성 후유증의 위험을 더 크게 불러온다. 그러한 영향은 양적 관계가 있으며, 단핵 식세포의 회복이 호중구의 회복보다 먼저 일어난다.

골수 독성은 세포감퇴 암 화학치료제들에서 흔하게 나타나며, 해당 물질들은 DNA 합성을 억제하거나 DNA 부가물 생성 또는 효소매개 분해를 통해 정상적 구조를 직접 공격한다. 그러나 이러한 양상은 보다 암세포 특이적인, 정상 세포를 공격하지 않는 항암제들이 개발됨에 따라 변화하고 있다. 그러나 세포 독성 약물과 관련된 독성은 주로 발열성 호중구 감소증 등의 치명적 감염을 포함하는 중대한 징후를 나타낼 수 있기에, (보다 최근에 개발된 약물에서조차) 투여량 제한 요소로서 여전히 중요하다. 이러한 약물들은 휴지기 및 분열기 세포 모두에게 독성을 나타내지만, 후골수구, 대상핵세포 및 성숙한 호중구와 같은 비분화세포의 경우 상대적으로 더 높은 저항성을 가진다. 줄기세포는 느리게 순환하기 때문에, 세포독성 약물의 1회 처방으로는 극히 작은 영향만 받는다. 줄기세포에 영향을 끼치는 약물에 지속적으로 더 노출될 경우 골수억제가 더 오래 일어날 수 있다고 알려져 있다.

다음의 두 가지 혁신적 개발들은 암 화학치료와 해당 약물들의 용량억제요인으로 작용하는 골수독성에 지대한 영향을 끼쳤다: (1) 이상 성장 인자 수용체 신호, 프로그램된 세포사멸, 혈관형성 및 종양세포에 유리하게 작용하는 대사성, 면역, 염증 및 변이촉진 경로들에 함유된 암세포 특이적 분자를 표적으로 하여 상대적으로 골수에는 영향을 미치지 않는 약물들의 개발, (2) 조혈 성장 인자를 함께 처방함으로써 환자들이 받는 골수억제의 영향을 완화하거나 성공적으로 없앨 수 있도록 한 처방법. 백혈병의 사이토카인 유도 분화치료는 또 다른 흥미진진한 치료법이다. 과장된 약리학의 전망과 이러한 복잡한 개입의 비표적 효과들은 임상전 독성학자와 종양학자들에게 흥미로운 혈액 독성학적 도전과제를 부여할 것이다.

기능에 끼치는 영향 앞서 이야기한 호중구 기능 지표의 이상과 관련된 다양한 질환들이 존재하지만, 약물과 비치료적 화학물질들이 생체 내에서 유발하는 효과들 중 설명할 수 있는 것들은 놀랍게도 얼마되지 않는다. 예를 들면 에탄올과 글루코코르티코이드의 경우 식세포작용과 미생물 섭식 기능에 손상을 입힌다. 조영제로 사용되는 이오헥솔과 이옥사글릭산염 또한 식세포작용을 억제하는 것으로 보고되었다. 미생물 제거에 필요한 과산화수소 생산과 백혈구 주화성은, 헤로인의 비경구투여 환자들과 장기간 메타돈을 투여한 기존 아편 중독자들에게서 감소되는 것으로 보고되었다. 또한 항여드름 약물에 포함된 아연염을 처방할 경우 백혈구 주화성은 손상된다.

특이적 독성 호중구 감소증 더 심각한 것은 호중구와 과립구 전구체에 예상 못한 손상을 입혀 **무과립구증**(*agranulocytosis*)을 유발하는 화학물질들이며, 무과립구증의 특징은 500 μL^{-1} 이하로 혈중 호중구의 농도를 감소시킨다. 이러한 손상은 특별한 상황의 개인들에게서 나타나며, 그러한 이유에서 **특이적**(*idiosyneratic*)이라는 명칭이 붙게 된다.

특이적 생체 이물질 유도 무과립구증은 해당 생체 이물질 또는 대사 산물이 순환계에 잔류하는 동안 혈중 호중구의 급작스런 감소를 동반할 수 있다. 조혈능력은 주로 해당 물질이 해독되거나 배출될 경우 회복된다. 분화가 결정되지 않은 줄기세포에 영향을 미치는 독성물질들은 전신 골수부전을 일으키며, 이는 재생불량성 빈혈에서 볼 수 있다. 더 분화된 전구체들에 영향을 끼치는 물질들이 제거된 후, 생존해 있는 미분화 줄기세포들은 복구를 진행하며, 이는 백혈구감소증 증상 중 감염이 성공적으로 방지되는 상황을 전제조건으로 한다.

독성 호중구 감소증의 작용 기전 면역 매개 호중구 감소증에서, 항원-항체 반응은 말초 호중구, 과립구 전구체 또는 둘 모두의 파손을 야기할 수 있다. 적혈구의 경우와 마찬가지로, 면역성 생체 이물질은 합텐으로 작용할 수 있으며, 이러한 상황에서 세포 손상을 일으키기 위해서는 해당 물질은 물리적으로 표시되어야 하고, 또는 면역성 세포로 하여금 해당 약물을 필요로 하지 않는 항호중구 항체를 생산하도록 유도할 수 있다.

비면역 매개 호중구 감소증(*non-immune-mediated toxic neutropenia*)은 유전적 경향을 자주 보인다. 직접 손상은 과립구 형성 또는 호중구 기능의 억제를 일으킬 수 있다. 몇몇 연구들에 따르면 백혈구가 생산한 유독성 산화제의 농축이 호중구 손상으로 이어질 수 있다.

면역 및 비면역성 호중구 감소증/무과립구증에 관련된 약물들의 예시는 표 11.6에 수록되어 있다.

11.5 독성 반응으로서의 백혈병

11.5.1 인간 백혈병

백혈병은 단일 클론성이며 개별 골수세포에서 비롯된 조혈조직의 분화 질환이다. 역사적으로 백혈병은 골수성 또는 림프

표 11.6 면역/비면역 특발성 호중구 감소증을 유발하는 생체 이물질의 종류

백혈구 항체에 관련된 약물	백혈구 항체에 관련되지 않은 약물
아미노피린	알로푸리놀
암피실린	에탐부톨
아프린딘	플루라제팜
아줄피딘	하이드로클로로티아자이드
클로르프로파마이드	아이소나이아지드
클로자핀	페노티아진
CPZ/페노티아진	리팜피신
다이클록사실린	
금	
레바미솔	
리도카인	
메티마졸	
메티아마이드	
페니토인	
프로카인아마이드	
프로필티오유라실	
퀴니딘	
톨부타마이드	

성으로 분류되어 왔으며, 적혈구, 과립구, 혈소판 또는 림프구의 주요 계보를 각각 참고했다. 제대로 분화되지 못한 표현형은 "급성"으로 지정되었으며 급성 림프모구 백혈병(acute lymphoblastic leukemia, ALL)과 급성 골수성 백혈병(acute myelogenous leukemia, AML)이 있고, 제대로 분화된 경우 "만성" 백혈병으로 명명되었으며 만성 림프성 백혈병(chronic lymphocytic leukemia, CLL), 만성 골수성 백혈병(chronic myelogenous leukemia, CML)및 골수형성장애 증후군(myelodysplastic syndrome, MDS) 등을 포함한다.

백혈병의 발병은 여러 과정을 통해 진행된다는 인식을 뒷받침하는 단서들이 많이 존재하며, 이는 조혈 작용의 조절에 관여하는 인자들이 종양 변형에도 영향을 끼친다는 점을 시사한다. 그러한 인자들에는 세포성장 인자(사이토카인), 원암유전자 및 기타 성장 촉진 유전자와 생존, 성장 및 분화를 관장하는 유전적 및 후성적 인자들이 있다.

2차 백혈병은 AML 또는 MDS 환자들 중 환경적, 직업적 또는 치료적 환경으로 인해 혈독소 또는 방사능에 노출된 이력이 있는 경우를 설명하기 위한 용어다. 또한 기존의 골수형성이상 및 기타 골수줄기세포 질환으로부터 진행된 AML 환자들도 여기에 해당한다. 치료 관련 AML 및 MDS는 전자의 인원에게 해당하는 용어이며, 새로 발생하는 AML의 증상으로부터 구별해내기 위해 사용되는 용어다. 다양한 세포유전학 관련 결과들이 치료의 예후와 반응에 연관되어 있다. 2차 백혈병이라는 용어는 소인적 요인으로 인한 특정 세포 또는 분자 차원에서 좋지 못한 예후를 보이는 모든 백혈병을 칭하는 용어로 변경해야 한다는 제안이 있다.

11.5.2 독성 백혈병의 기전

AML은 약물이나 화학물질 노출과 관련된 주요 백혈병이며, 이후 MDS를 동반한다. 해당 질환은 세포유전성 이상, 그 중에서 특히 5번과 7번 염색체의 일부 또는 전체 결손에 연관된 단일 독성 반응의 연속을 나타낸다. 놀랍게도, 알킬화 또는 기타 종양치료제를 투여한 후 MDS와/또는 AML이 일어나는 환자들에서 이 염색체 결손이 발생하는 빈도는 연구에 따라 67~95%에 달한다. 이와 동일한 변화가 벤젠에 직업상 노출되었던 AML 환자들에서도 관찰되었으며, 이 환자들은 7번 염색체에 높은 빈도로 이수성이 발생하였다. 2차 AML과 비교했을 때 5번과 7번 염색체에서 상대적으로 낮은 빈도로 결손이 발생하였다는 사실은 이러한 세포유전성 표식들이 해당 백혈병에서 독성 노출과 다른 요인들을 구분할 때 유용하게 사용될 수 있다는 점을 시사한다.

11.5.3 백혈병 유발 물질

암 화학치료에 사용되는 대부분의 알킬화제(*alkylating agent*)들은 MDS 그리고/또는 AML을 유발할 수 있다. 방향성 탄화수소(*aromatic hydrocarbon*) 중에는, 벤젠만이 백혈병을 유발하는 것이 증명되었다. 토포아이소머레이즈 II 억제제(*topoisomerase II inhibitor*), 에토포사이드와 테니포사이드를 처방할 경우 AML을 유발할 수 있다.

고선량의 감마선(*high-dose* γ) 또는 X선(*x-ray radiation*)에 노출될 경우 ALL, AML 및 CML에 걸릴 수 있다는 사실은, 나가사키와 히로시마의 원폭 투하 이후 생존자들로부터 오랜 기간 알려져 왔다. 낙진이나 진단방사선보다 미량의 방사선과 이러한 질환들과의 상관관계는 보다 불명확하다. 다른 논란거리가 되고 있는 물질(*controversial agent*)들에는 1,3-부타다이엔, 비이온 방사선(전자기파, 마이크로파, 적외선, 가시광선 및 자외선), 흡연 및 포름알데하이드 등이 있다.

11.6 혈소판과 지혈의 독성학

출혈 또는 장기 내부의 혈류를 막는 작용인 지혈은, 혈관 손상 부위로부터의 혈액 손실을 방지하고 혈액이 지속적으로 유체 상태로 순환할 수 있도록 하는 다양한 요소로 구성된 체계다. 혈액 손실은 안정적인 지혈 마개의 형성을 통해 방지된다. 지혈 체계의 주요 구성물질 들에는 순환하는 혈소판, 다양한 혈장 단백질 및 혈관 내피세포가 있다. 이 체계의 구성요소들 또는 전체적 활성에 변형이 일어날 경우 과다 출혈 및 혈전증 등을 포함하는 지혈 체계의 임상적 이상이 발생한다. 지혈 체계는 치료적 중재가 빈번한 표적이며, 다양한 생체 이물질의 의도하지 않은 독성 효과가 드러나는 곳이다.

11.6.1 혈소판의 독성 영향

혈소판 혈소판은 혈관 손상에 반응하여 안정적인 지혈 마개를 생성함에 있어 필수적인 요소다. 혈소판들은 1차적으로 폰 빌레브란드 인자(von Willebrand factor, vWF)와 혈소판의 Ib/IX/V(GP Ib/IX/V) 수용기 복합체 간 결합을 통해 손상된 혈관에 부착하게 된다. 몇 가지 인자들의 경로들이 활성됨에 따라 피브리노겐과 다른 다결합가 분자들은 인근의 혈소판들과 교차결합을 형성하고, 혈소판 응집이 일어나게 된다. 생체 이물질은 혈소판 감소증(낮은 혈소판 농도)을 야기하거나 혈소판 기능에 관여하여 혈소판 반응에 영향을 끼칠 수 있다.

혈소판 감소증(thrombocytopenia) 빈혈과 마찬가지로, 혈소판 감소증은 혈소판의 생산량 감소 또는 파손량 증가로 인해 일어날 수 있다. 혈소판 감소증은 집중적 화학치료의 흔한 부작용으로, 항증식제들이 조혈 전구물질에 끼치는 영향으로 발생한다. 혈소판 감소증은 특이적 생체 이물질 유도 재생불량성 빈혈의 임상적으로 중요한 요소이다. 실제로 재생불량성 빈혈의 초기 증상은 혈소판 감소증에 뒤이어 일어나는 피부 및 점막 출혈일 수 있다.

생체 이물질이 노출될 경우 몇몇 작용들 중 하나의 이상을 통하여 면역 매개 혈소판 파손의 증가를 야기할 수 있다. 페니실린은 합텐으로 기능하는 약물 중 하나이며, 합텐은 단백질 수송체에 결합할 경우 특이적 면역 반응을 유발하는 작은 분자이다. 반응 항체는 이후 혈소판 표면에 있는 합텐에 결합하여, 항체에 덮인 혈소판이 순환계에서 제거되도록 한다.

면역 혈소판 감소증의 두 번째 작용방식은 생체 이물질이 야기하는 혈소판 막 당단백질의 변형에 의해 시작된다. 이것은 항체 반응을 끌어내며, 반응항체는 약물이 존재할 때 이 변형된 혈소판 항원에 결합함으로써 단핵 식세포 체계에 의해 혈소판이 순환계로부터 제거되도록 한다.

혈소판 감소증은 혈소판 당단백질인 IIb/IIIa 수용체를 억제하는 병으로, 약물에 의해 유발될 수 있는 흔치 않지만 심각한 합병증이다. 아브시심아브(abciximab)와 같은 억제제들은 이 수용체의 형태를 바꿀 수 있으며, 내생 항체와 반응하는 인자들에게 특정 펩티드(새로 면역계에 노출되기 때문에 신생항원결정기라고 일컫는다)들이 노출되도록 한다. 이는 항체와 반응하는 인자들이 있는 혈소판의 탐식을 유도한다. 따라서 자연적으로 항체와 결합하는 항원 결정기의 노출이 면역 매개 혈소판 파괴의 세 번째 작용 기전이다.

헤파린에 의한 혈소판 감소는 면역 매개 혈소판 파괴의 세 번째 작용방식이다. 헤파린(항응고제)이 어떤 응고 인자와 결합했을 때 신생항원결정기가 노출되고, 신생항원기에 대한 면역반응이 시작된다.

혈전성 혈소판감소성 자반병(thrombotic thrombocytopenic purpura, TTP)은 혈소판 감소증의 급작스런 발병, 미세혈관계 용혈성 빈혈 및 다발성 장기부전 등의 증상이 일어나는 증후군이다. 해당 증후군은 감염성 질환에 이어 일어나는 경향이 있으나 특정 약물의 투여 이후에도 발병할 수 있다. TTP의 발병 기전은 과량의 vWf 다량체가 혈관 손상이 크게 발생하지 않았을 때도 혈소판들을 활성화시킬 수 있는 능력에 기인하는 것으로 보인다. 후천성 TTP는 커다란 vWf 다량체를 보다 작은 크기의 다량체로 가공하는 능력이 있는 프로테이스를 억제하는 항체의 발달과 연관되어 있으며, 큰 크기로 남아 있는 다량체는 혈관에 남아 부적절하게 혈소판을 활성시킨다. TTP에서 발생하는 장기부전과 용혈은 혈소판이 풍부한 미세혈전이 순환계 전체에 걸쳐 형성되어 발병하게 된다. TTP 또는 TTP-유사 증후군의 발달은 티클로피딘, 클로피도그렐, 코카인, 미토마이신 및 사이클로스포린과 같은 약물과 연관되어 있다.

용혈성 요독 증후군(hemolytic uremic syndrome, HUS)은 TTP와 유사한 임상적 증세를 지니는 질환이지만, 신경학적 합병증은 보다 덜 심각하며 신부전증이 두드러지게 일어난다. 산발적 HUS의 사례들은 대장균 감염과 연관된 경우가 있지만, HUS는 또한 미토마이신 등의 약물 치료 중에도 발생할 수 있다. TTP와는 달리, vWf 분해 프로테이스는 정상이며 발병 기전은 혈관내피세포의 손상에 이은 혈소판 활성과 혈전 형성에 관련되어 있을 것으로 추정되고 있다.

혈소판 기능의 독성 영향 혈소판 기능은 다수의 생화학적 반응 경로들의 협조적 상호 작용을 기반으로 이루어진다. 혈소판 기능에 영향을 끼치는 주요 약물군에는 비스테로이드성 항염증제(nonsteroidal anti-inflammatory drugs, NSAIDs), 베타-락탐계 항생제, 심혈관계 약물(특히 베타 차단제), 향정신성 약물, 진통제, 항히스타민제 및 몇몇 항암치료제가 있다.

생체 이물질은 다양한 작용을 통해 혈소판 기능을 방해할 수 있다. 몇몇 약물들(예: NSAIDs)은 포스포리페이스 A_2/사이클로옥시제네이스 경로와 트롬복산 A_2의 합성을 억제한다. 혈소판 작용물질과 수용체 사이의 상호 작용을 방해하는 약물들(예: 항생제, 티클로피딘 및 클로피도그렐)도 존재한다. 혈소판 반응은 세포질내 칼슘 농도의 급상승에 따라 일어나기 때문에, 칼슘의 이동을 방해하는 모든 종류의 약물들(예: 칼슘 통로 차단제) 또한 혈소판 기능을 억제할 수 있다. 때로, 약물 유도 항체들은 중요한 혈소판 수용체에 결합하여 혈소판 기능을 차단할 수 있다.

11.6.2 피브린 딱지 형성의 독성 영향

응집 피브린 딱지 형성은 트롬빈 형성으로 귀결되는 세린 프로테이스의 연속적인 활성에 따라 일어난다. 트롬빈은 다기능성 효소로서, 피브리노겐을 피브린으로 변환시키고, 인자 V, VIII, XI, XIII, 단백질 C 및 혈소판을 활성시키며, 다양한 세포들(예: 백혈구와 내피세포)과 상호 작용하고, 세포 신호 경로들을 활성화시킨다.

응고 단백질의 합성 감소 응고단계에 관여하는 대부분의 단백질들은 간에서 합성된다. 그러므로 간 기능을 손상시키는 약물들은 모두 응고 인자 생성을 감소시킬 수 있다. 응고 단계에 관한 일반적인 실험들인 프로트롬빈 시간(PT)과 활성 부분트롬보플라스틴 시간(activated partial thromboplastin time, aPTT)은 간 기능 장애와 응고 인자 감소를 알아보기 위해 사용될 수 있다.

II, VII, IX 및 X 인자는 완전한 합성을 위해 비타민 K를 필요로 한다. 소화관에서 비타민 K가 흡수되는 과정이나 비타민 K 에폭사이드의 환원을 방해하는 물질은 모두 이러한 인자들의 결핍과 출혈 경향성을 야기할 수 있다(표 11.7).

응고 인자의 제거 속도 증가 생체 이물질에 대한 특이적 반응에는 응집 단백질과 반응하는 항체의 생성이 있으며, 이는 순환계에서 빠르게 제거되는 면역복합체를 형성하여 인자들의 결핍을 일으킨다. 생체 이물질에 의해 가장 빈번하게 영향받는 인자들은 표 11.8에 수록되어 있다. 순환계로부터 제거되는 속도를 증가시키는 것과 더불어, 이 항체들은 종종 응고 인자의 기능을 억제한다. 다른 항체들은 촉매 활성을 지녀, 표적이 되는 응고 인자의 단백질 분해를 야기한다.

홍반성 항응고제들은 프로트롬빈과 같은 인지질에 결합하는 항체들로서, 응혈촉진성 기전을 더 강하게 하며 단백질 C 체계를 방해하여 혈전증의 위험도를 증가시킨다. 홍반성 항응고제의 발달은 클로르프로마진, 프로카이나마이드, 하이드

표 11.7 비타민 K 의존성 응고 인자들의 비정상적 합성과 관련된 여건들

와파린 및 살서제 유사물질 (예: 브로디파쿰)	정맥내 알파-토코페롤
다양한 항생제	섭식장애
N-메틸-티올트라졸 세팔로스포린	콜레스티라민 수지
	흡수불량 증후군

표 11.8 생체 이물질과 개발된 특이적 응고 인자 억제제의 관계

응고 인자	생체 이물질
트롬빈	국소 소 트롬빈 피브린 글루
V 인자	스트렙토마이신 페니실린 젠타마이신 세팔로스포린 국소 소 트롬빈
VIII 인자	페니실린 암피실린 클로람페니콜 페니토인 메틸도파 니트로푸라존 페닐부타존
XIII 인자	아이소나이아지드 프로카인아마이드 페니실린 페니토인 프락토콜
폰 빌레브란드 인자 (von Willebrand factor, vWf)	시프로플록사신 하이드록실에틸 전분 발프로산 그리세오풀빈 테트라사이클린 살충제

랄라진, 퀴니딘, 페니토인 및 바이러스성 감염과의 관련성이 발견되었다.

11.6.3 지혈 조절을 위해 사용되는 작용제들의 독성

경구 항응고제 경구 항응고제(와파린 등)는 비타민 K 에폭사이드의 환원을 억제하여 비타민 K 대사를 방해하고, 환원된 비타민 K의 기능적 결손을 야기한다. 이 약물들은 정맥과 동맥 혈전증의 예방과 치료를 위해 널리 쓰이고 있다. 경구 항응고제의 치료범위는 상대적으로 좁은 편이며, 일정 투여량에 대한 반응의 경우 개인별 편차가 상당히 크게 나타난다. 이러한 이유로 인해, 이 약물들을 이용한 치료는 안전성과 효과를 극대화하기 위해 지속적으로 관찰되어야 한다. 이 과정은 프로트롬빈 시간을 사용하여 지속적으로 시행되며, 국제표준화비율을 사용하여 결과를 표시한다.

음식 등의 생체 이물질은 경구 항응고제에 대한 반응에 영향을 끼치는 것으로 알려져 있다. 경구 항응고제를 방해하는 방식에는 생체내변환의 억제 또는 유도, 소화관에서의 와파린 흡수 방해, 평형상태가 회복될 때까지 와파린의 생체이용률을 일시적으로 증가시키는 결과를 야기하는 혈장 알부민으로부터의 와파린 분리, 비타민 K 이용성 감소 및 경구 항응고제 효과를 증가시키는 비타민 K 에폭사이드의 환원 억제 등이 있다. 또한 경구 항응고제의 투여는 다른 약물의 활성 또는 반감기에 영향을 끼칠 수 있다.

경구 항응고제들은 피부의 미세혈관 혈전증으로 인해 일어나는 와파린 유도 피부 괴사와 연관되어 있다. 이 드물게 일어나는 현상은 단백질 C나 S가 부족한 환자들 및 고용량의 와파린을 지나치게 급속도로 투여받은 환자들에서 가장 자주 일어난다.

비타민 K는 또한 뼈의 주요 구성성분인 오스테오칼신의 합성에도 필요하다. 와파린의 장기 복용은 뼈의 무기화작용과 연관되어 있다.

와파린의 투여, 그 중에서도 임신 첫 12주 중의 투여는 와파린에 노출된 태아 중 25~30%의 선천성 기형을 야기한다. 상당수의 기형은 뼈의 기형으로부터 비롯되었다. 정상 구조 발달에 필수적인 보충 단백질들의 합성을 와파린이 방해할 수도 있다는 점이 받아들여지고 있다.

헤파린 헤파린은 급성 정맥 혈전색전증의 예방 및 치료에 널리 사용되고 있다. 헤파린 치료와 관련된 주요 합병증에는 출혈이 있으며, 이는 헤파린의 항응고 활성의 직접적 발현이다. aPTT는 자연적으로 합성되는 다당류인 미분획 헤파린을 이용한 치료를 관찰하기 위해 널리 사용되고 있다. 헤파린의 장기 투여는 임상적으로 유의미한 골다공증의 발병률을 증가시키는 것으로 알려져 있다.

피브린 용해제 피브린 용해제들은 불활성 효소원인 플라스미노겐을 활성 단백질 용해성 효소인 플라스민으로 전환하여 병원성 혈전들을 용해시킨다. 플라스민은 주로 엄격하게 통제되어 순환계에서 자유롭게 존재하지 않는다. 그러나 피브린용해제의 주기적 투여는 자유 플라스민의 생성을 야기하여 전신 피브린(피브리노겐) 용해를 일으키며, 해당 질환의 주요 증상에는 PT, aPTT 및 트롬빈 시간 지연이 있다. 이러한 영향들은 모두 출혈의 위험도를 증가시킨다. 혈소판 억제제와 헤파린은 재발성 혈전증을 방지하기 위해 피브린 용해 치료와 함께 널리 사용된다.

스트렙토키네이스는 C군 베타-용혈성 연쇄상알균으로부터 파생되는 단백질로, 인체에서 항원 특성을 지닌다. 해당 단백질에 관한 알레르기성 반응은 연쇄상알균 감염이나 스트렙토키네이스를 포함하는 피브린 용해성 약물로의 노출을 통해 발생할 수 있다. 급성 알레르기 반응은 스트렙토키네이스에 노출된 환자 중 1~5%에서 발생할 수 있다. 알레르기성 반응은 또한 스트렙토키네이스를 포함하는 기타 피브린 용해제(아니소일화 플라스미노겐-스트렙토키네이스 복합체, 알테플레이스 등) 또는 스트렙토키네이스 유해 펩티드 등을 통해 일어날 수 있다.

피브린 용해의 억제제 항피브린 용해제는 폰 빌레브란트 병 등의 선천성 지혈 장애를 지닌 환자들의 출혈을 조절하기 위해 널리 사용된다. 트라넥사민산과 엡실론-아미노카프론산은 플라스미노겐과 플라스민-피브린 간 결합을 막는 저분자 물질들이다. 상대적으로 큰 부작용을 일으키지는 않지만, 이 약물들의 투여가 피브린용해 체계의 억제를 통해 혈전증의 위험도를 증가시킬 수 있다는 증거가 몇몇 존재한다.

아프로티닌은 세린 프로테이스 응고 인자의 자연생성 폴리펩티드 억제제로서, 인체에 투여되었을 경우 면역원성을 띤다.

11.7 위해성 평가

조혈 작용, 각종 혈구들의 기능적 통일성 및 지혈 작용에 대한 유해성 측면에서, 새로운 화학물질들이 인체에 투여될 때 가지는 위해성을 평가하는 것은 매우 어렵다. 이것은 부분적으로 조혈 작용과 해당 구성요소들이 수행하는 중요한 기능 범위의 복잡성에서 기인한다. 위해성 평가에는 동물실험과 임상실험 등이 존재한다. 임상전 실험에서, 실험동물들이 실험 대상인 생체 이물질에 노출되었을 때 인체와 유사하게 반응하는 것이 희망사항이며, 독성의 징후를 검토하기 위해 실험동물들은 자세한 검사들을 거친다. 실험 대상 물질의 상대적 안전성 또는 독성을 결정하기 위해 인체를 대상으로 순차적 임상 실험들을 진행하며, 잠재적 독성과 관련된 많은 요소들을 측정한다.

임상전 독성학 연구들에서의 혈액 및 골수 평가를 위해 진행된 시험들은 적혈구 관련 값(RBC, 헤모글로빈, PCV, MCV, MCHC), 백혈구 관련 값(WBC 및 백분율수), 혈소판 수, 응고 시험(PT 및 aPTT), 말초 혈액 세포 형태, 그리고 골수 세포/조직 검사 등의 단회와 반복 노출 정보를 제공해야 한다. 이러한 시험들의 예시가 표 11.9에 나와 있다.

표 11.9 임상전 독성학에서 특징적인 혈액학적 관찰을 위한 분제기반 시험의 예시

망상적혈구 수
하인즈소체 준비
세포연관항체 분석(적혈구, 혈소판, 호중구)
적혈구 취약성 검사
적혈구역학/철동태 분석
세포화학/조직화학 염색법
전자현미경 관찰
생체외 조혈성/증식성 분석
혈소판 응집
혈장 피브리노겐 농도
응혈 인자 분석
트롬빈 시간
출혈 시간

환자 또는 인구 관련 위험 요인들에는 약물 제거 속도의 감소 및 새로운 중간 대사산물 생성을 야기하는 약물 대사와 해독 작용의 약물유전성 편차, 조직적합성 항원, 약물 및 기타 물질과의 상호 작용, 조혈 전구물질의 손상 관련 감수성 증가, 골수의 기존 질환, 그리고 물질과 관련된 산화적 또는 기타 스트레스 발생에 영향을 주는 대사 관련 질환 등이 있다.

약물 및 비치료적 화학물질 발달과 관련된 핵심 주제는 임상전 독성학 자료, 그리고 특정 인구가 해당 물질에 광범위하게 노출된 후 발생한 중대한 혈액 독성 사례들에 관한 광범위하지만 명확하게 제한되어 있는 임상적 데이터베이스들의 예측치이다.

참고문헌

Evans GO: *Animal Hematotoxicology: A Practical Guide for Toxicologists and Biomedical Researchers*. Boca Raton, FL: CRC Press, 2008.

Hillman R, Ault KA, Rinder HM: *Hematology in Clinical Practice: A Guide to Diagnosis and Management*, 4th ed. New York: McGraw-Hill, 2005.

Kaushansky K, Lichtman MA, Beutler E, Kipps TJ, Seligsohn U, Prchal JT (eds.): *Williams Hematology*, 8th ed. New York: McGraw-Hill, 2010.

연습문제

1. 진정빈혈에 관련된 다음의 내용들 중 틀린 것은 무엇인가?
- **a.** 평균 혈구량의 변화가 주요 특성이다.
- **b.** 적혈구 파괴량이 증가할 경우 빈혈로 이어질 수 있다.
- **c.** 골수에서 지속적으로 적혈구들을 생산하기 때문에, 적혈구 생산의 감소는 빈혈의 흔한 원인이 아니다.
- **d.** 빈혈 환자의 경우 망상적혈구들이 말초 혈액에서 오래 생존할 것이다.
- **e.** 빈혈 진단의 주요 기준들은 적혈구 수, 헤모글로빈 농도 및 헤마토크리트 수치이다.

2. 다음의 빈혈 유형들 중 원인과 올바르게 짝지어진 유형은 무엇인가?
- **a.** 철 결핍성 빈혈—혈액 손실
- **b.** 철적혈모구 빈혈—비타민 B_{12} 결핍
- **c.** 거대적혈모구 빈혈—엽산 보충
- **d.** 재생불량성 빈혈—에탄올
- **e.** 거대적혈모구 빈혈—납 중독

3. 다음 중 헤모글로빈의 포르피린 고리를 합성할 수 없을 때 일어날 가능성이 가장 높은 증상은 무엇인가?
   a. 철 결핍성 빈혈
   b. 적혈구의 부적절한 분열
   c. 티미딘 합성 불능
   d. 적아세포 내부 철분 농축
   e. 골수의 형성저하증

4. 다음 요인들 중 헤모글로빈-산소 해리 곡선이 오른쪽으로 이동하게 만드는 것은 무엇인가?
   a. pH 증가
   b. 이산화탄소 농도의 감소
   c. 체온 저하
   d. 2,3-BPG 농도의 증가
   e. 태아성 헤모글로빈

5. 적혈구에 관련된 다음의 내용들 중 틀린 것은 무엇인가?
   a. 노화된 적혈구들은 간에서 제거되며, 철분은 재활용된다.
   b. 적혈구의 평균 수명은 약 120일이다.
   c. 적혈구들은 일반적으로 순환계로 유입되기 전 핵을 잃는다.
   d. 망상적혈구들은 RNA가 소량 남아 있는 미성숙 적혈구다.
   e. 빈혈 환자들은 정상보다 높은 망상적혈구:적혈구 비율을 보인다.

6. 산화적 용혈에 관련된 다음의 내용들 중 틀린 것은 무엇인가?
   a. 활성산소종은 적혈구 대사 과정에서 흔히 생성된다.
   b. 과산화물 제거효소와 카탈레이스는 산화적 손상으로부터 보호하는 효소들이다.
   c. 환원형 글루타티온은 적혈구의 산화적 손상 경향을 증가시킨다.
   d. 글루코스-6-인산 탈수소효소 결핍은 산화 용혈과 자주 연관되어 있다.
   e. 생체 이물질은 적혈구의 보호 기작을 극복하여 산화적 손상을 적혈구에 입힐 수 있다.

7. 다음의 백혈구 유형들 중 세포질 과립을 보유하여 과립구로 분류되는 유형들을 고르시오.
   a. 호중구, 호염구 및 단핵구
   b. 호염구, 호산구 및 림프구
   c. 호산구, 호중구 및 림프구
   d. 호염구, 호산구 및 호중구
   e. 림프구, 호중구 및 호염구

8. 다음 중 틀린 것은 무엇인가?
   a. 생체 이물질은 호중구와 단핵구의 증식을 크게 둔화시켜, 감염의 위험을 높일 수 있다.
   b. 에탄올과 코르티솔은 면역계의 탐식작용과 식균작용을 감소시킨다.
   c. 과립구감소증은 예측이 가능하며, 몇몇 환경적 독소에 노출될 경우 발생할 수 있다.
   d. 헤로인과 메타돈 남용자들은 약물에 의한 과산화물 생성 감소로 인해 미생물 제거 능력이 저하된다.
   e. 독성 호중구 감소증은 면역계로 인해 유발될 수 있다.

9. 다음 중 백혈병에 관한 설명을 고르시오.
   a. 비정상적 세포발생으로 인해 주로 발병하며, 특히 8번 및 11번 염색체의 손상 또는 결손이 주 원인이다.
   b. 암 화학요법에 사용되는 약물에 의해 일어나는 경우는 거의 없다.
   c. 순환하는 혈구들에서 발병한다.
   d. 증세가 심각하고 단기간 일어날 경우 "급성"으로 판단된다.
   e. 오래전부터 X선 노출과 연관성이 있다고 알려져 왔다.

10. 다음의 혈소판과 혈소판 감소증에 관한 내용들 중 틀린 것은 무엇인가?
   a. 혈소판은 약물이나 화학작용제로 유도되는 합텐-매개 경로를 통해 순환계에서 제거될 수 있다.
   b. 코르티솔은 트롬복산 프로스타글란딘 합성을 억제함으로써 혈소판 활성을 감소시킨다.
   c. 독소들은 혈소판의 당단백질에 변형을 유도하여, 대식세포가 혈소판을 인식하여 제거할 수 있도록 만들 수 있다.
   d. 헤파린 처방은 혈소판 응집을 야기하여 혈소판 감소증을 유발할 수 있다.
   e. 혈전성 혈소판감소성 자반병(thrombotic thrombocytopenic purpura, TTP)은 감염성 질환에 의해 가장 흔하게 유발되지만, 약리학적 작용제의 처방과도 연관될 수 있다.

면역계의 독성에 대한 반응

12장

Toxic Responses of the Immune System

Barbara L.F. Kaplan, Courtney E.W. Sulentic,
Michael P. Holsapple, and Norbert E. Kaminski

12.1 면역계
12.1.1 항원 인식
면역
항원
항체
보체
항원 형성 과정
12.1.2 내재 면역
세포 구성: 호중구, 대식세포, 자연살해세포, NKT, $\gamma\delta$ T 세포
용해성 인자
12.1.3 획득(적응) 면역
세포 구성: 항원제시세포(APC), B 세포, T 세포
체액성 및 세포 매개성 면역
12.1.4 염증
세포 구성: 대식세포, 호중구, T 세포
12.1.5 면역 매개 질환
과민성
자가면역
12.1.6 발생 면역학
12.1.7 신경 내분비 면역학
12.2 면역학적 완전성의 평가
12.2.1 면역능력을 평가하는 방법
일반적 평가
기능 평가
면역 독성학에 대한 분자생물학적 접근
면역 독성학에 대한 작용 기전 접근법
면역 독성 평가에 대한 규제 접근법
12.2.2 면역 독성학의 동물 모델
12.2.3 행동 메커니즘 평가
12.3 생체 이물질(Xenobiotics)에 의한 면역 조절
12.3.1 할로겐화 방향족 탄화수소
12.3.2 농약
12.3.3 금속
12.3.4 용제 및 관련 화학물질
12.3.5 마이코톡신
12.3.6 자연 및 합성 호르몬
12.3.7 치료제
면역 억제제
에이즈 치료제
생물학적 제제
항염증제
12.3.8 마약(약물 남용)
12.3.9 흡입 물질
12.3.10 자외선
12.4 생체 이물질 유도 과민 반응과 자가면역
12.4.1 과민성
금속
약물
라텍스
식품 및 유전자 변형 생물
포름알데하이드
12.4.2 자가면역
12.4.3 치료제
Methyldopa
히드라라진, 이소니아지드 및 프로카인아마이드
할로텐
염화비닐
수은
실리카
헥사클로로벤젠
12.5 면역 독성의 새로운 시대와 도전

요점

- 면역은 개인이 이물질을 “자아”로부터 구별하고 그 이물질을 중화 및/또는 제거할 수 있게 해 주는 섬세하고 균형잡힌, 복잡한, 다세포 및 생리학적 일련의 작용 기전이다.
- 심각한 감염이 일어나기 전에 대부분의 잠재적인 병원체를 제거하는 내재 면역은 체내 및 외부의 신체 및 생화학 장벽 및 특정 반응을 위해 고안된 면역세포를 포함한다.
- 획득 면역은 각 감염성 병원체(특이성)에 특이적인 면역 반응을 일으키고 그 특수성을 기억하여 그 이후의 감염에 보다 신속하게 반응하도록 한다.
- 자가면역은 면역계의 반응이 신체 자신의 조직에 대항하여 조직 손상과 질병을 유발할 때 발생한다.
- 과민 반응은 이후에 반응을 유도하기 위해 사전 노출을 필요로 한다.
- 면역계를 변화시키는 생체 이물질은 외래 침입자의 면역 인식 및 파괴와 이들 미생물 또는 암세포의 확산 사이의 균형을 뒤집을 수 있다.

면역은 항상성을 유지하는 과정으로, 일련의 잘 조율된 복잡하고 다양한 세포가 관련된 생리적인 작용 기전을 통해 각개인이 이물질과 “자기”를 구별하고 이물질을 중화 및/또는 제거한다. 감소된 면역력(면역 억제)은 반복적이고 더 심한 또는 장기간의 감염뿐만 아니라 암 발병을 초래할 수 있다. 면역 증강은 과민 반응과 같은 면역 매개 질환을 유발할 수 있으며, 일부 신체 조직이 자신의 것으로 진단되지 않으면 최종적으로 자가면역질환이 발생할 수 있다.

12.1 면역계

면역계는 수많은 림프 기관과 다양한 기능을 가진 다른 세포 집단으로 이루어져 있다. 골수 및 흉선은 성숙한 T 및 B 림프구 및 골수 세포, 예컨대 대식세포 및 다형핵세포(PMN)의 생성을 지지하며, 1차(원발성) 림프 기관으로 분류된다.

골수 내에서 면역계의 세포는 림프계 또는 골수 계통으로 발달한다. 림프성 계통의 세포는 T 세포 또는 B 세포가 되기 위해 더 많은 과정이 필요하다. T 세포 전구체는 골수를 떠나 흉선으로 이동하여 더 차별화되도록 프로그래밍된다.

성숙한 처녀 림프구(항원 자극을 받은 적이 없는 T 및 B 세포)는 2차 림프 기관으로 알려져 있는 비장 및 림프절에서 외인성 항원과 처음 접촉을 한다.

피부와 연관된 림프성 조직 및 장, 호흡 기관 및 비뇨생식기관의 점막 고유층은 3차 림프 조직으로 분류된다. 3차 림프 조직은 주로 기억 및 작동기가 있는 주된 효과기 세포이며 면역 및 면역 조절 기능을 발휘한다.

12.1.1 항원 인식

면역 포유류 면역은 내재 면역과 획득(적응) 면역의 두 가지 기능적 구분으로 나눌 수 있다. 내재 면역은 면역학적 기억과 연관되지 않는 비특이적이며 1차적인 방어 반응이다. 생체 이물질에 대한 선천적인 내재 면역 반응의 2차 또는 3차 노출은 1차 노출과 같다. 후천성 획득 면역은 특이성과 기억력을 특징으로 하며 이로 인해 2차 감염에 대한 면역 반응이 훨씬 커진다.

항원 면역 반응의 두 가지 유형에서 주요 결정 요인은 면역계 구성요소가 ‘자기’와 ‘남’을 인식할 수 있는 능력이다. 남의 넓은 정의는 자기 자신의 생식선 유전자에 암호화된 것을 제외한, 외래 DNA, RNA, 단백질, 탄수화물, 심지어는 돌연변이된 자체 단백질을 포함한다. 면역계에 의해 인식될 수 있는 ‘남’은 항원, 면역원 또는 알레르기원(allergen)으로 불린다. 항원은 보통(절대적으로는 아니지만) 분해되어 다른 면역 세포에 제시될 수 있는 생물학적 분자이다. 일반적으로 항원은 최소 10 kDa 크기이다. 작은 항원은 “합텐(hapten)”으로 불리며 특이적 반응을 유도하기 위해 운반체 분자(큰 항원)와 접합되어야 한다.

항체 항체는 B 세포에 의해 생성되며, 이들이 반응하는 항원 및 “아이소타입(isotype)”(예: IgM, IgG, IgE, IgD 및 IgA)에 따라 구분된다. 알려진 특이성의 항체는 그 자체로 표지된다. 예를 들어, s적혈구(sRBC)에 대한 IgM 항체를 항-sRBC IgM이라 칭한다. 미지의 특이성을 가진 항체는 특이 항원에 의해 정의될 때까지 면역글로불린(immunoglobulin, Ig)으로 불린다.

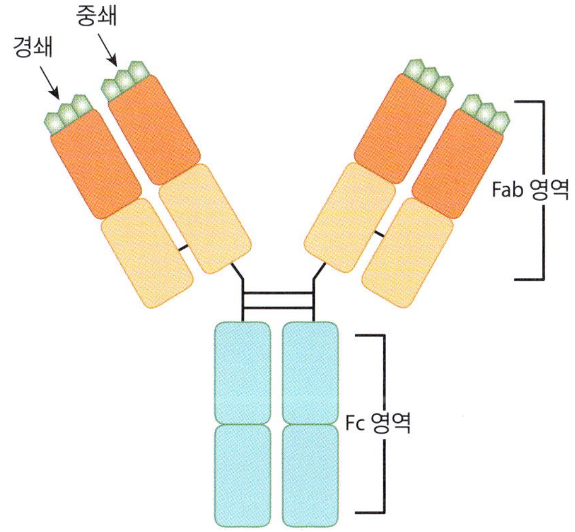

그림 12.1 Ig의 구조. Ig는 2개의 중쇄 및 2개의 경쇄로 이루어지며, 이들은 디설파이드 결합으로 연결되어 있다. 오렌지 영역은 가변 영역이며 상단의 녹색 영역은 항원 인식 영역이다.

Ig의 기본 구성은 아이소타입에 관계없이, 중쇄, 경쇄, 불변 영역(Fc) 및 가변 영역(Fab)으로 되어 있다.

항체의 일반적인 구조는 또한 아이소타입을 통해 보존된다(그림 12.1). 경쇄(V 및 J)를 코딩하는 2개의 유전자와 중쇄(V, D 및 J)를 코딩하는 3개의 유전자가 있다. 아이소타입은 중쇄의 Fc가 전사되고 번역되는 것으로 결정된다(중쇄 유전자 μ, γ, ε, δ 또는 α는 IgM, IgG, IgE, IgD 또는 IgA를 암호화함).

면역계는 숙주가 접촉할 수도 있고 하지 않을 수도 있는 수천 개의 항원에 대한 항체를 생성한다. 체세포 재조합이라고 불리는 이 과정에서, 중쇄의 V, D 및 J 분절뿐만 아니라 경쇄의 V 및 J 분절이 B 세포 내에서 결합되어 Ig를 형성한다. 중쇄 및 경쇄 모두의 Fab 영역은 항체 특이성을 결정하고 항원과 직접적으로 작용한다. 아이소타입 결정 이외에, Fc 영역은 또한 보체 활성화(예를 들어, IgM 및 IgG의 일부 서브 클래스) 및 포식세포 결합(Fc 수용체를 통한)과 같은 다양한 작동기 기능을 담당한다.

항체는 몇 가지 기능을 가지고 있다: (1) 옵소닌화: 포식세포에 의한 Fc 수용체-매개 세포내이입(endocytosis)을 증진시키는 항체로 병원균을 코팅하는 것. (2) 보체 매개 lysis의 전형적인 경로의 개시, (3) 바이러스 입자에 결합하고 추가 감염을 예방함으로써 바이러스 감염의 중화, (4) 자연살해세포(natural killer, NK 세포) 또는 세포 독성 T 림프구(cytotoxic T lymphocyte, CTL)와와 같은 작용 세포에 의해 인식되고 제거되는 표적세포상의 특정 항원에 결합함으로써 세포 매개성 면역(CMI)의 효과기의 특이성을 증가시킨다.

보체 보체계는 약 30개의 혈청 단백질로 이루어지는데, 그 주요 기능은 감염성 병원체의 막 파괴 및 대식작용을 용이하게 하기 위한 옵소닌화의 활성화, 그리고 염증 반응 촉진("염증" 절 참조)이다. 보체 활성화는 순차적 혈액 응고 단계와 유사한 방식으로 다른 구성요소에 순차적으로 작용하는 각 구성요소에서 발생한다(그림 12.2). 세포막에 들어가고 그 완전성을 파괴할 수 있는 최종 구성요소를 세포막 공격 복합체(membrane attack complex, MAC)라고 한다. 보체의 활성화에는 고전적인 경로(항체: 항원 의존성), 대체 경로(C3의 자발적 활성화) 및 만닌-결합 렉틴 경로(병원체에 결합한 간원성 분자)의 3가지 경로가 있다.

항원 형성 과정 특정 항원에 대해 획득된 면역 반응을 유도하기 위해서는 항원은 림프구에 제시하기 위해 부속 세포에 의해 흡수되고 처리되어야 한다. 이 기능을 수행하는 부속 세포는 항원제시세포(antigen-presenting cell, APC)라고 불리며 대식세포, B 세포 및 수지상세포(dendritic cell, DC)를 포함한다. 이들 중 가장 강력한 항원제시세포는 수지상세포이다. Plasmacytoid DC(pDC), conventional DC(cDC), 랑게르한스(Langerhans) 세포라고 불리는 피부에 특화된 DC, 2차 림프 기관 내의 배아 중앙에 있는 소낭 모양의 DC를 포함하여 여러 가지 DC의 아형이 있다.

대부분의 조직에서 DC는 미성숙 상태로 있고 식균 작용, 음세포 작용 또는 수용체 매개 세포내이입을 통해 항원을 포획한다. 그런 다음 DC는 항원(세포내 변성 및 이화 작용)을 처리하고 직접적으로 세포막의 세포외 측면에 특수 세포 표면 분자[주요 조직 적합성 복합체(major compatibility complex, MHC) 클래스 MHCI 및 MHCII]로 단편을 표시한다.

여기에 설명된 종류의 항원 제시는 MHCII를 통해 주로 발생하지만(그림 12.3), 특정 유형의 항원은 MHCI을 통해 처리되고 표시된다. 2가지의 제시형태는 비슷하나 MHCI과 MHCII 경로의 차이점은 (1) MHCI을 통해 제시되고 처리된 항원이 professional APC에는 적용이 되지 않으며, (2) 모든 유핵 세포는 MHCI을 발현한다. (3) 항원을 가공하여 MHCI 상에 로딩하는 작용 기전은 MHCII와 약간 상이하다. (4) MHCI 항원성 펩티드는 일반적으로 길이가 8~10 아미노산으로 작다. (5) 처리될 MHCI 항원은 일반적으로 바이러스 관련 단백질 또는 돌연변이된 단백질 같은 비정상적으로 발현되는 단백질이다. (6) MHCI은 $CD8^+$ T 세포에 항원 제시를 촉진하는 반면, MHCII는 $CD4^+$ T 세포에 대한 항원 제시

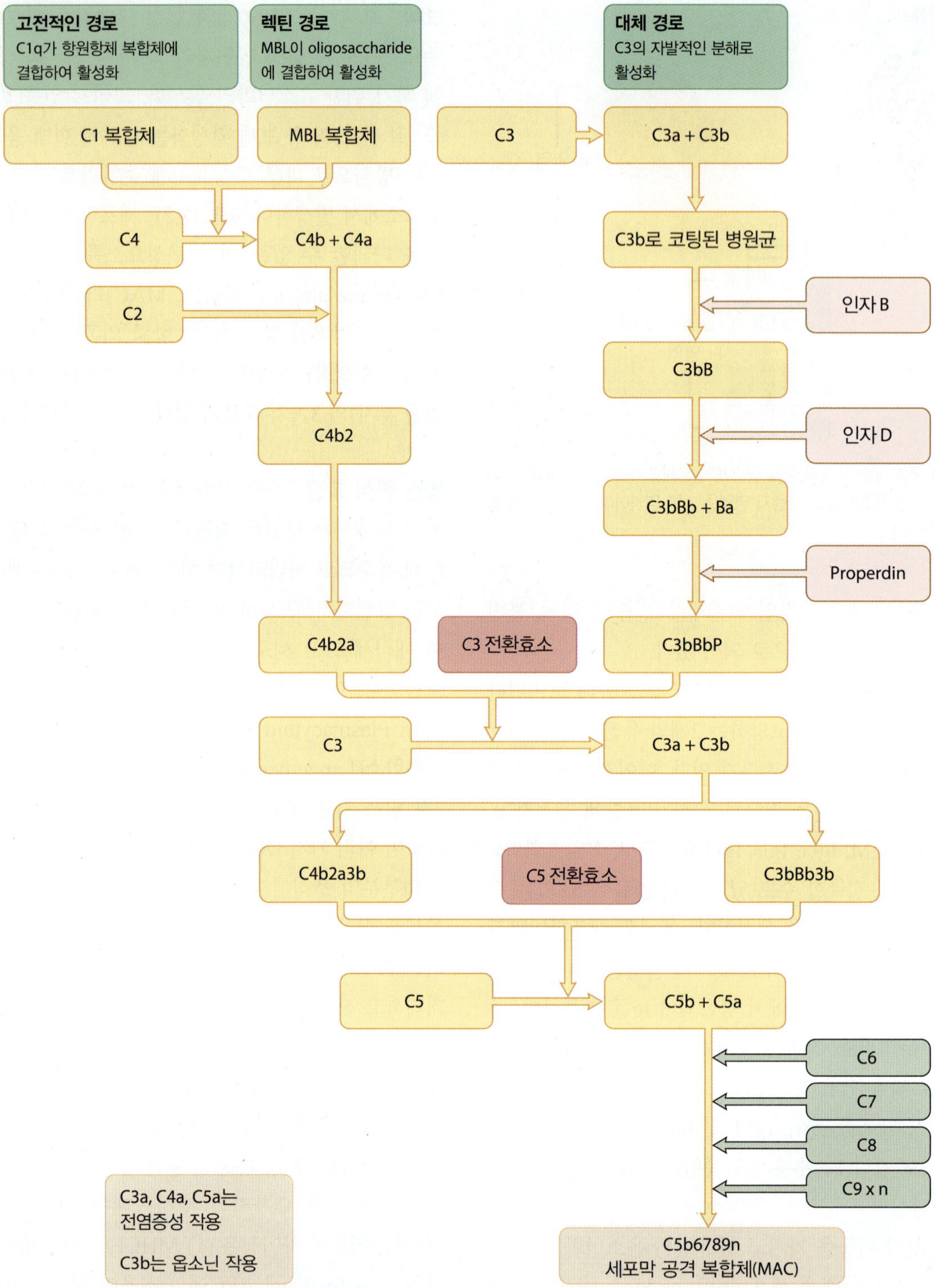

그림 12.2 보체 캐스케이드. 보체는 세 가지 방법으로 활성화될 수 있다. 세포용해는 MAC 생성을 통해 발생한다. 경로를 따라 생성된 다양한 보체 단백질은 전염증성(pro-inflammatory) 매개체(C3a, C5a) 또는 옵소닌 작용(C3b)을 초래한다.

를 촉진한다. MHCI 항원 처리 및 제시는 바이러스 감염된 세포가 후천 면역계에 의해 검출되고 사멸되는 주요 경로이다.

림프구에 항원을 제시하기 위해 사용된 MHC와 관계없이 T 세포는 T 세포 수용체(T-cell receptor, TCR)로 MHC와 관련하여 항원을 인식할 수 있다. Ig와 유사하게, 수천 개의 항원을 특이적으로 인식하는 T 세포의 능력은 체세포 재조합 때문이다. 모든 TCR은 두 개의 서로 다른 하위 단위로 구성되어 있으며 각 하위 단위는 각각 고유한 유전자(대부분의 T

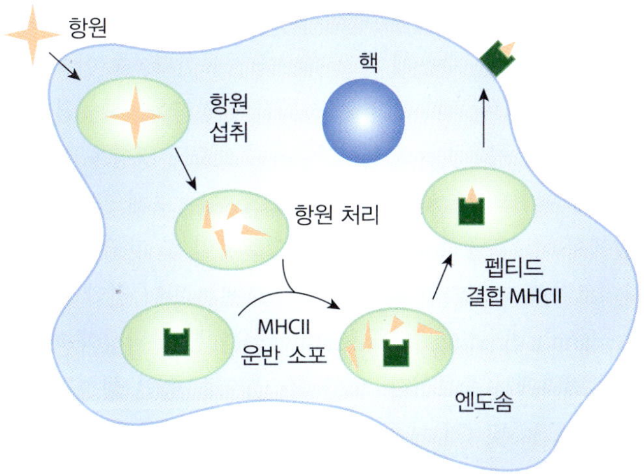

그림 12.3 **MHCII 경로에 의한 항원 처리.** 항원은 APC(macrophage, DC 또는 B 세포)에 의해 삼켜지고 분해되며 MHCII에 장착된다. MHCII-펩티드 복합체는 $CD4^{+}$Th 세포로 제시하기 위해 APC의 표면에서 발현된다.

세포 집단은 αβ를 발현하지만 γδ도 존재한다)로 암호화된다. 모든 TCR 서브유닛은 불변(constant) 및 가변(variable) 영역으로 구성된다. α 소단위의 경우, 두 개의 분리된 유전자 분절(V 및 J)이 결합되어 가변 영역을 형성하고, 이어서 하나의 불변 영역에 결합된다. β 서브유닛의 경우 세 개의 개별 유전자 분절(V, D 및 J)이 결합되어 가변 영역을 형성하고 두 개의 불변 영역 중 하나에 결합된다. Ig 유전자와 유사하게, 몇 개의 경쇄 V 및 J 유전자와 몇 개의 중쇄 V, D 및 J 유전자가 있다.

T 세포와 B 세포가 항원을 만났을 때 아래와 같은 주요 반응이 일어난다: (1) T 세포의 MHCI 또는 MHCII 또는 B 세포의 Ig 수용체를 통한 항원인식, (2) 사이토카인 및 다른 세포 매개체의 생성 및 방출에 기여하는 세포내 신호 전달 계통의 세포 활성화 및 개시, (3) 항원 특이적 세포의 클론성 증식 및 (4) 항원-자극된 림프구의 작동기 및 기억 세포로의 분화.

12.1.2 내재 면역

내재 면역은 감염원에 대한 첫 번째 방어선 역할을 하여 중대한 감염이 일어나기 전에 대부분의 병원균을 제거한다. 여기에는 신체의 내외부뿐만 아니라 특정 반응을 위해 고안된 면역 세포의 물리적, 생화학적 장벽이 포함된다. 내재 면역에는 관련된 면역 기억이 없다.

대부분의 유기체는 손상되지 않은 피부에 침투할 수 없기 때문에 외부적으로 피부는 효과적인 장벽을 제공한다. 대부분의 전염성 인자는 호흡기계, 내장 또는 비뇨 생식 기관을 통해 몸에 들어간다. 호흡기계를 통해 유입되는 병원체로부터의 감염을 막기 위한 방어는 비인두를 따라 분비되는 점액, 대부분의 분비물에서의 리소자임의 존재, 기관 및 주요 기관지의 섬모로 감싸는 것을 포함한다. 또한 기침, 재채기, 체온 상승과 같은 반사 작용은 타고난 내재 면역의 한 부분이다. 소화관을 통해 몸에 들어가는 병원균은 위장에서의 pH(산성)의 강력한 변화와 장에서의 다수의 미생물을 만나게 된다.

세포 구성: 호중구, 대식세포, 자연살해세포, NKT, γδ T 세포 호중구[다형핵 세포(polymorphonuclear cell, PMNs)라고도 함]는 조혈모세포(HSC)의 골수 계통에서 발생하는 식세포이다. 그들은 약 10시간 동안 혈류에서 순환하고 난 후 조직에 들어가서 1~2일 동안 작동기 기능을 수행한다.

호중구는 혈관 내피 세포(혈관 외 유출)를 통과하여 말초 조직에 접근할 수 있는 능력 때문에 일차적인 방어선으로 작용한다. 그들은 우수한 식세포이며 슈퍼옥사이드, 일중항 산소, 오존, 과산화물 및 수산화 라디칼을 포함한 다양한 활성 산소종(ROS)의 방출을 통해 대부분의 미생물을 제거할 수 있다. 호중구의 식세포 활성은 보체 및 항체의 존재에 의해 크게 증가되며, 항체는 외래 표적의 표면을 둘러싼다. 그들은 또한 염증 반응의 유도에 중요하다.

대식세포는 HSC의 골수 계통에서 유래된 말단 분화 단핵구이다. 골수를 빠져나온 후, 단핵 세포는 약 1일 동안 혈류를 순환한다. 이때 그들은 다양한 조직에 분포하기 시작하여 대식세포 하위 집단으로 분화한다. 조직 특이적 대식세포로는 Kupffer 세포(간), 폐포 대식세포(폐), 소교 세포(CNS) 및 복막 및 비장 대식세포가 있다. 대식세포는 고전적으로 활성화된 대식세포(M1)로 분류할 수 있으며, 전염증성이며 항원제시에 참여하거나, 항원을 잘 나타내지는 않지만 자가 사멸 세포 제거(apoptotic cell removal)에 효과적인 활성화된 대식세포(M2)를 포함한다. 이 분류에 기초하여, M1 대식세포는 또한 APCs이다.

다른 면역 세포와 마찬가지로 NK 세포는 HSC에서 유래한다. NK 세포의 두 가지 주요 기능은 사이토카인(soluble protein messenger) 생산과 세포용해이다. NK 세포는 DC 성숙을 촉진시키는 사이토카인 IFN-γ의 주된 생산자이다. 이렇게 NK 세포는 내재 면역과 적응 면역 사이의 다리 역할을 한다. NK 세포는 또한 퍼포린(perforin) 및 그랜자임(granzyme), Fas L, TRAIL 및 TNF-α를 포함한 다양한 메커니즘을 사용하여 항체-비의존성 및 항체-의존성 세포 독성

(ADCC)을 매개한다. 항원-의존성 세포-매개된 세포 독성은 FcγRIIIA를 통해 발생하는데, 이는 대부분의 NK 세포 서브세트 상에 존재한다. NKT 세포는 NK 및 T 세포 마커를 모두 발현하는 NK 세포의 하나의 서브세트이며, NKT 세포가 자체 및 외인성 항원성 당지질을 제시할 수 있게 한다.

내재-적응 면역 연결(innate-adaptive immunity bridge)을 촉진하는 것으로 최근에 밝혀진 다른 세포 유형은 γδ T 세포이다. 이 세포는 주로 피부, 폐, 내장 및 생식 기관 등의 "노출된" 조직으로 이동한다. 또한 간에서 높게 발현된다. 부분적으로 TLR의 발현을 통해, γδ T 세포는 NK 세포와 유사한 효과기 기능을 획득할 수 있다. 또한 내재 면역과 적응 면역을 연결하는 B 세포의 아군이 있다. 전통적인 B-2 세포와는 달리, B-1 세포는 배아 생활에서 우세하며 나중에 복막 및 흉막강에서 주로 발견된다. B-1 세포는 스스로 복제되고 T-세포 도움과는 독립적으로 다특이성 IgM 항체(즉, 천연 항체)를 자발적으로 생산한다.

역사적으로 내재 면역은 비특이적으로 정의되었다. 타고난 세포가 가용성 성분이나 특정 항원 모티프에 반응하는 수용체를 발현한다는 것이 현재 명백하다. 패턴 인식 수용체는 세포 스트레스("위험" 분자)에 반응하여 생성된 병원체 유래 분자 또는 세포 유래 분자를 인식하는 수용체군이다. 병원균 관련 분자 패턴(PAMPs)을 인식하는 수용체는 toll-like 수용체(toll-like receptor, TLR)이며, 위험 관련 분자 패턴(DAMP)을 인지하는 수용체는 NOD 유사 수용체(NLR) 및 RIG 유사 수용체(RLR)가 있다. TLR은 엔도솜에서 세포 외 및 세포 내로 발현되며, 박테리아 세포벽 지질, 단일 및 이중가닥 핵산, 또는 곰팡이 및 기생 산물과 같은 다양한 병원성 성분에 반응하는 능력을 갖고 있다. 세포에서의 TLR 교전의 결과 T 또는 B 세포 분화를 자극하거나, 식균 작용을 강화하거나, DC의 성숙을 촉진하는 접착 분자(adhesion molecule), 케모카인, 또는 사이토카인의 발현이 발생한다.

용해성 인자 많은 면역 세포의 공통적인 작용 기전은 사이토카인, 케모카인 또는 인터페론(interferon, IFN) 생산이다. 사이토카인, 케모카인과 IFN의 주요 기능은 세포 활성화, 세포내 신호 전달, 증식, 분화, 이동, 또는 교통(trafficking) 작용이다(표 12.1). 이들 분자 중 일부는 구성적으로 발현될 수 있지만 대부분 항원, 세포성 스트레스 요인 또는 기타 사이토카인에 반응하여 유도될 수 있다. 따라서 많은 사이토카인, 케모카인 및 IFN은 세포 내에 저장되지 않고 전사 수준에서 엄격히 조절되어 필요에 따라 신속하게 생성된다. 또한 많은 사이토카인은 공통 수용체 서브 유닛을 공유한다. 즉, 한 수용체의 특정 하위 단위가 면역 독성물질의 영향을 받는 경우 이 하위 단위를 공유하는 다른 모든 하위 요소도 영향을 받는다.

내재 면역의 다른 가용성 구성요소로는 보체 캐스케이드(앞에서 설명), 급성 단계 단백질, 그랜자임 및 퍼포린, 다양한 사이토카인, 케모카인 및 IFN이다. 보체는 만닌 결합 렉틴 경로(mannin-binding lectin pathway)를 통한 활성화 때문에 내재 면역에서 중요하다. 또한 캐스케이드 동안 생성된 케모카인인 C3a 및 C5a는 식세포를 보체 활성화 부위로 모집한다. 혈청 아밀로이드 A, 혈청 아밀로이드 P 및 C-반응성 단백질과 같은 급성 단계 단백질은, 박테리아에 결합하고 보체 활성화를 촉진하여 감염에 대한 급성 반응에 참여한다. 그랜자임과 퍼포린은 함께 작용하여 퍼포린이 표적 세포막을 파괴하고 그랜자임이 세포 안으로 들어가서 여러 메커니즘을 통해 세포 용해를 매개하고 중재할 수 있게 한다.

12.1.3 획득(적응) 면역

감염(타고난 면제)에 대한 기본 방어가 위반되면, 면역계의 획득된 작용이 활성화되어 각 전염병에 대한 특이적인 면역 반응을 일으킨다. 이 면역은 동일한 물질에 의한 미래의 감염으로부터 숙주를 보호할 수 있다. 획득 면역을 구별하는 두 가지 핵심 기능은 특이성과 기억이다. 획득된 면역은 체액성 및 세포 매개성 면역(CMI)으로 더 세분될 수 있다. 체액성 면역은 B 세포에 의한 항원 특이적 항체 생성에 직접적으로 의존하며 항원제시세포(antigen-presenting cell, APC), T 세포 및 B 세포의 상호 작용을 포함한다. CMI는 획득된 면역계의 일부로서, 발현 세포, 식세포, 도움 T 세포(Th 세포), T-조절 세포(Tregs), APCs, CTLs 또는 T 기억 세포가 항체와 관련 없이 중요한 역할을 한다.

세포 구성: 항원제시세포(APC), B 세포, T 세포 이전에 "항원 처리" 절에서 논의된 APC에는 B 세포, 대식세포 및 DC와 같은 전문 APC가 포함된다. 모든 세포가 MHCI 경로를 통한 내부 항원 과정을 하는 APC로 작용할 수 있지만, 전문 APC를 다른 세포와 구별하는 것은 외부 항원을 내재화하여 T 세포에 제시하기 위해 MHCII 경로를 통해 처리하는 능력이다.

APC로 작용하는 것 외에도, B 림프구는 다양한 특이성 및 친화성을 갖는 다수의 Ig 아이소타입을 생산하는 체액성 면

표 12.1 **사이토카인들: 면역 조절의 근원과 기능**

사이토카인	출처	생리학적 기능
IL-1	대식세포 상피 세포	T 세포의 활성화 및 증식 전염증성 발열 및 급성기 단백질 유도 전염증성 사이토카인의 합성 유도
IL-2	T 세포	1차 T 세포 성장 인자 B 및 NK 세포의 성장 인자
IL-4	Th2 세포 비만세포	활성화된 T 세포 및 B 세포의 증식 B 세포 분화 및 IgE 아이소타입 스위칭 기능 IFN-γ에 길항 Th1 반응 억제
IL-5	Th2 세포 비만세포	호산구의 증식과 분화
IL-6	대식세포 Th2 세포 B 세포 내피세포	B 세포 분화 및 면역글로불린 분비 촉진 간에 의한 급성기 단백질의 유도 전염증성 T 세포의 증식과 증가된 IL-2 수용체 발현 IgE의 분비를 유도하기 위해 IL-4와 상승 작용
IL-10	T 조절세포 B 조절세포	T 세포 및 대식세포 반응 억제
IL-12	DC 대식세포	BK 세포 활성화 TH1 반응 유도
IL-13	Th2 세포	B 세포 성상 촉신 Th1 반응 억제
IL-17	Th17 세포 NK 세포 $\gamma\delta$T 세포 호중구	전염증성 Treg 억제
인터페론-α/β(IFN-α/β)(1형 IFN)	백혈구 DC 섬유 아세포	MHC class I 발현 유도 항바이러스 활동 NK 세포의 자극
인터페론-γ(IFN-γ)	T 세포 NK 세포	MHCI와 MHCII의 유도 대식세포의 활성화
형질 전환 성장 인자-β(TGF-β)	대식세포 거핵 세포 T 세포	단핵구/대식세포 주화성(chemotaxis) 증가 상처 치유 촉진: 혈관 신생, 섬유 아세포 증식, 세포 외 기질 침착 T 세포 및 B 세포의 증식 억제 항체 분비 억제 IgA로의 아이소타입 전환의 주요 유도제
GM-CSF	T 세포 대식세포 내피세포 섬유 아세포	단핵 세포와 과립구의 성장과 분화를 촉진

역의 효과기 세포이기도 하다. 표면 Ig[B 세포 수용체(BCR)의 일부]에 항원 결합시, 성숙한 B 세포는 활성화되고, 증식 후에 기억 B 세포 또는 항체 형성 세포(AFC)로 분화된다. 또한 항원 특이적 항체를 능동적으로 분비하는 플라크 형성 세포(plaque forming cell, PFC)로 알려져 있다.

T 세포 전구체는 골수에서 흉선으로 이동하여 B 세포와 유사한 방식으로 T 세포 수용체(T-cell receptor, TCR)를 재배열한다. 그런 다음 미성숙 세포의 양성 및 음성 선별을 시작한다. (1) 기능적 TCR을 생성하지 않는 세포를 제거하거나 자가 MHC(양성 선별)에 대해 친화력이 없는 TCR을 생산하거나 (2) 강력하게 MHC+ 자기 펩티드에 결합(음성 선택). 이러한 엄격한 선정 과정에서 T 세포는 MHC와 외래 펩티드를 인식하는 T 세포는 생성하고 자가 반응성 T 세포는 제거한다.

또한 CD4 또는 CD8의 발현은 αβ TCR이 어느 MHC 클래스에 결합할 것인지를 결정할 것이다. CD4는 APC 상에 발현된 MHCII와의 결합을 촉진할 것이다. CD4(도움 T 세포, Th)를 발현하는 T 세포는 면역 반응의 다른 세포를 활성화시킨다. CD8은 모든 유핵 세포에서 발현되는 MHCI와의 결합을 촉진한다. 일반적으로, CD8을 발현하는 T 세포는 세포 매개 살상(CTL)을 중재한다. γδ T 세포는 CD4 또는 CD8을 발현하지 않으므로 MHC와 상호 작용하지 않으며 양성 또는 음성의 선택을 받지 않는다. γδ T 세포는 자가 반응에 대해 음성 선택이 되지 않기 때문에, 이들 세포는 과민 반응과 자가면역의 발달과 관련이 있다(이후 절 참조)

성숙한 T 세포는 림프절, 비장 및 말초 혈액에서 발견된다. MHC + 항원에 TCR의 결합시, 성숙한 T 세포가 활성화되고, 증식 후, 효과기 세포 또는 기억 T 세포로 분화된다. Th 세포는 많은 종류의 효과기를 가지고 있다. 그 중 Th1과 Th2는 CMI 또는 체액성 면역 중 어느 것을 주로 할 건지에 대한 명령을 한다. Th1 세포는 주로 IL-2, IFN-γ 및 lymphotoxin을 발현하는데, CMI와 체액성 면역을 통해 체내 방어 작용을 촉진한다. Th2 세포는 주로 세포 외 침입자에 대한 체액 방어를 촉진하는 IL-3, IL-4, IL-5, IL-6, IL-10 및 IL-13을 발현한다. 두 개체군이 상호 배타적이지는 않지만, 강한 Th1 반응이 Th2 반응을 억제하고 또는 그 반대의 경우로 서로 음성으로 작용한다.

서로 소통하는 APC, B 세포 및 T 세포의 능력은 세포 유형 사이의 다양한 수용체-리간드 상호 작용에 의존한다. 이러한 상호 작용은 또한 면역 반응의 유형(즉, 체액성 대 CMI)과 면역 반응의 크기를 결정하는 데 도움을 준다. 획득된 면역 반응의 지속 기간 및 범위는 T 세포 및 B 세포 계통 모두에서 발견되는 특수 조절 세포에 의해 제어된다.

T 세포 계통에는 T-조절 세포(T-regulatory cells, Tregs)로 발전하는 CD4+ 세포의 작은 개체군이 있으며, 이는 자기에 대항하는 면역 반응을 포함하여 다양한 면역 반응을 제어하는 데 도움이 된다. T-조절 세포가 면역 반응을 억제하는 기작은 T-조절 세포의 직접적인 접촉을 수반한다. B-조절 세포의 여러 하위 집합이 이미 확인되었지만 최근에는 더 많은 발견이 이루어지고 있다. 이 세포들은 일반적으로 과민증 및 자가면역질환에서 억제 역할을 한다. T-조절 세포 및 B-조절 세포 서브 세트는 또한 상호 보완적으로 작용하거나 억제하여 면역 반응을 협력적으로 조절한다.

체액성 및 세포 매개성 면역(CMI) 체액성 면역은 항체가 관여하는 면역계의 일부분이며 CMI는 다양한 효과기 세포가 침입자를 제거하기 위해 다양한 기능을 수행하는 면역계의 일부이다. 이 두 가지는 그림 12.4와 같이 조정된다.

일반적으로, B 세포는 침입자를 옵소닌화 또는 중화시키는 작용을 할 수 있는 항원에 특이적인 항체를 생산하거나 또는 보체 종속 캐스케이트 같은 다른 인자를 끌어들이는 역할을 하는 항체를 생산한다. 항원 특이적인 IgM의 생성은 항원에 대한 1차(초기) 노출 후 3~5일이 소요된다. 2차 항원 자극시, B 세포는 아이소타입 스위칭을 겪고, 활성화 항원에 대해

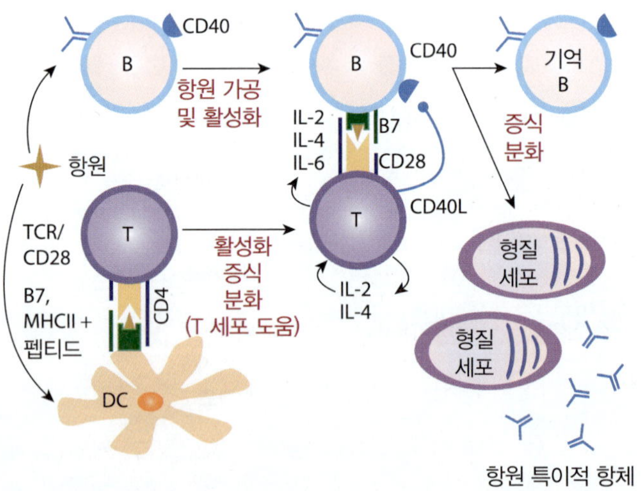

그림 12.4 체액성 면역 반응에서의 세포의 상호 작용. 항원은 APC(일반적으로 DC)에 의해 삼켜지고 항원 펩티드는 MHCII와 관련하여 $CD4^+$ T 세포에 제공된다. 그런 다음 $CD4^+$ T 세포가 활성화되어 증식하고 Th 세포로 분화되어 같은 항원과 대치하고 있는 B 세포를 돕는 사이토카인을 방출한다. 그러면 B 세포가 활성화되어 증식하고 기억 B 세포 또는 항원 생성 형질 세포로 분화된다.

더 높은 친화성을 갖는 주로 IgG 항체를 생성한다. 그 외에도 2차 항체 반응과 관련하여 역가가 더 높은 혈청 항체가 있다.

CMI 기능에는 지연형 과민성(DTH)과 세포 매개 세포 독성(cell-mediated cytotoxicity)이 있다. 세포 매개 세포 독성 반응은 여러 가지 방법으로 발생할 수 있다: (1) 세포 독성 T 림프구(cytotoxic T lymphocyte, CTL)에 의한 MHC 의존성 특정 항원(예: 바이러스 입자 또는 종양 단백질)의 인지(그림 12.5); (2) NK 세포상의 Fc 수용체와 표적세포를 코팅하는 항체의 결합에 의한 간접 항원 특이적 인식; 및 (3) 대식세포에 의한 보체-코팅된 외래 표적의 수용체화된 인식.

세포 매개 세포 독성에서, CTL 또는 NK 작용 세포는 표적세포에 특정 방식으로 결합한다. 대다수의 CTL은 CD8을 발현하고 자기 MHCI(예: 바이러스 입자)과 관련된 항원 또는 동종 이식 세포의 표면에 있는 외래 MHCI을 인지한다. 일단 CTL 또는 NK 세포가 표적세포와 상호 작용하면, 작용 세포는 퍼포린 및 다른 효소를 함유하는 과립을 방출한다. 이러한 탈과립은 표적세포에 손상을 주고, 그 후에 작용 세포는 다른 표적세포를 방출 및 공격할 수 있다. 또한 CTL은 Fas 및 세포 독성 사이토카인(예: TNF 및 림프 독소) 경로의 활성화를 통해 표적세포의 세포자멸사(apoptosis)를 유도한다.

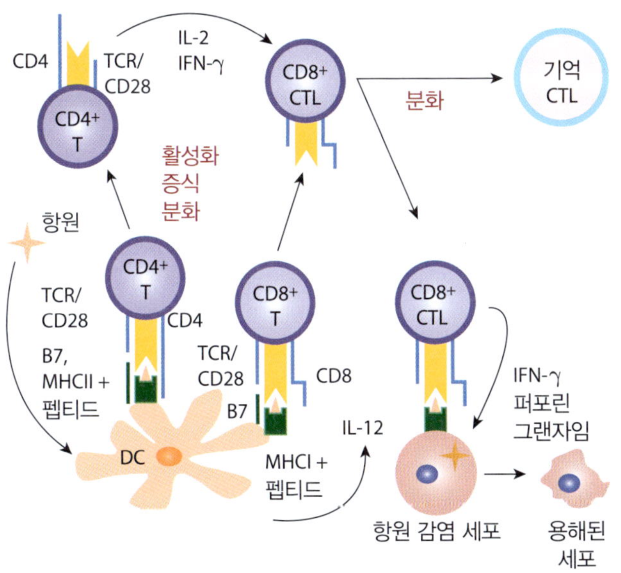

그림 12.5 CTL 작용에서 세포간의 상호 작용. 항원은 APC(일반적으로 DC)에 의해 삼켜지고 항원 펩티드는 각각 MHCII 및 I와 관련하여 $CD4^+$ 및 $CD8^+$ T 세포에 제공된다. 그런 다음 $CD4^+$ T 세포가 활성화되어 증식하며 Th 세포로 분화되어 사이토카인을 방출하여 동일한 항원을 만난 $CD8^+$ T 세포를 돕는다. 특히 DC에 의해 생성된 IL-12의 존재하에서 $CD8^+$ T 세포는 활성화되어 증식하고 다른 항원 감염 세포를 죽일 수 있는 CTL로 분화한다.

12.1.4 염증

염증은 외상, 자극 또는 외래 침입에 대하여 통증, 부기, 발적 및 열의 특징으로 나타나는 복잡한 반응이다. 염증은 모세혈관 확장을 유발하는 화학 주성 인자의 방출, 혈류 증가, 세포 침투를 가능하게 하는 증가된 모세 혈관 침투성, 조직 손상의 급격한 해결, 섬유증, 또는 연결되는 기관의 손상에 기여할 수 있는 반응 지속성을 포함하는 다양한 단계를 수반한다. 염증은 조직 손상을 복구하거나 외래 침입자를 공격하는 자연적 반응이지만, 이 과정은 종종 인접한 세포 및/또는 조직의 파괴를 초래한다는 것을 강조하는 것이 중요하다. 심혈관계 질환, 알츠하이머병, 장 질환 및 암을 비롯한 많은 질병에서 염증이 중요한 역할을 한다는 압도적인 증거가 있다. 또한 염증은 약물 및 기타 화학물질에 대한 특이 체질 반응(idiosyncratic reaction)을 악화시킨다.

세포 구성: 대식세포, 호중구, T 세포 위의 절에서 설명한 세포 구성요소의 대부분은 염증 반응의 시작 및 유지에 중요하다. 염증 반응에 중요한 세포 공헌자는 대식세포, 호중구 및 T 세포이다. 호중구는 흔히 감염에 처음으로 가장 많이 반응한다. 숙주 또는 병원체에서 유래한 신호에 반응하여 화학 자극 인자를 분비하여 대식세포와 같은 다른 염증 세포를 이 부위로 모집한다.

대식세포는 TLR, 전염증성 사이토카인을 통한 활성화 또는 Fc 수용체 또는 보체 수용체에 의한 옵소닌화 입자의 인식과 같은 감염 부위에서 다양한 기작에 의해 활성화될 수 있다. 대식세포 및 호중구는 또한 산화 질소 및 다른 ROS의 방출을 통해 감염 부위에서 세포의 세포자멸사를 유도하여 조직 구조 및 기능을 이루는 세포 외 구조를 파괴시킨다. 호중구와 대식세포는 모두 식세포이며 세포자멸사한 세포의 제거에 기여할 수 있다. T 세포는 적응 면역 반응을 유발하는 데 중요하다. T 세포는 접착 분자 및 인테그린에 의해 감염부위로 이동하고, 종종 DC에 의해 MHC의 맥락에서 제시된 항원에 반응하여 활성화된다. T 세포가 사이토카인 환경으로부터 받는 신호에 따라, T 세포의 명확한 하위 집단(subpopulation)이 유도된다.

12.1.5 면역 매개 질환

면역계의 주된 목적은 질병 상태로부터 개인의 완전성을 보존하는 것이지만, 개인의 면역계가 조직 손상을 유발하는 물질에서 반응하여 자가 유발 질환을 유발하는 상황도 발생한다. 이러한 질병 상태는 두 가지 범주로 나뉜다: (1) 과민증 또는 알레르기 및 (2) 자가면역.

과민성

과민 반응의 분류—Coombs와 Gell이 분류한 4가지 유형의 과민 반응이 있다. 모든 4가지 유형의 과민 반응에 공통적인 한 가지 특징은 후속적 노출시 반응을 유도하기 위해 민감성으로 이끄는 사전 노출의 필요성이다. I형, II형, III형의 경우 항원에 사전 노출되면 알레르겐 특이적 항체(IgE, IgM 또는 IgG)가 생성되고 4형의 경우 알레르기 항원 기억 T 세포가 생성된다. 그림 12.6은 과민 반응의 메커니즘을 보여준다.

I형(즉시 또는 *IgE* 매개 과민 반응): 페니실린을 예로 들자면, 그림 12.7은 I형 과민 반응의 주요 사건을 묘사하고 있다(대부분의 사람들이 "알레르기"라고 생각하고 임상적으로 "아토피"라고 언급된다). 감작은 피부에 대한 항원 노출 또는 호흡기 또는 위장관을 통한 항원 노출로 발생한다. 대부분의 사람들은 이 항원에 대한 IgM, IgG 또는 IgA 면역 반응을 극복하여 알레르기 증상을 일으키지 않고 이를 제거한다. 왜 이러한 항원이 IgE 면역 반응을 대신하여 반응한 사람에게 알레르겐으로 작용하는지는 확실하지는 않지만 유전 및/또는 환경적 결정 인자 및 몇몇 유형의 유발 사건(예: 급성 병원균 노출과 정서적 스트레스)을 포함하는 것으로 보인다.

일단 생성된 용해성 IgE는 국소 조직 비만세포에 결합할 뿐만 아니라 혈액 순환에 들어가서 순환하는 비만세포, 호염기구 및 멀리 떨어져 있는 조직의 비만세포와도 결합한다. 한 개인이 민감(감작)해지고, 항원에 다시 노출되면 국소 비만세포의 IgE에 결합하고, 탈과립과 더불어 미리 형성된 매개체 및 사이토카인의 방출로 순환하는 호산구, 호염기구, 대식세포 및 호중구를 끌어들이고 활성화시켜 더 많은 사이토카인, 류코트리엔 및 트롬복산을 유리한다. 이 매개체는 혈관 확장, 기관지 수축 및 염증을 촉진한다. 임상 증상은 두드러기 피부 반응(두통 및 발적)에서 비염 및 결막염을 포함한 꽃가루 알레르기 증상, 천식 및 생명을 위협할 수 있는 아나필락시스와 같은 심각한 질병에 이르기까지 다양하다. 이러한 반응은 문제가 되는 항원에 다시 노출된 후 몇 분 이내에 시작된다. 그러므로 I형 과민증은 종종 직접 과민 반응이라고 한다.

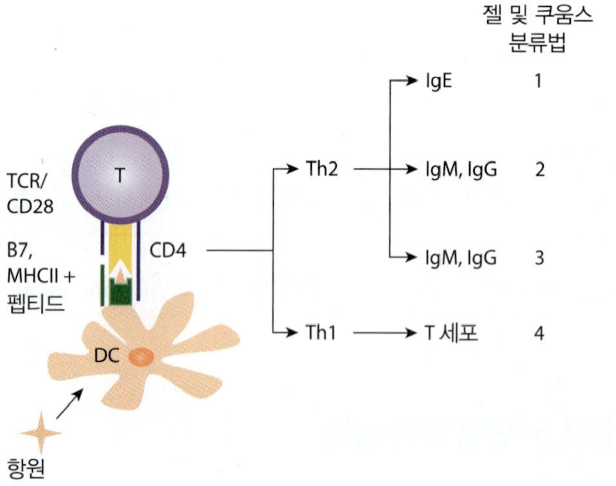

그림 12.6 과민 반응의 분류 개요. 과민 반응은 T 세포와 항체 생성에 의해 매개된다.

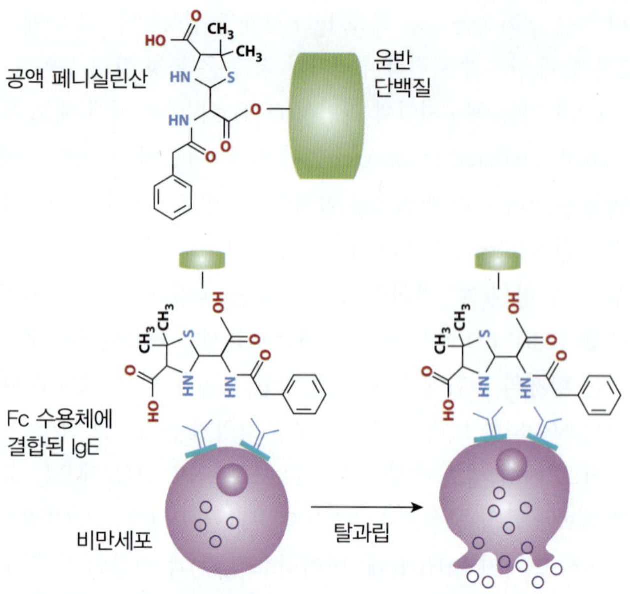

그림 12.7 I형 과민 반응. 대사된 페니실린은 단백질과 결합하여 합텐(hapten)이 된다. 포합된 합텐은 비만세포에서 IgE 항체를 교차결합한다. IgE 교차결합은 비만세포의 탈과립 및 히스타민 및 기타 프로 염증성 매개체를 유리시킨다.

II형(항체-의존성 세포 독성 과민증): II형 과민증은 IgG 또는 IgM 매개이다. 항체 반응은 세포 또는 조직의 표면에 부착된 외래 항원에 의해 매개될 수 있다. 반대로, 항체 반응은 내약성의 붕괴로 인해 생성된 자가 항체에 의해 매개될 수 있고, 그 결과 자가면역질환[예: 자가면역 용혈성 빈혈 및 굿패스투어 증후군(Goodpasture's syndrome)]을 일으킬 수 있다. 그림 12.8은 보체-독립적 및 보체-의존적 세포 독성 반응에 대한 작용 기전을 보여준다. 조직 손상은 Fc 수용체를 통해 항체—코팅된 표적세포(보체 독립적) 또는 항체—유도된 고

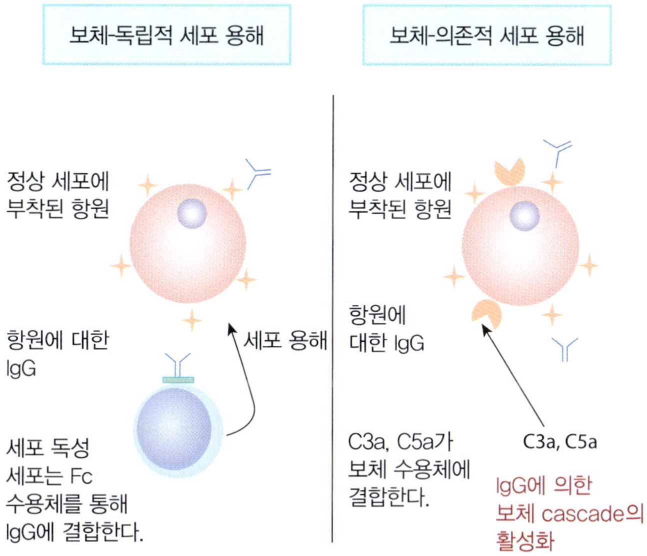

그림 12.8 II형 과민 반응. 보체 독립적인 세포 용해에서, 항원은 IgG에 의해 인식될 수 있는 정상 세포에 부착하게 된다. 세포 용해가 가능한 세포(CTL, NK 세포)는 Fc 수용체를 통해 IgG에 결합하여 항원 코팅 세포를 죽인다. 보체 의존적 세포 용해에서 항원은 IgG에 의해 인식될 수 있는 정상 세포에 부착된다. 보체는 고전 경로(항원-항체 복합체)에 의해 활성화되고 C3a 및 C5a는 보체 수용체에 결합한다.

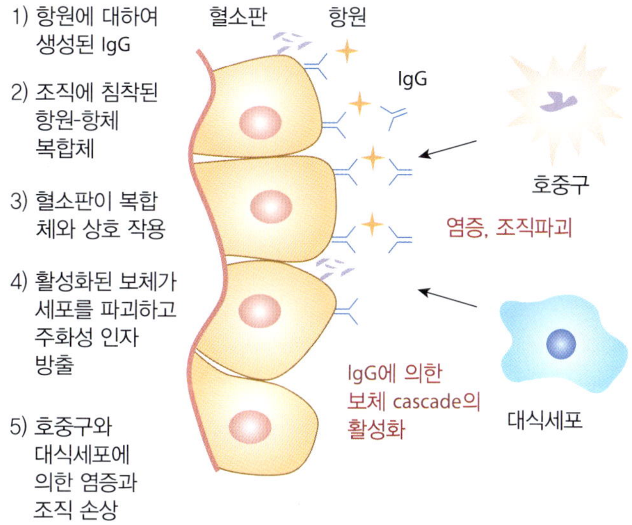

그림 12.9 III형 과민 반응. IgG는 항원 및 항원-항체 복합체 형태에 대해 생산되며 조직에 침착될 수 있다. 보체는 고전 경로(항원-항체 복합체)에 의해 활성화되고, 혈소판은 또한 복합체와 상호 작용한다. 보체 매개 세포 용해 후 방출된 주화성 인자는 호중구와 대식세포를 끌어 들여 추가적인 염증과 조직 손상을 일으킨다.

전적 보체 경로의 활성화에 의해 대식세포, 호중구 또는 호산구 등의 세포 독성 세포의 직접적인 작용에 기인할 수 있다.

III형(면역 복합체에 의한 과민 반응): III형 과민 반응에는 IgG 또는 IgM이 포함된다. Ig 생산이 특정 세포 또는 조직 관련 항원에 대한 II형과는 달리 III형의 두드러진 특징은 Ig 생산이 혈청내 가용성 항원에 대한 것이라는 것이다(그림 12.9). 이것은 항원과 Ig의 격자로 구성된 순환하는 면역 복합체의 형성을 허용하여 면역 복합체가 침착된 영역에 광범위하게 분포된 조직 손상을 초래할 수 있다. 가장 일반적인 위치는 폐, 관절 및 신장의 혈관 내피세포이다. 피부와 순환계가 관련될 수도 있다. 병리학은 보체의 활성화에 의해 개시되는 염증 반응으로부터 기인한다. 대식세포, 호중구 및 혈소판이 손상된 조직에 이끌리어 침착된다. II형 과민증과 마찬가지로 전신성 홍반성 루푸스(systemic lupus erythematosus, SLE)에서 볼 수 있는 이중가닥 DNA 또는 작은 핵 단백질과 같은 가용성 항원에 대한 자가 항체로 인해 III형 과민 반응과 유사한 반응이 자가면역질환에서 유도될 수 있다.

자가면역 자가면역질환은 면역계의 반응이 자기 신체의 조직에 직접적으로 작용하고 유전적 감수성을 특징으로 할 때 발생한다. 이러한 질환은 조직 특이적 또는 비특이적일 수 있으며, 자가면역질환에서 조직 손상의 주요 부위는 많고 다양하다. 체액성 면역과 CMI 모두 자가면역 상태에서 손상을 유발하는 효과기 메커니즘으로 포함될 수 있다.

병리학적으로는 면역 반응 및 과민 반응이 동일할 수 있지만, 진정한 자가면역질환의 기전은 과민 반응과 구별된다. 자가면역의 경우 자가 항원이 표적이 되며 화학 유도된 자가면역의 경우 질병 상태는 과민 반응에서의 항원/합텐으로 작용하는 화학물질이 아닌 화학물질에 의한 숙주 조직 또는 면역세포의 변형에 의해 유도된다.

자가면역의 메커니즘—Ig와 TCR을 포함하는 유전자의 재배치와 재조합은 각각 B 세포와 T 세포의 잠재적 항원 인식에 엄청난 다양성을 초래한다. 이상적으로, 발달 중에 자기 항원을 인식하는 림프구는 중심내성(central tolerance)이 확립됨에 따라 음성 선별에 의해 대량 제거될 것이다. 중심내성을 벗어나 주변으로 이동하는 자동반응 클론은 일반적으로 알레르기 또는 클론(clonal) 제거를 유도하는 다양한 기전에 의해 내개되는 말초 내성에 의해 조절된다. 자가면역질환이 빌생하기 위해서는 자가 반응 클론이 중심 내성을 벗어나 주변으로 빠져나와 자기 항원과 특이성을 가지고 결합해야 하며 그런 다음 말초 내성의 메커니즘이 실패해야 하며 자가 반응 클론은 해로운 면역 반응을 유도해야 한다.

자가면역은 다방면으로 이루어져 있으며, 주로 불충분한 말초 내성과 주로 관련이 있고 중추 내성과는 거의 관련이 없다. 몇 가지 기전이 말초 내성 및 자가면역질환의 발병에 대한 주요 사건의 붕괴와 관련되어 있다. 이러한 메커니즘에는 염증, 병원체 항원에 의한 분자 흉내, 규제 서브유닛, APC, 사이토카인, 보체 등을 포함한 T 또는 B 세포의 내재적 결함, 그리고 에피토프(epitope)의 퍼짐 등이 포함된다.

자가면역질환의 발현 기전은 II형과 III형의 과민성에 대해 이전에 설명한 것과 같을 수 있으며, 또는 병리학적 경우에는 고형 조직과 같을 수 있다. 모두 $CD8^+$ CTL과 관련될 수 있다. CTL과 관련된 조직 손상은 직접 세포막 손상과 용해의 결과이거나 T 세포에 의해 생성되어 방출되는 사이토카인의 결과일 수 있다. TNF-β는 감수성 세포를 죽일 수 있는 능력이 있으며, IFN-γ는 세포 표면의 MHCI 발현을 증가시켜 $CD8^+$ 세포에 보다 민감하게 만든다. 사이토카인은 또한 프로염증성 사이토카인의 방출을 통해 직접적으로 또는 간접적으로 조직 손상을 유발하는 대식세포에 대해 주화성일 수 있다. 과민 반응의 경우와 마찬가지로, 자가면역질환도 종종 동시에 작용하는 하나 이상의 메커니즘의 결과이다.

12.1.6 발생 면역학

배아/태아 생활 초기부터 출생 초기까지 지속적으로 신중하게 시기 적절하고 조정된 발달 과정을 거쳐야 모든 포유류에서 기능적인 면역계를 구축할 수 있다. 면역계는 초기에 다능성 HSC 집단에서 발생하여 면역계의 세포를 포함하여 모든 순환 혈액 세포 계통을 발생시킨다. 골수와 흉선은 림프구 형성의 주요 부위이며 기능적으로 유능한 면역 세포의 발달에 필요한 미세 환경 요소를 제공하는 데 있어 독특한 것으로 보인다.

면역계 발달은 출생시 중단되지 않고 인간에서 5~12세까지 계속 진행된다. 출생 후 면역응답 세포는 골수와 흉선에서 증식하는 전구 세포로부터 계속 생산된다. 이 세포들은 혈액을 통해 2차적인 면역 기관(비장, 림프절 및 점막 림프 조직)으로 이동한다. 기능적 면역 능력의 발현은 측정되는 특정 매개 변수에 따라 다르며 설치류와 사람 사이에 주목할만한 현저한 차이로 종마다 다양하다.

주산기 기간 동안 특정 항원에 노출되면 2차 림프 조직의 기억 세포 pool에 림프구 특이성이 급속히 축적된다. 흉선 기능이 약화되고 흉선세포가 더 이상 그 조직에서 생성되지 않고, 개인의 삶을 위한 면역 능력을 유지하는 기억 B 세포와 T 세포의 pool이 된다. 면역의 노화는 생의 마지막 4분위 기간 동안, 항원에 대한 타고난 면역 반응과 후천적 면역 반응의 감소와 관련이 있다. 이러한 면역 반응의 실패는 부분적으로 새로 형성된 세포의 생산이 지속적으로 감소하고 림프 조직에서 수명이 긴 기억 세포의 생존이 감소하기 때문이다.

성숙한 면역계와 명확하게 구별되는 면역계 발달의 한 특징은, 특히 임신 기간 동안 기관 발생에 의해 수행되는 역할이다. 림프구 요소의 유전적 변화로 인한 면역계의 발달상의 결함은 손상된 면역 발달로 인한 치명적인 결과의 임상적 및 실험적 예를 제공한다. 그러므로 발달 중인 태아의 중요한 면역 기관의 기원에 화학물질이 미치는 영향은 조혈 및 림프구 세포에 의해 채워진 후 이러한 조직에 미치는 영향보다 더 중요할 수 있다. 흥미롭게도 흉선, 비장 및/또는 골수와 같은 면역 기관은 일상적인 발달 및 생식 독성 연구에서 평가되지 않는다.

12.1.7 신경 내분비 면역학

사이토카인, 신경 펩티드, 신경전달물질, 호르몬(수용체 포함)은 중추신경계, 내분비계 및 면역계에서 종합적이고 상호 조절되는 부분이다. 신경 펩티드, 신경전달물질 및 호르몬 수용체가 림프구 세포에 존재하기 때문에 일부 화학물질은 면역 조절 효과를 나타낼 수 있다. 신경계 또는 내분비계의 활동을 조절함으로써 면역계에 간접적으로 작용한다. 또한 면역 세포는 펩티드 호르몬 및 신경전달물질을 분비할 수 있으며, 자가분비유도(autocrine, 면역계) 및 파라크린(paracrine, 내분비 및 신경계) 효과를 가질 수 있다.

12.2 면역학적 완전성의 평가

생체 이물질은 면역계에 중대한 영향을 줄 수 있다. 면역 세포의 독특한 특징 중에는 체내에서 제거되어 체외에서 기능할 수 있는 능력이 있다. 이 독창적인 특징은 독성학자에게 면역계에 대한 생체 이물질의 작용을 종합적으로 평가할 수 있는 기회를 제공한다.

많은 의료 기기가 신체와 긴밀하고 장기간 접촉할 수 있다. 이 접촉의 가능한 면역학적 결과는 면역 억제, 면역 자극, 염증 및 과민성을 포함하도록 계획될 수 있다.

12.2.1 면역능력을 평가하는 방법

일반적 평가 면역 능력에 대한 모든 연구에는 독성학적 연구(예: 장기 무게, 혈청 특성, 혈액학적 지표 및 골수 기능)를 사용하여 다른 신체 기관에 대한 면역 조절의 영향을 조사한다. 림프관 기관의 조직병리학은 잠재적인 면역 독성에 대한 통찰력을 제공할 수도 있다. 더구나 유동 세포 계측기(flow cytometer)와 함께 세포 표면 마커에 형광 라벨을 한 단일 클론 항체의 사용은 림프구 하위 집합의 정확한 열거 및 외부물질이 면역 능력의 성숙에 영향을 미칠 수 있는지 여부를 가늠하게 한다.

기능 평가

선천적 면역 — 선천적 면역은 항원에 대한 사전 노출을 필요로 하지 않으며 본질적으로 비특이적인 모든 면역학적 반응을 포함한다. 이러한 반응은 NK 세포에 의한 종양 세포의 인식, 대식세포에 의한 병원체의 식균 작용, 보체계의 용해 작용을 포함한다.

식균 활성을 평가하기 위해, 대식세포를 배양판에 넣고 방사성 표지된 적혈구와 함께 배양한다. 결합하지만 식균하지 않은 세포와 마찬가지로 대식세포에 의해 결합되지 않는 세포는 제거된다. 그런 다음 대식세포를 용해시켜 식균한 세포의 양을 결정한다. 이 검사는 대식세포의 결합 및 탐식 작용에 대한 정보를 제공하며 특정 조직 대식세포에 의한 방사성 표지된 적혈구의 섭취를 측정하며 생체 내에서 수행할 수도 있다.

체외에서 식균 작용을 평가하는 또 다른 방법은 대식세포에 의한 라텍스 구의 섭취를 평가하는 것이다. 종양 세포를 용해시키는 NK 세포의 능력 평가는 방사성 표지된 표적세포를 NK 세포와 함께 배양하고 표적세포로부터 용액으로 방출되는 방사능의 양을 측정함으로써 달성된다.

획득된 면역: 체액성 — 플라크(항체) 형성 세포(PFC 또는 AFC) 검사는 숙주가 특정 항원에 대한 항체 반응을 유발하는 능력을 테스트한다. 대식세포, T 세포 및 B 세포와 같은 여러 가지 면역 세포의 상호 작용을 조정한다. 따라서 이들 세포 중 임의의 것에 대한 효과(예를 들어 항원 처리 및 제시, 사이토카인 생산, 증식 또는 분화)는 B 세포가 항원 특이적 항체를 생산하는 능력에 큰 영향을 미칠 수 있다.

표준 PFC 검사법은 마우스를 sRBC로 면역화시키는 것을 포함한다. 항원은 비장에 흡수되어 항체 반응이 일어난다. 면역화 4일 후 비장을 제거하고 비장 세포를 적혈구, 보체 및 한천과 혼합하고 혼합물을 도말하고 B 세포가 항 sRBC IgM 항체를 분비할 때까지 배양한다. 이 항체는 주위의 sRBC를 덮게 되어 용혈 부위(plaques)를 볼 수 있다.

PFC 검사는 면역화된 마우스의 말초 혈액에서 얻은 혈청과 ELISA(enzyme-linked immunosorbent assay, 효소결합 면역 흡착 검사)를 사용하여 생체 내에서 평가할 수 있다. sRBC로 면역화된 마우스의 혈청을 sRBC 막으로 코팅된 미량정량판(microtiter plate)에서 항온 처리하여 sRBC 특이적 IgM 또는 IgG가 결합되도록 한다. 배양 후, IgM(또는 IgG)에 대한 효소 접합 단일 클론 항체(2차 항체)를 첨가한다. 이 항체는 IgM(또는 IgG)을 인식하고 그 항체에 특이적으로 결합한다. 그런 다음 효소 기질(chromogen)을 첨가한다. 기질이 2차 항체의 효소와 접촉하게 되면 색깔변화가 생겨 흡광도를 측정함으로써 감지할 수 있다.

획득된 면역: 세포 매개—CMI의 수많은 검사 중에서 정기적으로 수행되는 세 가지 검사는 세포 독성 T 림프구(cytotoxic T lymphocyte, CTL) 검사, 지연된 과민 반응(delayed hypersensitivity response, DHR) 및 항원에 대한 T 세포 증식 반응이다.

CTL 검사는 표적세포를 증식시키고 용해시키는 CTL의 능력을 평가함으로써 동종 또는 항원성으로 상이한 표적세포를 인지하기 위한 비장 T 세포의 생체외 능력을 측정한다. CTL은 스스로 증식할 수 없도록 처리된 표적세포와 함께 항온 처리된다. CTL은 표적세포를 인식하고 수확할 때까지 증식된다. 그런 다음 방사능 표지된 표적세포와 함께 항온 배양한다. 기억을 획득한 CTL은 표적세포에서 외래 MHC 클래스 I를 인식하고 이를 용해시킨다.

DHR은 외래 항원을 인식하고 증식하며 항원 부위로 이동하여 생체 내에서 사이토카인을 분비하는 기억 T 세포의 능력을 평가한다. 마우스는 화학물질의 피하 주사에 의해 민감해진다. 방사성 표지된 요오드는 마우스의 혈류에 주사하여 마우스의 단핵 세포에 통합될 수 있다. 그런 다음 감작 약품을 귀에 주입하고 마우스를 안락사시킨 후 귀에서의 방사성 표지 단핵 세포의 존재를 평가한다.

CMI에서 T 세포의 증식 능력을 평가하는 몇 가지 메커니즘이 존재한다. 혼합된 림프구 반응(mixed lymphocyte response, MLR)은 T 세포가 외부의 MHC 클래스 I을 인식하고 증식하는 능력을 측정한다.

유세포 분석—유세포 분석기는 빛의 분산, 형광 및 흡광도 측정을 사용하여 개별적으로 많은 수의 세포를 분석한다. 일반적으로 특정 단백질에 대해 생성된 형광 색소 결합 단일 클론 항체가 검출에 사용된다. 이 접근법은 생체 이물질에 노출된 후 특정 T 세포 하위 집합이 표적이 되는지에 대한 통찰력을 제공하고 T 세포 성숙에 대한 추정 효과를 확인하는 데 사용될 수 있다.

면역 독성학에 대한 분자생물학적 접근 생물정보학과 결합된 단백체학(proteomics; 특정 세포에서 발현된 모든 단백질 및 게놈의 기능적 발현 연구)과 유전체학(genomics; 생물체의 DNA에 의해 암호화된 모든 유전자의 연구)은 면역계의 경로 및 신호 전달 네트워크에서의 생체 이물질 유발성 변형의 영향 평가를 용이하게 한다.

면역 독성학에 대한 작용 기전 접근법 일단 약물이 면역 독성물질인 것으로 확인되면, 그 메커니즘을 더 특성화할 필요가 있을 수 있다.

일반적인 전략은 다음 단계를 포함한다: (1) 약제에 의해 표적화된 세포 유형을 확인하는 것, (2) 그 영향이 모 화합물 또는 모체의 대사 산물에 의해 매개되는지를 결정하는 것, (3) 효과는 생체 이물질에 직접적으로 또는 간접적으로 중재되는 것인지, (4) 백혈구 기능의 변화에 관여하는 분자적 사건을 평가하는 것.

면역 독성 평가에 대한 규제 접근법

The NTP Tier 접근—National Toxicology Program은 계층적 접근법을 사용하여 잠재적인 면역 독성 제제를 스크리닝한다. Tier I은 최종 독성(면역병리학, 혈액학, 신체 및 기관의 가중치)뿐만 아니라 최종 기능 분석(증식 반응, PFC 검사 및 NK 분석) 평가를 제공한다. Tier II는 면역 독성 효과를 추가로 정의하기 위해 고안되었으며 CMI(CTL 및 DHR), 2차 항체 반응, 림프구 개체수 열거 및 숙주 저항 모델 테스트를 포함한다.

건강 영향 테스트 가이드라인—규제 연구에서의 기능적 면역 독성 평가 지침은 세 가지 테스트를 수행할 것을 권장한다. 면역 독성의 평가는 화학 약품에 대한 최소한 28일간의 노출 후 체액성 면역 평가(PFC 검사 또는 항 sRBC ELISA)를 시작한다. 화학물질이 체액성 반응을 유의하게 억제하는 경우, 유동 세포 계측법에 의한 표면 마커 평가가 수행될 수 있다. 만약 화학물질이 체액 반응을 억제하지 않으면 선천적 면역(NK 분석) 평가가 수행될 수 있다.

12.2.2 면역 독성학의 동물 모델

랫드와 마우스는 (1) 면역계에서 이용할 수 있는 방대한 데이터베이스가 있기 때문에, (2) 설치류는 큰 동물보다 유지 비용이 적기 때문에 면역계에 대한 생체 이물질의 작용을 연구하기 위한 동물로 선택되어 왔다. (3) 다양한 시약(사이토카인, 항체 등)을 사용할 수 있다. 인간의 면역계를 연구할 수 있는 많은 시약들은 또한 히말라야(레서스) 및 필리핀(사이노몰거스) 원숭이에서 사용할 수 있다. 높아진 환경 의식과 함께 대체 동물 모델로서 생체 이물질에 대한 면역 독성 평가에 닭과 물고기가 사용되고 있다.

배아 게놈을 조작하여 유전자 변형 및 녹아웃 마우스를 만들면 복잡한 면역 반응을 해당 구성요소로 분석할 수 있다. 이러한 방법은 면역 독성물질이 작용하는 기전을 더 잘 이해할 수 있다. 면역 조절, 조혈, 과민증 및 자가면역을 연구하기 위해 심각한 복합 면역 결핍(SCID) 마우스가 사용되고 있다.

12.2.3 행동 메커니즘 평가

면역체계에 대한 직접적인 영향에는 면역 기능에 미치는 화학적 영향, 림프 기관 또는 면역 세포 표면의 구조적 변화, 또는 림프 기관 또는 혈청의 조성 변화가 포함될 수 있다. 생체 이물질은 면역계에 대해서도 간접적인 작용을 할 수 있다. 그들은 대사적으로 독성 대사 산물로 활성화될 수 있으며, 면역계에 영향을 미치는 다른 장기(예: 간 손상)에 영향을 미칠 수 있다.

12.3 생체 이물질(Xenobiotics)에 의한 면역 조절

면역계의 광범위하고 다재다능한 성질은 다양한 생체 이물질에 의한 조절에 영향을 받는다(표 12.2). 많은 생체 이물질은 면역 억제 작용을 나타내지만 면역 조절과 면역 증진을 일으킬 수 있는 면역 조절제도 있다. 면역계의 특정한 생체 이물질의 최종 효과(면역 억제, 과민성 또는 자가면역)와 관계없이 이러한 화학물질이 작용하는 메커니즘과 관련하여 몇 가지 공통된 주제가 존재한다. 첫째, 생체 이물질에 대한 면역 작용은 여러 단백질, 신호 전달 계통, 또는 수용체를 포함하는 다양한 작용기전을 가진다. 실제로 일부 생체 이물질에 대한 면역계의 영향은 생체 이물질 특이적 수용체 의존성과 독립

표 12.2 면역억제 가능한 생체 이물질(xenobiotics)

할로겐화 방향족 탄화수소
폴리염화 비페닐
폴리브롬화 비페닐
폴리염화 다이벤조다이옥신
폴리염화 다이벤조퓨란
다환 방향족 탄화수소
니트로사민
농약
유기인계 농약
유기염소계 농약
유기주석 농약
카르바메이트 농약
피레스로이드
금속
비소
발륨
카드뮴
크로뮴
코발트
금
납
수은
니켈
플라티늄
흡입된 물질
석면
에틸렌디아민
포름알데하이드
실리카
담배연기
우레탄
산화가스
오존(O_3)
이산화질소(NO_2)
이산화황(SO_2)
포스겐

방향성 탄화수소
사염화탄소
에틸렌글라이콜 모노메틸 에테르
2-메톡시에탄올
마이코톡신
아플라톡신(Aflatoxin)
오크라톡신(Ochratoxin)
트리코테세네(Trichothecenes)
보미톡신(Vomitoxin)
천연 및 합성호르몬
에스트로겐
안드로겐
당질코르티코이드
치료
에이즈 치료제
생물제제
항염증제
면역 억제제
아자티오푸린
사이클로포스파마이드
사이클로스포린 A
Leflunomide
라파마이신
스타부딘(2′,3′-didehydro-2′,3′-dideoxythymidine)
비덱스(2′,3′-dideoxyinosine; ddI)
살시타빈(2′,3′-dideoxycytidine; ddC)
지도부딘(3′-azido-3′-deoxythymidine; AZT)
마약
칸나비노이드
코카인
에탄올
아편: 헤로인 및 모르핀

성을 제안하는 증거가 있다. 둘째, 생체 이물질 감염이 특정 면역 효과를 생성하는지 여부는 생체 이물질의 농도 또는 투여량, 세포 자극의 형태 및/또는 크기 및 생체외 노출과 면역 자극제(즉, 항원에 대한 노출) 사이의 운동 관계에 의존할 수 있다. 셋째, 생체 이물질 노출은 한 번에 하나의 화학물질에서 거의 발생하지 않는다. 따라서 관찰된 효과 및/또는 메커니즘은 여러 가지 화학물질 또는 화학물질 클래스에 기인한 것일 수 있다. 마지막으로, 인간에서의 생체 이물질에 의한 면역계 효과 및/또는 기전의 결정은 개인의 생리학적 또는 면역학적 상태에 의해 더욱 혼란스럽게 될 수 있다.

12.3.1 할로겐화 방향족 탄화수소

할로겐화 방향족 탄화수소(halogenated aromatic hydrocarbon, HAH)와 같은 면역 독성에 대해 많은 종류의 생체 이물질이 광범위하게 연구되어왔다. HAH에 의해 생성된 생화학적 및 독성 효과의 대부분은 세포질 방향족 탄화수소 수용체(AHR)에 결합하는 HAH를 매개로 매개된다. HAH와 AHR의 결합은 궁극적으로 순수한 면역 억제 효과가 있는 특정 단백질의 상향 조절을 초래한다. 흥미롭게도, 면역 억제의 정도는 AHR에 대한 HAH의 결합 친화성과 양의 상관 관계가 있다.

12.3.2 농약

농약은 곤충(살충제), 작은 설치류(살서제) 또는 식물(제초제)을 포함하여 다른 형태의 생명을 죽이는 것이 구체적인 목적인 모든 생체 이물질을 포함한다. 농약에 노출되는 것은 생산자, 농약을 사용하는 사람 또는 처리된 농산물을 수확하는 사람들이 작업장 환경에서 가장 자주 발생한다. 농약은 다양한 메커니즘을 통해 작용하며 면역 억제와 면역 증강을 동시에 일으킬 수 있다(22장 참조).

12.3.3 금속

일반적으로 말하면, 금속은 여러 장기를 표적으로 하고 자유 금속과 표적(효소계, 세포막 또는 세포 기관)의 상호 작용을 통해 독성 효과를 발휘한다. 면역 독성을 고려할 때 고농도의 금속은 대개 면역 억제 효과를 나타낸다. 그러나 더 낮은 농도에서, 면역 증강 효과도 종종 관찰된다. 또한 대부분의 면역 독성제와 마찬가지로 노출 조건(예: 어류의 수은 함량이 높거나 도료의 납 함량이 높음)에 따라 하나의 금속의 지배적인 노출도 있지만, 대부분은 단일 노출이 아니다. 많은 금속은 면역 독성이 있으며 보다 자세한 설명은 23장을 참조하라.

12.3.4 용제 및 관련 화학물질

유기용매 및 관련 화합물에 대한 노출이 면역 억제를 일으킬 수 있다는 제한적이지만 실질적인 증거가 있다. 이 카테고리의 화학물질은 방향족, 예를 들면 벤젠, 할로알칸 및 할로알켄과 같은 탄화수소, 글리콜 및 글리콜 에테르, 그리고 니트로사민이다. 보다 자세한 설명은 24장을 참조하라.

12.3.5 마이코톡신

마이코톡신은 구조적으로 다양한 곰팡이의 2차 대사 산물이다(26장 참조). 이 화학물질은 아플라톡신, 오크라톡신, 트리코테세네와 같은 독소, 특히 T-2 독소 및 데옥시니발레놀(보미톡신)을 포함한다. 이러한 독소는 림프관 기관에서의 세포 고갈, T 및 B 림프구 기능의 변화, 항체 반응 억제, NK 세포 활동 억제, DTH 반응 감소 및 감염성 질환에 대한 증가된 감수성을 일으킬 수 있다.

12.3.6 자연 및 합성 호르몬

성적 이형 태성(sexual dimorphism)이 면역체계에 존재한다는 것은 잘 알려져 있다. 여성은 남성에 비해 순환하는 Ig의 수치가 높고, 항체 반응이 더 크며, 자기면역질환의 발병률도 높다. 남성은 패혈증 발병 및 연부 조직 외상 및 출혈성 쇼크와 관련된 사망률에 더 민감한 것으로 보인다. 이러한 이분법에서 특정 천연 성호르몬이 관련되어 있다. 안드로겐과 에스트로겐의 면역 효과는 생리학적 농도의 범위 내에서 매우 엄격하게 조절되는 것으로 보이며 호르몬의 농도가 약간만 변경되도 면역 활동에서 심한 변화가 발생할 수 있다. 에스트로겐, 안드로겐 및 당질코코르티코이드에 대한 보다 자세한 설명은 20장과 21장을 참조하라.

12.3.7 치료제

역사적으로 말하면 오늘날 면역 억제제로 사용되는 약물은 실제로 그 용도로 개발된 약물은 거의 없다. 거의 모든 치료제는 일부 투여량에서 어느 정도의 면역 조절 활성을 갖는다.

면역 억제제 몇 가지 면역 억제 약물은 단지 세포 증식을 손상시키는 능력으로 인해 효과적이다. 증식은 림프구 클론 확장 및 뒤따르는 분화에 필요하기 때문이다. 다른 약물은 면역 반응의 활성화에 중요한 특정 세포내 단백질을 억제한다.

에이즈 치료제 전통적으로 항바이러스 치료법은 숙주의 DNA를 표적으로 하기 때문에 바이러스 감염을 제거하려는 시도에서 크게 성공하지는 못했다. 감염의 박멸은 감염된 세포를 죽이는 것을 의미하는데, HIV의 경우 주로 $CD4^+$ T 세포이다. 바이러스 역전사효소(뉴클레오시드 및 비뉴클레오티드 역전사효소 억제제), 바이러스성 프로테아제, 바이러스 융합 및 진입, 바이러스-T 세포 상호 작용 단백질 및 면역 반응 자극을 포함하여 HIV에 대처하기 위한 수많은 전략이 개발되었다. 현재 사용되는 다약제 요법은 고활성 항바이러스 요법(HAART)이라고 한다. 그러나 이 바이러스의 박멸과 후천성 면역 결핍증(AIDS)은 감염의 본성이 심각한 면역 저하라는 결과를 가져오기 때문에 여전히 어려운 과제이다. 또한 현재의 치료법 중 일부는 면역 억제 작용을 나타낸다. 그러한 항바이러스 약물 중 하나는 지도부딘(Retrovir)이다.

생물학적 제제 생물학적 제제는 살아 있는 유기체에서 어떤 방식으로든 파생된 치료법을 말하며 단일 클론 항체, 재조합 단백질 및 입양 세포 치료법(adoptive cell therapy)을 포함한다. 본질적으로 면역체계는 종종 다양한 생물학적 제제의 의도된 치료 표적과 의도하지 않은 독성학적 표적이 된다. 전반적으로, 독성 발현에는 과장된 약리학, 생화학적 혼선으로 인한 영향 및 사이토카인 네트워크에 의한 면역 조절 장애가 포함될 수 있다. 단일클론 항체는 표적 조직뿐만 아니라 정상 조직에도 결합할 수 있고, 임의의 외래 단백질은 치료 단백질에 대한 중화 항체의 생성을 유도할 수 있다(즉, 치료 단백질은 면역원일 수 있다).

항염증제 항염증제에는 비선택적 및 선택적 비스테로이드 항염증제(nonsteroidal anti-inflammatory drugs, NSAIDs)가 포함되어 있어 프로스타글란딘 및 트롬복산과 같은 친염증성 용해성 요소의 생성을 억제한다. 비선택적 NSAIDs는 cyclooxygenase(COX-1과 COX-2)의 두 isoform을 가역적으로 억제하는 약물의 큰 부류이다. 특히, COX-2 효소는 염증성 사이토카인 및 매개체에 반응하여 유도되며, 따라서 염증 질환을 퇴치하기 위한 매력적인 표적이 된다. 아스피린은 비선택적 NSAID와 마찬가지로 COX-1과 COX-2 효소를 억제하지만 COX 효소의 세린 잔기의 아세틸화에 의한 아스피린의 공유결합으로 인해 비가역적인 억제이다. 혈소판의 생합성 능력은 거의 소실되므로 아스피린은 특히 효과적인 항혈소판 제제이다.

12.3.8 마약(약물 남용)

약물 남용은 남용자에 대한 광범위한 병리학적 영향을 미치는 사회적 문제이다. 약물 남용은 면역 억제 작용을 나타내며 사실 바늘 공유 또는 판단 결핍을 통한 HIV 감염의 직접 위험 외에도 일부 약물 남용은 에이즈의 질병 진행과 관련이 있다고 제안되었다. 칸나비노이드, 아편, 코카인, 메탐페타민 및 에탄올과 같은 여러 종류의 약물이 이 범주에 포함된다.

12.3.9 흡입 물질

흡입 가스 및 미립자에 대한 폐 방어는 물리적 및 면역학적 메커니즘에 달려 있다. 면역 기전은 주로 호중구와 폐포 대식세포 사이의 복합적인 상호 작용과 이물질을 탐식하고 지방 염증 매개체로 작용할 뿐만 아니라 다른 세포를 기도로 끌어들이는 역할을 하는 사이토카인을 만드는 능력을 포함한다.

12.3.10 자외선

자외선(UVR), 특히 중간영역 UVB(290~340 nm)는 비타민 D 생산, 태닝 및 자외선에서의 적응과 일광 화상, 피부암 및 안구 손상과 같은 부작용을 포함한 인체 건강에 영향을 미치는 중요한 환경 요인이다. 모든 인간이 이러한 유비쿼터스 환경 면역 독성물질에 일생 동안 노출된다는 사실을 강조하는 것이 중요하다. 자외선 유도 면역 조절은 건선과 같은 일부 피부 질환에 약간의 유익한 효과를 나타내는 것으로 나타났으나 동물과 사람 모두에서 일부 알레르기 및 자가면역질환을 악화시키는 것으로 나타났다. 자외선 유도 면역 조절은 또한 피부 발암 과정에서의 중추적인 역할을 포함하여 여러 가지 건강상의 악영향을 초래할 수 있다.

12.4 생체 이물질 유도 과민 반응과 자가면역

개인에서 면역체계가 조직 손상을 유발하는 방식으로 반응하면 과민 반응이나 자가면역이 생길 수 있으며, 이는 다른 이종 생물에 의해 유발되거나 심지어 악화될 수도 있다.

12.4.1 과민성

수많은 이종 생물이 과민 반응을 일으킨다. 접착제 및 코팅의 제조에 사용되는 폴리이소시아네이트(polyisocyanate) 및 톨루엔 디이소시아네이트(toluene diisocyanate)는 폐에서의 비면역 염증 및 신경 반사 반응뿐만 아니라 I형에서 IV형까지 과민 반응의 전체 스펙트럼을 유도하는 것으로 알려져 있다. 도료, 바니쉬, 코팅 재료, 접착제 및 주조 및 밀봉 재료의 제조에 사용되는 흡입 산 무수물은 혈장 알부민 또는 적혈구와 결합하고 후속 노출시 I, II 또는 III형 과민 반응을 일으킬 수 있다.

금속 금속염을 포함한 금속 및 금속류의 물질은 접촉 및 폐과민 반응을 유발한다. 백금, 코발트, 크롬, 니켈 및 베릴륨이 일반적으로 관련되어 있다.

약물 약물에 대한 과민 반응은 예측할 수 없는 약물 반응의 주요 유형 중 하나이다. 약물은 신체에서 반응성을 갖도록 고안되었으며 여러 치료법이 일반적이다. 이러한 유형의 노출은 면역 반응을 유발하는 데 도움이 된다. 약물에 대한 과민 반응의 면역학적 기전에는 I~IV유형이 포함된다. 페니실린은 약물 알레르기와 관련된 가장 흔한 약제이다.

라텍스 천연 고무 라텍스는 풍선에서 수술용 장갑까지 40,000개 이상의 제품 제조에 사용된다. 라텍스 제품에 대한 알레르기 반응은 혈액 매개 병원균의 확산을 막기 위해 보편적 예방 조치, 특히 라텍스 장갑의 사용이 증가함에 따라 중요한 직업 보건 문제가 되었다. 라텍스에 대한 과민성은 대개 I형 또는 IV형 반응을 통해 발생한다. 라텍스에 대한 피부병 반응에는 자극성 피부염과 접촉성 피부염이 포함된다.

식품 및 유전자 변형 생물 식품 및 유전자 변형 생물(또는 작물, GMO)에 대한 과민 반응에 대한 인식이 지난 몇 년 동안 증가해 왔다. 가장 흔한 음식 알레르겐은 우유, 계란, 땅콩과 기타 견과류, 생선, 조개류, 콩 및 밀이다. 땅콩에 대한 과민 반응은 주로 I형 반응을 통해 발생하며, IgE 반응에는 호흡곤란, 천식 및 아나필락시스가 포함될 수 있다.

포름알데하이드 포름알데하이드는 방부제, 살균제 및 훈증제로 사용된다. 추가 노출은 섬유 산업에서 발생하며 주름 방지 및 가구, 자동차 장식품 및 수지 산업을 개선하는 데 사용된다.

포름알데하이드에 직업적으로 노출되면 천식 발생과 다른 자극에 대한 호흡기 알레르기 반응이 증가한다.

12.4.2 자가면역

자가면역과 관련된 생체 이물질에 대한 많은 보고가 있다. 그러나 그들의 참여에 대한 확실한 증거는 얻기가 어렵다. 현재, 환경적 방아쇠가 확실히 식별된 인간의 자가면역질환 사례는 매우 드물다. 이러한 관계는 직접적인 기작을 통해 원인이 될 수도 있고 간접적인 것으로 보조제 역할을 할 수도 있다. 생체 이물질-유도 자가면역의 영역에서, 정확한 작용 기전은 항상 알려지지 않았다. 화학적 노출은 또한 기존의 자가면역 상태를 악화시키는 역할을 한다.

12.4.3 치료제

Methyldopa Methyldopa는 중추적으로 작용하는 sympatholytic 약물로 본태성 고혈압의 치료에 광범위하게 사용되었지만 새로운 항고혈압제가 출현함에 따라 methyldopa의 사용이 감소했다.

혈소판과 적혈구는 이 약물로 치료받는 개인의 면역계에 의해 표적화되고 혈소판 감소와 적혈구 빈혈을 초래한다.

히드라라진, 이소니아지드 및 프로카인아마이드 히드라라진(hydralazine)은 고혈압 치료에 사용되는 직접 작용형 혈관확장제이다. 이소니아지드(isoniazid)는 결핵 치료에 사용되는 항균제이다. 프로카인아마이드(procainamide)는 심근막의 나트륨 채널을 선택적으로 차단하여 심장 부정맥 치료에 유용하다. 세 가지 약물 모두 자가면역을 생성하며, 이는 전신성 홍반성 루푸스 증후군으로 나타난다.

할로텐 할로텐은 자가면역을 유도하는 약물 중에서 가장 널리 연구된 것으로, 자가면역성 간염을 유발할 수 있는 흡입 마취제이다. 간염의 병인은 화학물질이 특정 간단백질을 변화시키고, 면역계가 이를 변형된 단백질로 인식하고 항체가 생성시킨 결과이다.

염화비닐 비닐클로라이드는 플라스틱 산업에서 냉매 및 유기 화학물질의 합성에 사용된다. 이 화학물질이 자가면역을 유발하는 정확한 기전은 분명하지 않지만 염화비닐은 아미노산으로 작용하여 단백질에 통합되는 것으로 추정된다. 이것은 항원성이 있는 구조적으로 비정상적인 단백질을 생산할 것이기 때문에, 변형된 단백질이 존재하는 조직에 대해 면역 반응이 유도될 것이다.

수은 널리 사용되는 이 금속은 CNS 및 신장을 비롯한 여러 계가 대상이다. 수은 또한 면역계와 관련하여 두 가지 다른 작용을 한다. 첫 번째 작용은 직접적인 손상이며, 두 번째 작용은 사구체 신병증으로 나타난 수은 유도 자가면역질환이다. Laminin으로 생산된 항체는 신장의 기저막에 손상을 일으킨다고 믿어진다.

실리카 결정질 실리카(이산화 규소)는 원소 실리콘의 주요 공급원이며 건축 자재, 도자기, 콘크리트 및 유리의 구성 성분으로 대량으로 상업적으로 사용된다. 실리카에 노출된 실험동물뿐만 아니라 인간도 면역계에 혼란을 일으킬 수 있다. 실리카의 노출, 투여량 및 투여 경로의 길이에 따라 대식세포를 죽이거나 면역 자극제로 작용할 수 있다. 실리카는 실리카 노출 근로자에서 경피증의 증가와 관련이 있는 것으로 나타났다. 자가면역을 유발하는 기전으로서의 보조제는 파라핀과 실리콘을 포함한 다른 많은 화학물질과 관련되어 있다.

헥사클로로벤젠 헥사클로로벤젠(hexachlorobenzene)은 종자 입자용 곰팡이 제거제로 과거에 사용된 저분자량 화합물이다. 헥사클로로벤젠에 노출된 후, 그 부착은 직접적으로 세포 손상을 유도하거나 친유성으로 인해 세포막의 완전성을 방해함으로써 손상을 유도할 수 있다. 궁극적으로, 헥사클로로벤젠 노출은 TNF-α, IL-1, IL-6, ROS 및 케모카인과 같은 전염증성 매개체를 유발한다. 이 전염증성 매개체는 호중구 및 대식세포가 다양한 비면역 및 면역 기관으로 유입되어 전신 염증 반응을 유도하는 보조 신호로서 작용한다. 결과적으로 이것은 T 및 B 세포의 다클론성 활성화, 호산구 증가, 결국 눈에 보이는 임상적 효과를 유발한다.

12.5 면역 독성의 새로운 시대와 도전

면역 독성학 분야의 하위 분야에는 현재 최전선에 서 있지만 상당한 진보와 변화가 있을 것으로 예상되는 몇 가지 특정 분야가 있다. 첫 번째는 면역 독성학의 기전연구에서 인간 1차 백혈구의 지속적인 진화와 응용이 될 것이다. 인간 면역계와 다른 동물종의 유사성에도 불구하고 미묘하지만 잠재적으로 중요한 차이가 존재한다는 인식이 점차 커지고 있다. 기술의 진보, 특히 유동세포계측법은 이미 면역 독성 연구에서 인간 1차 백혈구의 적용을 크게 촉진시키고 있으며 앞으로도 계속 될 것이다.

중요한 변화를 볼 두 번째 영역은 잠재적인 면역 독성을 평가하고 스크리닝할 목적으로 인간 유래 세포주의 적용 및 이 세포주를 사용한 분석법의 검증일 것이다. 독성 시험에서 동물의 사용을 줄이기 위한 비용, 윤리적 고려 사항, 세포 기능을 조절하는 주요 신호전달 경로 중 하나 이상을 변경하는 독성물질이 이러한 방법으로 확인될 수 있다는 근본적인 믿음이 면역 독성 시험에서 세포주를 더 널리 사용하는 데 중요한 역할을 한다.

면역 독성의 세 번째 영역은 면역 독성물질이 면역 기능을 변화시키는 근원적인 분자 메커니즘을 더 잘 이해하고 설명하기 위해 전산 생물학(computational biology)을 적용하는 것이다. 전산 생물학은 면역 독성물질에 대한 노출로 인한 잠재적 위험을 예측할 뿐만 아니라 동시에 여러 가지 면역 독성물질에 대한 노출과 관련된 위험도를 예측하는 데 엄청난 잠재력을 가지고 있다.

면역 독성학의 최전선에 있는 마지막 영역은 전사체 분석의 사용 증가이다. 이러한 변화는 주로 차세대 시퀀싱의 주요 발전 및 적용에 의해 주도될 것이며 이 기술의 현저한 감도, 비용 절감 및 개방형 플랫폼으로 인해 마이크로 어레이를 쓸모 없게 만들 것이다[즉, 전체 전사체학(transcriptome)을 정량화할 수 있으며 DNA가 칩에 바둑판식으로 배열됨]. 또한 전사체학의 연구를 넘어서서 차세대 시퀀싱을 적용하는 것은 민감한 하위 집단과 관련된 단일 뉴클레오티드 나형성(SNP)의 식별 및 후성유전학 연구를 위한 DNA 메틸화의 식별 및 분석에 대한 개인화된 약물의 응용과 같이 상당히 광범위하게 사용된다.

이러한 진보에도 불구하고, 중대한 도전 과제는 면역 독성학 분야에서 다루어져야 한다: (1) 인간 위험 평가와 관련하여 동물 모델에서 경미하거나 중간 정도의 면역 독성 효과의 중요성을 해석하는 방법; (2) 노출 검토, 예를 들어 동시에 여러 약제에 대한 면역 독성학적 위험 평가를 보다 잘 통합하는 방법; (3) 위해 평가의 맥락에서 가장 관심있는 종의 면역계에 미치는 영향을 평가하기 위한 보다 나은 인체 연구 설계 방법; (4) 면역 독성의 민감한 인간 생체 표지자를 확인하고 확립하는 방법; (5) 면역 변화 인자에 민감한 모집단을 식별할 때 유전학의 역할에 대한 더 나은 이해를 얻는 방법.

참고문헌

Corsini E, Van Loveren H: *Molecular Immunotoxicology*, Weinheim: Wiley-VCH, 2015.

Hayes AW Kruger CL: *Hayes' Principles and Methods of Toxicology*, 6th ed. Boca Raton, FL: CRC Press/Taylor & Francis, 2014.

Nijkamp FP, Parnham MJ (eds.): *Principles of Immunopharmacology*, 3rd ed., Basel: Springer, 2011.

연습문제

1. 선천성 면역계에 속하지 않는 세포 또는 물질은 어느 것인가?
   a. 리소자임
   b. 단핵 세포
   c. 보체
   d. 항체
   e. 호중구

2. 골수 전구 세포(myeloid precursor stem cell)는 다음을 제외하고는 모두 형성된다:
   a. 혈소판
   b. 림프구
   c. 호염기구
   d. 적혈구
   e. 단핵 세포

3. Rh− 어머니가 출산하는 동안 Rh+ 아기의 혈액에 노출되면, 어머니는 Rh 인자에 대한 항체를 만들게 되고, 이로 인해 어머니는 다음 Rh+ 태아를 공격하게 된다. 이는 태반을 통과하는 어떤 항체의 능력 때문에 가능하다.
   a. IgM
   b. IgE
   c. IgG
   d. IgA
   e. IgD

4. 다음 중 면역계 조절에 중요한 사이토카인 기능에 관한 잘못된 것은 무엇인가?
   a. IL-1은 염증 및 발열을 유도한다.
   b. IL-3는 주요 T 세포 성장 인자이다.
   c. IL-4는 B 세포 분화 및 아이소타입 스위칭을 유도한다.
   d. 형질 전환 성장 인자-β(TGF-β)는 단핵 세포/대식세포 주화성을 향상시킨다.
   e. 인터페론 감마(IFN-γ)는 대식세포를 활성화시킨다.

5. 다음 중 효소결합 면역 흡착 검사(ELISA) 동안 수행되는 단계가 아닌 것은 무엇인가?
   a. 색원이 추가되고 색이 감지된다.
   b. 관심의 항원은 microtiter 플레이트에 고정된다.
   c. 방사능으로 표지된 세포를 용액에 첨가한다.
   d. 효소 태깅 2차 항체가 추가된다.
   e. 시험 혈청이 추가된다.

6. 지연된 과민 반응(delayed hypersensitivity response, DHR) 검사는 다음과 같은 결과를 나타내지 않는다:
   a. 기억 항원을 인식하는 기억 T 세포의 능력을 평가한다.
   b. 사이토카인을 분비하는 기억 T 세포의 능력을 평가한다.
   c. 기억 T 세포의 증식 능력을 평가한다.
   d. 외래 표적세포를 용해시키는 기억 T 세포의 능력을 평가한다.
   e. 기억 항원의 위치로 이동하는 기억 T 세포의 능력을 평가한다.

7. 흡연자의 폐포 대식세포의 수는 비흡연자에 비해 크게 증가한다. 흡연자에서 발견되는 폐포 대식세포의 특징은 무엇인가?
   a. 비활성 상태이다.
   b. 정상보다 훨씬 크다.
   c. 식균 활성을 증가시킨다.
   d. 사이토카인을 생성할 수 없다.
   e. 살균 작용을 감소시킨다.

8. 다음 중 I형 과민 반응의 특징이 아닌 것은?
   a. IgE에 의해 매개된다.
   b. 말초 조직에 면역 복합체 침착을 수반한다.
   c. 비만세포 탈과립을 포함한다.
   d. 아나필락시스는 급성, 전신성, 매우 심각한 I형 과민 반응이다.
   e. 보통 미리 생성된 히스타민, prostaglandins 및 leukotrienes에 의해 중재된다.

9. 다음 과민 반응 유형에서 항체가 매개하지 않는 것은?
   a. 유형 I
   b. 유형 II
   c. 유형 III
   d. 유형 IV
   e. 유형 V

10. 다음 중 자가면역질환의 일반적인 기전이 아닌 것은 어느 것인가?
   a. 흉선에서 긍정적인 선택에 복종
   b. 무력상태의 T 세포가 활성화된다.
   c. $CD8^+$ 억제 T 세포에 의한 정상적인 면역 조절 장애
   d. 흉선에서의 음성적인 선택에 대한 복종(subjection)의 결핍
   e. 자기 내성의 감소

간의 독성 반응

Toxic Responses of the Liver

13장

Hartmut Jaeschke

13.1 간의 생리학

13.1.1 간의 기능

13.1.2 구조 형성

13.1.3 담즙 형성

13.2 간의 병태생리학

13.2.1 독성물질에 의한 간 손상의 기전과 유형

세포사멸

담세관 담즙 정체

담관 손상

굴모양혈관 손상

세포골격의 파괴

지방간

섬유증 및 간경화

종양

13.2.2 독성물질에 의해 유발된 간 손상의 주요 요인

흡수 및 농도

생체 활성화 및 해독

재생

염증 및 면역 반응

굴모양혈관 세포의 활성화

미토콘드리아 손상

특발성 간 손상

13.3 미래 전망

요점

- 장관과 신체의 나머지 부분 사이에서의 간의 전략적 위치는 신체의 대사 항상성 유지를 촉진한다.
- 간은 흡수된 영양분, 비타민, 금속, 마약, 환경 독성물질 및 박테리아 폐기물을 혈액으로부터 추출해서 이화과정, 저장 및/또는 담즙을 통한 배설에 이용한다.
- 담즙의 형성은 소장으로부터의 지질 영양소 흡수, 산화성 스트레스로부터의 소장 보호, 내인성 및 외인성 생체 이물질(xenobiotics) 배설에 필수적이다.
- 담즙정체(cholestasis)는 형성된 담즙의 양이 감소하거나 특정한 용질이 담즙으로 손상되어 담즙염 및 빌리루빈의 혈청 수치가 상승한 결과이다.
- 간세포는 일반적으로 생체 이물질을 반응성 친전자성 대사산물로 전환시키는 제1상 효소와 분자에 극성기를 첨가하여 신체로부터의 제거를 향상시키는 제2상 효소를 풍부하게 공급한다. 1상과 2상 반응의 균형은 반응 대사물이 간세포 손상을 일으키거나 안전하게 해독되는지 여부를 결정한다.

간은 외인성 화학물질이 대사되고 결과적으로 배설되는 주요 기관이다. 그 결과, 간세포는 상당한 농도의 이들 화학물질에 노출되어 간 기능 장애, 세포 손상 및 심지어 장기 기능부전을 유발할 수 있다. 여러 종류의 세포 유형과 많은 기능을 가진 간은 급성 및 만성 독성에 여러 가지 다른 방식으로 반응할 수 있다. 잠재적 인간 세포 기능 장애 및 상해를 알아내려면 기본적인 간 기능, 간 조직 구조, 간 기능, 간세포 기능 및 세포 및 기관 손상 메커니즘에 대한 일반적인 지식이 필요하다.

13.1 간의 생리학

13.1.1 간의 기능

간의 장과 신체의 나머지 부분 사이의 전략적 위치는 신체의 대사 항상성을 유지하는 거대한 작업의 수행을 용이하게 한다. 위와 창자의 정맥혈은 간을 통해 문맥으로 흘러들어가 전신 순환계로 들어간다. 간은 섭취한 영양분, 비타민, 금속, 약물 및 환경 독성물질뿐만 아니라 문맥에 들어가는 박테리아의 폐기물을 만나는 첫 번째 기관이다. 효과적인 제거나 흡수 과정은 이러한 흡수된 물질을 혈액으로부터 추출하여 이화작용, 저장 및/또는 담즙으로의 배설을 한다.

간 기능의 모든 주요 기능은 독성물질에 대한 급성 또는 만성 노출에 의해 유해한 변화를 받을 수 있다(표 13.1). 독성물질이 간 수송 및 합성 과정을 저해하거나 방해할 때 세포 손상을 일으키지 않고 기능 장애가 발생할 수 있다. 독성물질이 상당한 수의 세포를 죽이고 만성 독성이 기능을 하지 않는 흉터 조직으로 대체된다면 기능 상실 또한 발생한다.

13.1.2 구조 형성

간은 크게 운영 단위가 소엽(lobule)과 소포(acinus) 두 가지로 나뉜다. 고전적으로, 간은 말단 간정맥(중심 정맥으로도 알려짐) 주위를 향한 육각형 소엽으로 나누어져 있다. 소엽의 모서리에는 문맥, 간 동맥 및 담관(그림 13.1)이 있는 portal triad(또는 portal tracts)가 있다. 문맥 및 간 동맥에서 들어오는 혈액은 관통 혈관(penetrating vessels)에서 혼합되어 굴모양혈관에 들어가고 실질 세포(간세포)를 따라 여과되고 말단 간정맥으로 간을 빠져나온다. 소엽은 중심소엽(centrolobular), 중간 및 문맥주위(periportal)로 알려져 있는 3개의 지역으로 분할된다. 기능성으로 볼 때 간조직의 개념은 소포이다. 소포의 기저부는 문맥에서부터 연장되는 문맥 및 간동맥의 말단 분지에 의해 형성된다. 소포는 3개의 영역을 가지고 있다. 1영역은 혈액 입구에 가장 가깝고 3영역은 말단 간정맥에 접하고 2영역은 중간에 있다. 소포의 3개 영역은 대략 소엽의 3개 구역과 대략적으로 일치한다(그림 13.1).

소포 영역화(acinar zonation)는 혈액과 간세포 모두에서

표 13.1 간 기능의 주요 기능 및 간 기능 장애의 결과

기능 유형	예제들	손상된 기능의 결과
영양소 항상성	포도당 저장 및 합성 콜레스테롤 섭취	저혈당, 혼란 고콜레스테롤혈증
미립자의 여과	장내 박테리아의 생성물(예: 내독소)	내독소혈증
단백질 합성	응고 인자 알부민 수송 단백질[예: VLDL(매우 저밀도 지단백질)]	과다 출혈 저알부민혈증, 복수 지방간
생체 활성화 및 해독	빌리루빈과 암모니아 스테로이드 호르몬 생체 이물질	황달, 고암모니아혈증과 관련된 혼수 상태 2차 남성 특징 상실 약물 대사 감소 부적절한 해독
담즙 및 담즙 분비의 형성	담즙산 의존성 식이 지질 및 비타민 섭취 빌리루빈과 콜레스테롤 금속(예: Cu 및 Mn) 생체 이물질	지방 설사, 영양 실조, 비타민 E 부족 황달, 담석, 고콜레스테롤혈증 Mn에 의한 신경 독성 지연된 약물 제거

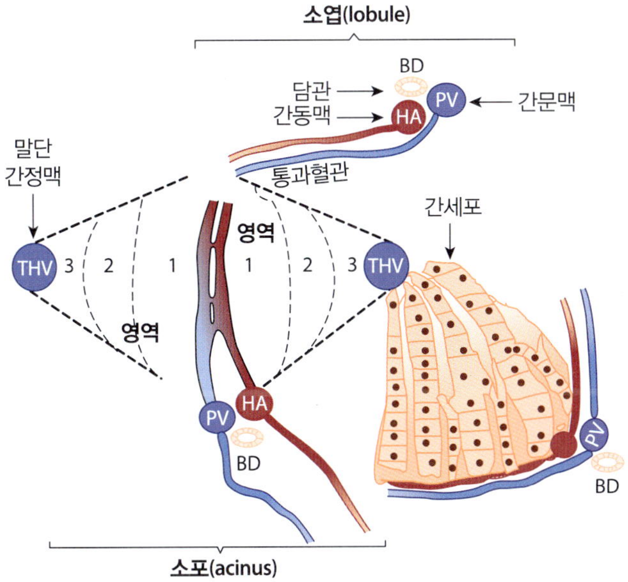

그림 13.1 간기능 단위, 고전적 소엽 및 소포. 소엽은 말초 간 정맥(중심 정맥) 주위를 중심으로 하며, 혈액이 소엽에서 빠져나온다. 소포는 간문맥과 간동맥에 의해 공급된 혈액이 간세포의 줄을 지나서 소포 아래로 흐르는 관통 혈관을 기본으로 한다. 소포의 구역 1, 2 및 3은 혈액 공급에서 점점 멀어지는 신진 대사 영역을 나타낸다.

성분 기울기에 대해 상당한 기능적 영향을 미친다. 소포로 들어가는 혈액은 산소가 부족한 간문맥(60~70%의 간 혈류)과 산소로 채워진 간동맥혈(30~40%)로 구성되어 있다. 말단 간정맥으로 가는 도중, 실질 세포의 높은 대사 요구를 충족시키기 위해 산소가 급속하게 혈액을 빠져나온다. 3영역의 간세포는 1영역의 간세포보다 산소의 농도가 실질적으로 낮다. 다른 조직과 비교하여 3영역은 저산소 상태이다. 담즙염, 빌리루빈 및 많은 유기 음이온에 대해 잘 설명된 소포 그라디언트가 존재한다.

소포를 따라 간세포의 단백질 수준에서의 다양성은 대사 기능의 그라디언트를 생성한다. 미토콘드리아가 풍부한 구역 1의 간세포는 지방산 산화, 포도당 신생 및 암모니아의 요소로의 해독반응이 우세하다. 생체 활성화 및 생체 이물질 해독에 관여하는 효소의 기울기가 면역 조직 화학(면역 조직의 염색 조직에 대한 특이성을 이용)에 의해 소포를 따라 관찰되었다. 간독성물질에 대한 주목할만한 변화는 구역 1에서의 글루타티온의 높은 수치와 구역 3에서의 사이토크롬 P450 단백질의 더 많은 양, 특히 에탄올에 의해 유도되는 CYP2E1 동종 효소이다.

간 굴모양혈관(동양혈관, sinusoid)은 간세포의 말단 간정맥으로 가는 도중에 혈액이 여과되는 간세포 사이의 통로이다. 굴모양혈관의 세 가지 주요 유형의 세포는 내피세포, 쿠퍼(Kupffer)세포 및 별 모양의 Ito 세포이다. 굴모양혈관은 250 kDa보다 작은 분자가 내피와 간세포 사이의 틈새 공간(Disse의 공간으로 알려져 있음)을 가로지르는 것을 가능하게 하는 다수의 fenestrae(또는 구멍)가 있는 얇고 불연속적인 내피세포에 의해 정렬된다. 수많은 fenestrae와 기저막의 부재는 굴모양혈관과 간세포 사이의 알부민과 같은 체액과 분자의 교환을 촉진하지만 chylomicron 잔재보다 큰 입자의 움직임은 방해한다.

간에서 상주하는 대식세포인 쿠퍼세포는 체내의 고정된 대식세포의 약 80%를 차지한다. 쿠퍼세포는 굴모양혈관의 공간 내에 위치한다. 쿠퍼세포의 주요 기능은 미립자 물질(particular matter)을 섭취하고 분해하는 것이다. 또한 쿠퍼세포는 사이토카인 및 에이코사노이드의 주요 공급원이며 항원제시세포(APC)로서 작용할 수 있다. 이토세포(지방 저장세포 및 성상세포라고도 함)는 내피세포와 간세포 사이에 위치한다. 이토세포는 콜라겐을 합성하고 신체의 비타민 A를 저장하는 주요 부위이다.

13.1.3 담즙 형성

담즙에는 담즙산, 글루타티온, 인지질, 콜레스테롤, 빌리루빈과 기타 유기 음이온, 단백질, 금속, 이온 및 생체 이물질 등이 포함되어 있다. 이 액체의 형성은 간에서 특화된 기능이다. 적절한 담즙 형성은 소장에서 지질 영양소 섭취(표 13.1), 산화적 스트레스로부터 소장 보호, 내인성 및 생체 적합성 화합물 배설에 필수적이다. 간세포는 담즙산, 글루타티온 및 생체 이물질 및 그 대사 산물을 포함한 생체 이물질을 담세관 공간(인접한 간세포 사이의 원형질막의 특화된 영역에 의해 형성된 공간)으로 운반함으로써 과정을 시작한다. 담세관은 단단한 접합부에 의해 간세포 사이의 세포 간 공간으로부터 분리되며, 이는 물, 전해질 및 어느 정도까지만 작은 유기 양이온이 투과 가능한 장벽을 형성한다. 이 담세관은 간세포 사이의 일련의 통로와 관을 연결하는 채널을 형성한다. 큰 간바깥(extrahepatic) 담관은 총담관으로 합쳐진다. 담즙은 작은창자 중 십이지장으로 유리되기 전에 담낭에 저장되고 농축된다.

담즙 형성의 주요 원동력은 담관 공간 내 담즙염 및 다른 삼투압의 능동적 수송이다. 대부분의 포합 담즙산(타우린과 글리신 포합체)과 일부 비포합 담즙산은 나트륨 의존성 수송체에 의해 간세포로 수송된다. 포합 및 비포합 담즙산의 나트륨 독립적인 흡수는 유기 음이온 수송 펩티드(organic-anion transporting peptide, OATPs)에 의해 수행된다. OATP는 또한 수많은 약물과 간 독성물질을 운반한다. 친유성 양이온성 약물, 에스트로겐 및 지질은 담세관의 다중 약물 내성(MDR) P-당단백질에 의해 배출되며, 그 중 하나는 인지질 전용이다. 글루타티온, 글루쿠로니드 및 설페이트의 포합체는 다약제 내성 단백질 2(MRP2)에 의해 배출된다. 그림 13.2는 다양한 수송체를 보여준다.

금속은 아래와 같은 일련의 과정을 통해 담즙의 형태로 배출된다: (1) 촉진 확산 또는 수용체-매개 세포내삽입(endocytosis)을 통해 증가된 굴모양혈관막을 통한 흡수; (2) 결합 단백질 또는 리소좀에서의 저장; (3) 리소좀을 통한 담세관 분비, 글루타티온-결합 또는 특정 담세관 막 수송체, 예를 들어 MRP2. 담즙 배설은 구리, 망간, 카드뮴, 셀레늄, 금, 은 및 비소와 같은 금속의 항상성에서 중요하다. 담즙으로 구리를 내보낼 수 없다는 것이 간 및 다른 조직에 구리가 축적되는 희귀한 유전 질환인 윌슨병의 핵심적인 문제이다.

소담관 공간의 담즙은 pericanalicular cytoskeleton의 동적인 ATP-의존성 수축에 의해 보다 큰 채널로 진행된다. 담관은 용질의 흡수와 분비에 의해 담즙을 변화시킨다. 담즙 상피세포는 담즙에 존재하는 독성물질의 생체내변환에 기여할 수 있는 다양한 1상 및 2상 효소도 발현한다.

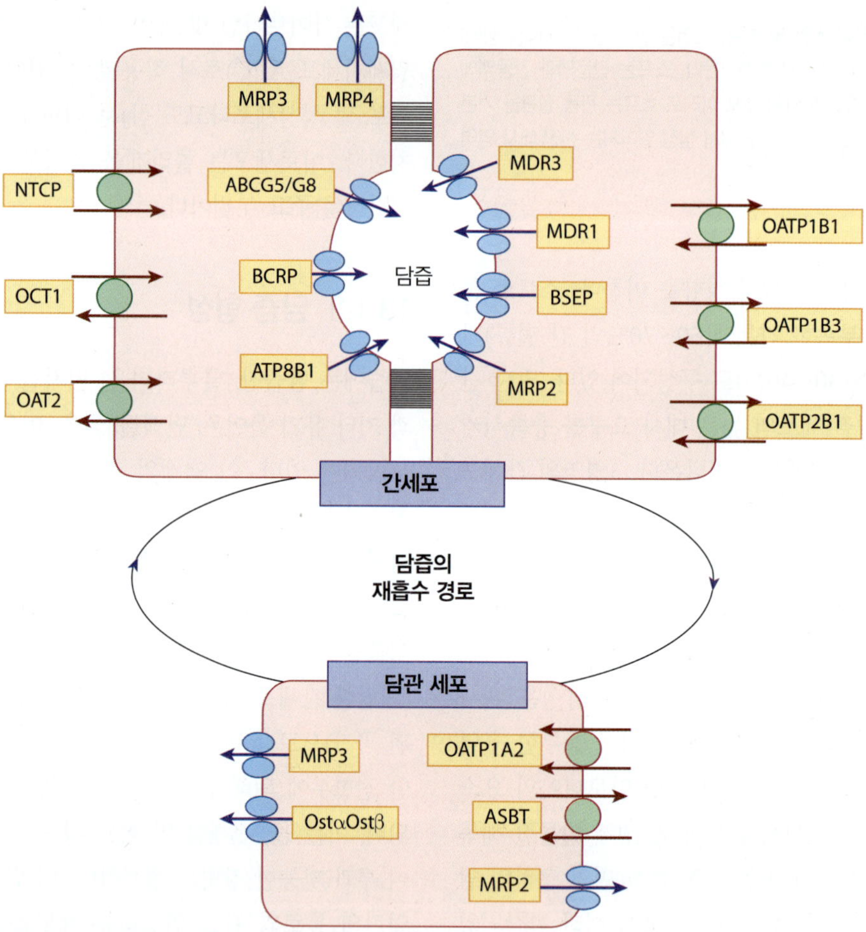

그림 13.2 인간의 간세포와 담관 세포의 수송 단백질. 유출 수송체(파란색 화살표가 있는 파란색 타원): BSEP, 담즙 배출 펌프; MDR, 다약제 내성 단백질; MRP, 다약제 저항성 단백질; ABCG5/8, 이종이량체 ATP 결합 카세트 운반체 G5/G8; BCRP, 유방암 저항성 단백질; Ostα/Ostβ, 이종이량체의 유기 용질 수송체 알파 및 베타. 흡수체(빨간색 화살표가 있는 녹색 원): ASBT, 정점 나트륨 의존 담즙 수송체; NTCP, 나트륨-의존적 타우로콜산염 펩티드; OATP, 유기 음이온 수송 펩티드; OCT, 유기 양이온 수송체; OAT, 유기 음이온 수송체. 굴모양혈관막에 국한된 수송체는 혈액에서 용질을 추출한다. 담세관막에 있는 배출기는 담세관의 공간으로 용질을 이동시킨다. 독성 화학물질과 그 대사 산물의 담세관 분비에 특히 관련이 있는 배출체는 담세관형 다중유기 음이온 운반체(MOAT) 시스템과 다중 약물 내성(MDR) P- 당단백이 있다. MDR3(ABCB4)는 포스포티딜 콜린을 굴모양혈관막의 내부 쪽에서 외부 쪽으로 바꾼다. ATP8B1은 담세관의 막의 지질 비대칭을 유지하기 위해 포스파티딜 세린을 외막에서 내막으로 바꾼다. (Pauli-Magnus C, Meier PJ: Hepatobiliary transporters 및 drug induced cholestasis, *Hepatology*, 2006 Oct; 44(4): 778-787 허가하에 사용.)

담관으로의 분비는 대체로 소변이나 대변으로의 독성물질 제거의 시작이다. 화합물이 담즙을 통해 장 내강으로 반복적으로 전달되고, 장 내강에서 효율적으로 흡수된 다음 간문맥을 통해 간으로 방향이 바뀌는 과정에서 예외가 발생하며, 이는 **장간 순환**(*enterohepatic cycling*)으로 알려진 과정이다.

담즙 형성에서 독성과 관련된 손상은 담즙 분비가 적은 다른 조건을 가진 집단에서 해로운 결과를 초래할 가능성이 더 크다. 예를 들어, 신생아는 담즙염 합성의 발달이 지연되고 굴모양혈관이나 담세관의 발현이 늦게 나타난다. 신생아는 치료 약물이 담즙 제거를 위해 빌리루빈과 경쟁할 때 황달이 발생하기 쉽다.

13.2 간의 병태생리학

13.2.1 독성물질에 의한 간 손상의 기전과 유형

화학물질에 의한 독성에 대한 간 반응(표 13.2)은 독성의 강도, 영향을 받은 세포의 집단, 그리고 노출이 급성인지 만성인지에 달려 있다.

세포사멸 형태학에 따라 간세포는 세포괴사(necrosis) 또는 세포자멸사(apoptosis)의 두 가지 모드로 죽을 수 있다. 괴사는 세포 팽창, 누출, 핵 붕괴(karyolysis) 및 염증 세포의 유입이 특징이다. 간세포에서 괴사가 발생하면 aspartate 또는 alanine amino-transferases(AST 또는 ALT) 또는 γ-glutamyltranspeptidase(GGT)와 같은 간 세포질 분해효소에 대해 혈장(또는 혈청)을 분석하여 혈장막 누출을 생화학적으로 검출할 수 있다. 대조적으로, 세포자멸사는 세포 수축, 핵분열, 아폽토시스체 형성 및 염증의 결핍을 특징으로 한다. 이것은 발달 도중 또는 노화된 세포를 제거하는 데 더 이상 필요하지 않은 세포를 제거하는 주된 목적을 가진 단일 세포 사건이다.

간세포의 사멸은 소포의 국소, 구역별 또는 전체(광범위)에서 발생할 수 있다. 국소 세포사멸은 단일 간세포 또는 간세포의 작은 구성체가 무작위적으로 분포된 세포사멸로 특징지어진다. 영역 괴사는 특정 기능영역에서 간세포의 사멸을 얘기한다. 광범위한 소포 괴사는 살아남은 것이 없거나 매우 적은, 엄청난 규모의 간세포 사멸이다.

독성물질에 의한 간세포의 손상 메커니즘에는 지질 과산화, 세포 거대 분자와의 결합, 미토콘드리아 손상, 세포골격의 파괴 및 대량의 칼슘 유입이 포함된다. 초기 독성과는 별개로, 미토콘드리아 막 투과성 전이 세공이 열리면서 막 전위의 붕괴 및 세포 ATP의 고갈 및 세포 괴사를 일으킨다. ATP의 손실은 원형질막의 이온 펌프를 억제하여 세포질 항상성의 손실을 초래하고 종양 괴사의 특징적인 팽창을 유발한다.

표 13.2 간담즙 손상의 유형

상해의 유형 또는 손상	대표 독소
지방간	아미오다론, 사염화탄소(CCl_4), 에탄올, 피알루리딘, 타목시펜, 발프로산
간세포 사멸	아세트아미노펜, 알릴알코올, 구리, 디메틸포름 아마이드, 에탄올
면역 매개 반응	디클로페낙, 에탄올, 할로탄, 티에닐산
담세관 담즙정체	클로르프로마진, 사이클로스포린 A, 1,1- 디클로로에틸렌, 에스트로겐, 망간, 팔로이딘
담관 손상	알파-나프틸이소티오시아네이트, 아목시실린, 메틸렌다이아닐린, 스포리데스민
굴모양혈관 손상	단백 동화 스테로이드, 사이클로포스파마이드, 마이크로시스틴, 피롤리지딘 알칼로이드
섬유증 및 간경화	사염화탄소(CCl_4), 에탄올, 티오아세트아마이드, 비타민 A, 염화비닐
종양	아플라톡신, 안드로겐, 비소, 토륨 이산화물, 염화비닐

담세관 담즙 정체 생리학적으로 형성된 담즙의 부피 감소 또는 담즙으로의 용질의 손상된 분비로 정의되는 담즙 정체는 담즙, 특히 담즙염 및 빌리루빈에 집중되어 있는 화합물의 혈청 농도 상승이 생화학적으로 특징지어진다. 황색을 띠는 빌리루빈 안료의 담즙 배설이 손상되면 이 안료가 피부와 눈에 축적되어 황달을 생성하고 소변으로 유출되어 밝은 노란색 또는 어두운 갈색이 된다. 독성 유발성 담즙 정체는 일시적이거나 만성적일 수 있다. 실질적인 경우에는 세포 부종, 세포사멸 및 염증과 관련된다. 많은 종류의 화학물질이 담즙 정체를 일으킨다(표 13.2).

담즙 정체의 분자 기작은 기저 외막과 굴모양혈관막에서 운반체 시스템의 발현 및 기능과 관련이 있다. 증가된 간으로의 섭취, 감소된 담즙 배설 및 담즙의 재흡수(cholehepatic shunting) 증가는 간에서 독성물질의 축적에 기여할 수 있다.

담즙 형성은 굴모양혈관 전달체, 담소관 배출체(exporter),

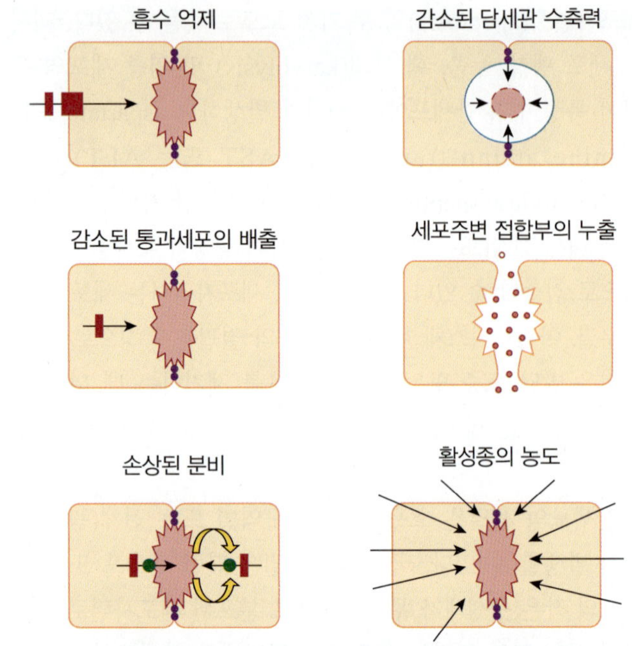

그림 13.3 담즙 정체에 대한 6가지 잠재적 작용 기전. 흡수 억제, 트랜스사이토시스 감소, 분비 장애, 담세관 수축력 감소, 혈관으로부터 담세관 내강을 봉쇄하는 접합부의 누출 및 담세관 주변 영역에서의 고농축 독성물질의 유해한 결과가 가능하다. 세관막을 가로지르는 손상된 분비물은 담세관막으로부터 수송체의 억제나 수송체의 결과이다.

트랜스사이토시스(transcytosis)에 대한 cytoskeleton 의존적인 과정, 담세관 내강의 수축 폐쇄를 유발하는 독성에 취약하다(그림 13.3). 혈액과 담세관 내강 사이의 구조 장벽의 형성을 약화시키는 변화는 용질이 담세관 내강에서 새어 나가게 한다. 이러한 세포 사이의 연결부분은 물과 작은 이온들은 통과를 하지만, 용질의 경우 혈액과 담세관 내강 사이로 확산되는 것에 대한 장벽을 제공한다. 접합부의 누출을 유발하는 간독성물질 중 하나가 α-나프탈렌이소티오시아네이트이다.

담즙 정체를 생성하는 화합물이 반드시 단일 메커니즘이나 단 하나의 사이트에서만 작용할 필요는 없다. 클로르프로마진은 담즙산 흡수와 담세관 수축을 저해한다. 가역성의 담세관내 담즙 정체의 잘 알려진 원인물질인 에스트로겐에 대한 논문에서 작용 기전이 여러 가지로 언급되고 있다. 에스트로겐과 프로게스틴은 혈장 막을 통한 담즙염의 Na-의존성 전달 및 이 막의 지질 성분의 변화에 필요한 Na^+,K^+-ATPase의 감소를 포함하여 굴모양혈관막에서의 담즙염 흡수를 감소시킨다. 담세관막에서, 에스트로겐은 글루타티온 포합체의 수송을 감소시키고 담즙염 운반체의 수를 감소시킨다.

담세관의 담즙 정체에 대한 추가적인 메커니즘은 pericanalicular 부위의 반응성 화합물의 농도이다(그림 13.3). 담세관의 담즙 정체를 유발하는 대부분의 화학물질은 담즙으로 배설된다. 따라서 담세관 영역의 단백질과 지질은 이러한 화학물질의 높은 농도에 직면하게 된다. 이러한 농도 메커니즘에는 망간, 1,1-디클로로에틸렌의 반응성 티오에테르 글루타티온 포합체 및 스포리데스민이 보고된 바 있다.

기저 외부 흡수의 변형에 대한 반응에 대한 약물 독성의 경우는 보고되지 않았지만, 유기 음이온 수송 펩티드(organic-anion transporting peptide, OATP)는 독성물질의 간 손상 가능성에 기여할 수 있다. 팔로이딘(phalloidin), 마이크로시스틴(microcystin) 및 아마니틴(amanitin)의 간 독성은 OATP를 통한 흡수에 의해 촉진된다. 또한 리팜피신(rifampicin), 보센탄(bosentan) 및 트로글리타존(troglitazone)을 포함해 담즙 배출 펌프(BSEP)를 직접적으로 억제하는 것으로 알려진 약물들이 늘어나고 있다. 에스트로겐과 프로게스틴은 MRP2에 의해 배설된 후에 담세관 측면에서 BSEP를 억제한다. 담즙의 배설을 실질적으로 억제하면 간세포에서 이러한 화합물이 축적되어 직접적으로 세포 손상을 일으킬 수 있다. 그러나 더 최근의 연구 결과에 따르면 폐쇄적 간 담즙 정체 후 간에 축적되는 대부분의 담즙산은 무독성이며 세포사멸 대신 간세포에서 전염증성 유전자 발현을 일으킨다.

폐쇄성 담즙 정체 후 간 손상은 주로 염증세포에 의해 생성되지만, 간세포 자체 내의 보상 메커니즘은 이 잠재적 손상을 제한할 수 있다. 담즙산은 핵 farnesoid X 수용체(FXR)의 기질이며, NTCP를 하향 조절하고 담즙산 흡수를 제한한다. 또한 FXR 활성화는 담즙산 축적의 양을 제한하기 위해 소낭 모양과 기저 외막에 운반자의 발현을 증가시킨다.

담관 손상 간내 담관(담즙을 간에서 위장으로 옮기는 담관)에 대한 손상은 **담관 협착 담즙 정체**(*cholangiodestructive cholestasis*)로 알려져 있다. 담관 손상의 유용한 생화학적 지표는 혈청 알칼리성 인산가수분해효소 활성의 급격한 상승이다. 또한 담관의 담즙 정체에서 관찰되는 바와 같이 담즙염 및 빌리루빈의 혈청 농도가 상승한다. 담관 협착 독성물질의 단회 투여 후의 초기 병변은 담즙 상피의 팽창, 담관의 내강 내의 손상된 세포의 파편 및 문맥의 염증세포 침윤을 포함한다. 담관 파괴를 유발하는 화학물질의 만성 투여는 담즙성 간경화와 유사한 담즙 증식 및 섬유증을 유발할 수 있다. 희귀 반응은 담관의 소실로, **소실 담관 증후군**(*vanishing bile duct syndrome*)으로 알려져 있다. 이 지속적인 문제는 항생제, 단백 동화 스테로이드, 피임제 스테로이드 또는 항경련제인 카르바마제핀(carbamazepine)을 투여받은 환자에서 보고되었다.

굴모양혈관 손상 굴모양혈관은 실제로 높은 침투성을 위한 수많은 fenestrae가 있는 전문 모세관이다. 굴모양혈관의 기능적 완전성은 내강의 확장, 봉쇄, 또는 내피 세포벽의 점진적 파괴에 의해 손상이 보완될 수 있다. 굴모양혈관의 확장은 간 혈액의 유출이 방해될 때마다 발생한다. 적혈구가 굴모양혈관에 걸리면 봉쇄가 일어난다. 이러한 변화는 다량의 약물 아세트아미노펜 투여 후 일어났다. 광범위한 굴모양혈관의 봉쇄 결과는 간이 혈액세포로 충만해지고 나머지 신체는 쇼크를 받게 된다는 것이다.

굴모양혈관의 내피벽이 점진적으로 파괴되면 적혈구가 함몰되어 장벽의 완결성이 붕괴되고 파열된다. 굴모양혈관의 이러한 손상은 일부 허브차 및 화학 요법제에서 발견될 수 있는 피롤리지딘 알칼로이드에 노출된 후에 발생하는 정맥 폐쇄 질환으로 알려진 혈관 장애의 초기 구조적 특징으로 간주된다.

세포골격의 파괴 팔로이딘(버섯에서 유래한 것)과 마이크로시스틴(청녹색 조류에서 유래한 것)은 동적인 성질에 필수적인 단백질에 영향을 주어 액틴 필라멘트의 해체를 막음으로써 간세포의 세포골격의 완전성을 파괴한다. 팔로이딘이 간세포로 흡수되면 세포골격의 액틴이 증가하고 담세관 내강이 확장된다.

간세포로의 마이크로시스틴 섭취는 세포골격 단백질의 과도한 인산화를 유도한다. 세포골격 구조 및 운동 단백질의 가역적인 인산화는 세포골격의 동적인 완전성에 결정적이다. 그림 13.4에서 볼 수 있듯이 다량의 마이크로시스틴에 의해 생성된 광범위한 과인산화는 microtubular actin 골격이 중심골재 모양으로 독특하게 붕괴되어 간세포의 현저한 변형을 초래한다. 소량의 마이크로시스틴은 수송 단백질 다이네인(dynein)을 과인산화시킴으로써 소포 전달을 방해한다

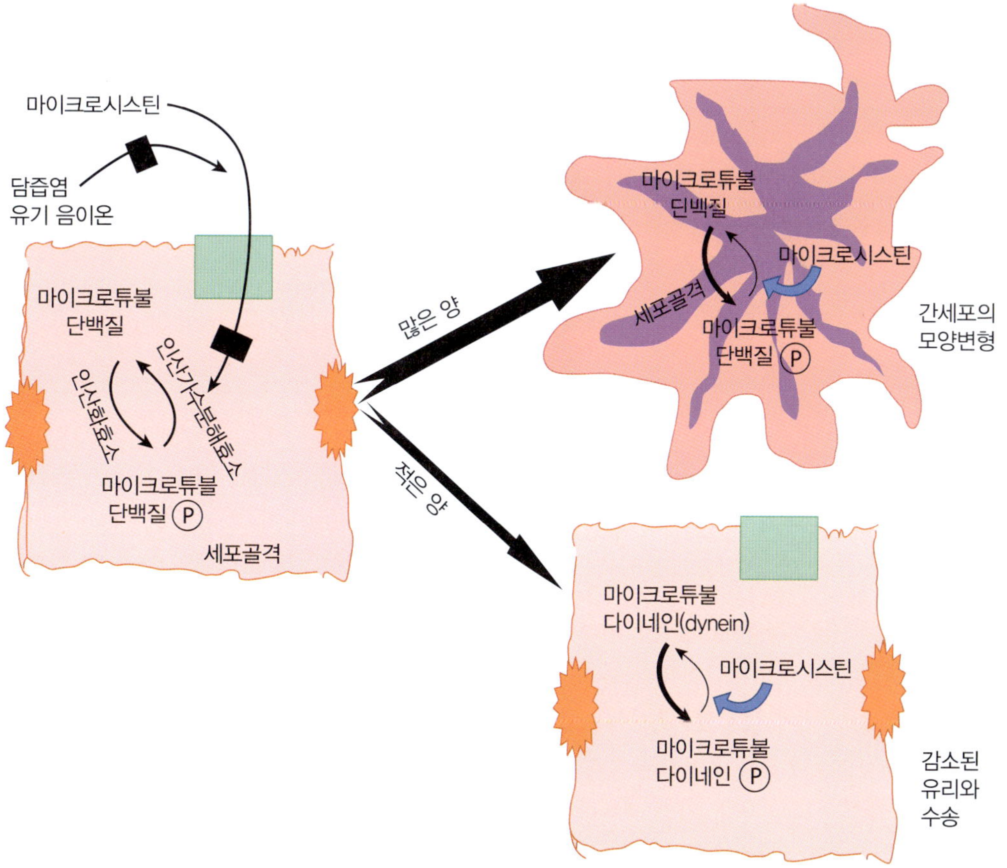

그림 13.4 마이크로시스틴이 간세포의 구조적 및 기능적 완전성을 손상시키는 메커니즘. 마이크로시스틴은 담즙염 및 유기 음이온에 의해 억제되는 방식으로 굴모양혈관 수송체에 의해 간세포에만 섭취된다. 그런 다음 마이크로시스틴의 포스파타아제의 억제는 동적인 기능이 가역적인 인산화에 의존하는 세포골격 단백질의 과인산화를 초래한나. 마이크로튜뷸 단백질의 광범위한 과인산화는 마이크로듀뷸 액틴 필라멘트가 간세포의 심한 변형을 유발하는 뾰족한 골재로 붕괴되도록 한다. 마이크로튜불-관련된 수송작용의 미묘한 변화는 세포골격 운동 단백질인 다이네인(dynein)의 과인산화와 관련이 있다.

다이네인은 ATP 가수분해로부터 얻은 에너지를 사용하여 미세소관을 따라 소포를 유도하는 역학적 화학 단백질이다. 다이네인-결합된 ATP의 가수분해의 중심은 키나아제 인산화 및 포스파타제 탈인산화의 사이클이다. 따라서 다이네인의 과인산은 모터 펌프를 동결시킨다. 저농도의 마이크로시스틴에 만성적인 노출은 이 수질 오염 물질의 건강 영향에 대한 새로운 우려를 제기한다. 특히, 낮은 수준의 마이크로시스틴은 간종양을 촉진시키고 마이크로시스틴이 축적되는 영역 3에서 간세포를 죽인다.

지방간 지방간(지방증)은 정상 인간 간에서 5 wt% 미만인 간지질(주로 중성 지방) 함량이 상당히 증가한 것으로 생화학적으로 정의된다. 현재, 간지방증의 가장 흔한 원인은 중심 비만 및 좌식 생활 방식으로 인한 인슐린 저항성이다.

그러나 사염화탄소 및 일부 약물과 같은 간 독성물질에 대한 급성 노출은 지방증을 유발할 수 있다. 에탄올은 인간과 실험 동물에서 지방 스테로이드를 유발하는 가장 관련이 있는 약물 또는 화학물질이다.

흔히 약물 유발성 지방증은 가역성이며 간세포사로 이어지지 않는다. 대사 억제제인 에티오닌(ethionine), 퓨로마이신(puromycin) 및 사이클로헥시미드(cycloheximide)는 세포사 없이 지방 축적을 유발한다. 지방증만으로도 양성일 수 있지만 알코올성 또는 비알코올성의 지방 간염으로 진행될 수 있으며 이로 인해 중대한 간 손상이 발생할 수 있다. 지방증을 가진 간은 간독성물질이나 간 허혈과 같은 추가 손상을 일으킬 수 있다.

비알코올성 지방간염(nonalcoholic steatohepatitis, NASH)의 이전에 선호된 가설은 지방증을 유발하는 초기 병리학적 사건으로서 간세포에서 트리글리세리드 축적을 고려하였으며, 추가의 스트레스(예: 산화 스트레스 또는 지질 과산화)는 지방 간염으로 진행한다. 이러한 생각은 최근에 뒤집어졌으며 새로운 가설은 비알코올성 지방간 질환(nonalcoholic fatty liver disease, NAFLD)이 주로 비트리글리세리드 지방산(non-triglyceride fatty acid)의 대사 물질의 지방 독성에 기인한다고 가정한다. 환자에서 NAFLD를 유발하는 특정 지방산이나 대사 산물이 확인되지는 않았지만, 지방 조직에서의 부적절한 지방분해 또는 간에서의 합성으로 인한 간 지방산의 과도한 부담이 간 손상을 유발할 수 있다는 증거가 있다.

지방증이라고도 하는 이 변화는 간세포에 지질이 축적되어 있다. 지방간은 지질 대사에 장애를 일으킬 수 있다. 지방증은 많은 간독성물질에 대한 급성 노출에 대한 일반적인 반응이다. 흔히 화학적으로 유발된 지방증은 가역성이며 간세포사를 초래하지는 않는다. 사람에서 에탄올은 약이나 화합물 관련 지방증 유발과 가장 관련이 깊다. 대사 억제제인 에티오닌, 퓨로마이신 및 사이클로헥시미드는 세포사를 일으키지 않고 지방 축적을 유발한다. 중추 비만으로 인한 인슐린 저항성과 같은 독성물질 외에도 많은 다른 조건들은 간에서 현저한 지방 축적과 관련이 있다.

섬유증 및 간경화 간 섬유증(흉터)은 직접적인 손상 또는 염증에 대한 반응으로 광범위한 양의 콜라겐 섬유가 축적되는 것을 특징으로 한다. 반복적인 화학적 중독으로 파괴된 간세포는 섬유성 흉터로 대체된다. 콜라겐 침착이 지속되면서 섬유 구조의 흉터가 연결되어 간 조직이 파괴된다. 섬유성 흉터가 남아 있는 간세포를 재생성 간세포의 결절로 세분화하면 섬유증이 간경화로 진행되고 간은 필수 기능을 수행하기 위한 잔류 용량이 제한된다. 전 세계적으로 인간의 간 섬유증/간경화의 주요 원인은 바이러스성 간염이다. 그러나 담즙성 폐색 및 특히 알코올성 및 NASH는 간 섬유증의 발달에 중요성이 커지고 있다. 또한 섬유증은 약물 및 화학물질, 특히 에탄올 및 중금속에 대한 만성 노출에 의해 유도될 수 있다. 간경화는 가역적이지 않고 생존에 대한 예후가 좋지 않으며 대개 화학 독성물질에 반복적으로 노출된 결과이다.

종양 화학적으로 유발된 신생물은 간세포, 담관 전구세포, 담관 "쌍극자" 전구 세포 및 간엽 줄기세포에서 유래한 종양을 포함할 수 있다. 드문, 악성 혈관 육종은 굴모양혈관의 안감(lining) 세포에서 파생된다. 간세포 암은 안드로겐, 알코올 및 아플라톡신으로 오염된 식이의 높은 유병률과 관련이 있다.

Thorotrast(방사선학의 조영제로 사용되는 방사성 이산화 토륨)는 쿠퍼세포에 축적되어 매우 긴 반감기 동안 방사능을 방출하여 담낭암 발병 위험이 14배 이상, 간암의 경우 100배 이상 증가한다. 간 종양의 여러 유형은 이산화 토륨 노출과 관련이 있다

13.2.2 독성물질에 의해 유발된 간 손상의 주요 요인

왜 간은 다양한 구조의 많은 화학물질에 대한 목표 부위인가? 왜 많은 간독성 제제가 한 종류의 간세포를 우선적으로 손상시키는가? 이러한 근본적인 질문에 대한 우리의 이해는

표 13.3 대표적인 간독성물질의 부위별 상해 요인

위치	대표 독성물질	위치 특이성에 대한 잠재적 설명
영역 1 간세포(대 영역 3)	Fe(과부하)	우선적 섭취 및 고산소 수준
	알릴 알코올(allyl alcohol)	산소 의존 생체 활성화를 위한 높은 산소 수준
영역 3 간세포(대 영역 1)	사염화탄소(CCl_4)	생체 활성화를 위한 더 많은 P450 아이소자임
	아세트아미노펜	생체 활성화를 위한 더 많은 P450 아이소자임과 해독을 위한 감소된 글루타티온(GSH)
	에탄올	저산소 상태와 생체 활성화/해독 반응의 더 큰 불균형
담관 세포	메틸렌 디아닐린(methylene dianiline), 스포리데스민(sporidesmin)	담즙내 반응성 대사 물질의 고농도 노출
굴모양혈관 내피세포(간세포 대비)	사이클로헥시미드(cyclophosphamide), 모노크로탈린(monocrotaline)	독성 대사 산물에 대한 더 큰 취약성과 글루타티온 수준 유지 능력 저하
쿠퍼세포	내독소, $GdCl_3$	우선적인 섭취 후 활성화
성상세포(이토 세포)	비타민 A	저장 및 충전을 위한 우선영역
	에탄올(만성)	콜라겐 합성 세포 활성화 및 형질 전환

불완전하다. 여러 요인의 영향이 분명히 중요하다(표 13.3). 섭취와 담즙 분비에 대한 위치와 특수화된 과정은 인체의 다른 조직보다 간에서 더 높은 노출 수준을 나타내며 간세포의 특정 유형 내에서 현저하게 높은 수준을 나타낸다. 그런 다음 생체 활성하 반응을 위한 풍부한 능력은 인접 독성물질에 대한 노출 속도에 영향을 미친다. 발병 기전의 후속 사건들은 굴모양혈관 세포와 면역체계의 반응에 의해 결정적으로 영향을 받는 것으로 보인다.

많은 실험 시스템이 간 손상의 요인과 기전을 정의하는데 유용하다. 분리된 관류간(perfused liver), 분리된 간세포 및 세포 분획물을 사용하는 시험관내 시스템은 다른 시스템의 혼란스러운 영향없이 다양한 수준의 복잡성에서 관찰할 수 있다. 주어진 세포 유형을 불활성화시키는 동시 배양 또는 작용제를 사용하는 모델은 세포 유형 간의 기여 및 상호 작용을 문서화할 수 있다. 전신 동물 모델은 상해의 진행과 만성 독성에 대한 반응을 평가하는 데 필수적이다. 유전자 형질 도입이나 억압의 적용은 이러한 해석적 문제의 일부를 약화시킨다. 녹아웃(knock out) 동물은 간독성의 복잡한 측면을 연구하는데 매우 유용한 모델이다.

흡수 및 농도 친유성 약물 및 환경 오염 물질은 굴모양혈관의 창상화된(fenestrated) 상피가 순환 분자와 간세포 사이의 밀접한 접촉을 가능하게 하기 때문에 간세포로 쉽게 확산된다. 막이 풍부한 간은 친유성 화합물을 농축시킨나. 나른 독성물질은 굴모양혈관의 운반체의 기질이기 때문에 혈액에서 빠르게 추출된다. 비타민 A 간독성은 초기에는 굴모양혈관 위성 세포에 영향을 미치며, 이 세포는 이 비타민을 적극적으로 추출하여 저장한다. 카드뮴 간독성은 세포가 금속 결합 단백질인 메탈로티오닌(methallothioneine)과의 복합적인 카드뮴에 대한 용량을 초과할 때 나타난다.

간세포는 저장 단백질 ferritin 내에 철분의 예비를 유지하고 수용체화된 과정에 의해 굴모양혈관에서 이 필수 금속을 추출하여 철의 항상성에 기여한다. 급성 철 독성은 실수로 철제 태블릿을 섭취한 소아에게서 가장 흔하게 관찰된다. 유리 철의 세포 독성은 파괴적인 산화 스트레스 반응을 유발하는 반응성 산소종의 형성을 위한 전자 공여자로서의 기능에 기인한다. 철분이 페리틴에 안전하게 보관될 수 있는 용량을 초과하여 축적되면 간 손상을 초래한다. 혈색소 침착증의 경우 과도한 철분의 만성 간 축적은 간암에 대한 200배 이상의 위험을 포함하여 간질환의 스펙트럼과 관련된다.

생체 활성화 및 해독 간세포는 생체 이물질을 반응성이 좋은 친자적인 대사물로 바꾸는 제1상 효소의 평소(constitutive) 활성이 매우 높다. 또한 간세포는 분자에 극성기를 부가하여 신체로부터의 제거를 향상시키는 제2상 효소의 풍부한 집합체를 갖는다. 2상 반응은 일반적으로 안정한 비반응성 대사 산물을 생성한다. 일반적으로 1상과 2상 반응의 균형은 반응 대사물이 간세포 손상을 일으키거나 안전하게 해독되는지 여부를 결정한다. 1세대와 2세대 효소와 간 수송체의 발현은 유전학(예: 약물 대사 효소 다형성)과 생활 양식(예: 식이요법, 다른 약물 및 알코올 섭취)에 의해 영향을 받을 수 있기 때문에 잠재적 간독성물질에 대한 감수성은 개인마다 현저하게 다르다.

아세트아미노펜(acetaminophen, APAP)—가장 널리 사용되는 진통제인 APAP는 치료학적으로 권장되는 용량으로 사용될 때 안전한 약물이다. 과다 복용은 심한 간독성을 유발할 수 있고, 특정 후천적 요인(예: 식이, 약물, 당뇨병 및 비만)은 간독성을 높일 수 있다. APAP의 일반적인 치료 용량은 간독성물질이 아니며 대부분의 APAP가 약물의 생체 활성화가 거의 없이 글루쿠로니드화되거나 황산화되기 때문이다. APAP를 다량 복용 후 상해는 글루타티온을 고갈시키고 글루타티온의 간세포 합성을 향상시키는 *N*-아세틸시스테인의 처리에 의해 최소화되는 공복 및 기타 조건에 의해 강화된다.

알코올 중독 환자는 높은 치료 범위 내에서 APAP의 간독성 영향에 취약하다. 이 획득된 증가는 CYP2E1의 에탄올 유도에 의한 APAP의 친전자성 *N*-아세틸-*p*-벤조퀴논이민(NAPQI) 중간체로의 촉진된 생물 활성에 크게 기인한다. 많은 약물과 식이 화학물질을 포함하는 CYP3A 유도제는 잠재적으로 APAP 독성에 영향을 미친다.

APAP 유도 간독성의 메커니즘에 대한 많은 세부 사항은 아직 밝혀지지 않았지만 APAP 과다 투여에 대한 신호 전달 사건에 대한 새로운 통찰력은 두 가지 근본적으로 새로운 발전을 시사한다. 첫째, 괴사성 세포사멸은 대개 단일 재난으로 인한 것이 아니라 세포성 스트레스에 의한 것일 수 있다. 이 스트레스는 신진 대사 활성화에 의해 시작되며 세포 죽음을 극복하는 정교한 신호 전달 메커니즘을 유발한다(**그림 13.5**). 둘째, 초기 스트레스 이후의 많은 사건들은 이후 시점에서 치료적 중재를 위한 많은 기회를 제공한다. 이러한 현상은 모든 세포에서 같은 정도로 동시에 나타나지 않기 때문에 지연된 중재가 세포 손상을 완전히 방지하지는 못하고 간부전을 예방할 만큼 괴사 부위를 제한할 수 있다.

에탄올— 알코올 섭취와 관련된 이환율과 사망률은 주로 에탄올의 간에 대한 독성 효과로 인해 발생한다. 이 목표로 삼은 독성은 간에서 > 90%의 에탄올 용량이 대사된다는 사실 때문이다. 에탄올 대사의 세 가지 주요 경로가 알려져 있다. 주요 경로에서, 에탄올은 알코올 탈수소효소에 의해 아세트알데하이드, 반응성 알데하이드에 의해 생체 활성화되며, 이어서 알데하이드 탈수소효소에 의해 아세테이트로 해독된다. 두 효소 모두는 알코올탈수소효소의 빠른 활성 동질효소[ALD2*2]와 알데하이드 탈수소효소[ALDH2*2]의 생리학적으로 매우 “느린” 미토콘드리아 동종 이성체인 아세트알데하이드의 높은 농도를 초래하는 유전자 다형성을 나타낸다. 아시아 인구의 약 50%이지만 사실상 백인은 알데하이드 탈수소효소가 느리다. 이 느린 다형성을 가진 사람들의 음주는 아세트알데하이드의 높은 전신 수치로 인한 홍조 및 메스꺼움의 불편한 증상을 유발한다.

두 번째 주요 경로는 에탄올을 아세트알데하이드로 산화시키는 알코올-유도성 효소 CYP2E1을 포함한다. 효소는 우심실 중심부의 간세포에 주로 위치하고 있으며 산소와 NADPH가 필요하다. 효소의 특성으로 인해, 이 반응은 다량의 에탄올과 만성 알코올 중독과 가장 관련이 있다. 세 번째 경로는 퍼옥시좀(peroxisomes)의 카탈라아제(catalase)를 포함한다. 이 반응에서, 에탄올은 과산화수소를 물로 환원시키는 전자 공여체로서 기능하다. 따라서 이 경로의 용량은 낮은 수준의 과산화수소로 인해 제한된다. 에탄올 투여량의 2% 미만이 이 경로를 통해 대사되는 것으로 추정된다.

알릴 알코올—수지, 플라스틱 및 난연제 생산에 사용되는 산업 화학물질인 알릴 알코올은 특유의 문맥주위(영역 1) 간독성으로 인해 모델 간독성 제제로 사용된다. 알코올은 알코올 탈수소효소에 의해 고도로 반응성인 알데하이드인 아크롤레인으로 대사되어 알데하이드 탈수소효소에 의해 아크릴산으로 더욱 산화된다. 알코올성 탈수소효소의 저해제에 의해 독성이 간 글루타티온 수준의 고갈에 달려 있다는 사실은 알데하이드 탈수소효소의 억제제에 의해 강화되어 아크롤레인 형성이 간 손상에서 중요한 사건임을 시사한다. 알릴 알코올 간독성의 연령 및 성별 차이는 알코올 탈수소효소와 알데하이드 탈수소 효소 발현 간의 균형의 변화에 의해 설명될 수 있다. 영역 1 간세포에서 알릴 알코올 상해의 우발적인 발생은 문맥주위 부위에서 알릴 알코올의 우세한 섭취와 독성의 산소 의존성에 의해 유발된다. 반응성 대사 산물인 아크롤레인의 단백질 결합과 그 이후의 부가물 형성이 간세포 사멸의 주요 원인인 것처럼 보이지만, 지질 과산화는 항산화 상태가 손상된 상태에서 세포 손상의 적절한 메커니즘이 될 수 있다.

지질 과산화는 과도한 NADH 형성으로 인해 저장 단백질

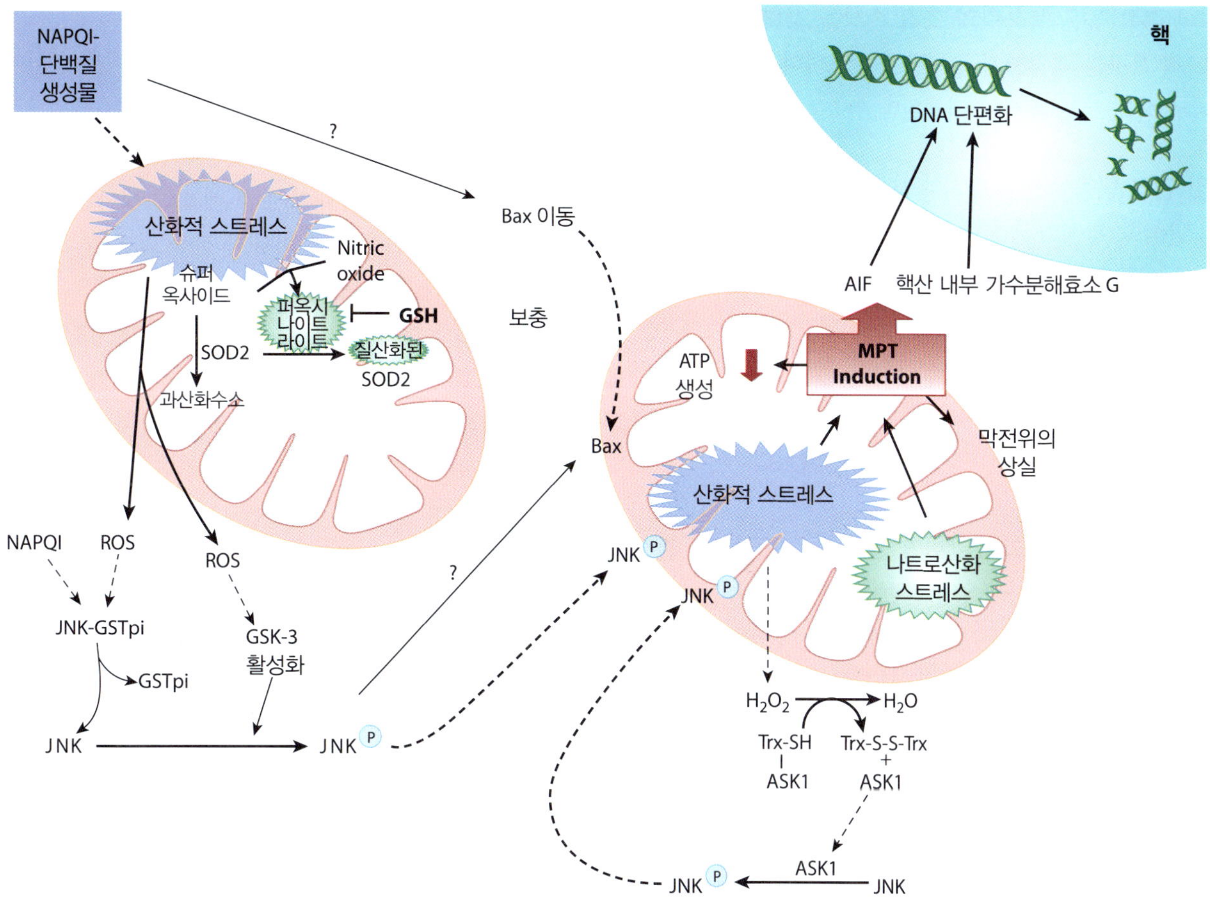

그림 13.5 아세트아미노펜에 의한 미토콘드리아 산화 스트레스와 세포 신호 전달에 미치는 영향. APAP의 대사는 단백질 부가물을 형성하고 미토콘드리아 산화스트레스를 유도하는 반응 중간체인 NAPQI를 생성시킨다. 증가된 슈퍼옥사이드(superoxide) 생성과 NO와의 반응은 퍼옥시나이트라이트(peroxynitrite)의 생성을 초래한다. 슈퍼옥사이드는 SOD2에 의해 제거되고 과산화수소로 전환되지만, 퍼옥시나이트라이트의 생성은 SOD2의 질산화에 의해 이 과정을 방해할 수 있다. 미토콘드리아 산화 스트레스와 과산화수소는 mitogen-activated protein kinase인 JNK를 다중 경로로 활성화시켜 인산화와 미토콘드리아로의 이동을 유도한다. 이것은 미토콘드리아 산화 스트레스를 증폭시켜 미토콘드리아 투과성 변화의 활성화 및 AIF와 핵산내부가수분해효소(endonuclease) G와 같은 미토콘드리아 단백질의 핵으로의 전이를 유도한다. 이것은 DNA 단편화를 초래하고, 마지막으로 종양 괴사를 일으킨다. (Jaeschke H, McGill MR, Ramachandra A의 허락하에 사용: 약물 유발성 간손상의 산화 스트레스, 미토콘드리아 및 세포사멸 메커니즘: 아세트아미노펜 간독성, *Drug Metab Rev*, 2012 Feb; 44(1): 88-106.)

에서 산화-환원 활성철로 이동을 이끌어내는 환원 스트레스에 의해 유발된다.

사염화탄소—사이토크롬 P450에 따라 CCl_4가 $\cdot CCl_3$로 변환된 다음 $CCl_3OO\cdot$로 변환되는 것은 인지질의 다중 불포화 지방산으로부터 수소 원자를 추출함으로써 지질 과산화를 개시하는 자유라디칼에 대한 생체 이물질 생체 작용의 전형적인 예이다. CCl_4의 대사 활성화는 주로 CYP2E1을 포함한다. CCl_4에 의해 유도된 지질 과산화는 혈장 막의 Ca^{2+}에 대한 투과성을 증가시켜 칼슘 항상성 및 괴사성 세포사멸의 심각한 장애로 이어진다. 최근의 연구에 따르면 CCl_4는 지질 과산화 및 CYP2E1 활성에 중요한 미토콘드리아 손상을 유도한다. 또한 $\cdot CCl_3$ 라디칼은 조직 거대분자에 직접 결합할 수 있고, 지질 과산화 생성물의 일부는 반응성 알데하이드, 예를 들어 단백질과 함께 부가물을 형성할 수 있는 4-하이드록시노네날이다. 이 사건들로 인해 면역계가 관여되어 간손상을 일으킬 수 있다. 사이토크롬 P450이 고갈된 조건은 CCl_4에 노출되었을 때 간 손상을 감소시킨다.

재생 간은 재생을 통해 손실된 조직과 기능을 복구할 수 있는 높은 용량을 가지고 있다. 간 절제술이나 세포 상해로 인한 간세포의 손실은 모든 성숙한 간세포의 증식을 유발한다. 이 과정은 원래 간 질량을 복구할 수 있다. 그러나 재생은 세포사멸에 대한 반응일 뿐만 아니라 간독성 화학물질에 노출된 후 최종 부상을 적극적으로 결정하는 과정이다. 적당한 용량의 간독성제에 대한 노출에 의한 복구의 자극은 동일한 화학물질의 후속 높은 복용량의 조직 손상을 강력하게 약화시킨다. 조직 복구는 역치까지 투여량에 반응하며, 그 후에는 상해가 너무 심해 세포 증식이 억제된다.

염증 및 면역 반응 상주 대식세포(쿠퍼세포), NK 및 NKT 세포의 활성화, 활성화된 호중구, 림프구 및 단핵구의 간 손상 부위로의 이동은 많은 화학물질에 의해 생성되는 간독성의 잘 알려진 특징이다. 염증 반응의 주요 원인은 죽은 세포와 손상된 세포를 제거하는 것이다. 그러나 특정 상황에서 이러한 염증세포는 직접적인 세포 독성 매개체의 방출 또는 친염증성 매개체의 형성으로 기존의 손상을 악화시킬 수 있다(그림 13.6).

염증 반응의 활성화 외에도 면역 매개 반응은 심각한 간손상을 일으킬 수 있다. 간에서 면역 매개 손상 메커니즘을 유발하는 것으로 알려진 약물 및 화학물질에는 할로탄, 티에닐산 및 디하이드라라진이 포함된다. 부상의 발병 지연 또는 약물에 반복적으로 노출되는 조건과 약물 변형된 간 단백질에 대한 항체의 형성은 면역 반응의 특징이지만 메커니즘은 잘 알려져 있지 않다. 면역 매개 간 손상의 두 가지 메커니즘은 합텐 가설과 위험 가설이다(그림 13.7).

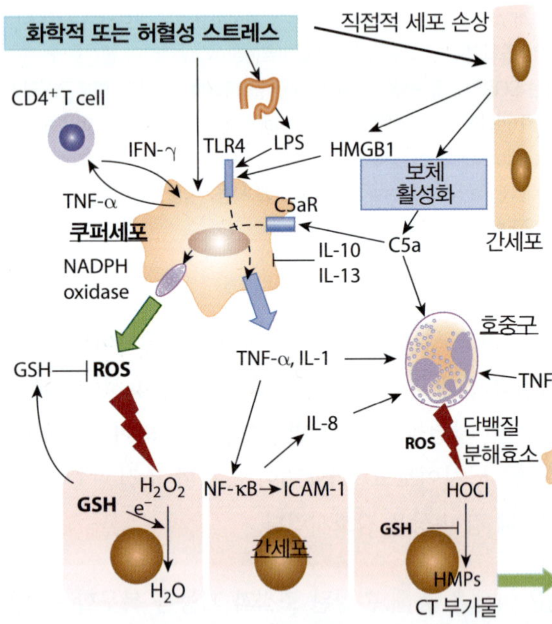

그림 13.6 화학적 또는 허혈성 스트레스 후 자기영속성 염증 반응. C5aR, C5a 보체 수용체; CT, 클로로티로신 단백질 부가물; GSH, 환원된 글루타티온; HMGB1, high-mobility group box-1; HMPs, hypochlorous acid modified proteins; HNE, hydroxynonenal; HOCl, hypochlorous acid; ICAM-1, 세포 내 접착물질-1; IFN-γ, interferon-γ; IL-1, interleukin-1, LPS, lipopolysaccharide; NF-κB, nuclear factor-κB; ROS, reactive oxygen species; TLR4, toll-like receptor-4; TNF, 종양 괴사 인자.

합텐 가설(*hapten hypothesis*)은 반응성 대사 산물이 세포 단백질에 공유결합하고 약물 변형된 단백질이 펩티드 단편으로 절단된 항원제시세포(APC)에 의해 흡수된 후 주요 조직적합성 복합체(MHC) 내에서 T 세포로 제시된다고 가정한다. 그러나 이 가설은 반응성 대사 산물 및 약물 변형 단백질을 형성하는 다른 약물(예: APAP)이 면역 반응을 일으키지 않는 이유를 설명하지 않는다. 위험 가설(그림 13.8)은 손상된 세포가 위험 신호를 방출하여 T 세포의 CD28과 짝을 이룰 때 활성화된 APC에서 말초 단백질 B7의 상향 조절을 유도한다고 가정한다. 세포 독성 면역 반응은 항원으로 T 세포 수용체 자극이 T 세포의 독립적인 보조 자극을 동반하는 경우에만 발생한다. 이 보조 자극 신호가 없으면 약물로 변형된 단백질에서 유도된 항원은 면역 내성을 유도한다.

굴모양혈관 세포의 활성화 4가지 종류의 관찰은 총체적으로 간에서의 독성 유발 손상에서 굴모양혈관 세포(간세포에 존재하는 면역 세포)의 활성화를 1차적 또는 2차적 요인으로 나타낸다.

1. 쿠퍼 및 이토 세포는 간독성물질에 대한 급성 및 만성 노출 후에 활성화된 형태를 나타낸다.
2. 쿠퍼세포를 활성화 또는 비활성화시키는 전처리는 고전 독성물질에 의해 생성되는 손상 정도를 적절히 조절한다. 비타민 A에 의한 쿠퍼세포 활성화는 사염화탄소의 급성 독성을 크게 향상시킨다. 동물이 쿠퍼세포의 비활성화제(inactivator)를 투여받았을 때 이러한 활성은 일어나지 않았다.
3. 활성화된 쿠퍼세포는 반응성 산소 및 질소 종을 포함하여 상당량의 용해성 세포 독소를 분비한다.
4. 알코올에 대한 급성 및 만성 노출은 굴모양혈관 세포에 직접 또는 간접적으로 영향을 미친다.

그림 13.8은 여러 장의 간세포와의 독성 유발 상호 작용에 대한 이 장의 이 절과 이전 절에서 제시된 정보를 요약한 것이다. 주어진 세포 유형에 대한 영향은 직접적이거나 세포 유형 간의 신호 및 반응의 연속으로 발생할 수 있다.

미토콘드리아 손상 미토콘드리아 DNA는 미토콘드리아 전자 전달계의 여러 단백질을 암호화한다. B형 간염과 AIDS 감염의 치료를 위한 뉴클레오시드 유사 약물은 염기 유사체

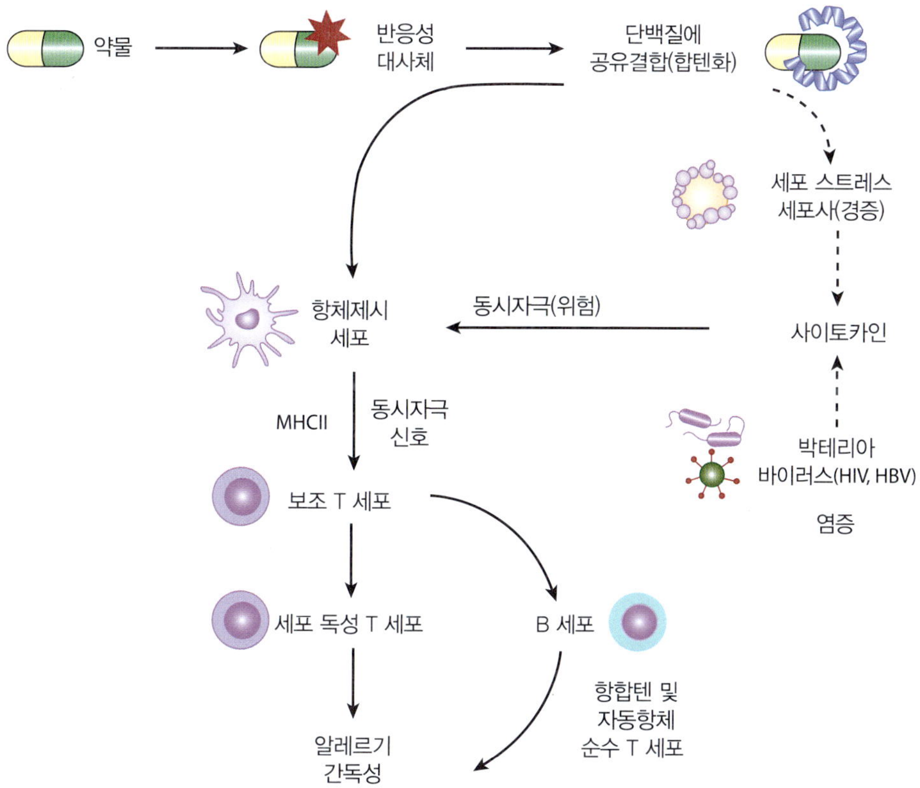

그림 13.7 면역 매개성 특발성 간독성에 대한 위험 가설. 가벼운 손상, 염증 또는 감염에 의한 APC 신호분자의 동시 자극과 함께 항원제시세포(APCs)에 의한 주요 조직 적합성 복합 클래스 II(MHCII) 제시에 의한 합텐 펩티드의 제시는 T 세포를 유도하는 보조 T 세포 활성화를 촉진한다. 그 다음, 세포 독성 T 세포는 합텐화된 단백질을 나타내는 간세포 또는 세포 표면상의 합텐화된 펩티드의 MHCI 표적에 대해 표적화된다. 접합 단백질 또는 수반자가 항체에 대한 항체는 이론적으로 항체 의존성 세포 매개 간독성을 중재하고 촉진시킬 수 있다. (Kaplowitz N: Idiosyncratic drug hepatotoxicity *Nat Rev Drug Discov*, 2005 June; 4(6): 489-499 허락하에 사용.)

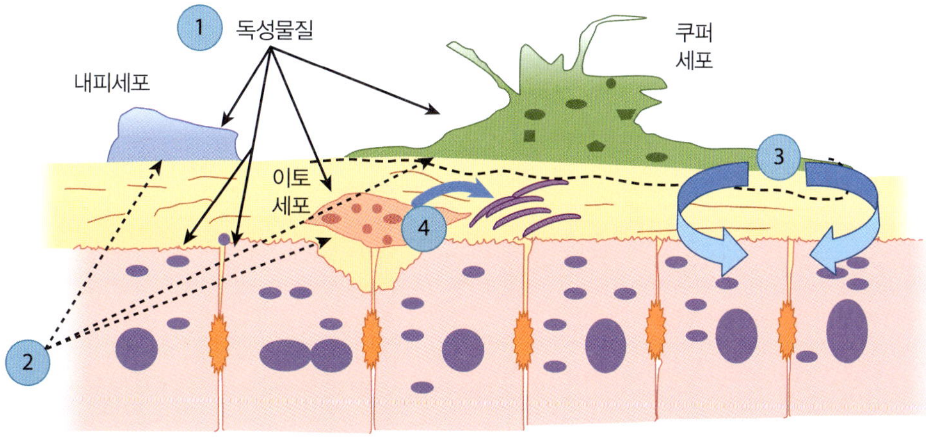

그림 13.8 간세포와 굴모양혈관 사이의 독성 유발 상호 작용의 복잡한 계단을 묘사한 개략도. 독성물질에 대한 굴모양혈관 세포 반응은 상해 또는 활성화로 이어질 수 있다. 시나리오는 (1) 간세포에 대한 독성 손상, (2) 손상된 간세포에서 쿠퍼 및 이토 세포로의 신호, (3) 쿠퍼세포 방출 세포 독소 및 (4) 이토세포의 콜라겐 분비를 포함할 수 있다. 쿠퍼세포의 활성화는 많은 독성물질에 의해 유발된 상해의 진행에 중요한 요소이다. 활성화된 이토세포에 의한 콜라겐 생산의 자극은 독성물질로 유발된 섬유증에 대해 제안된 메커니즘이다.

의 혼입이 폴리펩티드의 오독(miscoding)이나 조기 종결을 유도할 때 미토콘드리아 DNA 손상을 직접 일으킨다. 뉴클레오시드 유사체인 피알루리딘에 의해 생성된 중증의 간 미토콘드리아 손상은 핵 DNA 합성에 관여하는 폴리메라이제에 비해 미토콘드리아 DNA 합성을 담당하는 폴리메라이제에 대한 높은 친화력 때문이다. 미토콘드리아 DNA는 제한된 수리 능력으로 인해 오독(돌연변이)에 더욱 취약하다.

알코올 남용은 미토콘드리아 알데하이드 탈수소효소가 아세트알데하이드의 해독을 위한 주요 효소 과정이기 때문에 에탄올에 대한 생체 활성화/해독 균형을 이동시켜 미토콘드리아 내 반응성 아세트알데하이드 대사물의 축적을 유도하여 미토콘드리아 상해를 일으킨다. 알코올 탈수소효소에 의한 다량의 에탄올의 생체 활성화는 해독 반응을 방해하는데, 이는 두 효소가 공통적인 고갈 가능한 보조 인자인 니코틴아마이드 아데닌 다이 뉴클레오티드(NAD)를 필요로 하기 때문이다. 미토콘드리아 수송 사슬의 누출을 증가시키는 에탄올 유도 변화의 어떤 유형이라도 근처의 미토콘드리아 성분을 공격할 수 있는 활성 산소종의 방출을 증가시킬 수 있다.

특발성(idiosyncratic) 간 손상 특발성 약물 간독성은 드물지만 잠재적으로 심각한 부작용으로 명확하게 용량 의존적이지 않으며 예측할 수 없으며 약물이나 기타 화학물질에 노출된 환자의 극히 일부에만 영향을 미친다. 그러나 특발성 독성은 임상 시험에서 약물의 실패의 주요 원인이며, 경고를 제시하고 사용을 제한하거나 마약을 시장에서 철수하는 가장 빈번한 이유이다(표 13.4). 또한 약초 요법과 식품 보충제를 섭취한 후에 특발성 간독성이 관찰되기도 한다. 특발성 간독성은 대부분의 약물에서 드문 경우이기 때문에 심한 간 손상을 일으키기 위해서는 유전자 결함과 이상 반응이 동시에 나타나는 것이 필요하다. 약물 노출에 대한 특발성 반응을 보이는 환자의 자세한 유전체 분석은 감수성이 있는 환자의 유전자 발현 프로파일에 대한 추가적인 통찰력을 제공할 수 있다.

표 13.4 특발성 간독성이 알려진 약물의 예

A. 면역 매개성(알레르기성) 특발성 간독성
• Diclofenac(진통제)
• 할로탄(마취제)
• 니트로푸란토인(항생제)
• 페니토인(항경련제)
• 티에닐산(이뇨제)
B. 비면역 매개성(비알레르기성) 특발성 간독성
• 아미오다론(항부정맥제)
• Bromfenac(진통제)—시판되지 않음
• Diclofenac(진통제)
• Disulfiram(알코올 중독)
• 이소니아지드(항결핵제)
• 케토코나졸(항곰팡이)
• 리팜피신(항균제)
• Troglitazone(항당뇨병)—시판되지 않음
• 발프로트(항경련제)

13.3 미래 전망

약물 및 화학물질에 의한 간독성에 대한 이해의 지속적인 진전은 인간 간세포 및 사람 간조직 분석과 같은 관련 생체내 및 시험관내 모델의 사용에 달려 있다. 유전체 및 단백체 접근법과 결합된 전통적인 역학 조사는 병태생리학적 메커니즘에 대한 중요한 새로운 통찰력을 제공할 수 있는 가장 큰 잠재력을 가지고 있다. 알려진 간독성 약 및 기타 불리한 조건에 대한 간의 반응에 대한 이해의 진전은 급성 및 만성 간손상을 제한 및 역전시킬 수 있는 치료제 개발을 지원할 뿐만 아니라 신약 및 기타 화학물질의 잠재적 간독성 예측 가능성을 향상시킨다.

참고문헌

Boyer TD, Manns MP, Sanyal AJ (eds.): *Zakim and Boyer's Hepatology: A Textbook of Liver Disease*. 6th ed. Philadelphia, PA: Saunders and Elsevier, 2012.

Crawford JM: *The Liver and the Biliary Tract*. In Kumar V, Abbas AK, Fausto N, Aster JC (eds.): *Robbins and Cotran: Pathologic Basis of Disease*. 8th ed. Philadelphia, PA: Saunders, 2010.

Kaplowitz N, Deleve LD (eds.): *Drug-induced Liver Disease*. 3rd ed. Waltham, MA: Academic Press/Elsevier, 2013.

Sahu S: *Hepatotoxicity: From Genomics to In Vitro and In Vivo Models*. Hoboken, NJ: John Wiley, 2007.

연습문제

1. 간 기능의 손상은 수없이 많은 부정적인 결과를 초래할 수 있다. 다음 중 간 기능 장애에 의해 일어날 가능성이 적은 것은?
   a. 황달
   b. 고콜레스테롤 혈증
   c. 고암모니아 혈증
   d. 고혈당
   e. 저알부민 혈증

2. 간에 관한 다음 진술은 모두 사실이다. 예외로:
   a. 간의 주요 역할은 신체의 대사 항상성을 유지하는 것이다.
   b. 간은 심장이 일을 하기 전에 섭취한 영양소와 먼저 만나게 된다.
   c. 간엽 삼중체에는 간문맥의 가지, 간동맥의 가지 및 담관이 포함된다.
   d. 간은 담즙을 제조하고 저장한다.
   e. 간 굴모양혈관의 큰 fenestrae는 굴모양혈관세포와 간세포 사이의 물질 교환을 촉진한다.

3. 다음 세포 유형 중 어느 것을 활성화하면 콜라겐 반흔 조직 분비가 증가하여 간경화가 일어날 수 있나?
   a. 간세포
   b. 이토세포
   c. 쿠퍼세포
   d. 내피세포
   e. β 세포

4. 윌슨병은 다음과 같은 금속 중 담즙을 수출하지 못하는 희귀 유전 질환이다.
   a. 철
   b. 아연
   c. 은
   d. 리드-납
   e. 구리

5. 다음 중 자가 사멸의 특징이 아닌 것은 어느 것인가?
   a. 세포 팽창
   b. 핵분열
   c. 염증 결핍
   d. 프로그램된 죽음
   e. 염색질 응축

6. 담세관의 담즙 정체로 고통받는 환자가 다음 중 어느 것을 나타낼 것으로 예상되지 않는 것은?
   a. 담즙염 혈청 농도가 증가했다.
   b. 황달
   c. 담즙 형성이 증가했다.
   d. 어두운 갈색 소변
   e. 비타민 A 결핍

7. 간 손상에 관한 다음 문장 중 어느 것이 거짓인가?
   a. 많은 양의 아세트아미노펜이 간 굴모양혈관의 봉쇄를 유발하는 것으로 나타났다.
   b. 친수성 약물은 큰 굴모양혈관의 창상(fenestration) 때문에 간세포로 쉽게 확산된다.
   c. 간세포에 독성물질을 넣는 굴모양혈관 전달체가 있다.
   d. 간세포 암은 안드로겐 남용과 관련이 있다.
   e. 간경화의 경우, 과도한 콜라겐은 직접적인 상해 또는 염증에 대한 반응으로 정돈된다.

8. "느린" 알데하이드 탈수소효소의 유전은 에탄올 섭취 후 다음 중 어느 것과 관련이 있나?
   a. 높은 에탄올 내성
   b. 적은 양의 에탄올에 대한 미미한 반응
   c. 낮은 아세트알데하이드 혈청 수준
   d. 구역질
   e. 정상적인 알데하이드 탈수소효소를 가진 개체에 비해 증가된 혈장 에탄올의 수치

9. 다음 중 간세포 손상의 일반적인 기전이 아닌 것은 어느 것인가?
   a. 간세포 골격구조의 변형
   b. 미토콘드리아 손상
   c. 담즙 정체
   d. 소포 수송의 간섭
   e. 간세포 사이의 증가된 트랜스사이토시스

10. 에탄올은 다음과 같은 유형의 간 손상을 유발하는 것으로 알려져 있지 않다:
    a. 지방간
    b. 간세포 사멸
    c. 섬유증
    d. 면역 매개 반응
    e. 담세관 담즙 정체

신장 독성 반응

Toxic Responses of the Kidney

14장

Rick G. Schnellmann

14.1 기능적 해부학
- 14.1.1 신혈관 및 사구체
- 14.1.2 근위세뇨관
- 14.1.3 헨레 고리
- 14.1.4 원위세뇨관 및 집합관

14.2 신장병의 병리학적 반응
- 14.2.1 급성 신장 손상
- 14.2.2 독성 노출에 따른 적응
- 14.2.3 만성 신장 질환

14.3 신장의 독성 상해에 대한 감수성
- 14.3.1 독성 신병증의 발생률과 중증도
- 14.3.2 독성에 대한 신장의 감수성에 대한 이유
- 14.3.3 부위 선택적 상해
- 14.3.4 사구체 손상
- 14.3.5 근위세뇨관 손상
- 14.3.6 헨리 고리/원위관/집합관 손상
- 14.3.7 신유두 손상

14.4 신기능 평가

14.5 신장 세포 손상의 생화학적 작용기전/매개체
- 14.5.1 세포사
- 14.5.2 독성 중개자
- 14.5.3 세포/세포질 및 분자 표적

14.6 특수한 신독성물질
- 14.6.1 중금속
  - 수은
  - 카드뮴
- 14.6.2 화학적으로 유도된 α_{2u}-글로불린 신병증
- 14.6.3 할로겐화 탄화수소
  - 클로로포름
  - 테트라플루오로에틸렌
  - 브로모벤젠
- 14.6.4 마이코톡신
- 14.6.5 치료제
  - 아세트아미노펜
  - 비스테로이드성 항염증제
  - 아미노글리코사이드
  - 암포테리신 B
  - 사이클로스포린
  - 시스플라틴
  - 조영제

요점

- 신장은 대사성 폐기물의 배설, 레닌 및 에리스로포이에틴의 합성 및 유리, 세포외액 부피, 전해질 구성 및 산-염기 균형의 조절에 대한 역할을 통해 신체 전반의 항상성에 기여한다.
- 전신 순환계에서 생체 이물질(xenobiotics)은 상대적으로 많은 양이 신장으로 전달될 것이다.
- 소변을 농축하는 공정은 또한 잠재적인 독성물질을 세뇨관액에 집중시키는 역할을 한다.
- 생체 이물질의 신장 수송, 축적 및 생체내변환은 신장의 독성 손상에 대한 감수성에 기여한다.
- 수많은 신독성 물질은 호흡 장애 및 ATP 생산 또는 일부 다른 세포 과정을 통해 미토콘드리아 기능 장애를 유발하여 세포자멸(apoptosis) 또는 괴사(necrosis)를 유발한다.

포유류 신장의 기능적 완전성은 신장이 신진 대사 폐기물의 배설 및 세포 외액 부피, 전해질 구성 및 산-염기 균형의 조절에 주요한 역할을 하기 때문에 신체의 항상성에 필수적이다. 또한 신장은 레닌 및 에리트로포이에틴(erythropoietin)과 같은 호르몬을 합성하고 방출하며, 비타민 D_3를 활성 1,25-디히드록시비타민 D_3 형태로 대사시킨다. 따라서 신장에 대한 독성 발생은 이러한 기능의 일부 또는 전부를 파괴할 수 있으며 신체의 전체 신진 대사에 중대한 영향을 줄 수 있다.

14.1 기능적 해부학

신장의 시상 단면을 살펴보면 3개의 명확하게 구분된 해부학적 영역인 피질, 수질 및 유두가 나타난다(그림 14.1). 피질은 신장의 주요 부분을 구성하고 수질(~6~10%) 또는 유두(1~2%)와 비교하여 혈류량이 불균형적으로 더 높다(90%). 따라서 혈액 중 독성물질이 신장으로 전달되면 물질의 높은 비율이 피질로 전달되어 수질 또는 유두 기능보다는 신장 피질에 영향을 줄 수 있는 더 큰 기회를 갖게 된다. 그러나 수질 및 유두 조직은 장시간 동안의 독성물질에 대한 노출, 더 농축된 세뇨관액의 결과 및 이 부위의 혈액 및 여액의 느려진 흐름 때문에 더 높은 농도의 독성에 노출된다.

신장 기능 단위인 네프론은 세 부분, 혈관, 사구체 및 세뇨관으로 구성된다.

14.1.1 신혈관 및 사구체

신장 동맥은 사구체를 공급하는 사이엽, 아치형, 간엽 동맥 및 구심성 동맥으로 연속적으로 분지한다(그림 14.1). 혈액은 원심성 세동맥을 통해 사구체 모세혈관을 떠난다. 구심성 및 원심성 세동맥 모두 사구체 모세혈관 압력과 사구체 혈장 유속을 조절한다. 이러한 세동맥은 교감신경계에 의해 중재되며 신경 자극, 안지오텐신 II, 바소프레신(arginine vasopressin [AVP], 항이뇨 호르몬[ADH]), 엔도텔린, 아데노신 및 노르에피네프린에 반응한다. 원심성 세동맥은 피질 사구체 가지를 세뇨관 주위의 모세혈관망으로 배수하는 반면, 수질옆 사구체는 수질 구조를 공급하는 vasa recta(사실상 곧은 혈관)라 불리는 모세혈관 고리를 형성한다. 이러한 사구체 뒤의 모세관 고리는 사구체 뒤의 세뇨관 구조에 영양분을 전달하고 배설을 위해 세뇨관으로 노폐물을 전달하며 재흡수된 전해질, 양분 및 물을 전신 순환계로 되돌려준다.

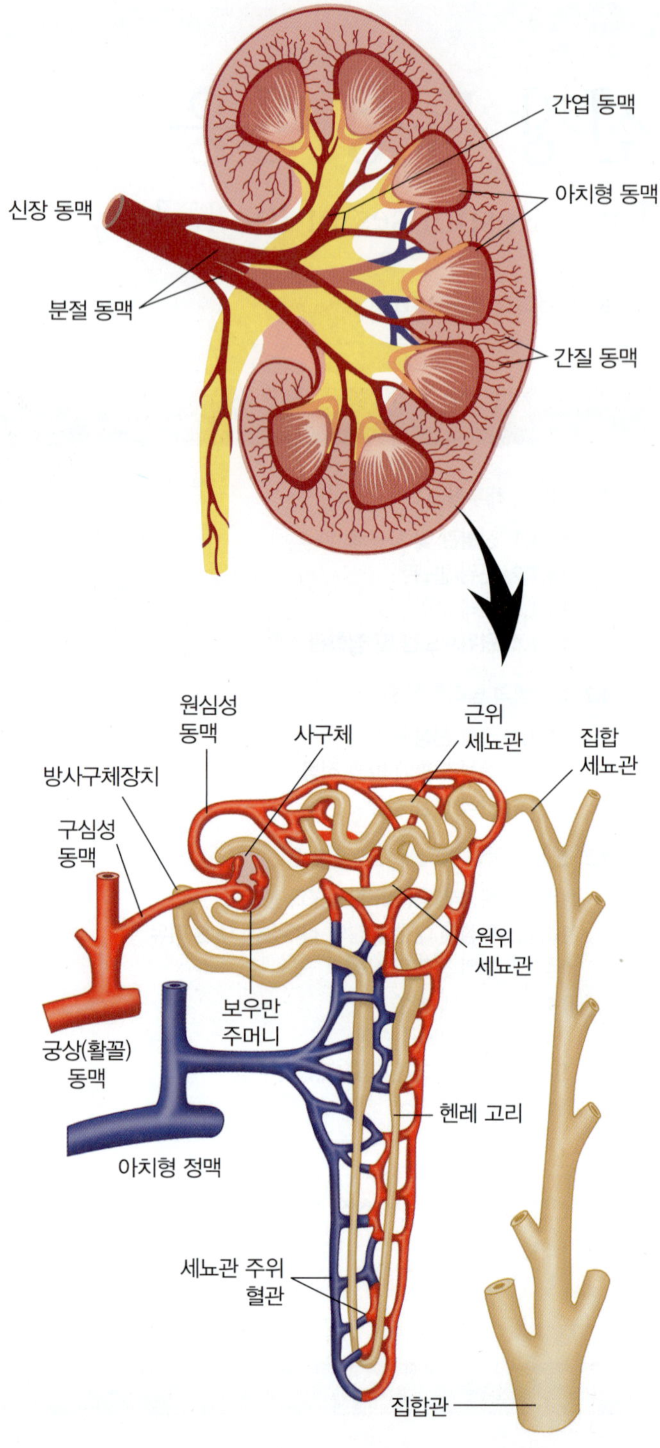

그림 14.1 주요 혈관과 미세 혈액 순환 및 각 네프론의 세뇨관 구성요소를 보여주는 인간 신장. (Guyton AC, Hall JE: *Textbook of Medical Physiology*, 제9판, 필라델피아, PA: Saunders/Elsevier; 1996 허락하에 사용.)

사구체는 복잡하고 전문화된 모세혈관이다. 모세혈관 내피세포는 주로 약화된 세포질과 구멍이 있는 세포질, 많은 기관과 발치가 발달하는 세포체(족세포)가 특징인 내장 상피세포, 및 내피세포와 상피세포 사이에 샌드위치된 삼중층 구조인

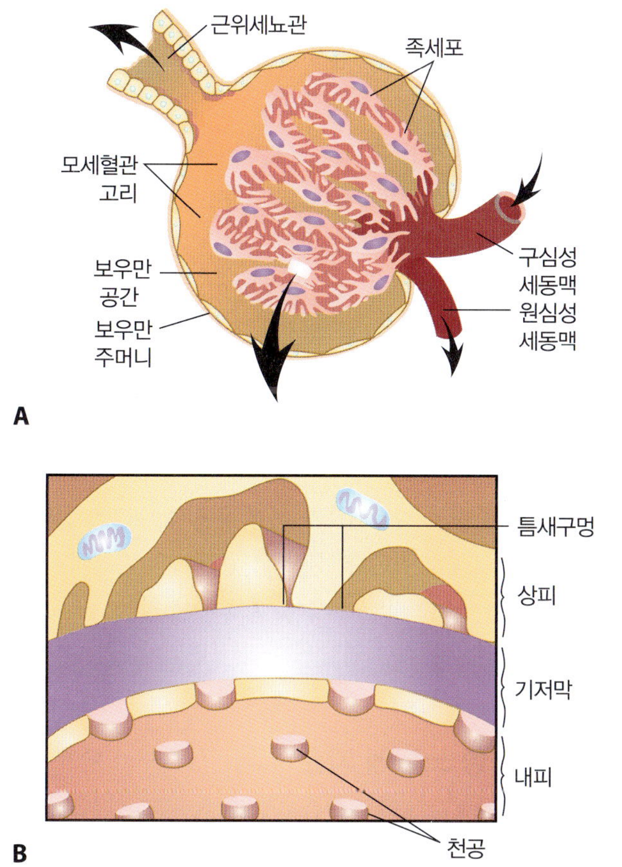

그림 14.2 사구체 모세혈관의 미세 구조(A); 모세혈관 상피, 기저막 및 상피 족세포와 사구체 모세혈관막의 단면. (Guyton AC, Hall JE: *Textbook of Medical Physiology*, 제9판, 필라델피아, PA: Saunders/Elsevier; 1996의 허락하에 사용.)

기저막(GBM, 그림 14.2)으로 이루어져 있다. 사구체 모세혈관 네트워크로 들어가는 혈액의 일부는 사실상 단백질이 없고 세포가 없는 한외 여과막으로 분획된다. 이 한외 여과막은 보우만(Bowman)의 공간을 통과하여 네프론의 세뇨관 부분으로 들어간다. 그런 한외 여과의 형성은 모세관 교환 정수압과 콜로이드 삼투 압력 사이의 균형의 전체 결과이다. 한외 여과의 또 다른 결정 요인은 사구 모세혈관벽의 유효 수리학적 투과성, 즉 여과 및 모세혈관벽의 수분 투과율에 사용할 수 있는 총 표면적에 의해 결정되는 한외 여과 계수(K_f)이다. 결과적으로, 화학적으로 유도된 사구체 여과 속도(glomerular filtration rate, GFR)의 감소는 모세관 정수압과 사구체 혈장 흐름의 감소 및/또는 내피의 fenestrae 수 또는 발 프로세스의 박리 또는 제거의 결과인 여과에 가능한 표면적의 감소와 관련이 있을 수 있다.

사구체 모세혈관벽은 높은 속도의 유체 여과를 허용하지만 (사구체에 들어가는 혈액의 약 20%가 단일 통과로 여과된다), 거대분자의 사구체 통과에는 중요한 장벽을 제공한다. 따라서 이눌린(MW~5,500)과 같은 작은 분자는 자유롭게 여과되지만 알부민(MW 56,000~70,000)과 같은 큰 분자는 제한적이다. 음이온성 분자의 여과는 동일한 크기의 중성 또는 양이온성 분자의 여과에 비해 제한되는 경향이 있다. 이는 주로 GBM의 전하 선택 특성 때문이다(그림 14.2).

14.1.2 근위세뇨관

근위세뇨관은 S_1(pars convoluta), S_2(pars convoluta와 pars recta 사이의 전이) 및 S_3(pars recta)로 구성된다. 소변의 형성은 매우 복잡하고 통합된 과정으로, 사구체 여과물의 부피와 조성은 유체가 각기 다른 세뇨관 부분을 통과함에 따라 점진적으로 변경된다. 근위세뇨관은 사구체에서 대부분은 많은 대사성 기질의 농도 의존적 수송을 일으킬 수 있는 수많은 수송 시스템의 역할을 통해 여과된 용질과 물의 약 60~80%를 재흡수하므로 네프론의 일하는 말(workhorse)이다. 따라서 근위세뇨관에 대한 독성 유발 손상은 물과 용질 균형에 주요한 영향을 미친다.

또한 근위세뇨관은 특정 내포작용에 의한 단백질 재흡수 과정으로 여과된 모든 저분자량 단백질을 사실상 재흡수한다. 근위세뇨관의 중요한 배설 기능은 사구체 후 혈액으로부터 근위세뇨관 세포의 농도의존적 이동을 하는 특수한 전달세에 의한 약한 유기 양이온과 음이온의 분비이다. 이러한 활성 수송 메커니즘 또는 중요한 막-결합 효소 또는 수송체의 기능에 대한 에너지 생산에서의 독성 유발성 중단은 근위세뇨관 및 전체 신장 기능에 중대한 영향을 미칠 수 있다.

14.1.3 헨레 고리

얇은 하강 및 상행 가지와 헨레 고리의 두꺼운 가지는 요도 농축과 관련된 과정에 중요하다(그림 14.1). 여과된 Na^+와 K^+의 약 25%, 여과된 물의 20%는 헨리 고리 부분에 의해 재흡수된다. 얇은 하강하는 가지에 들어가는 세뇨관액은 신상 산실과 동등 삼투압이며, 물은 자유롭게 투과할 수 있고 전해질 및 요소와 같은 용질이 간질에서 침투할 수 있다. 대조적으로 얇은 가지는 물과 요소에 상대적으로 불투과성이며, Na^+와 Cl^-은 수동 확산에 의해 재흡수된다. 두꺼운 상행 가지는 물에 불투과성이며, 전해질은 Na^+,K^+-ATPase에 의해 제공된 에너지로 활성 $Na^+/K^+/2Cl^-$ 수송 메커니즘에 의해 재흡수된다.

14.1.4 원위세뇨관 및 집합관

치밀반(macular densa)은 특수한 세포로 수출 세동맥에 가까운 두꺼운 상행 사지 말단과 초기 원위세뇨관 사이에 위치한 특화된 세포로 구성된다(그림 14.1). 정상적인 생리조건하에서 치밀반에서의 용질 전달 또는 농도 증가는 구심성 세동맥 수축을 유발하는 신호를 유발하여 GFR(따라서 용질 전달 감소)을 감소시킨다. 따라서 관상 재흡수 장애로 인해 근위세뇨관에서의 체액/용질 증가는 요세관사구체 피드백(tubuloglomerular feedback, TGF)이라고 불리는 이 피드백 시스템을 활성화시켜 같은 네프론의 여과 속도를 감소시킨다. 이 조절 메커니즘은 GFR을 줄이고 관의 재흡수 장애로 인해 유체/전해질의 대량 손실을 방지하도록 설계된 부피를 보존하는 메커니즘이다. 레닌-안지오텐신(renin angiotensin) 시스템에 의한 TGF의 체액 조절이 제안되었고, 다른 물질들도 관련되어 있다는 증거가 제시되었다. 초기의 원위세뇨관은 남아 있는 공간 사이에 있는 Na^+, K^+ 및 Cl^-의 대부분을 재흡수하지만 물은 상대적으로 불투과성이다.

후기 원위세뇨관, 피질 집합관 및 수질 집합관은 요중 부피 및 조성의 최종 조절 및 미세 조정을 수행한다. 나머지 Na^+는 말초 원위세뇨관 및 피질 채취 세관에서 K^+ 및 H^+ 분비와 함께 재흡수된다. 신유두 역류성 증식과 ADH는 수질관의 물 투과성을 증가시킨다. ADH 작용을 방해하는 화학물질은 말초 네프론의 집중력을 손상시킨다.

14.2 신장병의 병리학적 반응

14.2.1 급성 신장 손상

신독성 손상의 가장 흔한 징후 중 하나는 급성 신부전(ARF) 또는 급성 신장 손상(acute kidney injury, AKI)이다. AKI는 GFR이 급격히 감소하여 고질소혈증을 일으키거나 혈액에 질소 폐기물이 축적되는 특징이 있다. AKI는 이 질병의 전체 스펙트럼을 기술하고 혈청 크레아티닌의 최소 상승에서 무뇨증의 신장 손상에 이르기까지 다양한 임상적 징후를 보이는 복합 질환으로 정의된다.

GFR의 감소는 복잡하며 아마도 prerenal 인자(신혈관 수축, 혈관내 용적 저하, 심박출량 부족), postrenal 인자(요관 또는 방광 막힘), intrarenal 인자(사구체신염, 세뇨관 세포 손상, 세포사 및 back-leak로 인한 손실)로 인한 것일 수 있다. 그림 14.3은 화학물질에 노출된 후 GFR이 감소하는 경로를 보여준다. 표 14.1은 다른 메커니즘을 통해 AKI를 생산하는 화학물질의 부분 목록을 제공한다.

세뇨관의 완전성의 유지는 세포-세포와 세포-기질 접착에 의존한다(그림 14.4). 화학적 또는 저산소성 독성 후에 비치명적으로 손상된 세포, 세포자멸사된 세포 및 종양 세포가 기저막에 접착되어 상피세포 라이닝에 틈이 생겨 잠재적으로 여과물의 역류 누출 및 GFR 감소를 초래한다는 가설이 있다. 이러한 분리된 세포는 세뇨관 공간(세포간 접착)에서 응집되거나 접착성 상피세포 아래에 부착되거나 재부착되어 관상 장애를 유발할 수 있다.

광범위한 증거는 염증세포가 허혈 유발성 AKI에서 역할을 한다는 생각을 뒷받침한다. 신장 혈관 내피의 손상은 케모카인 및 염증성 사이토카인 생성 및 호중구 부착을 초래하지만, 각 염증세포의 구체적인 역할은 아직 규명되지 않았다.

14.2.2 독성 노출에 따른 적응

신장은 신장 기능 질량의 상실을 보충하는 놀라운 능력을 가지고 있다. 일측성 신장 절제술 후 잔존 신장의 GFR은 약 40%에서 60%까지 증가한다. 단일 네프론 GFR의 보상 증가는 근위관수 및 용질 재흡수에 비례하여 증가한다. 따라서 사구체의 구형 균형(즉, 네프론의 모든 부분에 의한 GFR의 일정 분획 재흡수)이 유지되고 전체적인 신장 기능이 표준 임상 시험에서 정상으로 나타난다.

결과적으로, 화학적으로 유도된 신장 기능의 변화는 이러한 보상 메커니즘이 심각한 네프론 손실 및/또는 손상에 의해 압도될 때까지 검출되지 않을 수 있다. 신독성 노출에 대한 여러 세포 및 분자 반응이 있다. 신장세포들이 독성물질에 노출된 후 세포의 일부가 심하게 손상되어 세포자멸사(apoptosis) 또는 종양 괴사(oncosis; 괴사성 세포사, necrotic cell death)에 의해 세포사멸이 일어나게 된다. 비치명적 손상을 받은 세포는 세포 수리 및/또는 적응을 거쳐 네프론의 구조적 및 기능적 회복에 기여할 수 있다(그림 14.5). 그 외에도, 보상적 비대, 세포 적응 및 세포 증식을 겪을 수 있는 손상되지 않은 세포들도 있다. 세뇨관 상피세포는 주로 분화, 증식, 이동 및 재분화를 통해 죽은 세포와 분리된 세포를 대체하여 손상 후 네프론의 구조적 및 기능적 회복을 담당한다.

가장 주목할만한 세포 적응 반응의 두 가지는 메탈로티오네인(metallothionein) 유도와 스트레스 단백질 유도이다. 열

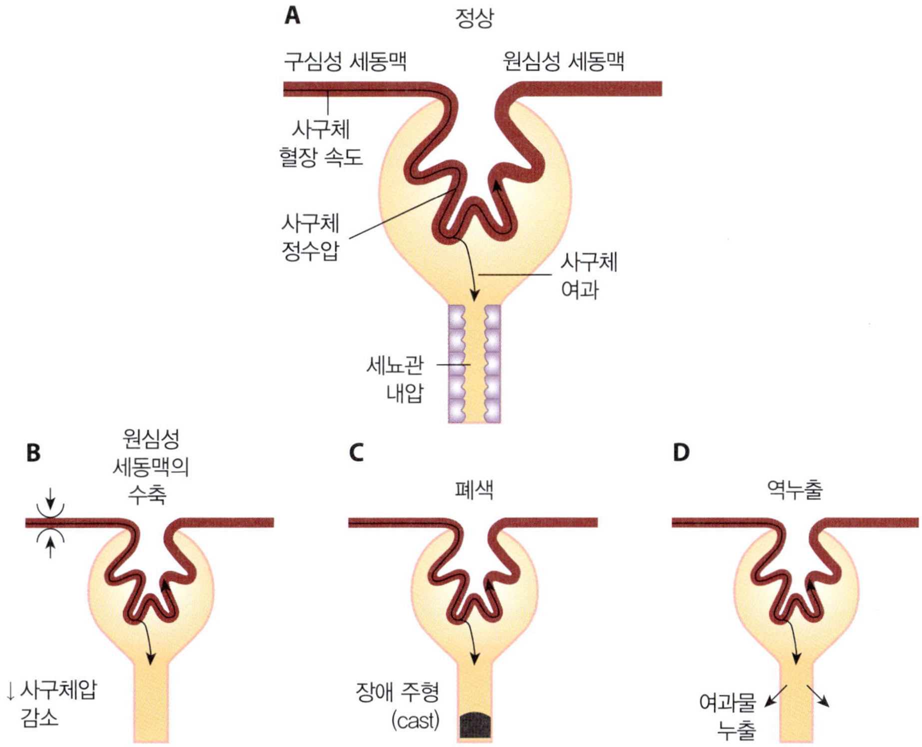

그림 14.3 GFR 감소 메커니즘. **(A)** GFR은 사구체에 대한 적절한 혈액 흐름, 적절한 사구체 여과 압력, 사구체 투자율 및 낮은 세뇨관내 압력에 의존한다. **(B)** 구심성 세동맥 협착은 혈류를 감소시킴으로써 GFR을 감소시켜 모세 혈관 압력을 감소시킨다. **(C)** 주물 형성에 의한 세뇨관 공간의 폐색은 세뇨관압을 증가시킨다; 세뇨관압이 사구체 모세 혈관 압력을 초과하면 여과가 줄어들거나 중단된다. **(D)** 역누출은 세포간 공간이 증가하고 사구체 여과물이 세포외 공간과 혈류로 누출될 때 발생한다. (Schrier RW: *Atlas of Diseases of the Kidney*. Philadelphia, PA : Current Medicine, 1999의 허락하에 재현.)

충격, 무신소증, 산화 스트레스, 독성물질, 중금속과 같은 많은 병태생리학적 상태에 대한 반응으로 유도되는 스트레스 단백질의 두 가지 예로는 열쇼크 단백질(heat-shock proteins, HSPs)과 포도당 조절 단백질(glucose-regulated proteins, GRPs)이 있다. HSPs 및 GRPs의 분포는 신장 및 세포내 구획 안에서 상이한 세포 유형에 따라 다양하다. 이러한 단백질은 단백질 접힘, 세포막을 통한 단백질의 전위, 손상된 단백질의 응집 방지, 손상된 단백질의 수리 및 분해에 중요한 역할을 하며, 이로 인해 독성 및/또는 회복 및 복구의 촉진을 위한 방어 기전을 제공한다.

14.2.3 만성 신장 질환

장기간 다양한 화학물질(예: 진통제, 리튬 및 사이클로스포린)에 노출되면 신장 기능이 점진적으로 악화될 수 있다. 네프론 손실 후 적응성은 사구체 압력과 흐름의 적응성 증가이다. 이는 생존 가능한 네프론이 전체 신장 GFR을 유지하는 역할을 하게 한다. 시간이 지남에 따라 이러한 변화는 부적응하고 결

표 14.1 화학적으로 유도된 급성 신장 손상의 작용 기전

신장 전(prerenal)	혈관 수축	결정뇨	세뇨관 독성	내피 손상	사구체 병증	간질성 신장염
이뇨제	비스테로이드성 항염증제	술폰아마이드	아미노글리코사이드	사이클로스포린	금	항생제
안지오텐신 수용체 길항제	방사선조영제	메토트렉세이트	시스플라틴	마이토마이신 C	페니실라민	비스테로이드성 항염증제
안지오텐신 전환 효소 억제제	사이클로스포린	아시클로비르	반코마이신	타크로리무스	비스테로이드성 항염증제	이뇨제
항고혈압제	타크로리무스	트리암테렌	펜타미딘	코카인		
	암포테리신 B	에틸렌글리콜	방사선 조영제	포합에스트로겐		
		프로테아제 억제제	중금속	퀴닌		
			할로알칸 및 할로알켄 시스테인 포합체			

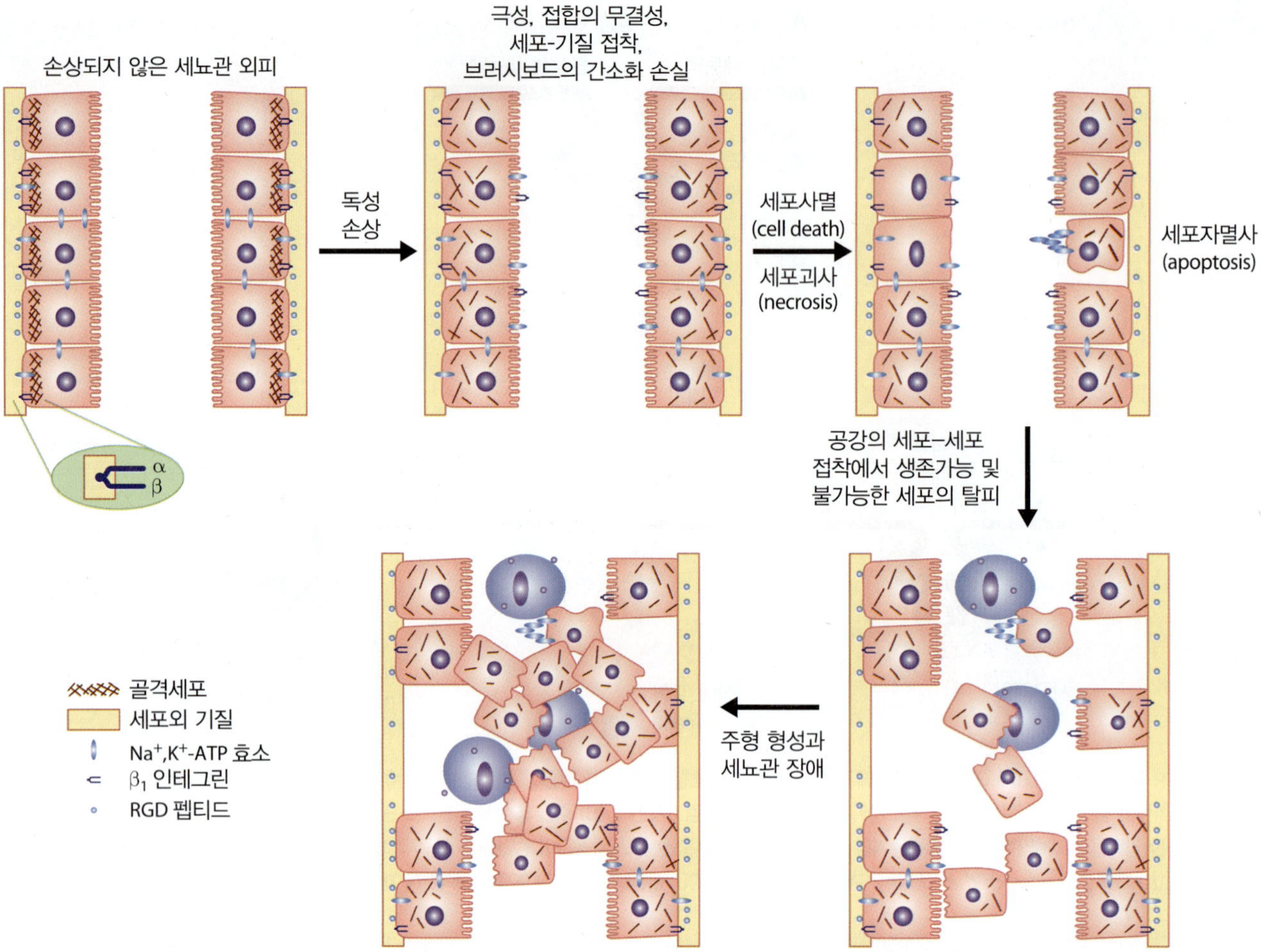

그림 14.4 손상 후, 치명적(sublethal)으로 손상된 신장의 세뇨관 세포에서 Na^+,K^+ -ATPase, β1 인테그린과 같은 막 단백질의 정상적인 분포 및 세포 골격에서 변화가 발생할 수 있다. 이러한 변화는 세포의 극성, 밀착 접합 무결성 및 세포-기질 접착의 손실을 일으킨다. 치명적인 손상을 입은 세포는 세포괴사(necrosis) 또는 세포자멸사(apoptosis)를 겪으며, 죽은 세포와 살아 있는 세포는 세포관의 공간으로 방출될 수 있다. 방출된 세포가 다른 방출된 세포 및 기저막에 부착된 상태로 남아 있는 세포에 부착되면 주형(cast) 형성, 세뇨관 장애를 초래할 수 있으며, GFR을 더욱 손상시킬 수 있다. (Schrier RW: *Atlas of Diseases of the Kidney* Philadelphia, PA: Current Medicine, 1999의 허락하에 재현.)

국 세동맥 위축과 간질 섬유증을 유발할 수 있는 국소적 사구체 경화증이 발생한다. 사구체 압력과 잔존 사구체의 흐름이 보상적으로 증가하면 모세혈관에 기계적 손상이 생겨 투과성이 변할 수 있다.

14.3 신장의 독성 상해에 대한 감수성

14.3.1 독성 신병증의 발생률과 중증도

다양한 약물, 환경 화학물질 및 금속은 부위별 신독성을 일으킬 수 있다(표 14.1). AKI의 결과는 회복에서 영구적인 신장 손상까지 다양하며, 투석이나 신장 이식이 필요할 수 있다.

14.3.2 독성에 대한 신장의 감수성에 대한 이유

신장은 전체 체질량의 0.5%만 구성하지만, 휴식 중 심장 출력의 약 20~25%를 받는다. 결과적으로, 전신 순환계의 약물이나 화학물질은 비교적 많은 양이 이 기관에 전달될 것이다. 농축된 소변을 형성하는 과정은 또한 잠재적인 독성물질을 세뇨관액에 농축시켜 세뇨관세포로 독성물질을 수동적으로 확산시키는 역할을 한다. 따라서 혈장 내에서 독성이 없는 화학물질도 신장과 세뇨관에서 독성 농도에 도달할 수 있다. 마지막으로, 신장 수송, 축적 및 생체 이물질의 대사가 신장의 독성 손상에 대한 민감성에 크게 기여한다.

신장내 인자 이외에도 화학적으로 유발된 신장 독성의 발생률 및/또는 중증도는 순환 혈관 수축 물질(안지오텐신 II 또

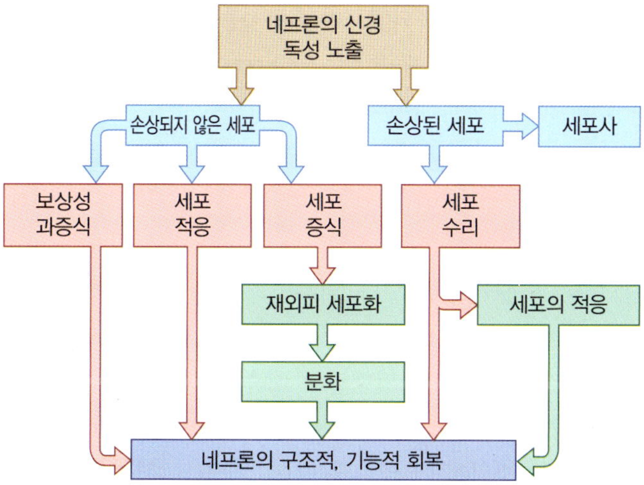

그림 14.5 신독성 노출에 대한 네프론의 반응. 세포 집단이 신독성물질에 노출되면 세포가 반응한다; 궁극적으로 네프론은 기능을 회복시키거나 세포사와 손실이 광범위하다면 네프론의 기능이 중단된다. 최종적으로 손상된 세포는 종양생성이나 자가소멸로 진행된다. 치명적이지 않은 손상된 세포는 신독성에 수리 및 적응의 반응을 한다. 부상 당하지 않고 부상 당한 부위에 인접하지 않은 세포는 탈분화, 증식, 이동 또는 퍼짐 및 분화를 겪을 수 있다. 손상되지 않은 세포는 또한 세포 손실 및 상해에 대한 반응으로 보상 비대증을 겪을 수 있다. 마지막으로 손상되지 않은 세포는 신독성물질 노출에 대한 반응의 적응으로 진행된다. (Schrier RW: *Atlas of Diseases of the Kidney*. Philadelphia, PA: Current Medicine, 1999의 허락하에 재현.)

는 ADH)에 대한 신장의 민감도와 관련이 있으며, 그 작용은 일반적으로 혈관 확장성 프로스타글란딘 증가에 의해 균형을 이룬다. 비스테로이드 항염증제(NSAIDs)에 의해 프로스타글란딘 합성이 억제되면 신혈류(RBF)가 현저하게 감소하고 AKI는 혈관 수축제의 반대 작용 때문에 일어난다. 안지오텐신 전환효소(angiotensin converting enzyme, ACE) 억제제는 임상적 사용과 관련된 잠재적 위험 요소의 또 다른 예이다. 사구체 여과 압력은 안지오텐신 II-유발 원심성 세동맥 협착에 의존한다. ACE 억제제는 이 혈관 수축을 차단하여 여과 압력과 AKI가 급격히 감소한다.

14.3.3 부위 선택적 상해

많은 신독성 물질은 네프론의 영역이나 다른 영역에 대한 주요 효과가 있다. 이 부위 선택적 상해의 근본적인 이유는 복잡하지만 혈류, 운반 및 화학물질의 축적, 상피의 물리 화학적 특성, 세포/분자 표적의 반응성, 생체 활성화/해독 반응의 균형, 세포 에너지 및/또는 재생/복구 메커니즘의 차이가 부분적으로 기여할 수 있다.

14.3.4 사구체 손상

사구체는 네프론 내의 화학물질 노출의 초기 위치이며, 여러 신독성 물질이 이 부분에 구조적 손상을 일으킨다. 특정 예에서 화학물질은 크기 및 전하 선택 기능을 변경하여 사구체의 단백질 투과성을 변경한다.

사이클로스포린, 암포테리신 B 및 겐타마이신은 구조적 완전성을 크게 상실하지 않고 GFR을 감소시키지 않으면서 사구체 한외여과(ultrafiltration)를 손상시킨다. 암포테리신 B는 신혈관 수축을 일으키고 사구체 모세혈관 한외여과 계수(K_f)를 감소시킴으로써 GFR을 감소시킨다. 겐타마이신은 내피세포상의 음이온 부위와 상호 작용하여 K_f 및 GFR을 감소시킨다. 마지막으로, 사이클로스포린은 신장 혈관 수축 및 혈관 손상을 일으킬 뿐만 아니라 사구체 내피세포에 해를 끼친다.

화학적으로 유도된 사구체 손상도 외인성 인자에 의해 매개될 수 있다. 순환 면역 복합체는 사구체 내에 갇혀 있을 수 있다(III형 과민 반응의 경우처럼). 호중구 및 대식세포는 막성(membranous) 사구체신염의 사구체 내에서 흔히 관찰되며, 사이토카인 및 반응성 산소종(ROS)의 국소적 방출은 사구체 손상에 기여할 수 있다. 중금속, 탄화수소, 페니실라민 및 캡토프릴은 이러한 유형의 사구체 손상을 일으킬 수 있다. 화학물질은 일부 단백질에 부착된 합텐(hapten) 또는 완전한 항원으로 작용하여 항체 반응을 유도할 수 있다. 세포 표면 항원(예: GBM)과의 항체 반응은 사구체 내에서 면역 침전물 형성, 중재자 활성화 및 사구체 조직 손상을 초래한다.

14.3.5 근위세뇨관 손상

근위세뇨관은 독소를 유발한 신장 손상의 가장 흔한 부위이다. 그 이유는 부분적으로 네프론의 이 부분에 생체 이물질의 선택적 축적과 관련이 있다. 근위세뇨관은 누출되는 상피를 가지며 근위세뇨관 세포 내로 화합물의 유입을 선호한다.

더 중요한 것은, 유기 음이온과 양이온, 저분자량 단백질과 펩티드, GSH 포합체 및 중금속의 관형 수송이 특별한 이유가 있지 않는 한 주로 근위세뇨관에 국한되는 것이다. 따라서 이러한 분자의 수송은 근위세뇨관 축적 및 독성을 초래하는 다른 영역에서보다 근위세뇨관에서 더 클 것이다. 근위세뇨관 수송, 축적 및 독성 사이의 상관 관계가 운송 장소가 독성 부위를 결정짓는 중요한 요소임을 암시하지만, 운송이 유일한 기준이 될 것 같지는 않다.

수송의 분화된 차이에 더하여, 사이토크롬 P450 및 시스테인 접합체 β-효소 활성의 분절 차이는 또한 근위세뇨관의 감수성 증가에 기여한다. 두 효소 시스템은 거의 독점적으로 근위세뇨관에서 국소화되며, 사구체, 말단 세뇨관 또는 수집관에서 무시할 수 있는 활성을 갖는다. 따라서 P450 및 β-리아제-매개 생체 활성화를 필요로 하는 신독성은 가장 확실하게 근위세뇨관에 국한될 것이다.

마지막으로, 근위세뇨관 세포는 원위세뇨관 세포보다 허혈성 손상에 더 취약한 것으로 보인다. 따라서 근위세뇨관은 RBF, 세포 에너지 및/또는 미토콘드리아 기능을 방해하는 화학물질에 대한 독성의 주요 부위일 것이다.

14.3.6 헨레 고리/원위세뇨관/집합관 손상

원위부 네프론 부위의 기능 이상은 주로 농축 능력 및/또는 산성화 결함의 장애로 나타난다. 암포테리신 B, 시스플라틴 및 메톡시플루란은 ADH 내성 다뇨증을 유발하며, 농축 결손이 수질 두꺼운 상지 및/또는 집합관에서 발생함을 시사한다.

14.3.7 신유두 손상

신장 유두는 진통제의 남용에 의한 만성적인 해로운 영향을 받기 쉽다. 진통제의 남용에 대한 초기 손상 장소는 수질 간질 세포이며, 그 다음에는 수질 모세혈관, 헨레 고리 및 집합관의 퇴행성 변화가 따른다. 잠재적 독성물질의 높은 신유두 농도와 혈관 확장성 프로스타글란딘의 억제는 신장 수질/신유두로 RBF를 손상시키고 조직 허혈을 초래한다.

14.4 신기능 평가

생체내(in vivo)와 시험관내(in vitro) 방법 모두 신장 기능에 대한 화학물질의 영향을 평가할 수 있다. 처음에는 신독성은 문제의 화학물질로 치료한 후 혈청 및 소변의 화학물질을 평가함으로써 평가할 수 있다. 비침습성 검사의 표준 배터리에는 소변량 및 삼투압, pH 및 요 구성(예: 전해질, 포도당 및 단백질)의 측정이 포함된다. 비록 이러한 평가에서 특이도가 부족하기는 하지만 소변 검사는 신장 기능적 완전성에 대한 비교적 쉽고 비침습적인 평가를 제공하며 신독성 손상의 성격에 대한 통찰력을 제공할 수 있다. 핵자기 분석(metabonomics)을 이용한 혈청과 소변에서의 세포 대사 산물의 동시 분석은 지난 몇 년 동안 성숙되었으며 신독성을 확인하고 모니터하기 위한 추가 기술을 제공할 수 있다.

삼투압의 감소를 수반하는 화학적으로 유도된 소변량의 증가는 아마도 ADH 합성, 방출 및/또는 작용의 결함을 통한 손상된 농축 능력을 제시할 수 있을 것이다. 당뇨는 근위세뇨관형 재흡수에 화학적으로 유도된 결함을 반영하거나 고혈당의 2차적 원인일 수 있다. 알부민과 같은 고분자 단백질의 요로 분비는 사구체 손상을 암시하는 반면, β_2-마이크로글로불린과 같은 저분자량 단백질의 배출은 근위세뇨관 손상을 시사한다. 칫솔 경계(예: 알칼리성 포스파타아제 및 γ-글루타밀 트랜스퍼라제)에 국한되는 효소의 요로 배설은 브러시 경계 손상을 반영할 수 있는 반면, 다른 효소(예: 락테이트 탈수소효소)의 요 배설은 보다 일반화된 세포 손상을 반영할 수 있다. 효소를 포함한 요는 화학적으로 유도된 손상이 효소의 대부분을 일찍 상실시킬 수 있으므로 일시적인 현상이다. 따라서 효소 결핍이 반드시 손상의 부재를 반영하지는 않는다.

GFR은 본질적으로 자유롭게 여과되고 재흡수되거나 분비되지 않는 크레아티닌 또는 이눌린 청소율을 측정하여 직접 측정할 수 있다. 따라서 크레아티닌이나 이눌린의 청소율은 GFR과 거의 같다. 크레아티닌은 골격근에서 방출되는 내인성 화합물이다. 이눌린은 외인성 화합물이다. 크레아티닌 또는 이눌린 청소율은 다음 공식에 의해 결정된다.

$$\text{이눌린 청소율(mL/분)} = \frac{\text{소변의 이눌린 농도(mg/L)} \times \text{소변량(mL/min)}}{\text{혈청내 이눌린 농도(mg/L)}}$$

GFR의 간접 마커는 연속 혈액 요소 질소(BUN)와 혈청 크레아티닌 농도이다. 그러나 혈청 크레아티닌과 BUN이 증가하기 전에 GFR이 50~70% 감소해야 한다. 화학적으로 유도된 BUN 및/또는 혈청 크레아티닌의 증가는 반드시 신장 손상을 반영하지 않을 수도 있지만 탈수증, 저혈량 저하 및/또는 단백질 대사에 2차적일 수 있다. 혈청 시스타틴(cystatin) C 수치는 경미한 GFR의 지표로서 더 민감할 수 있다.

치료 후 신장의 조직 병리학적 평가는 신독성 병변의 부위, 성질 및 중증도를 확인하는 데 중요하다. 그러므로 화학적으로 유도된 신독성의 평가는 신장에 대한 화학물질의 기능적 및 형태학적 효과의 합리적인 프로필을 제공하기 위해 소변 검사, 혈청 임상 화학 및 조직 병리학을 포함해야 한다. 일반

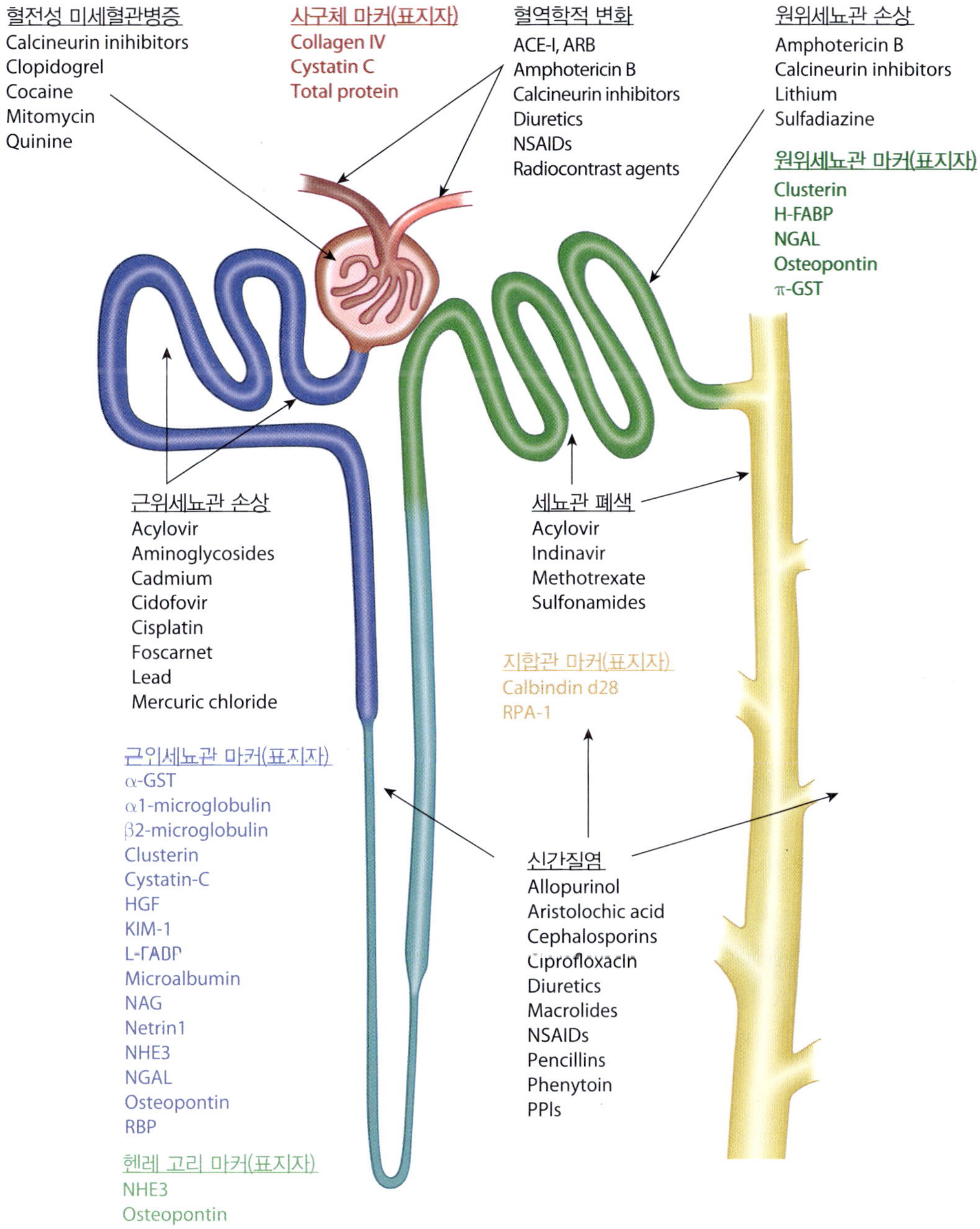

그림 14.6 부위별 생체 표지 물질, 흔한 신독성물질 및 손상 기전. (McQueen CA, Schnellmann(eds): *Comprehensive Toxicology*, Oxford, UK: Elsevier, 2010 허락하에 재현.)

적인 신독성물질에 대한 부위별 바이오마커가 그림 14.6에 나와 있다.

화학적으로 유도된 신장 독성의 근본적인 메커니즘을 밝히기 위해 다양한 시험관내 기술을 사용할 수 있다. 갓 준비한 격리된 관류 신장, 신장 슬라이스 및 신장 세뇨관 부유물 및 세포는 생체내 상황에 가장 큰 차별화된 기능 및 유사성을 나타내지만 이 모델의 수명은 2~24시간으로 제한된다. 대조적으로, 신장 세포 및 확립된 신장 세포주의 1차 배양은 보다 긴 수명(> 2주)을 나타낸다. 일단 시험관 내에서 기전이 밝혀지면, 가정된 기전은 생체 내에서 시험되어야 한다. 따라서 적절하게 설계된 생체내 및 시험관내 연구는 신장에 대한 화학물질의 생화학적, 기능적, 형태학적 효과에 대한 완전한 특성을 제공하고 표적세포 집단(들)의 기본 메커니즘에 대한 이해를 제공해야 한다.

14.5 신장 세포 손상의 생화학적 작용 기전/매개체

14.5.1 세포사

세포사는 암발생 또는 세포자멸사(apoptosis)를 통해 발생할 수 있다. 세포자멸사는 일반적으로 흩어져 있는 개별 세포에 영향을 끼치는 단단히 조절되고 조직된 과정으로 염증 반응을 일으키지 않고 인접한 세포나 대식세포에 의해 탐식되는 작은 조각으로 부서진다. 대조적으로, 암발생은 종종 많은 인접한 세포에 영향을 미친다; 세포가 파열되어 세포 내용물과 염증이 방출된다. 많은 독성물질은 농도는 낮지만 유해한 경우 세포자멸사를 통해 세포사를 일으킨다. 독성물질의 농도가 증가함에 따라 암발생이 중요한 역할을 한다.

14.5.2 독성 중개자

화학물질은 다양한 메커니즘에 의해 세포 손상을 일으킬 수 있다(그림 14.5). 화학물질은 세포 거대분자와의 본질적인 반응성으로 인해 독성을 나타낼 수 있고, 반응성 중간체에 신장 또는 외과적 생체 활성을 요구하거나, 슈퍼옥사이드 음이온, 과산화수소 및 히드록실 라디칼과 같은 ROS 생성 증가를 통한 산화 스트레스를 유도하여 간접적으로 상해를 일으킬 수 있다. ROS와 peroxynitrite($ONOO^-$)와 같은 산화 질소로부터의 반응성 질소종은 단백질, 지질 및 DNA를 공격하여 세포 상해 및 사망을 유도할 수 있다.

14.5.3 세포/세포질 및 분자 표적

다수의 세포 표적이 세포사에서 역할을 하는 것으로 확인되었다. 일반적으로 세포내 상호 작용(예: 거대분자와 알킬화제 또는 ROS)이 세포사를 초래하는 일련의 사건을 개시하는 것으로 생각된다. 암발생의 경우, 아무런 개입과 상관없이 세포가 죽을 때까지에 도달한다. 하나의 일련의 사건에 대한 아이디어는 아마 알킬화종과 ROS에 대한 광범위한 표적을 고려할 때 대부분의 독성물질에 대해 단순하다. 오히려 뚜렷하고 일반적인 일련의 사건이 있는 다중 경로는 세포사를 초래할 수 있다.

많은 세포 과정은 미토콘드리아 ATP에 의존하기 때문에 호흡 억제와 동시에 손상된다. 반대로, 미토콘드리아 기능 장애는 독성물질에 의해 변경된 다른 세포 과정의 결과일 수 있다. 수많은 신독성물질이 미토콘드리아 기능 장애를 다른 방식으로 유발한다. 독성물질이 직접 또는 간접적으로 미토콘드리아를 표적으로 하는지 여부에 관계없이 미토콘드리아가 세포자멸사 또는 암발생으로 죽는지 여부를 결정하는 데 결정적인 역할을 한다는 것은 분명하다. 미토콘드리아 투과성 변화(mitochondrial permeability transition, MPT)는 세포 손상 동안 발생하고, 충분한 ATP가 이용 가능하다면 궁극적으로 세포자멸사로 진행되고 ATP가 고갈되면 암발생으로 진행된다고 생각된다. 세포자멸사 유발 인자, 사이토크롬 *c*, Smac/디아블로, Omi 및 endonuclease G에 뒤따르는 MPT는 하류 캐스파아제(caspase)를 활성화하고 세포자멸사의 실행에 중요한 역할을 한다.

Ca^{2+}는 2차 전령이며 다양한 세포 기능에 중요한 역할을 한다. 세포질의 유리 Ca^{2+}의 지속 상승 또는 비정상적으로 큰 증가는 세포에 여러 가지 유해한 영향을 줄 수 있다. 예를 들어, 세포질 유리 Ca^{2+}의 증가는 포스포리파아제 및 단백질분해효소(예: 칼핀)와 같은 많은 분해성 Ca^{2+} 의존성 효소를 활성화시킬 수 있으며, 세포골격 요소의 구조 및 기능에 이상을 일으킬 수 있다. 소포체(ER) Ca^{2+} 저장소의 방출은 손상 과정을 시작하는 주요 단계이며 세포질의 유리 Ca^{2+}을 증가시킨다. ER Ca^{2+} 저장소의 사전 고갈이 신장 근위세뇨관을 세포밖 Ca^{2+} 유입으로부터 보호를 하고 미토콘드리아 억제 및 저산소증에 의한 세포사로부터 보호해주기 때문이다. 미토콘드리아는 저친화력, 대용량 Ca^{2+} 수송 시스템을 통해 치명적으로 손상된 세포에서 Ca^{2+}를 축적하는 것으로 알려져 있다. 이 시스템은 정상적인 세포 Ca^{2+} 조절에 작은 역할을 하지만, 유해한 조건하에서는 Ca^{2+}의 흡수가 ROS 형성 및 손상을 촉진할 수 있다.

단백질 키나아제 C, 마이토겐 활성화 단백질 키나아제(예: ERK1/2, p38, JNK/SAPK), 단백질 키나아제 B(Akt), src 및 포스포이노시티드-3-키나아제와 같은 신호 전달 키나아제는 다른 단백질을 인산화시키고, 그들의 활동, 발현 또는 구역화에 영향을 미친다. 최근의 많은 연구에서 신장 세포사 및 독성 손상 후 신세포 재생에서 신호 전달 키나아제의 중요한 역할이 밝혀졌다.

세포 부피와 이온 항상성은 엄격히 조절되며 세뇨관 상피세포의 재흡수 특성에 결정적이다. 독성물질은 일반적으로 이온 투과성을 증가시키거나 에너지 생성을 억제하여 세포 부피와 이온 항상성을 방해한다. ATP의 손실은 내부 이온 균형을 유지하는 생체막 수송체의 억제를 초래한다.

14.6 특수한 신독성물질

14.6.1 중금속

카드뮴, 크롬, 납, 수은, 백금 및 우라늄과 같은 많은 금속은 신독성물질이다. 금속 신독성의 성질과 심각성은 형태에 따라 다르다. 또한 각각의 금속은 신장 내에서 주요 목표물이 다르다. 금속은 세포내 중요한 단백질의 설프하이드릴(SH) 그룹에 결합하여 정상 기능을 억제함으로써 신장 세포 손상을 일으킬 수 있다.

수은 인간과 동물은 환경을 통해 유기 수은 증기, 무기 수은 및 수은염과 유기 수은 화합물에 노출된다. 투여된 유기 수은은 적혈구 또는 조직에서 무기 수은으로 급속히 산화되므로 원소 및 무기 수은의 조직 분포는 유사하다. SH 그룹에 대한 높은 친화성으로 인해 혈액에서 발견되는 거의 모든 Hg^{2+}는 알부민, 다른 SH 함유 단백질, 글루타티온 및 시스테인에 결합한다.

신장은 Hg^{2+}의 축적을 위한 주요 표적 장기이며, 근위세뇨관의 S_3 부분은 독성의 초기 부위이지만, S_1 및 S_2 부분은 투여량 또는 기간이 증가함에 따라 영향을 받을 수 있다. Hg^{2+}의 신장 섭취는 몇 시간 이내에 신장에서 발견되는 무독성 용량의 Hg^{2+}의 50% 정도로 매우 빠르다. 혈액에서 발견되는 거의 모든 Hg^{2+}가 내인성 리간드에 결합한다는 사실을 고려하면, Hg^{2+}의 근위세뇨관 상피세포로의 내강 및/또는 측방 수송은 글루타티온, 시스테인 또는 알부민, 또는 원형질막 Hg^{2+}-리간드 복합체와 같은 내인성 리간드와 결합한 Hg^{2+}의 동시 수송을 통한 것일 수 있다.

$HgCl_2$에 의해 유도된 급성 신독성은 투여 후 24시간에서 48시간 이내에 근위세뇨관 괴사와 AKI에 의해 특징지어진다. $HgCl_2$에 의해 유발된 신장 기능 부전의 초기 표지에는 알칼리성 인산가수분해효소(alkaline phosphatase)와 γ-글루타밀 전이효소(γ-glutamyl transferase)와 같은 칫솔 경계 효소의 비뇨기 배설이 증가한다. 이어서, 세뇨관 손상이 심해지면 젖산 탈수소효소 및 아스파테이트 아미노전이 효소와 같은 세포내 효소가 소변에서 증가한다. 손상이 진행됨에 따라 용질과 물의 세뇨관 재흡수가 감소하고 포도당, 아미노산, 알부민 및 기타 단백질의 요로 배설이 증가한다. 또한 손상된 근위세뇨관의 증가와 관련하여 GFR이 점진적으로 감소한다.

미토콘드리아 형태와 기능의 변화는 $HgCl_2$ 투여 후 매우 초기의 사건이며, 미토콘드리아 기능 장애는 근위세뇨관을 통한 무기 수은 유도 세포사의 초기 및 중요한 기여자라는 가설을 뒷받침한다.

카드뮴 비흡연 인간과 동물을 카드뮴에 만성적으로 노출시키는 것은 주로 음식을 통해 이루어지며 신독성을 초래한다. 작업장에서 카드뮴을 함유한 먼지와 연기를 흡입하는 것이 주요 노출 경로이다. 카드뮴은 인간의 경우 반감기가 10년 이상이므로 시간이 지남에 따라 신체에 축적된다. 카드뮴의 신체적 부담의 약 50%가 신장에서 발견될 수 있다. 카드뮴은 근위세뇨관 기능 부전(S_1과 S_2 분절)과 만성 간질 신염으로 진행될 수 있는 손상을 일으킨다.

14.6.2 화학적으로 유도된 α_{2u}-글로불린 신병증

무연 가솔린, 제트 연료, D-리모넨, 1,4-디클로로벤젠, 데칼린, 테트라클로로에틸렌 및 린덴을 포함한 다양한 화학물질 그룹이 수컷 랫드에서 α_{2u}-글로불린 신병증 또는 유리질 방울(hyaline droplet) 신병증을 유발한다. α_{2u}-글로불린에 결합하면 α_{2u}-글로불린의 리소좀성 프로테아제의 분해가 감소한다. 이 화합물에 만성적으로 노출되면 이러한 병변이 진행되고 결국 만성 신병증으로 진행된다.

인간은 위험하지 않다. 왜냐하면: (1) 인간은 α_{2u}-글로불린을 합성하지 않기 때문에 위험하지 않다. (2) 인간은 일반적으로 적은 단백질을 분비하고 특히 랫드보다는 소량의 저분자량 단백질을 덜 분비한다. (3) 인간의 소변에서 저분자량 단백질은 α_{2u}-글로불린과 구조적으로 관련이 없거나 α_{2u}-글로불린에 결합하는 화합물에 결합하지 않거나 α_{2u}-글로불린이 존재하지 않는 암컷 랫드, 수컷 검정 라이터 랫드, 토끼, 기니아피그의 단백질과 유사하다. 그리고 (4) 마우스는 α_{2u}-글로불린과 90% 상동성이 있는 저분자량의 요로 단백질을 분비하지만 α_{2u}-글로불린 신병증 유도제에 노출된 후에는 α_2 글로불린신증 및 신장 종양을 나타내지 않는다.

14.6.3 할로겐화 탄화수소

할로겐화 탄화수소는 다양한 종류의 화합물이며 화학 중간체, 용매 및 살충제로 광범위하게 사용된다. 결과적으로, 인간은 작업장뿐만 아니라 환경을 통해 이러한 화합물에 노출된다. 신독성을 포함하여 할로겐화 탄화수소에 대한 급성 및 만성 노출과 관련된 수많은 독성 영향이 있다.

클로로포름 클로로포름의 주요 세포 표적은 근위세뇨관이며 사구체 또는 원위세뇨관에 주요 손상은 없다. 단백뇨, 당뇨 및 증가된 BUN 수준은 모두 클로로포름 유발성 신독성의 특징이다. 클로로포름에 의해 생성된 신독성은 신장 사이토크롬 P450에 의한 대사 작용(클로로포름을 불안정하며 포스겐을 형성하는 트리클로로 메탄올로 생체 변환)과 관련이 있으며 세포 고분자와 유해 반응을 일으킨다.

테트라플루오로에틸렌(tetrafluoroethylene, TFE) TFE는 간에서 글루타티온(GSH)과 결합하고 GSH 포합체는 담즙과 소장으로 분비되어 시스테인 *S*-접합체(TFEC)로 분해되고 재흡수되어 신장으로 수송된다. 여러 대사 산물이 형성되더라도, 시스테인 *S*-접합체는 궁극적으로 신독성이 있다. 근위세뇨관으로의 운반 후에, 시스테인 *S*-접합체는 효소 시스테인 접합체 β-리아제의 세포질 및 미토콘드리아 형성에 대한 기질이 된다. 반응 생성물은 암모니아, 피루베이트 및 세포의 큰 분자와 공유결합으로 반응하여 세포의 손상을 주는 반응성 티올이다. 기능적으로 요의 당, 단백질, 및 세포 효소, 그리고 BUN의 증가가 또렷하다.

브로모벤젠(bromobenzene) 브로모벤젠 및 기타 할로겐화 벤젠(halogenated benzene)의 생물학적 생체내 변화는 신독성에 중요하다. 간 사이토크롬 P450은 브로모벤젠을 대사하고 글루타티온과 포합시켜 신독성을 일으킬 수 있는 형태로 방출한다. 하이드로퀴논의 디글루타티온 포합체는 신독성을 생성하고, S_3 부분에서 동일한 병리학적 변화를 일으키며, 소변에서 단백질, 포도당 및 세포 효소의 양을 증가시키면서 브로모벤젠보다 약 1000배 더 강력하다.

14.6.4 마이코톡신

마이코톡신은 곰팡이와 균류의 산물이며 많은 마이코톡신은 신독성을 일으킨다. 마이코톡신의 신독성 세 가지 예가 언급될 것이다. 시트리닌(citrinin)의 신독성은 감소된 소변 삼투압, GFR 및 RBF, 당뇨 및 효소의 요를 통한 배설 증가를 특징으로 한다. 흥미롭게도 시트리닌에 의한 세뇨관 공포 및 괴사(근위부, 원위부)의 위치는 종에 따라 다양하다. 튜불린에 대한 시트리닌 독성의 메커니즘이 해결되지 않은 반면, 시트리닌은 유기 음이온 전달체를 통해 세포로 들어가며 미토콘드리아 기능 장애를 일으킨다.

푸모니신(fumonisin) B_1 및 B_2는 일반적으로 옥수수 및 옥수수 제품에서 발견되며 랫드 및 토끼에서 신독성을 유발하는 것으로 알려져 있다. 신장 조직 병리학적 검사에서 기저외막의 파열, 미토콘드리아 팽창, 깨끗하고 전자 밀도가 높은 공포의 증가, 피질 기능 장애와 수질의 교차점에서 근위관 세포의 세포자멸사가 밝혀졌다. 신장 기능의 변화에는 소변량의 증가, 삼투압의 감소, 저분자량 및 고분자량 단백질의 배설 증가가 포함된다. 푸모니신의 독성은 증가된 스핑가닌, 반응성 산소종 및 세포자멸사를 통한 것일 수 있다.

아리스톨로크산(aristolochic acid)류와 아리스톨락탐(aristolactam)은 *Aristolochia*와 *Asarum* 속에서 발견되는 천연물이다. *Aristolochia*를 수천 년 동안 한약 치료법으로 광범위하게 사용했음에도 불구하고, 최근에야 인간 독성에 대한 보고에는 세뇨관 기능 장애, 단백뇨 및 간질 섬유증이 밝혀졌다. 아리스톨로크산류는 공유결합 DNA 부가물(adduct)을 형성하며 유전 독성 및 발암성이다. 치명적 독성물질인 AA-I의 신장 흡수는 mOat 매개 전달을 포함하며, 니트로 환원을 통해 생물적으로 활성화되어 DNA와 단백질 부가물을 생산한다.

14.6.5 치료제

아세트아미노펜(acetaminophen, APAP) APAP 신독성은 BUN 및 혈장 크레아티닌 증가, 파라-아미노히푸르산의 GFR 및 클리어런스 감소, 물, 나트륨 및 칼륨의 분비물 배출 증가, 요당 증가, 단백질, 칫솔 경계 효소 등이 있다. 신장 사이토크롬 P450은 APAP 활성화 및 신독성에 역할을 하지만, APAP의 글루타티온 포합체는 또한 APAP-유도된 신독성에 기여할 수 있다.

비스테로이드성 항염증제(NSAID) 아스피린, 이부프로펜, 나프록센, 인도메타신 및 시클로옥시게나제-2 억제제(예: 셀레콕시브)와 같은 NSAID(nonsteroidal anti-inflammatory drug)는 진통제 및 항염증제로서 광범위하게 사용되고 프로스타글란딘 합성의 억제를 통해 치료 효과를 일으킨다. 적어도 세 가지 유형의 신독성이 NSAID 투여와 관련되어 있다. AKI는 다량의 NSAID 복용 후 수 시간 내에 발생할 수 있으며, 일반적으로 약물 회수시 가역적이며, RBF와 GFR의 감소 및 소변량 감소로 특징지어진다. 혈관 확장성 프로스타글란딘(예: PGE_2, PGI_2)의 정상적인 생산이 NSAID에 의해 저해될 때, 순환 카테콜아민 및 안지오텐신 II에 의해 유도된 혈관 수축은 일어나지 않아 감소된 RBF 및 허혈을 일으킨다.

대조적으로 NSAID 및/또는 APAP(> 3년)의 만성 소비는 종종 진통성 신병증으로 알려진 비가역적 신독성을 초래한다. 원발병소는 만성 간질 신염을 동반한 신유두 괴사이다. NSAID가 진통제성 신병증을 유발하는 기전은 알려지지 않았지만 신장성 혈관 수축에 이은 만성 수질/유두 허혈, 또는 산화적 스트레스를 유발하거나 중요한 세포 거대분자에 공유결합하는 반응성 중간체의 기원으로 인해 발생할 수 있다.

NSAID와 관련된 세 번째 희귀 유형의 신독성은 간질 신염이다. 환자는 일반적으로 혈청 크레아티닌과 단백뇨가 증가한다. NSAID가 중단되면 신장 기능이 1~3개월 안에 향상된다.

아미노글리코사이드 아미노글리코사이드 항생제는 중앙 헥소스 핵에 2개 이상의 당이 연결되어 있기 때문에 그렇게 명명되었다. 많은 그람음성 감염에 대한 약물이지만 그 사용은 주로 신독성으로 제한된다. 아미노글리코사이드에 의한 신기능 부전은 감소된 GFR, 혈청 크레아티닌 및 BUN 및 다뇨증의 증가와 함께 비핍뇨 신부전증이 특징이다. 24시간 내에 요도의 브러시-보더 효소 증가, 당뇨, 아미노산뇨 및 단백뇨가 관찰된다. 조직학적으로 리소좀의 변화가 처음에 나타났으며, 그 다음에 브러시 테두리, ER, 미토콘드리아 및 세포질이 손상되어 궁극적으로 요관의 세포 괴사를 일으킨다. 흥미롭게도 신장 근위세뇨관 세포의 증식은 신독성이 발병한 후 일찍 관찰될 수 있다.

임상적으로 관련된 아미노글리코사이드의 투여 이후에 관찰된 가장 초기의 병변은 인지질을 포함하고 있는 리소좀의 크기와 수의 증가이다. 아미노글리코사이드에 의해 생성된 신장 포스포리피드는 스핑고미에리나제(sphingomyelinase) 및 포스포리파아제(phospholipase)와 같은 리소좀 가수분해 효소의 억제를 통해 발생한다고 생각된다.

암포테리신 B 암포테리신 B는 ADH 내성 다뇨증, 신장 관상 동맥증, 저칼륨혈증, 급성 또는 만성 신부전으로 특징지어지는 신독성을 유발하는 효과적인 항진균제이다. 사구체와 네프론의 근위 및 원위부의 기능적 완전성이 손상되어 신장 동맥류 혈관 수축 또는 세뇨관사구체 피드백의 활성화에 이어 RBF와 GFR이 감소한다.

사이클로스포린 사이클로스포린은 중요한 면역 억제제이며 장기 이식에서 이식 거부를 예방하는 데 널리 사용된다. 사이클로스포린은 곰팡이 사이클릭 폴리펩티드이며, 선택적으로 사이클로필린을 억제함으로써 칼시뉴린 및 T-세포 활성화를 일으킨다. 신독성은 사이클로스포린의 중요한 부작용이며 약물을 투여받는 거의 모든 환자가 신독성을 나타낸다. 사이클로스포린 유도 신독성은 (1) 급성 가역성 신기능 장애, (2) 급성 혈관병증, (3) 간질 섬유증을 동반한 만성 신병증으로 나타날 수 있다. 급성 신기능 장애는 RBF와 GFR의 용량 감소와 BUN 및 혈청 크레아티닌 증가를 특징으로 한다. RBF와 GFR의 감소는 사이클로스포린에 의해 유발된 현저한 혈관 수축과 관련이 있다.

사이클로스포린 치료 후 급성 혈관 병증 또는 혈전성 미세혈관 병증은 염증 성분 없이 세동맥 및 사구체 모세혈관에 영향을 미친다. 병변은 섬유소-혈소판 혈전 및 혈관을 차단하는 단편화된 적혈구로 구성된다.

사이클로스포린을 장기간 투여하면 간질 섬유증과 관상 위축을 동반한 만성 신병증이 발생할 수 있다. 혈청 크레아티닌의 적절한 상승과 GFR의 감소는 고혈압, 단백뇨 및 관상 동맥 기능 장애와 함께 발생한다. 조직학적 변화는 훨씬 심하다. 그들은 세동맥병증, 전립선 및 분절성 사구체 경화증, 줄무늬 간질 섬유증 및 관상 위축을 특징으로 한다. 이러한 병변은 사이클로스포린 치료가 중단되고 말기 신질환을 초래할 수 있는 경우에는 되돌릴 수 없다.

시스플라틴 시스플라틴은 고형 종양의 치료에 유용한 약물이나 신독성은 임상적 사용을 제한하게 만든다. 신장은 대부분의 시스플라틴 배설을 담당할 뿐만 아니라 축적의 주요 부위이기도 하다. 시스플라틴 신독성에는 급성 및 만성 신부전, 신장 마그네슘 낭비 및 다뇨증이 포함된다. 시스플라틴 요법으로 치료받는 환자는 신장 기능의 10~30%를 영구적으로 잃는다.

시스플라틴의 신독성은 (1) 세뇨관 독성, (2) 혈관 손상, (3) 사구체 손상 및 (4) 간질 손상으로 분류할 수 있다. 시스플라틴의 초기 효과는 RBF와 다뇨증의 감소로 전해질 배설 증가와 동시에 발생한다. GFR은 혈관 수축에 의해 생성되고 효소 요증에 의한 세뇨관 손상이 뒤따른다. 랫드에서 AKI와 연관된 주요 세포 표적은 근위세뇨관 S_3 분절이지만, 인간에서는 S_1 및 S_2 분절, 원위세뇨관 및 집합관이 영향을 받을 수 있다. 시스플라틴은 전달체의 기능뿐만 아니라 DNA 합성 억제를 통해 신독성을 나타낼 수 있다. 또한 시스플라틴은 미토콘드리아의 기능손상을 유도하는 것으로 알려져 있으며

mitogen-activated protein kinase family에서 많은 경로를 활성화시킨다.

조영제 조직 조영에 사용되는 요오드화 조영제는 현저한 삼투압(> 1200 mOsm/L)을 가지며 특히 기존의 신장 기능 장애, 당뇨병 또는 심부전 환자 또는 다른 신독성 약물을 사용하는 환자에서 신독성이 있다. 새로운 비이온성 조영제(예: 이오트롤[iotrol] 및 이오파미돌[iopamidol])는 신독성이 낮다. 이 약제의 신독성은 혈역학적 변화(혈관 수축)와 세뇨관 손상(ROS를 통한)에 기인한다.

참고문헌

Brenner BM, Rector FC (eds.): *Brenner and Rector's The Kidney*, 9th ed. Philadelphia, PA: Saunders Elsevier, 2011.

Fogo AB, Kashgarian M: *Diagnostic Atlas of Renal Pathology: Expert Consult*, 2nd ed. Philadelphia, PA: Elsevier Saunders, 2011.

Tarloff JB, Lash LH (eds.): *Toxicology of the Kidney*, 3rd ed. Boca Raton, FL: CRC Press, 2005.

연습문제

1. 신장은 다음을 제외하고는 모두 관련이 있다:
   - **a.** 레닌의 합성
   - **b.** 산-염기 균형
   - **c.** 전해질의 재흡수
   - **d.** 세포 외액의 조절
   - **e.** 안지오텐신 유리

2. 다음 중 네프론의 여과물 형성에 기여하지 않는 것은?
   - **a.** 모세혈 정수압
   - **b.** 사구체 모세 혈관벽의 양전하
   - **c.** 사구체 모세 혈관벽의 수분 투과성
   - **d.** 콜로이드 압착 압력
   - **e.** 여과 슬릿의 크기

3. 다음 중 헨레 고리의 특징이 아닌 것은 무엇인가?
   - **a.** 여과된 Na^+ 및 K^+의 재흡수가 있다.
   - **b.** 얇은 하행 가지의 세동맥 액체는 신장 간질과 같은 삼투압이다.
   - **c.** 물은 얇은 상지에서 자유롭게 통과할 수 있다.
   - **d.** Na^+와 Cl^-는 얇은 상지에서 재흡수된다.
   - **e.** 두꺼운 상지는 물이 통과하지 못한다.

4. 비록 신장이 전체 체질량의 0.5%를 차지하지만, 휴식을 취하는 심장 박동수의 대략 얼마를 받을 수 있나?
   - **a.** 0.5~1%
   - **b.** 5%
   - **c.** 10%
   - **d.** 20~25%
   - **e.** 50~60%

5. 다음 중 신장이 독성에 노출된 후에 가장 많이 발생할 수 있는 것은?
   - **a.** 영향을 받지 않은 신장에서 GFR은 감소할 것이다.
   - **b.** 네프론에서 밀착연접 완전성이 증가한다.
   - **c.** 감염되지 않은 세포는 위축과 증식을 겪는다.
   - **d.** 임상 검사에서 정상적인 신장 기능이 나타날 가능성이 있다.
   - **e.** 사구체세뇨관의 균형이 상실된다.

6. 만성 신부전은 일반적으로 다음과 같은 결과를 가져오지 않는다:
   - **a.** 생존 가능한 네프론의 GFR 감소
   - **b.** 사구체 경화증
   - **c.** 세뇨관 위축
   - **d.** 증가된 사구체 압력
   - **e.** 변화된 모세 혈관 투과성

7. 신장에 대한 독성에 관한 다음의 진술은 모두 사실이다. 예외는:
   - **a.** 세뇨관액에 독소가 집중되면 독소가 세뇨관 세포로 확산될 가능성이 높아진다.
   - **b.** 전신 순환계의 약물은 비교적 많은 양이 신장으로 전달된다.
   - **c.** 원위세뇨관은 독성물질로 유발된 신장 손상의 가장 흔한 부위이다.
   - **d.** 사구체 내의 면역 복합체 침착은 사구체신염을 유발할 수 있다.
   - **e.** 항생제 및/또는 항진균제는 여러 위치에서 네프론의 기능에 영향을 미친다.

8. 다음의 검사 결과 중 어느 것이 근본적인 신장 문제와 정확히 일치하지 않나?
   - **a.** 증가된 소변량—ADH 합성의 결함
   - **b.** 당뇨—근위 세뇨관에서의 재흡수의 결함
   - **c.** 단백뇨—사구체 손상

d. 단백뇨—근위세뇨관 손상
e. 브러시-보더 효소—사구체신염

9. 신세포 손상은 일반적으로 다음 중 어느 메커니즘에 의해 중재되지 않는가?
a. 막 완전성의 손실
b. 미토콘드리아 기능의 손상
c. 증가된 세포질 Ca^{2+} 농도
d. 증가된 Na^+,K^+-ATPase 활성
e. 캐스파아제의 활성화

10. 다음 중 신독성 물질과 관련하여 틀린 것은 무엇인가?
a. 수은 중독은 근위세뇨관 괴사 및 급성 신부전으로 이어질 수 있다.
b. 시스플라틴은 DNA 합성을 억제하는 능력 때문에 신독성을 일으킬 수 있다.
c. NSAIDs의 만성적인 섭취는 신독성을 가져오며 이는 시간이 지남에 따라 되돌릴 수 있다.
d. 암포테리신 B의 신독성은 ADH 내성 다뇨증을 유발할 수 있다.
e. 아세트아미노펜은 신장 사이토크롬 P450에 의한 활성화를 통해 신독성이 된다.

호흡기 독성 반응

Toxic Responses of the Respiratory System

15장

George D. Leikauf

15.1 호흡기의 구조와 기능
- 15.1.1 구강/비강 통로
  - 구조
  - 감각 기능
  - 자극성, 감온성 및 기계감각 기능
- 15.1.2 전도 기도
  - 구조
  - 점액섬모 청소 및 항균 기능
- 15.1.3 가스 교환 영역
  - 구조
  - 기능

15.2 호흡기에서의 대사

15.3 화학물질에 의한 폐 손상 병리의 일반 원칙
- 15.3.1 독성 흡입제, 가스 및 선량 측정
- 15.3.2 국소적인 입자 침착
- 15.3.3 침착 기전
- 15.3.4 입자 청소
  - 코 청소
  - 기관/기관지 청소
  - 폐포 청소

15.4 폐 손상에 대한 급성 반응
- 15.4.1 삼차신경 매개 기도 반사
- 15.4.2 기관지 수축, 기도 과민성 및 신경성 염증
- 15.4.3 급성 폐 손상(폐부종)

15.5 폐 손상에 대한 만성 반응
- 15.5.1 만성 폐쇄성 폐질환
- 15.5.2 폐암
- 15.5.3 천식
- 15.5.4 폐섬유증

15.6 인간의 폐 손상을 유발하는 약물

15.7 독성 폐 손상의 평가
- 15.7.1 인간 연구
- 15.7.2 동물 연구
  - 흡입 노출 시스템
  - 실험동물의 폐 기능 검사
  - 형태학적 기법
  - 폐 세척 및 폐부종
- 15.7.3 In Vitro 연구
  - 분리된 관류 폐
  - 기도 미세해부 및 기관 조직 배양 시스템
  - 폐세포 배양

요점

- 흡입된 생체 이물질(xenobiotics)은 흡수 후 폐 조직에 직접 또는 멀리 있는 장기에 영향을 미친다.
- 수용성은 가스가 얼마나 깊이 폐에 침투하는지의 여부를 결정하는 결정적인 요인이다.
- 입자 크기는 일반적으로 입자 또는 에어로졸이 침착하는 기도의 영역을 결정하는 중요한 요소이다.
- 폐는 다른 조직에서 식별된 생체 이물질 대사에 관여하는 효소의 대부분이 포함되어 있다.
- 천식은 자극물질 노출에 대한 반응으로 기관지 평활근의 반응성이 증가하는 것을 특징으로 한다.
- 폐기종에서, 가스 교환 표면적이 파괴되면서 넓어지고 과도하게 팽창된 폐는 더 이상 효과적으로 산소와 이산화탄소를 교환하지 못한다.

화학물질이 흡입을 통해 신체로 유입되면, 독성물질은 호흡기와 다른 기관을 파괴할 수 있다. 호흡 기관은 혈액에 함유된 인자의 표적이 될 수 있다. **흡입 독성**(*inhalation toxicology*)은 노출 경로를 의미하는 것이며, 반면 **호흡 독성**(*respiratory toxicology*)은 표적 장기 독성을 의미한다. 폐 조직은 유기화합물의 대사 산물에 의해 직접적 또는 이차적으로 상해를 입을 가능성이 있다. 그러나 많은 독성 흡입제의 가장 중요한 효과는 과도한 산화적 부담을 폐에 가하는 것이다.

15.1 호흡기의 구조와 기능

15.1.1 구강/비강 통로

구조 기도는 상부 호흡기(목 위 흉강외 기도)와 하부 호흡기(기도 및 인두 아래 폐 실질)로 나눌 수 있다(**그림 15.1**). 상부 호흡 기도는 콧구멍이나 입부터 인두까지이며 들어오는 공기에 전도, 가열, 가습, 필터링 및 화학감각(chemosensing)의 기능을 수행한다. 비강을 떠나면서, 공기는 약 33℃로 가온되고 약 98%의 수분으로 가습된다. 수용성 기체가 매우 효율적으로 흡수되면서 공기는 비강 내에서 여과된다. 비강에서는 또한 코 점막에 충돌 또는 확산에 의해 침착할 수 있는 입자를 여과한다.

감각 기능 하부 호흡 기관으로 공기를 전도, 조절 및 필터링하는 것 외에도, 구강/비강 통로의 주요 기능은 화학 감각이다. 코 상피세포는 cytochrome P450과 다른 효소에 의해 많은 외부화합물을 대사시킬 수 있다. 인간은 5,000가지 이상의 냄새를 구별할 수 있다. 냄새 감지를 통해 개체 보호를 할 수 있으며, 회피 행동을 유도할 수 있다. 누출을 감지하여 화재나 폭발을 방지하는 것을 돕기 위해, 냄새가 나는 물질을 소비자가 사용하는 무색이나 거의 무취의 가스에 첨가할 수 있다(예: mercaptan을 methane에 첨가).

비강의 화학감각 기능은 다양한 전문화된 수용체에 의해 매개되며, (1) 후각 수용체, (2) trace amine-associated receptor(TAAR), (3) 막 guanylyl cyclase GC-D 수용체, (4) vomeronasal 수용체 및 (5) formyl peptide 수용체(FPR) 등의 subtype이 있다.

후각 상피는 비강의 상부에 위치하는 특수화된 화학적 후각 뉴런을 포함한다. 비강 통로의 이 영역에서의 공기흐름은 보통 낮기 때문에, 냄새를 맡기 위해 하는 흡입하는 행동은 감각을 높일 수 있다. TAAR은 해산물과 부패한 냄새에 있는 미량 아민을 감지한다. 미량 아민은 발효와 부패 시 생성될 수 있다. GC-D 수용체는 후각신경 세포의 섬모에 위치하고 natriuretic peptide, 소변의 uroguanylin, guanylin을 감지한다. 설치류에서 이 수용체는 사람과 다른 영장류에서 맡지 못하는 이산화탄소를 감지한다. Vomeronasal 수용체는 후각 뉴런과 별개이지만 후각 뉴런과 가까이 있다. 그들은 비휘발성 화학물질과 같은 고분자량 물질 자극을 감지할 수 있다. FPR은 또한 vomeronasal 시스템의 일부이며 세균 또는 미토콘드리아 포르밀화 펩티드를 검출하는데, 이는 병원균이나 병원성 상태를 감지하는 것으로 추정된다.

자극성, 감온성 및 기계감각 기능 냄새 감지뿐만 아니라, 자극성 화학물질, 추위와 고온 또는 기계적 스트레스의 감지는 이에 대한 노출을 제한하도록 할 수 있는 보호 메커니즘이 될 수 있다. 자극성 물질을 인식하는 주요 신경 말단인 화학 통각수용기(nociceptor)는 온도 및 기계적 스트레스도 감지한다. Transient receptor potential(TRP) 채널과 미각 수용체라는 두 단백질군이 상부 호흡 기관에서 이러한 기능을 수행한다. TRP 채널은 칼슘, 마그네슘 및 나트륨을 포함한 양이온을 투과할 수 있는 이온 채널이다. 이 수용체는 다양한 천연 성분, 통증 자극 및 열에 민감하다. 미각 수용체를 함유하는 맛봉오리(taste bud)는 염분, 신맛, 단맛, 감칠맛(글루타민산 및 뉴클레오티드), 쓴맛을 구분한다.

15.1.2 전도 기도

구조 하부 호흡기의 시작 부분에는 말하기(발성)를 담당하는 후두가 있다. 하부 호흡기 기도는 근위(기관 및 기관지) 및 원위(세기관지)로 나눌 수 있다. 기도는 두 갈래로 나누어지며, 직경은 감소하면서 개수는 2개인 기관지가 기도를 이어가고 있다. 연골성인 기관지가 비연골성인 세기관지(bronchiole)로 바뀌는 전환 부위가 있고, 가스 교환 영역, 호흡세기관지, 폐포로 연결된다. 세기관지 상피에서는 점액 생산 세포 및 분비샘이 없어지고 bronchiolar secretoglobin cell(BSC)이 나타난다. 기류가 변화하는 한 가지 방법은 기도를 둘러싸고 있는 평활근에 의한 것이며, 미주신경을 통한 자율신경 지배하에 있다.

점액섬모 청소 및 항균 기능 사람에서는 근위기도와 비강 일부가 섬모세포, 점액세포 및 기저 세포(basal cell, 그림

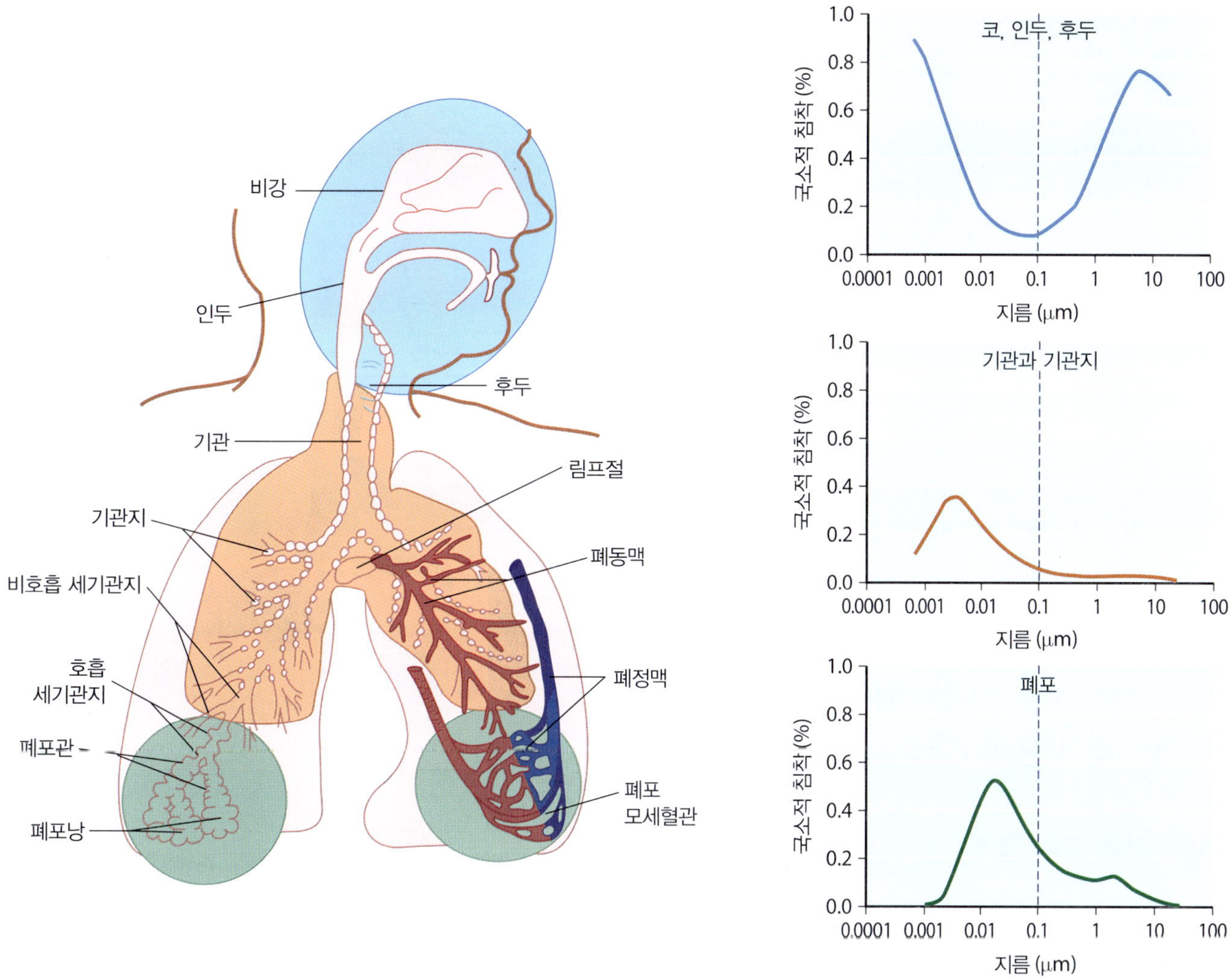

그림 15.1 코 호흡 중 인간 기도의 코/인두, 기관/기관지 및 폐포 영역에서 흡입 입자 침착 예측 분획. (J. Harkema 허가하에 사용.)(Oberdorster G, Oberdorster E, Oberdorster J: Nanotoxicology: an emerging discipline evolving from studies of ultrafine particles, *Environ Health Perspect*, 2005, Jul;113(7):823-839. 허가하에 사용.)

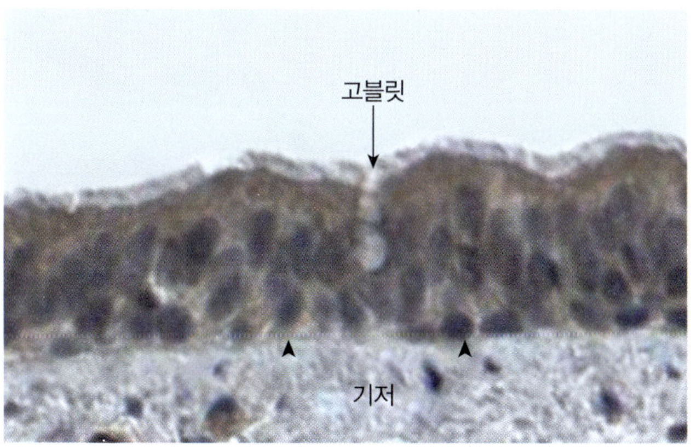

그림 15.2 비강, 기관 및 기관지의 거짓중층(pseudostratified) 호흡상피층. 표면에는 주로 섬모상피세포가 있고 기저막에 닿아 있거나 떨어져 있다. 또한 표면에는 표면 점액세포(goblet cell, 화살표), 기저세포(basal cell, 화살촉)도 있다. [The Human Protein Atlas 허가하에 수정해서 사용(www.proteinatlas.org).]

15.2) 등 여러 특수 세포를 포함된 거짓중층(pseudostratified) 호흡기 상피로 덮여 있다. 이러한 세포는 함께 작용하여 점액층을 형성하고, 흡입된 물질을 포착하여 점액섬모 청소로 제거한다. 기도의 점액섬모 청소가 최적으로 작동하기 위해서는 이온 수송, 액체 및 점액의 조절이 함께 잘 조정되어야 한다. 기도 내강으로 액체를 이동시키려면 염소이온 채널 및 cystic fibrosis transmembrainc regulator가 필요하며, 내강 밖으로 물을 이동시키기 위해서는 나트륨 채널이 필요하다.

섬모세포는 microtubule로 이루어진 돌출부를 가지며, 섬모에는 운동성(motile cilia)과 원발성(primary cilia)의 2종류가 있다. 운동성 섬모는 코와 폐에서 흡입된 유해 물질을 내보내기 위해 지속적인 운동으로 기계적인 힘을 발휘한다. 운동성 섬모는 또한 기계감각 및 화학감각 기능을 보이며 기계적 스트레스, 열, 산성 pH 및 내인성 및 합성 작용제(agonist)에 반응할 수 있다. 원발성 섬모는 흔히 감각 소기관으로서 작용한다.

장액성 세포(serous cell)는 점성이 비교적 적은 액체를 가지고 있다가 분비하며, lysozyme과 lactotransferrin 등의 항균 단백질도 풍부하다. 이 세포는 또한 항균단백질인 BPIF2(다른 이름으로 SPLUNC2)도 가지고 있다. Secretory leukocyte proteinase inhibitor(SLPI)는 serine proteinase inhibitor로서 점막하 기관지샘 세포와 섬모가 없는 상피세포에 의해 폐에서 국소적으로 만들어진다. SLPI의 주요 기능은 호중구 elastase와 다른 단백분해효소의 억제이며 항균 기능을 가질 수도 있다.

또 다른 기도 분비세포로는 이전에 클라라 세포(Clara cell)라고 불리던 bronchiolar secretoglobin cell(BSC)이다. Secretoglobin의 폐에서 역할은 잘 알려져 있지는 않지만 phospholipase A2를 저해하고 염증을 억제하는 것으로 알려져 있다. 사람에서는 BSC가 주로 원위기도에서 발견되며 조직 줄기세포로서 역할을 할 수 있다.

15.1.3 가스 교환 영역

구조 가스 교환 영역은 말단 기관지, 호흡 기관지, 폐포관, 폐포, 혈관 및 폐 간질로 구성된다(**그림 15.3**). 가스 교환은 폐포에서 일어나며 폐실질 전체 부피의 약 85%를 차지한다. 성인의 폐에는 3억~5억 개의 폐포가 포함되어 있는 것으로 추정된다. 모세혈관, 혈장 및 혈액 요소는 상피, 간질 및 내피 성분에 의해 형성된 얇은 조직층에 의해 공기 공간으로부터 분리된다.

폐포 상피는 두 종류의 세포, 폐포 I형 및 II형 세포로 구성된다(**그림 15.4**). 폐포 I형 세포는 폐포 표면의 약 95%를 차지하므로 폐포에 침투하는 유해 물질에 의한 손상을 받기 쉽다. 폐포 I형 세포는 가스 교환을 많이 할 수 있도록 약화된 세포질을 가진다. 폐포 II형 세포는 계면활성제, 지질 혼합물 및 4종의 계면활성제 관련 단백질을 생산 및 분비하며, 체세포분열을 거쳐 손상된 I형 세포를 대체할 수 있다. 계면활성제 단백질 B와 C는 양친매성(amphipathic)이며, 표면장력을 저하시키는 분비 지질 단층(monolayer)의 확산을 도와준다. 계면활성제 단백질 A1, A2, D는 콜렉틴(collectin)이라는 C형 렉틴 서브패밀리의 일원이며, 병원체에 대한 방어를 한다. 계면활성제 단백질 A1 및 A2는 지질 구조를 변화시키지는 않지만, lipopolysaccharide(LPS) 및 각종 미생물 병원체에

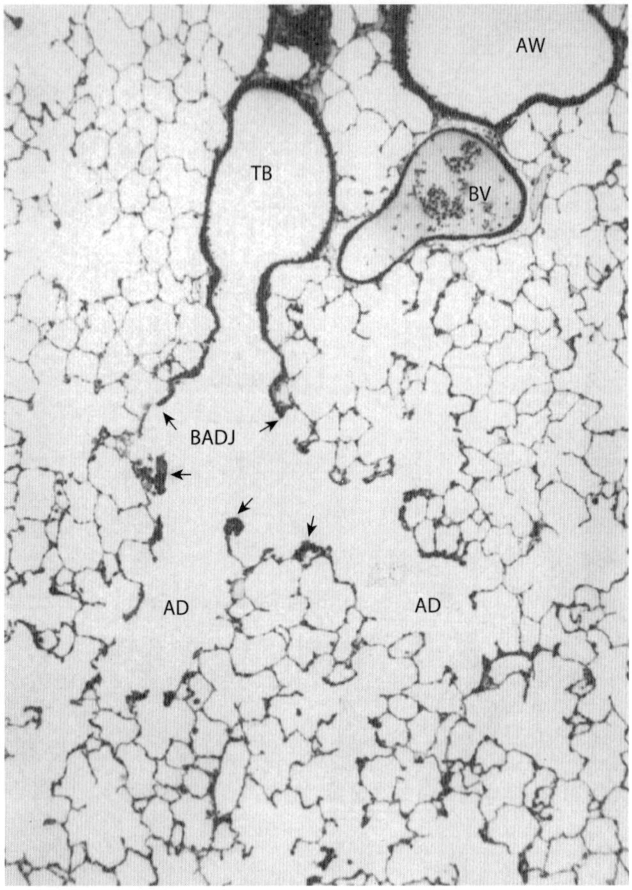

그림 15.3 폐의 중심부(환기 장치). 기도(airway, AW)와 혈관(blood vessel, BV; 세동맥)은 종말세기관지(TB)에 근접하고 있다. 종말세기관지는 bronchiole-aveolar duct junction(BADJ)과 폐포관(AD)으로 이어진다. 석면 섬유에 대한 짧은 노출(4시간) 후에 BADJ 가까이 있는(화살표가 있는) 폐포 중격 팁(alveolar septal tip)이 두꺼워져서 섬유 침착이 국소화되었음을 나타낸다. 오존과 같은 다른 흡입제도 같은 장소에 병변을 일으킨다. (Dr Kent E. Pinkerton, University of California, Davis 허가하에 사용.)

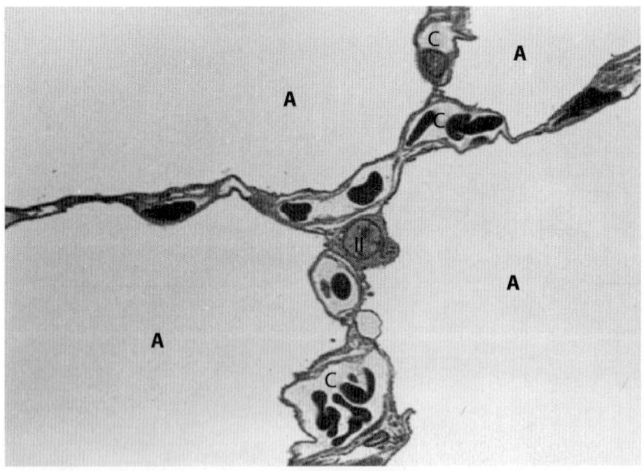

그림 15.4 폐의 폐포 영역. (A) 폐포는 납작한 I형 폐포세포와 때로는 둥근 II형 폐포세포(II)로 구성된 폐포 중격 벽의 얇은 공기-혈액 조직 장벽에 의해 구분된다. 작은 간질 공간에 의해서 상피와 모세혈관벽(C)을 형성하는 내피가 분리된다. 폐가 손상되면 간질 공간이 확대되어 가스 교환을 방해한다. (Dr Kent E. Pinkerton, University of California, Davis 허가하에 사용.)

결합하여 폐에서의 제거를 증가시킨다. 계면활성제 단백질 D는 폐 염증의 억제 및 바이러스, 곰팡이 및 세균 병원체에 대한 숙주 방어에도 필요하다.

기능

환기—폐의 주요 기능은 가스 교환이며, 이는 환기(ventilation), 관류(perfusion) 및 확산으로 이루어진다. 흡기 동안 흉곽이 확대되고 횡격막이 아래로 움직일 때, 신선한 공기는 상기도와 전도 기도를 통해 폐 말단으로 이동된다. 폐는 수동적으로 팽창된다. 산소가 혈액 속으로 혈액 속의 이산화탄소가 폐포 공간으로 확산된 후에, 공기(이제는 CO_2가 풍부한)가 호기에 의해 배출된다. 흉벽과 횡격막의 이완은 흉곽 내부 용적을 감소시키며, 폐 실질의 탄성 섬유는 반동하고 공기는 폐포 영역에서 기도를 통해 배출된다. 폐의 탄성 특성을 방해하는 것, 예를 들면 폐기종 시 발생하는 탄성 섬유의 변화와 같은 것은 환기에 악영향을 미친다. 마찬가지로 천식의 경우에는 전도 기도의 직경을 감소시켜서 환기를 저해한다.

폐 기능은 연령이나 질병에 의해 변화하고 폐활량계(spirometer)로 측정할 수 있다(그림 15.5). 총폐용량(total lung capacity, TLC)은 인체의 폐가 팽창했을 경우의 총 공기량을 의미하며 4~5 L(여성) 6~7 L(남성)이다. 최대 호기 후 폐는 1.1 L(여성)과 1.2 L(남성)의 공기가 남아 있으며 이를 잔기량(residual volume, RV)이라 한다. 폐활량(vital capacity)은 최대 흡기 및 호기 중에 폐로 들어오고 나가는 공기량으로 3.1 L(여성) 및 4.8 L(남성)이다. 일회호흡량(tidal volume, TV)은 평상시의 호흡에서 들어오고 나오는 공기량을 의미하며 VC의 아주 작은 부분을 차지한다. 휴식 중인 사람의 TV는 한 번의 호흡당 약 0.5 L이다. 호흡 빈도는 분당 12~20회이다. (따라서 휴식 중 환기량은 약 6~8 L/분이다.)

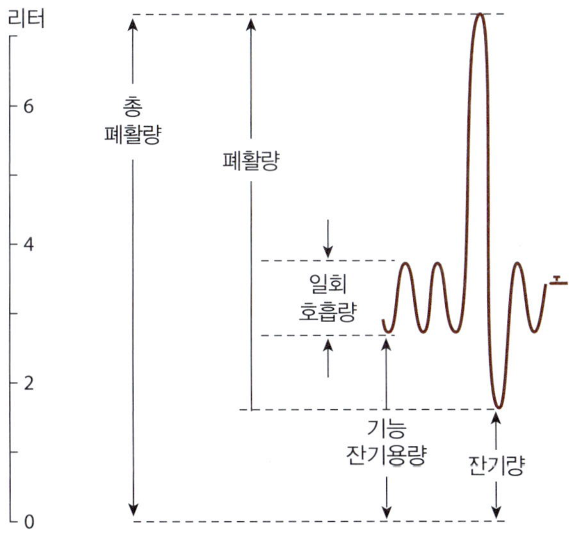

그림 15.5 **폐 용적을 측정하는 폐활량계 판독 값.** 총폐용량은 팽창된 인간 폐의 공기 총량이다. 최대 호기 후, 폐에는 소량의 공기가 남아 있는데 이를 잔기량이라 한다. 공기량은 최대 흡기 및 호기 중에 폐에 들어오고 나가는 공기의 부피를 폐활량이라 한다. 일회호흡량은 평상시 숨을 쉴 때마다 폐에 들어오고 나가는 공기량이다. 기능잔기용량(functional residual capacity) 및 잔기량은 폐활량계로 측정할 수 없다.

폐활량측정법은 개인이 최대한 흡입한 후 최대한 빨리 호흡을 내쉬는 시험이다. 1초 동안 내쉬는 공기량을 1초 forced expiratory volume(FEV1)라고 하며, 내쉬는 총 공기량을 forced vital capacity(FVC)라고 한다. FEV1/FVC 비율은 반동 능력과 폐 기도 폐색의 척도이며, 건강한 사람의 FEV1/FVC = ~ 80%이다.

관류—폐는 우심실에서 나오는 전체 혈류, 즉 심박당 약 75 mL의 혈액을 받는다. 높은 CO_2 및 낮은 O_2를 갖는 혈액은 폐동맥을 통해 폐로 이동하고 폐정맥을 통해 높은 O_2 및 낮은 CO_2를 가진 채로 폐를 나온다. 기관지는 폐동맥이 아닌 다른 동맥을 통해 O_2가 풍부한 혈액이 공급된다. 혈액으로 운반되는 상당한 양의 독성 화학물질이 폐로 운반될 수 있다. 화학물질을 피하에 (피하 주사) 또는 말초 정맥에 직접 도입하면 (정맥 주사) 정맥관을 통해서 우심실로 이동하여 다른 기관 조직에 분포되기 전에 폐에 먼저 접촉하게 된다.

확산—가스 교환은 전체 폐포 표면에 걸쳐서 이루어지며, 이는 약 140 m^2의 면적에서 공기 중 독성 화학물질과의 접촉이 발생한다는 것을 의미한다. 이 표면적은 소장(~250 m^2)에 이어 두 번째로 크며 피부(~2 m^2)보다 상당히 넓은 것을 알 수 있다. 산소는 일반적으로 방해받지 않고 폐 모세혈관을 통과하여 적혈구로 확산된다. 이 과정을 저해할 수 있는 급성적인 상황으로는 폐포 또는 간질 공간에 액체가 모이거나 폐 계면활성 시스템이 파괴되는 것 등이 있다. 만성 독성이 확산을 저해하는 경우로는 비정상적인 폐포 구조 또는 콜라겐과 같은 세포외 물질이 비정상적으로 형성되고 간질 내의 침착되는 것 등이다.

15.2 호흡기에서의 대사

화학물질의 대사에 관여하는 기관으로 간만 생각하고 폐는 간과되는 경우가 많은데, 폐는 대사(biotransformation)에 상당한 기여를 한다(6장 참조). 전체 폐 cytochrome P450 (CYP) 활성은 간 활성의 약 10분의 1에서 3분의 1 사이이다. 그러나 일부 세포 타입의 비활성(specific activity)을 고려하면, 그 활성 차이는 2배에 불과하다. 세포 하나당 효소 활성으로 보면 코 점막의 대사 활성은 간보다 더 높다. 폐와 코 조직의 신진대사 능력은 몇 가지 세포 타입에만 집중적으로 있고, 이들은 호흡기의 특정 영역에만 제한된 분포를 가지며, 종마다 그 분포는 차이가 상당히 크다.

CYP monooxygenase 시스템은 몇 가지 폐세포에 집중되어 있다: BSC, 폐포 II형 세포, 대식세포 및 내피 세포이다. 이러한 세포 유형 중 BSC는 가장 많은 CYP를 가지고 있으며 그 다음으로 II형 폐포세포에 많이 있다. 전체 폐 CYP 중 BSC가 차지하는 비율은 종에 따라 다르며, CYP 아형과 기도의 어느 부위에 위치하느냐에 따라 다르다. 대부분의 종은 비강 조직에 CYP를 가지고 있으며 후각 점막에서 대부분 발현되며, 이는 흡입된 물질이 직접 뇌에 접촉하지 않도록 하는 역할을 한다.

2상(phase II) 효소는 glutathione-S-transferase(GST) (alpha, mu, pi), glucuronosyl transferase 및 sulfotransferase (SULT) 등이 있다. GST(및 glutathione)는 급성 및 만성 독성의 조절에 중요한 역할을 한다. 이러한 효소 시스템은 서로 조율하면서 활성이 합쳐지면서 독성이 나타날지를 결정하게 된다. 이러한 많은 효소의 조절은 전사 인자 nuclear factor erythroid-derived 2, like 2(일명 Nrf2)의 조율하에 이루어진다.

해독 가능성의 주요 결정 요인은 폐에서 glutathione의 세포내 위치와 이를 합성할 수 있는 능력일 것이다. 폐 GST 아형의 분포는 폐 부위에 따라 다르며, 설치류 간 GST 활성의 5~15%, 인간 간 GST 활성의 약 30%이다. GST 유전자 다형성(polymorphism)은 폐암 발병 위험 증가 연관되어 있을 가능성이 높고, 특히 흡연자에서 연관성이 크다.

15.3 화학물질에 의한 폐 손상 병리의 일반 원칙

15.3.1 독성 흡입제, 가스 및 선량 측정

흡입 독성에서 노출은 농도(단위 공기당 화합물 양)로서 측정된다. 일반적으로 독성이 강한 화합물은 mg/m^3 또는 $\mu g/m^3$의 농도에서 유해 작용을 일으킬 수 있다. 참고로 1 m^3는 1,000 L이다. 가스의 경우 농도는 공기의 부피에 대한 가스 부피, 즉 ppm 또는 ppb로 나타낼 수 있다. 이것은 가스의 부피를 결정하는 이상적인 가스 법칙을 이용하여 단위 공기 질량으로부터 계산할 수 있다. 노출은 장기, 세포, 세포내 타깃에 대한 용량(단위당 화합물질 양)과 동등하지 않다는 것에 주의하는 것이 중요하다.

기도에서의 가스 침착 부위에 따라 독성의 패턴이 달라진다. 호흡기 조직에서의 용해도, 확산 계수, 대사/반응성, 그리고 호흡 속도는 특정 가스가 폐에 얼마나 깊이 침투하는지의 여부를 결정하는 중요한 요인이다. SO_2와 포름알데하이드와 같이 수용성이 높은 가스는 투여량이 매우 높은 경우를 제외하고, 코보다 (코호흡 동안) 더 깊숙히 침투하지 않기 때문에 랫드의 폐(랫드는 코호흡만 한다)는 비교적 무해하다. 오존과 NO_2와 같이 비교적 불용성인 가스는 폐에 깊숙히 침투하여 작은 기도와 폐포(centriacinar region)에 도달하고 거기서 독성 반응을 유발할 수 있다. CO 및 H_2S와 같은 불용성이 높은 기체는 효율적으로 호흡기도를 통과하고 폐 혈류를 통해서 몸 전체에 분포할 수 있다. 폐에서의 가스 진입 및 침착에 대한 수학적 모델은 폐 병변 부위를 상당히 정확하게 예측한다. 이 모델은 실험동물에서 발견된 연구 결과를 인간에게 외삽하는 데 유용할 것이다.

15.3.2 국소적인 입자 침착

입자 크기는 입자가 기도 어느 부위에 침착하는지 결정하는 중요한 요소이다. 호흡기 독성에서 에어로졸(공기 중에 분산된 고체 또는 액체 입자)에는 먼지, 증기, 안개, 연무, 스모그 등이 있다(먼지 1.0 μm 이상, 스모그 0.01~50 μm 이상). 더 작은 사이즈의 에어로졸은 마이크로미터보다 작은 입자, 나노미터 입자 또는 나노입자가 포함된다. "에어로졸" 또는 "입자"는 이런 여러 형태를 모두 포함하는 용어이다.

상기도는 매우 크거나(>10 μm) 매우 작은(<0.01 μm)(그림 15.1)이라는 입자를 제거하는 데 매우 효율적이다. 코 호흡 시에는 일반적으로 1~10 μm의 입자가 상부의 코 인두 영역 또는 대형 기도 상부에 침착한다. 구강 호흡시, 기관지 기도 및 폐포 영역에서 이 크기의 입자 침착이 증가할 수 있다. 더 작은 입자(0.001~0.1 μm)도 기관/기관지 영역에 침착될 수 있다. 0.003에서 5 μm 범위의 입자는 작은 기도로 운반되어 폐포 영역에 침착될 수 있다.

특정 크기의 입자가 어느 부위에 침착하느냐는 호흡 패턴에 따라 달라질 수 있다. 흡입하고 나서 침착하기까지 입자의 크기는 달라질 수도 있다. 흡습성(즉, 수분을 쉽게 흡수하는)인 재료, 예를 들면 염화나트륨, 황산, 글리세롤 등은 상기도 및 하부 호흡기의 온화하고 포화된 공기 속에서 물을 흡수하고 크기가 커진다.

15.3.3 침착 기전

기도는 감입(impaction), 차단(interception), 침강, 확산, 정전기적 침착(양전하 입자만)에 의해 침착(deposition)된다(그림 15.6). 감입은 상기도 및 큰 근위 기도에서 일어난다. 누적 직경이 큰 기도보다 작기 때문에 기도가 작은 원위기도가 공기흐름이 빠르다. 인간은 대부분 > 10 μm의 입자가 코 또는 구강 인두에 침착하고 후두의 원위 조직에 침투할 수 없다. 2.5~10 μm 입자의 경우 감입은 기관/기관지 영역 상부의 침착 메커니즘이다.

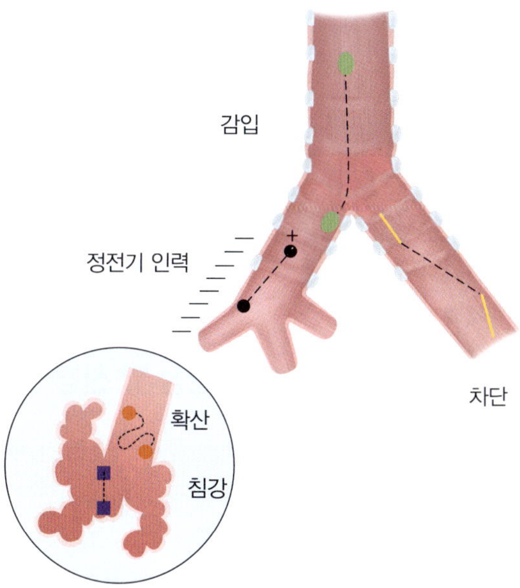

그림 15.6 호흡기의 입자 침착 기전. 감입은 상부 호흡기 및 빠른 기류가 흡입된 입자에 모멘텀을 주는 큰 근위 기도에서 발생한다. 입자의 관성 때문에 원래의 경로를 따라 계속 이동하여 기도 표면에 침착한다. 차단은 입자의 가장자리가 기도 표면에 닿을 수 있을 정도로 입자의 궤적이 표면 가까이에 가게 되는 경우에 일어난다. 침강은 기도가 작고 기류의 속도가 낮은 작은 기관지, 기관지 및 폐포 공간에서의 침착을 제어한다. 침강은 입자가 특정 구획(즉 폐포)에 머무르는 시간에 따라 증가하므로, 숨을 참으면 침강이 증가한다. 확산은 마이크로미터보다 작은 입자의 침착에 있어서 중요한 요인이다. 정전기적 침착은 양전하 입자의 부차적인 침착 기전이다. 기도의 표면은 음으로 하전되어 있어 양전하 입자를 끈다. (Lippmann M(ed): *Environmental toxicants human exposures and their health effects*. 3rd edition. New York, NY: Wiley; 2009의 허가하에 수정해서 사용.)

감입은 입자의 궤도가 표면에 가까이 가게 되어, 입자의 가장자리가 기도 표면에 접촉할 때 일어난다. 섬유 직경은 감입 및 침강에 의한 침착 확률을 결정하지만, 차단은 섬유의 길이에 의존한다. 따라서 직경 1 μm 및 길이 200 μm 섬유는 감입이 아니라 차단에 의해 기관지에 침착한다. 차단은 또한 기관/기관지 영역 마이크로미터 이하 크기의 입자에서 중요한데, 이 부위에서 관성 기류가 작은 크기의 기도 분기점 표면으로 공기량의 대부분을 불균형적으로 보내기 때문이다.

침강은 기도가 작고 기류의 속도가 낮은 작은 기관지, 세기관지 및 폐포 공간에서 침착을 제어한다. 공기 저항과 부력은 입자에 위쪽 방향으로 작용하고 중력은 입자에 대해 아래쪽 방향으로 작용한다. 이러한 힘은 결국 입자가 공기를 통해 이동할 때 균형을 이루며 입자를 고정시킨다. 공기 역학 지름이 ≤ 0.5 μm일 때 침전은 입자 침착의 중요한 경로가 아니다 침전은 입자가 특정 구획(즉, 폐포)에 머무르는 시간에 의존하고, 숨을 참고 있으면 증가될 수 있다.

공기 입자의 확산은 마이크로미터보다 작은 입자의 침착에 있어서 중요한 요인이다. 입자가 기체 중을 이동하는 거리는 충돌하는 기체 분자의 모멘텀에 대한 입자의 질량 비율에 의존적이며, 따라서 큰 입자는 거의 이동하지 않고 나노 입자는 광범위하게 이동한다. 확산은 0.5 μm 이하의 입자에 대해 코, 기도, 폐포에서의 중요한 침착 기전이다. 나노미터 입자(0.1 μm 이하) 또한 상기도에서 확산에 의해 비교적 효율적으로 포착된다. 상부기도를 넘어 침입하는 입자는 기관지 영역 및 심층기도에 침착하는 것이 가능하다.

정전기적 침착은 양전하 입자의 부차적인 침착 메커니즘이다. 기도의 표면은 음전하로 하전되어 있어 양전하 입자를 끌어당긴다. 새롭게 파쇄된 광물 분진 입자 및 물방울에서 증발되어 실험실에서 생성되는 에어로졸은 상당한 정전기적 이동성을 가질 수 있다.

TV가 해부학적 데드 스페이스의 양(즉, 가스 교환이 일어나지 않는 전도 기도의 양)의 2~3배인 조용한 호흡 중에는, 흡입된 입자의 대부분이 호기에 나갈 수 있다. 운동 중에는, 더 빠른 속도로 더 큰 용적이 흡입되면서 큰 기도에서 감입, 작은 기도/폐포에서 침강과 확산이 증가한다. 숨을 참고 있으면 침강 및 확산에 의한 침착도 증가시킨다. 담배 연기는 직경의 중앙값(median)이 0.5~1.0 μm까지 커지는 니코틴 함유 입자의 흡습성 에어로졸이다. 따라서 흡입 끝에 흡연자가 숨을 참으면 폐포 침강을 증가시키고, 이로써 니코틴의 폐포 표면 전달 및 흡수되어 혈액으로 전달을 증가시킨다.

전도 기도의 직경을 변화시키는 요인은 입자의 침착을 변화시킬 수 있다. 만성 기관지염이나 폐렴 환자에서는 기도 표면의 유체가 상당히 두꺼워지고, 일부 영역에서 기도가 부분적으로 폐쇄된다. 이렇게 부분적으로 폐색된 기도를 통해 흐르는 많은 공기량에 의해 형성되는 Sonic jet[예를 들면, 천명(wheezing) 및 거품소리(rale)]은 작은 기도의 감입 및 확산에 의한 입자의 침착을 증가시킬 가능성이 있다. 기관지 수축을 유발하는 자극 물질은 근위 기관/기관지의 입자 침착을 증가시키는 경향이 있다.

15.3.4 입자 청소

폐의 방어는 입자 청소에 의존하며, 신속히 제거해서 폐 조직의 손상이나 국소 흡수가 가능한 시간을 단축하는 것이다. 그러나 입자의 청소가 몸 전체에서의 청소와 일치하지 않는다는 것을 기억하는 것이 중요하다.

코 청소 코 앞쪽에 침착된 입자는 닦거나 코를 푸는 것과 같은 외부적인 작용에 의해 제거된다. 코 뒤쪽에 침착된 입자는 점액섬모청소(mucociliary clearance)에 의해 제거되는데, 이는 점액을 성대문(glottis) 쪽으로 밀고 그 입자를 삼키게 되는 것이다. 수용성 입자는 기계적으로 제거되기 전에 용해되어 상피 및/또는 혈액에 들어갈 수 있다.

기관/기관지 청소 기관/기관지에 침착된 입자 또한 점액섬모청소에 의해 제거된다. 침착된 입자 이외에, 입자를 함유한 대식세포 또한 구인두로 이동하여 삼켜진다.

폐포 청소 폐포 영역에 침전된 입자는 전문화된 세포인 폐포 대식세포에 의해 제거된다. 폐 방어에는 선천면역과 적응면역(innate and adaptive immunity) 둘 다 관여한다(12장 참조). 대식세포는 선천면역을 실행하는 주요 실행 세포이며, 식균작용(phagocytosis)을 수행하는 능력은 다양한 대식세포 표면 매크로 분자와 수용체에 의한 외래세포 또는 손상세포의 인식에 의존한다. 식균작용은 (1) 입자의 세포막 결합: 인식 분자-수용체 상호 작용 또는 정전기력(비활성 물질)에 의한 비특이적 결합, (2) 세포 신호 전달을 개시하는 수용체 활성화, (3) 액틴 중합 및 조율된 세포골격 이동을 필요로 하며 (4) 입자 또는 섬유에 밀접하게 인접한 소포 막(vesicular membrane)이 닫히면서 phagosome을 형성하고, 이는 대식세포가 포식한 물질의 모양을 가진다.

15.4 폐 손상에 대한 급성 반응

15.4.1 삼차신경 매개 기도 반사

특정 가스 및 증기는 코의 신경말단 특히 삼차신경(trigeminal nerve)의 신경말단을 자극한다. 그 결과 더 이상의 노출을 피하거나 줄이기 위해 숨을 참거나 호흡 패턴의 변화가 생긴다. TRP 채널 수용체는 간질이기, 가려움 및 통증 코감각을 유발하는 많은 자극물질에 의해 활성화될 수 있다. Subfamily A 수용체는 acrolein, allyl isothiocyanate(와사비), allicin(마늘), cinamaldehyde, 염소, 오존 및 과산화수소 등 여러 가지 자극물질에 의해 활성화된다.

지속적인 노출을 피하지 못한다면 많은 산성 또는 알칼리성 자극제가 세포괴사를 일으키고 폐포벽의 투과성을 증가시킨다. 다른 흡입제는 더욱 문제가 될 수 있다. 고농도의 HCl, NO_2, NH_3, 또는 phosgene을 흡입하면 처음에는 호흡기에서 뚜렷한 손상을 거의 일으키지 않는다. 폐포 영역의 상피 장벽은 수 시간의 잠복기가 지난 후에 누출이 생기기 시작하여 폐포에 범람하고 종종 치명적인 지연된 폐부종을 유발한다.

오존과 같은 전형적인 반응성 분자는 상이한 병리 기전을 가진다. 오존이 폐 세포를 덮는 액체층을 넘어 침투할 가능성은 낮다. 대신 오존 병변은 자유라디칼 반응에서 발생하는 활성산소종에 의해 2차적 반응물이 생성되고 이러한 방식이 이어져 퍼져나간다.

15.4.2 기관지 수축, 기도 과민성 및 신경성 염증

큰 직경의 기도는 기관지 평활근으로 둘러싸여 있어 폐의 팽창과 수축 중에 기도의 근육긴장도와 직경을 유지한다. 기관지 평활근 긴장도는 보통 자율신경계에 의해 조절된다. 기관지 수축은 자극물질(acrolein), 담배연기, 대기오염물질, 콜린유사약물(아세틸콜린), 히스타민, 다양한 프로스타글란딘과 류코트리엔, substance P 및 산화질소에 의해 발생될 수 있다. 기관지 수축은 기도의 직경 감소 및 이에 따른 기류에 대한 저항 증가를 일으킨다. 특징적인 증상은 천명, 기침, 흉부 압박감, 호흡 곤란 등이 있다. 운동은 이러한 문제를 더 심화한다. 기도 저항에는 주로 큰 기관지가 관여하고 있기 때문에, 반사로 인한 기관지 수축을 유발하는 흡입화학물질은 일반적으로 중간 정도의 용해도를 가진 자극물질 가스이다.

15.4.3 급성 폐 손상(폐부종)

급성 폐 손상(성인 또는 유아의 호흡곤란 증후군; respiratory distress syndrome)은 폐포상피 및 내피 세포가 교란되고, 염증 세포가 유입되어 계면활성제 기능장애, 폐부종 및 무기폐(atelectasis)가 생긴다. 독성폐부종(toxic pulmonary edema)은 환기-관류의 관계를 변화시키고 구조적으로 정상적인 폐포조차 O_2와 CO_2의 확산 이송을 제한하는 폐 상해의 급성 삼출상(exudative phase)을 나타낸다. Acrolein, HCl, NO_2, NH_3, phosgene의 낮은 농도에 몇 시간 노출이 되면 폐포 장벽 기능을 손상시키고, 고농도에 노출되면 즉시 폐포가 손상되어 사망을 초래할 수 있다.

15.5 폐 손상에 대한 만성 반응

15.5.1 만성 폐쇄성 폐질환

점진적인 공기 흐름 장애로 특징 지어지는 만성 폐쇄성 폐질환(chronic obstructive pulmonary disease, COPD)은 기도(기관지염) 및 폐포에서의 병리상태를 포함한다. 만성 기관지염은 최소 3개월 동안의 객담 생성과 기침의 존재로 정의된다. 폐기종(emphysema)은 가스 교환 표면 영역이 파괴되면서 넓어지고 과도하게 팽창된 폐가 산소와 이산화탄소를 효과적으로 교환하지 못하게 된다. 이는 조직의 파괴와 공기를 포집하는 기능의 상실로 인해 일어나게 된다(그림 15.7). 사람 폐기종의 주요 원인은 담배 연기 흡입이지만, 다른 독물도 이 반응을 유발할 가능성이 있다. 독성물질 유발 폐기종의 특징은 중증 또는 재발성 염증이다.

폐기종의 발병 기전은 protease-antiprotease 불균형을 수반하고, 이는 폐실질 지지 결합조직 및 폐조직을 파괴하는 병변의 리모델링을 일으킨다. Alpha$_1$-antiprotease(alpha$_1$-antitrypsin)는 elastase와 같은 탄성물질 분해효소류(elastolytic enzyme)에 의한 무분별한 단백질 분해 소화에 대한 신체의 주요 방어 물질 중 하나이다. 흡연자에 대한 연구로부터 호중구(및 아마도 폐포 대식세포) elastase가 폐 엘라스틴을 분해하여 폐기종의 유발한다는 가설이 만들어졌다. 이 elastase는 주로 혈액에서 폐로 확산해 들어가는 α_1- antiprotease에 의해 기능이 저해된다. 개체가 나이를 거듭함에 임의의 탄성물질 분해 사건이 쌓이면서 폐기종성 변화가 발생할 수 있고, 정상적으로는 이는 노화와 관련이 있다. 독성물질은 염증 세

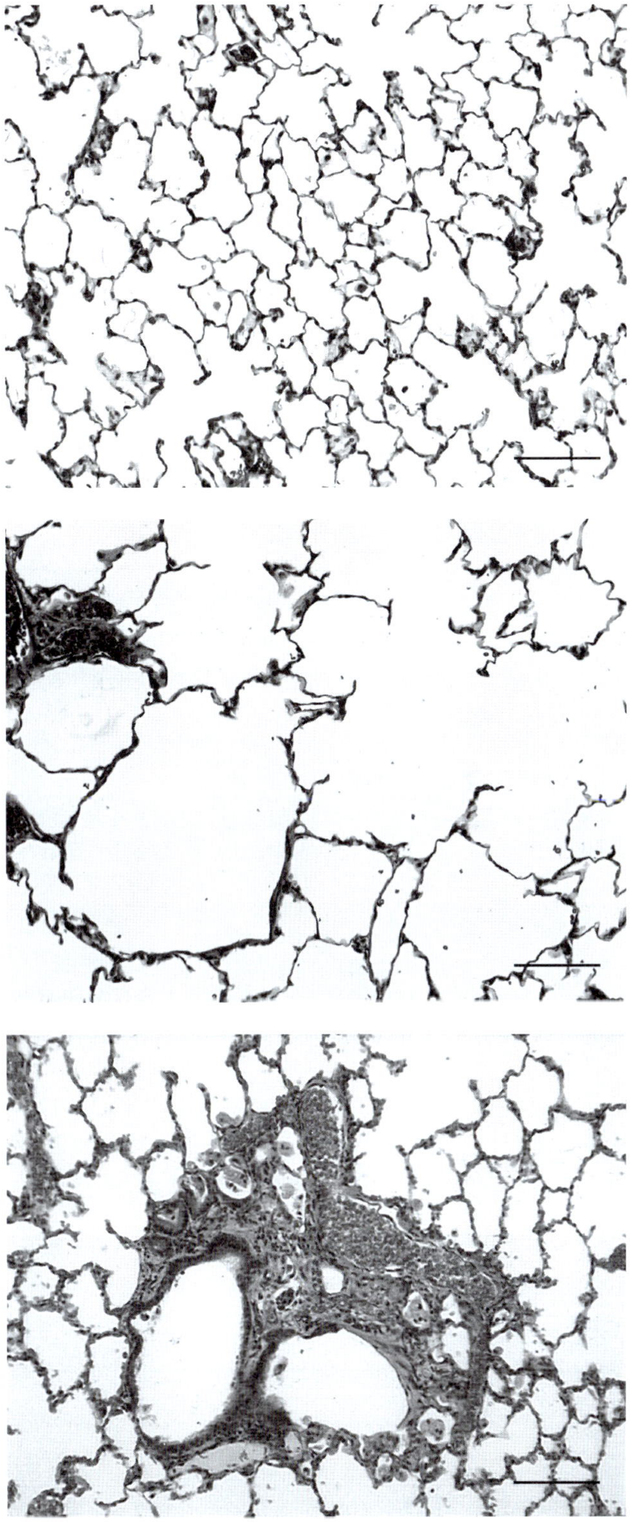

그림 15.7 랫드 폐에서 담배 연기가 유발한 기공 확대와 석면이 유발한 폐섬유증. 상단 패널: 정상 랫드 폐. **중간 패널:** 담배 연기(총 부유 미립자 물질 90 mg/m^3) 흡입 후 랫드 폐로 폐포의 광범위한 팽창(기종). **하단 패널:** chrysotile 석면에 노출된 지 1년 후의 랫드 폐. 혈관과 기도 주위에 결합 조직이 축적되어 있음을 주목(섬유증). 막대 길이: 100 μm. (Dr Kent E. Pinkerton, University of California, Davis.의 허가하에 사용.)

포를 유입시키고 따라서 호중구 elastase에 의한 부담을 증가시켜서 이 과정을 가속화할 수 있다.

15.5.2 폐암

폐암은 현재 남성과 여성 사이에서 암 사망의 주요 원인이 되고 있다. 후향성 및 전향성 역학 연구에서 담배 흡연과 폐암과의 관계가 분명하게 나타나고 있다. 비흡연자에 비해 폐암 발병 위험이 평균적인 흡연자는 10배, 심한 흡연자는 20배 높다. 다른 많은 인자도 폐암을 유발한다(표 15.1 참조).

인간의 폐암은 20~40년의 잠복기가 있을 수 있으며, 특정 노출과의 상관관계를 확립하는 것은 쉽지 않다. 폐암의 두 가지 주요 형태는 비소세포폐암(non-small-cell lung cancer)과 소세포폐암(small-cell lung cancer)이다. 비소세포폐암은 전체 폐암의 약 85%를 차지하며, 편평세포암(squamous cell carcimona), 선암(adenocarcinoma) 및 대세포폐암(large-cell lung cancer)으로 분류할 수 있다. 소세포폐암은 폐암의 약 15%를 차지한다. 폐암과 비교하여 상부 호흡기의 암은 흔하지 않다.

폐 발암의 잠재적 기전은 DNA 손상을 중심으로 하고 있다.

표 15.1 폐 손상 및 질병을 유발하는 약물

독성물질	질병	노출	급성 효과	만성 효과
Acrolein	급성 폐 손상, 만성 폐색성 폐질환	바이오매스 또는 뜨거운 기름 요리, 소방관, 환경 중 담배 연기, 물에 biocide 처리	기침, 호흡곤란, 극심한 구강/코 자극, 폐부종, 기도 과민 반응	만성 폐색성 폐질환, 천식이나 폐암 가능성
알루미늄 연마제	Shaver병, corundum smelter's lung, 보크사이트폐	연마제 생산, 제련	폐포 부종	간질섬유증, 기종
알루미늄 먼지	알루미늄증(aluminosis)	알루미늄, 불꽃, 세라믹, 페인트, 전기제품, 연마제 생산	기침, 호흡곤란	간질섬유증
암모니아		농업, 냉장고 작동, 암모니아, 비료, 화학물질 및 폭발물질 생산	구강/코 및 기관지 자극, 폐부종	급성 폐 손상, 만성 기관지염
비소		살충제, 안료, 유리, 합금 제조	기관지염	후두염, 기관지염 및 폐암
석면	석면폐증	광업, 건설, 조선, 브레이크 수리, 질석(vermiculite) 오염		섬유증, 흉막 석회화(pleural calcification), 폐암, 중피종(mesothelioma)
Aspergillus	Framer lung, composte lung, malt worker's lung	곰팡이가 핀 건초, 퇴비, 보리를 다루는 작업	기관지 수축, 기침, 가슴 압박감	외래성 알레르기성 폐포염(과민성 폐렴)
조류 단백질(avian protein)	조류 애호가의 폐	조류 취급, 조류 배설물을 다루는 농업	기관지 수축, 기침, 가슴 압박감	외래성 알레르기성 폐렴(과민성 폐렴)
베릴륨	베릴륨증(Berylliosis)	광업, 합금 및 세라믹 제조, 베릴륨 밀링	폐부종, 폐렴	간질 육아종, 진행성 호흡곤란, 폐심장증(cor pulmonale), 섬유증 및 폐암
카드뮴(cadmium)		용접, 제련 및 전기 장비, 배터리, 합금 및 안료 제조	기침, 폐렴	기종, 폐심장증
텅스텐, 티타늄, 탄탈륨의 탄화물(carbide)	경질 금속 질환	금속 절단 및 제조	기관지 상피 hyperplasia 및 metaplasia	기관지주위 및 혈관주위 섬유증
염소(Chlorine)		제지, 플라스틱, 염소화물 제조	기침, 객혈, 호흡 곤란, 기관지염, 폐렴	
크롬(VI)(chromium)		크롬 화합물, 페인트, 안료, 크롬 광석 환원 생산	입 코 및 기관지 자극	섬유증, 폐암

표 15.1 폐 손상 및 질병을 유발하는 약물 (계속)

독성물질	질병	노출	급성 효과	만성 효과
석탄 먼지(coal dust)	석탄 노동자 진폐증 (pneumoconiosis)	석탄 광산		폐 기종을 동반한 섬유증
면 먼지(cotton dust)	결핵증(byssinosis)	섬유 제조	가슴 압박감, 천명, 호흡곤란	억제성 폐질환(restrictive lung disease), 만성 기관지염
불화수소 (hydrogen fluoride)		화합물, 사진 필름, 용제와 플라스틱 제조	기도 자극, 출혈성 폐부종	
산화철 (iron oxides)	Siderotic lung disease, silver finisher's lung, hematite miner's lung, arc welder's lung	용접, 철강 및 보석 제조, 주물(foundry)작업, 적철강(hematite) 채굴	기침	흉막 아래와 혈관 주위에 대식세포 응집체가 있는 silver finisher's lung, 미만성 섬유증-유사 진폐증이 있는 Hematite miner's lung, 기관지염이 있는 Arc welder's lung
Isocyanates		자동차 도장, 플라스틱 및 화학물질 제조	기도 자극, 기침, 호흡곤란	천식
Kaolin	카올린진폐증	도자기 만들기		섬유증
망간(manganese)	망간 폐렴	화학물질 및 금속 제조	급성 폐렴(종종 치명적인)	재발성 폐렴
니켈(Nickel)		니켈 광업, 제련, 전기 도금, 배터리 제조, 화석연료 연소	지연된 폐 부종, 피부 알레르기	급성 폐 손상, 만성 기관지염, 비소세포 폐암, 비강암
질소 산화물 (nitrogen oxides)	사일로 필러 병 (Silo-filler's diseases)	사일로 충진, 용접, 폭발물 제조	즉시 또는 지연된 폐부종	폐색성 세기관지염, 실험동물의 폐기종
Nontuberculous mycobacteria	금속가공유체 과민 반응	물이 포함되고 마이코박테리아로 오염된 금속절삭액으로 작업	기관지 수축, 기침, 가슴 압박감	외래성 알레르기성 폐포염 (과민성 폐렴)
유기(사탕수수)먼지 (고온성 방선균과 함께 오염되었을 가능성이 있음)	사탕수수폐(Bagassosis)	사탕수수 및 당밀 제조 [바가스(bagasse)는 당 추출물 중 섬유증 잔류물]	기관지 수축, 기침, 가슴 압박감	외래성 알레르기성 폐포염 (과민성 폐렴)
오존(ozone)		용접, 복사, 표백 가루, 수 처리, 탈취	외과적 통증(substernal), 천식 악화, 기관지염, 폐부종	섬유증(기도 포함)
퍼클로로에틸렌 (perchloroethylene)		드라이 클리닝, 금속 탈지, 곡물 훈증	부종	간암 및 폐암
Phosgene		플라스틱, 살충제, 화학약품 제조	심한 폐부종	기관지염과 섬유증
규토(silica)	규폐증, 진폐증	광산, 석재 절단, 모래 발파, 농업, 채석장 광산, 터널 뚫는 작업	급성 규폐증(염증)	섬유증, 규조 결핵 (silicotuberculosis)
이산화황 (sulfur dioxide)		화학물질 제조, 냉장, 표백, 훈증	기관지 수축, 기침, 가슴 압박감	만성 기관지염
활석(talc)	활석증(talcosis)	광업, 고무 제조, 화장품	기침	섬유증
고온성 방선균 (thermophilic actinomycete)	Farmer's lung, Mushroom worker's lung, penguin humidifier lung	농업(거초 또는 곡물 부해)	기관지 수축, 기침, 가슴 압박감	외래성 알레르기성 폐렴 (과민성 폐렴)
석(tin)주		광업, 주석 처리		종종 임상적 문제는 없는 흉부 X선의 광범위한 얼룩짐
바나듐(vanadium)		금속 절단 및 제조, 특수강 제조	기도 자극 및 점액 생산	만성 기관지염

활성화된 발암물질 또는 그 대사산물은 DNA와 상호 작용할 가능성이 있다. 활성 산소종으로 인한 DNA 손상은 잠재적으로 중요한 기구이다. 전리방사선(ionizing radiation)은 superoxide의 형성을 초래한다. 담배 연기는 활성산소종 및 다른 자유라디칼을 다량으로 포함한다. 심각한 유전학적 및 후성유전학적 변화에는 DNA 돌연변이, 이종접합성 상실(loss of heterozyosity) 및 promoter 메틸화 등이 있다. 글로벌 전사체(global transcriptome)의 변화에는 체세포분열 촉진 경로(mitogenic pathway)의 자극 및 세포자멸사의 억제가 포함되어 있다.

15.5.3 천식

천식은 큰 전도 기도(기관지)가 좁아지면서 일어나는 호흡곤란에 따른 급성 악화(attack)가 임상적인 특징이다. 천식의 임상적 특징은 자극 물질에 노출에 따른 기관지 평활근의 기도 반응성의 증가이다. 천식과 폐섬유증 사이에 공통 기전이 존재할 수 있으며, 이는 재발성 또는 만성 염증이 질환의 병리학적 진행에서 역할을 한다는 점이다. 천식을 유발할 수 있는 물질을 표 15.1에 나타내었다.

15.5.4 폐섬유증

급성 또는 만성 폐섬유증을 가진 인간의 섬유성 폐는 콜라겐의 양이 증가되어 있다. 독성물질에 의해 손상된 폐에서의 반응은 성인 또는 유아 호흡곤란 증후군(respiratory distress syndrome)과 유사하다. 과량의 폐 콜라겐은 일반적으로 폐포 간질뿐만 아니라 폐포관과 세기관지에서도 관찰된다(그림 15.7).

I형 및 III형 콜라겐은 주요 간질 성분이며, 약 2:1의 비율로 발견된다. 특발성 폐섬유증(idiopathic pulmonary fibrosis) 환자 및 급성 호흡곤란 증후군으로 사망한 환자의 III형 콜라겐 대비 I형 콜라겐의 증가가 관찰된다. 콜라겐 유형의 변화가 콜라겐 함량의 절대적인 증가와 비교하여 섬유성 폐의 경직성에 대한 이유가 되는지 여부는 알려져 있지 않다. III형 콜라겐은 I형보다 유연하기 때문에 III형 콜라겐에 비해 I형이 증가하면 폐가 더 경직될 수 있다. 섬유성 폐에서의 콜라겐 가교(cross-linking)의 변화도 또한 경직성 증가에 기여할 수 있다.

15.6 인간의 폐 손상을 유발하는 약물

산업에서 흔히 사용되는 화학물질은 7,900가지 이상이 있으며 대부분은 호흡기에 위해성을 나타낸다. 노출 예방은 폐 상해 및 질병을 예방하는 가장 효과적인 방법의 하나이며, 예방을 위해 많은 수치 및 노출 한계가 만들어져 있다. 그럼에도 불구하고 현재의 급성 및 만성 폐질환에 따른 큰 이환율 및 사망률을 고려하면, 폐 손상 및 복구를 결정하는 세포 및 분자적 지식을 바탕으로 하는, 새로운 예방 및 치료 전략을 개발할 필요성이 크게 대두되고 있다. 표 15.1은 인간에서 급성 및 만성 폐 상해를 일으킬 수 있는 호흡기 독성물질 일부를 나열한 것이다.

15.7 독성 폐 손상의 평가

15.7.1 인간 연구

폐는 여러 유해한 손상을 받기 쉽지만, 적절한 기능의 평가를 가능하게 하는 많은 시험에도 적합하다. 일반적으로 사용되는 검사는 FEV1, FVC, 기도 저항의 측정이 포함된다. 추가 시험으로는 최대 유량 및 기타 폐 용적, 확산 용량, 동맥혈과 정맥혈의 산소 및 이산화탄소 함유량, 환기 분포 및 폐와 흉벽의 유연성 등이 있다.

확산 결함(즉, 폐 모세혈관을 통과하는 가스교환의 결함)은 산소와 CO_2 모두의 동맥 분압을 측정함으로써 평가할 수 있다. 생명체의 완충능과 예비적 능력 때문에, 일반적으로 혈액 가스 분석은 환기 기능 교란에 대해 비교적 민감하지 못한 시험법이지만, 임상 의학에서 유용한 도구가 될 수 있다. 산소보다 헤모글로빈에 250배의 친화력으로 결합하는 가스인 CO를 이용한 확산 능력의 측정은 더 민감하다. 인간의 폐 기능은 컴퓨터단층촬영(CT), 분자 분석(molecular content analysis), 광섬유 기관지경 검사(fiberoptic bronchoscopy) 등 여러 가지 추가적인 기술을 이용하여 평가할 수 있다.

15.7.2 동물 연구

흡입된 물질의 독성은 실험동물에서 광범위하게 연구되고 있다. 당연히 인간과 유사한 호흡기를 갖는 동물을 선택하는 것이 특히 바람직하다(예를 들면, 원숭이). 그러나 설치류는 호흡기의 근본적인 차이에도 불구하고 널리 사용되고 있는데, 이는 비용과 윤리문제 때문이다.

흡입 노출 시스템 흡입 시험에서는 규정된 시험 환경에서 환기되는 챔버에 동물을 두는 방식으로 한다. 이런 환경을 만드는 것은 비교적 쉬운데, 압축탱크(예: SO_2, O_2, NO_2)로부터 고순도의 가스를 사용하는 것이 가능하기 때문이다. 챔버 내의 가스 농도는 연속적으로 측정되며 보통 원하는 농도의 5% 이내로 유지한다. 입자 또는 복합 혼합물(예: 담배 연기, 디젤과 가솔린의 배출물 또는 잔류 oil fly ash)을 생성시키는 것은 조금 더 복잡하다. 특히 개별 혼합물 구성요소 간의 상호작용의 가능성과 artifact가 형성될 가능성이 높기 때문이다.

실험동물의 폐 기능 검사 실험동물의 폐 기능 검사를 실시하는 것은 특히 소형 설치류의 경우는 쉽지가 않다. 예를 들면, 실험동물에게 연구자가 원하는 대로 최대한 들이쉬고 내쉬게 할 수 없다. 폐 탄력성의 지표가 되는 압력-용적 곡선의 해석은 특별한 장치를 필요로 하지 않으므로 동물에서 비교적 쉽게 실험할 수 있다. 또 다른 폐 기능 검사로 기도저항의 분석을 할 수 있고, 이는 restrained plethysmography, 또는 unrestrained acoustic plethysmography로 측정할 수 있다. 호흡패턴을 분석하면 자극물질의 작용부위가 상부호흡기인지 하부호흡기인지 구별할 수 있다. 설치류에서 상부기도("감각") 자극물은 호흡 빈도 감소 및 tidal volume 증가를 일으키고, 하부기도("pulmonary")를 자극하면 호흡 빈도 증가 및 minute volume(즉, 1분 안에 호흡하는 총 공기량)이 감소하는 호흡패턴을 보인다.

형태학적 기법 급성 및 만성 손상의 병리는 전체적인 관찰(gross inspection) 및 현미경 검사로 수행하며, 비강, 후두 주요 기관지 및 폐 실질을 포함한다.

비강 병변의 국소 분포는 고정 및 탈회(decalcification) 후 평가할 수 있다. 여러 부분에서 단면(cross senction)을 만들고, 특정 구조를 확인하기 위한 염색을 한 후, 현미경으로 조직을 검사하여 비강의 다양한 영역을 검사할 수 있다. 그러면 반정량적 또는 정량적 측정이 가능하다.

추가적으로 독성 폐손상의 연구를 위한 도구는 면역 조직화학, in situ 하이브리드화 및 세포 역학이 포함된다. 전사체, 프로테옴 및 대사체 프로파일은 건강하거나 질병 상태의 폐를 평가하기 위한 유용한 도구이다.

폐 세척 및 폐부종 폐부종 및/또는 폐 염증은 급성과 만성 폐 손상에서 초기에 일어난다. 폐 상피를 덮는 액체는 기관지 폐포세척(bronchoalveolar lavage)이라는 의료시술로 회복할 수 있다. 세척액(lavage fluid)의 분석은 호흡기 독성을 검출하는 데 유용한 도구이다. 호중구 또는 림프구나 호산구 같은 다른 백혈구의 세정액 유입은 염증의 가장 민감한 징후이다. 폐 손상의 측정은 총 단백질, 알부민이 포함된다. 추가적으로, 대식세포 및 상피세포의 분비 산물인 fibronectin, 케모카인, 및 다른 사이토카인(예: TNF 또는 IL1B)을 측정할 수 있다. 글루타티온 저하는 산화적 스트레스의 지표가 될 수 있다. Lactate dehydrogenase 활성(및 이를 대체하는 동종효소), *N*-acetylglucosaminidase, 산성 또는 알칼리성 phosphatase, 다른 리소좀 가수분해효소 및 sialic acid를 측정하면 추가 정보를 얻을 수 있다. 또한 폐부종은 폐 습윤: 건조 비 측정 또는 Evans blue dye albumin 주사로 평가할 수 있다.

15.7.3 In Vitro 연구

인간의 조직 또는 실험동물에서 유래하는 물질을 활용하는 in vitro 시스템은 폐손상을 유발하는 기전 연구에 특히 적합하다. 이 방법에는 분리된 관류 폐(isolated perfused lung), 미세해부(microdissection)/기관 조직 배양 시스템(organotypic tissue culture system) 및 세포타입 특이적 세포 배양 등이 있다.

분리된 관류 폐 분리된 관류 폐 방법은 많은 실험동물종(예: 마우스, 랫드, 기니피그 또는 토끼)의 폐에 적용 가능하다. 폐동맥을 통해 혈액 또는 혈액 대체물로 폐를 관류한다. 동시에 폐는 능동적으로(양압을 가하면서 주기적인 팽창- 수축 사이클을 통해) 또는 수동적으로(폐가 매달린 인공 흉곽에 음압을 생성함으로써) 환기된다. 독성물질은 관류액이나 흡입 공기에 섞어서 투여할 수 있다. 관류액을 반복적으로 샘플링하면 약물의 대사 속도 및 폐의 대사 활성을 측정할 수 있다.

기도 미세해부 및 기관 조직 배양 시스템 많은 흡입제가 호흡기의 특정 부위에서 작용한다. 비강 통로와 기도의 미세해부는 기도 구조를 유지하면서 주변 조직을 제거하여 상피를 노출시키는 방법으로 한다. 미세해부된 기도는 배양에서 최대 1주일 동안 연구할 수 있다. 특정 부위의 유전자 발현을 연구하거나, 독성 손상과 복구 시 형태학적 형태 변화 연구, 또는 효소활성 측정과 항산화 물질(예: 글루타티온) 농도 측정 같은 생화학 분석에 사용할 수 있다.

상피세포가 생체 내에서 관찰되는 것과 유사한 polarity, 분화 및 정상 기능을 유지하는 조직 배양 시스템이 개발되었다. 상피세포 표면은 대기(또는 공기의 독성물질을 함유한 가스)에 노출되는 반면, 기저부는 조직 배양 배지에 잠겨 있다.

폐세포 배양 많은 폐 특이적 세포형이 분리되어 있으며, 세포 배양으로 유지할 수 있다. 인간과 동물의 폐포 또는 간질 대식세포는 세척(lavage) 또는 폐조직에서 얻을 수 있다. 적절한 독성물질 노출을 시킨 것과 시키지 않은 세포를 비교하여 세포기능을 연구할 수 있다. II형 폐포상피 세포를 분리하고 일차세포배양을 단기간할 수 있다. I형 상피세포의 직접적인 분리도 성공하고 있다.

참고문헌

Gardner DE (ed): *Toxicology of the Lung*, 4th ed. Boca Raton, FL: CRC Press/Taylor & Francis, 2006.

Morris JB, Shusterman DJ: *Toxicology of the Nose and Upper Airways*, New York: Informa, 2010.

Salem H, Katz SA: *Inhalation Toxicology*, 3rd ed., Boca Raton, FL: CRC Press, 2015.

연습문제

1. 전도 기도의 점액의 역할에 관한 다음 문장 중 틀린 것은 무엇인가?

a. 점액이 포집한 오염 물질은 가래 배출이나 삼켜서 제거할 수 있다.
b. 점액의 pH는 염기성이다.
c. 섬모의 움직임은 점액을 폐에서 밀어낸다.
d. 점액은 산화적 스트레스를 촉진시키는 역할을 한다.
e. 자유라디칼 소거는 점액의 역할로 생각된다.

2. 다음 어떤 세포 유형의 계면활성제 생산의 부족으로 인해 미숙아에게 호흡곤란 증후군을 유발하는가?

a. 폐 섬유모세포(fibroblasts)
b. II형 폐포세포
c. 내피세포
d. 폐포 대식세포
e. I형 폐포세포

3. 산소에 대한 대사적 요구량이 증가한 상황에서, 다음 중 어떤 측정치가 크게 증가할 것인가?

a. 총폐용량(TLC)
b. 잔기량(RV)
c. 기능잔기용량(FRC)
d. 일회호흡량(TV)
e. 폐활량(VC)

4. 폐에 산화적 손상을 유발하는 자유라디칼을 생성시키는 것이 아닌 것은?

a. 담배 연기
b. 호중구
c. 오존
d. 단핵세포
e. SO_2

5. 호흡기를 통과해서 말단까지 가서 폐 혈류에 도달할 가능성이 가장 높은 가스는 다음 중 어느 것인가?

a. O_3(오존)
b. NO_2
c. H_2O
d. CO
e. SO_2

6. 입자 침착 및 청소에 관한 다음 문장 중 잘못된 것은?

a. 입자 청소의 주요 방법 중 하나는 mucociliary escalation를 통한 것이다.
b. 확산은 기관지 영역에서의 입자 침착에 중요하다.
c. 많은 양의 흡입 공기는 기도의 입자 침착을 증가시킨다.
d. 침전은 세기관지에 침착을 일으킨다.
e. 삼키는 것은 입자 청소의 중요한 기전이다.

7. 다음 중 입자가 제거되는 일반적인 장소가 아닌 것은 무엇인가?

a. 위
b. 림프절
c. 폐혈관
d. 간
e. 위장관

8. 다음 중 폐섬유증의 특징은 무엇인가?

a. I형 콜라겐 증가
b. III형 콜라겐 감소
c. 탄성 증가
d. 엘라스타제 활성화
e. 전체 콜라겐 감소

9. 다음 중 어떤 효소의 활성화가 기종에 관여하는가?

a. antitrypsin
b. epoxide hydrolase
c. elastase
d. hyaluronidase
e. 비특정 프로테아제

10. 억제성 폐질환(restrictive lung disease) 환자의 측정값 증감 중 잘못된 것은?

a. FRC 감소
b. RV 감소
c. VC 증가
d. FEV_1 감소
e. 환기 장애

신경계의 독성 반응

Toxic Responses of the Nervous System

16장

Virginia C. Moser, Michael Aschner, Rudy J. Richardson, and Martin A. Philbert

16.1 신경계에 관한 개요
16.1.1 혈액-뇌 장벽
16.1.2 에너지 요구
16.1.3 축삭 수송
16.1.4 축삭 퇴화
16.1.5 수초 형성과 유지
16.1.6 신경전달
16.1.7 신경계의 발달
16.1.8 신경 퇴행성 질환과 관련된 요인들
16.2 신경 독성의 기능적 징후들
16.3 신경 독성의 기전
16.3.1 신경병증
독소루비신
메틸수은
트리메틸틴
16.3.2 축삭병증
감마-디케톤
이황화탄소
베타,베타'-이미노디프로피오니트릴
아크릴아마이드
유기인계 화합물
피리딘티온
미세관-연관 신경 독성
16.3.3 수초병증들
헥사클로로펜
텔루르
납
16.3.4 성상교세포
암모니아
질소화학물질들
메티오닌 설폭시민
플루오로아세테이트와 플루오르시트레이트
16.3.5 신경전달물질-관련 신경 독성
니코틴
코카인과 암페타민류
흥분성 아미노산
16.3.6 신경 퇴행성 질환의 모델들
MPTP
망간
16.3.7 발달 신경 독성 화학물질들
16.4 신경계 기능의 저하를 유도하는 화학물질들
16.5 신경 독성학에서 시험관(IN VITRO) 시험과 다른 대안적 접근들

요점

- 해부학적 혈액-뇌 장벽은 많은 잠재적 독성물질의 위해효과로부터 중추신경계(CNS)를 보호한다.
- 신경세포에서 적절한 이온 구배를 유지하기 위해 에너지가 필요하기 때문에, 신경세포는 호기성 대사에 크게 의존한다.
- 개개의 신경 독성 화합물들은 전형적으로 신경세포, 축삭, 수초형성세포 또는 신경전달물질계를 표적으로 한다.
- 신경세포병증은 독성물질에 의해 유발된 비가역적 신경의 손실로서, 즉 신경세포질 구성물들, 수상돌기, 축삭 및 축삭을 싸고 있는 수초를 포함한 신경의 손실이다.
- 축삭병증을 유발하는 신경 독성물질은 축삭의 퇴행성 변성을 일으키고, 축삭을 싸고 있는 수초의 손실을 일으킨다. 그러나 신경세포체는 손상되지 않은 채로 남아 있다.
- 합성 화학물질뿐만 아니라 수많은 자연발생 독소들이 신호의 전달을 방해할 수도 있고, 신경절 전달을 차단하거나 강화하며, 신경전달물질의 재흡수를 차단하거나, 2차 전달계를 방해할 수도 있다.

16.1 신경계에 관한 개요

신경 독소의 작용에 대한 기본적인 이해를 가능하게 하는 몇 가지 일반적 요소로는 (1) 뇌와 혈액 사이의 생화학 장벽을 유지하는 신경계의 특별한 상태; (2) 뇌의 높은 에너지 요구의 중요성; (3) 긴 세포 형태로서 신경계의 공간적 확장과 그러한 복잡한 기하 구조를 갖게 하는 세포의 필요성; (4) 지질이 풍부한 환경의 유지; (5) 신경절에서 세포외 공간을 통과하는 정보의 전달; (6) 전기적 신호(충격)가 전달, 조정 및 통합되어야 하는 거리; (7) 신경계의 발달 및 재생 양상.

16.1.1 혈액-뇌 장벽

신경계는 혈액과 뇌 사이에 형성된 해부학적 장벽, 즉 혈액-뇌 장벽(blood-brain barrier, BBB)에 의해 많은 잠재적 독성물질의 위해효과로부터 보호받는다. 대부분의 뇌, 척수, 망막 및 말초신경계(PNS)는 혈액에 대해 이러한 장벽, 즉 세포와 세포외 공간 사이의 경계면과 유사한 선택성을 갖는 장벽을 유지한다. 독소가 신경계로 들어가기 위해선 다른 조직에서 내피세포를 통과하는 방식과는 다소 다르게, 내피세포의 세포막을 통과해야 한다(그림 16.1). 혈액-뇌 장벽의 기본 원리는 뇌 미세순환(혈관)에 특수한 내피세포가 있고, 적어도 부분적으로 신경교세포와 상호 작용하여 보조하고 있다는 것이다. 혈액과 접합면에 더하여, 뇌, 척수와 말초신경은 특수화된 세포로 형성된 연속면으로 완전히 덮이도록 해서 인접한 조직으로부터 분자의 유입을 제한한다. 뇌와 척수에서 이것은 뇌수막 표면이며, 말초신경에서 신경다발은 신경초세포(신경주위세포)들로 둘러싸여 있다. 신경계에 있는 내피세포의 독특한 성질들 중 하나는 물질 통과 공간을 허락하지 않는 세포와 세포 간의 밀착연결이다. 그래서 분자들은 다른 조직에서 물질 이동 방식처럼 내피세포 사이 공간으로 통과하는 대신에 내피세포의 막을 통과해야 한다.

혈액-뇌 장벽은 또한 이종물질 수송체를 가진다. 이 수송체는 이종물질이 내피세포를 통하여 혈액으로 다시 확산되게 한다. 만약 뇌로 능동수송이 일어나지 않으면, 독성물질이나 그 대사체의 침투는 지질용해도와 장벽을 형성하는 세포의 세포막을 통과하는 능력에 크게 좌우된다. 어떻든, 척수신경절, 자율신경절 및 뇌 속의 소수 다른 부위는 혈액-조직 장벽에 의해 보호되지 않는다. 장벽의 이러한 불연속성은 일부 화합물의 선택적 신경 독성의 원인이 된다. 혈액-뇌 장벽은 출생 시에는 불완전하게 발달된 상태이고, 미숙아에서는 더 불완전하다. 이러 이유로 인해, 성년기에선 신경계의 독성물질에서 제외된 물질도 미숙아에선 뇌손상을 유발하는 경향이 있다.

16.1.2 에너지 요구

심근세포와 함께 신경세포는 적절한 이온 구배를 유지하기 위해 많은 에너지를 사용해야 하기 때문에 호기성 대사에 크

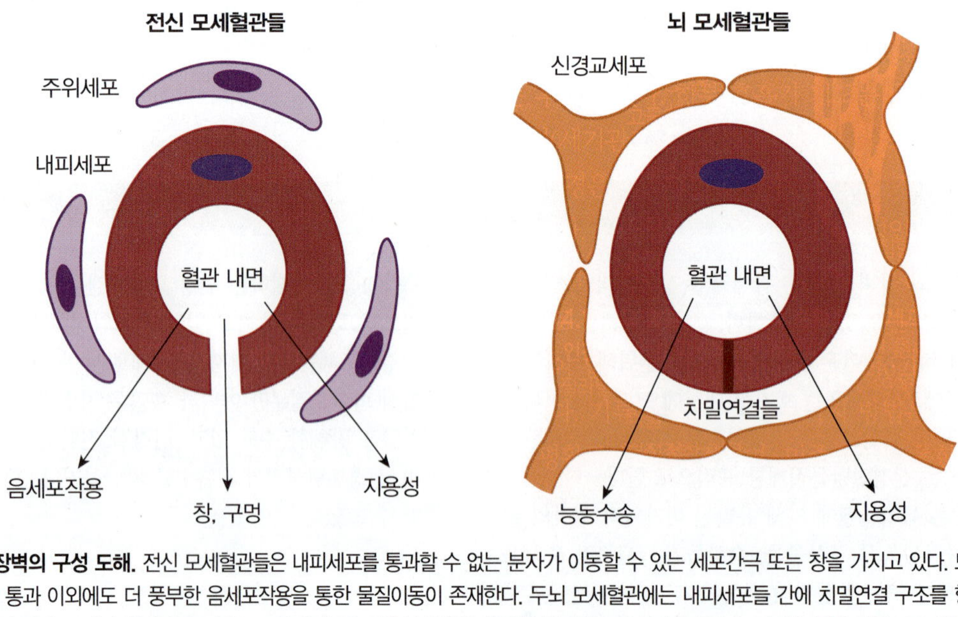

그림 16.1 혈액-뇌 장벽의 구성 도해. 전신 모세혈관들은 내피세포를 통과할 수 없는 분자가 이동할 수 있는 세포간극 또는 창을 가지고 있다. 또한 전신 모세혈관들에는 지용성 화합물의 막 통과 이외에도 더 풍부한 음세포작용을 통한 물질이동이 존재한다. 두뇌 모세혈관에는 내피세포들 간에 치밀연결 구조를 형성하여 세포간 간극이 없고, 음세포작용이 거의 없다. 그래서 혈액에서 뇌세포로 물질이동은 지용성 화합물이 막을 통과하는 방식과 능동수송 기전을 통한 이동으로 제한된다.

게 의존한다. 뇌는 산소나 포도당 공급의 일시적 중단에 대해서도 몹시 민감하다. 호기성 호흡을 저해하는 독성물질(예: 시안화합물) 또는 저산소증을 유발하는 조건(예: 일산화탄소 중독)에 노출되면 신경 기능 장애의 초기 징후가 나타난다. 이러한 조건하에서 일어나는 신경계 손상은 신경세포에 대한 직접적인 독성 효과와 전신 저산소증 또는 허혈로 인한 2차 손상이 합쳐진 결과이다.

16.1.3 축삭 수송

충격신호(impulse)는 빠른 속도로 먼 거리까지 전송되며, 특정 부위에서 체계적인 반응이 수행되도록 조화로운 방식으로 유기체에 대한 환경 정보를 제공한다. 그러나 복잡한 네트워크를 형성한 신경조직들은 신경계에 있는 세포들을 더 복잡하게 만들었다. 구형이고 직경이 수 마이크로미터인 일반 세포와 달리 신경세포들은 길게 늘어져 있고, 길이가 1 m 이상인 경우도 있다. 이러한 구조와 관련하여, 신경세포는 두 가지 즉각적인 요구에 직면한다. 훨씬 더 큰 세포 체적을 유지하며, 즉 더 많은 단백질 합성을 필요로 하고, 다양한 메커니즘을 이용하여 먼 거리까지 세포내 물질수송을 필요로 한다. 이러한 일들을 수행하기 위해선 ATP가 필요하다.

축삭 수송은 단백질을 세포체에서 축삭의 적절한 부위로 운반한다. **신속 축삭 수송**(*fast axonal transport*)은 수많은 단백질들을 세포체의 합성 부위에서 축삭으로 운반한다. 많은 소포관련 단백질들은 축삭을 따라 하루에 400 mm의 속도로 운송된다(그림 16.2). 이 과정은 미소관-관련 ATPase 활성과 미소관-관련 운송 단백질들(키네신과 다이네인)에 의존적인데, 이것들은 미소관-관련 ATPase 형태로서 물리화학적 힘을 제공하고, 화물인 소포와 운송로인 미소관들 사이의 접합면을 제공한다. 소포는 키네신(kinesin)에 의해 정방향으로 빠르게 수송되며, 다이네인(dynein)에 의해 역방향으로 수송된다. 이러한 세포질 수송 기전은 신경계 내에서 증폭되어서, 다른 세포들과 비교할 때, 신경세포의 긴 축삭에 의해 형성된 거리의 문제를 해소한다.

미토콘드리아를 포함한 일부 세포내 소기관은 하루에 50 mm를 이동하는 중간형 축삭 수송 방식으로 운송된다. 가장 느린 축삭 수송은 세포골격 운송이다(그림 16.2). 튜불린 소단위들에 의해 형성된 미소관들과 3개의 신경미세섬유 단백질단위로 형성된 신경미세섬유 소단위들이 연합하여 세포골격을 구성한다.

신경미세섬유와 미소관들은 하루에 약 1 mm의 속도로 이동하고, 축삭 수송의 가장 느린 운송 요소인 느린 요소 A(SCa)의 대부분을 차지한다. 느린 요소 B(SCb)는 약간 빠른 운송형태로서 하루에 2~4 mm의 속도를 가진 정방향 운송방법이다. 많은 단백질들의 운송이 이에 해당한다. Clathrin과 많은 수용성 단백질들뿐만 아니라 미소관(actin) 구성요소들과 일부 미세섬유-관련 단백질들(M2 단백질과 fodrin)이 SCb에 해당한다.

정방향 축삭 수송의 다양한 구성요소를 통해 세포체에서 단백질을 계속 운송하는 것은 신경세포가 기능적 및 구조적 단백질의 보체를 축삭말단에 제공하는 기전이다. 일부 소포는 역방향으로 이동하며 의심할 여지없이 축삭말단의 상태에 관한 정보를 세포체에 제공한다.

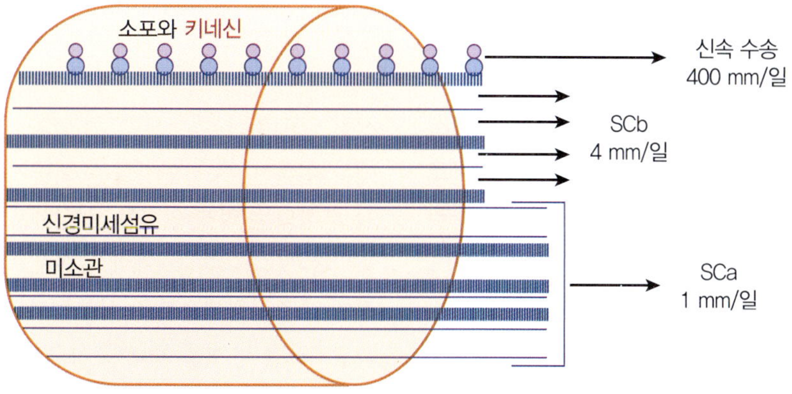

그림 16.2 축삭 수송의 구성 도해. 신속 축삭 수송은 미소관-관련 모터를 작동하여 미소관을 따라 이동하는 구형 소포로 묘사된다. 느린 요소 A(SCa)는 신경미세섬유와 미소관으로 구성된 세포골격의 이동이 해당된다. 느린 요소 B(SCb)는 SCa보다 약간 빠르게 이동하고, 더 느리게 이동하는 세포골격 사이에 뚜렷하게 이동하는 용해성 단백질들이 이에 해당된다.

16.1.4 축삭 퇴화

신경세포체가 치명적으로 타격을 받으면, 신경은 **신경병증**(*neuronopathy*)이라는 과정을 거쳐 퇴화된다. 퇴화는 재생 잠재성이 없는 채로 세포체와 모든 부속 가지들이 손실되는 특성을 보인다. 그러나 손상이 축삭돌기의 수준에서 일어나면, 축삭은 퇴화되지만 신경세포체는 생존을 지속할 수 있고, 이러한 상태를 **축삭병증**(*axonopathy*)이라 한다. 이 과정에서는 독성 손상으로부터 회복되고 재생될 잠재력이 있다. 축삭 그루터기에서 싹이 나고 재생된다(그림 16.3).

축삭 절개(축삭 절단)의 결과는 축삭말단이 퇴화되는 것, 신경계에서만 일어나는 축삭퇴화로 알려진 과정이다. 신경세포체는 축삭 절개에 반응하여 염색질 용해를 일으킨다. 절단으로 형성된 축삭말단의 그루터기에서 일어나는 일련의 과정을 **월러변성**(*Wallerian degeneration*)이라 한다. 질병상태와 화학물질과 관련된 축삭 퇴화도 유사한 과정을 거치는 것으로 여겨지기 때문에, 그것을 종종 **월러유사**(*Wallerian-like*) 축삭 퇴화라 한다.

축삭 절개에 따라 신경말단 그루터기의 퇴화가 일어나고, 축삭말단, 둘러싸고 있는 성상세포와 혈액 신경 장벽을 포함한 재생을 지지하는 미세 환경의 생성이 뒤따른다. 초기에 말단은 살아 있고, 상대적으로 정상적인 구조, 수송과 전도 성질이 유지된다. 생존기는 축삭 줄기의 길이에 비례하고 이러한 상관성은 종 전체에 걸쳐 유지되는 것처럼 보인다.

생존기를 종결하는 것은 축삭막과 축삭질을 소화하는 단백분해이며, 부풀어 오른 퇴화된 축삭을 둘러싼 수초만이 남게 된다. 축삭의 소화는 내인성 단백분해효소를 통해 효과가 나타나는 실무율 방식으로 일어난다. 단백분해효소는 세포내 칼슘 농도의 증가로 활성화된다.

말초신경계에서, 슈반세포들은 수초지질의 합성을 감소시키고, 수초 단백질을 코딩하는 유전자를 하향 조절하고, 수초화 이전 분화 슈반세포 표현형으로 탈분화함으로써 축삭 손실에 반응한다. 증식하는 슈반세포들은 축삭 주위에 관 구조(Bungner 띠라고 명명)를 생성하여 축삭을 재생시키는 물리적인 지침을 제공한다. 이들 관은 또한 신경 성장 인자(NGF), 뇌 유래 신경 영양 인자(BDNF), 인슐린-유사 성장 인자와 관련 슈반세포에 의해 생산된 상응 수용체들을 제공한다. 상주 대식세포들은 신경내막 내에 있는 내피세포를 따라 분포하고 탈신경 슈반세포들은 수초파편의 청소를 돕지만, 혈액원성 대식세포들이 모여서 대다수의 수초를 제거한다. 집결, 순환하는

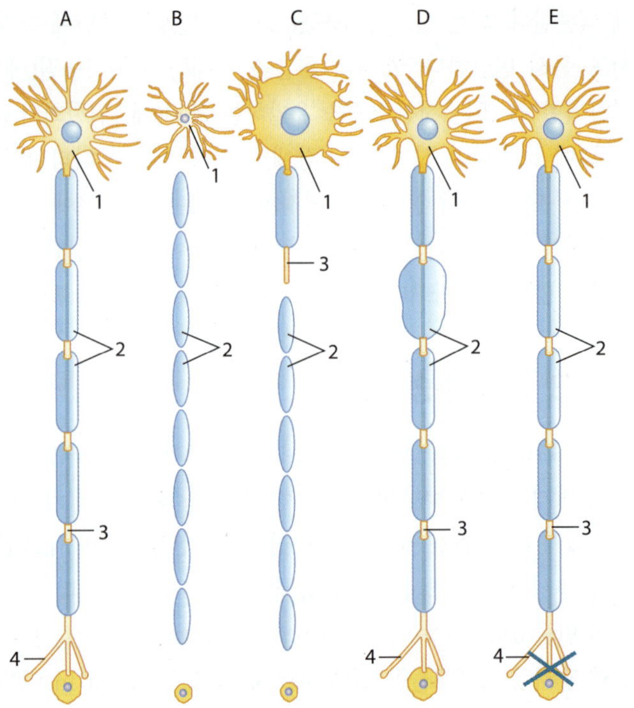

그림 16.3 신경 독성 손상의 양상. (A) 정상 신경은 다음을 보여준다. (1) 세포체와 수상돌기, (2) 수초형성 세포들의 둘러쌈, (3) 축삭, (4) 시냅스. **(B)** 전체 신경세의 죽음으로 인한 신경병증. 성상세포는 종종 신경 손실에 대한 반응으로 증식한다. 신경 손실과 교증이 함께 발생한다. **(C)** 일차적 손상이 축삭에서 발생하면 축삭병증이 일어나고, 축삭은 퇴화하고, 생존 신경세포에선 Nissl체와 핵이 세포 말단으로 이동하는 가장자리화와 함께 염색질 용해가 일어난다. **(D)** 수초의 파괴 또는 수초화 세포에 대한 선택적 손상으로 인한 수초병증. 인접 축삭들 간의 교차-교신을 방지하기 위하여 수초화 세포들은 분화하여 벗겨진 축삭을 신속하게 덮는다. 그러나 수초화 과정은 말초신경에 비해 중추신경에서 덜 효과적이다. **(E)** 독성의 일부 형태는 실제 세포사멸보다는 흥분을 차단하거나 과도한 자극에 의한 신경전달 과정의 중단 때문이다.

대식세포의 또 다른 필수 역할은 인터루킨-1(interleukin-1, IL-1)의 생성이며, IL-1은 슈반세포에 의한 NGF의 생성을 자극한다.

중추신경계와 말초신경계에서 축삭 퇴화 사이에 중요한 차이가 있다. 말초신경계에서 축삭들은 재생할 수 있지만 중추신경계의 축삭은 재생할 수 없다. 중추신경계에서 재생불능에 기여하는 주요 인자들은 희돌기세포(oligodendrocyte)에서 분비되는 억제 인자들, 성상세포 흉터와 교세포 방해이다. 흥미롭게도, 중추신경계에 슈반세포의 세포 이식 또는 말초신경에 중추신경세포를 이식하는 실험들은 중추신경계에 있는 신경세포들의 재생 능력이 성숙한 신경세포들의 성질과 미세환경에 의존하고 있음을 보여준다.

월러변성은 오랫동안 세포체에 의해 제공된 영양 지원에서 축삭을 분리한 후 피할 수 없이 진행된 수동적 과정으로 생각

되었다. 그러나 지금까지 알려진 바에 따르면, 월러변성은 축삭 자체에 의해 매개되는 능동적 과정이며, 변성의 진행을 늦추거나 심지어 멈추게 할 수 있다. 더욱이, 축삭퇴화는 물리적, 유전적 또는 독성을 비롯한 많은 다른 수단에 의해 시작될 수 있지만, 퇴화의 기전은 잠재적으로 약리학적 개입의 대상이 되는 일반적 조절 경로로 수렴된다.

16.1.5 수초 형성과 유지

수초가 중추신경계에선 희돌기세포에 의해 형성되고, 말초신경계에서는 슈반세포에 의해 형성된다. 이들 세포 유형들 모두 연속적인 고리에서 축삭을 세포질가지로 점진적으로 감싸줌으로써 지질이 풍부한 수초의 동심원층을 형성한다(그림 16.4). 이 세포들은 수초의 주요 고밀도 라인을 형성하기 위하여 그 막들의 내부 표면에 세포질을 배제한다. 유사한 과정에서, 이중층의 세포외 표면 사이의 세포외 공간은 감소되고 그 지질막들은 서로 겹쳐진다.

수초의 유지는 수초 이중층에 존재하는 특정 지질의 대사와 막-관련 단백질의 수에 의존한다. 일부 독성 화합물은 수초 유지의 복잡한 과정을 방해하여, 독성 수초병증을 일으킨다(그림 16.3). 일반적으로, 축삭이 보존된 상태로 수초가 손실되는 것을 **탈수초**(*demyelination*)라 한다.

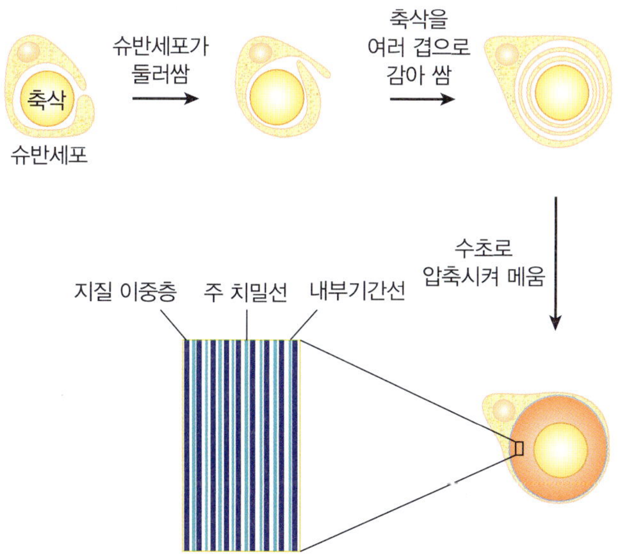

그림 16.4 수초화 과정. 수초 형성 세포가 축삭을 둘러싸면서 수초화가 시작된다. 말초신경에서 슈반세포 또는 중추신경에서 희돌기세포가 수초를 형성한다. 수초가 없는 축삭을 단순하게 둘러싼다. 수초 형성은 수초 형성 세포가 축삭을 감아서 여러 층으로 계속해서 감아 싸면서 진행된다. 세포질의 배제와 세포내 공간은 압축되어 수초의 치밀선을 형성하고, 내부기간선을 형성하기 위하여 세포외 공간도 압축된다.

16.1.6 신경전달

신경계에서 세포 간 통신은 시냅스를 통해 이루어진다. 한 신경세포에서 유리된 신경전달물질이 1차 전송자로 작용한다. 전달물질이 절후신경에 있는 수용체와 결합하면, 이온통로의 조정 또는 2차 전달자의 활성화를 거쳐 반응세포의 변화를 유도한다. 다양한 치료약과 독성 화합물들이 신경전달 과정에 충격을 가한다.

신경 독성은 신경신호의 변경된 전도와 전파라는 형태 그 자체로 표출되고, 행동, 행적 및 조건화와 같은 기능의 변화로도 나타난다. 신경전달에 작용하는 화학물질이 신호의 전달을 방해할 수 있고, 시냅스 투과 통신을 차단하거나 강화할 수 있고, 신경전달물질 또는 전구물질의 재흡수를 차단하거나, 2차 전달계를 방해할 수 있다.

독성의 측면에서 신경에 작용하는 약물들의 많은 부작용들은 단기 상호 작용으로 보일 수도 있다. 이 단기 상호 작용은 시간이 지나면 되돌려지거나, 적절한 길항제의 사용으로 막을 수도 있다. 그러나 장기 노출과 관련된 일부 독성은 돌이킬 수 없을 수도 있다. 신경전달물질계의 과도한 자극도 장기적인 결과일 수 있다; 예를 들어, 흥분성 신경계(예: 글루타민산)는 중추신경계 질환과 신경세포사멸로 표출되는 흥분 독성을 생성한다.

16.1.7 신경계의 발달

신경계는 임신 기간 동안 발달을 시작하여 청소년기까지 계속된다. 증식, 이주, 분화, 시냅스 생성, 세포자멸사와 수초화는 신경계 발달의 기본적 과정이며, 이들은 영역, 세포 유형 및 신경성장 신호에 의존하는 엄격하게 연출된 순서로 일어난다. 신경세포들과 교세포들의 증식과 이주는 뇌 영역에 특이적인 파동에 따라 일어나지만, 일반적으로 뇌는 꼬리에서 머리 방향으로 발달한다(소뇌 발달은 뚜렷한 예외이다). 분화(표현형 발현)와 시냅스 생성(기능적 시냅스 연결의 형성) 동안, 신경계의 회로가 확립된다. 신경성장 인자, 접착 분자들 및 신경전달물질과 같은 화학물질들은 형태 생성 신호로 작용한다; 신경전달물질 발달 신호들은 시냅스 전달 기능과 별개이다. 선택된 세포들도 개체발생 동안 세포자멸사(apoptosis; 프로그램된 세포사멸, programmed cell death)를 통하여 제거된다. 그 결과 정확한 영역에서 적절한 세포 유형들이 자리잡는다. 신경교세포 지지세포들이 마지막까지 발달하고 수초화는 연장된다.

미숙 신경계는 어떤 물질들에 대해 특히 취약하며, 발달하는 신경계에 특별히 민감하게 하는 몇몇 인자들이 있다. 세포 민감성, 즉 취약성의 결정적 범위에 들어가는 것은 발달 단계에 따라 다르다. 신경 연결의 시기와 형성을 변경하는 화학물질들은 영속적 기형을 초래할 수 있으며, 그 결과가 성인 신경계에서 화학물질의 효과와 상당히 다를 수 있다. 더욱이, 시냅스 생성은 일생 동안 계속될 수 있지만, 증식은 그렇지 않다; 그러므로 중추신경계에서 손상된 신경세포들은 독특하게도 쉽게 대체되지 않는다. 마지막으로, 혈액-뇌 장벽의 느린 형성과 뇌를 보호하고 독성물질을 제거하는 주요 대사 효소의 부족을 포함하여 감수성에 크게 영향을 미칠 수도 있는 발달 중인 유기체에 있어서 생리적 및 운동적(시간적) 차이들이 있다.

16.1.8 신경 퇴행성 질환과 관련된 요인들

독성물질-유도 신경 퇴화의 전형적인 예는 아편양 진통제 MPPP의 부산물인 1-메틸-4-페닐-1,2,3,6-테트라하이드로피리딘(MPTP)에 노출되는 것이다. 충분한 양의 MPTP에 노출은 흑질의 도파민성 신경이 소실되는 질병인 파킨슨증을 즉각 유발할 수 있다. 즉각적 파킨슨증을 일으키기에 충분하지 않은 양의 MPTP에 노출도 몇 년 후 이 병의 초기 징후를 유발한다. 도파민성 신경들에 대한 초기의 치명적이지 않은 손상이 나중에 치명적이 될 것으로 보이지는 않는다. 오히려 MPTP에 대한 약한 노출은 도파민성 신경들의 개체수 감소를 유발하고, 남아 있는 도파민성 신경들도 손실에 취약해진다.

역학 연구에 따르면 제초제, 살충제 및 금속에 대한 노출도 파킨슨병(PD)의 위험요소로 연루된다. 몇몇 연구들은 디티오카바메이트 역시 중요한 역할을 한다고 제안한다. 흥미롭게도 일부 연구는 담배 흡연이 알츠하이머병과 파킨슨병 모두에 대해 보호 효과를 나타낼 수도 있다고 제안한다.

환경 화학물질들은 유전자 서열의 변화없이 유전자 발현의 유전적 변경을 일으킬 수도 있다. 후성유전학의 연구는 유전자 발현에 영향을 주는 두 가지 범주의 기전을 설정했다: DNA 메틸화(methylation)와 히스톤 번역후 변이들이다. 대부분의 예에서, 프로모터 영역의 메틸화는 유전자의 전사 억제를 초래한다. 히스톤의 번역후 변이는 라이신 아세틸화, 아르기닌과 라이신 메틸화, 세린 인산화, 라이신 유비퀴틸화(ubiquitylation) 등으로 특징 지워진다.

마지막으로, microRNA(miRNA)들이 유전자 발현을 조절할 수 있다는 것을 인식할 필요가 있다. mRNA들이 발달시기, 세포 증식, 세포사멸 및 신경계의 형상화를 조절할 수 있어서, 전사 인자의 복잡성에 필적하는 복잡성을 가진 광범위한 조절 네트워크를 제공한다. 이미 250종 이상의 miRNA가 확인되었지만 그 mRNA 표적과 기능들은 아직 충분하게 평가되지 않았다. 신흥 연구들 역시 miRNA들이 신경 독소의 표적이 될 수 있음을 제시하고, 잠재적으로 세포분화, 이주, 신경 발생 및 시냅스 기능 등을 포함한 광범위한 세포 기능에 영향을 미칠 수 있다고 제안한다.

16.2 신경 독성의 기능적 징후들

신경계의 기능들에는 운동, 감각, 자율 및 인지능이 포함된다. 기능적 평가는 잠재적 신경 독성 화합물을 검색하는 수단으로서 일련의 최적 시험법들이 사용된다. 특이적 행동 방법들에는 기능적 관측 배터리(FOB), 어윈검색(Irwin screen), 운동 활동 시험과 확대 임상 관찰이 포함된다. 이들 시험법은 신경 독성 손상의 발병, 진행, 지속 기간 및 가역성을 결정하기 위하여 장기간 연구에 단일 동물로 평가할 수 있다는 점에서 생화학적 및 병리학적 검사보다 유리하다.

일부 기능 시험들은 관찰 및 운동 활성보다 더 특이적이며, 이들 기능은 많은 부분이 사람에서 임상적 또는 행동적 상관성을 가진다. 전기생리학적 시험들은 신경전도 속도와 강도에 대한 감각 특이적인 정보를 제공하고, 행동 평가를 보완하는 데 사용되어 왔다. 감각 기능의 측정은 자극 의존적 반사를 통제하는 특이적 신경 경로들을 이용한다. 자율신경 기능은 심혈관 상태와 콜린성/아드레날린성 신경 균형에 대한 평가를 포함한다.

특히, 발달 독성의 맥락에서, 인지 기능의 결함은 큰 대중적 관심과 수사학의 종말점을 나타낸다. 대부분의 경우, 영향을 받는 인지 영역이 다양할 수 있더라도, 사람의 인지 기능 결함은 실험동물에서도 감지될 수 있다. 궁극적으로, 행동 방법으로 확인된 신경 독성물질들 역시 세포와 분자수준에서 평가될 수 있는데, 이들은 신경기능이상이 발생된 신경계에서 일어나는 현상들을 이해할 수 있게 한다.

16.3 신경 독성의 기전

각 신경 독성 화합물들은 전형적으로 네 가지 표적 중 하나에 작용한다: 신경세포, 축삭, 수초세포 또는 신경전달물질 시스템.

16.3.1 신경병증

특정 독성물질은 신경세포에 특이적으로 작용하여, 신경세포 손상 또는 사멸을 초래한다. 신경 손실은 돌이킬 수 없고, 다음의 구조물들의 퇴화, 즉 세포질 구조물들, 수상돌기 및 축삭의 퇴화 및 축삭을 둘러싸고 있는 수초의 퇴화를 포함한다(그림 16.3). 세포 독성물질의 작용으로 위험하게 되는 신경세포만의 독특한 특징에는 높은 대사 속도, 세포체에 의해 지지되고 있는 긴 세포구조물과 빠르게 탈분극되고 재분극되는 흥분성 막이 있다.

많은 수의 화합물들이 독성 신경병증을 유발하는 것으로 알려져 있지만(표 16.1), 이들 독성물질 모두 특정 특징들을 가지고 있다. 각각의 독성 상태는 세포 독성물질이 신경세포에 대하여 선호적으로 작용한 결과이다. 신경세포에 대한 초기 손상은 세포자멸사(apoptosis) 또는 세포괴사(necrosis)로 이어지고, 신경세포의 영구적 손실을 유도한다. 손상 정도에 있어서 이 물질들은 서로 다른 신경세포 집단들에 대해 어느 정도의 선택성을 나타낼 수도 있지만, 그 물질 고유의 작용이 확대되는 경향도 있다. 이러한 세포 사건들의 발현은 종종 전체 뇌 기능이상을 동반한 확산성 뇌증으로 나타난다.

독소루비신 퀴논 함유 안트라사이클린 항생제인 독소루비신(adriamycin)은 항암 화학 요법에서 가장 효과적인 부염역제제 중 하나이다. 불행히도, 독소루비신의 임상 적용은 급성 및 만성 심장 독성 때문에 크게 제한된다. 독소루비신은 DNA 사이에 끼어 들어서 전사를 방해함으로써 말초신경계의 신경세포들, 특히 척수후근 신경절과 자율신경의 신경절에 있는 신경세포들을 손상시킨다. 독소루비신의 다른 중요한 작용 기작은 DNA 절단 가능한 복합체를 형성하는 국소이성화효소(topoisomerase) II와의 상호 작용과 다양한 산화효소, 환원효소 및 탈수소효소의 변환에 따른 활성산소종(ROS)의 생성을 포함한다. 감각 및 자율 신경세포들의 취약성은 신경절에 형성된 혈액-조직 장벽에 의한 신경 보호체계의 결손을 반영하는 것으로 보인다.

메틸수은 메틸수은(MeHg)에 노출은 주로 수은이 축적된 어류를 섭취함으로써 발생한다. 또한 수은은 미국의 유해물 폐기 현장에서 흔히 발생하는 오염물질이다. MeHg 중독의 임상적 형태는 노출의 심각성과 노출 당시의 개인의 나이에 따라 다양하다. 성인에서 가장 드라마틱한 손상 부위는 시각 피질의 신경세포와 소뇌 피질의 작은 내부 과립 세포들로서, 그 신경들의 대량 퇴화는 실명과 뚜렷한 운동실조를 초래한다. 소아에서는 발달 장애, 지체 및 인지 결함이 일어난다. 이러한 차이들은 혈액-뇌 장벽의 미성숙으로 발달 중인 뇌에서 수은의 분포가 더 일반화되면서 야기되는 것으로 제안되었다. 랫드에 대한 최근의 연구에 따르면, MeHg의 독성 효과에 가장 민감한 신경세포들은 척수후근 신경절에 있는 신경세포들로서 아마도 혈액-조직 장벽에 의해 보호되지 않는 신경의 취약성을 다시 반영한다. MeHg 독성의 기전은 집중적인 연구 대상이었으나, 최종 독성물질이 MeHg인지 아니면 유리형 수은 이온인지에 대해서는 밝혀지지 않았다. 세포 기능에 있어서 다양한 착오, 즉 해당작용, 핵산 생합성, 호기성 호흡, 단백질 합성과 신경전달물질 유리의 부전들이 지적되어왔다. 덧붙여서, 강화된 산화 손상과 변경된 칼슘 항상성에 대한 증거가 있다. MeHg에 노출은 광범위한 신경 손상을 일으키고 확산성 뇌증으로 진전된다.

트리메틸틴 유기주석(organotin)은 산업에서 가소제, 항진균제 또는 살충제로 사용된다. 트리메텔틴 중독은 사람에서 잠재적으로 비가역적인 변연계-소뇌 증후군 및 영장류에서의 유사한 행동 변화들과 관련이 있다. 트리메틸틴이 신경계에 들어가는 기전은 알려져 있지 않으나 신경에 접근할 수 있고, 그 접근은 신경 손상으로 확산되게 한다. 어떻든, 트리메틸틴 신경 독성의 기전으로 에너지 박탈과 흥분 독성 손상을 포함한 몇 가지 가설이 제시된다.

16.3.2 축삭병증

축삭병증(*axonopathy*)이라는 신경 독성 장애는 독성의 주요 부위가 축삭 자체인 병증이다. 축삭이 퇴화하고, 축삭을 둘러싸고 있는 수초가 퇴화되나 신경세포체는 그대로 남아 있다(그림 16.5). 독소는 수초길이에 따라 어떤 지점에서 축삭의 "화학적 절단"을 초래하고, 절단 이후 말단의 축삭은 퇴화된다.

말초신경계와 비교할 때 중추신경계에서 축삭 퇴화의 중요성이란 면에서 심각한 차이가 있다. 말초신경의 축삭은 재생될 수 있는 빈면에 중추신경의 축삭은 재생될 수 없다. 말초신경계에서, 교세포들과 대식세포들은 축삭 재생을 지지한다. 중추신경계에서, 손상된 수초와 상처난 교세포로부터 유리된 억제 인자들이 실제로 재생을 방해한다. 중추신경계와 말초신경계간 차이의 임상적 타당성은 말초신경계에선 축삭 퇴행 후에 일부 부위에서 완전 회복이 일어날 수 있는 반면, 중추신경계에선 축삭퇴행이 돌이킬 수 없다는 것이다.

표 16.1 신경 손상(신경병증)과 관련된 화학물질들

신경 독성물질	신경학적 결과들	신경 독성의 세포 기초 개념
알루미늄	치매, 뇌증(사람), 학습 결함	피질해면증, 신경섬유 응집체, 피질의 퇴행성 변화
6-아미노-니코틴아마이드	사람에서 보고 없음, 뒷다리 마비(실험동물)	척수, 뇌간, 소뇌의 해면성(액포) 퇴화; 말초신경계(PNS)의 축삭 퇴화
비소	뇌증(급성), 말초 신경병증(만성)	뇌부종과 출혈(급성); PNS에서 축삭 퇴화(만성)
아지드(azide)	자료 불충분(사람); 경련, 운동실조(영장류)	소뇌와 피질의 신경손실
비스무스(bismuth)	정서장애, 뇌증, 간대성 근경련	소뇌의 퍼킨제세포와 기저핵의 신경세포 손실
일산화탄소	뇌증, 지체성 파킨슨증/근긴장 이상	피질의 신경손실, 창백핵의 괴사, 국소 탈수초화; 헤모글로빈의 산소 결합부위와 뇌의 철 결합부위 차단
사염화탄소	뇌증(간부전의 2차 결과)	선조체와 창백핵에서 성상세포 비대
클로람페니콜	시신경염, 말초 신경병증	신경 손실(망막), 축삭 퇴화(PNS)
시안화물(cyanide)	혼수, 경련, 급사; 지체성 파킨슨증/근긴장 이상	소뇌와 창백핵에서 신경퇴화; 국소 탈수초화; 사이토크롬 산화제/ATP 생산의 차단
독소루비신	자료 불충분(사람); 진행성 운동실조(실험동물)	척수후근 신경절세포의 퇴화, 축삭 퇴화(PNS)
에탄올	정신 지체, 청력 결손(출산 전 노출)	소두증, 뇌 기형
납	뇌증(급성), 학습 결함(소아들), 탈수화 동반 신경병증(랫드)	뇌부종, 출혈(급성), PNS에서 축삭 손실(사람)
망간	정서 장애, 파킨슨증/근긴장 이상	선조체와 창백핵의 퇴화
무기, 수은	정서 장애, 떨림, 피로	사람에서 자료 불충분(척추와 소뇌에 영향을 미칠 수 있음)
메탄올	두통, 시각상실 또는 실명, 혼수(심각)	피각의 괴사, 망막 신경절세포의 퇴화
메틸아족시메탄올 아세테이트	소두증, 발달 지체(랫드)	태아 두뇌의 발달 이상(랫드)
메틸 브로마이드	시각과 언어 장애; 말초 신경병증	자료 불충분
메틸수은(유기 수은)	운동실조, 시야의 위축, 감각이상(성인) 정신운동 지체(태아 노출)	시각 피질, 소뇌, 신경절의 신경 퇴화 대뇌피질과 소뇌의 해면질 파괴
1-메틸-4-페닐-1,2,3,6-테트라하이드로피리딘(MPTP)	파킨슨증, 근긴장 이상(급성 노출) 파킨슨증 조기 발병(급성 노출의 지발 효과)	흑질의 신경 퇴화 흑질의 신경 퇴화
3-니트로프로피온산	발작, 지체성 긴장이상/얼굴 찡그림	기저핵의 신경 괴사
페니토인(디페닐히단토인)	구진탕증, 운동실조, 어지러움	소뇌 퍼킨제세포의 퇴화
퀴닌	시야의 위축	망막 신경절세포의 공포화
스트렙토마이신(aminoglycosides)	청력 상실	내이(코르티 기관)의 퇴화
탈륨	정서 장애, 운동 실조, 말초 신경병증	뇌부종(급성), PNS의 축삭 퇴화
트리메틸틴	떨림, 과흥분성(실험동물)	해마 신경의 손실, 편도체 이상 피질의 신경 손실

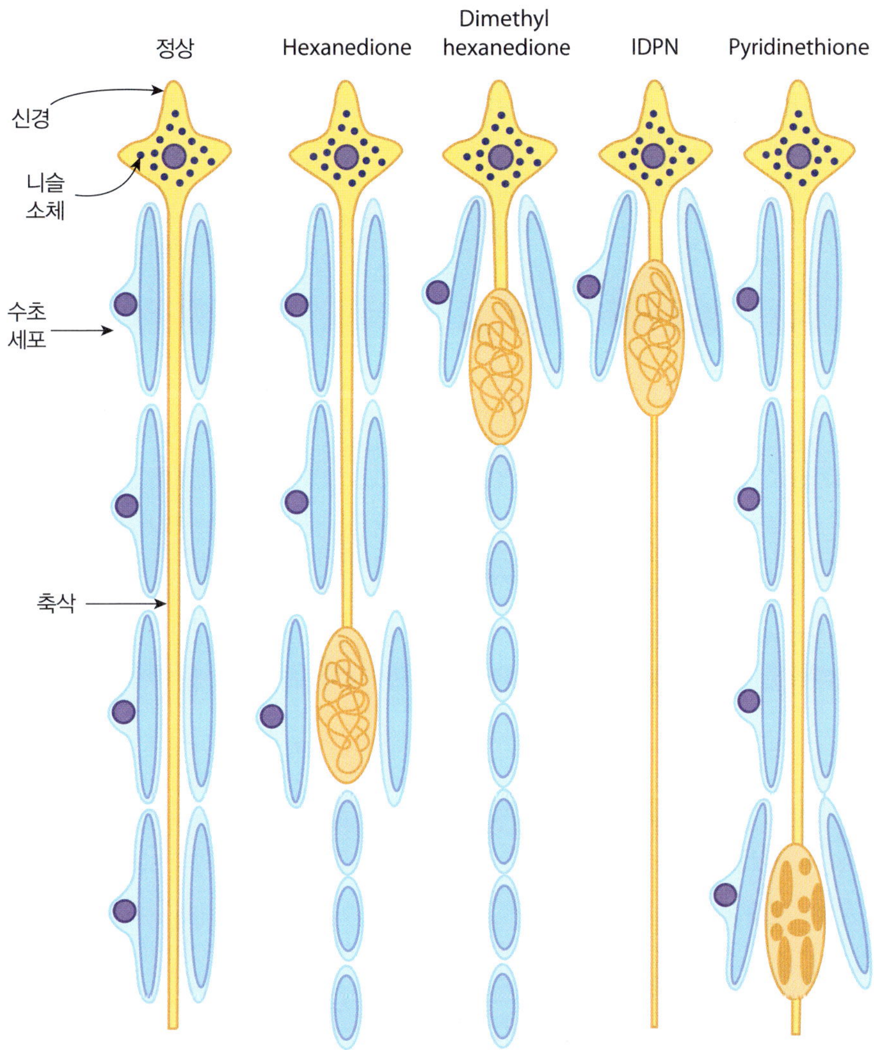

그림 16.5 축삭병증의 도해. 2,5-hexanedione이 축삭의 원위부에 신경미세섬유를 축적시키는 반면, 3,4-dimethyl-2,5-hexanedione은 축삭 근위부에 동일한 축적을 일으킨다. 이 근위 신경미세섬유 축적에 따른 팽대는 β,β′-iminodipropionitrile(IDPN)의 독성에서 발생하는 팽창과 유사하지만, IDPN 축삭병증에서 축삭 원위부는 퇴화되지 않고 위축된다. Pyridinethione은 세관소포물질로 팽창하는 축삭 팽대를 초래하고, 원위 축삭의 퇴화가 뒤따른다.

축삭병증들은 축삭의 화학적 절단으로부터 초래되는 것으로 간주될 수 있다. 축삭 독성물질의 수는 많으며, 증가하고 있다(표 16.2). 축삭 퇴화로서, 감각과 운동 강도가 축삭말단의 가장 먼쪽 부위(예: 손과 발)에서 가장 먼저 손상되어 "장갑-양말-감각장애(glove-and-stocking)" 신경병증을 초래한다. 시간이 지나고 손상이 지속되면, 결손은 신체의 중심 부위와 척수의 긴 축삭으로 진행된다.

감마-디케톤 사람들이 작업장에서 하루하루 높은 농도의 단순 알칸류인 *n*-핵산에 노출되거나 핵산 함유 접착제를 반복해서 의도적으로 흡입하면 점진적 감각-운동성 말단 축삭병증으로 진행된다. 동일한 축삭병증은 메틸-*n*-부틸 케톤(2-hexanone)에 의해 생성될 수 있다.

n-핵산의 ω-1 산화는 감마-디케톤, 2,5-헥산디온(HD)을 생성한다. 이 물질들은 모든 조직의 아미노기와 반응하여 피롤류(pyrroles)를 형성한다. 피롤류는 유도체를 만들어 신경미세섬유(neurofilament)와 교차-결합하여, 최종말단 전 부위의 축삭말단에서 신경미세섬유 응집체를 형성한다(그림 16.5). 신경미세섬유로 채워진 축삭 팽대는 결절 구조를 왜곡시키고 축삭 수송을 손상시킨다. 신경미세섬유 축적과 축삭 퇴화의 병리적 과정은 임상적 말초 신경병증의 발생으로 이어진다.

이황화탄소 사람에서 이황화탄소의 가장 심각한 노출은 벌컨 고무 및 비스코스 레이온 산업에서 발생해 왔다. 사람에서 고농도 이황화탄소의 노출은 말단 축삭병증을 일으키고, 그 축삭병증은 핵산에 의해 야기되는 병증과 병리학적으로 동일

표 16.2 축삭 손상(축삭병증들)과 연관된 화학물질들

신경 독성물질들	신경학적 결과들	신경 독성의 기초
아크릴아마이드	말초 신경병증(종종 감각)	축삭 퇴화, 축삭말단은 초기 단계에서 영향받음
p-브로모페닐아세틸우레아	말초 신경병증	말초신경계와 중추신경계에서 축삭 퇴화
이황화탄소	정신병(급성), 말초 신경병증(만성)	축삭 퇴화, 초기 단계에 신경미세섬유성 팽대
클로데콘(Kepone)	떨림, 운동부조화(실험동물)	자료 불충분(인간); 축삭 팽대와 퇴화
클로로퀸	말초 신경병증, 무기력	축삭 퇴화, 척수후근 신경절세포들에 봉입; 공포성 근병증
클리오퀴놀(clioquinol)	뇌증(급성), 척수시신경병증(아급성)	척수, 말초신경계, 시신경 회로에서 축삭 퇴화
콜히친	말초 신경병증	축삭 퇴화, 신경세포체 미세섬유 응집; 공포성 근병증
댑손(dapsone)	말초 신경병증, 운동신경에서 현저함	축삭 퇴화(수초화 및 비수초화 축삭 모두)
디클로로페녹시아세테이트	말초 신경병증(지연)	자료 불충분
디메틸아미노프로피오니트릴	말초 신경병증, 요 저류	축삭 퇴화(수초화 및 비수초화 축삭 모두)
에틸렌 옥사이드	말초 신경병증	축삭 퇴화
글루테티미드(glutethimide)	말초 신경병증(감각신경에서 현저함)	자료 불충분
금	말초 신경병증(정신과 문제가 있을 수 있음)	축삭 퇴화, 약간의 분절 탈수초화
n-헥산	말초 신경병증, 심한 경우 경련	축삭 퇴화, PNS와 척수에서 조기 신경미세섬유 팽대
히드라라진	말초 신경병증	자료 불충분
β,β′-이미다졸프로피오니트릴	사람에서 자료 없음; 흥분성 운동 장애(랫드)	근위 축삭팽대, 후각 상피세포와 전정유모세포의 퇴화
이소니아지드	말초 신경병증(감각), 운동실조(과용량)	축삭 퇴화
리튬	혼수, 진전, 운동실조(가역성)	자료 불충분
메틸 *n*-부틸 케톤	말초 신경병증	축삭 퇴화, NS와 척수에서 조기 신경미세섬유 팽대
메트로니다졸	감각 말초 신경병증, 운동실조, 발작	축삭 퇴화, 대부분 수초화된 신경섬유; 소뇌핵 병소
미소니다졸	말초 신경병증	축삭 퇴화
니트로프란토인	말초 신경병증	축삭 퇴화
유기인계 화합물(NTE 억제제)	복통(급성); 말초 신경병증	축삭 퇴화
파클리탁셀(taxoids)	지체성 말초 신경병증(운동신경), 경련	축삭 퇴화(단회 노출 후 지연), 말초신경과 척수
백금(시스플라틴)	말초 신경병증	축삭 퇴화; 초기 단계에 미세소관 축적
피리딘티온(pyrithione)	운동 장애(떨림, 무도병아데토시스)	축삭 퇴화(다양함)
빈크리스틴(빈카 알칼로이드)	뇌 신경병증(잦은 삼차신경통), 말초 신경병증, 다양한 자율신경 증상들	자료 불충분, 축삭 퇴화(PNS), 신경섬유 변화(척수, 척수강 내 경로)

하다. 신경미세섬유와 공유 교차-결합이 일어나고 이황화탄소 자체가 최종 독성물질로 알려져 있다.

만성 환경에서 이황화탄소 노출의 임상 효과는 헥산 노출의 효과와 매우 유사하며, 장갑-양말-감각이상의 분포에 있어서 초기에 일어나는 감각 및 운동 증상으로 진전된다. 이러한 만성 축삭병증 이외에도 이황화탄소는 정서 장애와 확산성 뇌증 질환의 징후로 이어질 수 있다.

베타,베타′-이미노디프로피오니트릴(β,β′-iminodipropionitrile, IDPN) IDPN은 사람에서 노출관련 기록이 없지만, 랫드와 다른 포유류에서 기괴한 "왈츠 증후군"을 유발하는 2중 기능을 나타내는 합성 니트릴이다. 이 증후군은 흥분, 돌기, 머리 흔들기와 과경계성과 같은 특징적 행동을 나타내는데, 이는 전정 감각 유모 세포의 퇴화에 따른 결과이다. 덧붙여서, IDPN을 투여하면 축삭 근위부에 신경미세섬유가 축적되어 대부분의 동물에서 퇴화 없이 팽창이 일어난다. 신경미세섬유 축적에 따른 팽창은 이황화탄소 또는 γ-디케톤 독성에서 관찰되는 팽창과 유사하다.

IDPN의 반복적 노출은 탈수초화와 양파구 모양 덩어리의 형성을 유도하고(그림 16.5), 결국 원위 축삭으로 정방향 신경미세섬유 수송의 감소로 인한 원위 축삭 위축을 일으킬 수 있다. 이러한 축삭 수송 장애는 신경미세섬유 축적을 유발하는 IDPN에 의한 미세소관과 신경미세심유 간의 연계 붕괴로 발생한다. 이것은 축삭의 세포골격을 완전히 붕괴시킨다.

아크릴아마이드 아크릴아마이드는 인조 비닐 단위체로서, 수질 정화, 제지 제조, 광업 및 방수 등에 널리 사용된다. 또한 생화학 실험실에서 광범위하게 사용되고, 고온에서 조리된 많은 식품에 존재한다. 신중하게 취급하지 않으면 위험할 수 있어도, 사람에서 대부분의 독성은 과다 노출된 공장 근로자의 말초 신경병증으로 관찰되어 왔다.

아크릴아마이드 신경병증의 연구에서 다발성 축삭 팽대를 특징으로 하는 원위부 축삭병증이 나타났다. 단회 과량 노출만으로 이러한 팽대를 유발할 수 있지만, 반복 노출은 "죽어가는(dying back)" 과정으로 더 근위부의 축삭병증을 초래한다. 이러한 변화는 신경말단에 신경미세섬유가 축적되어 발생한다. 최근 관찰에 따르며, 신경말단 퇴화는 축삭병증으로 진전되기 전에 발생하며, 이 퇴화가 1차 병소라는 것이다.

유기인계 화합물 유기인계(organophosphorus, OP) 화합물은 살충제, 화학 살상용제, 화학 중간체, 난연제, 연료 첨가제, 유압유, 윤활제, 의약품 및 가소제로 사용된다. 유기인 살충제와 신경 작용 물질들은 아세틸콜린분해효소(AChE)를 억제하도록 설계되어 있어서, 콜린성 신경절에 아세틸콜린을 증가(축적)시켜 콜린성 독성을 일으켜 사망에까지 이르게 한다. TOCP(tri-*o*-cresyl phosphate)와 같은 일부 유기인계 화합물은 콜린성 중독의 유도 없이 유기인계 화합물 유도성 지체성 신경 독성(OP compound-induced delayed neurotoxicity, OPIDN)이라 일컬어지는 심각한 감각-운동 중추의 말초성 원위 축삭병증을 일으킬 수 있다.

많은 유기인계 화합물은 친유성이어서 쉽게 신경계로 들어가서 신경 표적 단백질들을 인산화할 수 있다. 주된 표적이 AChE일 때는, 억제 또는 억제+노화의 역치 이하 수준에서도 콜린성 독성이 발생할 수 있다. 억제된 AChE의 노화가 일어날 때(즉, 유기인-효소 포합체의 인으로부터 리간드의 순 손실, 활성 부위에 부착된 음전하 포스포릴 잔기를 남김)에도, 독성의 질적 본질은 변하지 않는다. 대신, 억제된 AChE의 재활성화가 매우 어렵다. 주 표적이 신경병증 표적 에스테라아제(신경 독성 esterase, NTE)일 때, OPIDN은 오직 역치 이하 억제(> 70%) 상태이고, 억제된 효소가 노화를 겪을 경우만 초래될 수 있다. 그래서 NTE와 OPIDN의 경우, 효소억제만으로는 독성을 촉발하기에 불충분하다. NTE의 신경병증성(노화) 억제제들에는 인산, 포스폰산(phosphonate)과 유기인계 화합물의 포스포라미데이트(phosphoramidate)류가 포함된다.

축삭 퇴화는 신경병증성 유기인계 화합물에 대한 급성 노출 후에 즉각 시작되지 않고, 급성 과량 노출과 축삭병증의 임상 증상 발현 사이에 적어도 8일이 걸린다. 축삭 퇴화가 척수의 긴 궤도에서 점진적으로 진행되고 지속되는 동안 말초신경계에서 축삭들의 일부 효과적인 재생이 일어난다.

OPIDN이 사람에서 발생은 드물고, 대개 자살 시도로 대량의 유기인계 살충제를 의도적으로 섭취할 때 발생한다. 그럼에도 불구하고 OPIDN이 해롭고 치료할 수 없는 상태라는 것은 사실이다. 이전 논의는 5가 공유결합성 유기인계 화합물에 국한되었지만, 3가 유기인계 화합물도 고전적인 OPIDN과 다른 형태지만 CNS와 PNS에서 축삭 퇴화를 일으킨다.

피리딘티온 이 화합물은 킬레이트제로서 대개, 아연 피리딘티온(zinc pyridinethione, ZPT)으로 불리는 아연-복합체이다. 항균 및 항진균 성질을 가지고 있고, 지루와 비듬 치료에 효과가 있는 샴푸의 성분이다. 이 화합물은 비듬 치료 샴푸로서 사람의 두피에 적용되지만, ZPT의 피부 흡수는 아주 적고,

노출은 주로 경구로 발생한다. 섭취 시 오직 피리딘티온 일부만이 흡수되고, 아연과 함께 대부분이 변으로 배출된다. 피리딘티온은 빠른 축삭 수송계를 방해하고, 빠르게 수송된 소포의 전환을 방해하고, 소포의 역행 수송을 늦춘다. 빠른 축삭 수송계의 탈락은 축삭 원위부에서 소관과 수포 구조물들의 축적에 가장 크게 기여하는 것 같다(그림 16.5). 이러한 물질들이 축삭의 한 영역에 축적됨에 따라 축적된 구조물을 넘어 더 먼 원위부의 축삭이 퇴화된다. 가장 이른 증상들에는 그립 강도의 약화와 축삭말단의 변화들이 있고, 말초 신경병증으로 이어진다.

미세관-연관 신경 독성 다수의 식물 알칼로이드들이 신경축삭에서 미세관의 조립과 해중합(중합해체)을 변경시켜 신경 독성을 일으킨다. 이들 중 가장 오래전에 알려진 것은 콜히친(colchicine)과 빈카 알칼로이드류(vinca alkaloids)로서 튜불린과 결합하여 미세관의 중합해체를 일으킨다. 콜히친은 통풍, 가족성 지중해열과 기타 질환의 치료에 사용되는 알칼로이드 약물이다. 빈크리스틴과 빈블라스틴은 항암제로 사용되는 두 종류의 빈카 알칼로이드이다. 콜히친과 빈카 알칼로이드류 모두 유사한 말초 축삭 신경병증을 일으킨다. 이 신경병증의 전형적 특징으로 손가락들의 감각 이상(저림), 전신성 무기력과 둔감이 있다.

또 다른 식물 알칼로이드인 파클리탁셀(Taxol)은 다양한 신생종양을 치료하는 데 사용되는 인기있는 화학 요법 약물이다. 그러나 주로 손과 발에서 시작되는 뚜렷한 감각 신경병증이라는 부작용이 있다. 콜히친과 빈카 알칼로이드류처럼, 파클리탁셀도 튜불린과 결합한다. 그러나 해중합을 유도하는 대신에 미세관의 형성을 촉진한다. 한 번 형성되면, 이러한 미세관은 추운 온도 또는 칼슘 존재를 포함하여 튜불린 소단위의 해리를 정상적으로 유도하는 조건에서도 파클리탁셀에 의해 안정화된 채로 유지된다.

이들 약물에 의해 유발되는 축삭의 병리는 다르다. 콜히친이 축삭의 위축과 미세관 수의 감소를 유도하지만, 파클리탁셀은 응집을 일으켜서 빠른 축삭 수송을 억제할 수 있는 기질을 형성한다. 이는 콜히친과 파클리탁셀 모두에서 입증되었다.

16.3.3 수초병증들

수초는 신경가지들에서 전기적 절연을 제공하며, 수초의 부재는 전도 속도의 느림과 인접한 가지들 간의 전기신호의 돌발 전도를 유도한다. 독성물질은 **수초내 부종**(*intramyelinic edema*)이라고 일컬어지는 수초 박층의 해리와 **탈수초**(*demyelination*)라고 불리는 수초의 선택적 손실을 초래한다. 수초 염기성 단백질 mRNA의 전사체 수준이 변경되어 수초내 부종이 일어날 수도 있고, 초기 변화는 가역적이다. 진행성 수초내 부종이나 수초화 세포에 대한 직접적인 독성으로 탈수초화가 초래될 수도 있다. 중추신경계에서 재수초화는 탈수초 후에 제한된 범위에서만 일어난다. 그러나 말초신경에서 슈반세포들은 축삭을 재수초화할 수 있다. 표 16.3에 제시된 모든 화합물들이 수초병증을 유발한다.

표 16.3 수초의 손상(수초병증들)과 연관된 화학물질들

신경 독성물질들	신경학적 결과들	신경 독성의 기초
아세틸에틸테트라메틸 테트랄린	사람에서 보고 없음; 과흥분성, 떨림(랫드)	수초내 부종; 신경내 색소 축적
아미오다론	말초 신경병증	축삭 퇴화와 탈수초화; 슈반세포에 지질-축적 리소좀
쿠프리존(cuprizone)	사람에서 보고 없음; 뇌증(실험동물)	백질의 해면지속증, 수초내 부종(초기); 신경교증(후기)
디설피람	말초 신경병증(감각신경에서 우세)	축삭 퇴화, 축삭 원위부 팽대
에티듐 브로마이드	자료 불충분(사람)	수초내 부종, 백질의 해면지속증
헥사클로로펜	성마름, 혼란, 발작	뇌 부종, CNS와 PNS에서 수초내 부종, 후기 축삭 퇴화
리소레시틴	PNS 또는 CNS로 직접 주사 시에만 효과(실험동물들)	선택적 탈수초화
퍼헥실렌	말초 신경병증	탈수초 신경병증, 슈반세포에서 막 결합 봉입체
텔루르(tellurium)	수두증, 뒷다리 마비(실험동물)	탈수초 신경병증, 지방갈색소증(실험동물)
트리 에틸 주석	두통, 광공포증, 구토, 하반신마비(비가역)	수초내 부종을 동합한 뇌부종(급성), 백질의 해면증

헥사클로로펜 헥사클로로펜 또는 2,2′-methylenebis-(3,4,6-trichlorophenol)은 신생아가 포도상알균 피부 감염을 방지하기 위해 화합물로 목욕시킬 때 신경 독성을 일으킨다. 이 친수성 화합물의 피부 흡수에 따라 헥사클로로펜은 신경계로 들어가서 수초내 부종을 일으키고, 이는 뇌의 "해면증"을 유발하는 소포형성을 유도한다. 헥사클로로펜은 분절 탈수초화를 유도하는 세포내 부종을 일으킨다. 뇌의 팽창은 망막 광수용체의 퇴화와 함께 뇌내압의 증가, 축삭 퇴화를 일으킨다. 헥사클로로펜에 급히 노출된 사람은 전신 무기력, 혼란, 발작 등을 나타낼 수 있다. 혼수상태와 죽음으로 진행될 수도 있다.

텔루르 사람에서 노출이 보고되지 않았지만, 다양한 지질 이상 때문에 어린 랫드에서 텔루르의 신경 독성은 슈반세포의 수초 지질의 합성을 변경한다. 생화학적 변화가 일어나면, 슈반세포들에 지질이 축적되고, 결국 말초신경에서 수초 유지능을 상실한다.

납 동물에서 납 노출은 뚜렷한 분절 탈수초가 있는 말초 신경병증을 초래한다. 어린 소아에서 납의 급성 대량 노출은 심한 뇌부종을 초래하는데, 이는 아마도 내피세포 손상에 기인한다. 소아들이 납을 더 쉽게 흡수하며 아주 어린아이들은 혈액-뇌 장벽의 보호 기능이 약하다. 어른에서 만성 납중독은 말초 신경병증, 위염, 산통성 복통, 빈혈, 특정 생체 부위에 현저한 납 침착을 초래한다. 잇몸과 소아 긴 뼈의 골단부에 납선을 형성한다. 납은 사람의 말초신경에서 신경 전도 속도를 느리게 한다. 수초의 막 구조와 수초 막의 유동성에 영향을 주지만, 납 뇌병증의 근거는 명확하지 않다.

16.3.4 성상교세포

성상교세포는 중추신경계에서 광범위한 생리 기능을 수행하고 조절한다. 성상교세포는 신경 독소에 노출되었을 때, 삼투성 활성 이온에 대한 공간 완충계로 작동하고, 내인성 분자와 생체 이물질의 격리 및 대사 과정을 위한 저장소로 작용함으로써 일차적 방어수단 역할을 하는 것으로 여겨진다.

암모니아 중추신경계에 고농도로 존재하면, 암모니아는 세포막에 대한 탈분극 작용으로 발작을 일으키지만, 저농도의 암모니아는 혼미와 혼수상태를 일으키며, 이는 과분극 효과와 일치한다. 암모니아 중독은 성상교세포 팽대와 세포 형태 변화와 관련된다. 세포내 암모니아 농도 증가는 신경 글루타민산 전구체 합성을 억제시켜서 글루타민산성 신경전달을 감소시키며, 신경전달물질(글루타민산) 섭취를 변경시키고, 신경신호에 따른 성상교세포의 수용체-매개 대사 반응을 변화시킨다.

질소화학물질들 유기 질산염은 심혈관 질환 치료에서 말초혈관 확장과 혈압 강하(니트로글리세린)에 사용된다. 디니트로벤젠류는 염료, 가소제와 폭발물의 산업 생산에서 중요한 합성 중간체이다. 신경 독성 화합물인 1,3-디니트로벤젠(DNB)은 교세포-혈관 병변을 유발한다. 이 병소는 특이적으로 뇌간의 중뇌수도와 소뇌심부지붕핵의 회백질에 있는 성상교세포를 표적으로 한다. 메트로니다졸, 5-니트로이미다졸[1-(2-하이드록시에틸)-2-메틸-5-니트로이미다졸]은 항미생물, 항원충제로서 광범위한 감염의 치료에 사용된다. 메트로니다졸의 장기 치료는 다른 체성감각 장애에 더하여 감각 이상, 지각 이상, 두통, 각질염, 두드러기와 가려움증을 특징으로 하는 말초 신경병증과 관련된다.

메티오닌 설폭시민 메티오닌 설폭시민(methionine sulfoximine, MSO)은 성상교세포 특이적 효소인 글루타민 합성효소의 비가역적 억제제이다. 다량의 MSO 섭취는 해마 치상과 피라미드 세포층, 짧은 연합섬유들, 대뇌피질의 하부층 및 소뇌의 퍼킨제세포에서 신경세포 손실을 유도한다. MSO는 또한 주로 성상교세포체 내에서 글리코겐 수준의 증가뿐만 아니라 성상교세포 미토콘드리아의 손상과 팽대를 유도한다.

플루오로아세테이트와 플루오르시트레이트 크렙스 회로 억제제 플루오로시트레이트(fluorocitrate, FC)와 그 전구체 플루오로아세테이트(fluoroacetate, FA)는 교세포에 우선적으로 흡수된다. FA는 여러 식물에서 자연적으로 생성되며 살서제(화합물 1080)로 상업적으로 판매되고 있다. FA 노출은 항암제인 5-플루오로우라실에 대한 노출을 통해서도 일어날 수 있다. 다량의 FA 섭취는 이온성 경련을 초래하고, 섭취 수분 내에 발작이 발현된다. 이 발작에서 생존한 사람들은 호흡 정지 또는 심부전 때문에 나중에 사망하는 경우가 많다. FC와 FA의 작용들은 크렙스 회로를 통한 탄소 유입의 붕괴와 ATP 생산의 손상이다.

16.3.5 신경전달물질-관련 신경 독성

합성 화학물질뿐만 아니라 광범위한 자연 발생 독소들은 세포간 통신의 특이 기전들을 변경시킨다(표 16.4). 일부 물질에선 신경전달물질 관련 작용들이 잘 이해될 수도 있지만, 그 기전들의 특이성은 추정되지 말아야 한다.

니코틴 담배 제품과 특정 살충제에서 광범위하게 함유되어 있는 니코틴은 다양한 약리 작용을 가지고 있고, 상당한 독성을 유발하는 물질이다. 니코틴은 아세틸콜린 니코틴성 수용체에 결합하여 그 효과를 나타낸다. 흡연과 약리 용량의 니코틴은 교감신경절의 신경전달을 촉진하여 심박동수를 증가시키고, 피부혈관을 수축시켜서 혈압을 상승시킨다.

급성 과량노출에 따른 순환기내 니코틴 농도의 급격한 상승은 니코틴성 수용체를 과도하게 자극하여 신경절 마비를 일으킨다. 초기 메스꺼움, 빠른 심박수와 발한이 짧게 나타나고, 연이어 혈압의 강하와 함께 심박수의 현저한 감소가 뒤따른다. 졸림과 혼란이 일어날 수 있고, 혼수로 진전된다. 종종 호흡근의 마비로 사망에 이를 수 있다.

다행히도 니코틴 급성 중독은 드물지만 장기간 낮은 수준 노출은 매우 평상적이다. 사람의 담배 흡연에서 다른 성분의 효과와 니코틴의 효과를 분리하는 것은 어렵다. 흡연에 따른 복합적 작용으로 심혈관 질환, 암(특히, 폐와 상기도의 악성 종양), 만성 폐질환 및 임신 중 흡연에 따른 자녀의 주의력 결핍 장애 등이 유발된다.

흡연자에서 혈소판 응집 경향이 증가하고, 이 혈소판 이상은 노출 니코틴 수준과 관련이 있다. 니코틴은 심박동수와 혈압을 증가시켜서 심장에 부담을 가중하고, 이들은 니코틴이 심근 허혈의 발현에 역할을 할 수 있음을 시사한다. 이에 더하여, 니코틴은 세포자멸사를 억제하고, 종양 촉진 및 담배 관련 암에 직접적인 역할을 할 수 있다.

코카인과 암페타민류 코카인은 중추신경계의 신경말단에서 도파민(DA), 노르에피네프린(NE) 및 세로토닌(5-HT)의 재흡수를 차단하고 저장 소포에서 도파민 유리를 촉진한다. 중독 시 나타나는 탐닉성과 다행감에 책임이 있는 주요 효과는 도파민 수송체(DAT)에 대한 차단작용이다.

코카인 남용은 뇌혈관 결손, 뇌 위축, 뇌졸중과 뇌내 출혈의 위험을 높인다. 코카인 남용자들은 뇌혈관 저항성이 더 높다. 만성 코카인 사용자에서, 암페타민 사용 시 관찰된 것과 유사한 신경 퇴행성 장애가 관찰되어 왔다.

표 16.4 신경전달물질-관련 독성과 관련된 화학물질들

신경 독성물질들	신경학적 결과들	신경 독성의 기초
암페타민과 메스암페타민	진전, 초조(급성); 뇌경색과 출혈; 신경정신 장애	담창구 양측 경색, 도파민, 세로토닌, 콜린성 신경의 이상, 말초 아드레날린 수용체에 작용
아트로핀	초조, 조급함, 환각	콜린성 수용체 차단(항콜린성 작용)
코카인	뇌졸중과 뇌위축의 위험 증가(만성 사용자); 돌연 심장사의 위험 증가; 특히, 약물 금단 동안의 운동 및 정신 이상	경색 및 출혈; 선조체 도파민 신경전달의 변경
	머리둘레 감소(태아 노출)	신생아 구조적 기형
도모산(domoic acid)	두통, 기억상실, 편마비, 방향감 상실, 발작	신경 손실, 해마, 편도체, 신피질의 층 5와 6 흥분 독성의 카이네이트-유사 양상
카이네이트(kainate)	사람 자료 불충분; 동물에서 발작 (신경과학에서 선택적 병변유발 화합물)	해마, 후각피질, 편도체, 시상에 있는 신경의 퇴화 AMPA/kainate 수용체와 결합
β-*N*-메틸아미노-L-알라닌	무기력, 운동 장애(원숭이)	운동 신경세포의 퇴행성 변화(원숭이) NMDA 수용체를 통한 흥분 독성 가능성
무스카린(버섯)	메스꺼움, 구토, 두통	무스카린성 수용체와 결합(콜린성)
니코틴	메스꺼움, 구토, 경련	니코틴성 수용체와 결합(콜린성) - 저용량 촉진; 고용량 차단
β-*N*-옥살릴아미노-L-알라닌	발작	AMPA 수용체를 통한 흥분 독성 가능성

암페타민류는 중추신경계에서 카테콜아민성 신경전달에 영향을 미치며, 모노아민성 신경세포를 직접 손상시킬 가능성이 있다. 메틸렌디옥시메스암페타민(MDMA, 또는 "엑스터시")을 포함한 암페타민류는 성인에서 에너지와 감각을 항진시키는 활성을 가진 "안전한" 약이라는 믿음으로 인해 최근 수십 년 동안 젊은이들에게 인기가 있어 왔다. 코카인과 유사하게 암페타민류의 가장 현저한 효과는 도파민성 신경에 대한 작용이지만 세로토닌성 신경의 축삭과 축삭말단에도 손상을 줄 수 있다. 그 결과는 도파민과 세로토닌성 신경의 원위 축삭 절개이다.

암페타민 신경 독성의 정확한 기전은 아직 알려지지 않았지만, 산화 스트레스가 중요한 역할을 하는 것으로 보인다. 도파민은 산화되어 자유라디칼을 생성하고, 설치류에서 만성적 사용은 슈퍼옥사이드 디스뮤타아제(SOD)와 카탈라아제 균형에 영향을 줄 수 있다. 이 가설을 뒷받침하는 연구들은 암페타민 신경 독성이 항산화제에 의해 완화됨을 보여주었다.

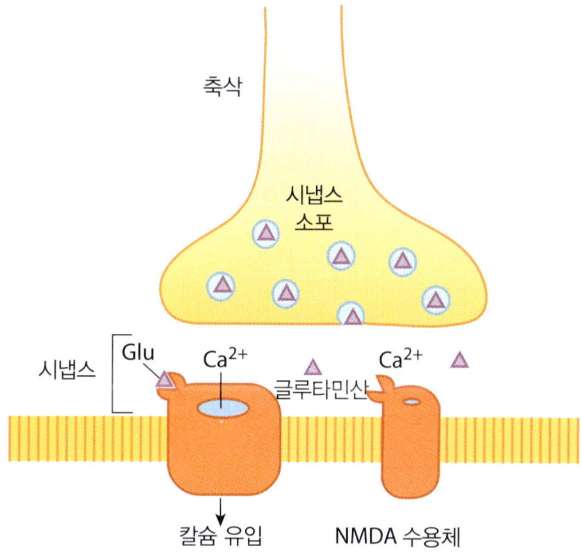

그림 16.6 흥분성 신경 시냅스의 구조적 도해. 시냅스 소포들은 축삭 종말로 수송되고, 흥분성 신경전달물질인 글루타민산을 유리하며, 유리된 글루타민산은 시냅스 간격을 통과하여 시냅스 후 수용체에 결합한다. 글루타민산이 수용체에 결합하면 칼슘 통로가 열려서 시냅스 후 세포의 흥분이 일어난다.

흥분성 아미노산 글루타민산과 다른 특정 산성 아미노산들은 흥분성 신경전달물질들이다. 글루타민산의 독성은 특정 글루타민산 길항제에 의해 차단될 수 있고, 흥분성 아미노산들의 독성은 저산소증, 뇌전증 및 신경 퇴행성 질환과 같은 조건들과 관련될 수 있다는 개념이 생겨났다.

글루타민산은 뇌의 주요 흥분성 신경전달물질이며, 그 효과는 **흥분성 아미노산 수용체들**(*excitatory amino acid receptors*, EAARs)이라고 불리는 몇 가지 아형 수용체들(그림 16.6)에 의해 매개된다. 글루타민산 수용체들의 두 가지 주요 아형은 이온 통로 연계 수용체(이온성, ionotropic)와 G-단백 연계 수용체(대사성, metabotropic)이다. 이온성 수용체들은 카이네이트, quisqualate, α-아미노-3-히드록시-5-메틸이속사졸-4-프로피온산(AMPA)과 *N*-메틸-d-아스파라긴산(NMDA)에 대한 결합특이성에 따라 더 세분화될 수 있다. 중추신경계로 글루타민산의 유입은 혈액-뇌 장벽에 의해 조절되며, 글루타민산은 혈액-뇌 장벽이 가장 적게 발달된 뇌실 주위 기관에서 그 효과를 나타낸다. 제한된 접근이 이루어지는 부위 내에서, 글루타민산은 글루타민산 의존성 이온 통로를 개방하여 신경을 손상하고, 궁극적으로 신경세포 팽창과 신경세포 사멸을 초래한다. 이와 관련하여 사람에서 유일하게 알려진 상태는 "중식당 증후군"으로, 조미료로 다량의 글루타민산나트륨(MSG)을 섭취하면 얼굴, 목 및 가슴에 타는 듯한 감각을 유발할 수 있는 질병이다.

일본의 해초에서 분리된 환형 글루타민산 유사체 카이네이트(kainate)는 매우 강력한 흥분성 독소로서 글루타민산보다 독성이 100배나 강하며, 카이네이트 수용체에 대하여 분자 수준에서 선택적이다. 글루타민산처럼 카이네이트는 선택적으로 수상돌기와 신경들을 손상하고, 교세포나 축삭에 실체적인 영향을 주지 않는다. 뇌의 한 영역으로 주입되면, 같은 영역을 지나가는 모든 섬유를 파괴하지 않고 주사한 영역의 신경세포만을 파괴할 수 있다. 카이네이트는 신경과학자들이 신경계의 해부와 기능을 탐구하는 도구가 되어 왔다. 이전의 소작 기술은 한 가지 국소 기능만을 표출하였지만, 카이네이트는 신경세포체에 대한 선택적 작용을 통해, 뇌 특정 부위에 있는 세포의 기능에 대한 더 깊은 이해를 제공해 왔다. 이러한 이해 과정의 비어 있는 부분들과 일부 신경퇴행성 질환들이 환경적 요소에 기인할 수 있다는 역학적 근거들이 신경계에 대한 환경 요소의 효과들을 더 충분하게 이해하려는 고조된 욕구를 불러일으킨다.

글루타민산 유사체인 EAAR 효능제 도모산(domoic acid)에 사고로 노출된 사람들에서 영구적 신경 결손이 발생했다. 가장 흔한 급성 질환은 위장 장애, 심한 두통 및 단기 기억 상실로 나타난다. 더 심하게 고통받는 환자들의 한 하위 집단은 만성 기억 결함과 운동 신경병증을 나타냈다. 중독 4개월 내에 사망한 환자의 신경 병리학적 조사에서 해마와 편도체에서 가장 두드러진 신경 퇴화가 나타났다.

16.3.6 신경 퇴행성 질환의 모델들

MPTP 메페리딘 합성 동안 형성된 오염물질, 1-메틸-4-페닐-1,2,3,6-테트라하이드로피리딘(MPTP)은 수시간에서 수일 내에 비가역적 파킨슨병의 징후와 증상을 유발한다(그림 16.7). 부검 연구들에 따르면 MPTP 노출은 흑질에서 도파민성 신경세포들의 현저한 퇴화를 유발하였고, 그 퇴화는 노출 후 수년간 지속되었다. MPTP는 2개의 2-전자 산화 반응에 의해 피리디니움 이온(MPP^+)으로 대사되고, MPP^+는 흑질에 있는 도파민성 신경으로 들어가서 복합체 I에서 미토콘드리아 호흡을 차단하여 사망을 초래한다. 동일하지 않지만, MPTP 신경 독성과 파킨슨병은 가면형 얼굴, 운동 개시와 종료의 곤란, "알약말이(pill-rolling)" 떨림, 강직과 운동느림과 같은 증상들을 나타낸다.

망간 모든 조직에서 발견되는 필수 미량 금속인 망간(Mn)은 아미노산, 단백질, 지질 및 탄수화물의 정상적 대사에 필요하며, 합성효소의 보조 인자로 작용한다. 과량의 망간에 노출되면 신경 독성이 발생한다. 망간의 가장 일반적인 상업적 공급원은 연료 첨가제인 메틸시클로펜타디에닐 망간 트리카보닐(MMT), 마넵(Maneb)과 같은 살충제, 철강 공장, 용접 및 광산 등이다. 산업 노동자들이 독성수준의 망간에 직업적으로 노출되면, 망상, 환각, 우울증, 평형 장애, 강박증 또는 폭력 행동, 무기력, 무관심 등과 같은 정신적 및 신경적 장애가 발생하고, 떨림, 근강직, 운동실조, 운동느림과 긴장 이상과 같은 추체외로 운동계의 결함이 초래된다. 망간 독성은 흑질에서 도파민성 신경들의 손실을 일으키고 파킨슨병처럼, 그 질환의 발병에 중요한 역할을 하는 산화 스트레스가 나타난다.

16.3.7 발달 신경 독성 화학물질들

복제, 이주, 분화, 수초화와 시냅스 형성은 특이한 공간적 및 시간적 양상으로 일어나는 기본 과정이며, 신경계 발달의 기초가 된다. 신경발달을 방해하는 것으로 알려진 다양한 침습들이 있고, 그 결과는 노출 시간에 따라 매우 다를 수 있다. 특정 금속들, 용매들, 대사길항제들, 지속성 유기 오염물질들, 살충제, 의약품, 전리방사선 등의 노출이 포함된다. 작용의 다중 기전들이 발현될 수 있고, 후세대에서 광범위한 효과를 일으킨다. 신경발달에 대한 타격은 성인에서 관찰된 효과들과 매우 다를 수 있어서 종종 예측될 수 없다. 일련의 신경발달 장애는 적어도 부분적으로, 태아기, 유아기 또는 소아기에 신경 독성물질에 노출된 탓이다.

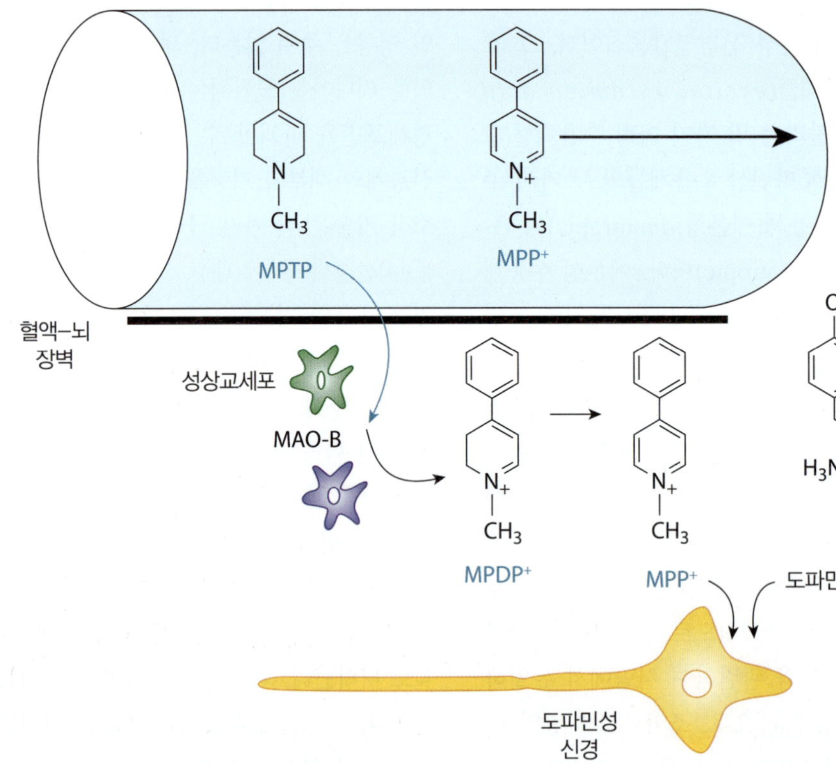

그림 16.7 MPTP 독성. MPTP에 노출된 후 신체의 여러 곳에서 형성되거나 직접 혈액에 주입된 MPP^+는 혈액-뇌 장벽을 통과할 수 없다. 대조적으로, MPTP는 뇌로 들어갈 수 있고, in situ에서 $MPDP^+$와 MPP^+로 산화된다. 도파민을 수송하는 동일한 수송계가 세포 독성이 있는 MPP^+를 도파민성 신경으로 운반한다.

임신 중 에탄올 노출은 태아의 기형을 초래하는데, 기형에는 비정상적인 신경세포 이주와 안면 발달, 신경가지들의 발달에 있어서 확산성 기형, 특히 수상돌기 가시들의 기형이 포함된다. 태아 알코올 노출의 임상 결과는 종종 정신 지체이며, 뇌의 기형과 백질의 수초화 지연이 동반된다.

메틸수은 노출은 출생 시 많은 소아에서 뇌성 마비, 정신 지체와 발작을 포함한 발달 장애를 유발한다. 태아상태에서 메틸수은에 노출된 소아들은 광범위한 신경세포 손실, 세포 이주의 붕괴, 심각한 정신 지체와 마비를 나타낸다.

니코틴에 만성 노출이 태아 발달에 영향을 준다는 많은 근거들이 있다. 출생 시 저체중과 함께 주의력 결핍 장애는 임신 중에 엄마가 흡연하여 태어난 소아들에게 더 흔하며, 니코틴은 출생 전에 니코틴에 노출된 동물에서 유사한 신경-행동 이상을 유발하는 것으로 나타났다.

코카인은 태반 장벽과 태아의 혈액-뇌 장벽을 통과할 수 있고, 태반에서 혈류를 감소시킨다. 엄마가 과량 섭취하면 태아는 허혈 상태로 진전되고, 출생 결손율이 높아진다. 엄마의 코카인 사용은 태아 저체중 및 행동 결함과 관련이 있고, 주변 인식 결함과 스트레스와 통각에 대한 반응 변경도 이에 포함된다.

몇몇 역학 연구에서 폴리염화비페닐(polychlorinated biphenyls, PCBs) 및/또는 다이옥신에 노출된 소아들에서 신경발달과 심리적 행위의 결함이 보고되었다. 이들 지속성 오염물질들은 노출 후세대에서 내분비계 장애, 인지결함 및 활동 수준 변화를 일으킨다. 어떻든, 그 특이적 결과들은 노출 시점뿐만 아니라 시험되는 혼합물이나 동족체에 달려 있다. 에스트로겐 또는 갑상선호르몬, 신경전달물질 기능과 2차 전령계의 변화들이 PCB 독성에 대한 세포 기전으로 제안되었다.

탄화수소류, 폴리브롬화디페닐 에테르(polybrominated diphenyl ethers, PBDEs)의 다른 영속적 부류는 갑상선호르몬 대사와 콜린성 신경기능을 변화시킴에 있어서 유사성을 보였다. 이 화학적 부류도 역시 발달 신경 독성을 일으킬 것으로 제안되었다.

16.4 신경계 기능의 저하를 유도하는 화학물질들

에탄올, 유기물과 마취제를 포함한 다양한 휘발성 용매들이 중추신경계 기능의 일반적 저하를 유발한다. 이들 용매에는 몇 가지 화학물질 부류들이 포함된다. 이 부류에는 지방족 및 방향족 탄화수소류, 할로겐화탄화수소류, 케톤류, 에스테르류, 알코올류와 에테르류가 있고, 이들은 저분자이며 친유성이다. 그것들은 산업, 의약품과 상업 제품들에 널리 분포한다. 사람에서 노출은 직업적 만성 저수준 노출에서 용매 남용을 유발하는 고수준 노출에 이르기까지 다양하다. 최근의 연구는 중추신경기능의 일반적 저하의 기전으로 전압-의존성 칼슘 통로뿐만 아니라 리간드-의존성 이온 통로와 상호 작용을 제시한다.

16.5 신경 독성학에서 시험관(IN VITRO) 시험과 다른 대안적 접근들

향후 신경 독성학 연구의 목표는 유해한 결과를 예측하기 위하여 표준 생체내(in vivo) 독성 평가들을 신속 대량 처리 시험관내(in vitro) 분석법들과 정량적 구조-활성 상관관계(QSAR)로 대체하는 것이다. 단계적 시험 골격의 사용이 제안되었고, 첫 번째 단계는 신속 대량 처리 분석법에 달려 있다. 이 분석법은 위해 결과를 초래하는 변화 경로를 시작하는 주요 생물학적 수용체들에 대한 화학적 작용을 시험한다. 목적은 후속 시험을 위한 화학물질을 확인하고 가려내는 것이다. 두 번째 단계 시험은 작은 물고기 또는 무척추 동물종과 같은 대체종의 사용을 포함할 수 있다. 이들 동물종의 사용으로 중간 정도의 양과 속도로 처리할 수 있지만 그대로 또는 발달 신경에 적용 가능하다. 신경 독성 성질이 있는 것으로 확인된 화학물질은 필요에 따라 살아 있는 포유류 모델에서 시험될 수 있다. 지난 20여 년간 밝혀진 근거들에 기초하여 유전자/후성유전체 요소와 포유류와 비포유류간 분화 과정들에 대한 탁월한 관리를 통하여 이들 대체 분석법의 사용이 쉬워졌다.

참고문헌

Berent S, Albers JW: *Neurobehavioral Toxicology: Neuropsychological and Neurological Perspectives*. New York: Taylor & Francis, 2005.

Dobbs MR, Rusyniak DE: *Frontiers in Clinical Neurotoxicology, an Issue of Neurologic Clinics*. 1st ed. Philadelphia, PA: Saunders Elsevier, 2011.

Harry GJ, Tilson HA: *Neurotoxicology*. 3rd ed. New York: Informa, 2010.

Webster LR: *Neurotoxicity Syndromes*. New York: Nova Biomedical, 2012.

연습문제

1. 축삭 및/또는 축삭 수송에 관한 다음 서술들 중 잘못된 것은?
   - **a.** 단일 신경세포는 길이가 1 m 이상 될 수 있다.
   - **b.** 빠른 축삭 수송은 세포체에서 축삭으로 단백질들의 이동을 담당한다.
   - **c.** 정방향 수송은 단백질 키네신에 의해 수행된다.
   - **d.** 운동 단백질들인 키네신과 다이네인은 미세소관과 연결되어 있다.
   - **e.** 신경세포들에서 대부분의 ATP는 축삭 수송을 위해 사용된다.

2. 다음 중 월러변성에 있어서 슈반세포들의 특성이 아닌 것은?
   - **a.** 슈반세포들은 축삭의 재성장에 필요한 물리적 안내를 제공한다.
   - **b.** 슈반세포들은 성장을 촉진시키는 영양 인자를 유리한다.
   - **c.** 슈반세포들은 대식세포의 도움으로 수초 잔해를 제거한다.
   - **d.** 슈반세포들은 축삭 손상에 대한 반응으로 수초 지질의 합성을 증가시킨다.
   - **e.** 슈반세포들은 말초신경계에서 축삭의 수초화를 담당한다.

3. 출생 전에 에탄올 노출은 신생아의 정신 지체와 청각 상실을 초래할 수 있다. 그 신경 독성의 세포 기전은?
   - **a.** 소뇌에서의 신경 손실
   - **b.** 급성 피질 출혈
   - **c.** 소두증
   - **d.** 해마 신경세포들의 손실
   - **e.** 기저핵의 퇴화

4. 다음 중 신경의 독성 손상 위험을 최소화하는 특성은?
   - **a.** 높은 대사 속도
   - **b.** 신경전달물질을 유리하는 능력
   - **c.** 신경세포체에 의해 지지되는 긴 신경가지
   - **d.** 흥분성 막
   - **e.** 넓은 표면적

5. MPTP로 오염된 메페리딘의 사용은 파킨슨병-유사 신경 독성을 초래한다. MPTP가 그 독성 효과를 발휘할 가능성이 가장 높은 두뇌 영역은?
   - **a.** 소뇌
   - **b.** 대뇌피질
   - **c.** 뇌간
   - **d.** 흑질
   - **e.** 해마

6. 말초신경계(PNS)와 중추신경계(CNS)에 관한 다음 서술 중 참인 것은?
   - **a.** 신경 신호 전도는 PNS에서 보다 CNS에서 훨씬 빠르다.
   - **b.** PNS 축삭은 재생할 수 있지만 CNS 축삭은 재생할 수 없다.
   - **c.** 재수초화는 CNS에서 일어나지 않는다.
   - **d.** 올리고덴드로사이트(oligodendrocyte)들이 PNS에서 재수초화를 수행한다.
   - **e.** CNS에서 올리고덴드로사이트 흉터가 축삭 재생을 방해한다.

7. 백금(시스플라틴)은 다음의 어떤 신경학적 문제를 초래하는가?
   - **a.** 말초 신경병증
   - **b.** 삼차신경통
   - **c.** 경련
   - **d.** 걸음걸이 운동실조
   - **e.** 떨림

8. 다음 중 축삭병증의 특성이 아닌 것은?
   - **a.** 축삭의 퇴행이 있다.
   - **b.** 신경의 세포체는 그대로 남아 있다.
   - **c.** 축삭병증들은 축삭의 화학적 처리작용으로 발생한다.
   - **d.** 대부분의 축삭 독성물질들은 운동 결함을 야기한다.
   - **e.** 감각과 운동 결함은 축삭 퇴화 후 손과 발에 먼저 나타난다.

9. 납 노출에 관한 다음 서술 중 틀린 것은?
   - **a.** 납 노출은 말초 신경병증을 초래한다.
   - **b.** 납은 사람의 말초신경 전도를 느리게 한다.
   - **c.** 납은 말초 축삭의 절단을 일으킨다.
   - **d.** 분절 탈수초화는 납 섭취의 일반적인 결과이다.
   - **e.** 납 독성은 빈혈을 초래할 수 있다.

10. 흥분성 아미노산에 관한 다음 서술 중 거짓인 것은?
    - **a.** 글루타민산은 CNS에서 가장 흔한 흥분성 아미노산이다.
    - **b.** 흥분 독성은 뇌전증과 같은 상태와 관련이 있다.
    - **c.** 글루타민산나트륨(MSG)의 과량 섭취는 얼굴과 목에 화끈거림과 따끔거림을 초래할 수 있다.
    - **d.** 글루타민산 이온성 수용체는 G 단백질에 연결된다.
    - **e.** 글루타민산은 신경에 독성이 있다.

눈 및 시각계의 독성 반응[1]

17장

Toxic Responses of the Ocular and Visual System

Donald A. Fox and William K. Boyes

17.1 눈 및 시각계 독성학 개요
17.2 눈 및 시각계에 대한 노출
17.2.1 눈의 약력학 및 약물동태학
17.2.2 나노 입자 및 안약의 생체내 전달
17.2.3 안약의 약물대사
17.2.4 중추 시각계의 약물동태학
17.2.5 빛과 광독성
17.3 안구 독성 및 시각 기능의 평가
17.3.1 안구 자극성 및 독성의 평가
17.3.2 안과적 평가
17.3.3 전기생리학적 기법
17.3.4 행동 및 정신 물리학적 기법
17.3.5 색각 검사
17.4 표적 부위 및 작용 기전: 각막
17.4.1 산
17.4.2 염기 또는 알칼리
17.4.3 유기용매
17.4.4 계면활성제
17.5 표적 부위 및 작용 기전: 수정체
17.5.1 코르티코스테로이드
17.5.2 나프탈렌
17.5.3 페노티아진
17.6 표적 부위 및 작용 기전: 망막
17.6.1 전신 투여용 약물의 망막 독성
암 화학요법
클로로퀸 및 하이드록시클로로퀸
디곡신 및 디기톡신
인도메타신
실데나필 구연산염
타목시펜
비가바트린
17.6.2 신경 독소에 의한 망막 독성
무기 납
메탄올
유기 용제
17.7 표적 부위 및 작용 기전: 시각신경 및 시각로
17.7.1 아크릴아마이드
17.7.2 이황화탄소
17.7.3 에탐부톨
17.8 표적 부위 및 작용 기전: 중추 시각계
17.8.1 납
17.8.2 메틸수은

요점

- 독성 화학물질과 전신 작용 약물은 각막, 홍채, 섬모체, 수정체, 망막 및 시각신경을 포함한 눈의 모든 부위에 영향을 줄 수 있다.
- 눈의 건강 상태를 평가하기 위한 안과적 절차에는 세극등현미경과 검안경을 이용한 일상적인 임상 검진과 동공빛반사 검사가 있다.
- 독성물질 노출 후에 시각 기능을 검사하기 위한 전기생리학적 또는 신경생리학적 방법으로 시각적 사극을 통해 눈을 자극한 후 이에 반응하는 신경세포가 만들어낸 전위를 측정한다.

[1] 이 장은 미국 EPA의 국가건강 및 환경영향연구소(National Health and Environmental Effects Research Laboratory)에서 검토하고 출판을 승인받았음.

17.1 눈 및 시각계 독성학 개요

환경적, 직업적인 이유로 독성 화학물질, 가스 및 증기에 노출되는 경우뿐 아니라 질병 치료 목적의 약물 사용으로 인한 부작용은 흔하게 눈 및 중추 시각계의 구조적 또는 기능적 변경을 초래한다. 특히 망막과 중추 시각계는 독성물질에 매우 취약하다.

17.2 눈 및 시각계에 대한 노출

17.2.1 눈의 약력학 및 약물동태학

독성 화학물질 및 전신 작용 약물들은 눈의 모든 부위에 영향을 줄 수 있다(그림 17.1, 표 17.1, 17.2). 화학물질이 눈의 특정 부위에 도달할 수 있는지 여부를 결정하는 요인으로는 화학물질의 물리 화학적 성질, 노출의 농도와 기간, 안구 내 구획 및 장벽에 대한 투과능 등이 있다. 각막, 결막 및 눈꺼풀은 종종 화학물질, 가스, 약물 및 입자에 직접적으로 노출된다. 이러한 외부 물질들에 의하여 가장 먼저 공격받는 부위는 소수성 및 친수성 특징을 모두 갖춘 3층 구조의 눈물막이다. 가장 바깥쪽의 얇은 눈물막층은 눈물막판샘(마이봄샘, meibomian)의 분비물로 구성된다. 이 지질층은 바로 아래 위치한 두터운 친수성 층을 보호하는 기능을 하는데 이 친수성 층은 눈물샘에서 만들어진다. 세 번째 층은 결막의 술잔세포에 의해 분비되는 매우 얇은 점액성 층으로서 눈물의 친수성 층과 각막 상피세포의 소수성 층 사이의 경계면으로 작용한다.

각막은 안구 내부 구조를 보호하는 장벽의 기능을 담당한다. 혈관이 분포되어 있지 않아 혈관이 있는 결막과의 접촉을 통해 폭넓은 흡수가 일어난다(그림 17.2). 각막은 다층 구조로 되어 있는데 화학물질이 앞방(anterior chamber)에 도달하기 위해서는 이 다층구조를 통과해야 한다. 첫 번째 층은 밀착연접이 있는 비각질 중층 편평상피세포이다. 화학물질의 각막 상피 투과도는 낮은 편이어서 지용성 화학물질만이 이 층을 쉽게 통과할 수 있다. 보우만 막(Bowman's membrane)을 사이에 두고 상피와 간질이 위치한다. 간질은 각막 두께의 약 90%를 차지하는데 물, 콜라겐 및 글리코사미노글리칸으로 구성되어 있어 친수성 화학물질들이 이 두꺼운 층에 쉽게 흡수된다. 각막 간질의 안쪽 가장자리는 각막 내피에 의해 분비되는 얇은 기저막으로 둘러싸여 있는데 이를 데스메막(Descemet's membrane)이라고 한다. 각막의 가장 안쪽 층인 각막 내피(corneal endothelium)는 지질막으로 둘러싸인 단일 세포층으로 구성되어 있다. 따라서 이온화된 화학물질의 각막 내피세포 투과성은 상대적으로 낮은 편이다.

눈에는 두 개의 혈관계가 존재하는데 (1) 홍채, 섬모체 및 맥락막의 혈관상으로 구성된 포도막 혈관과 (2) 망막 혈관이다. 전안부에는 밀착연접을 가진 혈액방수장벽이 홍채 모세혈관의 내피세포와 섬모 상피의 무색소세포 사이에 위치한다. 섬모 상피의 주된 기능은 섬모체돌기의 간질에 존재하는 혈장 여과액을 이용하여 방수를 만드는 것이다.

인체 및 일반적으로 많이 사용되는 실험동물(예: 원숭이, 돼지, 개, 랫드 및 마우스)에서, 망막은 맥락막 순환계와 망막 순환계로부터 영양분을 공급받는다. 망막은 외망상층(outer plexiform layer, OPL), 내핵층(inner nuclear layer, INL), 속얼기층(내망상층, inner plexiform layer, IPL) 및 신경절세포층(ganglion cell layer, GCL)으로 구성된다. 망막 모세혈관의 내피세포들은 혈액망막장벽(blood-retinal barrier)을 형성하는 밀착연접(tight junction)을 가지고 있다. 하지만 시각신경유두(optic disk)에는 혈액망막장벽이 없어서 친수성 분자가 혈관 밖 공간으로부터의 확산에 의해 시각신경(optic nerve, ON) 앞쪽으로 들어가 그 부위에 선택적 손상을 일으킬 수 있다. 망막색소상피(RPE), 막대 및 원뿔 빛수용체 세포의 바깥분절(ROS와 COS)과 속분절(RIS와 CIS), 그리고 빛수용체 세포의 외핵층(ONL)으로 구성된 외망막 또는 원위망막에는 혈관이 존재하지 않아 맥락막모세혈관층(choriocapillaris)으로부터 영양분을 공급받는다. 맥락막모세혈관층은 짧은뒤섬모체동맥으로 만들어진 창문혈관 모양의 고밀도 단층 네트워크 형태의 구조물로서 망막색소상피(RPE) 옆에 위치한다. 이 모세혈관층은 느슨한 내피 접합부와 수많은 창 구조를 가지고 있어 큰 단백질도 비교적 쉽게 통과할 수 있다.

약물 및 화학물질들은 경구, 흡입, 경피 또는 비경구적 경로에 의해 전신 순환계에 도달한 후 포도막 혈관 및 망막 혈관의 혈액을 통하여 눈의 거의 모든 부위에 분포된다(그림 17.3). 대부분의 화학물질은 맥락막(choroid)의 혈관 밖 공간과 빠르게 평형을 이룬 뒤에는 망막 모세혈관의 내피세포와 RPE에 의해 망막과 유리체로부터 빠져나온다. 분자량이 200~300 Da 미만인 친수성 분자는 섬모 상피와 홍채 모세혈관을 가로질러 방수 내로 유입된다. 따라서 각막 간질의 정상적인 수분공급 및 투명성 유지를 담당하는 각막 내피세포는 방수 및 윤부모세혈관을 통해 화합물에 노출될 수 있다.

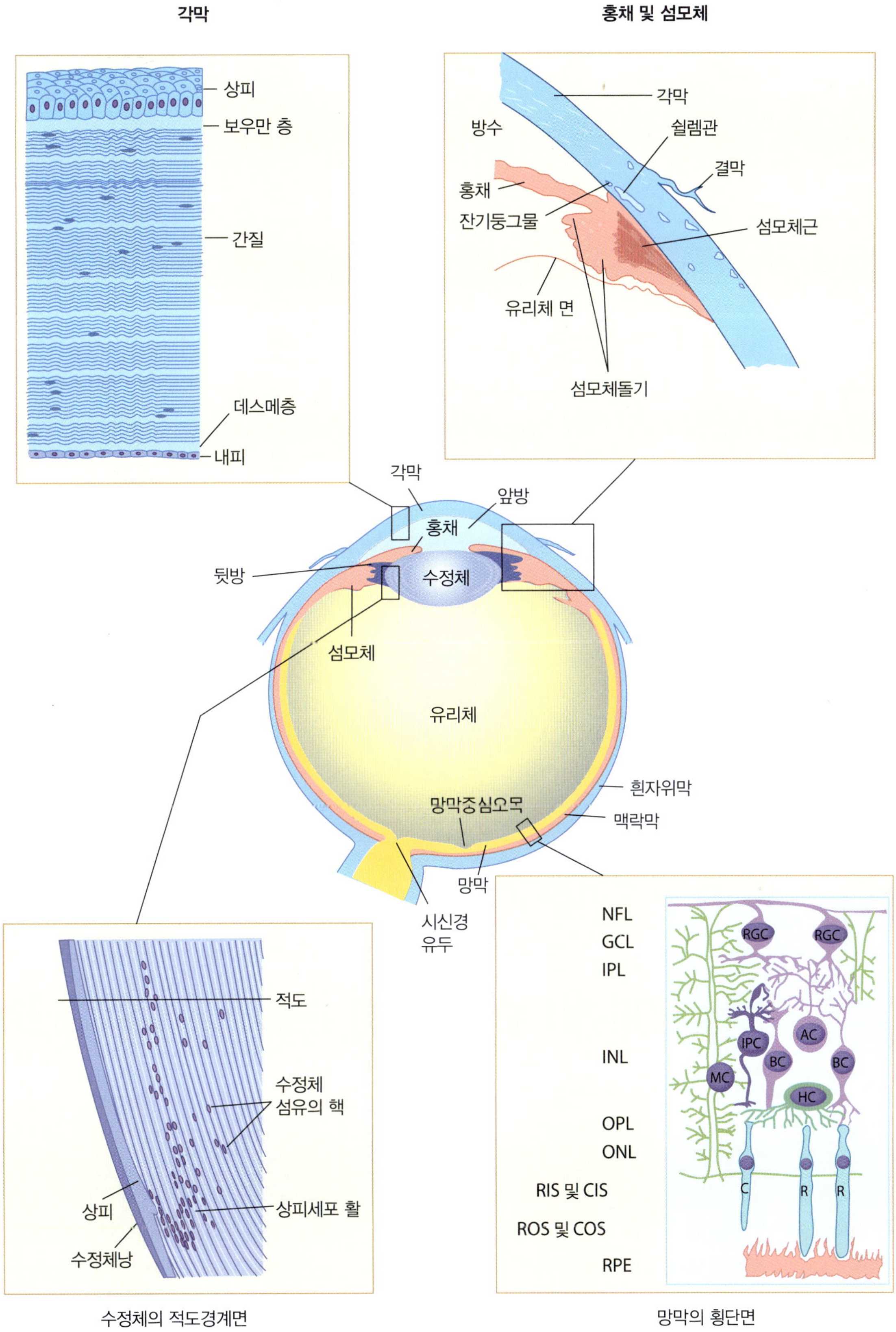

그림 17.1 각막, 홍채와 섬모체, 수정체 및 망막을 포함한 눈의 수평 단면 구조. 각 부위에 대한 형태학적 특징, 눈의 약력학, 약물동태학, 약물 대사적 기능 및 약물 또는 화학물질에 의한 부작용 등은 본문에 기술되어 있다.

표 17.1 전신 노출에 따른 주요 생체 이물질의 안구 및 중추 시각계 작용 부위

생체 이물질	각막	수정체	외망막: 망막색소상피	외망막: 막대 및 원뿔세포	내망막: BCs, ACs, IPCs	RGCs, 시신경 및 시각로	LGN, 시각피질
아크릴아마이드				−	−	++	++
아미오다론	+	+				+	
이황화탄소				+	−	++	+
클로로퀸	+		+	+		+	
클로로프로마진	+	+	+	+			
코르티코스테로이드		++				+	
디곡신 및 디기톡신	+	+	+	++		+	+
에탐부톨				+		++	
헥사클로로펜				+		+	+
인도메타신	+		+	+			
이소트레티노인	+						
납	+		+	++	+	+	+
메탄올			+	++	−	++	+
메틸수은, 수은				+	−	−	++
n-헥산			+	+		+	
나프탈렌		+		+			
유기용제				+			+
유기인제		+		+		+	+
스틸렌				+			
타목시펜	+			+		+	
비가바트린	−	−	−	+	+	+	−

RPE, 망막색소상피(retinal pigment epithelium); BC, 두극세포(bipolar cell); AC, 무축삭세포(amacrine cell); IPC, 얼기세포(interplexiform cell); RGC, 망막 신경절세포(retinal ganglion cell); LGN, 가쪽무릎핵(lateral geniculate nucleus).
"+"및 "−"는 독성물질 노출에 대한 영향 유무를 나타냄.

이와 비슷하게 수정체의 전방 표면 또한 방수와의 접촉을 통해서 화합물에 노출될 수 있다. RPE 및 빛수용체 세포가 전신적인 약물 및 화학물질에 주요 표적 부위가 될 가능성이 제일 높은데, 그 이유는 맥락막모세혈관층의 내피세포가 50~70 kDa보다 작은 크기의 단백질 또는 기타 물질을 통과시킬 수 있기 때문이다. 하지만 RPE 세포는 밀착연접(tight junction)을 이용하여 기저외측 표면상에 붙어 있기 때문에 망막신경 내부로의 큰 분자의 수동 침투는 제한적이다.

안구 내에 존재하는 멜라닌은 안구 독성학적 측면에서 중요한 의미를 갖는다. 첫째, 멜라닌은 홍채, 섬모체, RPE 및 포도막관의 색소 세포 등 눈 안의 여러 위치에 분포한다. 둘째, 멜라닌은 다환 방향족 탄화수소, 친전자체, 칼슘 그리고 알루미늄, 철, 납, 수은과 같은 독성 중금속에 대해 높은 결합 친화성을 갖는다. 이러한 특성으로 인해 멜라닌은 초기에 안구를 보호하는 기능을 하지만, 장기적으로 화학물질의 축적을 돕고 방출을 느리게 함으로써 오히려 독성을 증가시킬 수 있는 문제가 있다.

표 17.2 시각계 장애의 일반적인 징후 및 증상

일반적인 징후와 증상	가능한 병태 생리학적 근거	해당 화학물질
각막		
각막 상피의 색소 침착	리소좀내 지질의 축적	Amiodarone, chloroquine, clofazimine, phenothiazines, suramin
수정체		
백내장: 전방피질성(AC), 후방수정체낭하성(PSC)	화합물질 축적, 광화학물질 산화	장기간의 phenothiazine(AC) 또는 corticosteroids(PSC)의 전신적 사용
눈동자		
동공수축(축동)	항콜린에스테라제	유기 인산염 및 carbamate 살충제, sarin, soman 및 tabun과 같은 신경 가스 제제
동공산대(산동) 및 눈부심	콜린길항제	Atropin 또는 belladonna 알칼로이드
	아드레날린 작동제	Amphetamine, cocaine, phenylephrine
안구운동		
복시(겹보임), 안구진탕	안구 운동 장애, 전정/안구 운동 반사 경로의 손상 또는 기능 장애	급성 알코올 중독, barbiturate 독성, 급성 용매 노출
망막색소상피		
중심시력의 소실(중심암점)	망막 색소 상피와 하부 빛 수용체 세포의 퇴행	이황화탄소(carbon disulfide), chloroquine
망막		
암순응시력 결함 및 암적응 장애	막대 빛수용체 세포의 손상 및 세포자멸사(apoptosis)	납, 메틸수은, vigabatrin
	아세틸콜린분해효소 억제제	유기 인산염 및 carbamate 살충제, 신경 가스 제제
색상인식 변형, 중심암점	원뿔 빛수용체 세포 나트륨펌프 억제	디기탈리스/디기톡신
색상인식 변형	원뿔 빛수용체 세포 cGMP-phosphodiesterase 억제	Sildenafil 및 tadalafil
청/황색 구별 장애	원뿔 빛수용체 세포 및 망막안쪽의 손상	Styrene과 유기용매에 만성적 노출, trimethadione, 고용량 항생제의 장기 사용
적/녹색 구별 장애	원뿔 빛수용체 세포, 신경 망막 또는 구심성 시각 경로의 후천적 손상	유기용매, 이황화탄소 또는 hexane에 만성 노출, 만성 일산화탄소, 만성 알코올 중독, ethambutol
주변 시력의 상실(터널 시야, 주변 암점, 시야 제한)	말초 망막과 신경섬유층의 퇴행	메틸수은, vigabatrin
대비 감도 및 시력 감퇴	망막 신경절 세포 및 시신경로의 퇴행, 미세 동맥류 및 망막 혈관병증	Acrylamide, 이황화탄소
시각신경 및 시각로		
대비 감도 및 시력 감퇴	일반적으로 미토콘드리아 ATP 생산에 영향을 미치는 시신경염 및 시신경로의 퇴행	이황화탄소 또는 hexane과 같은 유기 용제에 고용량 만성 노출, ethambutol, ethylene glycol, isoniazid, linezolid 및 chloramphenicol, methanol, vigabatrin
단안 또는 양안 시력 손실	비동맥염성 앞허혈시신경병증(non-arteritic anterior ischemic optic neuropathy, NAION)	Amiodarone, sildenafil 및 tadalafil
외측슬상 및 시각피질		
중심암점	시각 피질의 새발톱고랑의 퇴화	메틸수은
시각운동 결함 및 대비 감도 감퇴	시각 및 운동 피질의 기능 장애	납, 이황화탄소, hexane 및 toluene 등 기타 용매에 만성 노출

이 표에 포함된 약물, 화학물질 또는 독성물질은 하나 이상의 사례보고, 리뷰 기사 또는 임상 또는 동물 연구 보고에 인용된 바 있음. 열거된 병태생리학적 원인 및 화학물질들은 예로서 포괄적인 것은 아님.

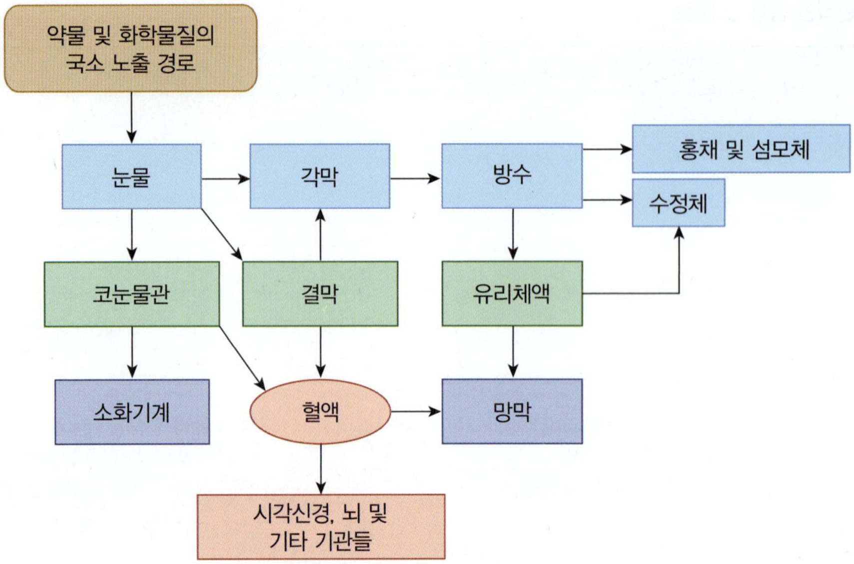

그림 17.2 국소 노출 경로에 따른 약물 및 화학물질의 안구 흡수 및 분포. 눈의 각 부분들 그리고 시신경, 뇌 및 기타 장기로의 약물 및 화학물질 이동에 대한 자세한 내용은 본문에 기술되어 있다.

17.2.2 나노 입자 및 안약의 생체내 전달

질병 치료 및 신경 보호 관점에서 볼 때 안구내 중요한 표적 부위는 전안부 및 후방 망막이다. 앞서 설명한 바와 같이, 눈에는 생체 이용률을 제한하고, 치료 효능을 감소시키며, 부작용을 증가시키는 많은 장벽이 존재한다. 약물 전달을 위한 나노 스케일 제제의 개발은 약물 전달에 대한 새로운 접근법으로서 각막으로부터의 침투를 실질적으로 향상시키고, 다양한 형태의 약물 및 분자 전달을 가능하게 하며, 조직에서의 약물 농도 및 접촉 시간을 증가시키는 방법들이 시도되고 있다. 현재까지 다양한 나노 제제가 연구되어 왔는데 지질(lipid), 인지질(phospholipid), 또는 금속을 함유하는 고형 지질 나노 입자, 리포좀, 나노 습윤제, 유제 및 키토산과 같은 생체친화성 코팅제 등이 있다. 약물의 원격 자기타깃팅을 가능하게 하는 금속 입자도 개발 중에 있다.

17.2.3 안약의 약물대사

생체 이물질의 대사는 제1상(phase I) 및 제2상(phase II)의 대사효소계를 담당하는 생체 이물질-생물 변환 효소(xenobiotic

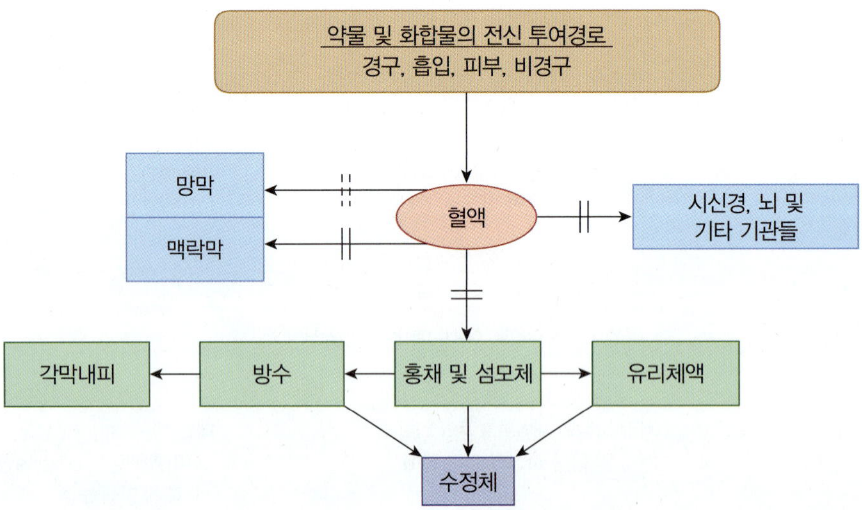

그림 17.3 전신 노출 경로에 따른 안구의 전방과 후방 부분, 시신경, 뇌 및 기타 기관으로의 약물 및 화학물질의 분포. 눈의 각 부분에 약물과 화학물질의 이동에 대한 자세한 내용은 본문에 기술되어 있다. 실선과 점선 이중선은 전안부, 망막, 시신경 및 뇌에 존재하는 혈액-뇌 장벽을 나타냄. 굵은 이중선은 치밀한 내피 접합부를 나타내며, 점선 이중선은 느슨한 내피 접합부를 나타낸다.

표 17.3 안구내 생체 이물질-생물변환 효소의 분포

효소	눈물	각막	홍채/섬모	수정체	망막	맥락막
제1상 반응						
아세틸콜린분해효소(AChE)	+		+		+	+
알코올 탈수소효소		+		−	+	+
알데하이드 탈수소효소		+		+	+	+
알데하이드 환원효소		+	+	+	+	+
알도스 환원효소		+		+	+	
카르복실에스테라아제	+	+	+		+	+
카탈라아제	−	+	+	+	+	+
Cu/Zn 수퍼옥사이드 디스뮤타제	+	+		−/+	+	
CYP1A1 또는 CYP1A2	+	+	+	−	+	+
CYP1B1		+	+	+	+	
CYP2B1 또는 CYP2B2				+	+	
CYP2C11				+		
CYP3A1				+	+	
CYP4A1 또는 CYP4B2		+	+		+	
CYP27A1					+	
MAO-A 또는 MAO-B	+		+		+	+
제2상 반응						
글루타티온 과신화효소	−	+	+	+	+	+
글루타티온 환원효소		+		+	+	
글루타티온-*S*-트랜스퍼라아제		+	+	+	+	
설포트랜스퍼라아제				+	+	
UDP-glucuronosyltransferases				+	+	
N-아세틸전환효소		+	+	+	+	+

"+" 와 "−" 는 (면역조직화학, 면역골드전자현미경, 웨스턴블럿 또는 유전자 발현검사상에서) 인간, 원숭이 또는 설치류 조직내 각 효소의 존재 여부를 나타냄.

-biotransforming enzyme)에 의해 눈의 거의 모든 부분에서 일어난다. 다양한 종에서 눈물, 홍채-섬모체, 맥락막(choroid) 및 망막에 존재하는 약물 대사 효소가 표 17.3에 정리되어 있다. 종과 안구 조직에 따라 효소 활성이 다소간의 차이가 있다.

17.2.4 중추 시각계의 약물동태학

독성 화합물이 중추신경계(CNS) 시각 영역에 침투하는 과정은 혈액 뇌 장벽(blood-brain barrier)의 영향을 받는데 화합물의 크기, 전하 및 지질친화도에 따라 화합물별 서로 다른 투과성을 보인다(그림 17.3). 크고, 높은 전하를 띠거나 지용성이 낮은 화합물들은 투과가 어려운 반면, 작고 전하를 띠지 않는 지용성 화합물들은 뇌 조직으로 쉽게 침투한다. 경우에 따라서 독성 화합물이 천연 기질(substrate)을 흉내 내어 능동 수송 시스템에 의해 뇌 속으로 이동할 수 있다. 사상판(lamina cribrosa) 근처의 시신경은 혈액 뇌 장벽이 없는 부위로서 다른 뇌 부위에 영향을 주지 않는 경미한 정도의 노출에도 상대적으로 취약하다.

17.2.5 빛과 광독성

가장 중요한 산화제로는 가시광선 및 자외선, 특히 UV-A (320~400 nm) 및 UV-B(290~320 nm)와 기타 형태의 전자기 복사가 있다. 빛 또는 자외선에 의한 광산화(photoxidation)로 인해 활성산소종(reactive oxygen species, ROS)이 생성되며 시간이 지남에 따라 산화적 손상의 축적이 진행된다. 더 높은 에너지를 가진 UV-C(100~290 nm)는 훨씬 더 위험하지만 태양 복사열에서 파생된 UV-B의 일부만 제외하고 사실상 모든 UV-C가 대기 중에서 걸러진다. 각막은 280 nm 이하의 파장의 약 45%를 흡수하지만 320~400 nm 사이에는 약 12%의 빛만 흡수한다. 수정체는 300~400 nm의 빛 대부분을 흡수하고 400 nm 이상은 망막으로 투과시킨다. 수정체에 흡수된 빛에너지는 수정체의 황갈색 착색을 유발하는 형광체 및 색소의 생성 등 다양한 광반응을 촉진한다. 유리 직공들에게 빈번히 일어나는 과도한 적외선 복사노출이나, 전자레인지에서 나오는 극초단파의 과도한 노출은 안구 조직에 직접적인 열손상을 주어 백내장을 유발할 수 있다.

약물 및 기타 화학물질은 각막, 수정체 또는 망막에서 광독성을 유발할 수 있다. 이러한 독성은 화학물질이 구조적으로 빛에너지를 흡수하여 활성화된 중간체, 자유라디칼 또는 활성산소종(ROS)을 만들 때 발생한다. 화학물질의 광독성 발생 유무는 광물리 및 시험관내(*in vitro*) 실험을 통하여 예측할 수 있다.

광역학 치료법(photodynamic therapies)은 이러한 화학물질의 광독성학적 특성을 이용하는 방법이다. 특정 광활성 화학물질을 병리 조직으로 전달한 후 특정 파장의 빛을 조사하면 광활성 화학물질이 활성화되어 자유라디칼을 생성하며 결과적으로 병리 조직을 괴사시키게 된다. 이뿐만 아니라 조직 깊숙이 침투가 가능한 적색/적외선 근처의 장파장을 이용하는 방법에도 이러한 시약들을 이용하려는 시도가 있다.

17.3 안구 독성 및 시각 기능의 평가

17.3.1 안구 자극성 및 독성의 평가

드레이즈(Draize) 검사는 안구 자극 및 안전성 여부를 평가하는 데 사용되는 표준 시험법이다. 본 시험에는 흰토끼가 주로 이용되는데 한쪽 눈 결막 구에 0.1 mL의 액체 또는 100 mg의 고체를 점적시킨 다음 1초 동안 눈을 가볍게 닫은 상태로 유지한다. 처치 후 1시간, 24시간, 48시간 및 72시간에 양쪽 눈을 관찰하는데 72시간 처치된 눈에 손상이 있는 경우 검사 시간이 연장될 수 있다. 검체를 처치하지 않은 반대쪽 눈은 대조군으로 이용한다. 각막, 홍채 및 결막은 채점 시 가중치를 둔다. 각막은 불투명도와 손상 크기에 따라 각각 0(없음)에서 4(매우 심각)까지의 범위로 채점한다. 홍채는 종창(swelling), 충혈(congestion), 광반응성을 포함한 자극 정도를 종합하여 0~2점으로 평가한다. 결막은 발적(0~3), 결막부종(종창으로 0~4), 분비물(0~3)로 평가한다. 각 부위별 평가를 마친 후 각 점수에 가중치(각막 5, 홍채 2, 결막 5)를 곱한다. 총점은 110점으로 이중 각막 손상 여부가 전체 점수의 73%를 차지한다.

드레이즈 검사는 실험 기간별 편차가 심하고, 채점이 주관적이며, 인체 자극제들에 대한 예측 가능성이 낮고, 시험에 사용된 동물에게 과도한 고통을 유발하는 등의 이유로 비판을 받아왔다. 따라서 안구 자극을 일으킬 가능성이 있는 화합물을 평가할 수 있는 대체 방법이나 전략의 개발이 모색되고 있다.

17.3.2 안과적 평가

눈의 건강을 평가하는 방법으로는 일상적인 임상 검진에서부터 특수목적의 정교한 검진에 이르는 다양한 안과적 방법이 있다. 먼저 눈의 부속기관으로 눈꺼풀, 눈물 주머니, (눈꺼풀을 덮는) 눈꺼풀결막 및 (눈을 덮는) 안구결막을 검사한다. 전방 구조물 또는 전안부에는 각막, 홍채, 수정체 및 앞방이 있다. 안저(*ocular fundus*)라고 하는 후부 구조물로는 망막, 망막 혈관계, 맥락막, 시신경 및 흰자위막이 있다. 각막의 부속기 및 표면은 먼저 손전등을 이용하여 육안으로 관찰하며, 수정체를 관찰해야 할 경우 동공의 팽창을 유도하는 산동제를 처치 후 세극등현미경을 이용하여 검사한다. 세극등에서 투사된 얇은 광선의 반사 폭은 각막의 두께를 나타내는 지표이며 각막 부종의 평가지표로 사용한다. 각막의 병변은 형광염료로 각막 상피의 궤양이 있는 곳을 염색하면 보다 쉽게 관찰할 수 있다. 안저 검사를 위해서는 산동제와 함께 직상검안경 또는 도상검안경을 사용한다.

직접 동공 반사 검사는 밝은 빛을 눈에 비추고 동일한 눈에서 반사적인 동공 수축을 관찰한다. 공감동공반사는 동일한 자극 후 자극받지 않은 눈을 관찰한다. 직접 및 공감동공반사 모두는 망막을 통한 반사궁(reflex arc)의 기능을 확인하는 것으로, 이 경로는 시신경, 시신경교차 및 시각로를 지나 덮개앞 구역의 신경세포에까지 이른다. 동공 반사가 없다면 반사 경로 어딘가의 손상을 의심할 수 있으며, 직접반사 또는 공감반사의 차별적 손상 여부로 병소의 위치를 가늠할 수도 있다. 하지만 동공 반사는 실질적인 망막 손상에도 불구하고 유지될 수 있기 때문에 동공 반사가 있다는 사실에 근거하여 정상적인 시각 기능을 가지고 있다는 것으로 단정할 수 없다. 또한 시각겉질과 같은 반사 경로 외부 시각 영역의 병변은 반사 기능을 손상시키지 않을 수도 있다.

17.3.3 전기생리학적 기법

독성학적인 관점에서 시각 기능을 검사하기 위한 전기생리학적 또는 신경생리학적 방법으로는 시각적 자극 후 눈을 통해 반응하는 신경세포에 의해 생성된 전위를 전기적으로 기록하는 방법을 사용한다. 가장 흔히 사용되는 방법은 섬광 자극 망막전위도(electroretinogram, ERG), 시각유발전위(visual-evoked potentials, VEP), 그리고 드물게 눈전위도(electro-oculogram, EOG)가 있다.

망막전위도(ERG)는 일반적으로 섬광 노출 후 각막에 연결된 전극을 통하여 기록한다. 전형적인 ERG 파형으로 빛수용체 세포의 활성화를 나타내는 a파와 망막 두극세포(retinal bipolar cell, BC)의 활동 및 뮐러세포(Müller cell, MC)의 세포막 전위 변화를 반영하는 b파가 나타난다. 표준 ERG 검사로는 (1) 암 순응된 눈의 막대 빛수용체 세포 기능만을 측정(간체반응), (2) 암 순응 눈의 최대 반응 측정, (3) 원뿔 빛수용체 세포 반응 측정(추체반응), (4) 진동소파전위(oscillatory potential), (5) 점멸반응 등이 있다.

섬광 자극 시각유발전위(VEP)는 시각겉질(줄무늬겉질)에 연결된 전극을 이용하여 측정하는 방법으로서 망막무릎줄무늬 경로와 겉질의 활동을 반영한다. 패턴 자극 VEP(PEP)는 진단적 가치가 있어 임상 평가에서 널리 사용되고 있다.

눈전위도(EOG)는 안구 전후면의 전위차에 의해 만들어지는데 주로 RPE 내에서 발생한다. EOG의 크기는 RPE의 조명 및 건강 상태 수준을 판단하는 데 유용하게 사용된다. 눈옆 또는 수직선상의 피부에 위치한 전극을 통해 안구의 반복적인 운동 시 발생하는 전위 변화를 측정한다. 따라서 EOG는 RPE 상태와 안구 운동능 모두를 평가하는 게 가능하다. 또한 EOG는 안구 운동에 의한 전위가 뇌에서 만들어진 전기신호로 오인되지 않기 때문에 다른 뇌파를 기록하는 동안 안구 운동 상태를 모니터링하는 데도 사용된다.

17.3.4 행동 및 정신 물리학적 기법

행동 관찰 실험에서는 시각적 자극 변화에 따른 식별 및 인지 여부를 측정한다. 대비 감도(*contrast sensitivity*)는 조도 대비의 미세한 차이를 구별할 수 있는 능력을 말하는 것으로 미묘한 회색 음영차이나 크기가 다른 무늬 패턴의 차이, 또는 사인 곡선 격자상의 미세한 조도변화를 구별할 수 있는지 여부를 확인한다. 대비 감도 함수(contrast sensitivity function, CSF)는 시각계의 광학적 특성과는 달리 주로 신경에 의존한다. 시력과 대비 감도 검사는 신경 독성물질 노출이 의심되는 개인에게 권장되고 있다.

17.3.5 색각 검사

색각이상은 유전적 또는 후천적으로 발생한다. 유전적인 적녹 색각이상은 남성의 약 8%에서 발생하는 반면(X-linked), 여성은 약 0.5%에 징도에 그친다. 유전직 색각 이상은 두 가지 형태를 보이는데, 장파장(적색)에 민감한 원뿔세포(L형 원뿔)의 이상 또는 소실로 인하여 적색-녹색 구분능력이 떨어지는 적색각이상(protan, 제1색각이상)과 중간 파장(녹색)에 민감한 원뿔세포(M형 원뿔세포)의 이상 또는 소실로 인하여 발생하는 녹색각이상(deutan, 제2색각이상)이다. 녹색맹자(deuteranope)는 M형 원뿔세포가 없기 때문에 적-녹색 및 청-황색의 혼동을 보인다. 짧은 파장을 감지하는 원뿔세포의 선천적 손실로 인해 청-황색 구별을 혼동하는 경우(tritanopia, 청색맹, 또는 제3색맹)는 극히 드물다. 약물 및 화학물질 노출에 의한 대부분의 후천적 색각이상은 청-황색 구별 능력이 저하로부터 시작된다. 낮은 수준이라도 장기간 노출되면 적-녹색 색각이상으로 진행될 수 있다. 유전적 청색맹(tritanopia)은 매우 희귀하여 대부분 후천적으로 발생한다. 일반적으로 외망막 장애는 청-황색 결손을 일으키지만, 내망막 및 시신경의 장애는 적-녹 색각이상을 유발한다. 시각겉질의 양측성 병변 또한 색맹을 일으킬 수 있다.

색각 분석은 Farnsworth-Munson 100 색각 검사(FM-100)와 이를 보다 간략하게 만든 검사로 Farnsworth D-15 색상 패널 또는 란토니 저채도 15색상 패널(Lanthony Desaturated Panel D-15)을 이용한 검사가 있다. FM-100 색각 검사법은 서로 다른 85개의 색패를 각 색상 순서에 따라 순차적으로 배열하도록 하는 검사법이다. 색채 감각에 결함을 가진 사람들은 색패를 비정상적으로 배열하게 되며 이것은 색상 지각 이상의 특징적인 현상이다. FM-100은 정확도가 뛰어나 신뢰할만한 진단법인 반면, Farnsworth 및 Lanthony 법에 비하면 검사 및 분석에 상대적으로 시간이 많이 걸리는 단점이 있다. 란토니 저채도 15색상은 미묘한 후천적 색각이상을 보다 잘 감지하도록 고안되었다.

17.4 표적 부위 및 작용 기전: 각막

각막은 중요한 세 가지 기능을 담당한다. 첫째는 명확한 굴절표면인데 각막의 곡률은 망막에 이미지 초점을 맞추기 위해 매우 정확해야 한다. 둘째는 각막구의 적절한 형태를 유지하기 위한 인장 강도이고, 셋째는 유독한 화학물질 등 외부 인자로부터 눈을 보호하는 기능이다.

각막은 310 nm(UV)부터 2,500 nm(IR) 파장 범위의 빛을 통과시킨다. 이 범위를 벗어나는 자외선은 각막을 손상시킬 수 있다. 특히 270 nm 전후의 파장에 가장 민감하다. 과도한 자외선 노출은 광각막염(photokeratitis) 등의 각막 질환으로 이어지는데 잘 알려진 예로서 용접기 불꽃에 의한 각막 화상이 있다. 또한 각막은 화학물질의 국소적 또는 전신적 노출에 의해서도 손상될 수 있다.

화학물질이 눈에 직접 닿으면 신속한 응급 처치가 필요하다. pH 2.5 또는 11.5의 강산 또는 강알칼리 물질들은 각막 내피까지 영향을 미쳐 회복 불가능한 손상을 일으킨다. 가장 중요한 처치법은 신속히 다량의 물 또는 식염수로 충분하게 세척해주는 것이다. 눈에 미치는 손상의 정도와 회복 여부는 화학물질의 성질, 노출의 농도와 기간, 초기 세척의 신속함과 세척정도에 달려 있다.

17.4.1 산

임상적 안구 손상을 유발하는 가장 중요한 산성 화학물질들에는 플루오르화수소산(hydrofluoric acid), 아황산(sulfurous acid), 황산(sulfuric acid), 크롬산(chromic acid)이 있으며 염산(hydrochloric acid), 질산(nitric acid) 그리고 아세트산(acetic acid)이 그 뒤를 따른다. 약산이나 강산 희석액에 의한 독성은 비교적 경미하다. pH 2.5와 7 사이의 물질은 통증이나 아픔을 일으키긴 하지만 짧은 접촉만으로는 지속적인 손상을 유발하지 않는다. 가벼운 화상 후에 각막 간질이 부풀어 오르면서(결막부종, chemosis) 각막 상피가 혼탁해질 수 있다. 경미한 화상은 일반적으로 상피가 신속히 재생되어 완전히 회복된다. 더 심한 화상에 의해서는 각막과 결막의 상피가 혼탁해지고 괴사되며 수일 후에 붕괴될 수도 있다. 아주 심한 화상은 각막 신경 말단을 파괴시키기 때문에 통증을 느끼지 못하기도 한다.

산성 화학물질에 의한 각막 화상은 수소이온에 의한 단백질의 변성 및 응고를 통해 일어난다. 상피세포 단백질이 응고되면 글리코사미노글리칸이 침전되고 간질 콜라겐 섬유가 수축되어 각막이 흐려진다. 콜라겐 단백질의 응고 및 수축은 장벽을 형성하고 산의 침투를 감소시킨다는 점에서 초기에 어느 정도의 보호 효과를 보일 수 있을지 모르나 콜라겐의 수축은 결과적으로 눈을 수축시켜 급성 안압 증가를 야기할 수 있는데 이는 매우 위험하다.

17.4.2 염기 또는 알칼리

염기성 pH를 가진 화합물은 강산보다 눈에 잠재적으로 더 큰 손상을 줄 수 있다. 손상의 빈도 및 정도를 고려해볼 때 임상적으로 의미 있는 화합물들은 암모니아 또는 수산화암모늄, 수산화나트륨(양잿물), 수산화칼륨(가성알칼리), 수산화칼슘(석회) 및 수산화마그네슘이다. 이러한 물질들이 매우 위험한 이유는 안구 조직에 빠르게 침투할 수 있는 성질 때문이다. 이들 물질의 독성은 pH에 기인하며 pH 값이 증가함에 따라 독성도 증가한다. 노출이 된 경우에는 신속하고 광범위한 세척을 통하여 위험 물질을 제거하는 것이 최선의 처치법이다.

부식화상은 두 단계로 상처 진행이 일어난다는 점에서 산화상과 구별된다. 급성 단계는 노출 후 최대 1주까지로서 손상 정도에 따라 각막, 부속기관, 홍채, 섬모체 및 수정체에 직접적인 손상이 관찰된다. 강한 알칼리성 물질은 막지질을 공격하여 괴사, 콜라겐층의 수화 및 각막 부종을 일으킨다. 안압 또한 상승할 수 있다. 반대로, 알칼리 화상이 섬모체까지 확대되면, 방수 생성의 감소로 인해 안압이 감소할 수 있다. 급성 단계 손상이 일어난 뒤에는 일반적인 각막 복구 과정이 일어난다. 복구 과정은 각막 상피의 재생과 함께 각막 신생 혈관 형성을 동반할 수 있다. 알칼리 화상 이후 약 2~3주가 지나면 다형핵백혈구와 섬유아세포의 염증성 침윤 및 단백질분해효소의 방출로 인해 각막 간질의 궤양이 발생한다. 간질 궤양은 대개 각막 상피가 복구되면서 회복된다.

17.4.3 유기용매

유기용매는 눈에 닿는 즉시 통증을 유발한다. 유기용매에 노출된 경우에는 신속히 충분한 양의 물로 세척해야 한다. 지용성 용매는 각막 상피를 손상시키고 각막 간질(corneal stroma)의 팽창을 일으킬 수 있다. 대부분의 유기용매는 각막에 대한 경미한 화학적 화상을 일으킨다. 많은 경우 각막 상피는 수일 내에 모두 복구되어 손상이 남지 않게 된다. 용매 증기에 노출되면 각막 상피에 작고 투명한 공포가 생길 수 있는데 특별한 증상을 나타내지 않거나 혹은 중등도의 자극과 열상(tear)을 보이기도 한다.

17.4.4 계면활성제

계면활성제는 분자의 한쪽 말단에 수용성(친수성)기를 갖고, 다른 말단에 지용성(소수성)기를 가지고 있어 지방을 물에 용해시키는 데 도움을 주며 물의 표면장력을 감소시키는 역할을 한다. 비누, 샴푸, 세제, 화장품 등 계면활성제는 일상에서 광범위하게 사용되기 때문에 안구 조직에 고빈도로 노출된다. 이들 중 상당수는 눈에 자극적이거나 안구 손상을 유발할 수 있다. 일반적으로, 양이온성 계면활성제는 다른 유형의 계면활성제보다, 그리고 음이온성 계면활성제는 중성 계면활성제보다 더 강한 자극 및 독성을 보이는데, 이들은 수용성 및 지용성 매질 모두에 용해될 수 있어, 각막의 수층 및 지질층 모두를 쉽게 통과할 수 있기 때문이다.

17.5 표적 부위 및 작용 기전: 수정체

수정체는 망막에 시각적인 이미지를 집중시키는 데 중요한 역할을 한다. 수정체(lens)는 양면이 볼록한 몸체로 탄성이 있는 캡슐에 둘러싸여 있고 동공과 유리체액(vitreous humor) 사이에 위치하며(그림 17.1) 수정체 겉질로 둘러싸인 고밀도의 내부핵영역(inner nuclear region)을 가지고 있다. 수정체는 약 2/3의 물과 1/3의 단백질로 구성되어 있는데 특수한 구조의 수정체 단백질 때문에 가시광선 파장에 높은 투과도를 보인다. 방수 및 유리체액으로부터 공급받은 영양분은 간극결합형 세포사이연접을 통해 수정체 안으로 운반된다. 수정체는 전해질과 이온 밸런스를 유지하는 대사적으로 매우 활동적인 조직이다. 수정체는 일생을 거쳐 지속적으로 자라는데 새로운 세포가 수정체의 상피 가장자리에 추가되고 오래된 세포는 중심핵 영역으로 응축된다. 실제로 20세 때 약 150 mg 하던 수정체가 80세가 되면 약 250 mg 정도로 증가한다고 알려져 있다.

백내장은 수정체의 투명성 감소로 정의된다. 궁극적으로 기능적 시각 장애로 이어질 수 있는 백내장은 모든 연령에서 발생할 수 있으며 선천적인 경우도 있다. 백내장 발병의 위험 인자로는 노화, 당뇨병, 낮은 항산화제 수준, 자외선, 가시광선, 외상, 흡연, 다양한 국소 및 전신 약물에 대한 노출 등 다양한 환경 요인이 있다.

백내장의 발병 원인으로 몇 가지 기전들이 알려져 있다. 수정체 에너지 대사 및 수화 또는 전해질 균형의 붕괴, 유리 라디칼 및 활성산소종(ROS)의 생성으로 인한 산화 스트레스 및 글루타티온(glutathione), 슈퍼옥사이드디스뮤타아제(superoxide dismutase), 카탈라아제(catalase), 아스코르빈산(ascorbic acid), 또는 비타민 E와 같은 항산화 방어 기전의 감소로 인한 산화 스트레스의 발생 등이 있다. ROS의 생성은 수정체 막단백질 및 지질의 산화를 초래한다. 중요한 경로로는 단백질 티올 그룹(thiol group)의 산화가 있는데, 특히 메티오닌(methionine) 또는 시스테인(cysteine) 아미노산의 산화는 디설파이드결합(disulfide bond)을 통한 폴리펩티드 결합의 형성을 유도하고, 결과적으로 고분자량 단백질의 응집이 일어나게 된다. 이렇게 형성된 단백질 응집체는 빛을 산란시켜 수정체를 투명성을 감소시킨다. 또한 막지질과 단백질의 산화는 막 수송과 투과성을 저해한다.

17.5.1 코르티코스테로이드

코르티코스테로이드에 의하여 생기는 백내장 발병 기전은 두 가지가 알려져 있다. 하나는 코르티코스테로이드가 수정체 상피 전해질 균형을 변화시켜 정상적인 수정체 상피세포 구조를 망가뜨리고 결과적으로 바깥쪽의 상피세포 경계 사이에 틈을 만드는 것이다. 또 다른 기전으로는 코르티코스테로이드 분자가 수정체에 있는 크리스탈린(crystallin) 단백질과 반응하여 광산란 복합체인 코르티코스테로이드-크리스탈린 부산물(adduct)을 생성하는 것이다.

17.5.2 나프탈렌

불의의 사고에 의하여 나프탈렌에 노출되면 겉질백내장(cortical cataract)과 망막 변성이 일어날 수 있다. 나프탈렌 자체보다는 나프탈렌의 대사산물인 1,2-디히드로-1,2-디히드록시나프탈렌이 백내장을 유발하는 원인물질이다. 최근 연구에 따르면 랫드의 수정체에 있는 알도스환원효소는 나프탈렌 디히드로디올의 생성을 담당하는 단백질로서 알도스환원 효소 억제제 투여로 나프탈렌 유도 백내장을 예방할 수 있다고 한다.

17.5.3 페노티아진

페노티아진(phenothiazine)을 복용하는 정신분열증 환자는 눈과 피부에 색소 침전물이 생긴다. 페노티아진이 멜라닌과 결합하여 햇빛과 반응하는 광감수성 산물로 바뀐 후 수정체 및 각막에 침전되기 때문이다. 색소 침착의 정도는 약물의 복용량과 관련이 있다. 최근의 역학조사에서 비항정신성 페노티아진의 사용량에 따른 백내장 위험의 증가도 보고되었다.

17.6 표적 부위 및 작용 기전: 망막

성체 포유동물의 망막은 고도로 분화된 조직으로서 8개의 상이한 세포층과 망막상피, 10가지 타입의 주요 신경세포 및 뮐러신경교세포(Müller glial cell, MGC)로 구성되어 있다(그림 17.1). 태아 안배(optic cup)의 내층 세포로부터 유래한 신경세포 망막은 8개의 층 구조로 되어 있는데 신경섬유층(NFL), 신경절세포층(GCL), 속얼기층(내망상층, IPL), 내핵층(INL), 외망상층(OPL), 외핵층(ONL), 막대 및 원뿔 빛수용체 세포 속분절(RIS, CIS) 그리고 막대 및 원뿔 빛수용체 세포 바깥분절(ROS, COS)이다. 망막색소상피세포(retinal pigment epithelium, RPE)는 혈관 맥락막(choroid)에 인접한 브루크막(Bruch's membrane)위에 위치한 직육면체의 상피세포 단일 층이다. RPE와 광수용체 바깥분절 사이에는 뇌실과 유사한 망막하공간이 위치한다. 신경세포의 10가지 주요 타입으로는 막대와 원뿔 빛수용체 세포, (탈분극성, depolarizing) ON-rod 및 ON-cone 두극세포, (과분극성, hyperpolarizing) OFF-cone 두극세포, 수평 세포(horizontal cell), 다양한 subtype의 무축삭세포(amacrine cell), 얼기세포(interplexiform cell), ON-retinal ganglion cell 그리고 OFF-retinal ganglion cell이 있다. 뮐러신경교세포는 망막의 유일한 신경교세포이다. MGC의 일부는 내핵층(INL)에 위치한다. 근위 또는 내막의 MGC의 말단 돌기는 기저막과 함께 망막의 내경계막을 형성하는데, 이것은 뇌의 연질막(pial) 표면과 유사하다. 원위 망막에서, MGC 말단돌기는 빛수용체 세포 및 결합띠(zonula adherens)와 연결되어 ONL과 RIS/CIS 사이에 위치하는 외경계막을 형성한다.

포유류 망막은 독성물질에 의한 구조적 또는 기능적 손상에 매우 취약한데, 그 원인으로는 (1) 내망막(inner retina)의 일부와 원위 또는 외망막에 영양분을 공급하는 맥락막모세혈관의 존재, (2) 빛수용체 세포에서 특히 높은 산화 미토콘드리아 대사율, (3) 막대세포와 원뿔세포 바깥분절의 높은 일일 회전율, (4) 유전성 망막 근위축과 관련 증후군 및 대사 장애로 인한 막대 및 원뿔세포의 퇴화, (5) 특수한 리본 신경연접(synapse) 및 신경연접 접촉 부위의 존재, (6) 광범위한 glutamatergic, GABAergic 및 glycinergic 시스템을 포함한 수많은 신경전달물질 및 신경 조절 시스템의 존재, (7) 정보 신호 처리 과정에 사용되는 매우 전문화된 수많은 간극접합(gap junction)의 존재 (8) 맥락막, RPE, 홍채 및 동공에 멜라닌 존재, (9) 뇌의 회백질보다 10배나 높은 맥락막 혈류 속도, 그리고 (10) 자외선 및 가시광선에 의한 특정 화학 독성 작용의 부가 및 상승 등이 있다.

각각의 망막층은 개별적으로 또는 전체적으로 독성물질에 따른 영향을 받을 수 있다. 이러한 영향에는 시야결손, 야간 실명 및 암순응 역치증가 등과 같은 암소시력 결손, 색채 감각 감소 등과 같은 막대세포 매개 결함, 시력 감소, 황반 및 전반적인 망막부종, 망막 출혈 및 혈관 수축 그리고 색소 변화 등이 있다.

17.6.1 전신 투여용 약물의 망막 독성

암 화학요법 안독성은 암 화학요법에서 일반적으로 나타나는 부작용으로서 흐려 보임, 복시(겹보임, diplopia), 색각 및 시력 감소, 시신경염/구후시신경염, 일시적인 겉질시각상실(피질맹, cortical blindness) 및 시신경의 말이집탈락(탈수초, demyelination)이 여기에 해당한다. 망막은 높은 신진 대사 및 맥락막 순환으로 인해 알킬화제인 시스플라틴, 카보플라틴, 카르민스틴; 항대사물질인 시토신 아라비노시드, 5-플루오로우라실(5-fluorouracil) 및 메토트렉세이트; 체세포분열 억제제인 도세탁셀 등과 같은 수많은 세포 독성 약물에 특히 취약하다(아래 참조). 다른 약물에 의한 안독성은 복용량, 투여 기간 및 투여 경로에 따라 차이가 있다. 초기 단계에서 이러한 독성을 감지하여 대처하지 못한 경우 화학요법이 중단된 후에도 되돌릴 수 없는 합병증을 겪게 된다.

클로로퀸 및 하이드록시클로로퀸 클로로퀸(Aralen)과 하이드록시클로로퀸(Plaquenil)은 4-아미노퀴놀린 유도체의 항말라리아제와 항염증제로서 망막에 돌이킬 수 없는 기능 장애를 일으킨다. 클로로퀸(chloroquine)과 그 주요 대사체인 desethylchloroquine 그리고 hydroxychloroquine은 멜라닌에 대한 높은 친화성을 가지는데 투약 중에, 심지어 투약 후에도 맥락막(choroid), 색소상피(RPE), 섬모체(ciliary body) 및 홍채(iris)에 축적된 상태를 유지한다. 이들 약물, 특히 클로로퀸의 장기간 망막 노출은 돌이킬 수 없는 망막병증을 유발할 수 있다. 하지만 400 mg/일 미만 용량의 하이드록시클로로퀸은 장기간 치료 후에도 망막 병증을 거의 일으키지 않는 것으로 알려져 있다.

클로로퀸에 의한 망막질환의 임상적 병변은 초기와 후기로 나눌 수 있다. 초기에 나타나는 주요 증상으로는 (1) bull's-eye retina라 불리는 특징적인 과녁 모양 표적황반변증(황반이 있는 망막중심 부위에 짙은 색소가 침착되고 그 바깥부분을 탈색된 옅은 층이, 그리고 다시 그 바깥쪽에 색소침착층이 차례로 배열되는 것), (2) EOG의 감소, (3) 주변 망막에서 과립 색소의 침착, (4) 흐려 보임, 문자 또는 단어 구별의 곤란 등이 있다. 후기 증상으로는 (1) 진행성 암점(scotoma), (2) 상부 사분의 일 구역에서 시작되는 주변시야의 위축, (3) 망막 동맥의 협착, (4) 색맹 및 야맹증, (5) 특징적인 망막 색소 패턴의 결핍, (6) 매우 비정상적인 EOG 및 ERG 등이 있다. 위에 설명한 말기 증상들은 치유가 불가능하다.

디곡신 및 디기톡신 강심배당체인 디곡신(digoxin) 및 디기톡신(digitoxin)은 울혈성 심장질환 및 심장 부정맥의 치료에 사용된다. 디기탈리스에 의해 유발되는 시각계 이상으로는 시력 감소, 암점, 색각 변화 등이 있다. 디곡신은 디기톡신보다 독성이 심각한데 이것은 분포 용적과 혈장 단백질 결합이 크기 때문이다. 흔히 생기는 시각 이상으로는 색각 이상 및 흐릿한 시야나 설맹이 있으며 빛이 가물거리거나, 광채를 띠는 색깔이 있는 점이 보이기도 하고, 흐려 보임 및 눈부심 감도 변화도 보고되었다. 주요 독성 부위는 빛수용체 세포로서 원뿔 빛수용체 세포가 막대 빛수용체 세포보다 더 민감하다. 망막은 다른 어떤 안구조직보다 디곡신과 디기톡신에 의해 강력하게 억제되는 Na^+,K^+-ATPase를 많이 가지고 있다.

인도메타신 인도메타신(indomethacin)은 관절염, 통풍 및 근골격계 이상 치료 목적으로 자주 사용되는 진통 및 해열효과가 있는 비스테로이드성 항염증제이다. 1~2년간 인도메타신을 50~200 mg/day 용량으로 장기간 투여 시 각막 혼탁, RPE 중심오목 주변부에 이산 색소 산란, 황반주변부의 탈색소, 시력 감소, 시야 변화, 암순응 역치 증가, 청황 색각 이상 및 ERG 또는 EOG 진폭의 감소가 일어난다. ERG의 a파 및 b파 진폭의 감소 또한 보고되었는데 광순응 조건보다 암순응 조건에서 더욱 큰 변화를 보인다. 약물 치료를 중단하면 ERG 파형과 색각 이상은 거의 정상 수준으로 돌아오지만 색소의 변화는 원래대로 돌아오지 않는다. 인도메타신에 의한 망막 독성의 기전은 자세히 알려져 있지 않다. 그러나 RPE가 주요 표적 부위일 것으로 생각되고 있다.

실데나필 구연산염 실데나필 구연산염(Viagra)은 발기 부전 치료에 사용되는 cGMP 특이적 포스포디에스테라제(phosphodiesterase, PDE) 5형의 억제제이다. 실데나필(sildenafil)은 막대 및 원뿔 빛수용체 세포에 존재하는 cGMP PDE 6형도 일부 억제를 한다. 옅은 파란 색조의 착색, 빛의 밝기 증가 및 흐려 보임 등과 같은 일시적인 시각 이상 증상뿐만 아니라 암순응 및 광순응 ERG의 변화도 보고된 바 있다.

타목시펜 타목시펜(Nolvadex, Tamoplex)은 트리스테닐에틸렌 유도체로서 에스트로겐 수용체에 결합하는 비스테로이드성 항에스트로젠 약물이다. 타목시펜(tamoxifen)은 폐경기 여성을 대상으로 전이성 유방암의 치료에 사용되는 매우 효과적인 항암제로 알려져 있다. 만성 고용량 요법(약 2년간 180~240 mg/일 투약)은 황반부 및 주변 영역의 광범위한 축삭병증을 일으킨다. 축삭병증은 비가역적으로 일어나기 때문에 임상적으로 시력의 영구적 감소 및 비정상적인 시야 증상이 발생하게 된다. 장기간의 저농도 타목시펜(20 mg/일) 사용은 미약한 시각 기능의 변화를 동반한 각막 병증 발병률을 다소 증가시킬 수 있다. 저용량 요법을 중단하면 각막 혼탁과 망막 병증을 제외하고는 대부분의 각막 병증과 망막 변화는 회복된다.

비가바트린 GABA 아미노전이효소(GABA-transaminase)의 저해제인 비가바트린(vigabatrin)은 난치성 복합부분 발작과 영유아 경련을 치료하는 데 사용된다. 비가바트린에 의한 망막 병증은 특징적으로 비가역적 양측성 및 동심말초성 시각장애와 망막 신경섬유의 두께 감소를 동반한다. 비가바트린에 의한 시야손실은 6주간 노출에 의해서도 발생한다고 보고된 바 있으나 일반적으로는 수년간의 약물 노출이 있어야 한다. 막대 및 원뿔세포의 ERG 및 깜빡임 반응(플리커 반응, flicker response)이 변화하는 등 망막 손상도 동반된다. 이 약물은 현재 대체 약물이 없는 간질 환자에게만 제한적으로 사용된다.

17.6.2 신경 독소에 의한 망막 독성

무기 납 인체의 납 중독(평균 혈중 납농도[BPb] ≥ 80 μg/dL)은 약시(amblyopia), 실명(blindness), 시신경염(optic neuritis) 또는 위축(atrophy), 말초 그리고 중심 암점(scotoma), 안구 근육 마비 및 시각 기능 저하를 유발한다. 직업적으로 노출빈도가 높은 공장 노동자에 대한 연구조사와 원숭이와 랫드의 발달 연구에 따르면 중등에서 고농도의 납 노출은 암순응적 및 일시적 시각 시스템 손상을 일으킨다고 한다. 위의 노출 농도에서 비가역적 망막 결함 또한 동물 실험에서 확인되었다.

직업적 납 노출은 농도 및 노출 시간에 따른 망막의 변화를 유발하는데, 높은 수준의 납 노출은 망막과 시신경 모두에 직접적인 부작용을 미치는 반면, 낮은 농도의 납 노출은 주로 막대 빛수용체 세포 경로에 영향을 미치는 것으로 알려졌다. 이러한 망막 또는 눈돌림 운동의 변화는 대부분의 경우 혈중 납 농도와 관련이 있는데, 안과적 변화, CNS 증상 및 수행검사상에서는 이상이 없는 것으로 나온다. 따라서 이러한 측두 시각기능(temporal visual function) 검사가 무기 납의 신경 독성을 조기에 발견할 수 있는 가장 민감한 방법이다.

메탄올 메탄올은 저분자량(32 Da)의 무색 휘발성 액체로서 다양한 노출 경로(피부, 흡입 및 구강)에서 쉽고 빠르게 흡수되며 모든 막을 쉽게 투과하기 때문에 수분 함량과 비례하여 각 조직 및 기관에 균일하게 분포된다. 다양한 경로에 의한 노출 후에는 혈액, 방수와 유리체액 및 담즙뿐만 아니라 뇌, 신장, 폐, 비장에 높은 농도로 분포한다. 간에서 메탄올은 알코올 탈수소효소(인간 및 영장류) 또는 카탈라아제(설치류)에 의해 포름알데하이드 및 포름산으로 순차적으로 산화된다. 이후 소변에서 포름산 형태로 배설되거나 더 산화된 후 폐에서 이산화탄소로 배출된다. 포름산은 메탄올의 독성 대사산물로서 대사 산증뿐만 아니라 엽산대사가 감소된 사람 또는 원숭이 및 랫드에서 망막 및 시신경 독성을 일으킨다.

인간을 포함한 영장류는 포름산의 산화 능력이 제한되어 있어 메탄올로 인한 신경 독성에 매우 취약하다. 독성은 단계별로 나타나는데, 처음에는 경미한 중추신경계 우울증이 발생하고 이후 12~24시간의 무증상 잠복기 후에 포름산혈증, 비보상성 대사성산증(uncompensated metabolic acidosis), 안구 및 시각 독성, 혼수상태를 거쳐 사망에까지 이른다. 급성 메탄올중독은 망막과 시각신경(optic nerve)에 심각한 피해를 주는데 영구적인 구조적 변화를 일으켜, 흐려 보임(blurred vision)에서부터 시력 감소, 빛에 대한 감도 저하 등의 시력 장애를 초래한다. 포름산염(formate)은 뮐러신경교세포의 기능뿐만 아니라 막대 및 원뿔 빛수용체 세포(cone photoreceptor)에 직접적인 독성을 나타낸다. 포름산염의 독성 기전은 빛수용체 세포, 뮐러신경교세포 및 시각신경의 산화적 인산화를 파괴하는 데 기인하는 것으로 보인다.

유기 용제 유기 용제는 색각이상, 대비 감도 저하 및 시각운동 수행 능의 변화와 같은 기능적 변화뿐만 아니라 막대세포 및 원뿔세포의 구조적 변화도 일으킨다. 트리클로로에틸렌(trichlorethylene), 알코올, 자일렌, 톨루엔, *n*-헥산(*n*-hexane), 스티렌 및 이들의 혼합물 또는 기타 유기용매에 노출된 작업자의 경우 용량반응적인 색각 손실과 대비 감도 기능 저하가 관찰된다. 부작용은 대개 직업적 노출 한도 이상의 농도에서만 발생한다.

17.7 표적 부위 및 작용 기전: 시각신경 및 시각로

시각신경(optic nerve, ON)은 망막에서부터 중추신경계 내부의 다양한 조직으로 시각 정보를 전달하는 망막신경절세포(retinal ganglion cell, RGC)의 축삭으로 구성된다. 시각신경의 장애에는 **시신경염, 시신경병증** 또는 **시신경 위축증** 등이 있는데 시신경의 염증, 손상 또는 퇴행을 의미한다. **구후시신경염**(*retrobulbar neuritis*)은 안구 뒤쪽에 위치하는 시신경에 염증이 발생한 것을 말한다. 시신경 관련 질환의 증상에는 시력감퇴, 대비 감도의 저하 및 색각 감소가 있다. 시신경에서 관찰되는 독성은 시신경섬유 자체나 시신경으로 가는 축삭을 포함하는 RGC 세포의 손상에 기인한다. 많은 독성 장애 및 영양 장애는 시신경에 악영향을 줄 수 있다. 티아민, 비타민 B_{12} 또는 아연의 결핍은 시신경섬유의 퇴행성 변화를 초래한다. **알코올-담배 약시**(*alcohol-tabacco amblyopia*) 또는 간단히 **독성 약시**(*toxic amblyopia*)는 이러한 물질의 습관적 과량 사용자에게서 관찰되는 것으로 영양 결핍과 관련되어 있다.

17.7.1 아크릴아마이드

아크릴아마이드 단량체(acrylamide monomer)는 폴리아크릴아마이드젤 및 기타 폴리아크릴아마이드 제품의 생산을 위한 원료로서 다양한 산업 및 실험용도로 사용된다. 아크릴아마이드에 노출되면 말초신경 및 척수 내 직경이 큰 축삭에서 원위축삭증(distal axonopathy)이 일어나는데 이러한 현상은 사람과 동물 실험에서 잘 알려져 있다. 이와 달리 시각경로내 중간 직경의 축삭에서는 가쪽무릎핵(외측슬상핵, lateral geniculate nucleus, LGN)의 소세포층에 뻗어 있는 망막신경절세포(retinal ganglion cell, RGC)가 영향을 받는다. 어떠한 이유로 시각신경과 시각로 내의 축삭이 말초신경과 척수의 축삭돌기보다는 더욱 민감하게 크기에 따른 차별된 취약성을 나타내는지는 자세히 알려져 있지 않다.

17.7.2 이황화탄소

이황화탄소(CS_2)는 비스코스레이온, 사염화탄소 및 셀로판 제조업에서 주로 사용된다. 이황화탄소는 말초 및 중추신경계 모두를 손상시켜 시력에 중대한 영향을 미친다. 시각 시스템에 이황화탄소가 노출된 근로자는 망막 혈관계 병변이 동반된 시각 기능 상실을 겪는다. 중심 암점, 주변 시각의 시각 감도 저하, 시신경 위축, 동공 장애, 흐려 보임, 색지각 장애 등도 보고되었다. 이황화탄소에 의해 생성된 망막 및 시신경 병리는 직접적인 신경 병리학적 결과이며 혈관병증 등과 같은 간접적인 원인은 아닌 것으로 여겨진다.

17.7.3 에탐부톨

에탐부톨(ethambutol)의 덱스트로 이성질체는 결핵 치료를 위한 항균제로 널리 사용되고 있다. 에탐부톨은 청-황 및 적-녹 색각이상증, 대비 감도의 감소, 시력감소 및 시야 손실과 같은 시각계 장애를 유발하는데 이러한 장애의 발생은 용량 의존적이다. 가장 먼저 나타나는 시각 이상 증상은 대비 감도의 감소 및 색각이상이다. 적-녹 색각 장애는 가장 빈번하게 보고되고 있다. 증상으로는 두 가지의 구후시신경염 중 하나(예: 시신경병증 등)의 형태로 주로 나타난다. 첫째로는 가장 흔하게 나타나는 것으로서 중앙 시신경섬유가 영향을 받아 중심암점 또는 근중심옆암점이 나타나고 적-녹 색각이상 및 시력 감소가 발생하는 것이다. 두 번째 형태로는 말초 신경섬유가 영향을 받아 말초암점 및 시야 손실이 나타난다.

17.8 표적 부위 및 작용 기전: 중추 시각계

대뇌겉질의 많은 부분이 시각정보의 인식에 관여한다. 일차시각겉질(V1), 브로드만 17번 영역 및 줄무늬겉질은 가쪽무릎핵(외측슬상핵, lateral geniculate nucleus, LGN)과 위둔덕으로부터의 일차적인 시각정보를 전달받는다. LGN으로부터 나온 신경세포는 시각겉질로 뻗어 있는데 망막으로부터의 시각자극을 처리하고 있다. 17번 영역 좌우측의 감수영역은 각각 반대쪽 시각 세계를 반영하며, 시야의 상부 및 하부 영역은 각각 새발톱고랑(calcarine fissure)의 아래 및 위가 담당한다.

새발톱고랑의 뒷부분 세포는 망막의 중앙 부분에 해당하는 감수영역(receptive field)을 가지고 있으며 깊은 안쪽 겉질세포는 망막 주변에 해당하는 망막 감수영역을 가지고 있다. 망막중심오목 중심부에는 세부적인 이미지의 미세한 해상도를 위해 빛수용체 세포가 단단히 채워져 있고 중심부 망막중심오목의 겉질은 신경 이미지 처리 필요성에 비례하여 주변 망막보다 더 크게 배열되어 있다.

큰세포성(magnocellular) 또는 작은세포성(parvocellular) 시각신호 전달 경로는 조직학적으로 잘 짜여진 1차 줄무늬시각겉질층과 시각줄무늬바깥영역로 각기 달리 뻗어 있다. 시각겉질의 신경세포 감수영역은 망막과 LGN에서 발견되는 원형의 중심둘러싸기(circular center-surround) 배열보다 더욱 복잡한 구조를 하고 있다. 겉질 세포는 단순한 반점보다 특정한 방향의 선에 더 잘 반응한다. 대뇌겉질 세포의 감수영역은 몇몇 간단한 입력 신호의 계산 요약을 담당하는 것으로 생각된다. 시각정보가 영역 V1에서 바깥줄무늬 시각겉질영역으로 진행됨에 따라 개별 신경세포의 감수영역에 반영되는 시각적 세계의 표현이 점점 더 복잡해진다.

17.8.1 납

납은 망막에 대한 영향(앞 참조) 이외에도 성인이나 출생 전후 발달 과정 중 사람, 기타 영장류 및 랫드의 시각겉질에서 구조적, 생화학적, 기능적 결함을 일으킨다. 정량적 형태계측학적 연구(quantitative morphometric study)를 통해 출생 또는 유아기부터 6세까지 원숭이에서 고농도 납 노출은 시각겉질(V1 및 V2 영역)의 감소, 세포 체적 밀도의 감소 그리고 피라미드세포(pyramidal neurons, 추체신경세포)의 기시가지(initial arborization) 수 감소를 초래한다는 사실이 알려졌다. 이러한 변화는 부분적으로 납 노출 소아, 근로자, 원숭이, 랫드에서 섬광유발 및 패턴변환자극전위의 진폭 및 대기 시간 측정치의 변화로 이어지기 때문에 납에 노출된 소아의 시각 기능을 평가에 이용되기도 한다.

17.8.2 메틸수은

메틸수은으로 중독된 사람들은 현저한 진행성 시야수축(말초 암점)을 경험한다. 시각의 좁아지면서 마치 긴 터널을 바라보고 있다는 느낌을 주어 터널 비전(*tunnel vision*)이라고도 한다. 손상은 주변 시야를 보조하는 일차시각겉질 영역에서 가장 심각하며, 중심 시력을 나타내는 겉질 영역은 상대적으로 피해가 덜하다. 또한 메틸수은 중독자는 주변 시야 손실에 의한 야간 시력 저하를 경험하게 된다.

참고문헌

Bartlett JD, Jaanus SD: *Clinical Ocular Pharmacology*, 5th ed. Boston, MA: Butterworth-Heinemann, 2008.

Fraunfelder FT, Fraunfelder FW, Chambers WA: *Clinical Ocular Toxicology: Drugs, Chemicals, and Herbs*. Philadelphia, PA: Elsevier Saunders, 2008.

Weir AB, Collins M: *Assessing Ocular Toxicology in Laboratory Animals*. New York: Springer Humana, 2013.

연습문제

1. 다음 중 멜라닌이 없는 곳은?
- **a.** 홍채(iris)
- **b.** 섬모체(ciliary body)
- **c.** 망막 색소 상피(RPE)
- **d.** 포도막(uveal tract)
- **e.** 흰자위막(sclera)

2. 다음의 망막 부위 중 약물 및 화학물질에 대한 전신 노출의 주요 표적 부위는?
- **a.** 망막색소상피(RPE) 및 신경절(ganglion) 세포층
- **b.** 시각신경(optic nerve) 및 속얼기층(inner plexiform layer)
- **c.** 망막색소상피(RPE) 및 빛수용체 세포(photoreceptor)
- **d.** 빛수용체 세포 및 신경절 세포층
- **e.** 내부 얼기층 및 망막색소상피(RPE)

3. 다음 중 안저(ocular fundus) 구조에 해당되지 않는 것은?
- **a.** 망막
- **b.** 수정체
- **c.** 맥락막
- **d.** 흰자위막
- **e.** 시각신경

4. 느슨한 내피 접합부가 있어서 혈중에 존재하는 약물 또는 화학물질의 접근이 비교적 용이한 부분은?
- **a.** 망막 맥락막
- **b.** 내부 망막
- **c.** 시각신경
- **d.** 홍채
- **e.** 섬모체

5. 안구 자극성 및 독성에 관한 다음의 설명 중 옳지 않은 것은?
- **a.** 드레이즈 검사는 눈에 잠재적으로 독성이 있는 액체 또는 고체를 주입하는 방법이다.
- **b.** 드레이즈 검사에서는 각막, 홍채 및 결막에 대한 가중치를 주어 자극제의 영향 점수를 매긴다.
- **c.** 드레이즈 검사에서 한쪽 눈은 테스트용으로, 다른 쪽 눈은 대조용으로 사용한다.
- **d.** 드레이즈 검사는 인간에게 매우 우수한 예측치를 나타낸다.
- **e.** 드레이즈 검사시 각막의 불투명도와 그 면적을 측정한다.

6. 색각 장애에 관한 다음 문장 중 옳지 않은 것은 ?
- **a.** 청-황 색각이상은 유전이 가장 흔한 원인이다.
- **b.** 시각겉질의 양측성 결손은 색맹으로 이어질 수 있다.
- **c.** 외측 망막의 장애는 청-황 결손을 유발한다.
- **d.** 일반적으로 약물 및 화학물질의 노출은 청-황 결핍을 유발한다.
- **e.** 시각신경의 장애는 적-녹 결손을 일으킨다.

7. 다음 pH 값 중 각막에 가장 많은 손상을 주는 것은?
- **a.** 1.0
- **b.** 3.0
- **c.** 7.0
- **d.** 10.0
- **e.** 12.0

8. 수정체에 관한 다음 설명 중 옳지 않은 것은?
 a. 자외선 노출은 백내장 발생의 공통된 환경적 위험 인자다.
 b. 백내장은 수정체가 혼탁해지는 증상으로 모든 연령대에서 발생할 수 있다.
 c. 수정체는 평생에 걸쳐 지속적으로 성장한다.
 d. 나프탈렌과 유기 용제 모두 백내장을 일으킬 수 있다.
 e. 코르티코스테로이드의 국소 사용으로도 백내장이 생길 수 있다.

9. 다음 중 망막이 독성물질에 의한 손상에 매우 취약한 이유에 해당하지 않는 것은?
 a. 다양한 신경전달물질 시스템의 존재
 b. 망막색소상피세포에 멜라닌의 존재
 c. 높은 맥락막 혈류 속도
 d. 높은 산화성 미토콘드리아 대사
 e. 간극접합(gap junction)의 부재

10. 다음 중 결핍 시 시각신경 섬유의 퇴행을 초래할 수 있는 비타민은?
 a. 비타민 A
 b. 비타민 B_3
 c. 비타민 C
 d. 비타민 B_{12}
 e. 비타민 E

심혈관계의 독성 반응

18장

Toxic Responses of the Heart and Vascular System

Y. James Kang

18.1 소개
18.2 심장의 개요
18.2.1 심장의 구조와 생리학적 요소에 대한 개요
심장 구조에 대한 개요
전기생리학
수축성
전기적 세포-세포 연관
심전도
신경호르몬 조절
심장 박출량
18.3 심장 독성 반응
18.3.1 기본 개념 및 의미
18.3.2 심근의 퇴화와 재생
심근퇴화 반능
심근재생에 작용하는 독성효과
18.3.3 심근 세포사멸과 신호전달 경로
세포자멸사와 세포괴사
미토콘드리아의 세포 죽음 조절
죽음 수용체와 신호전달 경로
18.3.4 미토콘드리아 역학과 자가포식
18.3.5 심장 비대와 심부전
적응과 부적응 반응
비대관련 신호전달 과정
심장 비대에서 심부전으로 전환
18.3.6 QT 간격 연장과 급성 심장사
QT 간격 연장의 분자적 근거
다형성 심실 빈맥과 급성 심장사
QT 간격 연장과 다형성 심실빈맥을 유도하는 인자들
18.3.7 심장 독성의 바이오마커
18.4 심장 독성 화학물
18.4.1 알코올과 알코올성 심장 비대
18.4.2 약화학물
18.4.3 천연물질
18.4.4 환경오염물질과 산업화학물질
18.5 혈관계에 대한 개요
18.5.1 혈관생리학과 구조적 요소들
동맥계와 생리학적 기능
모세혈관과 미세순환
정맥계와 생리학적 기능
림프계와 생리학적 기능
18.5.2 혈관계의 조절 메커니즘
신경호르몬 조절
국소 대사조절
18.6 혈관계 독성 반응
18.6.1 혈관 독성의 메커니즘
혈관내피세포의 독성물질에 대한 반응
독성물질에 대한 평활근 세포의 반응
산화적 스트레스와 혈관 손상
염증성 병변
18.6.2 혈관의 독성 반응
고혈압과 저혈압
죽상동맥경화증
출혈
부종
18.7 혈관계 독성물질
18.7.1 약화학물
교감신경흥분성 아민
니코틴
코카인
향정신성 약물
중양치료제
진통제와 비스테로이드성 항염증제
경구 피임약
18.7.2 천연물질
박테리아 내독소
호모시스테인

하이드라지노벤조산
T-2 독소
비타민 D
β-아밀로이드
18.7.3 환경오염물질과 산업화학물
일산화탄소
이황화탄소
1,3-부타다이엔
금속과 비금속
방향족 탄화수소
미립자 대기 오염

요점

- 일반적인 화학물질-유래 심장기능이상은 주로 심박수(심박수변동), 수축력(inotropic: 수축력 변화), 이온전도도(dronotropic: 전도영향성) 그리고 흥분성(bathmotropic: 근육반응)에 영향을 미친다.
- 심근병증은 독성물질 노출에 의해 유도되는 형태적, 기능적 변형을 포함한다. 이는 심박출량의 감소와 말초조직의 관류 저하를 일으킨다.
- 동심심장 비대(concetric heart hypertrophy)는 수축 단백질 단위가 평행하게 나열되어 상대적으로 개별 심근의 폭의 증가를 초래하면서 심근의 크기가 증가하는 것이다.
- 편심심장 비대(eccentric heart hypertrophy)는 수축 단백질 단위가 직렬로 나열되어 상대적으로 개별 심근의 길이의 증가가 폭의 증가보다 크게 나타나서 심장근의 크기가 증가하는 것이다.
- 심부전(heart failure)은 심장이 말초조직에서 대사에 필요한 산소요구량에 맞게 심박출량을 유지할 수 없을 때 나타난다. 또한 심부전은 심실 기능의 변화와 다양한 세포 이하 과정의 이상을 반영하는 수축이완능력의 변화를 포함한다.
- 단일 심장 독성물질의 고용량으로 노출된 이후에 나타나는 급성 심장 독성(acute cardiac toxicity)은 부정맥(arrhythmia) 증상으로 나타나며 세포자멸사(apoptosis)를 포함하기도 한다.
- 장기간 화학물질에 노출되어 생기는 만성 심장 독성(chronic cardiac toxicity)은 심장 비대가 증상으로 나타나며 심부전으로 이어지기도 한다.
- 이온이동이나 항상성 유지에 방해되는 생체 이물질은 심장 리듬에 영향을 미치는 심장 독성 반응을 유도한다.
- 순환계로 흡수된 모든 독성물질들은 신체 다른 부위에 접촉하기 전에 혈관세포와 접촉한다.
- 혈관독성의 일반적인 메커니즘으로 (1) 막구조와 기능의 변형, (2) 산화환원 스트레스, (3) 전-독성물질의 혈관특이적 생활성화(bioactivation), 그리고 (4) 혈관세포에서 활성독소의 선택적 축적 등이 있다.

18.1 소개

심혈관계 독성학은 심장과 혈관계에 작용하는 외부와 내부적 스트레스의 유해효과와 관련되어 있다. 외인성 스트레스는 치료약물, 천연물질, 환경유독물질 등에 노출되는 것을 포함한다. 내인성 스트레스는 식품첨가제나 보조제 등에서 발견되는 비독성물질로부터 유래된 독성 대사물질에 노출되는 것을 의미한다. 내인성 노출은 심장의 압력과부하와 고혈압에 대한 역조절 반응으로부터 유래된 염증성 사이토카인의 과생산 등의 이차적인 신경호르몬의 교란을 포함하기도 한다. 이러한 독성물질 노출은 생화학적 경로의 변동, 세포구조와 기능의 결함 그리고 심혈관계질환의 발병을 일으킨다.

이 장은 심장과 혈관계 두 부분으로 나누어진다. 심장 독성 반응의 증상으로는 부정맥, 심장 비대 그리고 심부전이 있다. 혈관계의 반응으로는 혈압의 변화, 죽상동맥경화증(atherosclerosis), 출혈 그리고 부종의 형태로 혈관병변이 일어난다.

18.2 심장의 개요

18.2.1 심장의 구조와 생리학적 요소에 대한 개요

심장의 주된 업무는 모든 신체 조직에 산소와 영양소를 공급할 수 있도록 피를 폐와 체순환동맥으로 보내는 일이다. 그림 18.1에서는 심장의 기본 해부구조를 나타낸다.

심장 구조에 대한 개요 심장의 기본수축단위는 심근세포 혹은 심장근세포(cardiac myocyte)이다. 심장근세포는 그림 18.2에서 나타내는 것처럼 여러 개의 주된 구조들과 소기관을 포함하고 있다. 기본구성은 근원섬유라고 하는 수축하는 요

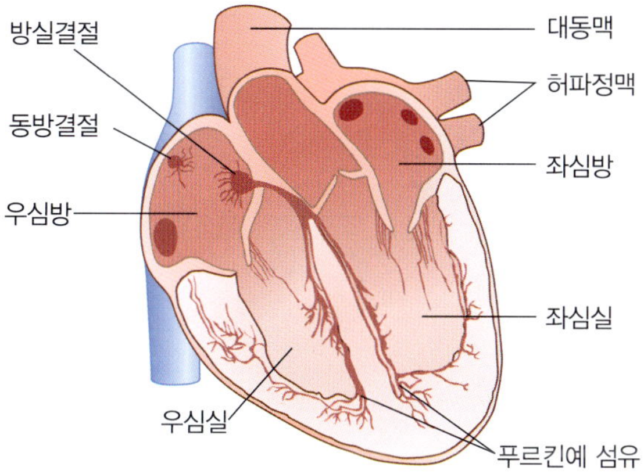

그림 18.1 기본적인 심장.

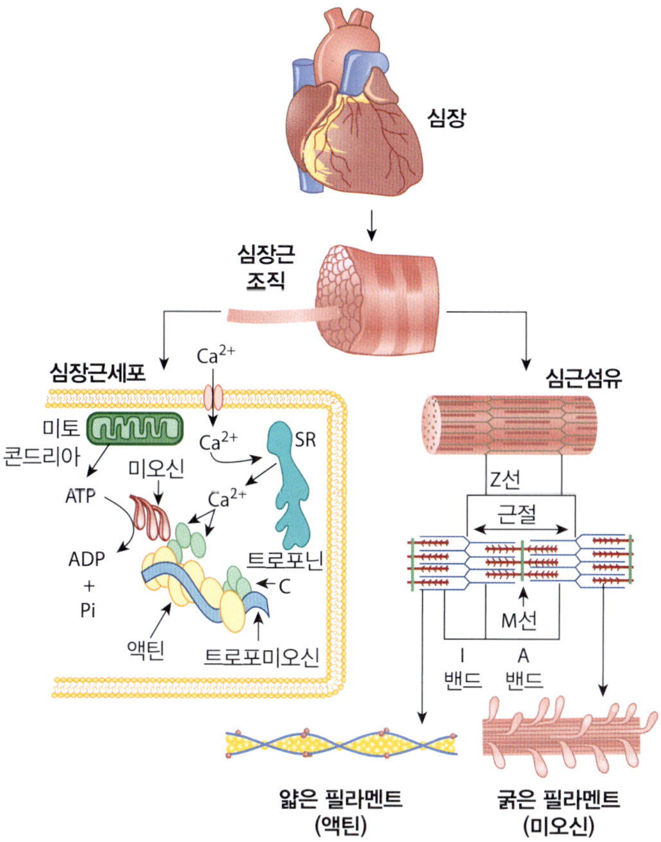

그림 18.2 심장근 조직의 구조 형성.

소다. 각각의 근원섬유들은 몇 개의 작은 섬유로 구성되어 있다(굵거나 가는 근섬유). 굵은 미세섬유는 단백질 미오신의 특별한 구성물이고, 가는 미세섬유는 기본적으로 단백질 액틴으로 만들어져 있다.

심장근과 골격근은 수축성분과 근절구조를 포함해 많은 유사점을 갖고 있다. 그러나 가장 큰 차이점은 심장근세포들이 기능적 융합체로 형성되었다는 것이다; 심장근세포은 경계판(막)이라고 불리는 서로 끝부분끼리 밀접하게 연결되어 있는 구조다. 이 구조 내에서 활동전위의 전파와 세포 간 소통을 가능하게 하는 협간극결합이 존재한다.

심장근세포는 심장에서 가장 큰 세포이고 심장질량의 대부분을 차지한다. 그러나 심근세포는 전체 세포 수의 25% 정도만 차지한다. 대략 90%의 비근육세포는 심장섬유모세포들이다. 혈관세포, 푸르킨예 세포와 다른 연결조직세포들이 나머지 10%를 차지한다.

심장은 일반적으로 생명체의 성장에 맞춰서 크기와 질량의 상당한 성장을 한다. 주로 기존에 존재하던 심근세포들의 비대를 통해서 이루어진다. 독성물질에 노출되는 것을 포함한 병리학적 환경은 살아 있는 심장근세포의 비대를 야기한다. 심장섬유모세포는 태어난 이후에도 증식을 하지만 심근 손상에 반응하여 섬유증과 손상된 심장 조직에 흉터를 남기기도 한다. 심장근세포의 제한된 증식능력과 심장섬유모세포의 흉터 형성 경향은 심장이 손상에 취약하게 한다.

전기생리학 생체전기(bioelectricity)는 조직 내 양이온과 음이온의 움직임으로부터 생성된 전하(정전기 양)의 결과이다. 심장근세포에서는, 세 가지의 양이온들이 심장의 생체전기에 상당한 기여를 하고 있다. 칼슘(Ca^{2+}), 소듐(Na^{+}), 그리고 인(K^{+}). 각각의 이온들은 심근세포막에 고유의 채널과 수송체(펌프)가 있다. 세포막을 통과하는 이러한 이온들의 움직임을 통해서 활동전위가 전기적 전도도가 심장에서 생길 수 있도록 세포에서 세포들로 생성되고 전파된다.

활동전위—심근세포들은 심박조율기 세포와 다른 자극에 의해 활성화되면 활동전위를 생성한다. 갑작스런 탈분극은 막전위를 내부 음성에서 내부 양성으로 바꾸고 이는 휴지 전위를 재생성하기 위해 재분극이 뒤따른다. 푸르킨예 섬유에서(Purkinje fibers) 탈분극에서부터 재분극의 완성까지의 활동전위의 과정은 그림 18.3에서 보이는 것과 같이 다섯 단계로 나누어진다. 0단계는 내부로의 Na^{+}의 흐름으로 인한 빠른 탈분극을 나타낸다. 1단계는 내부로의 Na^{+} 흐름은 비활성화되고 일시적인 외부로의 K^{+} 흐름이 활성화되면시 즉각적인 빠른 재분극이 나타난다. 이 다음에는 천천히 감소하는 내부로의 Ca^{2+} 흐름과 느린 바깥으로의 K^{+} 흐름의 활성화가 주를 이루는 활동전위 안정기 혹은 2단계가 뒤따른다. 3단계는 빠른 바깥으로의 K^{+} 흐름과 평탄한 Ca^{2+}의 내부흐름의 비활성화를 반영한다. 그리고 4단계는 휴지전위로의 재설정을 위한 심장확장기 간격이다.

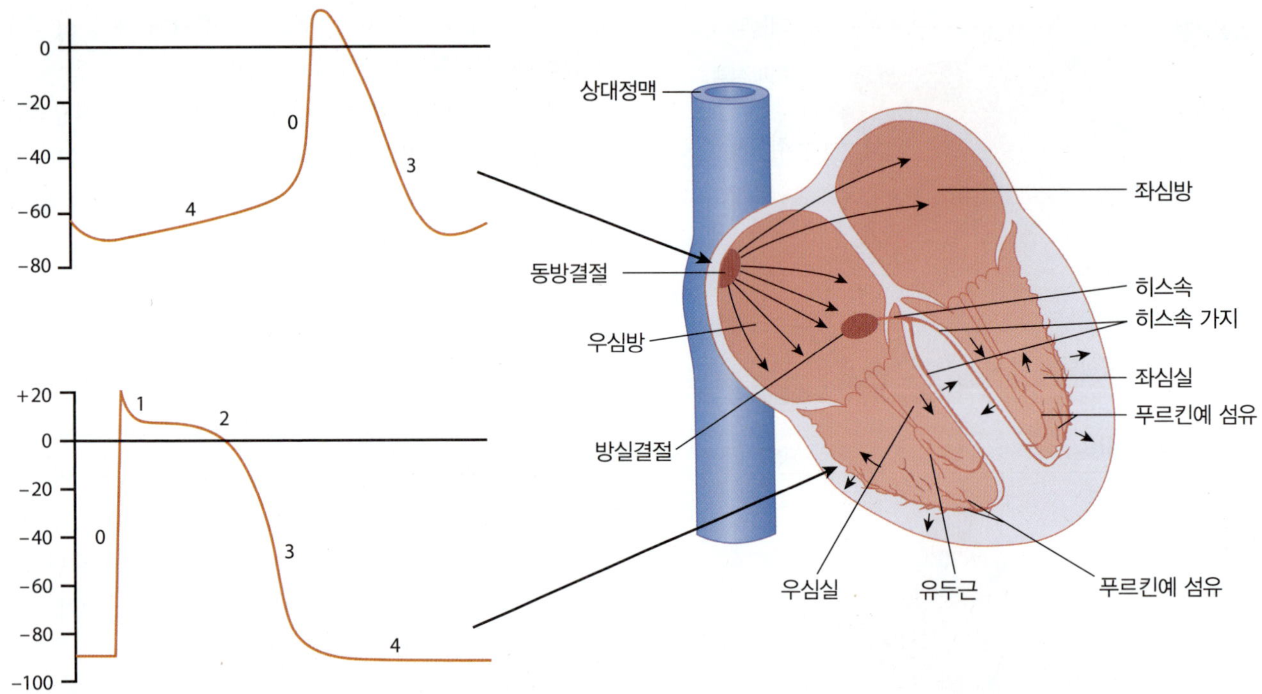

그림 18.3 동방결절부터 푸르킨예 섬유까지 기록된 심장 활동전위 특징. (Reproduced with permission from Berne RM, Levy MN(eds): *Physiology*. St. Louis, MO: Mosby/Elsevier; 1983.)

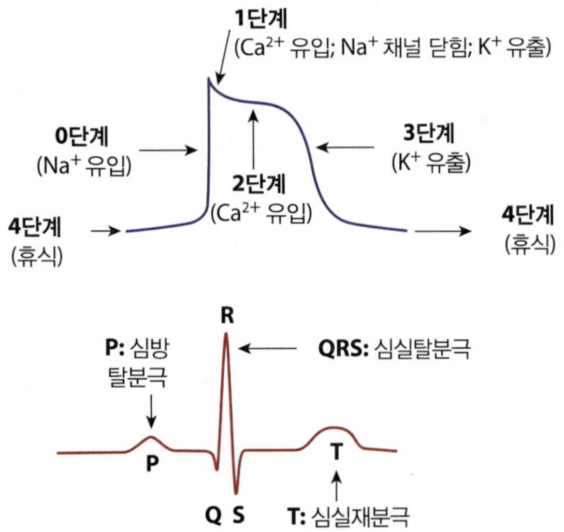

그림 18.4 심장 활동전위와 심전도(ECG).

자발성—심장에서 특성화된 세포들의 집단은 반복적으로 자발적인 자가흥분을 할 수 있다. 이 자가흥분은 일반 심장박동을 위해 순간적으로 심장을 통해 매 박동을 생성하고 퍼뜨린다. 동방결절 P 세포나 심박조율기 세포는 세 단계의 활동전위를 가지고 있다(그림 18.4): 0단계, 빠른 탈분극; 3단계, 안정기(plateau)와 재분극; 그리고 4단계, 느린 탈분극 혹은 종종 심박조율기 전위(*pacemaker potential*)라고도 한다. 심박조율기 전위는 안쪽으로 들어오는 Ca^{2+} 흐름의 활성화를 위한 역치 근처로 막전위를 유도한다. 이 내부로 유입되는 Ca^{2+} 흐름은 0단계의 빠른 탈분극을 초래하고 심장조율기 세포들의 자발성(automaticity)을 만들어준다. 심박조율기세포에서, 0단계는 증가된 Ca^{2+} 이온의 전도도에 따라 조절된다.

수축성 심근세포는 다른 근육세포와 같이 수축성이라는 고유의 기능을 가지고 있다. 심근세포 수축은 활동전위가 근소포체에서의 Ca^{2+} 이온의 유출과 외부의 Ca^{2+} 이온의 세포 내로의 유입을 야기할 때 시작된다. 이 활동전위-유발 세포질 내의 Ca^{2+} 증가와 심근세포 수축은 **흥분수축 연관**(*excitation-contraction coupling*)이라고 한다. 수축력은 고농도 칼슘이 강한 수축력을 만드는 것처럼 Ca^{2+} 이온의 농도와 비례한다.

세포내 Ca^{2+} 농도의 증가는 Ca^{2+}이 트로포미오신을 움직여 액틴과 미오신 사이의 상호 작용 자리를 노출시키게 하는 트로포닌 C에 결합할 수 있게 해준다. 미오신 머리에 ATP의 결합과 이어지는 가수분해는 미오신 머리가 래칫 톱니바퀴(ratchet) 같이 굽혀지도록 한다. 이러한 작용은 액틴과 미오신 섬유의 겹침을 증가시키고, 근절 길이를 줄이고, 심근의 수축을 일으킨다.

전기적 세포-세포 연관 심근은 전체적으로 펌핑하는 기능을 행하기 위해서는 모든 근육세포들이 동시에 수축하고 이완되어야 한다. 이는 간극연접을 통한 전기적 세포-세포연관의(cell-to-cell coupling) 특별한 구조적 특성에 의해 얻어진다. 간극연접을 통해, 근접한 심근세포들간의 주된 이온 흐름은 퍼지고 전기적으로 수축이 동시에 일어나게 한다.

심전도 심전도(electrocardiogram, ECG)는 심장에서의 탈분극과 재분극 동안 생성된 전류를 기록한 것이다. 그림 18.5에서 보이는 심전도를 보자. 굴절(또는 파동)이 심방탈분극(P파), 심실탈분극[QRS 복합(체)], 그리고 심실재분극(T파)에 상응하여 기록된다. 그러나 심방재분극은 심전도에서 일반적으로는 관찰되지 않는데, 그 이유는 커다란 QRS 복합(체)에 가려져 있기 때문이다.

심전도에서 알아두어야 할 간격들은 아래와 같다. PR 간격은 방실결절(atrioventicular node, AV node)을 통과하는 전도속도를 기본적으로 나타낸다. QRS 복합(체)은 심실탈분극을 나타낸다. ST 분절(ST segment)은 전체 심실근육이 탈분극 되는 동안의 간격이다. QT 간격은 심실의 활동전위의 지속시간을 반영하는 탈분극과 재분극을 나타낸다. 길어지는 QT 간격은 약물 심장 독성의 가장 위험한 요소로 알려져 있다.

신경호르몬 조절 비록 심장박동은 동방결절의 P세포에 의해 조절된다고는 하나, 신경호르몬적 심장 전기생리학과 수축의 조절은 심장의 기능을 정상상황과 비정상인 상황일 때 조절한다. 독성물은 종종 신경호르몬 방출을 교란하면서 심장계에 영향을 미친다. 또한 심장에 영향을 주는 신경호르몬은 많이 있다.

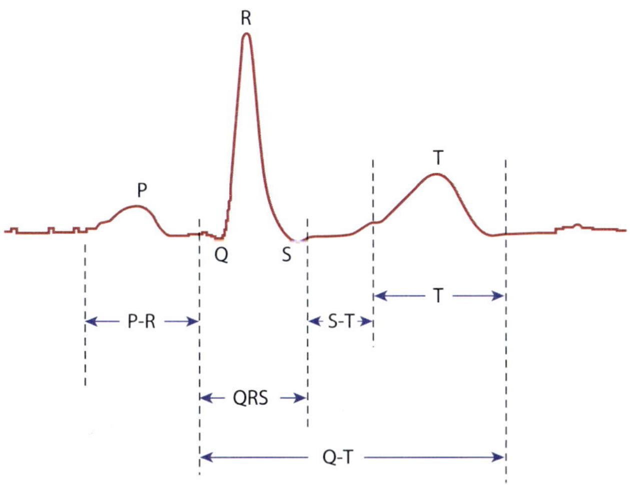

그림 18.5 **중요 변형과 간격을 포함한 전형적인 심전도(ECG).**

심장 박출량 심장기능의 가장 기본적인 척도는 1분당 심실에 의해 뿜어지는 피의 양을 나타내는 **심장 박출량**(*cardiac output*) 이다. 심장 박출량은 분당 심박수와 1회 박출량(한 번의 수축내에 뿜어지는 피의 양)에 의존한다. 평상시 정상적인 심장 박출량은 대략 성인 일반인 기준으로 5 L/분이고, 이 값은 격한 운동을 했을 시에 3배에서 4배까지 증가한다. 독성물질은 심장, 심실 그리고 신경계에 영향을 주는 등 여러 다양한 메커니즘을 통해 심장 박출량을 변화시킨다. 심장부정맥, 심장 비대 그리고 심부전은 급성과 만성 심장 독성으로 인한 심근의 기능적 이상을 반영한다.

18.3 심장 독성 반응

18.3.1 기본 개념 및 의미

환경적 요소와, 유전적 감수성, 그리고 심장근 관련 질병발생 요인들 간의 상호 작용은 심장 독성의 연구에 매우 중요하다. 심장 독성의 삼각형 모델은 환경적 그림 18.6에서 보여준다. 이 그림은 심장과 환경적인 스트레스 사이의 상호 작용의 복잡성과 심근보호와 유해용량 그리고 시간의 효과 사이의 균형을 강조한다. 첫째로, 화학물질은 심장 비대를 거치지 않고 심부전을 유발할 수 있다는 점이다. 둘째, 화학물질은 심장근의 보호작용과 파괴작용의 활성화 두 가지 모두 할 수 있다는 점이다. 셋째, 장기간의 독성 반응은 부적응적인 반응으로 심장 비대를 종종 일으킨다. 이는 심장에 악성 부정맥까지 이르

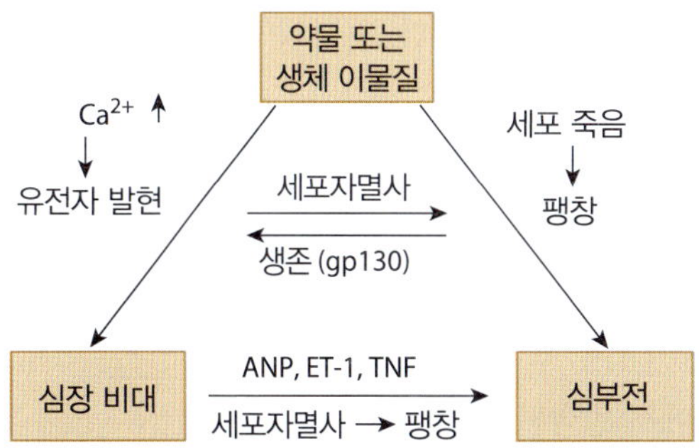

그림 18.6 **약물과 생체 이물질에 대한 삼각 분석 모형.** 약물이나 생체 이물질은 직접적으로 심부전과 심장 비대를 유발할 수 있다. 심각한 급성 독성 상황에는, 심근세포의 사멸이 심장 비대와 심부전으로 이끄는 독성물질에 대한 반응이다. 대부분의 경우는 심근세포의 생존 메커니즘이 활성화되어 심근세포의 세포자멸사를 억제한다. 생존한 심근세포는 종종 칼슘-매개 유전자 발현과 다른 심장 비대 작용을 통해서 심장 비대가 된다. 만약 독성 작용이 지속된다면, 사이토카인-매개 경로와 같은 심장 비대를 억제하는 반조절 메커니즘이 세포자멸사, 세포괴사, 심장근 팽창과 심부전을 유발한다.

게 할 수 있고, 결국엔 급성 심장사와 심부전으로 전환될 수 있다.

18.3.2 심근의 퇴화와 재생

심근의 퇴화는 독성물질에 노출되었을 때 심장에 나타나는 최종반응이다. 이는 심장 표현형의 형태적이고 기능적 퇴화로 알아볼 수 있다. 심장은 이전에 재생이 불가능한 장기로 여겨졌다. 하지만 현재는 여러 증거들이 특정 경우에는 심장근의 재생과 근육병으로부터의 회복이 가능하다고 한다. 심장 독성 반응이나 손상은 현재는 가역적인지 비가역적인지 두 부류로 나누어진다.

심근퇴화 반응 심근 세포사멸, 섬유증(반흔조직형성), 그리고 수축기 기능저하는 심장부정맥, 심장 비대 그리고 심부전을 일으킬 수 있는 퇴화반응으로 알려져 있다. 만약 급성 심장 독성이 심장근 재생능력에 영향을 미치지 않는다면, 퇴화반응의 성질은 가역적이다. 급성과 만성 독성 스트레스 모두 심장재생 메커니즘의 손상 여부에 따라 비가역적인 퇴화를 유도할 수 있다. 세포사는 심장근 퇴화에서 가장 일반적인 증상이다. 심근세포사 과정에는 세포자멸사와 세포괴사 모두 일어난다. 심근 세포사멸은 남은 심근세포들의 비대도 초래한다.

심근 섬유증은 콜라겐으로 이루어진 세포외 기질(Extracellular matrix, ECM)의 과도한 축적으로 인해 일어난다. 세포외 기질의 축적은 기질의 과도한 합성이나 분해의 감소로 인해 일어난다. I형과 III형이 주를 이루는 콜라겐은 ECM에서 주된 섬유상 단백질이다. 콜라겐의 합성은 독성물질의 위협에 반응하여 증가되기도 한다. ECM의 분해는 기질 금속단백질분해효소(matrix metalloproteinases, MMPs)의 활성에 의존한다. MMP는 기질 특이성과 기관에 따라 다섯 가지로 범주로 분류된다. MMP의 활성은 증가된 섬유합성과 과도한 콜라겐 축적(예: 섬유증, fibrosis) 등이 일어나는 독성 스트레스 환경에서 변형된다.

심근재생에 작용하는 독성효과 최근의 심장 전구세포에 대한 연구는 심근은 일생 내내 재생된다는 견해에 반기를 들었다. 심장전구세포들은 줄기세포의 기본적인 성질을 가지고 있으면서 심근세포를 만들고 혈관구조를 형성할 수 있다. 심근의 혈관신생(myocardial vascularization)은 심근의 재생에 필요하다. 많은 독성물질들이 심장근의 혈관생성능력에 영향을 미친다. 그로 인해 심허혈(cardiac ischemia)이 나타난다. 심허혈과 동시에 심근에 직접적인 독성자극은 심장에 더 심한 손상을 유발한다. 재생 도중에 심장동맥과 모세혈관구조는 죽은 조직(반흔 조직)과 재생한 심근의 생존을 위한 영양소를 연결시킨다. 재생 도중에 질서있게 구성된 심장근과 모세혈관망 사이에 명확한 연결이 존재한다. 심장 독성 환경에서는 이러한 구성은 변화를 일으키게 된다.

18.3.3 심근 세포사멸과 신호전달 경로

세포자멸사와 세포괴사 독성자극은 심장세포에서 심각한 변화를 여러 단계의 반응을 유발한다. 미미한 손상은 복구될 수 있다. 그러나 심각한 손상은 세포자멸사는 세포괴사라는 방식으로 세포사멸을 유발한다. 만약 세포가 독성자극을 이겨낸다면, 구조적, 기능적으로 적응하는 변화가 나타난다.

세포자멸사는 심근세포 손실의 중요한 방식으로 심부전과 심근경색 환자들에게서 자주 나타난다. 세포괴사 또한 환경 독성물질과 오염물질로 인한 심장경색과 심장 비대 환자들에게 나타난다.

미토콘드리아의 세포 죽음 조절 미토콘드리아의 세포 죽음 조절은 세포자멸사 연구에서 중요한 부분이다. 미토콘드리아의 세포 죽음을 조절하는 요소들은 3장에서 다루어진다.

죽음 수용체와 신호전달 경로 죽음 수용체-매개 세포자멸사 신호전달 경로는 사이토카인에 의해 촉발될 수 있고(12장 참조), 심장 독성 연구의 한 가지이다. 종양괴사인자-α(tumor necrosis factor-α, TNF-α)는 심장세포사 신호전달 경로에서 가장 잘 연구된 사이토카인이다. 이 신호전달 경로는 TNF 수용체(TNFR1과 TNFR2)에 의해 매개된다.

요약하자면, TNF-α가 TNF 수용체(TNF receptor, TNFR)에 결합을 하면 카스파제 8 (caspase 8) 효소의 활성화를 유도한다. 또한 수용체와의 결합은 BH3 도메인을 포함하는 세포자멸사를 유도하는 Bcl2 집단 구성원인 BID를 쪼갤 수 있다. 쪼개진 BID는 세포질에서 미토콘드리아로 옮겨지면서 우선 핵주변으로 미토콘드리아의 집결을 유도와 사이토크롬 *c*의 방출을 유도한다. 그 뒤엔 미토콘드리아 막 전위의 손실, 세포의 수축과 핵 응축을 유도한다. 이 과정을 세포자멸사라고 한다. 카스파제 8은 세포자멸사를 유도하는 카스파제 3을 활성화한다. Fas 리간드 또한 죽음 신호 수용체 매개 신호전달 경로를 통해서 심근세포의 세포자멸사를 유도할 수 있다.

18.3.4 미토콘드리아 역학과 자가포식

독성물질에 대한 심장반응과 독성유발 심장 비대 과정에서 미토콘드리아의 중요성은 세포 죽음 조절에 연관되어 있을 뿐만 아니라 자가포식에 연관되어 있다. 자가포식은 엄격하게 조절되는 세포의 "자기방어" 과정으로 손상되거나 기능을 잃을 세포소기관이나 단백질 복합체의 분해를 책임지고 있다.

자가포식은 기아, 저산소증, 독성물질과 같은 스트레스 조건 아래와 호르몬이나 발생신호와 같은 생리학적 자극 아래서 모든 진핵세포에서 일어난다. 미토콘드리아의 선택적 자가포식은 mitophagy라고 명명되어 있다. 이는 미토콘드리아의 투과 전달 통로(permeability transition pore)의 열림과 미토콘드리아 막 전위의 손실에 의해 유발된다. 심장근세포와 다른 완전히 분화된 세포에서, mitophagy는 미토콘드리아 순환의 지속적인 과정이지만, 이 순환의 속도는 심근에 질병 유발을 하는 스트레스에 의해 영향을 받는다. 비선택적 자가포식은 영양부족상황에 대한 반응으로 관찰되었다; 자가포식을 통한 미토콘드리아를 포함한 세포질 구성요소의 분해는 대사에 필요한 아미노산과 지질 기질을 제공한다.

18.3.5 심장 비대와 심부전

적응과 부적응 반응 심근 적응은 심실의 심근이 구조와 기능이 변하는 일반적인 과정을 지칭한다. 이 과정은 종종 "리모델링"이라고 한다. 환경 독소와 같은 병유발 자극에 대한 반응으로 심근의 리모델링은 단기적으로는 적응적이지만, 장기적으로는 부적응적이고, 종종 더 심한 심근의 기능상실을 유발한다. 심근 리모델링의 핵심요소는 심실의 모양의 변화와 함께 나타나는 심장근의 질량증가이다.

세포 수준에서 심근질량의 증가는 증가된 단백질 합성과 늘어난 근절구조와 세포의 크기 증가로 나타나는 심장근세포 비대의 결과로 나타난다. 분자 수준에서는 심장근세포 표현형의 변화가 "태아유전자 프로그램"으로의 재진입으로 나타난다. 이는 유전자 발현의 패턴이 배아의 발달 당시 수준에 가깝게 나타나게 한다. 이러한 세포적 분자적 변화는 적응, 부적응 반응 모두에서 관찰되고 적응과 부적응을 구분하는 것은 매우 어려운 작업이다.

심장의 생리학적 비대와 병리학적 비대가 있다. 생리학적 비대는 적응 반응으로 여겨지는데, 이는 심장 박출량의 높아진 요구에 맞게 나타나는 심장기능의 조정이다. 적응증 비대의 예시는 운동에 의한 심장질량 증가이다. 심장은 종종 독성 스트레스에 반응하여 질량을 증가시키지만, 이는 부적응 반응으로 여겨진다. 적응 비대와 부적응 비대의 중요한 구분은 비대가 생리학적 병리학적 스트레스 환경 아래에서의 심장의 보상적 기능이 필요한지 여부에 따라 달라진다. 외인성과 내인성 스트레스에 대한 심장 비대는 보상적 반응이 아니고 실제로는 심부전과 악성부정맥의 위험을 높인다.

비대관련 신호전달 과정 외인성과 내인성 스트레스는 성체 심장근세포의 단백질 합성과 태아유전자 프로그램(fetal gene program) 활성화 그리고 결국에는 비대성 표현형으로 이끄는 신호 형질도입 전달 과정(signaling transduction pathway)을 활성화한다. 신호전달 과정은 여러 요소를 포함한다. G-protein-coupled receptors, MAPK를 포함한 단백질키나아제, PKC와 AMPK, 칼슘과 칼시뉴린, 그리고 포스파티딜이노시톨 3-인산화효소(phosphoinositide 3-kinase, PI3K)/글리코겐 합성 인산화효소 3β(GSK3β), 그리고 전사인자. 각각의 구성요소들의 활성화는 심장근의 비대성 성장을 유도하기에 충분하다. 이러한 구성요소들은 상호소통을 통해 서로에 영향을 미친다.

심장 비대에서 심부전으로의 전환 심장 비대에서 심부전으로의 전환에서 중요한 세포반응은 TNF-α와 같은 염증성 사이토카인에 의해 유발되는 심장근의 세포자멸사이다. 이 전환은 확장성심근병증(dilated cardiomyophathy)이나 심장기능의 파괴를 이끄는 심방나트륨이뇨펩티드(atrial natriuretic peptide, ANP)와 같은 신경호르몬적 요소들에 의해 유발될 수도 있다. 독성물질에 노출되는 것은 중간에 심장 비대 단계를 건너뛴 확장성심근병증이나 심부전을 유발할 수 있다. 심근 세포사멸은 직접적인 확장성 질환의 생성에 중요한 역할을 한다.

심장근에서의 생화학적인 반응의 이상변화는 환경 독소에 노출되고 난 후에 종종 발견된다. 이는 환경독소에 노출되었을 때 흔히 나타나는 변화인 세포내 칼슘농도의 변화와 같은 이온항상성의 변화를 포함한다. 정상을 벗어난 에너지 대사는 심장에 작용하는 환경독소에 대한 또 다른 초기반응이다. 이 반응은 ATP 대사를 증가시키고 ATP 생성을 감소시키는 작용이다. 효소반응의 이상변화 또한 심장 독성 반응에서 종종 관찰된다.

생리학적 이상변화는 환경독소에 대한 초기 반응으로도 나타나고 늦은 심장질병의 발달에 따른 작용으로도 나타난다. 독성물질에 대한 초기반응에서 발견할 수 있는 가장 명백한 심근 기능상실은 심장 부정맥이다. 부정맥은 종종 세포내 칼슘농도의 변화와 다른 생화학적인 이상변화로 인해 발생한다. 이는 세포간의 소통단절과 전기신호의 잘못된 전도를 유발한다.

심근 형태의 변화는 광범위한 독성자극이 심장에 일어났거나 독성노출이 존재할 때 일어난다. 심장 비대는 장기간의 독성자극의 결과로 종종 관찰되기도 한다. 심장 비대에서부터 심부전까지, 교감신경계와 레닌-안지오텐신계를 포함한 보상작용의 활성화는 일어난다. 보상반응은 ANP 발현의 상향조절이나 TNF-α 생산과 같은 사이토카인의 증가 조절반응에 반하는 메커니즘을 활성화한다. 광범위한 생화학적, 생리학적, 분자수준의 변화는 심장근 리모델링과 상당한 세포 죽음 그리고 결국엔 심부전까지 유발한다.

18.3.6 QT 간격 연장과 급성 심장사

QT 간격 연장의 간단한 정의는 심전도를 통해서 관찰된 QT 간격의 길이가 길어졌다는 것이다. 임상적으로 긴 QT 증후군은 QT 간격이 460 ms보다 길어질 때를 정의한다. 하지만 다형성 심실빈맥(torsades de pointes, TdP)은 평균적으로 QT interval이 약 200 ms 정도 증가되었을 때(일반적인 QT 간격은 300 ms) 나타난다. 일반적으로, 긴 QT 증후군은 두 가지 부류로 분류된다: 선천성과 후천성. 선천성 긴 QT 증후군은 흔하지 않고 후천성은 약학상 발견과 발전 관련하여 약물 심장 독성에 관한 가장 큰 관심사이다.

QT 간격 연장의 분자적 근거 심전도에서 길어진 QT 간격은 심실 근육세포의 활동전위의 연장으로 인해 나타난다. QT 간격의 진행은 심실 활동전위의 길이와 관련 있다. 전체 외부로 유출되는 흐름의 감소나 내향성 흐름의 증가는 심장 활동전위의 연장에 잠재적으로 기여하고 심전도의 QT 연장에도 기여하게 된다. 비록 많은 채널들이 심장 활동전위의 연장과 잠재적으로 관련되어 있지만, 최근의 연구는 내향성 나트륨 채널과 외향성 칼륨 채널(I_{Kr} and I_{Ks})이 심장 활동전위의 평평한 2단계(phase)에서 중요한 역할을 한다는 것을 밝혀냈다.

다형성 심실 빈맥과 급성 심장사 긴 QT 증후군에서 부정맥을 촉발하는 것은 활동전위의 평탄면 도중이나 직후에 나타나는 자발적인 2차 탈분극이라고 알려져 있었다. 이러한 작은 활동전위는 "초기 후탈분극(early afterdepolarization)"이라고 한다. 자발적인 탈분극이 재분극의 퍼짐의 눈에 띄는 증가와 나타난다면, 부정맥이 나타날 확률은 증가한다. 한 번 유발되면, 부정맥은 상대적으로 자극에 반응하지 않은 조직 주변의 전기적 활동의 재생성 순환에 의해 유지된다. 이 현상은 재진입(reentry)이라고 한다. 심장에서의 다발성 재진입 순환의 발달은 심실 부정맥이나 다형성 심실빈맥과 같이 급성 심장사를 유도하는 질병을 초래한다. TdP를 초래하는 약물은 심각한 심장 독성물질로 여겨진다. TdP 효과로 인해서 시장에서 철수한 여러 약물은 COX-2 저해제 로페콕시브(rofecoxib, Vioxx)와 발데콕시브(Valdecoxib, Bextra)다.

QT 간격 연장과 다형성 심실빈맥을 유도하는 인자들 많은 요소가 QT 연장과 다형성 심실빈맥의 임상적 증상을 유발한다. 유전적 다형성과 여성은 가장 큰 위험요소이다. 다형성의 메커니즘과 QT 간격과 다형성 심실빈맥에 여성의 높은 취약성에 대한 근거는 아직 밝혀지지 않았다.

약물과 환경독소—약물-유발 QT 연장은 후천적 긴 QT 증후군의 대표적인 예이다. 3형 항부정맥 약물을 포함한 선택적 칼륨채널 저해제는 다양한 심방 부정맥의 치료약으로 알려져 있다. 대기에 있는 특정물질에 대한 환경노출은 고령자, 소아 그리고 면역반응을 하지 못하는 심장에서 QT 연장에 대한 위험요소이다.

이온항상성 장애—저칼륨혈증에서 다형성 심실빈맥 약물투여는 QT 연장과 다형성 심실빈맥 발생에 큰 위험요소이다. 이는 또한 나트륨 보충이 나트륨 채널의 기능획득(gain-of-function) 돌연변이를 통해 긴 QT 증후군을 완화시킬 수 있다고 한다. 심장근세포에서의 스트레스-유발 Ca^{2+} 과잉은 심실 부정맥의 위험을 높인다.

비정상 간극 연결—간극접합 매개 세포간 전달은 심장에서의 전기적 박동의 전파에서 중요하다. 정상 상태에서는 간극연결 전류 흐름은 심근세포의 활동전위 지속 차이를 희석시킨다. 독성물질에 노출되는 것은 간극연결 구성물질에 손상을 주고 전자적 세포 간 coupling을 방해한다.

심근 빈혈성 손상—급성 심근 국소빈혈은 이온항상성을 방해하여 즉각적인 부정맥을 유도할 수 있다. 급성 빈혈은 심장 전기전도를 막아 심근경색을 유도할 수 있다. 심근경색 이후에 상흔조직에 의해 갈라진 부분은 연결되지 않을 것이고, 이는 다른 지역에서의 심근세포 활동전위 지속의 차이를 눈에 띄게 한다.

심장 비대—심근에서의 푸르킨예 섬유의 정상분포는 심장의 질량에 비례한다. 심장 비대는 리모델링되는 심장에서 푸르킨예 섬유의 불균형 분포를 유도할 수 있다. 박동조율기 전위의 전도 또한 방해될 것이다.

심근 섬유증—알콜중독자들에게 나타나는 확장성 심근병증(dilated cardiomyopathy)은 종종 심근 섬유증을 포함한다. 심근 섬유증은 전기적 전도에서 심근경색의 효과를 나타내고 심장전도를 막는다.

심부전—많은 심장이상 환자들이 갑작스런 심장부정맥으로 죽는다. 인간의 심부전에서 I_{to1}과 I_{K1}이라는 두 칼륨채널의 선택적 하향조절이 활동전위의 연장에 관련되어 있다. I_{to1} 흐름은 활동전위의 1단계와 관련있고, 탈분극을 막는다. 탈분극의 증가는 단기적으로 적응증일 수 있다. 그 이유는 심장 박출량의 감소를 줄일 수 있는 흥분-수축 연결에 더 많은 시간 제공하기 때문이다. 하지만 칼륨채널의 하향조절은 장기적으로 부적응증이다. 그 이유는 하향조절이 환자에게 초기 후탈분극, 동질이 이닌 재분극 그리고 디형성 심실 심박급속증을 나타나게 하기 때문이다.

18.3.7 심장 독성의 바이오마커

심근손상은 그게 구조적 손상과 비구조적 손상으로 나누어진다. 심장의 구조적 손상은 세포 죽음과 심근경색과 같이 그에 따른 조직생리학적 변화가 있다. 기능적 손실은 구조적 손상과 함께 일어나기도 한다. 비구조적 손상은 눈에 띄는 구조적 변화가 없는 기능적 손실을 대표한다. 심근의 구조적 변화와 기능적 이상변화는 심초음파와 심전도검사를 스트레스 검사와 함께하면 간접적으로 측정이 가능하다. 이러한 측정법들을 크게 바이오마커라고 한다. 그러나 임상적으로나 실험적 접근에서 바이오마커는 혈액 샘플을 통해 얻어질 수 있는 심근손상의 지표들을 지칭한다. 바이오마커의 기본 원리는 심근이 손상되는 상황에서 방출되는 물질들이 혈액 샘플에서 검출되는 것이다. 임상적 상황에서 가능한 바이오마커는 표 18.1에 나열되어 있다.

18.4 심장 독성 화학물

많은 물질들이 직접적으로나 간접적으로 심장 독성 반응을 유발할 수 있다. 그러나 심장에 직접 작용하고 독성을 나타내는 화학물질만이 심장 독성 화학물로 정의되어 있다.

표 18.1 심장 독성 바이오마커

바이오마커	조직 위치	증가된 농도에 따른 심장의 비정상적인 작용
크레아틴 인산화효소		
CK-MM	골격근, 심근	—
CK-BB	뇌, 신장	—
CK-MB	심근	급성 심근경색 (경색 18~24시간 후에 최고치)
미오글로빈	심장근을 포함한 모든 근육	급성 심근경색 후 (1~4시간 후에 최고치)
B형 나트륨이뇨펩티드 (BNP)	심실근육	용적압력 과잉; 심실벽 장력; 만성 심부전
C-반응성 단백질 (CRP)	간	전신 혈관성 염증
심장 트로포닌	심장근세포	비가역적 심장 손상 (예: 심근경색)

18.4.1 알코올과 알코올성 심장 비대

임상적으로, 가장 유명한 독성 심장 비대는 알코올성 심장 비대(alcoholic cardiomyopathy)로 알려져 있다. 알코올성 심장 비대는 심장근 질량 증가, 심실의 팽창, 심실 기능저하, 심장벽 얇아짐, 그리고 심부진의 특징을 가지고 있다. 알코올성 심장 비대를 발견한 지 오래되었지만, 발병에 대해 아직 완벽하게 알려지지 않았다. 그러나 과도한 알코올 섭취는 환자들에게 치명적인 요소이다. 임상 데이터는 알코올성 심장 비대가 매일 약 80 g 이상의 장기간 지속적인 알코올 소비 이후에 나타난다고 한다. 또한 장기간의 알코올 섭취뿐만 아니라 영양부족, 흡연, 전신성 고혈압, 음료 첨가물 등의 다양한 요소들의 영향도 포함된다. 에탄올의 생체내변환으로 인한 반응성 산화 대사물질의 생성은 알코올성 심장 비대의 주된 발병원인으로 알려져 있다. 그 이유는 이 대사물질들은 심장근의 지질과산화나 세포질 단백질 티올과 막 단백질 티올을 만들기 때문이다.

18.4.2 약화학물

약화학물의 심장 독성은 신약개발과 임상적용에 대해 매우 큰 문제점이다. 심장 독성 반응을 유발하는 약화학물은 심장병을 치료하기 위한 약물과 그 외의 질병치료 약물로 구분된다. 심장질환을 치료하기 위한 약물에게 심장 독성은 종종 기본 약효의 과발현으로 인해 나타난다. 또한 이러한 약물의 과용은 뜻밖의 효과에 대한 주요 요인이다. 심장 독성은 종종 이러한 약물군에서 불가피하다. 표 18.2에서는 약물의 심장 독성효과와 독성을 유발하는 메커니즘들이 요약되어 있다.

Digitalis, quinidine과 procainamide와 같은 심장질환 치료약들은 종종 부정맥의 형태로 급성 심장 독성을 야기한다. 이러한 증상들은 약물 사용을 멈추면 호전된다. 다른 심장약들은 치료작용하는 약들과 다른 메커니즘으로 심장 독성을 유발한다. 예를 들어, 카테콜아민계 약물들은 약물의 치료 메커니즘인 교감신경계 작용이 아닌 산화적 스트레스를 통해 심장 독성을 야기한다.

심장 독성을 유발하는 다른 종류는 비심장약이다. 예를 들어 adriamycin과 같은 anthracyline계 약물은 좋은 항암제이지만, 심각한 심장 독성을 유발하기 때문에 암환자들에게 사용이 제한적이다.

18.4.3 천연물질

천연물질은 자연스럽게 생산되는 카테콜아민계, 호르몬과 사이토카인들을 포함한다. 또한 동물과 식물독도 포함한다. 많은 이런 생산물들은 심장 독성 반응을 유발하는 것으로 알려져 있다. 비록 이러한 물질들이 배양된 심장근세포에 유해효과를 나타내지만, 이러한 물질들의 직접적인 작용으로 인해 생체에 심장 독성이 야기되었는지 여부는 알기가 어렵다. 하지만 표 18.3은 심장 독성을 유발하는 다양한 천연물질과 그들의 독성을 유발하는 메커니즘을 요약하고 있다.

18.4.4 환경오염물질과 산업화학물질

이러한 분류에 속하는 많은 물질들이 심장 독성을 유발한다. 금속과 비금속 모두 환경오염물질과 산업화합물에서 발견된다. 카드뮴과 같은 몇몇 중금속은 칼슘채널을 막아서 심장박동리듬에 영향을 미치고 부정맥을 유발한다. 비소와 같은 다른 물질들은 sulfhydryl기에 높은 친화성을 가지고 있어, 수용체나 조절 단백질이나 수송체와 같은 sulfhydryl을 포함한 단백질들을 저해한다. 최근 10년간의 역학적 연구와 실험적 연구를 통해서 미립자 공기오염물질이 심장 독성을 야기하는 것을 밝혀냈다. 그러나 이러한 미립자들의 심장 독성을 유발하는 경로는 아직 밝혀지지 않았다. 표 18.4는 선택적 산업물질들을 심장 독성효과와 심장 독성을 유발하는 메커니즘을 정리한 것을 보여준다.

18.5 혈관계에 대한 개요

18.5.1 혈관생리학과 구조적 요소들

혈관계는 다양한 굵기를 가지고 다른 세포구성을 가진 혈관들을 포함한다. 혈관들은 동맥류, 정맥류와 모세혈관류로 나누어진다. 추가로, 림프계 또한 혈관계에 포함되지만, 림프계는 혈장만 운반한다. 혈관계의 주된 기능은 기관계에 산소와 영양분을 제공하고 기관계가 생성한 이산화탄소와 대사생성물을 제거하는 것이다(그림 18.7). 또한 혈관계는 표정 장기로 호르몬과 사이토카인을 운반하는 통로다. 혈관계는 특정 독성 상황하에서 기관계의 반응을 조절하는 조절 기능도 있다.

동맥계와 생리학적 기능 동맥계는 대동맥, 주요 동맥과 소동맥들로 이루어져 있다. 대동맥과 주요 동맥들은 혈관평활근과 탄력조직과 연결조직을 가진 두꺼운 벽을 가진 구조다(그림 18.8). 동맥계 내의 혈류는 심장의 수축으로 촉발되고 상행대동맥에서 시작한다. 상행대동맥은 관상동맥혈류 외에 모든 심장 박출량을 수용한다. 혈액은 대동맥에서 뻗어나온 주요 동맥들을 통해서 신체 기관계로 퍼진다. 이 모든 동맥들은 작은 동맥들이 생기게 하고 산소와 영양분을 표적 조직에 전달하는 모세혈관을 연결시키는 소동맥이 된다. 소동맥은 내피세포로 이루어진 관이 연결조직 기저막에 의해 감싸여

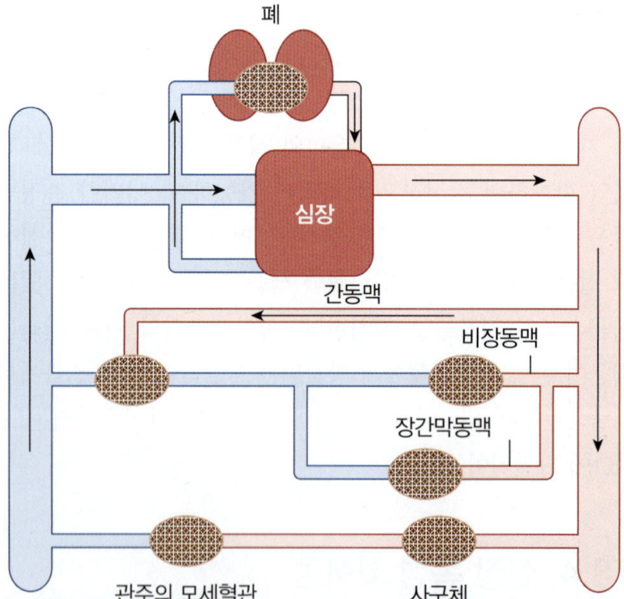

그림 18.7 특정 기관으로의 혈관 공급 도표. 모세혈관계는 네트워크로 동맥(오른쪽)과 정맥(왼쪽)을 연결한다. 몇몇 장기(간, 신장, 폐) 간에서 혈관 구조의 분포는 독성학에서 혈관계가 얼마나 중요한지 나타난다.

표 18.2 주요 약물들의 심장 독성

물질	심장 독성 증상	심장 독성의 기전
에탄올	↓심전도도(급성) 심근병증 유발(만성)	아세트알데하이드(대사체) $[Ca^{2+}]_i$ 항상성 파괴 산화적 스트레스 미토콘드리아 손상
항부정맥 약물		
I형(disopyramide, encainide, flecainide, lidocaine, mexiletine, moricizine, phenytoin, procainamide, propafenone, quinidine, tocainide)	↓ 전도 속도 부정맥 유발	Na^+ 채널 차단
II형(acebutolol, esmolol, propranolol, sotalol)	서맥(bradycardia) 방실분리(heart block)	β-아드레날린성 수용체 차단
III형(amiodarone, bretylium, dofetilide, ibutilide, quinidine, sotalol)	↑활동전위 유지 QT 간격 연장 부정맥 유발	K^+ 채널 차단
IV형(diltiazem, verapamil)	↓ AV 전도 음성 수축 촉진 효과 음성 변시성 효과(chronotropic effect) 서맥	Ca^{2+} 채널 차단
수축 유발 약물(inotropic drugs)과 관련 물질		
강심배당체(digoxin, digitoxin)	활동전위 유지 AV 전도 부교감신경작용(저용량) 교감신경(고용량)	Na^+,K^+-ATPase 억제 ↓$[Ca^{2+}]_i$
Ca^{2+} 민감화 약물(adibendan, levosimendan, pimobendan)	↓심장확장능력 부정맥 유발	↓Ca^{2+} 민감도 포스포다이에스터라제 억제
다른 Ca^{2+} 민감화 약물(allopurinol, oxypurinol)	?	잔틴 산화효소 억제
카테콜아민류(dobutamine, epinephrine, isoproterenol, norepinephrine)	빈맥(tachycardia) 심근세포 죽음	$β_1$-아드레날린성 수용체 활성화 관상동맥 수축 미토콘드리아 기능 감퇴 ↓$[Ca^{2+}]_i$ 산화적 스트레스 세포자멸사
기관지확장제(albuterol, bitolterol, fenoterol, formeterol, metaproterenol, pirbuterol, procaterol, salmeterol, terbutaline)	빈맥	비선택적 $β_1$-아드레날린성 수용체 활성화
비충혈제거제(ephedrine, ephedrine alkaloids, ma huang, phenylephrine, phenylpropanolamine, pseudoephedrine)	빈맥	비선택적 $β_1$-아드레날린성 수용체 활성화
식욕 억제제(amphetamines, fenfluramine, phentermine)	빈맥 호흡성 고혈압 심장판막증	↓ 세로토닌? Na^+ 채널 차단
항종양 약물		
안트라사이클린(daunorubicin, doxorubicin, epirubicin)	심장 비대 심부전	$[Ca^{2+}]_i$ 항상성 파괴 산화적 스트레스 미토콘드리아 손상 세포자멸사
5-Fluorouracil	부정맥 유발	관상혈관 경련?
Cyclophosphamide	심근세포 죽음	4-Hydroxycyclophosphamide(대사체) 이온 항상성 파괴
항박테리아 약물		
아미노글리코시이드계(amikacin, gentamicin, kanamycin, netilmicin, streptomycin, tobramycin)	음성 수축 촉진 효과	↓$[Ca^{2+}]_i$

표 18.2 주요 약물들의 심장 독성 (계속)

물질	심장 독성 증상	심장 독성의 기전
마크로라이드계(azithromycin, clarithromycin, dirithromycin, erythromycin)	↓활동전위 유지 QT 간격 연장 부정맥 유발	K^+ 채널 차단
플루오로퀴놀론계(grepafloxacin, moxifloxacin, sparfloxacin)	↓활동전위 유지 QT 간격 연장 부정맥 유발	K^+ 채널 차단
테트라사이클린	음성 수축 촉진 효과	↓$[Ca^{2+}]_i$
클로람페미콜	음성 수축 촉진 효과	↓$[Ca^{2+}]_i$
항진균제		
암포테리신 B	음성 수축 촉진 효과	Ca^{2+} 채널 차단? Na^+ 채널 차단? ↓막투과성 ?
플루시토신	음성 수축 촉진 효과	5-flurouracil 대사체 관상혈관 경련?
항바이러스 약물		
뉴클레오시드 유사체 역전사효소 저해제(stavudine, zalcitabine, zidovudine)	심근병증	미토콘드리아 손상 미토콘드리아 DNA 합성효소 저해 미토콘드리아 DNA 합성 저해 미토콘드리아 ATP 합성 저해
중추신경계 작용약물		
삼환계 항우울제(amitriptyline, desipramine, doxepin, imipramine, protriptyline)	ST 분절 상승 QTc 간격 연장 부정맥 유발 심장마비	항상성 파괴 Ca^{2+} 채널 차단 Na^+ 채널 차단 K^+ 채널 차단
선택적 세로토닌 재흡수 억제제(fluoxetine)	서맥 심방세동	Ca^{2+} 채널 차단 Na^+ 채널 차단
페노티아진계 약물(chlorpromazine, thioridazine)	항콜린성 효과 음성 수축 촉진 효과 QT 간격 연장 PR 간격 연장	Ca^{2+} 채널 차단
다른 향정신성 약물(clopazine)	T파의 둔화 ST 간격 침화(depression)	
일반 흡입 마취제(enflurane, desflurane, halothane, isoflurane, methoxyflurane, sevoflurane)	음성 수축 촉진 효과 심박출량 감소 부정맥 유발	Ca^{2+} 채널 차단 Ca^{2+} 항상성 파괴 β-아드레날린성 수용체 민감화
기타 일반 마취제(propofol)	음성 수축 촉진 효과	Ca^{2+} 채널 차단 Ca^{2+} 항상성 파괴 β-아드레날린성 수용체 민감화
국소마취제		
코카인	교감신경흥분 작용 국소빈혈/심근성 부정맥 유발 심장마비 심장근세포 죽음	Na^+ 채널 차단 관상혈관수축, 경색 Ca^{2+} 항상성 파괴 미토콘드리아 손상 산화적 스트레스 세포자멸사
기타 국소 마취제(bupivacaine, etidocaine, lidocaine, procainamide)	흥분성 감소 ↓전도 속도 부정맥 유발	Na^+ 채널 차단
항히스타민제(astemizole, terfenadine)	↓활동전위 유지 QT 간격 연장 부정맥 유발	K^+ 채널 차단

표 18.2 **주요 약물들의 심장 독성 (계속)**

물질	심장 독성 증상	심장 독성의 기전
면역 억제제(rapamycin, tacrolimus)	심근병증 심부전	Ca^{2+} 항상성 파괴
기타 약물		
Cisapride	↓활동전위 유지 QT 간격 연장 부정맥 유발	K^+ 채널 차단
Methylxanthines(theophylline)	↓Cardiac output Tachycardia Proarrhythmogenic	Ca^{2+} 항상성 파괴 포스토다이에스터라제 억제
실데나필(sildenafil)	?	포스토다이에스터라제 억제
조영제(radiocontrast drugs)	부정맥 유발 심장 마비	세포자멸사?

표 18.3 **천연물질의 심장 독성**

물질	심장 독성 증상	심장 독성의 기전
에스트로겐 천연 에스트로겐 (17β-estradiol, estrone, estriol) 합성에스트로겐(diethylstilbestrol, equilin, ethinyl estradiol, mestranol, quinestrol) 비스테로이드성 에스트로겐(bisphenol A, diethylstilbestrol, DDT, genistein)	QT 간격 연장? 심장 보호?	K^+ 채널 발현에서의 성별 차이? 항-세포자멸사 효과? 항산화 활성? ↑Na^+,K^+-ATPase 활성? Ca^{2+} 채널 차단 다른 메커니즘?
프로게스틴(desogestrel, hydroxyprogesterone, medroxyprogesterone, norethindrone, norethynodrel, norgestimate, norgestrel, progesterone)	코카인 독성의 강화?	메커니즘?
안드로겐 천연 안드로겐(androstenedione, dehydroepiandrosterone, dihydrotestosterone, testosterone) 합성 안드로겐(boldenone, danazol, fluoxymesterone, methandrostenolone, methenolone, methyltestosterone, nandrolone, oxandrolone, oxymetholone, stanozolol)	심근 경색 심장 비대	미토콘드리아 손상 Ca^{2+} 항상성 파괴 다른 기작?
글루코르티코이드 천연 글루코르티코이드(corticosterone, cortisone, hydrocortisone) 합성 글루코르티코이드(예: dexamethasone, methylprednisolone, prednisolone, prednisone)	심장 비대 심근 섬유증	증가된 콜라겐 발현 다른 기작?
미네랄코르티코이드(aldosterone)	심근 섬유증 심부전	증가된 콜라겐 발현 다른 기작?
갑상선호르몬(thyroxine, triiodothyronine)	빈맥 양성 수축성 작용 심장 박출량 증가 심장 비대증 부정맥 유발	Ca^{2+} 항상성 파괴
사이토카인		
인터루킨-1β	음성 심장수축성 효과 심장근세포 죽음	↑ 산화질소 합성효소 발현 세포자멸사
인터루킨-2	음성 심장수축성 효과	↑ 산화질소 합성효소 발현
인터루킨-6	음성 심장수축성 효과	↑ 산화질소 합성효소 발현
인터페론-γ	심근증	↑ 산화질소 합성효소 발현
종양 괴사 인자-α	부정맥 유발 음성 심장수축성 효과 심장근세포 죽음	이온 항상성 파괴 ↑ 산화질소 합성효소 발현 ↑ 스핑고신 생산 증가 ↓ 일시적 칼슘 감소 세포자멸사

표 18.4 특정 산업화학물질의 심장 독성

물질	심장 독성 증상	심장 독성의 기전
용매 톨루엔(페인트 생성물)	부정맥 유발	↓ 부교감신경 활성 ↑ 아드레날린 민감도 이온항상성 파괴
할로겐화 탄화수소(carbon tetrachloride, chloroform, chloropentafluoroethane, 1,2-dibromotetra-fluoromethane, dichlorodifluoromethane, cis-dichloroethylene, transdichloroethylene, dichlortetrafluorethane, difluoroethane, ethyl bromide, ethyl chloride, fluorocarbon 502, heptafluoro-1-iodo-propane, 1,2-hexafluoroethane, isopropyl chloride, methyl bromide, methyl chloride, methylene chloride, monochlorodifluoroethane, monochlorodifluoromethane, octafluorocyclobutane, propyl chloride, 1,1,1-trichloroethane, trichloroethane, trichloroethylene, trichlorofluoromethane, trichloromonofluoroethylene, trichlorotrifluoroethane, trifluoroiodomethane, trifluorobromomethane)	부정맥 유발 음성 수축성 반응 심장 박출량 감소	↓ 부교감신경 활성 ↑ 아드레날린 민감도 이온항상성 파괴 관상동맥 혈류 감소
케톤(예: acetone, methyl ethyl ketone)	부정맥 유발	↓ 부교감신경 활성 ↑ 아드레날린 민감도 이온항상성 파괴
중금속 (Cadmium, cobalt, lead)	부정맥 유발 음성 수축성 반응 심장 비대	복합체 형성 Ca^{2+} 항상성 파괴
(Barium, lanthanum, manganese, nickel)	부정맥 유발	Ca^{2+} 채널 차단

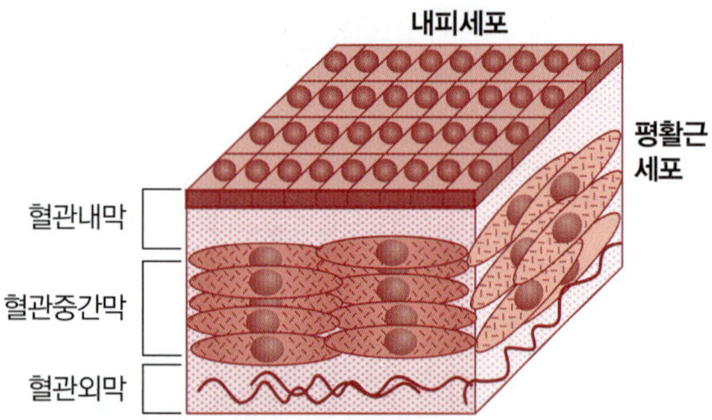

그림 18.8 중간 크기와 큰 혈관의 혈관벽 모식도. 내피는 내피세포로 이루어져 있고, 기저판에 놓여 있는 혈관내강을 향한다. 혈관중간막은 콜라겐과 엘라스틴(탄력소)으로 된 혈관평활근 세포로 구성되어 있다. 내피는 성유아세포, 콜라겐, 엘라스틴과 글루코사미노클리칸 층으로 이루어져 있다.

있는 것이다. 연결조직 기저막은 단일이나 이중층 혈관평활근과 얇은 외막을 가지고 있다. 혈관평활근은 혈관저항과 혈압을 조절하는 데 매우 중요한 역할을 한다.

모세혈관과 미세순환 모세혈관은 직접적으로 소동맥의 가장 먼 곳을 직접적으로 연결하면서 혈액과 조직을 이어준다. 그리고 모세혈관은 영양분, 물, 기체, 호르몬, 사이토카인과 노폐물이 혈액과 조직 사이를 교환되는 미세순환 작용에서 중요한 역할을 한다. 모세혈관은 단 하나의 두꺼운 세포층을 가지고 있다. 모세혈관벽을 통환 물질의 통과는 내피세포를 통해서도 내피세포 사이에서도 나타난다. 산소나 이산화탄소와 같은 지용성 분자는 순조롭게 내피세포막을 통과한다. 수용선 분자들은 내피세포 사이를 확산을 통해 이동한다.

정맥계와 생리학적 기능 정맥계의 혈류는 상대적으로 넓은 표면적을 가진 얇은 벽을 가진 작은 정맥으로부터 시작한다. 넓은 표면적은 조직으로부터 걸러진 혈장의 재흡수를 용이하게 한다. 작은 정맥들은 정맥으로 합쳐지고 결국에 대정맥으로 연결되어서 심장으로 혈액을 되돌려준다. 정맥계의 중요한 생리학적 기능은 신체의 기관계로부터 혈액을 수집하고 심장으로 혈액을 되돌려 주는 것이다. 커다란 정맥은 수축을 통해 심장에 혈액을 되돌려 줄 수 있는 혈관평활근 세포를 가지고 있다. 생체 이물질은 혈관평활근 세포에 유해효과를 나타낼수 있고 이러한 정맥계의 기능을 상쇄시킨다.

림프계와 생리학적 기능 림프관은 조직 내의 내피로 이루어진 관이다. 이는 과도한 조직액과 정맥계로 흡수되지 않은 혈장 단백질을 수집하는 저혈압계이다. 일반적으로 CNS를 제외한 모든 기관계에서는 정맥계에 의해 재흡수되는 체액보다 걸러지는 체액량이 더 많다. 그러므로 초과 체액 제거와 함께 림프계에 의해 세포 사이 공간으로 확산되는 혈장 단백질을 제거하는 것은 중요하다. 모든 림프관은 결국엔 대정맥으로 흘러 들어간다. 림프계에 작용하는 독극물도 간질 압력 증가와 이어지는 부종을 유발할 수 있다.

18.5.2 혈관계의 조절 메커니즘

혈관계는 전달과 미세순환을 포함한다. 혈관계의 생리를 조절하는 메커니즘은 신경, 호르몬성, 그리고 국소 조절로 나누어진다. 이들 조절은 어느 하나가 나머지에 영향을 주는 종합적인 메커니즘으로 작용한다.

신경호르몬 조절 외부생식기관을 제외한 기관에서의 대부분의 동맥, 소동맥, 정맥, 소정맥들은 교감신경작용을 받는다. 카테콜아민계인 노르에피네프린은 흔한 신경전달물질이고 혈관평활근세포에 붙어서 혈관평활근세포의 수축을 유도한다. 또 다른 카테콜아민인 에피네프린은 혈관평활근세포에 작용하여 이완과 혈관확장을 유도한다. 추가적으로 골격근의 혈관은 콜린성 교감신경자극을 받는다. 이 신경의 활성화는 혈관평활근세포의 이완과 혈관확장을 유도한다. 레닌-안지오텐신-알도스테론, 항이뇨호르몬(antidiuretic hormone, ADH)과 심방나트륨이뇨펩티드(ANP)와 같이 혈관계를 조절하는 많은 호르몬이 있다.

레닌-안지오텐신-알도스테론계(RAAS)—레닌은 감소된 동맥압력과 동맥부피에 반응하여 신장에서 분비되고, 혈장 단백질 안지오텐시노겐의 안지오텐신 I으로의 전환을 촉매한다. 안지오텐신 I은 후에 안지오텐신 전환 효소(angiotensin converting enzyme, ACE)에 의해 안지오텐신 II로 전환된다. 안지오텐신은 강력한 세동맥혈관수축작용을 하는 물질이고 부신 피질에서 알도스테론의 분비를 유도한다. 알도스테론은 신장의 나트륨 배출을 감소시켜서 수분의 유지와 혈액량의 증가를 유발한다.

ADH—ADH는 출혈과 같은 혈액 부피가 감소되는 상황에서 뇌하수체 후엽에서 분비되는 혈관수축작용물질이다. ADH는 신장의 수분 보유를 증가시켜 혈액량을 증가시킨다. 심방나트륨이뇨펩티드(ANP)는 ADH의 반대되는 작용하는 호르몬으로서 과용적 상태의 심방근육세포로부터 분비된다. ANP는 나트륨과 물의 배출을 증가시켜서 혈액량을 줄인다.

국소 대사조절 혈관계의 국소 조절은 주로 미세순환의 조절을 말한다. 산소는 혈류에 항상 재충전되어야 하는 미세순환의 주요 조절자이다. 그러므로 기관의 대사 속도의 변화는 산소 공급의 변화도 함께 일어나야 한다. 혈관평활근세포가 일반적인 상황에서 산소분압에 반응하지 못한다면, 줄어든 산소분압은 아데닌 뉴클레오티드, 자유 아데노신과 크렙 순환 중간체들의 방출을 유도한다. 이들은 모두 혈관확장을 유도한다.

산화질소(NO)는 국소미세순환 조절의 중요한 매개자이다. NO는 nitric oxide synthase(NOS)에 의해 아르기닌으로부터 만들어지고, 혈관평활근세포의 이완, 혈소판 활성화 억제와 백혈구 응집감소를 유도한다.

18.6 혈관계 독성 반응

18.6.1 혈관 독성의 메커니즘

모든 화학물질은 흡수 후에 혈관계에 도달한다. 혈관내피세포는 화학물질의 즉각적인 표적이 되고 대부분 독성 작용에 제일 노출되어 있다. 혈관내피세포들은 미소순환계의(microcirculation) 주된 구성세포이다.

혈관내피세포의 독성물질에 대한 반응 혈관내피세포는 독성물질로부터 혈관보호 역할과 독성물질에 대한 반응으로 해로운 연쇄작용을 시작하는 데에 중요한 역할을 한다. 독성물질에 대한 반응으로 NO와 활성산소종(reactive oxygen species, ROS)의 생산이 내피세포에서 증가하게 된다. 작용제 역할을 하는 물질들은 내피세포의 수용체를 활성화하고 nuclear factor kappa-B(NFκB)와 MAPK의 활성을 세포내 신호전달을 통해 유도한다. NFκB, MAPK, NO와 ROS에 의해 유도된 후속 신호전달 경로는 유전자 발현을 활성화하고 단백질의 번역 후 변형(post- translational modification, PTM)을 조절한다. 번역 후 변형은 독성물질에 대응하여 사이토카인 생산 등을 통해 세포의 보호반응을 유도하거나 독성물질에 영향을 받은 순환계와 기관계를 보호하기 위해 분자들의 응집 또한 유도한다.

혈관생성은 독성 작용에 의한 손상에 나타나는 적응증이다. 혈관내피세포는 새로운 혈관을 생성 시작하고 초기 관모양 구조형성을 통해 혈관생성하는 데에 중요한 역할을 한다. 생체 이물질은 신혈관생성을 촉진하기도 억제하기도 한다. 그리고 생체 이물질의 초기표적은 혈관내피세포이다. 세포자멸사는 혈관내피세포 죽음의 주요 메커니즘이다. 세포자멸사를 유도하는 분자적 신호전달 경로와 메커니즘은 심근세포의 세포자멸사에서 설명한 것과 유사하게 진행된다.

내피세포의 병변은 죽상동맥경화증(atherosclerosis)을 유발할 수 있다. 내피세포의 손상은 endothelin-1(ET-1)의 생산과 프로스타사이클린(prostacyclins, PC)의 방출을 증가시킨다. 내피세포가 분비하는 ET-1은 혈관세포 독성의 주요 매개체이며, 심장근 관련 질병의 발생에도 기여한다. ET-1 건강한 사람의 혈관긴장도와 혈압유지에 중요한 역할을 하는 강력한 혈관수축제이다.

내피세포는 병변부위에 나타나는 염증세포의 집결에도 연관되어 있다. TGF-β와 같은 사이토카인을 분비하는 활성화된 림프구는 신호전달 캐스케이드(cascade)를 유도한다. 그리고 콜라겐 침착 등을 포함한 다양한 유해반응을 유도한다.

독성물질에 대한 평활근세포의 반응 혈관평활근 세포 손상의 결과는 죽상동맥경화증과 혈관긴장도(vascular tone)의 변화를 포함한다. 평활근세포의 막에 존재하는 수용체의 활성화는 세포내 칼슘 농도의 상승을 유도한다. 이는 관련 혈관의 수축을 촉발한다. 독성물질은 칼슘-결합 단백질과 칼슘활성화 단백질의 교란과 같은 다른 방법으로 칼슘 항상성에 영향을 미친다.

내부평활근세포의 증식과 이동은 경맥동화의 생성으로 인해 나타난다. 특정 상황에서 평활근은 대부분의 수축능력을 손실한다. 대부분의 경우, 이런 변화는 가역적이다. 새로 형성된 혈관평활근세포들은 콜라겐을 합성하고, 저밀도지질단백질을 축적시키고, 심근섬유의 숫자를 감소시킨다. 이러한 평활근세포의 변화는 죽상동맥경화증에서 나타난다.

산화적 스트레스와 혈관 손상 내피세포와 평활근세포 모두 활성산소(ROS)의 생성과 산화적 손상을 효소적, 비효소적 메커니즘을 통해서 유도할 수 있다. 혈관세포에서 ROS의 생성에 관여하는 효소들은 amine oxidase, cytochrome P450 monooxygenases 그리고 prostaglandin synthetase가 있다. 이러한 효소들은 ROS를 생성하기 위해 다양한 기질들을 활용한다. 비효소적 반응은 순환계 내의 활성철과 구리의 작용을 포함한다. 활성철과 구리는 ROS 생성을 하는 Fenton 반응을 촉매한다.

염증성 병변 혈관염(vasculitis)으로 정의되는 혈관계의 염증성 병변은 혈관계에서 흔히 나타나는 반응이다. 많은 종류의 혈관염의 원인은 많은 연구에도 아직 명확하게 밝혀진 바가 없다. 내피세포의 초기 손상과 손상된 세포에서의 화학물질의 방출은 염증세포의 집결을 포함한 염증반응의 시작에 관여한다. 활성화된 염증세포로부터 방출되는 사이토카인은 병변과 혈관염을 유발하는 염증반응을 전파시킨다.

18.6.2 혈관의 독성 반응

고혈압과 저혈압 혈관 압력의 변화는 혈관 손상의 주요 증상이다. 고혈압은 동맥혈관의 과도한 수축이나 미소순환계 저항의 증가로 인해 나타난다. 그러나 지속되는 고혈압의 기본적인 문제는 모든 장기에서의 높아진 혈관저항인 점이다. 고혈압이 생기면, 그것은 미세혈관계, 특히 동맥미세혈관계의 질환이 된다. 작은 세동맥의 일시적이거나 영구적 폐쇄의 증가는 말초 장기의 저항의 증가와 관련이 있다. 혈관평활근 세포는 비대해지고 부신수질 호르몬에 대한 반응이 특히 높아진다.

독성물질은 직접적으로나 간접적으로 교감신경계에 영향을 미치거나 카테콜아민의 순환율을 변경시킬 수 있다. 하지만 생체 이물질로 인해 발생된 고혈압이 지속되면 말초 장기에 더 복잡한 대사 과정의 변화를 일으킬 수 있고, 미소순환에도 변화를 유발할 수 있다. 예를 들어, 어떤 화학물질은 레닌-안지오텐신 시스템을 활성화와 신장독성을 통해 고혈압을 유발할 수 있다.

저혈압은 낮은 혈압에 의해 일어나는 증상들을 정의한다. 압수용기, 용적수용기, 화학적 수용체와 통증수용기 모두 적절한 혈압유지를 위한 통합 조절 작용에 관여한다. 화학물질에 노출되는 동안에, 이러한 메커니즘은 개별적으로나 공동적으로 영향을 받아서 조절 메커니즘에 이상을 유도할 수도 있다. 일시적이나 지속된 저혈압은 생체 이물질로 인해 유도될 수 있다. 고혈압 약물의 가장 흔한 유해반응은 저혈압이다. 저혈압의 다른 원인은 출혈과 알코올 과용이 있다.

죽상동맥경화증 가장 흔한 혈관계의 구조적 손상은 죽상동맥경화증이다. 죽상판의 가장 고전적인 정의는 지질, 탄수화물, 혈액 및 혈액 생성물, 섬유조직, 칼슘침전물의 국소적인 축적을 포함한 동맥내막에서의 복합적인 변화이다. 하지만 발달된 죽상판은 혈관의 중막(media)을 침범하고 튀어나오거나 커진 동맥, 세포 침투와 신혈관형성(neovascularization)을 유도한다. 가장 근본적인 문제는 기관의 대사요구량에 충분하지 않은 혈류량을 나타낼 정도의 혈관의 기계적 흡착이다. 혈관평활근세포의 활성화는 죽상동맥경화증 발병에 가장 깊게 관여되어 있다. 혈관평활근세포는 한 번 자극되면, 증식하고 병변부위로 이동해서 변형을 일으키고 I형과 II형 콜라겐, dermatan sulfate, 프로테오글리만(proteoglycan)과 스트로멜리신(stromelysin)의 생성을 증가시킨다. 추가적으로 평활근세포는 사이토카인을 생성하는데 여기에는 대식세포 콜로니 생성 인자인 TNF-α와 단핵구 화학유도 단백질-1 (monocyte chemoattractant protein-1)이 포함되어 있다. 병변 자리로의 염증세포의 유도는 죽상동맥경화증의 끊임없는 증상 중에 하나다.

출혈 혈관에 직접적인 기계적인 손상은 출혈을 유도한다. 반면에 화학-유도 출혈은 모세혈관의 손상이 나타날 때 발견된다. 혈액응고에 나타나는 독성 반응은 출혈의 확률을 높인다.

부종 세포간질 공간에서 과도한 체액이 존재하면 부종이라고 한다. 모세혈관의 체액 교환은 양방향으로 이루어지고 이는 교질삼투압과 정수압 사이의 균형이 체액을 모세혈관 안으로 보낼 수도 있고 바깥으로 배출할 수도 있다는 것을 뜻한다. 일반적인 생리학적 상황에서는 재흡수되는 체액보다는 여과되는 체액이 더 많다. 과도한 체액은 림프계로 이동되어 제거되는데 이는 대정맥으로 결국엔 흘러들어 간다. 생체 이물질은 압력 경도를 변화시켜서 평소보다 여과가 재흡수보다 더 많이 되도록 할 수 있다. 또한 림프계로의 독성 자극은 증가된 세포 사이 압력과 조직부종을 유발한다.

18.7 혈관계 독성물질

심장 독성물질처럼, 혈관독성을 유발하는 물질들은 약물, 친연물질 그리고 환경오염물질과 산업화학물질이 있다. 비록 혈관은 이러한 화학물질들이 작용하는 최초의 표적이지만, 몇몇은 심장 또한 영향을 미친다. 예를 들어, 심장에 있는 혈관은 혈관계에 속해 있어서 혈관독성물질의 독성은 심장 독성 증상으로 나타날 수도 있다. 내피세포는 혈관계에 영향을 미치는 화학물질들의 주요 표적세포다. 내피세포에 영향을 미치는 이러한 화학물질들은 또한 심장에서도 독성을 나타낼 수 있다. 이러한 원리는 다른 기관계에도 적용된다. 혈관계가 모든 장기에 퍼져 있기 때문에, 혈관 독성은 혈관이 닿는 모든 장기에 영향을 미치고 종종 기관의 기능적 손상을 동반한다.

18.7.1 약화학물

교감신경흥분성 아민 에피네프린, 노르에피에프린, 도파민과 이소프로테레놀(isoproterenol)을 포함하는 교감신경흥분성 아민계는 동맥의 혈관에 다양한 메커니즘을 통해 손상시킨다. 과용량과 반복된 카테콜아민 투여는 몇몇 동물종에서 비정상 내피 세포구조와 죽상동맥경화증 병변과 같이 내피에 독성 효과를 나타낸다. 그래서 특정 종류의 고혈압에서 나타나는 죽상동맥경화증 병변의 형성은 높은 혈중 카테콜아민 농도로 인해 시작되거나 강화된다.

니코틴 니코틴은 체내에 존재하는 니코틴성 수용체에서 아세틸콜린의 작용을 하는 다양한 식물에서 발견되는 알칼로이드이다. 약물학적 농도에서는, 니코틴은 교감신경절과 부신수질의 자극의 결과로 높은 심박률과 고혈압의 증가를 유도한다. 역학적 실험적 연구는 니코틴이 심근이나 뇌에서의 경색, 괴저, 동맥류 질환을 유발하는 인자이거나 악화시키는 인자라고 나타내고 있다.

코카인 코카인의 주요 작용은 혈중 카테콜아민의 농도를 증가시키는 것과 일반적인 혈관수축을 유도하는 것이다. 고혈압과 뇌졸중은 흔한 혈관계 질환이다. 임부한테서 코카인-유도 혈관변화는 유산이나 태반조기박리(abruptio placentae)로 나타난다. 코카인은 또한 염증반응 상태에서 뇌 혈관벽을 림프구가 더 잘 통과하도록 한다. 이러한 효과는 연쇄적인 내피세포 분자의 응집과 염증성 사이토카인의 발현의 증가를 통해 나타났다. 또한 실제로 코카인 남용으로 인한 뇌혈관 질환이 나타나는 기전이기도 하다.

향정신성 약물 Trifluoperazine과 chlorpromazine은 배양된 대동맥 내막 세포내 콜레스테롤 축적을 유발하는 것으로 나타났다. 죽종형성(atherogenic) 효과를 제외하고, 기립성 저혈압은 삼환계 항우울약의 가장 흔한 심혈관계 부작용으로 알려져 있다.

종양치료제 종양치료제로 인해 나타나는 혈관 독성 반응은 증상이 없는 동맥병변부터 혈전성 미세혈관병증까지 다양하다. 호흡성 간중심정맥폐색증(pulmonary venoocclusive disease, VOD)은 5-fluorouracil, doxorubicin과 mitomycin을 포함한 다양한 투여 이후에 나타났다. Cyclophosphamide는 뇌혈관계와 장기혈관계에서의 출혈까지 야기할 수 있는 병변을 유발한다.

진통제와 비스테로이드성 항염증제(NSAIDs) 아스피린(aspirin)은 위 짓무름(gastric erosion)과 같은 유형의 내피 손상을 일으킬 수 있다. Phenacetin을 포함한 일반적인 진통제의 사용은 높은 고혈압의 위험과 심혈관계 질병률을 유발한다. NSAID(nonsteroidal anti-inflammatory drug)는 사구체성 신장 손상과 혈관성 신장 손상을 유도한다.

경구 피임약 경구 피임약 스테로이드는 혈전색전증를 유발할 수 있다. 역학 연구자료는 경구 피임약 사용자들에게서 비사용자들보다 높은 MI의 위험을 나타낸다고 한다. 이 상관관계는 흡연과 뇌색전, 출혈, 정맥혈전과 호흡계 색전 등에 의해 더 심각해진다.

18.7.2 천연물질

혈관 독성을 유발하는 천연물질은 심장 독성을 유발하는 약물들을 포함한다. 또한 특유의 혈관 독성효과를 나타내는 박테리아 내독소나 호모시스테인과 같은 약물들은 혈관병변과 독성을 유발한다.

박테리아 내독소 박테리아 내독소는 혈관계에 작용하는 강한 독성물질이다. 이러한 독소들은 내피세포를 두껍게 하고 소정맥에서 피브린 혈전의 형성을 유발하는 것으로 알려져 있다. 전신 혈관구조에서 내독소 영향의 최종 단계는 현저한 저혈압이다. 이러한 인자들의 작용은 비타민 E가 몇몇 독소 유도 손상을 방지하는 능력에서 볼 수 있듯이 산화적 스트레스 메커니즘과 연관되어 있다.

호모시스테인 중간 정도의 상승한 호모시스테인의 농도는 죽상동맥경화증과 정맥혈전과 관련되어 있다. 호모시스테인 독성은 혈관내피세포와 평활근세포에서의 산화적 손상을 포함한다. 이는 혈관평활근세포의 성장, 기질 단백질의 합성과 분해와 항응혈성 시스템에서 부작용을 초래한다.

하드라지노벤조산 이러한 질소-질소 결합 화합물은 *agaricus bisporus*라는 배양된 버섯에서 흔히 나타난다. 이 히드라진 유도체는 지속적으로 투여된 랫드에서 대동맥과 큰 동맥에 평활근세포 종양을 유발한다.

T-2 독소 삼환계 세스퀴테르펜(tricyclic sesquiterpenes)으로도 불리는 trichothecene 진균독소(mycotoxin)는 *Fusarium species*의 자연발생 세포 독성 대사체이다. T-2 독소를 포함한 이러한 진균독소는 음식과 사료에서의 주요 오염물질로서 동물과 사람에게 질병을 유발할 수 있다. T-2 독소의 랫드 정맥내 투여는 초기에 심박수와 혈압의 감소를 유발하고 이후에는 빈맥과 고혈압을 유발한다. 결국에는 서맥과 저혈압을 유도한다. 급성 T-2 독소 노출은 심근 모세혈관의 광범위한 파괴를 유발한다. 반복되는 노출은 관상동맥을 두껍게 한다.

비타민 D 비타민 D의 독성 효과는 강한 혈관 독소인 25-hydroxycholersterol과의 구조적 유사성과 관련 있다. 실험동물에서의 비타민 D 과잉증의 증상은 내부 퇴화, 관상동맥의 석회화와 혈관평활근세포의 증식을 나타낸다.

β-아밀로이드 β-아밀로이드의 축적은 알츠하이머병 환자의 뇌에서 나타나는 주된 병변이다. 연구를 통해서 β-아밀로이드의 투여는 내피세포와 평활근세포의 손상을 포함한 광범위한 혈관파괴를 유발한다고 밝혀졌다. 그리고 동맥과 정맥을 통한 림프구의 응집과 이동 또한 유도한다. 가장 중요한 것은 β-아밀로이드의 혈관 작용은 β-아밀로이드가 신경 독성 작용과 다른 작용을 한다는 것이다. β-아밀로이드의 혈관 독성이 알츠하이머병 환자의 기억상실에 기여하는 것으로 알려져 있다.

18.7.3 환경오염물질과 산업화학물

심장 독성 부분에서 언급하였던 환경오염물질과 산업화학물 모두 혈관계에 독성 작용을 한다. 이러한 물질과 오염물의 심장에서의 효과는 실제로 혈관에서의 효과로 인해 나타나는 것이다. 사이토카인과 같은 혈관독성 손상에서의 부산물이나 분비물은 심장에 직접적으로 작용을 하거나 혈액 순환을 통해 간접적으로 작용한다.

일산화탄소 일산화탄소는 실험실 동물들에게 특정 농도에서(180 ppm) 부분적인 중심 혈관 손상과 부종을 유발한다. 이 농도는 인간이 일상생활에서 자동차 배기, 담배 연기나 화석연료를 통해 접할 수 있는 농도이다. 일산화탄소의 단기적 노출은 혈관내피와 혈관평활근세포에 직접적인 손상을 유발한다. 일산화탄소의 독성 효과는 헤모글로빈과 가역적 상호 작용이다. 이 상호 작용의 결과인 carboxyhemoglobin은 혈액의 산소-운반 능력을 감소시키고 결국 기능적 빈혈을 유발한다. 추가적으로, 일산화탄소는 미오글로빈, 사이토크롬 *c* 산화효소와 같은 세포 단백질과 상호 작용하고, 관상동맥 순환의 반응으로 인한 직접적인 혈관확장 작용을 유발한다.

이황화탄소 이황화탄소(dithiocarbonic anhydride)는 석탄 타르와 원유에서 발생하고 라이온(rayon)과 토양 살균제의 제조 과정에 사용된다. 이 화학물질은 동물실험을 통해 죽상동맥경화 유발 인자라고 알려져 있다. 이황화탄소-죽종 생성 메커니즘은 갑상선기능저하증과 내피세포에 직접적인 손상을 포함한다. 그 이유는 티오요소라고도 하는 thiocarbamate는 갑상선기능저하 물질이기 때문이고 기본적인 이황화탄소의 배설대사체이다. 이황화탄소는 또한 시험관 상태에서 저밀도 지질단백질을 수정하고 고지방 식단 랫드의 동맥 지질 축적을 유발한다.

1,3-부타다이엔 연구 결과를 통해 스티렌-부타다이엔 생성에 사용된 화학물질인 1,3-부타다이엔이 심장혈관육종의 발병률을 높인다. 심장혈관육종은 내피세포에서의 종양을 말한다. 비록 혈관육종은 간, 폐, 신장에서 발견되기도 하였으나 심장에서 발견되는 경우 이 하학물질에 노출된 동물들의 생명에 치명적이였다. 1,3-부타다이엔의 독성 작용은 사이토크롬 P450 효소의 작용을 통해 독성 에폭사이드 대사물로 변화는 대사적 활성화의 여부에 따라 달려 있다.

금속과 준금속 음식과 수인성 원소(셀레늄, 크로늄, 구리, 아연, 카드뮴, 납과 수은)의 혈관 독성뿐만 아니라 대기 원소(바나디윰, 납)의 혈관 독성은 설프히드릴, 카르보실기나 인산기와 금속의 반응을 포함한다. 코발트, 마그네슘, 망간, 니켈, 카드뮴, 납과 같은 금속은 칼슘 채널과 작용하여 칼슘 채널을 막는다. 세포내 칼슘-결합 단백질인 칼모듈린은 카드뮴, 수은, 납과 같은 중금속과 관련 있는 생물학적 표적이다. 하지만 이러한 금속의 독성이 나타나는 삭용 기선은 아직 명확하게 알려진 바 없다.

방향족 탄화수소 다고리성 방향족 탄화수소와 폴리염화디벤조디옥신(polychlorinated dibenzopdioxin)을 포함한 방향족 탄화수소는 지속적인 독성 환경오염물질이다. 방향족 탄화수소는 실험 동물에서 죽상동맥경화 작용을 나타내는 혈관독소로 알려져 있다. 죽상동맥경화 작용은 사이토크롬 P450 매개 모화합물의 독성 대사 중간체로의 전환과 연관되어 있다. 하지만 방향족 탄화수소 또한 죽상동맥경화 작용을 유발할 수 있다.

미립자 대기 오염 최근의 역학적 연구를 통해, 상승한 미립자 대기 오염물질 농도는 심혈관계와 호흡계에서의 질환율과 사망률에 관련 있음이 밝혀졌다. 흡입한 미립자들의 혈관계 효과는 내피세포의 기능저하와 죽상동맥경화성 병변을 포함한다. 가장 중요한 것은, 이러한 병변은 사이토카인과 케모카인의 분비와 방출을 유도하여 심장 질환을 악화시킨다(이전에 논의했던 부분이다).

참고문헌

Acosta D (ed.): *Cardiovascular Toxicology*, 4th ed. New York: Informa Healthcare, 2008.

연습문제

1. 자발적인 탈분극이 일어나는 곳이 아닌 것은?
- **a.** 동방결절(SA Node)
- **b.** 심근
- **c.** 방실결절(AV Node)
- **d.** 히스 속(Bundle of His)
- **e.** 푸르킨예 섬유

2. 심근의 수축성을 증가시키는 상황은?
- **a.** Na^+/K^+-ATPase의 활성 증가
- **b.** 근소포체 Ca^{2+} ATPase의 활성 증가
- **c.** 근소포체 Ca^{2+} ATPase의 활성 감소
- **d.** 세포내 칼슘 농도 감소
- **e.** 세포내 K^+ 농도 증가

3. 비정상적인 심장 기능에 대한 것 중 사실이 아닌 것은?
- **a.** 심실 부정맥이 심방 부정맥보다 더 위험하다.
- **b.** 심실비대는 심실 부정맥의 일반적인 원인 중 하나이다.
- **c.** 죽상동맥경화증은 허혈성 심장 질환의 주요 원인이다.
- **d.** 오른쪽 심장의 심부전은 호흡계 부종을 유발한다.
- **e.** 빈맥은 빠른 휴지기 심박수를 나타낸다(분당 100 박동수 이상).

4. 심장리듬 유지에 이온 균형은 매우 중요하다. 다음 중 사실인 것은?
  a. K^+ 채널 차단은 활동전위의 유지를 감소시킨다.
  b. Ca^{2+} 채널의 차단은 양성 수축성 효과를 나타낸다.
  c. Na^+ 채널의 억제는 전도 속도를 높인다.
  d. Na^+/K^+-ATPase의 차단은 수축성을 높인다.
  e. 칼슘은 Ca^{2+}-ATPase를 통해 세포로 유입된다.

5. 다음 중 심근 재관류 손상의 원인이 아닌 것은?
  a. 세포 pH 변동
  b. 근섬유초(sarcolemma)의 손상
  c. 독성 산소 라디칼의 생성
  d. Ca^{2+} 과잉
  e. 전자전달계 억제

6. 에탄올 섭취로 인한 심장 독성의 증상으로 옳지 않은 것은?
  a. 급성 에탄올 독성은 전도도의 감소를 유발한다.
  b. 만성 에탄올 섭취는 부정맥을 유발한다.
  c. 급성 에탄올 독성은 심실세동의 한계점을 높인다.
  d. 만성 에탄올 독성은 심근병증을 유발한다.
  e. 아세트알데하이드는 심장 독성의 조절자(mediator)이다.

7. 심장 글리코사이드 :
  a. Na^+/K^+-ATPase의 활성을 증가시킨다.
  b. 휴지막 전위를 더 음성으로 만든다.
  c. 교감신경흥분작용과 부교감신경흥분작용을 가지고 있다.
  d. 심실 수축성을 감소시킨다.
  e. 방실 전도도를 높인다.

8. 다음 중 코카인 남용으로 인한 흔히 발견할 수 있는 심장 독성 증상이 아닌 것은?
  a. 부교감신경흥분작용
  b. 심근경색
  c. 심근세포 죽음
  d. 심실세동
  e. 국소빈혈(ischemia)

9. 고용량의 아나볼릭-안드로겐 스테로이드를 사용해서 나타나는 것과 상관없는 것은?
  a. LDL 증가
  b. 심장 비대
  c. 심근경색
  d. 산화 질소 합성효소 발현 증가
  e. HDL 감소

10. 다음 중 혈관 독성의 메커니즘이 아닌 것은?
  a. 막 파괴(membrane disruption)
  b. 산화적 손상
  c. 전독성물질의 생활성화
  d. 내피에서의 LDL 감소와 축적
  e. 혈관세포에서의 독소 축적

피부 독성 반응

Toxic Responses of the Skin

19장

Robert H. Rice and Theodora M. Mauro

19.1 방어벽으로서의 피부
- 19.1.1 피부 조직학
- 19.1.2 경피흡수
  - 피부를 통한 약물 전달
  - 침투 측정
- 19.1.3 생체내변환

19.2 접촉성 피부염
- 19.2.1 자극성 피부염
- 19.2.2 화학적 화상
- 19.2.3 알레르기성 접촉성 피부염
  - 진단과 시험법

19.3 육아종성 질환

19.4 광독성
- 19.4.1 전자기 방사선에 의한 해로운 반응
- 19.4.2 광과민증
  - 광독성
  - 광선알레르기

19.5 여드름
- 19.5.1 염소여드름

19.6 피부색소 침착 장애

19.7 두드러기

19.8 중독성 표피 박리증

19.9 피부암
- 19.9.1 방사선
- 19.9.2 자외선 유도 피부암
- 19.9.3 다환 방향족 탄화수소
- 19.9.4 마우스 피부 종양 촉진
- 19.9.5 비소

요점

- 피부는 온도, 전해질, 호르몬, 대사 및 면역조절에 직접적으로 관여한다.
- 생체 이물질의 경피흡수는 표피 지질 내로의 분배능력과 이 방어벽을 통한 확산 비율에 영향을 주는 소수성에 따라 증가한다.
- 표피세포 및 털피부기름샘 단위는 생체변환 효소를 발현한다.
- 자극성 피부염은 원인체가 피부 위에 직접 작용하여 생기는 비면역 반응이다.
- 알레르기성 접촉성 피부염은 소량의 물질에 의해서도 나타나는 지연형 과민 반응(IV형)의 한 형태이다.

19.1 방어벽으로서의 피부

피부는 생체를 외부 자극으로부터 보호하여 내부의 항상성을 유지하도록 한다. 피부는 온도, 전해질, 호르몬, 대사 및 면역 조절에 직접적으로 관여한다. 피부는 단순히 유해한 물리적 요인들로부터 보호할 뿐만 아니라 내부 혹은 광범위한 피부 손상을 막아주는 다양한 방어 기전이다. 만약 상해가 심하거나 피부의 방어 기능의 범위를 넘어서면 급성 혹은 만성 손상이 나타나게 된다. 이로 인한 독성 발현은 신체 부위, 노출기간 그리고 환경과 같은 다양한 내인성 또는 외인성 요인들에 따라 다양하게 나타난다(표 19.1).

19.1.1 피부 조직학

피부는 기저막에 의해 구분되는 외부의 표피층과 하부의 진피층의 2개의 주요한 구성성분으로 되어 있다(그림 19.1). 일반적으로 진피와 표피의 경계부는 굴곡이 있는 돌기 모양을 하고 있으며 이를 융선망(rete ridges)이라 한다. 표피 부속물들(모낭, 피부기름선 및 외분비선)은 표피층과 진피층에 거쳐 분포한다. 진피는 전체 피부 두께의 약 90%를 차지하며 주로 지지기능을 한다. 진피의 아래층은 지방세포층으로서 지방이 축적되어 있어 완충작용을 하고 있다. 표피까지의 혈액공급은 진피-표피 경계부에 있는 윤선망에 존재하는 모세혈관에서 시작된다. 모세혈관은 모낭근 및 외분비선(땀샘)의 분비세

표 19.1 피부반응에 영향을 미치는 요인들

변수	설명
신체부위	
손바닥/발바닥	두터운 각질층—우수한 물리적 방어벽 화학물질과의 일반적 접촉 부위 보호복으로의 차단
상호접촉부위(겨드랑이, 사타구니, 목, 손가락갈퀴, 배꼽, 성기)	습하고 폐쇄된 부위 화학물질 저류 높은 경피흡수
얼굴	빈번한 노출 표면 지방이 소수성 물질과 반응 손으로부터 빈번히 전달되는 화학물질
눈꺼풀	약한 방어벽 기능—얇은 표피층 자극성 물질에 민감
귀 뒤부분	화학물질 저류 폐색
두피	화학물질 저류 대사적 손상에 민감한 모낭
취약한 피부질환—아토피성 피부염	자극성 물질에 감수성 증가 방어벽 기능의 손상
건선	방어벽 기능의 손상
유전적 요인	피부질환에 걸리기 쉬운 소인 자극성 물질에 대한 감수성의 다양성 접촉성 민감도에 대한 감수성
온도	혈관확장—경피흡수의 증가 땀배출 증가—저류
습도	땀배출 증가—저류
계절	상대습도의 다양성 피부 갈라짐 및 바람과 관련된 변화

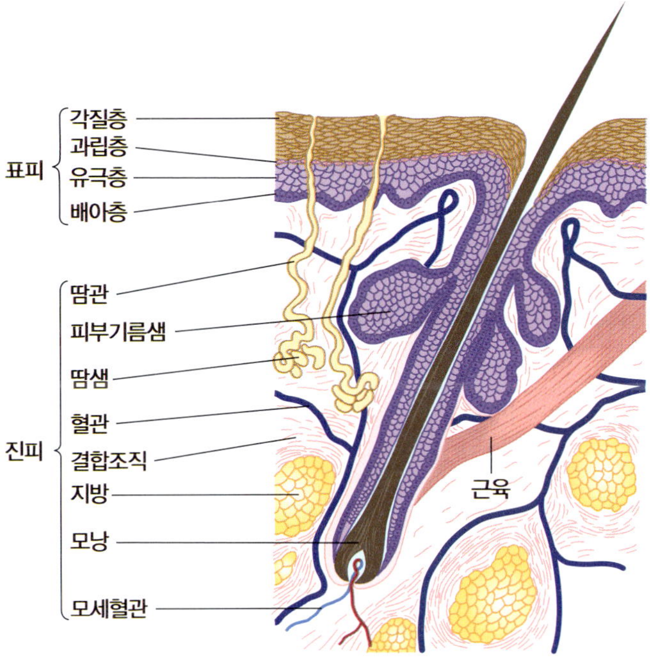

그림 19.1 사람 피부의 횡단면 모식도.

포에도 연결되어 있다. 이러한 샘에 연결된 관들을 통해 희석된 염류 용액이 피부 표면까지 이동되고 증발되어 피부를 시원하게 유지시킨다.

표피는 주로 각질세포로서 구성된 중층편평상피 조직으로 구성되어 있고, 이들 세포는 서로 강하게 결합된 상태로 기저막에 단단하게 부착되어 있다. 멜라닌형성세포(melanocyte)는 진피층에 듬성듬성하게 분포되어 있으나 때로는 기저판과 모낭유두 밑에 밀집되어 있기도 하다. 표피층에서 멜라닌형성세포는 자외선에 의해 자극되어서 멜라닌 과립을 형성한다. 이 과립은 멜라닌형성세포로부터 배출되고 주위의 각질세포에 의해 섭취되어 착색된다. 표피까지 이동하는 수많은 랑게르한스 세포들은 외부자극물질에 대한 피부의 면역반응에 관여한다.

배아층의 각질세포는 발생할 수 있는 특징을 가진다. 기저세포가 분열할 때 하나의 자손세포(progeny)는 기저판에서 떨어져 바깥쪽으로 이동한다. 세포가 피부표면으로 이동하면 이들은 현저한 최종 분화 과정을 겪게 된다. 이들은 점차 새로운 단백질 지표를 발현히며 케라틴 단백질을 축적한다. 과립층에서 세포는 편평하게 되고 부피는 거의 40배까지 증가한다. 지방 과립은 원형질막에 융합되어 세포내 공간의 수용성 환경을 변화시킨다. 이때 이들 세포의 원형질막은 투과성이 증가되고 세포소기관들은 퇴화되며 원형질막 바로 아래에서는 단백질 외피가 합성된다. 이후 막은 인지질의 소실과 스핑고지질(sphingolipid)이 첨가되는 특징적인 변화가 진행된다.

각질세포가 배아층을 떠남으로써 시작되는 말기 분화 과정은 피부의 가장 바깥층인 각질층을 생성한다. 더 이상 살아있지 않은 성숙세포(각질세포, corneocyte라고 불림)는 내용물의 약 80%가 케라틴이다. 이들 세포는 점차로 표면으로부터 떨어지며 아래로부터 분화되는 새로운 각질세포로 대체된다. 이 과정은 기저세포가 각질세포로 되는데 보통 2주가 걸리며 그들 세포가 표면으로부터 떨어져 나가는데 또 다른 2주가 소요된다. 질병이나 물리적 또는 화학적인 외상으로 인하여 외피층이 결손된 경우에는 정상적인 건강한 피부와 비교하여 환경적 방어벽으로서의 기능에 문제가 생길 수 있다.

19.1.2 경피흡수

각질층은 경피흡수에 대한 1차적 방어벽이다. 건선과 같은 질병상태나 찰과상 또는 창상에 의해 방어벽이 손상되었을 경우에는 투과성이 좋지 않은 물질의 피부흡수도 크게 증가한다. 친수성 물질은 세포내 수분으로 쉽게 확산될 수 있고, 소수성 물질은 세포막 내로 분배되어 융선망 내에 있는 혈관에 쉽게 확산될 수 있기 때문에 표피층은 방어벽으로써 효과가 크지 않다.

각질층은 증발에 의한 각질 아래 조직으로부터의 수분 손실을 방지한다. 각질층의 소수성 특성은 세포내 지질 함량에 따라 결정된다. 지질 중 대부분은 높은 함량의 장쇄 세라미드를 포함하는 스핑고지질이며, 이 지질이 제거되면 표피 수분 손실을 막는 방어벽이 심하게 손상된다. 각질층은 전형적으로 20% 정도의 수분을 포함하고 있고, 이 수분은 각질세포 안에 존재한다. 그러나 이 세포는 장시간 침수되면 더 많은 수분을 흡수하게 되어 친수성 물질에 대한 방어벽으로서의 효율성이 저하된다. 실제로 피부를 플라스틱 랩으로 둘러싸서 땀을 나게 함으로써 물질의 피부 흡수를 높이는 기술이 이용되고 있다. 공기를 통한 경피흡수는 일반적으로 너무 미량이어서 고려하지 않는다.

피부를 통한 흡수는 노출로부터의 잠재적인 위험을 측정하기 위한 약물동태학적인 모델의 하나이다. 흡수 정도는 세부노출 환경에 따라 달라질 수 있으나, 일반적으로 용질의 농도(희석될 것을 고려), 시간 및 노출 피부 표면적에 비례한다. 또한 2가지의 내인성 요인이 주어진 화합물의 흡수율에 기여한다. 즉, 표피 지질 내로 분배되는 능력에 영향을 주는 화합물의 소수성과 이 방어벽을 통한 확산율이 고려된다. 첫 번째 특성을 측정할 경우에는 일반적으로 옥탄/물 분배계수(K_{ow})

가 사용된다. 이는 오염된 물에서 목욕이나 수영하는 동안에 물질에 노출되는 상황과 비슷하다고 간주할 수 있다. 그러나 물질의 피부를 통한 분배는 그 물질을 적용하는 매질(토양 포함)에서의 그 물질의 용해성 혹은 부착력에 의해 크게 영향을 받는다. 두 번째 특성은 분자량 혹은 분자 부피와의 역상관 관계이다. 즉, 소수성의 저분자량인 물질은 고분자량 혹은 친수성 물질보다 피부에 더 잘 침투한다. 저분자의 경우에는 소수성이 침투에 지배적인 요인이다.

표피를 통한 확산은 다른 해부학적 부위보다 상당히 빠르다고 할 수 있다. 정상 피부 상태라 가정하였을 때 침투성이 낮은 순서로 열거하면 다음과 같다. 즉, 발바닥 > 손바닥 > 고환 > 이마 > 복부 순이다. 각질층으로 흡수되지 못하는 물질들이 표피 부속기를 통해서 흡수될 수는 있으나 전체 흡수되는 양에 비하면 매우 적은 양이기에 일반적으로 무시된다.

피부를 통한 약물 전달 특별하게 고안된 치료용 패치는 clonidine, estradiol, testosterone, nitroglycerin, scopolamine, fentanyl 및 nicotine과 같은 약물을 전달하기 위해서 현재 사용되고 있다. 이러한 치료 방법을 통해 장기간(일반적으로 1~7일) 동안 일정량의 약물을 공급할 수 있다. 또한 혈장 농도의 큰 변동을 피하고, 위의 산성 pH에서의 노출을 방지하고, 위장관이나 간에 의한 초회통과 소실을 피함으로써 경구투여를 능가하는 이점도 있다.

침투 측정 위험성 평가와 제약 설계를 위한 가장 유용한 실험 소재는 인간의 피부이다. 자원자에 투여한 후 적절한 간격으로 혈장 및/또는 소변 중의 농도를 측정하여 체내로부터 배출되는 양을 산정한다. 비록 살아 있는 표피층의 생존력을 유지하기 위한 주의가 요구되기는 하지만 시험관내 실험의 경우에 절제된 분열두께 피부를 특정 확산 챔버에 이용한다. 침투 정도를 측정하기 위해 물질은 용액으로의 분배에 의해 아래쪽부터 제거되고 이로 인해 지속적인 침투가 가능하게 된다. 일반적으로 사용되는 더 단순한 실험방법은 하부 진피가 제거된 사체의 피부를 이용하는 것이다. 이 실험방법은 생체변환 능력은 없고 각질층의 방어벽 기능만을 고려한 것이다. 침투 동태의 측정을 단순화하기 위하여 피부판(skin flap)이 사용될 수 있으며, 침투를 측정하기 위하여 모세혈관의 흐름을 관찰할 수 있다. 이러한 목적을 위해서 돼지의 피부가 잘 이용된다. 침투 측정을 위한 종간의 차이를 최소화하기 위하여 실험동물에 다른 종의 피부 이식을 이용하는 방법이 시도되고 있다. 예를 들어 사람의 피부를 흉선이 없는 마우스에 이식할 경우, 이식된 피부는 잘 유지되어 정상적인 방어벽 특성을 보여준다.

19.1.3 생체내변환

피부가 피부를 통하여 확산하는 물질을 대사시킬 수 있는 능력은 피부의 방어벽 기능에 중요한 역할을 한다. 이는 생체이물질의 잠재적인 생물학적 활성과 피부에 국소적으로 도포된 약물에 영향을 미쳐서 그 약물들을 분해시키거나 또는 피부 감작성 물질 혹은 발암성 물질로서 활성화시킨다. 표피와 털피부기름샘 단위(pilosebaceous unit)는 피부에서 이러한 활성이 나타나는 주요한 부위이다. 피부에서 발현되어 생체변환에 관여하는 효소에는 여러 형태의 cytochrome P450, epoxide hydrolase, UDP-glucuronosyltransferase, quinone reductase, glutathione transferase가 있다. 사람의 표피세포에서 검출되는 다른 대사 효소로 sulfatase, β-glucuronidase, *N*-acetyltransferase, esterase 및 reductase가 있다. 각질층의 세포간 부위에는 proteases, lipases, glycosidases, phosphatase와 같은 이화작용 활성을 지닌 효소가 존재한다.

19.2 접촉성 피부염

보고된 모든 직업적 피부질환 중 90% 이상이 접촉성 피부염이다. 접촉성 피부염은 자극성 및 알레르기성 형태로 나눌 수 있다. 이 2종류의 접촉성 피부염은 모두 염증을 수반하고 홍반(발적), 경화(두꺼워짐 및 경화), 낙설(벗겨짐) 및 수포형성이 화학물질과 직접적으로 접촉된 부위에서 나타남으로 구별되기가 어려운 임상적 특성을 가지고 있다. 그림 19.2에서는 직업적 피부 독성으로 인한 접촉성 피부염의 다양한 형태의 예를 보여주고 있다.

19.2.1 자극성 피부염

자극성 피부염은 자극 물질과의 직접적 접촉에 의해 야기되는 것으로써 전체 접촉성 피부염의 약 80% 정도에 해당한다. 이 범주에 속한 화합물은 고농도와 장시간 노출된 사람들에게 해로운 반응을 야기한다. 어떤 화합물은 일정 농도에서 2도 화학적 화상이라 칭하는 급성 자극을 유도하고 심한 경우에는 흉터를 남긴다. 강산, 강염기, 강력한 산화 또는 환원

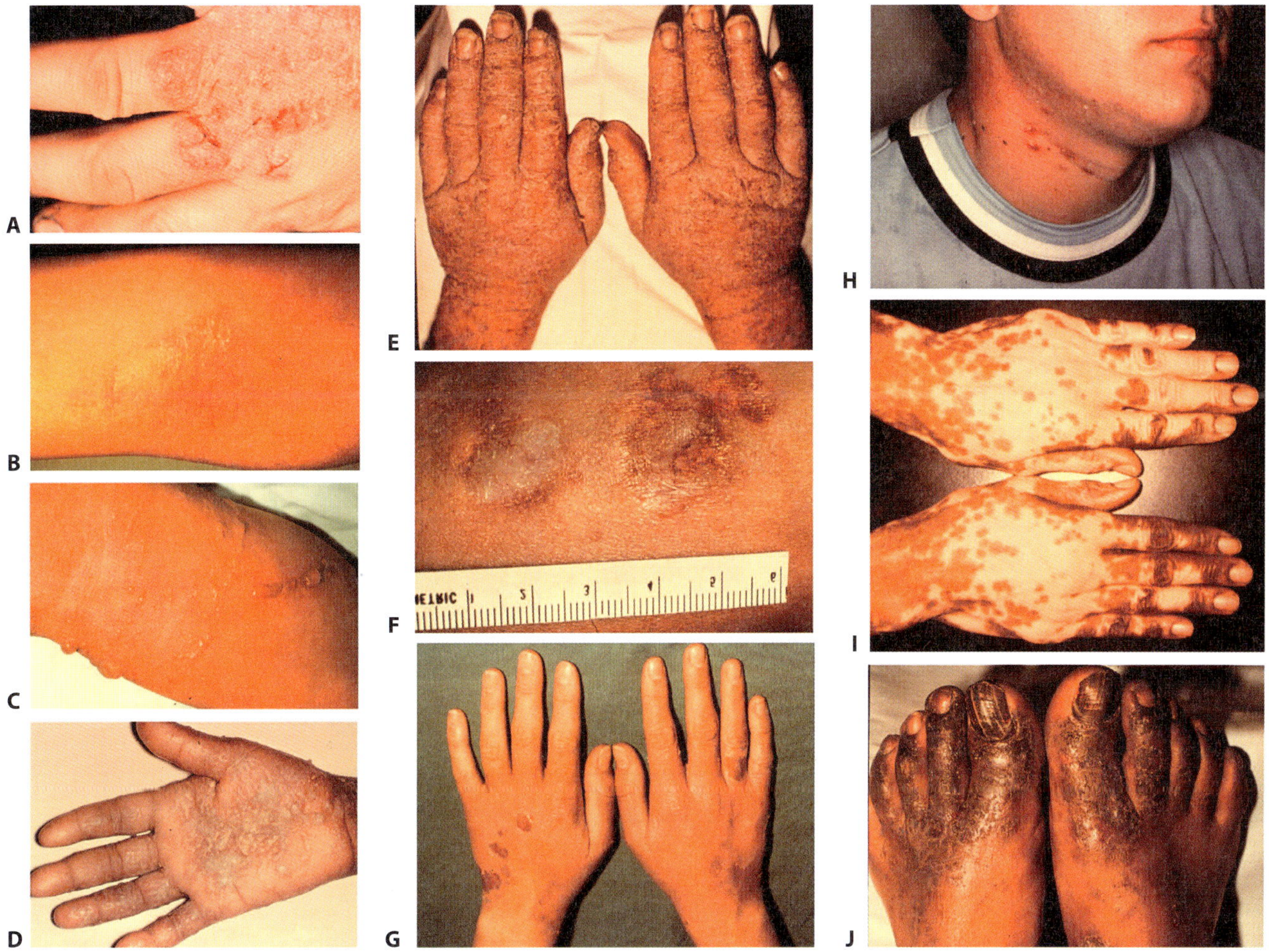

그림 19.2 직업적 피부 독성의 예. NIOSH 웹사이트(http://www.cdc.gov/niosh/topics/skin/)에 수록되어 있는 이 그림은 140-슬라이드 NIOSH 프로그램인 "직업적 피부병-의사를 위한 프로그램" (저자: Drs. E Shmunes, MM Key, JB Lucas, and JS Taylor) 중 포함된 내용 중 하나의 그림이다. *A*. 절삭유에 의한 습진. *B*. 아토피성 자극성 피부염. *C*. 에틸렌 산화물로부터 화상. *D*. 알칼리성 노출로 인한 화상. *E*. 중크롬산염에 의한 반응. *F*. 베릴륨 육아종. *G*. 라임 주스에 의한 광독성. *H*. 절삭유에 의한 여드름. *I*. 고무 항산화제에 의한 백반증. *J*. 머캅토 벤조티아졸(mercaptobenzothiazole)에 의한 과색소 침착.

제들은 각질층을 손상시켜 직접적인 세포 독성을 나타낸다. 여러 종류의 식물들과 접촉시 자극성 효과가 나타나며 이로 인해 각질세포에서 염증유발 사이토카인(IL1-α, IL1-β, TNF-α)들이 생성된다. 피부는 비누, 세제, 용제 및 절삭유와 같은 다소 약한 자극제들에게 반복적으로 노출된다. 직업적 환경에서 만성 노출은 종종 "경화(hardening)"를 유발한다.

노출에 대한 반응은 해부학적 부위의 민감도에 따라 다양하다. 예를 들면, 눈꺼풀은 매우 민감하고 등은 팔뚝보다 더 민감하다. 개인도 자극성 피부염에 대한 민감도가 매우 다양하다. 아토피 질환을 가진 사람은 자극 물질에 가장 민감하게 반응하고, 항원에 대한 특이 IgE 항체를 생성하며, 일반적으로 고초열로 고생하는 성향이 있다. 이 사람들은 대개 아토피를 앓지 않은 사람보다 예후가 나쁘고 지속적인 피부염이 발생할 확률이 훨씬 높다. 아토피 환자나 정상적인 사람이 자극성 피부염을 예방하는 가장 좋은 방법은 접촉성 자극 물질에 노출되는 것을 피하는 것이다.

개인 피부에 자극성이 있는 화학물질에 대한 정보는 알레르기 반응성 패치 테스트를 통한 감별 진단을 통해 얻을 수 있다. 실험동물(마우스, 랫드, 토끼, 기니피그)의 피부는 이러한 테스트에 사용될 수 있으나 사람의 피부보다 더 얇고, 자극 물질에 더 민감하다. 새로운 약제, 화장품, 다른 소비자 제품 개발을 위해 자극성 반응의 잠재력을 판별하기 위한 생체외 실험 시스템의 필요성이 크게 증가하고 있다. 원래 피부에 가까운 피부 모델의 대체 실험법으로 인간의 표피세포 배양법 사용이 점점 증가하고 있다.

19.2.2 화학적 화상

극도로 부식성이 강하고 반응성이 높은 화학물질은 즉시 응고성 괴사를 유발하고, 그 결과 피부 궤양 및 붕괴를 수반하는 심각한 피부손상을 초래한다. 종종 이것을 3도 화학적 화상이라 말하며, 그 손상이 주요 염증 인자와 관련이 없기에 자극성 반응으로 간주하지는 않는다. 화학물질의 직접적인 영향 외에도 괴사된 조직은 화학물질의 저장장소로서 작용하여 노출 후에 지속적인 피부손상이나 경피흡수를 통한 전신적 상해를 일으킬 수 있다. 표 19.2에 임상적으로 중요한 부식성 화학물질들의 예를 열거하였다.

19.2.3 알레르기성 접촉성 피부염

알레르기성 접촉성 피부염은 지연형(T-세포에 의해 매개되는) 과민 반응이다(12장 참조). 자극을 유도하기 위해서는 화학적 합텐(hapten)이 피부로 들어가서 캐리어 단백질에 부착되어야 한다. 완전 항체는 랑게르한스 세포에 의해 가공되어 국소적 림프 노드에 존재하는 type 1 T-helper cell에 제공된다. Memory T cell은 1~3주 동안 생성되고 순환계로 들어간다. 동일 항원에 지속적인 노출시 피부 침윤과 해면화(spongiosis)를 동반한 증폭된 면역 반응이 초래된다.

면역성 접촉성 피부염을 유발하는 수천 개의 화학물질이 다양한 직종과 소비자 제품과 관련되어 보고되어 있다(표 19.3). 이러한 대부분의 화학물질들은 단지 약한 활성을 가지거나 사람들이 자주 접하지 못하는 것들이기 때문에 피부질환을 가지고 있는 환자들의 체계적인 패치 테스트를 통해 개인의 주요 항원을 찾는 것에 많은 노력을 기울이고 있다. 테스트 화학물질의 패널은 국소 사용을 하기 위해 여러 부위에 따라 다양한 것이 사용될 수 있고, 발과 같은 특정 해부학적 위치에 직접적으로 적용할 수 있다.

표 19.2 피부화상을 유발하는 화학물질

화학물질	설명
암모니아(ammonia)	강력한 피부 부식성 압축가스와의 접촉은 동창을 유발할 수 있음
칼슘옥사이드(calcium oxide)	심한 화학적 화상 극도로 발열 반응—물에 녹으면 열화상을 유발할 수 있음
염소(chlorine)	액상 및 농축증기가 세포사 및 궤양을 일으킴
에틸렌 옥사이드(ethylene oxide)	용액 및 증기가 화상을 유발할 수 있음 압축가스가 동창을 유발할 수 있음
염산(hydrogen chloride)	반흔을 수반하는 심한 화상
불화수소(hydrogen fluoride)	고농도에서 심하며, 동통성이고 늦게 치유되는 화상 낮은 농도에서 지연성 피부손상 유발 전신적 흡수는 전해질 이상과 사망에 이르게 할 수 있음 칼슘함유 국소적 투약법과 4급 암모늄제제가 손상을 제한하기 위하여 사용됨
과산화수소(hydrogen peroxide)	고농도는 심한 화상과 수포 유발
메틸브로마이드(methyl bromide)	액상노출은 수포, 심부화상 유발
질소 산화물(nitrogen oxides)	수분이 있는 피부는 질산 형성을 촉진하고 심한 황색 화상 유발
인(phosphorus)	백린은 공기의 존재하에서 피부에 지속적인 화상 유발
페놀(phenol)	낮은 농도에서조차도 극도로 부식성 화상 부위를 통한 전신적 흡수는 심작의 부정맥, 신장질환 및 사망을 유발할 수 있음
수산화나트륨(sodium hydroxide)	고농도는 심부화상을 일으키며 케라틴을 쉽게 변성시킴
톨루엔 디이소시아네이트 (toluene diisocyante)	접촉으로 심한 화상 피부접촉은 드물게 호흡성 감작을 유발할 수 있음

표 19.3 일반적인 접촉성 알레르기 유발물질

기원	일반적인 알레르기 유발물질	
국소적용/의약품위생제품	**항생제** 바시트라신(bacitracin) 네오마이신(neomycin) 폴리믹신(polymyxin) 아미노글리코사이드(aminoglycoside) 설폰아마이드(sulfonamides) **방부제** 염화벤즈알코늄(benzalkonium chloride) 포름알데하이드(formaldehyde) 포름알데하이드 방출자(formaldehyde releasers) 쿼터늄-15(quaternium-15) 이미다졸리디닐요소(imidazolidinyl urea) 디아졸리디닐요소(diazolidinyl urea) 디엠디엠히단토인(DMDM hydantoin) 메틸클로로이소티아졸론(methylchloroisothiazolone)	**치료제** 벤조카인(benzocaine) 이독스유리딘(idoxuridine) 알파토코테롤(비타민 Exα-tocopherol; vitamin E) 코르티코스테로이드(corticosteroids) **기타** 신남알데하이드(cinnamic aldehyde) 에틸렌디아민(ethylenediamine) 라놀린(lanolin) 파라페닐린디아민(*p*-Phenylenediamine) 프로필렌글리콜(propylene glycol) 벤조페논(benzophenones) 방향제(fragrances) 티오글리콜레이트(thioglycolates)
식물 및 나무	아비에틴산(abietic acid) 페루발삼(Balsam of Peru) 송지(rosin: colophony)	펜타데실카테콜(pentadecylcatechols) 세스키테르핀락톤(sesquiterpene lactone) 튤리포시드 A(tuilposide A)
소독제	클로라민(chloramine) 클로르헥시딘(chlorhexidine) 클로록실레놀(chloroxylenol) 디클로로펜(dichlorophene) 염산도데실아미노에틸글리신 (dodecylaminoethyl glycine, HCL)	글루타알데하이드(glutaraldehyde) 헥사크로로펜(hexachlorophene) 티메로살:머티올레이트(thimerosal: merthiolate) 수은제(mercurials) 삼페닐메탄염료(triphenylmethane dyes)
고무제품	디페닐구아니딘(diphenylguanidine) 히드로키논(hydroquinone) 메트캅토벤조티아졸(mercaptobenzothiazole) 파라페닐렌디아민(*p*-Phenylenediamine)	모노벤조에이트 레조르시놀(resorcinol monobenzoate) 벤졸티아졸설폰아마이드(benzothiazolesulfenamides) 디티오카바메이트(dithiocarbamates) 티유람(thiurams)
가죽	포름알데하이드(formaldehyde) 글루타알데하이드(glutaraldehyde)	포타슘 디크로메이트(potassium dichromate)
종이제품	아비에틴산(abietic acid) 포름알데하이드(formaldehyde) 니그로신(nigrosine)	송지(rosin, colophony) 인산트리페닐(triphenyl phosphate) 염료(dyes)
아교 및 접착제	비스페놀 A(bisphenol A) 에피클로로히드린(epichlorohydrin) 포름알데하이드(formaldehyde) 아크릴단량체(acrylic monomers) 시아노아크릴레이드(cyanoacrylates)	*p*-(*t*-부틸)포름알데하이드 수지[*p*-(*t*-butyl) formaldehyde resin] 톨루엔설폰아마이드수지(toluene sulfonamide resins) 요소포름알데하이드수지(urea formaldehyde resins)
금속	크롬(chromium) 코발트(cobalt)	수은(mercury) 니켈(nickel)

일반적으로 노출된 양과 시간에 따라 비례적으로 반응이 나타나는 접촉성 자극제와는 다르게, 접촉성 항원은 매우 적은 양에서도 반응을 유발한다. 그러나 보다 높은 농도의 노출은 감작의 가능성을 더 증가시키고, 감작시킬 수 있는 역치 이하의 용량의 지속적 축적에 의해서도 감작이 일어날 수 있다. 게다가 높은 용량에 의한 감작 이후에는 그 반응을 유발시키는 데 필요한 용량은 더욱 낮아진다.

진단과 시험법 알레르기성 접촉성 피부염의 원인 화학물질을 찾아내기 위해서는 일반적으로 패치 시험법을 수행한다. 환자의 세척한 등 표면에 소량의 잠재성 항원이 발라진 패치를 붙인다. 진단 패치 시험법은 아크릴 테이프에 부착시킨 스테인리스강 챔버에 페트로라툼(petrolatum)이나 물로 표준농도의 물질을 용해시키거나 현탁시킨 것을 도포하여 사용한다. 일반적으로 최대 반응이 나타나는 시간인 이틀 또는 3일 후에 그 패치를 제거하고 노출된 부위의 반응 정도를 수치로 분석한다. 환자의 실제 환경을 고려하여 하루 노출될 수 있는 화학물질의 적당량으로 최소화하여 반응용량을 고려해야 한다. 결과의 해석 및 환경적 변화는 교차민감도(cross-sensitivity) 현상을 고려해야 한다. 즉, 감작을 유발하는 합성물질의 기능기를 공유하는 또 다른 합성물질도 역시 반응성을 보일 수 있는 가능성이 매우 높다. 일반적으로 교차민감도를 보이는 화학물질을 표 19.4에 열거하였다.

동물 시험에서는 정상 또는 찰과상을 입힌 피부에 화학물질을 도포하거나 보조제(adjuvant)를 첨가 또는 첨가하지 않은 상태로 피내주사한다. 이어서 노출되는 화학물질에 대한 피부 반응을 관찰하고 그 정도를 평가하여 원인 물질을 식별한다. 독성시험에서 동물 사용을 자제하거나 삭제하려는 주장이 거세지고 있는데 이러한 상황은 물리적, 화학적, 구조적 분석 및 생체외 시험을 포함한 피부 감작의 독성 효과를 예측할 수 있는 통합적 시험법 개발을 촉진시키고 있다.

표 19.4 서로 교차 반응하는 화학물질

화학물질	교차반응물질
아비에틴산	송지
페루발삼	송지, 계피산염, 안식향산염
비스페놀 A	디에틸스틸베스테롤, 히드로키논, 모노벤질에테르
캐나가유	벤질살리실산염
크로로크레졸	클로록실레놀
디아졸리디닐요소	이미다졸리디닐요소, 포름알데하이드
이염산에틸렌디아민	아미노필린, 피페라진
포름알데하이드	아릴설폰아마이드수지, 클로로알릴-헥사미늄 클로라이드
히드로키논	레조르시놀
메틸히드록시벤조에이트	파라벤, 히드로키논모노벤질 에테르
파라아미노안식향산	파라아미노살리실산, 설폰아마이드
페닐렌디아민	파라벤, 파라아미노안식향산
프로필히드록시벤조에이트	히드로키논 모노벤질에테르
페놀	레조르시놀, 크레졸, 히드로키논
테트라테틸티유람 디설피드	테트라에틸티유람 모노 및 디설피드

19.3 육아종성 질환

외부물질에 대한 육아종 반응은 쉽게 제거할 수 없는 침입 물질을 결과적으로 분리시키는 것이다. 이들은 주사, 찢어진 상처(laceration) 또는 찰과성 후에 피부로 칩입한 다양한 물질에 의해 드물게 발생한다. 만성 감염 질환[예: 결핵, 나병, 리슈마니아증(leishmaniasis) 및 매독]과 유사하게 많은 염증세포가 존재하는 지속적인 병소가 생겨 진단하는 데 어려움이 생기기도 한다. 실리카, 탈크, 파라핀, 미네랄 오일, 베릴륨(beryllium), 가돌리움(gadolinium)을 포함한 많은 물질들이 육아종성 반응을 유도한다. 이전에 악취제거제(deodorants)에 사용했던 수은 금속이나 지르코늄(zirconium)과 문신 염료(코발트, 크롬, 수은, 납, 철, 카드뮴과 망간 화합물을 포함)가 육아종성 증상을 유도한다. 드물긴 하지만 강렬한 광선 처리에 의해서도 육아종성 반응이 유도될 수 있다.

19.4 광독성

지구에 도달하는 태양 방사선의 자외선과 가시광선 영역은 290~700 nm 파장이다. 이 영역을 넘어선 파장은 지구의 환경에 의해 차단되거나 피부질환을 일으키기에는 충분한 에너지를 가지고 있지 않다. 인위적으로 생성된 UV-C(290 nm 이하) 또는 X선의 일정량은 심한 물리적 변화와 피부독성을 일으킬 수 있다. 피부를 보호하는 색소인 멜라닌은 멜라닌형성세포에서 합성되어 UV-B(290~320 nm)에서부터 가시광선 영역까지 넓은 범위의 방사선을 흡수한다. 피부의 다른 발색단(chromophore)으로는 UV-B 범위의 빛을 흡수하는 아미노산, 주로 트립토판과 보다 적은 정도로 빛을 흡수하는 티로신 그리고 이들의 분해 생성물[예: 유로카닌산(urocanic acid)]이 있다. 생물학적으로 가장 큰 영향을 보이는 발색단은 DNA이다. 왜냐하면 방사선으로 인한 손상이 표적세포의 유전정보에 오랫동안 영향을 줄 수 있기 때문이다.

19.4.1 전자기 방사선에 의한 해로운 반응

자외선 방사선 노출 후에 대부분 나타나는 증상은 홍반(발적 혹은 일광화상)이다. 최소 홍반 발현량(minimal erythema dose, MED)은 홍반성 반응의 유발에 필요한 최소량으로서 개인에 따라 크게 다르다. 색깔의 변화의 원인이 되는 혈관확장은 국소 염증 세포 또는 손상된 각질세포로부터 분비되는 염증매개 인자의 확연한 변화에 의해 수반된다. 혈관확장은 일광화상, 열병, 오한, 실신과 같은 전신 증상의 원인이기도 하다. 자외선 유발 손상에 영향을 미치는 환경적 조건들은 노출기간, 계절, 고도, 신체 부위, 피부색소침착 및 이전의 노출 등을 포함한다.

UV-B(290~320 nm)는 사람의 피부에서 홍반을 유발시키는 주요 태양 파장 영역이다. 실제적으로는 UV-B에 비하여 100배 이상 더 많은 양의 UV-A(320~400 nm)가 지구에 도달한다. 그러나 사람에게 홍반을 유발하는 영향은 UV-B보다 약 1,000배 가량 낮다. UV-A는 주름, 피부 위축 및 쉽게 멍듬과 같은 장기적인 UV 효과의 원인이다. 색소침착(pigment darkening)은 자외선 노출에 의한 또 다른 전형적 반응이다. 이는 멜라닌형성세포에 의한 멜라닌 생산의 증가나 멜라닌의 광산화(photooxidation)에 의해서 이루어질 수 있다. 일반적으로 선탠(tanning) 혹은 증가된 색소침착은 자외선광 노출 3일 이내에 나타나는 반면, 광산화는 즉시 나타난다. 선탠 반응은 UV-B 노출에 의해 가장 쉽게 발생하고 홍반과 DNA 손상에 따른 DNA 복구가 동시에 유도된다. 선탠 반응은 피부에서 멜라닌의 보호효과를 증대시키나 UV-A와 가시광선에 대한 노출 이후의 즉각적인 색소침착은 광보호를 개선시키지 못한다. 방사선에 대한 만성적 노출은 다양한 피부 변화를 유도한다. 자외선의 경우, 이러한 변화는 노화를 가속화시키지만, 그 속도는 개인의 기본 피부 색소침착에 따라 달라진다. 피부가 흰 사람들은 검은 사람들보다 더 많은 빈도로 만성적인 피부의 변화를 겪는다. 주근깨 및 멜라닌색소저하 부위(hypomelanotic areas), 주름, 모세관확장증(telangiectasias; 미세 표재성 혈관), 광선각화증(actinic keratosis; 전암병변) 그리고 기저 및 편평 세포암과 악성 흑색종 등의 악성 피부 병변과 같은 색소 변화는 모두 자외선광에 의한 만성 노출의 결과이다.

자외선광에 대한 만성 노출의 중요한 병태생리학적 반응으로 표피 랑게르한스 세포의 현저한 감소가 나타난다. 만성적으로 태양에 노출된 피부는 태양에 노출되지 않는 부위와 비교하여 50% 정도 더 적은 랑게르한스 세포의 수가 존재한다. 이러한 변화는 악성세포에 있는 신생항원의 면역감시를 감소시켜 형질전환을 막지 못하게 한다. 전리방사선의 노출은 전달되는 선량에 따라 다른 종류의 질환을 일으킬 수 있다. 대규모의 급성 노출은 국소적 홍반, 수포, 팽윤, 궤양 및 동통을 유발한다. 잠복기 이후 또는 아급성 만성 노출 후에는 표피 얇아짐, 주근깨, 모세관확장증 및 치유되지 않은 궤양과 같은 특징적 변화가 일어날 수 있다. 또한 방사선의 피부 노출 수년 후에도 다양한 피부의 악성종양이 생성됨이 보고되어 왔다.

전자기 방사선의 독성과는 별도로, 빛의 일부 영역의 자연적 및 환경적 노출은 생존에 있어 유익하기도 하다. 자외선 조사는 7-dehydrocholesterol을 정상적인 내인성 비타민 D의 생산에 필요한 전구체인 previtamin D_3로 변환시키는 데 중요한 역할을 담당한다. 420~490 nm 영역의 푸른색 광선은 피부에서 적혈구세포 붕괴의 생성물인 빌리루빈을 광이성화(photoisomerize)하여 혈청 중 빌리루빈 농도가 높은 소아로부터 이 신경 독성 대사물질을 요중으로 배출시킨다. 또한 자외선광선의 독성 작용을 활용하여 건선(psoriasis)과 같은 과증식성 피부질환의 치료시 인공 광원을 수십년간 사용해 왔다.

19.4.2 광과민증

자외선 및 가시광선에 대한 비정상적인 반응인 광과민증 내인성 또는 외인성 요인에 의해 일어날 수 있다. 다양한 유전적 질환 및 자가면역질환인 홍반성낭창은 자외선광 유발 손상을 회복하는 세포의 능력을 감소시킨다. 색소피부건조증(xeroderma pigmentosum)과 같은 여러 유전적 질환과 자가면역질환인 홍반루푸스(lupus erythematosus)는 자외선광에 의해 유도되는 해로운 영향을 회복시키는 세포의 능력을 손상시킨다. 유전성 또는 화학적으로 유발된 포르피린증(porphyrias)에서는 효소 이상이 헴(heme)을 생산하는 생합성 과정을 방해하여 포르피린 전구체나 유도체가 몸 전체에 축적되도록 한다. 이러한 화합물들은 일반적으로 400~410 nm(Soret band)의 빛에 노출되었을 때 형광을 발하며 이러한 들뜬 상태에서는 세포내 고분자나 산소분자와 상호반응하여 독성 유리기를 만들어 낸다. 빛에 대한 "체질성" 민감성(증후성 만발성피부 포르피린증, porphyria cutanea tarda)은 알코올, 에스트로겐 또는 포르피린 합성에서의 유전적인 결함을 가진 개인에게서 특정 항체에 의해 촉발될 수 있고, 일반적으로 hexachlorobenzene과 다할로겐화 방향족 탄화수소

(polyhalogenated aromatic hydrocarbons)에 의해 "획득성" 민감성이 촉발될 수도 있다.

광독성 외인성 화학물질로부터의 광독성 반응은 전신적 또는 국소적 투여나 노출에 의해 일어날 수 있다. 급성 반응에서는 자외선 광선에 노출 후 수분에서 수시간 내에 피부가 붉게 변하고 수포가 생길 수 있다. 만성 광독성 반응은 노출 부위의 과색소침착 및 피부 비후를 일으킬 수 있다. UV-A (320~400 nm)가 일반적으로 이들 피부 반응의 원인이 되며, UV-B(290~320 nm)도 일부 관여한다.

가장 흔하게 광독성 반응에 관련되는 원인물질을 표 19.5에 열거하였다. 이러한 화학물질은 쉽게 자외선 광선을 흡수하여 고에너지 들뜬상태(higher-energy excited state)를 나타낸다. 산소-의존성 광역학반응(photodynamic reaction)은 이러한 들뜬상태의 분자가 기저상태로 돌아갈 때 나타나는 가장 일반적인 현상이다. 이때에 들뜬 삼중항 상태(triplet-state)의 분자들은 그들의 에너지를 산소에 전달하여 일중항 산소(singlet oxygen)를 형성하거나 환원되어 다른 반응성이 강한 유리기를 형성한다. 이러한 반응 산물은 세포내 구성성분과 고분자에 손상을 일으키고 세포 죽음을 유발할 수 있다. 이렇게 유발된 손상은 각질세포와 더 많은 염증세포를 피부로 모여들게 하는 주위 백혈구로부터의 다양한 면역 매개체를 세밀하게 가동함으로써 광독성의 임상적 증상을 일으킨다.

표 19.5 광독성 화학물질들

푸로쿠마린(furocoumarins)
8-메톡시프소라렌(8-methoxypsoralen)
5-메톡시프소라렌(5-methoxypsoralen)
트리메톡시프로라렌(trimethoxypsoralen)
다환 방향족 탄화수소(polycyclic aromatic hydrocarbons)
안트라센(anthracene)
플루오로안텐(fluoranthene)
아크리딘(acridine)
페난트렌(phenanthrene)
약물(drugs)
테트라사이클린(tetracyclines)
설폰아마이드(sulfonamides)
설포닐우레아(sulfonylureas)
날리디식산(nalidixic acid)
티아자이드(thiazides)
페노티아진(phenothiazines)
비스테로이드성 항염증제(nonsteroidal anti-inflammatory drugs)
염료(dyes)
디스퍼스 블루 35(disperse blue 35)
에오신(eosin)
아크리딘 오렌지(acridine orange)
포르피린유도체(porphyrin derivatives)
헤마토포르피린(hematoporphyrin)

비광역학적(nonphotodynamic) 기전에 의한 광독성 발병의 예로 소랄렌(psoralen, furocoumarin)을 들 수 있다. 소랄렌은 세포 내에 들어가서 DNA에 끼어들어간다. 이어서 UV-A 노출에 의해 소랄렌은 여기상태(excitation)로 전환되어 피리미딘 염기 사이에서 공유결합하여 cycloadduct를 생성하는 광화학적 반응을 야기시킨다. 이것이 결국 DNA의 합성과 복구를 억제하여 임상적 광독성 반응을 일으킨다. 소랄렌은 라임과 셀러리에 높은 농도로 함유되어 있으며 식물성 광선성 피부염이라고 불리는 현저한 수포성 발진을 일으킬 수 있다. 소랄렌에 의해 유도되는 광독성은 약리학적으로 활용될 수 있다. 국소적 또는 경구적으로 투여된 소랄렌은 UV-A의 노출량을 조절하면서 치료 목적으로 사용된다. 소랄렌과 UV-A(PUVA)의 동시 처리는 건선, 습진 및 피부성 T세포 림프종양과 같은 각질세포와 림프구의 과증식성 질병의 조절 시에 실행된다.

광선알레르기 광독성과는 대조적으로 광선알레르기는 전형적인 습진을 유발하는 IV형 지연된 과민 반응이다. 그러므로 광선알레르기는 이전의 감작이 요구된다. 이러한 반응은 광접촉성 피부염과 같은 국소적 노출이나 전신성 광선알레르기에 의해 유도될 수 있다. 일반적으로 광접촉성 피부염의 작용 기전과 전신성 광선알레르기의 작용 기전은 위에서 서술된 알레르기성 접촉성 피부염 유도 기전과 동일하다. 그러나 잠재적으로 광감작성 화학물질이 알레르기반응을 유발시키는 합텐으로 전환되기 위해서는 자외선 광선이 필수적이다. 광선알레르기는 지연성 과민 반응이고 독성반응을 유도하기에는 너무 낮은 농도의 화학물질로도 알레르기가 유도될 수 있기 때문에 일반적으로 광독성과 구별될 수 있다.

광선알레르기 진단은 빛 노출을 하거나 하지 않고 패치 테스트를 수행하여 광접촉과 접촉성 알레르기를 구별한다. 화학물질 및 태양빛 노출로 인해 증상이 나타날 때까지는 시간차가 있기 때문에 환자 개인 기록으로부터 원인 화학물질을 명확하게 밝히는 것은 쉽지 않을 수 있기 때문에, 시험 화학물질의 패널은 약 50개의 일반적인 광항원뿐만 아니라 환자 개인의 자외선 차단제 및 개인용품을 포함시킨다. 광알레르기 위험성을 예측하기 위해 단백질과 반응할 수 있는 기존의 광항원들 중에서 중요한 화학물질의 특징을 파악하고자 노력해 왔다. 이러한 정보는 수용성/지질 분할과 같은 물리적 특성 평가와 아울러 신제품의 검사를 간소화시킬 수 있을 것이다.

19.5 여드름

여드름은 다양한 원인을 가진 여러 형태의 질환이다. 피부기름, 호르몬, 세균, 유전적 및 환경적 요인의 영향이 잘 알려져 있다. 다양한 조건에서 이들 요인 중 하나가 다른 요인들보다 여드름 발생에 있어서 압도적인 영향을 미친다.

여드름을 유발하는(*comedogenic*) 화학물질은 면포성 병변(comedone lesion)을 유발하는데 이것은 개방되거나 폐쇄된 형태가 될 수 있다[속칭 각각 흑여드름과 흰여드름]. 또한 구진, 농포, 낭포 및 흉터는 이 과정을 악화시킬 수 있다. 모낭 및 관련된 피부기름선은 피부기름 안에 잠긴 치밀한 각질세포로 메워진다. 개방성 여드름에서 가장 뚜렷한 색소성 변화는 멜라닌으로부터 유래한다.

19.5.1 염소여드름

염소여드름은 사람에서 모습을 가장 흉하게 만드는 여드름 형태의 하나로서 다할로겐화 방향족 탄화수소의 노출에 의해 발생한다. 염소여드름은 상대적으로 드문 질환이다. 염소여드름은 치료하기가 어렵지만 예방할 수 있는 직업적 또는 환경적 질병이다. 전형적으로 면포와 밀짚색깔의 낭포가 귀 뒤, 눈 주위, 어깨, 등 및 생식기에 생긴다. 여드름 이외에도 다모증(hypertrichosis; 이례적인 부위에 모발이 증가), 과색소침착, 손발톱의 갈변, 결막염 및 눈 분비물 증가 등의 증상이 나타난다.

19.6 피부색소 침착 장애

여러 가지 요인이 피부의 색소침착 현상에 영향을 미친다. 멜라닌은 타이로신(tyrosine)으로 시작하는 일련의 효소적 과정을 통하여 생산된다. 이러한 과정의 이상이나 티로신 유사체에의 노출은 비정상적인 색소침착을 일으킬 수 있다. 과색소침착(hyperpigmentation)은 멜라닌 생산 증가나 상부 진피 내에 내인성 또는 외인성 색소의 침착으로부터 일어난다. 외인성 과색소침착은 진피 조직 내에 금속과 약물의 침착으로 인해 생길 수 있다. 반대로 저색소침착(hypopigmentation)은 멜라닌 상실, 멜라닌형성세포의 손상 또는 혈관의 비정상으로부터 유래하는 색소의 손실이다. 백반증(leukoderma, vitiligo) 및 탈색소(depigmentation) 현상은 피부로부터 멜라닌의 완전한 손실을 의미하고 백자와 같이 흰색의 외관을 갖게 한다. 표 19.6에 색소침착에 변화를 유발하는 화학물질을 열거하였다.

표 19.6 피부색소 침착 장애 원인

I. 과색소침착
자외선광선 노출
염증 후의 변화(멜라닌 및/또는 헤모시더린 침착)
부신기능부전증
내부의 악성종양
화학물질 노출
휘발성콜타르(coal tar volatiles)
안트라센(anthracene)
피크린산(picric acid)
수은(mercury)
납(lead)
비스무트(bismuth)
푸로쿠마린[furocoumarin(솔라렌: psoralen)]
히드로키논(hydroquinone)
약물
클로로킨(chloroquine)
아미오다론(amiodarone)
블레오마이신(bleomycin)
지도부딘(zidovudine, AZT)
미노사이클린(minocycline)
II. 저색소침착/탈색소/백반증
염증 후의 색소 손실
백반증(vitiligo)
화학물질에 의한 백반증/저색소침착증
히드로키논(hydroquinone)
히드로키논의 모노벤질, 모노에틸 및 모노메틸 에테르류 (monobenzyl, monomethyl and monomethyl ethers of hydroquinone)
p-(*t*-부틸)페놀[*p*-(*t*-butyl)phenol]
메르캅토아민(mercaptoamines)
페놀 살균제(phenolic germicides)
p-(*t*-부틸)카테콜[*p*-(*t*-butyl)catechols]
뷰틸화 히드록시톨루엔(butylated hydroxytoluene)

19.7 두드러기

이전 또는 지속적 노출에 의해 IgE 항체를 형성하게 한 항원의 경우, 이후의 이 항원에 의한 접촉은 즉각적인 제I형 과민반응(12장 참조)을 통해 몇 분 안에 두드러기를 유도할 수 있다. 두드러기(hives)는 일반적으로 가려움증이나 따끔거림이 있는 발진을 생성하고 붉게 보인다. 두드러기는 보통 몇 시간 내에 사라지나 드물게 하루 또는 이틀 동안 지속되기도 한다.

음식 알레르기와 약물들이 급성 두드러기를 유발하는 주요 원인이나 많은 다른 원인 또한 알려져 있다. 특정한 음식 알레르기(예: 땅콩, 생선, 조개 등)는 생명을 위협하는 아나필락시스 쇼크를 유발할 수 있다. 아편 성분을 함유하는 약물은 비만세포로부터 항체의 생성과 무관하게 직접적인 히스타민의 방출을 초래한다. 반면에 비스테로이드성 항염증제는 아라키돈산 대사 또는 밝혀지지 않은 기전에 의해서 히스타민 방출을 초래할 수 있다고 알려져 있다.

직업적 환경에서의 접촉성 두드러기는 식물 또는 동물성 단백질의 노출로부터 야기될 수 있고 아토피 환자의 경우에는 보다 빈번하게 발생한다. 미용사나 식품, 식물, 동물 제품을 자주 다루는 여러 직업을 가진 사람들에게 두드러기 반응이 일어날 수 있다. 라텍스 고무에 의한 알레르기성 접촉성 피부염은 직업적 건강 관리에서 흔하게 관찰되는 문제이다. 라텍스 단백질은 즉각적인 I형 과민 반응을 유도하는 경향이 있으며, 그 반응은 가벼운 피부 반응에서부터 아나필락시스 및 죽음에 이르기까지 다양하다. 표 19.7에 접촉성 두드러기를 유발한다고 보고된 원인 물질들을 기술하였다.

표 19.7 접촉성 두드러기를 유발하는 것으로 보고된 물질

화학물질	음식
무수물(anhydrides)	동물내장
메틸헥사히드로프탈릭무수물 (methylhexahydrophthalic anhydride)	사과
헥사히드로프탈릭무수물 (hexahydrophtalic anhydride)	양엉겅퀴
무수말레인산(maleic anhydride)	천문동
항생제	소고기
바시트라신(bacitracin)	맥주
스트렙토마이신(streptomycin)	당근
세팔로스포린(cephalosporins)	닭고기
페니실린(penicilin)	사슴고기
리파마이신(ripamycin)	계란
안식향산(benzoic acid)	물고기
염화코발트(cobalt chloride)	양고기
부틸히드록시아니솔(butylhydroxyanisol, BHA)	겨자
부틸히드록시톨루엔(butylhydroxytoluene, BHT)	파프리카
카르복시메틸셀룰로스(carboxymethylcellulose)	감자
염산시클로펜톨레이트(cyclopentolate hydrochloride)	돼지고기
디페닐구아니딘(diphenyl guanidine)	쌀
에폭시수지(epoxy resin)	딸기
포름알데하이드(formaldehyde)	칠면조고기
방향제(fragrances)	
페루발삼(Balsam of Peru)	
신남알데하이드(cinnamic aldehyde)	
이소시안산염(isocyanates)	
디페닐메탄-4, 4-디이소시안산염(diphenylmethana-4,4-diisocyannate)	
박하뇌(menthol)	
식물, 목재, 나무 및 잡초(plants, woods, trees and weeds)	
유액(latex)	
초산페닐수은(phenylmercuric acetate)	
키실렌(xylene)	

19.8 중독성 표피 박리증

중독성 표피 박리증(toxic epidermal necrolysis, TEN)은 극도로 생명을 위협하는 피부과 질환 중의 하나로서 약물과 화학물질에 의해 유발된다. 가장 심한 경우에, TEN은 진피층으로부터 표피 표면의 30% 이상이 분리되고, 일반적으로 점막의 심각한 부식을 동반하며 치사율은 30% 정도에 달한다. TEN은 일반적으로 처음 며칠 동안 열, 기침, 인후통 및 불쾌감 등의 상부 호흡기 감염 증상과 유사하지만 수일 후에 피부 병변이 분명해지면 즉각적인 진단을 통해 생존 기회를 높여야 한다.

항경련제, 비스테로이드성 항염증제, 항균성 설폰아마이드, 알로푸리놀 및 네비라핀을 포함한 거의 200개의 약물이 이 증후군을 유발하는 주요 원인으로 보고되었다. 이 특이한 약물 반응을 야기하는 기전은 철저히 연구하고 있으며 현재의 가설로는 HLA 유전자형과 인종적 배경이 관련된 것으로 밝히고 있다.

이 증후군의 특징은 표피 각질세포의 대규모 세포자멸사(apoptosis)이다. 세포내 증가된 종양괴사인자 및 FAS 리간드를 포함한 세포 표면 세포사 수용체가 이러한 세포자멸사를 매개하는 후보물질로 인식되고 있다. 또한 약물 감수성을 지닌 자연살해세포 및 세포 독성 T 림프구, 분비물인 granulysin 및 기타 선천성 면역 반응 성분이 각질세포의 사멸을 유도할 수 있다. 치료법의 효능을 단정짓기는 어렵지만, 유망한 접근법으로 면역 억제(cyclophosphamide, cyclosporine) 또는 정맥 내 면역 글로불린 요법을 활용한 세포자멸사 수용체 차단 방법이 시도되고 있다.

19.9 피부암

19.9.1 방사선

이온화 파장과 자외선 파장으로부터 나오는 방사선은 피부암을 유발한다. 20세기로 접어들면서 방사능 원소가 발견된 직후에, X선이 심한 화상, 편평세포암(squamous cell carcinoma)과 기저세포암(basal cell carcinomas)을 유발할 수 있다는 것이 관찰되었다. 20세기 중반까지 다양한 피부질환(여드름, 아토피성 피부염, 건선 및 백선)에 대해 X선이 치료 목적으로 사용되어왔기 때문에, X선으로 유발된 비흑색종 피부암(nonmelanoma skin cancers, NMSC)은 20세기 내내 계속 관찰되었다. X선으로 인한 비흑색종 피부암 발생은 흔하지는 않지만, 피부 위축(dermal atrophy)이나 경화증(sclerosis)은 체내 악성종양의 X선 치료 후 발생하는 방사선 피부염의 후유증으로 종종 나타난다.

19.9.2 자외선 유도 피부암

피부암은 미국에서 사람에서 가장 흔한 신생물이다. 자외선에 의해 유도되는 피부암의 대부분은 비흑색종 피부암과 피부 악성 흑색종이다. UV-B(290~320nm)는 피리미딘 이합체(pyrimidine dimer)와 8-oxoguanine 변형을 유도하여 중요한 유전자에 변이를 일으킨다. p53 종양억제 유전자가 거의 모든 편평세포암에 있어서 표적이 되어 왔다. p53 단백질은 DNA 손상이 복구될 때까지 세포주기를 억제하고 세포자멸사를 유발할 수도 있기 때문에 그 단백질의 손실은 돌연변이된 세포의 유전체를 불안정하게 하고 그 돌연변이된 세포들을 성장하게 해준다. 자외선 광선은 피부 종양의 생존에 도움을 줄 수 있는 면역억제 효과도 가지고 있다. 피부암의 발생빈도는 열대지방과 밝은 피부색의 백인에서 가장 높다. 정상적인 개인에서는 암을 잘 유발시키지 않은 태양 노출이지만 피부의 조기노화를 일으킨다. 이러한 이유로 일광욕은 권장되지 않으며 선크림 사용이 권장되고 있다.

19.9.3 다환 방향족 탄화수소

다환 방향족 탄화수소(polycyclic aromatic hydrocarbon, PAH)가 많이 포함되어 있는 물질[콜타르(coal tar), 크레오소트(creosote), 피치(pitch) 및 그을음(soot)]은 사람과 동물에서 피부 발암물질로 작용한다. 다환 방향족 탄화수소의 산화적 생체내변화는 DNA 부가물(adducts)을 형성할 수 있는 친전자성 에폭시드(electrophilic epoxide)를 생산한다. 에폭시드의 재배열에 의해서 생성되는 페놀은 퀴논(quinone)으로 더욱 산화되어 독성 친전자성 물질인 활성산소종을 생성한다. 이러한 화합물들(예: 아스팔트로 가공한 지붕 방수지)에 대한 직업적 노출은 태양 노출과 더불어 추가적인 피부암 위험요소가 된다.

19.9.4 마우스 피부 종양 촉진

마우스 피부는 발암성 시험을 위한 중요한 표적 장기로 활용되어 왔다. 마우스 피부에서 관찰되는 편평세포암의 발생은 사람의 일반적인 발암성 위험의 증서로서 인정된다. 마우스 피부에서의 편평세포암의 발생 기전 연구로부터 사람의 편평세포암의 일반적인 발생 기전을 많이 배울 수 있었다. 마우스 피부 발암모델의 장점은 실험설계에 따라 발암 과정을 개시, 촉진 및 진행 단계로 나눌 수 있다는 점이다.

19.9.5 비소

비소는 공기, 물 및 음식에서 소량으로 자주 접하게 되는 지각에 풍부한 원소이다. 제련작업장과 비소함량이 높은 바위층에서 유래한 우물물로부터의 과도한 노출은 비소각화증(arsenical keratosis, 전암성 병변), blackfoot 질병(내피세포의 손상으로 인한 순환성 질병) 및 피부와 다른 여러 장기(방광, 폐, 간)의 편평세포암을 유발할 수 있다고 알려져 있다. 아비산염(arsenite; 3가 산화상태)은 단백질의 thiols에 강력하게 결합하여 DNA 복구를 저해하고, 비산염(arsenate; 5가 산화상태)은 DNA와 같은 거대분자의 인산염을 대체할 수 있지만, 그 생성된 에스테르는 불안정하다. 비소는 또한 DNA 메틸화를 변화시키고 각질세포 분화 지표를 저해하며 표피에서 성장 인자 분비를 촉진시킨다. 비소에 노출된 사람과 동물의 소변에서 독성이 훨씬 적은 모노- 또는 디메틸-비산염(mono- and dimethyl arsenate)이 관찰되기 때문에 메틸화가 가장 가능성 있는 비소 해독 기전으로 간주되고 있다.

참고문헌

Chilcott RP, Price S(eds.): *Principles and Practice of Skin Toxicology*. Hoboken, NJ: John Wiley & Sons, 2008.
Monteiro-Riviere NA: *Toxicology of the Skin*. New York: Informa Healthcare, 2010.
Wilhelm KP, Zhai H, Maibach HI: *Dermatotoxicology*, 8th ed., New York: Informa Healthcare, 2012.

연습문제

1. 다음 중 피부 조직에 관한 내용으로 틀린 것은?
a. 표피에 대한 혈액 공급은 진피-표피 경계부에서 시작된다.
b. 멜라닌은 멜라닌형성세포에 의해 만들어지고 저장된다.
c. 각질층은 생존할 수 없는 세포들로 구성된다.
d. 세포가 각질층에서 빠져나오려면 약 2주가 걸린다.
e. 배아층의 줄기세포는 표피층의 각질세포를 보충한다.

2. 피부를 통한 약물 전달에 관한 설명 중 옳지 않은 것은?
a. 낮은 pH에 대한 약물 노출을 방지할 수 있다.
b. 초회 통화 대사를 피할 수 있다.
c. 장기간에 걸쳐 지속적으로 주입할 수 있다.
d. 약물 혈장 농도의 큰 변화를 피할 수 있다.
e. 약물 전달의 안전성을 증가시킨다.

3. 자극성 피부염 및 접촉성 피부염의 증상이 아닌 것은?
a. 피부연화
b. 홍반
c. 벗겨짐
d. 경화
e. 물집

4. 니켈은 알레르기성 접촉성 피부염의 일반적인 원인이다. 어떤 유형의 과민 반응을 유도하는가?
a. 제I형
b. 제II형
c. 제III형
d. 제IV형
e. 제V형

5. 광독성에 관한 내용으로 틀린 항목은?
a. 멜라닌은 주로 UV-B 방사선의 흡수를 담당한다.
b. UV-A는 사람에게서 일광 화상을 유발하는 주 원인이다.
c. IL-1 분비는 일광 화상 관련 전신 증상의 원인이다.
d. 멜라닌 색소 침착은 자외선 노출에 대한 일반적인 반응이다.
e. 자외선 노출은 각질층을 두껍게 만든다.

6. 광알레르기에 관한 내용을 옳은 것은?
a. III형 과민 반응의 형태를 나타낸다.
b. 자외선에 노출되지 않고 발생할 수 있다.
c. 합텐에 의해 매개된다.
d. 접촉성 피부염처럼 알레르기 반응을 테스트할 수 없다.
e. 종종 첫 번째 노출시 발생한다.

7. 다음 중 표피를 통한 확산이 가장 천천히 일어나는 피부 부위는?
a. 손바닥
b. 이마
c. 음낭
d. 발바닥
e. 복부

8. 광과민증에 관한 다음 문장 중 틀린 항목은?
a. 포르피린병은 헴 합성이 부족하기 때문에 빛에 민감하게 되는 질병이다.
b. 루푸스 환자는 자외선으로 인한 손상을 치료할 수 없다.
c. 만성 광독성 반응은 종종 과색소침착을 초래한다.
d. 광알레르기는 제IV형 과민 반응을 나타낸다.
e. 자외선 조사는 피리미딘 염기 사이에 cycloadducts를 생성한다.

9. 여드름의 원인이 아닌 것은?
a. 피부기름선이 막힘
b. 호르몬
c. 바이러스
d. 유전적 요인
e. 환경 요인

10. 두드러기에 관한 설명으로 옳지 않은 것은?
a. 두드러기는 지연된 과민 반응이다.
b. 두드러기는 부분적으로 비만세포로부터의 히스타민 방출에 의해 매개된다.
c. 라텍스는 두드러기를 유발하는 일반적인 화학적 원인물질이다.
d. 몇 가지 식품은 접촉성 두드러기를 유발하기도 한다.
e. 두드러기는 IgE 항체에 의해 매개된다.

생식계의 독성

Toxic Responses of the Reproductive System

20장

Paul M.D. Foster and L. Earl Gray Jr.

20.1 서론

20.2 생식 주기

20.3 생식 발달과 성분화

20.4 배우자형성

20.5 신생아 발달

20.6 유아 발날

20.7 사춘기 발달
- 20.7.1 사춘기의 설치류 모델

20.8 성적 성숙
- 20.8.1 시상히부-뇌하수체 생식샘 축
- 20.8.2 난소 기능
  - 난자형성
  - 사례연구: Busulfan
- 20.8.3 난소주기
- 20.8.4 배란 후의 과정
  - 난관
  - 자궁

20.9 정소 구조 및 기능
- 20.9.1 독성의 표적
- 20.9.2 정소 구조와 정자형성
- 20.9.3 정자형성 이후의 과정
- 20.9.4 발기와 사정
- 20.9.5 수컷에 작용하는 사례연구
  - *m*-Dinitrobenzene
  - Ethylene Glycol Monomethyl Ether(EGME)

20.10 수정

20.11 착상

20.12 태반

20.13 임신

20.14 분만

20.15 수유

20.16 노화

20.17 내분비계 장애물질
- 20.17.1 인간과 동물에게 알려진 EDCs의 영향
  - 인간 성분화에 대한 약물 효과
  - 동물과 인체에게 식물과 균류의 알려진 영향
  - 인체에 유기염소 화합물의 알려진 영향
  - 산업적 노출
- 20.17.2 환경 안드로겐
- 20.17.3 환경 항안드로겐
  - 살균제
  - Linuron(제초제)
  - *p, p′*-DDE(살충제의 대사물)
  - 프탈레이트류(가소제)
- 20.17.4 환경 에스트로겐
- 20.17.5 EDC 검색 프로그램
  - In Vivo 포유류 검색법
  - 대체 검색법

20.18 생식 독성 시험
- 20.18.1 검색 및 다세대 시험
- 20.18.2 내분비계 장애물질 시험
- 20.18.3 약물의 시험법

20.19 생식 독성 평가

요점

- 생식샘은 두 가지 기능을 갖는다: 성호르몬을 분비하는 내분비 기능과 생식세포의 생산(배우자형성)과 관계하는 비내분비 기능.
- 난소 또는 정소의 배우자형성 기능과 분비 기능은 뇌하수체에서 분비되는 여포자극호르몬(follicle-stimulating hormone, FSH)과 황체형성호르몬(luteinizing hormone, LH)의 분비에 의존한다.
- 세포 사이의 모세혈관과 정세관 측면 사이의 혈액-정소 장벽은 혈액과 정세관 안쪽 용액 사이에 화학물질/약물의 자유로운 교환을 저해하거나 지연시킨다.
- 생체 이물질은 직접적으로 시상하부와 시상하부 관련 호르몬들과 생식샘자극호르몬들의 분비에 변화를 가져오는 뇌하수체전엽에 작용할 수 있다.
- 스테로이드 호르몬 생합성은 부신 피질, 난소와 정소를 포함한 몇몇 내분비 기관에서 일어난다.
- 생체 이물질의 방해 부위로는 난소형성, 배란, 성적 수용성 발달, 성교, 생식세포와 수정란의 이동, 수정과 착상을 들 수 있다.
- 생체 이물질은 남성 생식 기관의 구조, 정자생성, 안드로겐 호르몬 분비와 부속 기관 기능에 영향을 미칠 수 있다.

20.1 서론

화학물질들은 남성과 여성의 생식에 악영향을 미칠 수 있다. 최근 인체의 수정에 있어서의 경향은 정상 생식을 감소시키는 가능성에 주목하고 환경 화학물질과 약물에 노출이 여기에 영향을 미칠 수 있다고 여겨진다. 생식 주기는 그림 20.1에 개략적으로 나타내었다.

20.2 생식 주기

수많은 복합적 과정이 동물과 사람의 삶 주기의 다른 단계에서 최적의 수행을 위한 적절하고 연속적인 순서로 조화롭다. 정자와 난자의 수정 후, 수정란은 초기 배아로의 성숙을 하면서 난관을 따라 이동해야 한다. 그리고 배아는 성공적으로 자궁에 착상을 하고, 분화하고, 태반을 만들고, 정상적인 배아형성과 함께 태아로 발달한다.

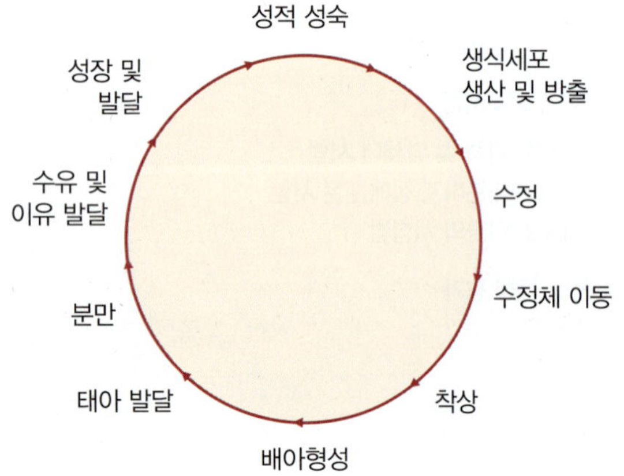

그림 20.1 생식 주기.

성적 성숙은 생식샘에서 생식세포의 생산으로 나타낸다. 부모세대 동물에서 한 번 생식 수명이 끝나고, 생식 노화의 과정이 일어난다. 이 과정은 모두 조직과 세포 사이에 복잡한 상호 작용을 일으키고 중요한 신호와 정확한 시간을 나타내는 호르몬의 조절하에서 일어난다. 이 모든 과정은 생식에 악영향을 가져오는 사건을 방해할 특정 화학물질의 작용에 표적이 될 수 있어서, 생존 가능한 자손의 정상적인 생식이 일어나지 않을 수 있다.

생식 독성에 대한 설명은 노출 및 효과와 함께 생애 단계와 관련되어야 한다. 화학물질은 다른 작용/기전을 통해서 그리고 다른 생애 단계에서 생식에 다른 영향을 가질 수 있다. 확실히, Paracelsus의 격언을 "독을 만드는 것은 복용량의 시기이다"로 변형하는 것은 독성의 특성에 유용할 수 있다. 이는 독성 화학물질의 용량과 결과로 생긴 효과가 화학물질을 투여하고 평가하는 동물의 생애 단계에 의존한다.

20.3 생식 발달과 성분화

임신 7주 동안, 남성과 여성의 형태학적인 특성이 발달하기 시작한다. 생식샘 분화는 정소를 형성하는 데 필요한 유전자를 포함하고 있는 Y 염색체의 신호에 의존한다. 그 중 하나가 *SRY* 유전자로 Y 염색체의 짧은 팔 부위에 위치한 성 결정 부위(sex-determining region)이며 정소 기관 형성에 관여하는 다른 유전자들의 전사를 개시하는 스위치의 역할을 한다.

SRY 단백질의 부재는 생식샘이 난소로 분화하기 전의 짧은 기간 동안은 미분화로 남아 있는다.

안쪽의 레히디히세포(Leydig cell)는 남성 성호르몬인 테스토스테론을 생산하고, 이는 볼프관(Wolffian duct, mesonephric duct)과 외부 생식기의 남성적 분화를 가져온다. 그림 20.2에서 남성의 성분화를 다이어그램으로 나타냈다. 설치류와 사람에게서 태아 정소 안드로겐 생산은 적절한 정소 발달, 정상적 남성 성분화, 볼프관에서 부정소, 정관, 정낭으로의 분화에 필수적이다.

레히디히 안쪽 세포에서 만들어진 안드로겐은 볼프관에서 남성 생식관의 형성을 촉진하고, 세르톨리세포(Sertoli cell)는 뮐러관 저해물질(항뮐러호르몬)을 생산한다. 이는 뮐러관의 발달 또는 여성 생식관의 발달을 저해한다.

사람에게 외부 생식기는 임신 9주차까지는 구별되지 않고 임신 12주차까지도 완전하게 분화하지는 않는다. 외부 생식기의 발달은 생식샘 분화와 일치한다. 태아 정소의 안드로겐이 안드로겐의 외부 생식기의 남성화를 유도하는 원인이 된다. 그러므로 남성뿐 아니라 여성의 생식 기관의 발달은 전체적으로 호르몬에 의존적이며 내분비계 장애에 선천적으로 더욱 민감하다.

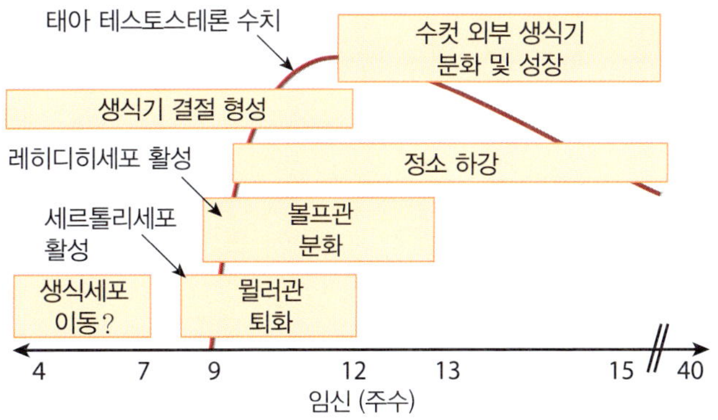

그림 20.2 임신 중의 남성의 성분화. (Reproduced with permission from Klonisch T, Fowler PA, Hombach-Klonisch S: Molecular and genetic regulation of testis descent and external genitalia development, *Dev Biol*, 2004, Jun1; 270(1):1-18).

20.4 배우자형성

생식세포의 생산에서 대단히 중요한 특징은 두 번의 세포분열 사이에 DNA 복제가 없는 감수분열 과정이다. 그 결과 부모 세포의 염색체 절반을 가지는 4개의 딸세포가 생긴다. 포유류의 난자(그림 20.3)는 태아 발달 동안 감수분열을 시작하지만 감수분열 1기에서 도중에 멈추고 배란까지는 첫 분열을 완료하지 않는다. 두 번째 분열은 난자가 수정이 된 경우에 완료가 된다. 남성의 경우 감수분열은 사춘기에 시작하고 계속 진행되어서 정자세포형성 과정이 전기에서 감수분열 두 번째 분열까지 일주일이 채 걸리지 않는다. 이 전략적 차이는 독성물질의 활성에 있어서 영향을 갖거나 세포가 공격에 취약한 중요한 시기를 갖게 된다. 암컷 포유류가 생산하는 난자의 구성은 탄생 시에 완성되는 반면, 수컷이 생산하는 정자세포의 많은 수를 유지하기 위한 줄기세포(정모세포)의 변화를 이해하는 것이 중요하다.

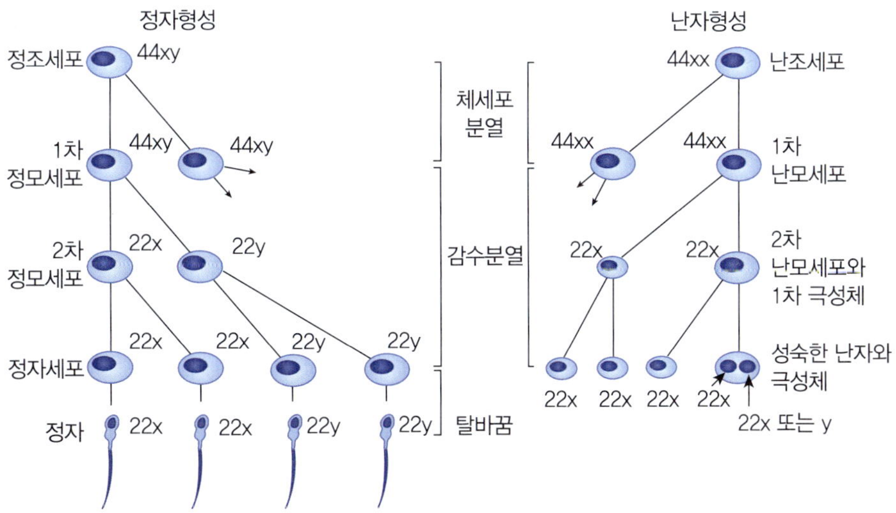

그림 20.3 세포 복제(체세포분열)와 세포의 생식분열(감수분열)은 정자형성, 난자형성 그리고 수정을 야기한다.

20.5 신생아 발달

임신 후기와 출생에서 수컷 랫드는 암컷 랫드보다 2배 이상 긴 항문생식기간거리(anogenital distance, AGD)를 나타낸다. 사람에게도 이와 상응하는 성차가 있다. 사람과 랫드를 포함한 많은 포유류에서 수컷이 암컷보다 더 공격적인 놀이에 참여한다. AGD와 행동은 호르몬제와 항호르몬제에 노출에서 바뀔 수 있다.

20.6 유아 발달

유아기 발달 동안, 시상하부-뇌하수체 축의 성숙뿐 아니라 여성의 유두와 유륜의 변화가 나타난다. 유두의 변화는 태아기의 안드로겐에 의해 유도된 유두 위축으로 남성에서는 나타나지 않는다. 태아기 안드로겐을 처치한 암컷은 생식 기관의 기형(수컷 기관의 잔존 또는 질의 발육부전)이 나타날 수 있다.

20.7 사춘기 발달

사춘기는 시상하부-뇌하수체-생식샘 축(hypothalamic-pituitary-gonadal axes, HPG axes)과 시상하부-뇌하수체-부신 축(hypothalamic-pituitary-adrenal axes, HPA axes)의 활성에 의해 시작된다(그림 20.4). 사춘기가 시작될 때, HPG 축은 생식샘자극호르몬 방출호르몬(gonadotropin-releasing hormone, GnRH)의 빈도와 진폭을 증가시켜 분비하고, 뇌하수체 전엽에서 황체형성호르몬(luteinizing hormone, LH)과 난포자극호르몬(follicle stimulating hormone, FSH)의 박동성 있게 분비하도록 한다. 그러면 LH와 FSH는 생식샘을 자극하여 생식샘 호르몬 생산의 시작으로 성선기능개시를 가져온다. 여성은 배란 전의 성숙 여포의 포막세포에서 안드로겐의 분비와 과립세포에서 에스트라디올이 분비되고 배란 후에 황체로부터 프로게스테론이 분비된다. 남성은 LH가 정소의 합성과 레히디히세포에서 안드로겐과 인슐린 유사 펩티드 3 호르몬(insulin-like peptide 3 hormone)의 분비를 자극한다.

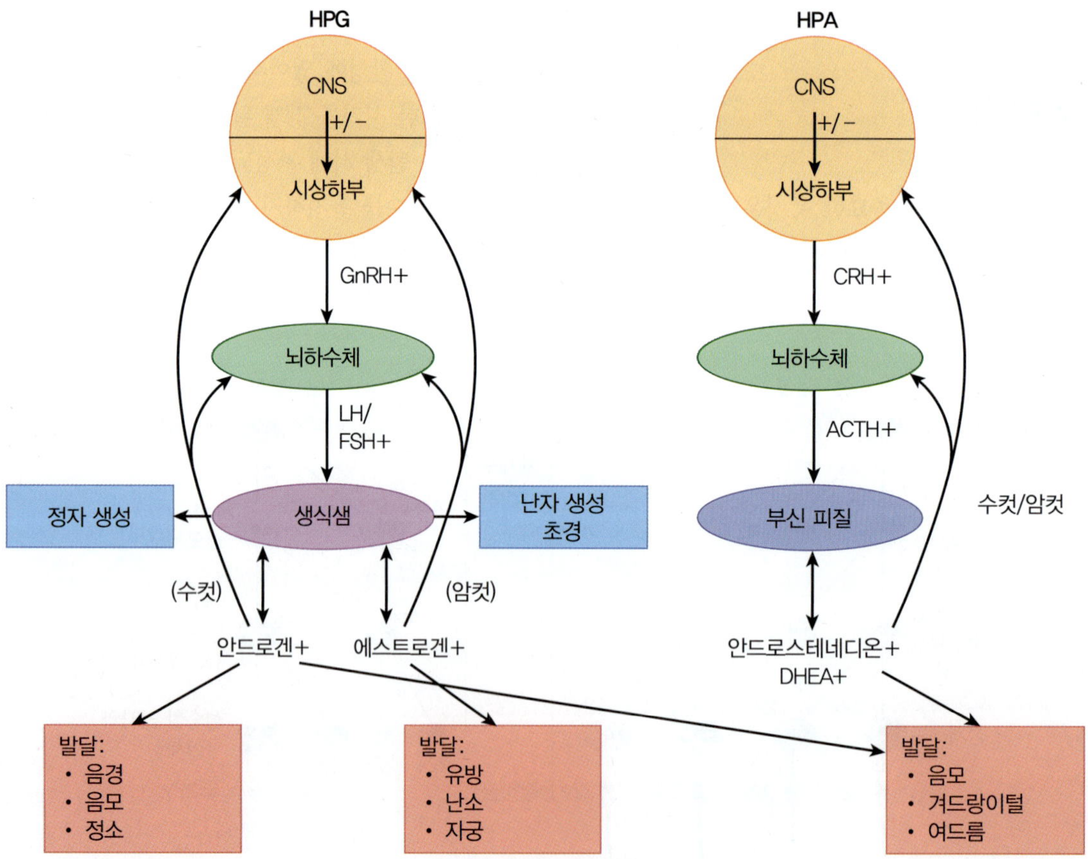

그림 20.4 남성과 여성에서 사춘기의 내분비 조절. −는 억제 작용을, +는 상승 작용을 각각 표시함.

전체적인 사춘기 변화가 일어나지 않았을 때 나타나는 미성숙 유방발육(2차 가슴 발달)과 미성숙 음모발달을 종종 가성 성조숙 사춘기라고 한다. 여자 소아의 미성숙 유방발육과 남자 소아의 여성형 유방은 에스트로겐 함유 개인 관리와 "천연" 용품에 직접 노출되어 나타난다. 이 상태의 부적당한 결과는 지속적인 노출과 함께 소아의 역연령(chronological age)과는 부적절한 성적-사회적 행동과 에스트로겐이 장뼈의 성장판에 미치는 영향 때문에 나타나는 작은 키 등이 나타날 수 있다. 조기 황반은 유방암 및 자궁내막증과 같은 질병을 일으킬 가능성을 높일 수 있다는 우려도 제기되었다.

사춘기 변화와 폴리염화비페닐(polychlorinated biphenyls, PCBs), 브롬화 난연제, 다이옥신, 헥사클로로벤젠, 엔도설판 같은 할로겐화 유기 화학물질과 중금속에 대한 지속적인 환경 노출과의 연관성이 연구되었지만, 사춘기를 바꾸는 데 있어서 이들 화학물질의 원인이 되는 역할에서는 논란이 있다.

20.7.1 사춘기의 설치류 모델

설치류는 사춘기에 대한 독성물질의 효과를 연구하는 데 중요한 동물 모델이다. 실험실 랫드에서 사춘기를 알리는 기준이 수컷에서는 음경포피분리(preputial separation, PPS)의 연령, 암컷에서는 질개구(vaginal opening, VO) 및 첫 발정 연령이다.

랫드에서 사춘기 징후의 발생은 2,3,7,8-tetrachlorodibenzo-*p*-dioxin(TCDD), 부설판, 안드로겐과 내분비계 장애물질(EDCs)에 자궁 내 또는 수유로 급성 노출 후에 변경될 수 있다. 또한 랫드에서 사춘기 징후의 발생은 항안드로겐 화학물질에 사춘기 즈음의 노출 이후 느려진다. 사춘기에서 성숙기에 성부속샘과 다른 안드로겐-의존 조직(예: 근육과 신경계)은 성숙과 기능 유지를 위한 테스토스테론과 5α-디하이드로테스토스테론에 의존한다.

20.8 성적 성숙

20.8.1 시상하부-뇌하수체-생식샘 축

FSH와 LH은 뇌하수체 전엽에서 합성되어 방출되는 당단백질이다. 시상하부의 신경 내분비 신경세포는 시상하부 망계를 통해 뇌하수체로 분비되어 방출 또는 방출을 억제하는 인자를 분비하여 뇌하수체의 호르몬을 분비 촉진 또는 억제하도록 한다. GnRH은 생식샘자극세포에 작용하여 FSH와 LH의 방출을 촉진하도록 한다.

신경내분비 신경세포는 나쁜 영향을 줄 수 있는 모노아민류(노르에피네프린, 도파민, 세로토닌)를 포함하는 신경 말단을 갖는다. Reserpine, chlorpromazine, monoamine oxidase (MAO) 저해제는 생식샘자극호르몬의 생산에 영향을 줄 수 있는 뇌의 모노아민류의 작용 또는 구성들을 변경시킨다.

암컷(그림 20.5)에서, LH는 스테로이드 호르몬의 합성을 유도하는 난소의 포막세포에 작용한다. 특히 프로게스테론과 안드로겐이 과립세포로 이동하고, FSH 자극을 받은 과립세포에서 에스트라디올을 생산한다. 형성된 스테로이드는 시상하부와 뇌하수체로 음성피드백하여 생식샘자극호르몬의 합성을 조절한다.

수컷(그림 20.6)도 비슷하게 FSH가 우선적으로 세르톨리 세포에 작용하고 정원세포의 체세포분열 활동을 촉진한다. LH는 간극의 레히디히세포에서 스테로이드 합성을 촉진한다. 정소의 기능(정자 또는 테스토스테론의 생산) 결함은 정소의 호르몬에 의한 음성피드백 효과가 부족하여 혈청의 FSH와 LH의 수치 증가로 나타난다.

HPG 피드백 시스템은 매우 세심하게 조율되는 호르몬 과정이다. 간 또는 신장에서의 내인적인 성스테로이드의 생체 전환을 변경하는 독성물질은 뇌하수체 피드백 시스템을 방해할 수도 있다.

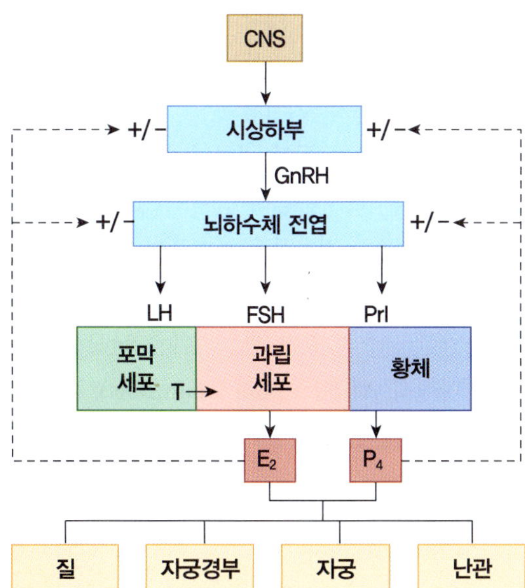

그림 20.5 암컷 생식 주기의 내분비 조절. CNS, 중추신경계; GnRH, 생식샘자극호르몬 방출호르몬; LH, 황체형성호르몬; FSH, 난포자극호르몬; Prl, 프로락틴; T, 테스토스테론; E_2, 에스트라디올; P_4, 프로게스테론.

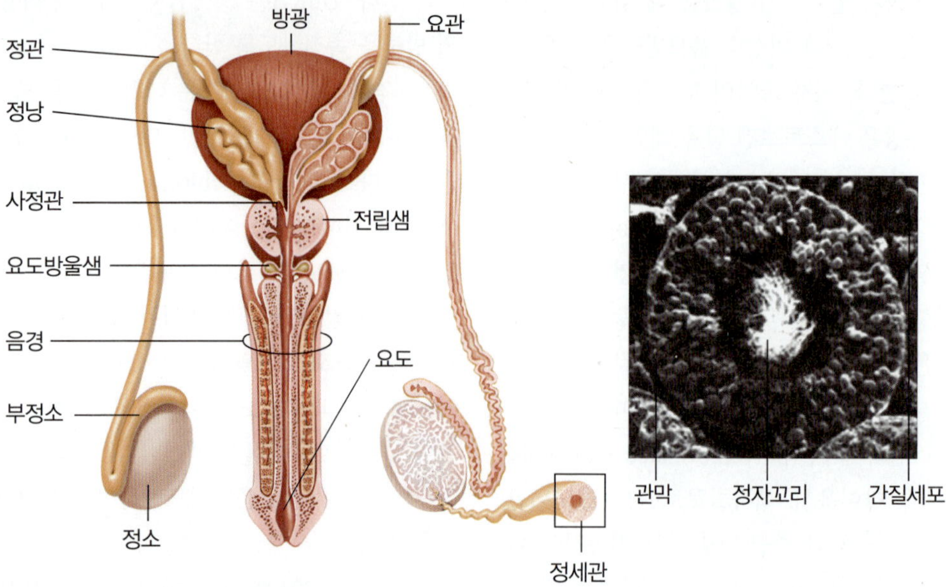

그림 20.6 남성 생식계.

20.8.2 난소 기능

난자형성 사람의 난소에는 출생 시에 약 40만 개의 여포가 존재한다. 출생 후, 많은 부분이 극체(여포의 죽음)가 되고, 남은 것도 지속적으로 수가 줄어든다. 난모세포를 손상시키는 화학물질은 여포 수의 감소를 촉진시키고 암컷의 수정 능력을 감소시킬 수 있다. 출생 시 가지고 있던 난모세포의 약 절반 정도만이 사춘기에 남게 된다. 그 수는 30살 즈음에 약 25,000개로 줄어든다. 여성의 가임기 동안에 약 400개의 1차 여포가 성숙한 난자로 된다. 대략 30년의 생식력 동안 다양한 성장 단계의 여포를 계속 발견할 수 있다. 폐경기 후, 여포는 더 이상 난소에 존재하지 않는다.

난소 무게는 발정주기 동안 변화되지 않더라도 난소 무게와 조직학적 결과는 독성물질이 암컷의 생식계에 미치는 영향에 대한 매우 유용한 정보들을 보여준다. 난소 무게는 난모세포의 감소 또는 HPG 축의 방해로 인해 감소될 수 있다. 독성물질은 다양한 난소의 병변, 난소과다증, 난모세포 고갈, 간극세포의 과다형성, 백체(corpora albanicans), 황체 부재 등을 유발한다.

사례연구: Busulfan 부설판은 사람에는 만성 골수성 백혈병, 심각한 혈소판 증가증과 진성적혈구 증가증과 같은 골수 증식성 장애를 포함한 심각한 질병을 치료하기 위해 사용되는 알킬화제이다. 부설판은 난소 기능부전을 야기시키고 여자 소아의 사춘기 지연 또는 방해를 야기시킨다.

설치류에서는 부설판의 투여는 특히 생식세포 발달을 저해한다. 자손들은 영구적인 생식능력 변화와 CNS의 변화를 나타낸다. 이 노출로 인하여 가장 심각한 암컷의 영향은 발정주기 또는 자발적인 성적 행위를 나타내지 않는 것이다. 비슷한 용량으로 암수의 생식기가 영향을 받더라도 수정과 생식샘 호르몬의 생산은 수컷 자손보다 암컷 자손에서 더욱 쉽게 장애를 입는다. 이는 난모세포의 부재에 있어서 난소의 스테로이드 생산 세포를 차별화할 수 없기 때문이다. 암컷의 생식 독성물질의 작용부위를 개략적으로 그림 20.7에 나타냈다.

20.8.3 난소주기

뇌하수체 생식샘자극호르몬의 주기적인 분비가 난소의 프로게스테론과 에스트로겐의 분비를 가져오는 것을 그림 20.8에 나타냈다. 암컷 성스테로이드는 배란을 결정하고 암컷의 부속 성기관이 수컷 정자를 받아들이도록 준비한다. 내분비계의 어느 단계라도 이 축이 방해를 받으면, 불임을 가져오게 된다. 예를 들어 일시적인 LH의 급증을 차단하는 화학물질은 배란을 막거나 지연시킬 수 있으며 늦춰진 난자의 수정은 불임 또는 낮은 생식력을 가져온다.

20.8.4 배란 후의 과정

암컷의 부속 성기관 기능은 배란된 난자 및 사정된 정자를 이어준다. 생식기관 유액의 점도와 화학적 구성요소뿐 아니라

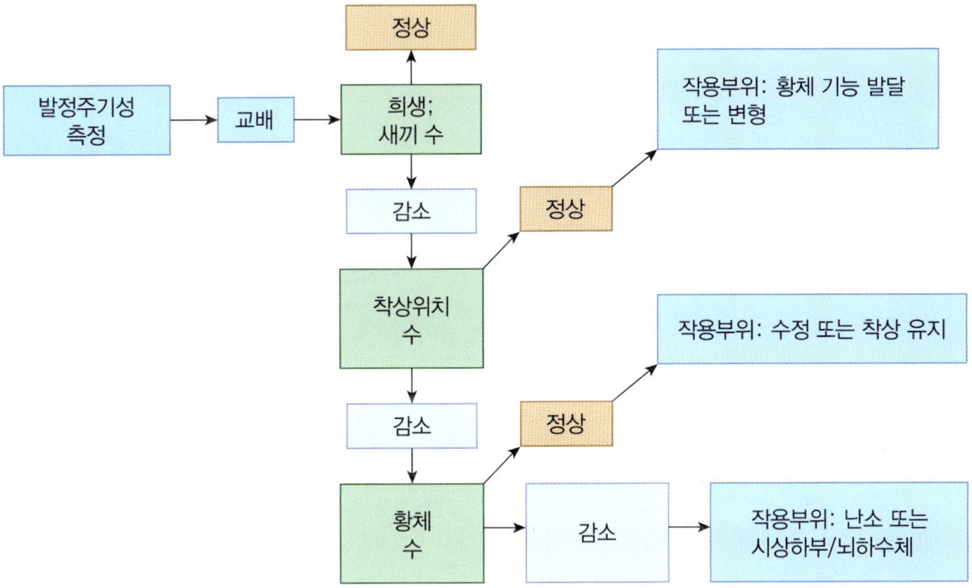

그림 20.7 **암컷 생식 독성물질의 작용부위.**

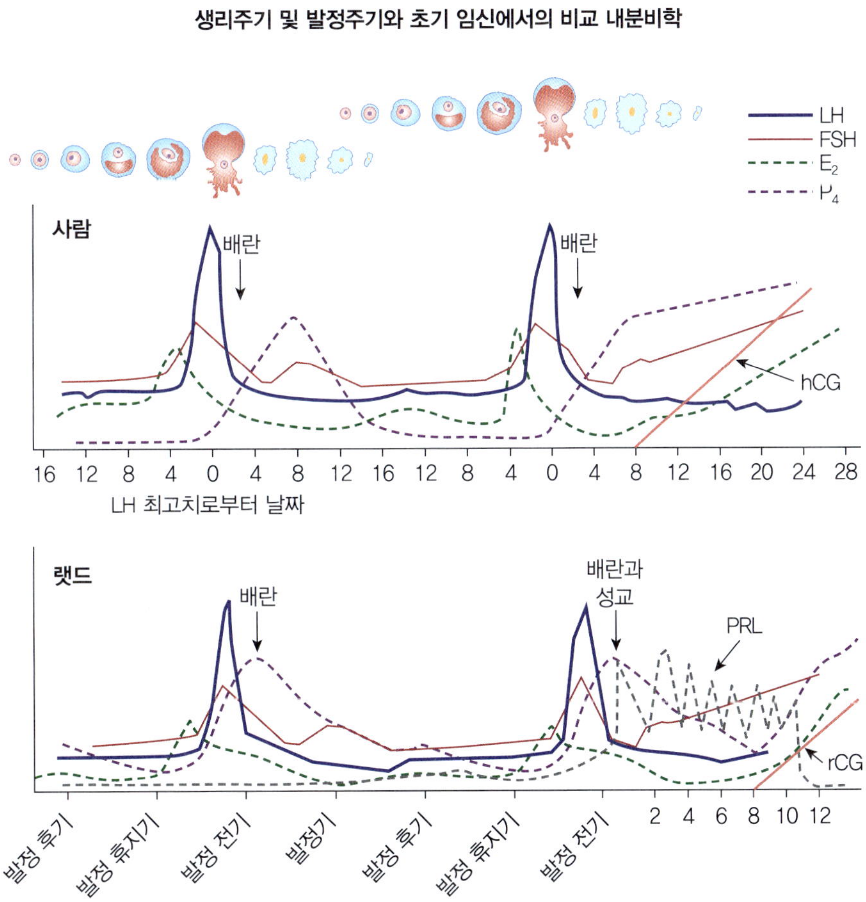

그림 20.8 **인간과 랫드 주기의 시간 비교.** LH, 황체형성호르몬; FSH, 난포자극호르몬; PRL, 프로락틴; E_2, 에스트라디올; P_4, 프로게스테론; hCG, 인간융모성생식샘자극호르몬; rCG, 랫드융모성생식샘자극호르몬.

이들 기관의 내피세포 모양을 난소의 호르몬 및 융모성 호르몬이 조절한다.

난관 난관은 생식세포를 전달하고 이동시킨다. 난관과 난관채(난관의 손가락 같은 돌기)의 움직임은 자율신경계(autonomic nerve system, ANS)의 영향 아래 있다. 그러므로 자율신경계를 변경한다고 알려진 약물들은 기능과 수정을 변경할 수도 있다. 난관과 자궁을 통한 수정란의 진행은 호르몬의 조절하에 있고, 에스트로겐과 같은 화학물질은 난관의 이동을 촉진하고 착상을 불가능하게 하는 자궁 내막의 기능을 방해할 수 있다.

자궁 자궁내막은 배아를 받을 준비를 하기 때문에 난소의 주기적인 변동에 영향을 받는다. 증식기에는 발달하는 여포에서 만들어진 에스트로겐이 자궁내막의 두께는 증가시키고 자궁 내분비샘의 발달을 증가시킨다. 분비기는 배란을 가져오고 자궁 내분비샘의 작용으로 부종성 자궁내막이 특징이다. 에스트로겐과 황체에서 분비된 프로게스테론이 이 단계의 변화를 설명한다. 수정이 실패하면 자궁내막은 흘려보내고(생리) 새로운 주기가 시작한다. 자궁 무게와 질 세포검사는 발정주기 동안 알기 쉬운 방법으로 두드러진 변화를 나타낸다. 이 측정법은 화학물질의 독성 효과를 평가하는 종말점으로 활용될 수 있다.

20.9 정소 구조 및 기능

간극의 모세혈관강과 정세관 사이의 혈관-정소 장벽(blood-testis barrier)은 혈액과 정세관 내의 용액 사이에 화학물질/약물의 자유교환을 방해하거나 지연시킨다.

20.9.1 독성의 표적

성체 수컷에서 화학물질이 생식계에 작용하는 많은 수의 잠재적인 표적이 있다(그림 20.9). 도파민 유사체는 GnRH의 정상적인 분비를 방해하는 시상하부에 작용하고, 에스트로겐은 정자 형성에 직접적인 효과를 나타내는 생식샘자극호르몬(LH와 FSH)의 생산을 방해하는 뇌하수체(및 시상하부)에 작용한다. 더불어 많은 주요 독성물질들이 정사형성에 작용하는 부위를 갖고 있다. 영양 균형을 방해하면 정자 형성에 직접적인 영향을 나타내며 그 결과 수정에 영향을 미친다. 비슷하게, 간에 직접적으로 영향을 끼치는 화학물질(예: CCl_4)은 배출(수컷에 있어서 대부분 하이드록시테스토스테론의 글루크론산 및 황산 포합체)의 변화를 가져오거나 간접적으로 HPG 축에 영향을 미치거나 수컷 생식에 영향을 끼쳐서 성 스테로이드의 정상적인 대사를 방해할 수 있다.

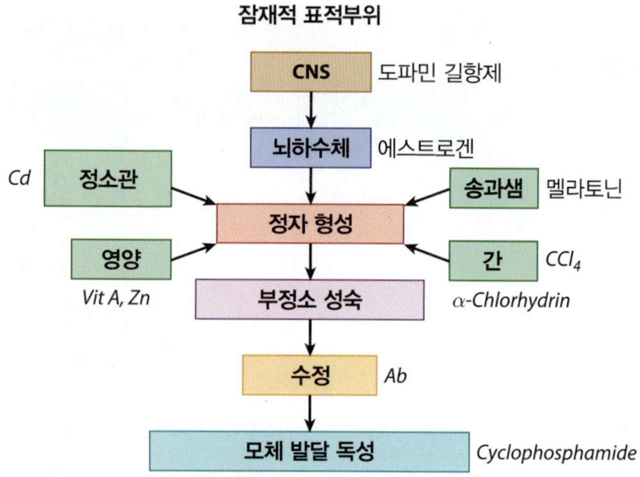

그림 20.9 수컷 생식 독성물질의 잠재적인 작용부위.

정소도 포유동물에서 동정맥 공급을 분지하여 이동시키고, 음낭을 냉각시기키 위해서 고안된 덩굴상정맥총(*pampiniform plexus*)이라는 정교하게 조정된 순환기계를 가지고 있다. 일부 화학물질(예: 카드뮴)은 이 구조를 표적으로 하고 정소의 순환계에 작용하여 정소에 허혈을 일으켜 손상시키고 수정을 감소시킨다.

20.9.2 정소 구조와 정자형성

수컷의 생식기계에 영향을 미치는 것으로 알려진 강력한 화학물질들은 정소에 직접적으로 영향을 미치거나 정자형성의 과정을 방해한다. 정자형성은 랫드에서 매우 순차적인 과정을 거친다. 정원세포는 정세관에서 줄기세포로 작용하는 집단이며 이 세포 비율은 연속적인 체세포분열로 수를 증가시키고 감수분열로 옮겨지면 정자세포로 되며 정세관 내강으로 방출된다.

다른 생화학적 반응들은 분화를 거치는 동안 지속적으로 일어나며 단계에 따른 특정 병변을 야기하는 화학물질의 잠재적 작용 방식에 대한 실마리를 제공할 수 있다. 이와 같은 일들은 프탈레이트 에스터, 글리콜에테르, 항안드로겐 약물 등에서 자주 발생한다.

정세관 내강으로 방출이 되고 나면, 정자는 부정소로 가고 이곳에서 독성물질의 영향을 받을 수도 있다. Chlorosugar, epichlorohydrin은 정자의 에너지 대사를 저해하여 정상적인 기능을 방해한다. 남성에게 악영향을 끼치는 환경 내 화학물질의 수는 많지 않다. 그들 모두가 설치류, 특히 랫드에서 나타나는 효과들로 알려져 있으며, 용량에 따라 민감도가 다를 수 있다.

20.9.3 정자형성 이후의 과정

정세관 상피세포에서 성숙된 정자의 방출 이후, 필요 없는 세포질과 소기관들의 잔여물은 세르톨리세포가 포식하고, 정세관 주변에서 원래 자리로 이동한다. 운동능력이 없는 정자는 정세관의 근상피세포가 연동운동을 하여 정세관을 따라 이동하고, 정소망이 비워진다. 정자는 정소를 빠져나가는 수출관(efferent duct)으로 이동하고 부정소의 머리부분으로 들어간다. 정자는 부정소의 머리와 몸체에서 성숙되고 운동성을 갖게 되는 반면, 부정소의 꼬리 부분은 주로 정자 저장에 사용된다. 대부분의 포유류는 정낭과 전립샘을 가지고 있으며, 전립샘은 실제 분비샘으로 정자의 사정에 필요한 유액을 생산하고 암컷의 생식기관 내에서 생존할 수 있도록 한다. 이 구성성분들을 저해는 결과적으로 수정 과정에 영향을 미칠 수 있다.

20.9.4 발기와 사정

이 생리학적 과정은 CNS가 조절하지만 자율신경계에 의해서 조정된다. 부교감신경 자극은 음경의 세동맥 이완을 가져와 발기를 시작한다. 사정은 배출과 사정을 유발하는 두 단계의 척수 반사이다. 배출(emission)은 요도 안의 정액 이동이며, 사정은 오르가즘 시의 요도 밖으로 정액의 분출이다. 배출은 정낭과 수정관의 평활근이 수축하는 교감신경 반응이다. 정액은 방울해면체근육의 수축으로 요도 밖으로 사정된다.

발기와 사정에 작용하는 화학물질의 효과에 대해 알려진 비는 거의 없다. 농약류, 특히 유기인계 화합물이 발기와 사정에 작용하는 신경내분비 과정에 영향을 미치는 것으로 알려져 있다. 자율신경계에 작용하는 많은 의약품들이 가능성을 가지고 있다. 발기부전은 내분비가 문제가 되는 경우는 드문 편이고, 그보다는 주로 심리적인 요인이다.

음경 발기는 음경해면체의 평활근의 이용에 의존한다. 성적 흥분에 반응하여 해면체 신경과 내피세포는 산화질소를 분비하고, 이는 구아닐산 고리효소(guanylate cyclase)에 의한 고리형 구아노신 1인산(cyclic guanosine mono-phosphate, cGMP) 형성을 촉진한다. Sildenafil(Viagra)은 음경해면체 평활근의 cGMP-specific phosphodiesterase type-5를 선택적으로 저해하여 자연적인 발기 반응을 회복시킨다.

20.9.5 수컷에 작용하는 사례연구

m-Dinitrobenzene *m*-Dinitrobenzene(*m*-DNB)은 랫드 정소에서 급성 유해 작용을 나타내는 것으로 널리 연구되어 왔다. 정소 무게는 약물에 노출된 후 몇 주 동안 감소되었으며 수정, 임신율, 착상성공에 대한 유의적인 용량 관련 효과도 함께 나타났다. 다른 연구에서는 랫드의 체외 수정(IVF)에서 수정 과정의 실패와 비정상적 정자 기능을 보여주었다. 자세한 전자현미경 평가는 정소의 세르톨리세포에서 초기 병변이 발견되었으며 빠르게 생식세포의 세포자멸사(apoptosis) 및 세포사멸(cell death)을 가져왔음을 보여주었다.

Ethylene Glycol Monomethyl Ether(EGME) EGME는 다양한 종의 정소에서 독성을 일으킨다. 세르톨리세포의 액포, 팽창한 생식세포의 미토콘드리아, 세르톨리세포와 태사기(pachytene) 정모세포 사이의 막 분해가 알려졌다. 몇 시간 내로 태사기 정모세포는 죽게 된다. EGME는 활성형의 중간체인 메톡시아세트알데하이드와 메톡시아세트산(methoxy-acetic acid, MAA)으로 대사된다. MAA를 동물에게 처리하면 모핵 화학물과 같이 동일한 정소의 병변을 일으킨다.

20.10 수정

수정은 한 세대의 게놈이 다음 세대로 이어져 새로운 개체로 발생하는 과정이다. 포유류에서 난자는 2층으로 둘러싸여 있고, 이는 바깥층의 난구세포와 안쪽의 세포외 기질이라 불리는 투명대를 말한다. 난자에 도달하기 위하여 정자는 이 두 층을 침투해야만 한다. 이를 위하여 정자의 높은 운동성, 정자의 효소 방출, 난자와 정자의 결합이 잘 이루어지기 위한 단백질이 필요하다. 더욱이 한 번 수정이 이루어지면, 더 이상의 정자가 수정을 위해 난자와 결합하는 것을 방해하는 기전이 작동한다. 정자는 이 활성이 용이하도록 특별한 효소를 가지고 있다.

20.11 착상

착상은 초기 발생에서 태아를 보호하고 영양분을 공급하기 위해 포유류에게 허락된 복잡하게 얽힌 제한적인 현상이며 배아 발달과 자궁의 분화 사이에 밀접한 관계에서 일어난다. 착상은 단지 배아가 배반포 단계에 도달하여 착상의 능력을 얻었을 때만 일어난다. 자궁은 스테로이드 호르몬 의존적인 변화를 통해서 수용 상태에 다다른다. 이 상호간의 작용은 배반포와 자궁 사이에서 일어나며 배반포의 부착 부위에 자궁의 혈관 투과성의 증가가 함께 일어난다. 포유류에서 초기의 착상을 구성하는 4단계는 다음과 같다. (1) 자궁 강에 배반포의 부착, (2) 내피세포의 투과, (3) 기질 세포의 탈락막화, (4) 기질 혈관 내로 영양막의 침윤으로 나뉜다. 이 4단계는 종 의존적인 방법으로 기간과 정확한 순서 등이 다양하다.

20.12 태반

태반은 임신에서 중요한 역할을 하며 모체와 태아 사이의 물물교환, 태아가 만들어내는 항원에 대한 모체의 내성 등을 중재한다. 종에 따라 다양한 태반 형태가 존재한다. 사람은 뇌하수체가 임신의 개시와 유지에 필요하지 않고, 영양막에서 분비되는 사람 융모성생식샘자극호르몬(human chorionic gonadotropin, hCG)에 의존해서 프로게스테론을 생산하기 위해 황체를 유지한다. 사람의 경우 임신 8주 후부터 충분한 프로게스테론을 영양막에서 만들어내며, 난소절제술의 경우 조차도 임신을 유지할 수 있도록 한다.

착상 초기에는 배반포가 자궁내막에 붙고, 자궁내막을 부식시키는 다핵의 세포 덩어리가 바깥층(융합세포영양막, syncytiotrophoblast)이 배반포를 둘러싸고서 배반포가 착상한다. 그 후에 태반 순환이 이루어지고 영양막 조직이 영양막 세포층(cytotrophoblast)과 융합세포영양막 세포로 분화한다. 융합세포영양막 세포는 융모성생식샘자극호르몬, 융모성성장호르몬, 태반의 락토젠(lactogen), 에스트로겐, 프로게스테론을 생산하고, 이는 임신을 유기하는데 난소와는 독립적으로 작용하는 데 필요하다. 착상 직후, 융합세포영양막은 모체의 정맥혈과 섞여 영양소 공급과 가스 교환이 일어난다.

일반적으로, 태반은 분자량 1,000 Da 이상의 화학물질/약물이 거의 통과되지 않는다. 대부분의 의약품과 생체 이물질이 분자량 500 Da 또는 그 이하이기 때문에 분자 크기는 태반을 통과하여 배아/태아로 약물이 침입하는 것을 막는 인자는 아니다. 화학물질에 대한 태반의 투과성은 태반의 특성으로 두께, 표면적, 수송 시스템, 막의 지질-단백질 농도 등이 영향을 준다. 화학물질 자체의 고유의 특성으로 이온화 정도, 지질 용해도, 단백질 결합, 분자 크기 등이 태반을 통한 이동에 영향을 준다.

20.13 임신

랫드의 임신 초기에서 임신 중기로 이동은 태아-태반 구성의 호르몬이 필요하기 때문에 착상 또는 자궁의 탈락막화가 화학물질에 의해 저해된다면 암컷은 발정주기를 새로 시작하고 황체는 퇴화한다. 임신 중기에서 말기에 온전한 새끼의 손실을 가져오는 화학물질은 암컷에서 유산을 야기시킬 수 있으며, 반면에 분만에 실패하고 또는 임신 기간이 오래 연장될 수 있다.

많은 낙태약물들이 랫드에서 프로게스테론의 수치를 감소시켜서 임신되지 않도록 한다. 일반적으로 임신 중기의 프로게스테론 수치를 절반 이상으로 감소하는 것은 임신이 종료되기에 충분하다.

20.14 분만

분만은 태아, 태반, 모체의 신호들로 일어나는 복잡한 과정이다. 생리적인 과정을 조절하는 정확한 분자적인 부분은 명확하지 않다. 분만은 활동적인 과정보다는 자궁근에 미치는 임신의 저해 효과로부터 자유로워지는 것이라 볼 수 있다. 그러나 시간이나 정확한 과정의 순서는 활동적인 과정이다. 대부분의 포유류에서 자궁은 높은 수치의 프로게스테론이 정적 단계에 도달하고, 프로게스테론 수치의 감소가 분만을 위한 계기를 제공된다. 그러나 사람에게는 이 같은 경우가 나타나지 않는다.

20.15 수유

수유의 내분비 조절은 가장 복잡한 생리학적 기전 중 하나이다. 유선형성, 유즙형성, 유즙분비는 적절한 수유를 확인하는 데 필수적이다. 프로락틴이 수유의 중요한 호르몬이며 하나의 가장 중요한 유즙형성 호르몬이다. 옥시토신, 세로토닌, 아편류, 히스타민, substance P, 아르기닌-류신은 자가분비/주변분비 기전의 방법으로 프로락틴의 분비를 조절한다. 반면에 에스트로겐과 프로게스테론은 시상하부와 뇌하수체에 작용한다. 사람의 태반성 락토겐과 성장 인자는 가장 강력한 유즙분비 호르몬인 옥시토신과 함께 임신기간 동안 성공적인 수유를 확인하기 위한 필수적인 역할을 담당한다.

20.16 노화

생식 노화는 주로 HPG 축의 조절 장애로 진행된다. 이 조절 장애는 혈청의 HPG 호르몬의 변화를 가져오고 GnRH, LH, 액티빈 활성의 상승과 뇌에서 스테로이드의 감소를 수반한다. 암컷에서 생식 노화(폐경)는 규칙적이던 월경주기가 불규칙적으로 바뀌고 무월경이 되고 수정능력을 상실하게 된다. 에스트로겐 활성을 가진 독성물질에 출산 전후에 노출은 HPG 축을 남성화하여, 암컷 랫드가 무월경에 불임이 되고, 반면에 덜 영향을 받은 암컷은 지연된 무배란 증후군을 나타내며 조기 무배란과 무월경이 된다.

수컷에서는 안드로겐의 감소는 건강한 60세 남성의 약 20%에서 나타나지만, 안드로겐 보충제의 가치는 생식 노화에 관해서는 불명확하다.

20.17 내분비계 장애물질

최근, 인체 건강에 대한 내분비계 장애물질(endocrine disrupting chemicals, EDCs)의 잠재적인 효과와 야생에서의 EDCs의 입증된 효과는 과학 집단 사이에서 주요 초점이 된다. 환경 에스트로겐, 항안드로겐 또는 프탈레이트류나 2,3,7,8-TCDD와 같은 화학물질들에 자궁 노출은 정자 수의 50% 감소와 잠복고환, 정소암 및 요도하열의 명백한 증가의 원인이 된다.

프탈레이트류 노출은 남자 소아에게 항문생식기간거리(AGD)의 감소와 성인 남성에게는 낮은 테스토스테론 수치와 관련이 있다. 암컷에서 발달 중 EDCs의 노출은 조기사춘기와 자궁내막증과 유방암의 발생률 증가하는 원인이다. 게다가 농약과 다른 환경 내의 독성물질, 파이토스테롤, 에스트로겐, 항생물질, 베타차단제, 항간질제와 지질조절제 등의 수많은 화학물이 유의적인 내분비계 장애 작용을 가지고 있고 생식 독성을 야기할 가능성이 있다.

야생 독성학과 생태 보건 분야에서 EDCs의 노출과 어류에서 포유류까지의 척추동물에서 부작용 효과 사이에서 명백한 요인과 효과의 상관관계가 존재한다.

EDCs의 U자형, 최저 농도 영향과 무역치 영향 보고서는 비발암 최종평가점에 대한 위해성 평가의 기본적인 일부 추정 사항들에 대해 이의를 제기하고 있다. 이 논란의 요점은 비스페놀 A의 저농도 영향에 집중되어 있는 반면, U자형의 용량반응 곡선의 논문들이 많은 in vitro와 in vivo 연구에서 알려졌다. 그러므로 일부 EDCs에 대해서는 노출의 시간이 영향을 줄 뿐만 아니라, 그 영향이 부정적인지 유익한지에 대해서도 영향을 미친다. 성년에게 노출되었을 때조차, EDC 활성을 가진 약물이 일부 조직에서는 유익하고 다른 조직에서는 유해한 효과를 동시에 나타낼 수 있다.

20.17.1 인간과 동물에게 알려진 EDCs의 영향

사람, 가축 또는 야생동물에게 기능적 발달 독성 또는 내분비 기전을 통해 영향을 끼치는 것으로 알려진 화학물질에는 2,3,7,8-TCDD, PCBs, polychlorinated dibenzofurans (PCDFs), 메틸수은, 에티닐에스트라디올, 알킬페놀, 식물스테롤, 진균의 에스트로겐, 안드로겐, chlordecone, DBCP, DDT, 그리고 다른 유기염소 화합물들을 포함한다. 생체 이물질들과 더불어 약 30여 종의 다른 약물들이 임신기간 동안에 노출되면 내분비계 장애물질의 결과처럼 인간의 발달을 변경시킬 수 있다고 알려졌다. 이들 약물에는 디에틸스틸베스트롤(DES) 같은 에스트로겐으로 제한되지는 않는다. EDCs는 에스트로겐 수용체(ER), 레티노산 수용체(RAR 또는 RXR)와 결합, 그리고 지질합성 효소 또는 갑상선호르몬의 합성 저해를 포함한 몇몇 기전을 통해 사람의 발달을 변경시킬 수 있다고 알려져 있다. 소아의 신경행동 발달에 대한 PCB의 기저 수준이 미치는 영향에 대한 결과들은 호르몬 기능 변경을 통한 인간 건강에 미치는 EDCs의 영향에 대한 관심을 가지게 하였다.

인간 성분화에 대한 약물 효과 성분화 과정 중에 호르몬 활성의 화학물질에 노출은 거짓남녀중간몸증(가성반음양증, pseudoheraphroditism)이 될 수 있다. 다나졸, 메틸테스토스테론과 같은 안드로겐 작용물질은 여성을 남성화시킬 수 있다(예: 여성의 거짓남녀중간몸증). Aminoglutethimide는 많은 살균제와 같은 방법으로 스테로이드 호르몬 합성을 변경시키는 약물로 자궁 노출에서 여성의 남성화가 된다.

발달하는 태아가 DES에 경태반 노출 시, 질의 투명세포샘암종(clear cell adenocarcinoma)과 경부, 자궁, 나팔관의 기본 구조의 기형을 야기시킨다. DES-노출 여성은 유산, 자궁외 임신, 조산 등의 유해 임신을 일으키기 쉽다. 태아의 DES 노출로 수컷의 발달에서 나타나는 병태적인 영향은 안드로겐 작용 또는 합성의 저해(정관, 부정소, 정낭의 부재 또는 발달저하)와 항뮐러관 인자(뮐러관의 유지)가 나타난다.

동물과 인체에게 식물과 균류의 알려진 영향 대부분 자연적으로 발생하는 환경의 에스트로겐이 상대적으로 불활성이더라도, 식물에스트로겐 미로에스트롤은 in vitro에서 거의 에스트라디올처럼 강력하고 경구투여 시에는 에스트라디올보다 더 강하다. 더욱이, 많은 식물 에스트로겐은 매우 높은 농도에서 가축에게 생식 변경을 일으킨다. "클로버병"은 난산, 자궁탈출증, 불임이 특징으로 높은 에스트로겐성 클로버 목장에서 방목한 양에서 관찰되었다. 영구적인 불임은 "클로버병"을 발생하는 것보다 더 낮은 양의 에스트로겐에 더 긴 시간 동안 노출로 암양에서 일어날 수 있다.

인체에 유기염소 화합물의 알려진 영향 몇몇 농약과 독성물질들은 사람의 생식 기능을 변경시킨다. 사고로 PCBs와 PCDFs에 고용량의 자궁 노출은 남자 소아에게 생식 변경을 가져오고, 사산의 증가, 저체중, 기형, IQ와 행동 결핍에 관여한다. 의도치 않은 노출과 관련한 영향과 더불어, 미묘한 유해작용은 PCBs와 PCDFs의 상대적으로 낮은 수준에 노출된 소아와 유아에서 나타난다.

DDT의 대사체(mitotane, *o*, *p*′-DDD)는 부신 기능을 변경시킨다고 열려져 있으며, 부신종양과 관련한 부신 스테로이드의 과분비를 치료하기 위한 약물로 사용될 정도로 강력하다. 더욱이, 저농도의 mitotane은 다모증과 연관된 월경감퇴를 가진 여성에서 월경을 회복시킨다.

산업적 노출 작업장에서 산업적으로 농약과 다른 독성물질(예: chlordecone, DBCP)에 노출은 작업장의 남성에게 수정능력의 감소, 정자수 감소, 내분비계 변경과 연관이 있었다. Chlordecone, 에스트로겐성 물질과 신경 독성 유기염소계 농약에 고농도로 노출된 작업자들은 중독, 심각한 신경 독성과 비정상적인 정소 기능을 나타냈다. 남성 작업자들에게 염료 합성에 주요 중간체와 형광 표백제로 사용되는 4,4′-diaminostilbene-2,2′-disulfonic acid(DAS)는 낮은 혈중 테스토스테론의 수치를 보이고 대조군과 비해 성욕이 감소된다. 그러므로 유효농도의 잠재적인 EDCs에 대한 산업적 노출은 작업장에서 완전히 제거되지 않는다는 것이 놀랍다.

20.17.2 환경 안드로겐

안드로겐 활성은 몇몇 복잡한 환경적 복합물에서 찾아냈다. 펄프와 제지공장의 오수(PME)에 안드로겐 수용체(AR)와 결합하는 화학 복합물이 포함되어 있고 in vitro에서 안드로겐 의존적 유전자 발현을 가져왔다. 이 작용 방식은 오염된 곳에서 얻은 암컷 mosquitofish(*Gambusia holbrooki*)의 남성화와 같다. 배아 수컷에 편향된 성 비율이 스웨덴 발트해 연안의 커다란 크라프트펄프 공장 부근의 등가시치(*Zoarces viviparus*)에서 보고되었다. 오수에 남성화시키는 화학물질이 생식샘 분화에 영향을 미치고 성 비율을 왜곡한다고 여겨진다. 동물의 사육사업이 집중된 목장의 오수는 안드로겐화를 나타낸다.

20.17.3 환경 항안드로겐

살균제 Vinclozolin과 procymidone은 AR 길항작용물질로 작용하는 디카르복시미드 살균제이다. 이 농약과 그 대사체는 경쟁적으로 AR에 안드로겐이 결합하는 것을 저해하여 안드로겐 의존성 유전자의 발현을 억제한다.

성분화기의 vinclozolin의 투여는 수컷 랫드의 새끼의 남성성을 없애고 여성화하여 노출된 수컷은 출생 시에 암컷과 같은 AGD를 보이고, 유두가 남아 있으며, 요도하열, 서혜부위쪽의 딴곳고환(suprainguinal ectopic testes), 보이지 않는 질주머니 그리고 성 부속기관이 적거나 없었다.

Procymidone은 수컷 새끼의 AGD가 짧아지게 하고, 나이가 들어서 유두가 남고, 요도하열, 잠복고환, 갈라진 음경, 질주머니, 작아진 성 부속샘 크기를 나타냈다. 성숙한 새끼(2세대)에서 등쪽측면과 배쪽의 전립샘과 정낭 조직 내에서 섬유증, 세포의 침투, 내피세포의 과형성이 알려졌다.

Prochloraz는 17, 20-lyase와 aromatase의 스테로이드 합성효소를 저해하여 생식 발달과 기능을 방해하는 살균제로 AR 길항물질이다. Prochloraz에 출생 전에 노출은 레히디히세포의 insl3 mRNA 수치에 영향을 주지 않고 태아 정소의 테스토스테론을 줄이고 프로게스테론의 생산을 증가시킨다. 또한 태생기의 prochloraz 노출은 분만을 지연시키고 용량에 따라 수컷 새끼의 생식 발달을 변형시킨다. 노출된 수컷은 AGD의 감소, 암컷 같은 유륜을 보이고, 고용량 수컷은 요도하열을 보이지만, 부정소와 도관인대는 상대적으로 영향이 없다.

Linuron(제초제) 제초제는 in vitro에서 랫드와 인간의 AR과 결합하고 DHT-hAR에 유도되는 유전자 발현을 저해한다. 자궁 내에서 linuron 노출은 수컷 랫드에 부정소와 정소의 기형을 나타낸다. Vinclozolin, procymidone의 영향과는 대조적으로 기형의 외부 생식기와 미하강 고환이 linuron에 노출된 수컷에서 드물게 나타난다. Linuron의 증후군 영향은 이례적인 AR 길항물질이며 자궁 내에 프탈레이트류에 노출된 것과 비슷하게 보인다. 또한 태아 테스토스테론 생산은 linuron에 노출된 태아 수컷에서 유의적으로 낮아진다.

***p,p′*-DDE(살충제의 대사물)** *p,p′*-DDE는 in vitro와 in vivo에서 AR 길항물질이다. In vitro에서 *p,p′*-DDE는 AR에 결합하고 안드로겐 의존성 유전자의 발현을 저해한다. In vivo에서 *p,p′*-DDE는 100 mg/kg/일로 약 5일 동안 노출된 수컷 랫드에서 사춘기 발달이 지연되고 안드로겐에 자극적인 조직 성장을 저해한다. *p,p′*-DDE는 자궁 내의 수컷 랫드에 노출은 AGD를 감소하고 유두를 유도하고 영구적으로 안드로겐 의존적인 기관 중량을 감소시킨다.

프탈레이트류(가소제) 자궁 내에 일부 프탈레이트 에스터는 상대적으로 낮은 용량에서 수컷 랫드의 생식기 발달을 변경시킨다. DBP, benzyl-butyl phthalate(BBP), di-isononyl phthalate(DINP), diethyl-hexylphthalate(DEHP)의 태생기 노출은 부정소와 다른 안드로겐 의존적 조직의 미발달과 발육부전과 정소의 비정상을 포함한 증후군 영향을 가져온다. 프탈레이트류는 고환도대삭의 발육부전을 유발하는 특이적 능력이 있다. 조직의 발달은 펩티드 호르몬인 insulin-like peptide 3에 의존한다.

20.17.4 환경 에스트로겐

메톡시클로르(methoxychlor)는 에스트로겐과 비슷한 효과를 나타내는 에스트로겐성 살충제이다. 이 살충제는 in vitro에서 내분비계 활성을 나타내기 위해서 대사 활성이 필요하다. 메톡시클로르의 활성 대사체는 in vitro 및 암컷 랫드의 in vivo에서 에스트로겐 의존성 유전자 발현을 활성화시킨다. 그러므로 자궁 비대 반응의 촉진, VO의 가속화, 지속적인 발정 유도와 수정능력의 감소시킨다. 난소적출 랫드에서 메톡시클로르는 또한 에스트로겐 의존성 생식 및 비생식적 행동(암컷의 성적 행동, 바퀴를 주행하는 활동, 음식 소비 등을 포함)을 유도한다.

임신과 수유기 동안 모체에게 노출시켰을 때, 수컷 및 암컷 자손에게 영향을 준다. 암컷은 불규칙적인 생리주기와 생식력 감소를, 반면에 수컷의 수정 능력은 200 mg/kg/일까지 영향이 나타나지 않았다.

에티닐에스트라디올(ethinylestradiol)은 에스트로겐의 합성 유도체이며 복합 경구용 피임약의 일반적인 제형이다. 이 약물이 많은 수생태계에서 발견된다. 그러므로 에티닐에스트라디올은 어류와 하등 척추동물 집단에 넓게 내분비계 장애를 가져오는 주요한 역할을 한다.

20.17.5 EDC 검색 프로그램

내분비계 장애물질 검색 및 시험 자문 위원회(Endocrine Disruptor Screening and Testing Advisory Committee, EDSTAC)는 (1) 평가를 통한 화학물질의 우위를 가르기 위한 과정이며 권고를 제안하고, (2) 내분비계 장애물질의 검색법(1단계), (3) 내분비계 장애물질의 시험법(2단계)을 제안한다. 제안된 검색법은 HPG 기능; 에스트로겐, 안드로겐 그리고 갑상선호르몬의 합성의 변화 그리고 AR-과 ER-을 매개로 한 포유류 및 다른 종의 영향을 측정하도록 고안되었다.

In Vivo 포유류 검색법 EDSTAC은 내분비계 검색과 시험법의 동물종으로 랫드를 추천한다. EDSTAC은 1단계로 3가지의 단기간 in vivo 포유류 검색법으로 자궁비대시험법, 허쉬버거 시험법, 사춘기 암컷 랫드 시험법이 있다.

자궁비대시험법—에스트로겐 작용물질과 길항물질을 시험물질을 피하주사하여 3일 자궁 비대 시험으로 측정한다. 에스트로겐과 항에스트로겐을 선별하기 위한 자궁비대시험은 사춘기 직전 랫드 또는 난소적출한 성숙/사춘기 암컷 랫드를 사용한다.

허쉬버거시험법—1단계의 in vivo 분석법인 허쉬버거시험법은 거세한 수컷 랫드에서 안드로겐 의존성 조직의 무게를 재어 간단하게 항안드로겐 활성을 측정한다. 이 분석법은 시험물질을 10일간 경구투여 후에 10일 전립샘, 쿠퍼샘, 정낭(응고샘과 유액 포함), 음경 그리고 항문올림근/망울해면체근을 측정한다. 이 분석법은 안드로겐과 항안드로겐의 검출에 매우 민감하다.

사춘기 암컷 랫드 시험법—VO의 나이(사춘기)를 모니터링하면서, 이유 후의 암컷 랫드를 21일 동안 위관삽입으로 매일 투여한다. 암컷은 42일령 즈음에 부검한다. 이 시험법은 갑상선호르몬 상태, HPG 기능, 스테로이드 합성의 저해, 에스트로겐 및 항에스트로겐의 변화를 측정하고 매우 재현성이 있으며 에스트로겐성, 스테로이드 합성 저해, 항갑상선 활성을 포함한 내분비계 활성에 매우 민감한다.

대체 검색법 in vivo의 대체 검색법은 EDSTAC에서 논의되었고, EPA가 현재 평가하고 있다. 시험법이 충분한 감수성, 특이성, 재현성이 있으면 1단계 시험법으로 대체되거나 보강할 수 있다.

사춘기 수컷 랫드 시험법—사춘기 수컷 랫드 시험법은 갑상선 기능, HPG 성숙, 스테로이드 합성의 변형을 측정하고 변경된 스테로이드 호르몬 기능(안드로겐)을 측정한다. 이유 직후의 수컷에게 약 30일 동안 시험물질에 노출시키고, 사춘기 나이를 PPS의 나이 측정으로 결정하고, 생식 조직을 평가하고 혈청으로 선택적인 호르몬 분석을 한다.

자궁-수유 검색법—EDSTAC은 어떤 독성물질이 태아 생식계에 특별하게 민감하기 때문에 자궁-수유 검색법의 개발을 추천한다. 이 검색법은 약 80일 정도가 소요되고 대략 그룹당 10마리의 새끼(120~150마리)가 사용된다. 이 시험방법에서 안드로겐과 항안드로겐은 대략 2~3주에 측정할 수 있고, 항갑상선 활성을 갖는 EDC는 모체에 4~5주 처리 후에 유아 또는 이유기 새끼에서 측정할 수 있다.

20.18 생식 독성 시험

20.18.1 검색 및 다세대 시험

생식 독성에 대한 "검색법" 개발이 주요 관심사이다. 통상적으로 사용되는 검색법은 더 포괄적인 시험법에서 화학물질들의 우선순위를 매기기 위해 개발되어왔다.

생식 독성의 가장 포괄적인 시험법은 생식 주기를 통해 동물모델에 노출시키는 시험법이고(그림 20.1), 지속적으로 노출하는 동안 단계에 따라 여러 종료 시점에서 평가한다. 이 이상적인 시험방법 및 지침서가 다세대 생식 시험(그림 20.10)이며 화학물질, 농약, 일부 식품첨가물을 평가하는 데 활용된다.

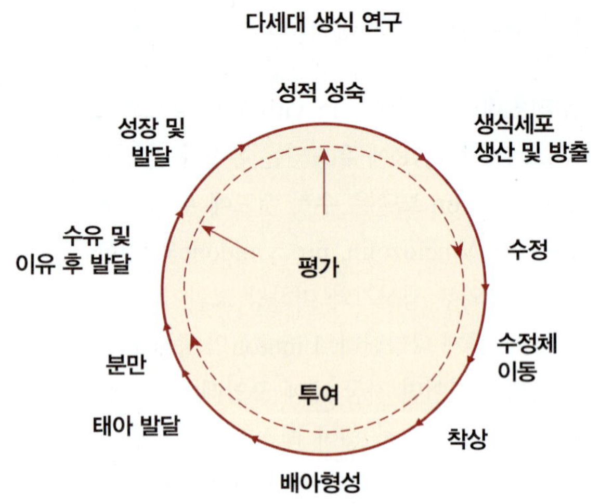

그림 20.10 다세대 생식 시험.

다세대 생식 시험법은 일반적으로 자세하게 생식 기능(교배쌍 중 임신한 암컷 수, 새끼를 생산한 암컷의 수, 새끼 수, 출생 몸무게와 성별을 포함한 태자 수)의 측정을 포함한다 성장의 측정과 F_0 모세대의 생식기관 분석이 포함된다. F_0 세대에서 실시한 비슷한 측정들은 F_1 세대에서 진행하고, 자손은 출생 때(AGD와 같은 성적으로 양성의 종료 시점이 포함될 수 있음), 이유 때, 사춘기 때(특히 VO의 평가, 암컷의 첫 발정시기, 수컷에서의 귀두-음경꺼풀 분리), 그리고 성체의 생식 기능, 기관 중량, 조직을 조사한다.

20.18.2 내분비계 장애물질 시험

단계적 검색 및 시험법에 있어서, 1단계 검색법에서 양성의 재현성 있는 반응을 나타낸 화학물질만을 생애전주기 또는 다세대 시험법으로 평가를 계속한다. 2단계 시험법에서 용량-반응 관계, 노출경로의 타당성, 감수성 있는 생식 주기 단계 및 부작용을 해결한다.

시험자료는 영향을 받은 동물의 비율을 명확하게 기술하는 방법으로 요약해야 한다. 최기형성 시험에서 시험자료는 전형적으로 개체 및 한배새끼 기준으로 관찰 수 중 기형의 수를 나타내는 방법으로 분석하고, 다세대 시험은 종종 출생 후에 명확한 최기형성과 다른 발달 반응이 나타낼 때조차 다르게 표현하고 분석한다. 발달에서 중요한 모든 단계 동안 동물을 노출시키고 성적 성숙 후에 새끼의 생식 기능을 조사하기 때문에 다세대 시험방법은 2단계 시험법으로 사용된다.

EPA 다세대 시험이 F_0 또는 모체 세대의 포괄적 평가를 제공하더라도 너무 적은 수의 F_1 동물(발달학적 노출된 새끼)을 성숙한 후에 가장 완전 생식 기형물질이 아닌 것들을 측정하기 위해서 조사했다. 투여군 내의 F_0 동물은 화학물질 노출에 전형적으로 유사한 양식으로 반응한다. 그러나 자궁 내 독성물질에 대한 반응은 저용량 투여군에서 심각한 생식 기형을 나타내는 약간의 동물들과 새끼에조차 다를 수 있다.

"세대간" 시험방법은 전형적으로 적은 수의 새끼(투여군당 7~10마리)를 사용하나, 각 새끼에서 모든 동물들을 조사한다. 이 시험방법은 실제적으로 적은 수의 동물을 사용하지만 F_1 세대에서 생식 효과를 측정하기 위한 향상된 통계적 검정력을 제공한다. F_1 세대에서 수컷과 암컷 모두에 평생 노출은 자궁 안에서, 수유하는 동안, 사춘기 이후의 직접적 노출로부터 유도되는 효과들을 측정하기 위한 것으로 성별에 영향을 주는지 또는 효과가 유도되는(예: 성년기와 발달 중) 때를 규명하는 데 어려울 수 있다.

몇몇 내분비계 장애물질은 새끼에 직접적으로 영향을 주지 않는 용량에서 F_0 어미에게 모체 난소 호르몬의 생산에 영향을 주어 임신을 방해한다. 일부 경우에서 소수 향상된 표준 EPA 다세대 시험방법이 추천되거나 이유 후의 지속적인 노출이 갖는 세대 간의 시험방법을 추천한다. 경우에 따라 세대 간 또는 자궁 내에서 수유 중의 시험방법이 내분비계 장애물질을 시험하는 프로그램으로 활용될 수 있다.

20.18.3 약물의 시험법

약물의 경우, 다세대 시험이 행해지는 경우는 매우 드물다. 모든 집단에 특별한 약물을 사용하는 것과 약물의 노출이 다단계에 걸쳐져 있는 것도 흔하지 않고, 반드시 만성적이지는 않기 때문이다. 전형적으로 다음의 세 가지 연구가 수행된다.

1. **수태능 및 초기배 발생시험**(그림 20.11). 성숙 모체는 시험물질에 2주(암컷) 또는 4주(수컷) 동안 노출시킨 후 교배시킨다. 그 후 암컷은 착상이 될 때까지 시험물질에 지속적으로 노출시킨다. 수컷은 임신이 확정된 후에 다세대 연구에서 나타낸 종료 시점으로 부검할 수 있다. 임신한 암컷은 임신 중기 이후에 어느 때든 부검을 수행해도 된다. 생식기관 및 표적 장기는 칭량하고 조직학적인 검사한다. 수컷은 정자의 인자들을 평가하고 암컷에서는 자궁 착상부위, 난소의 **황체 수**(*corpora lutea*)를 측정하고 죽은 배아와 살아남은 배아를 함께 측정한다.
2. **출생 전·후 발생 및 모체 기능시험**(그림 20.12). 임신한 암컷에게 착상부터 이유 때까지 약물을 노출시킨다(일반적으로 랫드에서 PND 21일째). 노출 종료 후, 한배 새끼 중 암수 각각 한 마리씩을 골라서 키운 후, 교배시켜 생식능력을 평가한다. 이 동물들에게 화학물질에 노출되지 않았지만 성장과 성숙에 미치는 영향을 관찰한다. 다세대 연구에서 수행된 사춘기 지표를 측정한다. 또한 감각 기능, 반사, 운동 활동, 청각과 기억도 함께 평가한다.
3. **배·태자 발생시험**(그림 20.13). 다른 두 가지 시험법과는 달리 임신한 암컷에서 나타나는 독성에 대한 시험법으로 두 종(전형적으로 랫드와 토끼)에서 평가한다. 착상에서부터 경구개가 닫힐 때까지 화학물질을 노출시키고 암컷은 분만 전에 희생시킨다. 부검 시, 모체에 영향을 받은 기관을 관찰하고 황체 수를 센다. 죽은 태자와 산 태자를 세고 외부, 내장 및 골격 이상을 관찰한다.

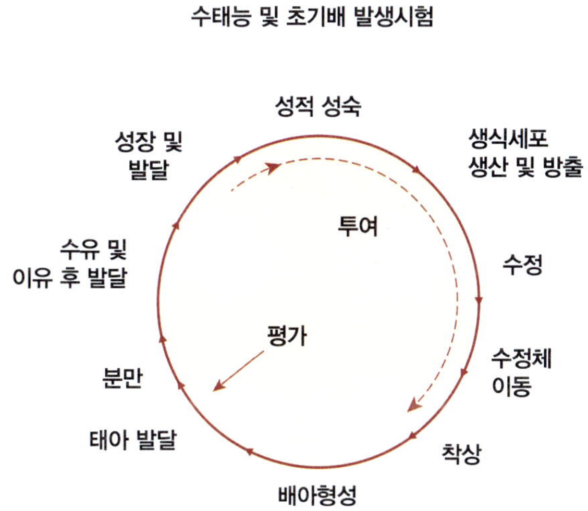

그림 20.11 **수태능 및 초기배 발생시험.**

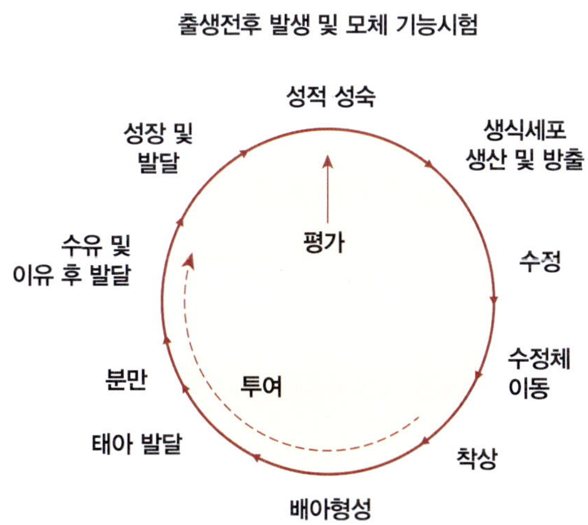

그림 20.12 **출생전후 발생 독성시험.** 투여는 착상 후 이유 때까지 한다

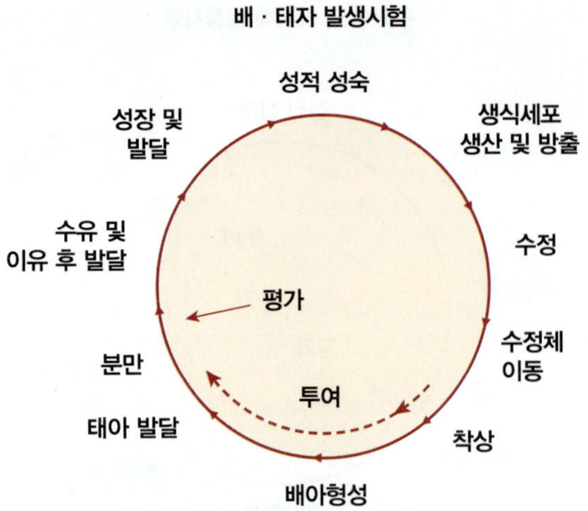

그림 20.13 FDA 지침을 사용한 배·태자 발생 시험. 투여는 착상부터 시작해서 경구개가 닫힐 때까지 하고, 태아의 평가는 분만 직전에 한다.

다음 세 가지 요약된 위해 결과의 하나는 약물 표시에 적용된다. (1) 제품 표지에 나타난 투여 정보에 따라 사용될 때 사람에게 나타나는 배경 발생률보다 높은 생식 또는 발달 영향을 일으킬 것으로 예상되지 않는다. (2) 약물은 생식 또는 발생 부작용의 발생률이 증가될 수 있다. (3) 약물은 제품 표지에 나타난 투여 정보에 따라 사용될 때 사람에게 생식 또는 발생 부작용의 발생률이 증가할 것으로 예상된다.

FDA 연구에 있어서 이 세 가지 시험법의 비교로 생식 주기의 조사는 완전한 생식 주기, 즉 젖뗀 후의 노출이 사춘기에서부터 성숙하게 되었을 때에 대한 노출되는 요법과는 명백한 차이를 나타낸다. 이 노출 기간은, 특히 유아와 청소년에게 투여하는 약물을 개발하는 많은 회사들에게 많은 관심을 갖게 했다. 그리고 가교형 시험방법은 특정 시기에 노출된 후 일어날 수도 있는 독성을 설명하기 위해 개발해왔다.

20.19 생식 독성 평가

생식 독성 가능성의 평가에서 알아야 할 몇 가지 중요점이 있다.

- 시험 설계와 수행의 타당성. 평가에서 충분히 통계적 검증력이 있었느냐?
- 생식 결손이 일반적인 발생과 드문 발생 경우. 생물학적인 유의성과 통계학적인 유의성
- 균형을 맞추기 동시 수행하는 대조값에 대치하여 과거 대조값을 활용하고 다양한 생식 변수와 결손 기준 발생률을 산정하기 위하여 과거 대조값을 활용
- 생식 독성 유도로 알려진 구조-활성 관계
- 생식 종말점의 일치. 새끼 수의 감소가 난소 조직과 질 세포의 변화에 관련이 있었는가?
- 생식 결손이 용량 증가에 따라 더욱 심해졌는가? 단일 용량에서 조직학적 변화가 새끼 수에 감소를 가져왔는가? 그리고 모든 세대에서 더 높은 용량이 수정의 감소를 가져왔는가?
- 생식 결손은 모든 세대에서 용량에 따라 유병률(개체 또는 차세대)이 증가했는가?
- 특별한 돌봄은 생식 독성뿐 아니라 발생 독성으로 여겨지는 것으로 F_0 세대에서는 보여지지 않고 F_1 세대(또한 차세대로의 가능성)에 나타나는 생식 변수의 감소로 보아야 한다. 반면에 F_1 세대 동물에서 나타난 것이 F_2 세대에서 재현될 수도 그렇지 않을 수도 있다. 예를 들어, 생식 변수에 대한 F_1 세대의 효과는 민감한 동물에서 선택된 결과일 수도 있으며 따라서 이어지는 평가에서는 F_2 세대에서 재현되지 않을 수 있다.

참고문헌

Diamanti-Kandarakis E, Gore AC: *Endocrine Disruptors and Puberty*. New York: Humana Press, 2012.

Gupta RC: *Reproductive and Developmental Toxicology*. Burlington, MA: Academic Press, 2011.

연습문제

1. 다음 중 어느 세포에서 항뮐러관호르몬을 분비하는가?
  a. 정원세포
  b. 레히디히세포
  c. 세르톨리세포
  d. 1차 정모세포
  e. 정자세포

2. 음경 발기는 다음 중 어느 것에 의존하여 일어나는가?
  a. CNS
  b. 교감신경 자극
  c. 나선(음경)동맥 수축
  d. 해면체 평활근 이완
  e. 척수반사궁

3. 황체는 임신 초기에 다음 어느 호르몬의 분비를 담당하는가?
   - a. 에스트로겐과 hCG
   - b. 프로게스테론과 에스트로겐
   - c. 프로게스테론과 hCG
   - d. FSH, LH
   - e. FSH, 프로게스테론

4. 시상하부-뇌하수체-생식샘 축에 관한 설명으로 옳지 않은 것은?
   - a. FSH는 레히디히세포에서 테스토스테론 생산을 증가시킨다.
   - b. FSH와 LH는 뇌하수체 전엽에서 합성된다.
   - c. 에스트로겐은 시상하부와 뇌하수체 전엽에 음성피드백을 제공한다.
   - d. 시상하부에서 분비되는 GnRH는 뇌하수체 전엽에서 FSH와 LH의 분비를 증가시킨다.
   - e. 생리주기 중 LH의 급증은 배란을 나타낸다.

5. 다음 중 배우자 DNA 복구에 대해 틀린 설명은?
   - a. 정자형성 세포의 DNA 복구는 화학물질의 농도에 의존한다.
   - b. 정자형성 세포는 알킬화제에 의한 손상을 복구하는 능력이 떨어진다.
   - c. 암컷 생식세포는 염기 절제 복구(base excision repair) 능력이 있다.
   - d. 난자의 감수분열 재개(meiotic maturation)는 난자가 DNA 손상을 복구할 수 있는 능력을 감소시킨다.
   - e. 성숙한 난자와 성숙한 정자는 더 이상 DNA 손상을 복구할 수 있는 능력이 없다.

6. 정자형성 동안 다음의 어느 세포들 사이의 전환에서 감수분열이 일어나는가?
   - a. 정원세포와 1차 정자세포(primary spermatocyte)
   - b. 1차 정자세포와 2차 정자세포(secondary spermatocyte)
   - c. 2차 정자세포와 정자세포(spermatid)
   - d. 정자세포와 정자(spermatozoon)
   - e. 정자와 성숙정자(mature sperm)

7. 다음 중 세포와 분비하는 물질이 적절하게 쌍을 이룬 것은?
   - a. 난소의 과립세포—프로게스테론
   - b. 레히디히세포—ABP
   - c. 난소의 포막세포—에스트로겐
   - d. 세르톨리세포—테스토스테론
   - e. 생식샘자극세포—LH

8. 다음 중 남성 생식 능력에 대한 설명으로 틀린 것은?
   - a. 클라인펠터 증후군의 남성은 불임이다.
   - b. FSH 수치를 종종 특정 독소의 남성 생식 독성을 결정하기 위하여 측정한다.
   - c. 2가 금속이온(An, Hg, Cu 등)은 안드로겐 수용체의 길항물질로 작용하여 남성 생식에 영향을 끼친다.
   - d. 1일 생성되는 정자의 수는 모든 수컷에서 거의 동일하다.
   - e. ABP는 정소 손상을 나타내는 중요한 생화학적 마커이다.

9. 정자 생성 감소의 원인이 될 수 있는 질병이 아닌 것은?
   - a. 갑상선기능저하증
   - b. 홍역
   - c. 크론병
   - d. 신부전
   - e. 유행성이하선염

10. 다음 중 에스트로겐의 영향을 가장 덜 받는 것은?
   - a. 신경계
   - b. 근골격계
   - c. 소화기계
   - d. 심혈관계
   - e. 비뇨기계

내분비계 독성

Toxic Responses of the Endocrine System

21장

Patricia B. Hoyer and Jodi A. Flaws

21.1 서론

21.2 뇌하수체 샘
- 21.2.1 해부 및 생리
- 21.2.2 뇌하수체 독성

21.3 부신

21.4 부신 피질
- 21.4.1 스테로이드 합성
- 21.4.2 글루코코르티코이드
- 21.4.3 부신 피질 독성
- 21.4.4 In Vitro 독성
- 21.4.5 혈청 결합 단백질
- 21.4.6 표적 조직 수용체
- 21.4.7 신경내분비 조절
- 21.4.8 미네랄코르티코이드
- 21.4.9 태아 부신

21.5 부신 수질
- 21.5.1 교감신경 반응
- 21.5.2 카테콜아민
- 21.5.3 아드레날린 수용체
- 21.5.4 일반 독성
- 21.5.5 크롬친화세포종
- 21.5.6 In Vitro 시험법

21.6 갑상선
- 21.6.1 일반 해부 구조
- 21.6.2 갑상선호르몬 구조 및 합성
- 21.6.3 갑상선호르몬 결합 단백질
- 21.6.4 갑상선호르몬 수용체
- 21.6.5 갑상선호르몬 배출
- 21.6.6 갑상선호르몬 방출의 조절
- 21.6.7 생리적 영향
- 21.6.8 갑상선 독성
  - PCBs
  - PBDEs
  - 과염소산염
  - 농약
  - 과불화 화학물질
  - 비스페놀 A
  - 프탈레이트류

21.7 부갑상선
- 21.7.1 일반 해부
- 21.7.2 부갑상선 독성
- 21.7.3 부갑상선호르몬의 구조와 합성
- 21.7.4 PTH 수용체
- 21.7.5 생리 효과
- 21.7.6 PTH 방출 조절

21.8 췌장 내분비샘
- 21.8.1 포도당 생산에서 간의 역할
- 21.8.2 췌장 호르몬
  - 인슐린
  - 글루카곤
  - 소마토스타틴
- 21.8.3 분비 상호 작용
- 21.8.4 당뇨병의 대사 반응
- 21.8.5 췌장 독성
- 21.8.6 인슐린 저항성
- 21.8.7 In Vitro 시험

요점

- 내분비샘은 합성, 저장, 분비물을 혈관 내로 직접 방출하는 특별한 세포의 집단이다.
- 뇌하수체 전엽의 내분비 세포의 각 형태들은 시상하부로부터 특별한 방출 호르몬의 조절하에 있다.
- 독성물질은 합성, 저장, 그리고 시상하부의 방출 호르몬, 뇌하수체의 방출 호르몬 및 내분비샘 특이 호르몬의 분비에 영향을 줄 수 있다.

21.1 서론

고등 동물은 내분비계를 통해 외부 환경의 변화와 독립적으로 내부 환경을 조절할 수 있는 능력을 발달했다. 내분비계는 호르몬을 분비하는 내분비샘, 호르몬 및 호르몬에 반응하는 표적 조직으로 구성된다. 호르몬은 혈액으로 분비되는 도관이 없는 내분비샘이 만들어낸 화학물질이다. 호르몬을 생산하는 분비샘은 뇌하수체, 갑상선 및 부갑상선, 부신, 생식기 및 췌장이 있다. 호르몬은 아미노산 유도체(카테콜아민과 갑상선호르몬), 펩티드 호르몬(췌장 호르몬) 그리고 스테로이드(콜레스테롤 유도체) 세 분류로 나뉜다. 내분비샘은 내부 및 외부 환경의 변화에 반응하고 항상성을 유지하는 여러 활동을 조절할 수 있는 감지 및 신호 장치이다.

21.2 뇌하수체 샘

21.2.1 해부 및 생리

뇌하수체는 뇌하수체 전엽과 뇌하수체 후엽으로 나뉜다(그림 21.1). 뇌하수체 전엽은 가장 큰 부분이며 모세혈관 시스템(시상하부-시상하부 혈관)을 통해 시상하부의 펩티드를 받는다. 뇌하수체 후엽은 뇌하수체의 후엽으로 뻗은 축삭돌기가 있는 시상하부의 세포체를 가지고 있다. 그러므로 기능적으로 해부학적으로 뇌하수체 후엽은 시상하부의 연장이다.

분비 호르몬 및 분비 억제 호르몬은 시상하부의 뉴런이 합성하고 축삭이 운반하고 모세혈관망으로 방출한다. 그것들은 뇌하수체-뇌하수체의 문맥계에 의해 뇌하수체 전엽으로 이동하여 촉진 호르몬 분비 세포의 특정 집단에 작용하여, 성장호르몬(growth hormone, GH; somatotropic hormone, STH), 프로락틴(prolactin, PRL), 황체형성호르몬(luteinizing hormone, LH), 난포자극호르몬(follicle-stimulating hormone, FSH), 갑상선자극호르몬(thyrotropic hormone, TTH), 부신피질자극호르몬(adrenocorticotropic hormone, ACTH)과 멜라닌세포자극호르몬(melanocyte-stimulating hormone, MSH)과 같은 호르몬의 방출을 조정한다. 뇌하수체 후엽에서는 항이뇨호르몬(ADH)이 신장에서 물의 재흡수를 촉진하고 혈관 평활근의 수축을 가져오고, 옥시토신(oxytocin)은 분만 시의 평활근의 수축을 촉진하고 유즙의 분비를 촉진한다. 이들 뇌하수체 후엽 호르몬은 시상하부의 신경세포의 세포체에서 합성되고 분비과립에서 포장되어 축삭돌기를 따라 뇌하수체 후엽의 말단으로 이동하여 혈액으로 방출된다.

적절한 항상성을 유지하기 위해 내분비 기관은 음성피드백고리(negative feedback loop)에 의해 전신 호르몬의 농도를 지속적으로 모니터링해야 한다. 예를 들어, 코티솔의 농도가 높으면 시상하부에서 분비되는 부신피질자극호르몬 방출호르몬(corticotrophin-releasing hormone, CRH)을 억제하여 뇌하수체에서 분비되는 부신피질자극호르몬(ACTH)을 차단한다.

21.2.2 뇌하수체 독성

중금속이 뇌하수체 분비샘의 구조 또는 기능을 표적으로 한다는 연구가 일관되게 보였다. 카드뮴은 프로락틴, LH 및 FSH 분비를 억제한다. 카드뮴 노출은 사춘기에 노출된 설치류의 ACTH 수치를 증가시키고 성인기에 노출된 동물의 ACTH 수치를 감소시킨다. 또한 카드뮴에 대한 급성 노출은 순환하는 GH을 감소시키는 반면, 장기간 노출은 순환하는 GH를 증가시킨다. 납과 수은 또한 LH와 FSH를 감소시킨다.

폴리염화비페닐류(polychlorinated biphenyls, PCBs) 및 폴리브롬화 디페닐에스터류(polybrominated diphenylethers)와 같은 환경오염 물질은 TSH는 물론 LH 및 FSH의 방출을 억제한다. 살충제인 dimethoate는 랫드에서 뇌하수체 종양을

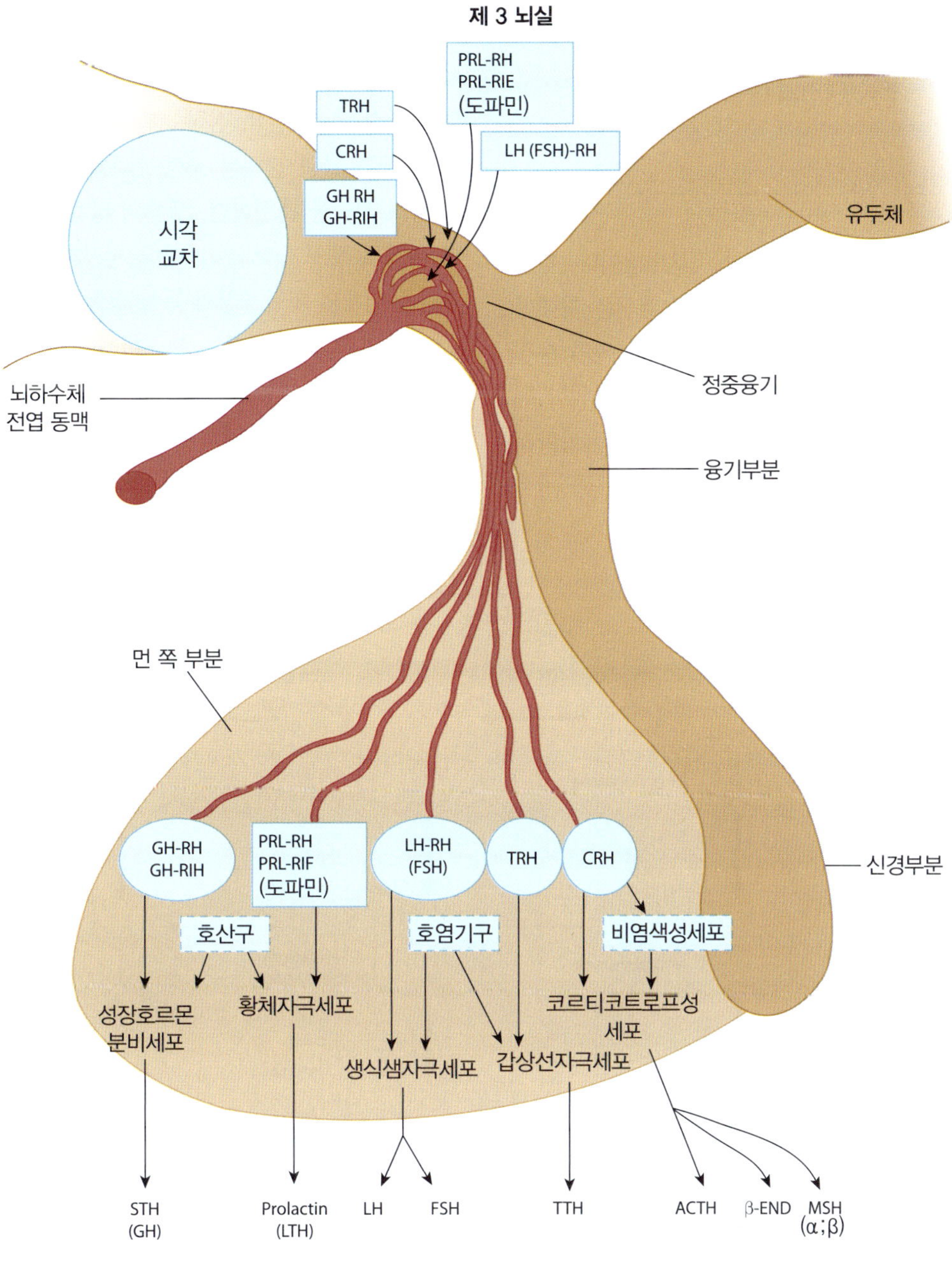

그림 21.1 시상하부 방출호르몬과 방출억제호르몬에 의한 뇌하수체로부터 호르몬 분비의 조절. 방출과 방출억제 호르몬은 시상하부에서 합성되고 축삭으로 이동하고 정중융기에 모세혈관망으로 분비된다. 시상하부-시상하부망계(hypothalamic-hypophyseal portal system)에 의해 뇌하수체로 이동되고, 뇌하수체 호르몬의 방출률을 관장하는 자극호르몬 분비세포의 특정 집단과 상호 작용한다. 뇌하수체의 호르몬에는 성장호르몬(GH), 성장자극호르몬(somtotropic hormone, STH), 황체자극호르몬(luteotropic hormone, LTH), 황체형성호르몬(LH), 난포자극호르몬(FSH), 갑상선자극호르몬(TTH), 부신피질자극호르몬(ACTH), 멜라닌세포자극호르몬(MSH)이 있다. 표적세포의 활성을 직접적으로 영향을 주지 않는 자극 호르몬(예: 프로락틴, 성장호르몬)에 대한 방출억제호르몬이 있으며, 음성피드백 조절을 할 수 있는 최종 내분비 호르몬의 생산을 한다.

일으킨다. Methoxychlor, dieldrin 및 endosulfan은 프로락틴과 LH를 증가시킨다.

몇몇 식물성 에스트로겐은 뇌하수체 세포에 영향을 미친다. Coumestrol은 박동성의 LH를 줄이고 외인성의 GnRH에 대한 뇌하수체 반응을 억제한다. Genistein이나 bisphenol A에 대한 급성 노출도 LH의 분비를 변화시킨다.

산업 화학물질은 뇌하수체 구조 또는 기능을 변화시킨다. 난연제인 tetrabromobisphenol A와 tetrachlorobisphenol A는 뇌하수체 세포주의 증식을 촉진시킨다. 고무 제품에 사용되는 2-mercaptobenzothiazole은 만성적으로 노출된 랫드와 마우스에서 식수와 접촉하여 뇌하수체 종양을 일으킬 수 있다. 마지막으로 알코올 중독 치료에 사용되는 화학물질인

cynamide는 에탄올과 함께 투여될 때 뇌하수체 전엽의 ACTH 전구체 mRNA를 증가시킨다.

21.3 부신

부신은 신장의 상단에 위치한 두 개의 작은 분비샘이다. 부신의 주요 생리학적 역할은 스트레스 관리이다. 부신은 형태학 및 기능적으로 두 개의 영역인 바깥쪽의 피질과 안쪽의 수질로 나누어져 있다. 부신은 다른 내분비샘에 비해 광범위한 독성학 연구가 이루어지지 않았음에도 가장 보편적인 독성학적 표적이라고 이야기된다.

21.4 부신 피질

부신 피질은 간, 신장, 심장, 뼈 및 신경계에서 일어나는 면역체계, 염증, 물과 전해질 균형, 탄수화물, 단백질 대사 등의 많은 생리 기능을 조절한다. 생체외 많은 물질이 지용성이며 부신 피질의 세포가 지질을 대량 저장하고 있기 때문에, 부신 피질은 생체외 화학물질의 독성 영향을 받기 쉽다.

피질(외부 영역)에서는 부신피질호르몬을 합성 및 분비한다. 피질은 사구체층, 다발층, 망상층의 세 영역으로 구성된다(그림 21.2). 사구체층에서 미네랄코르티코이드인 알도스테론을 생성한다. 다발층과 망상층에서는 부신의 안드로겐과 함

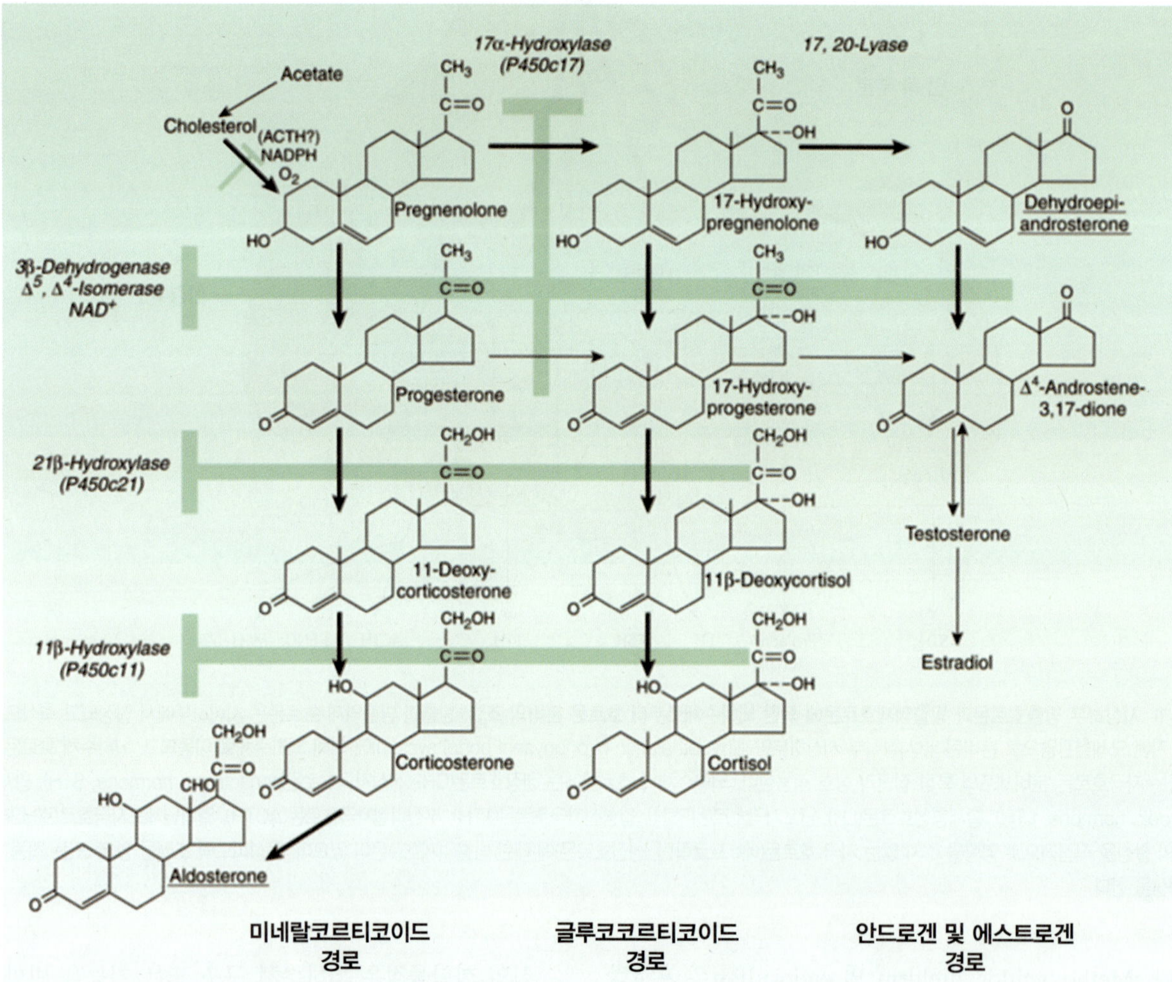

Source: Katzung BG, Masters SB, Trevor AJ: *Basic & Clinical Pharmacology, 12th edition:* www.accessmedicine.com

그림 21.2 부신피질호르몬의 경로. 사이토크롬 P450 효소들이 알도스테론(사구체층), 코티솔과 부신의 안드로겐(다발층과 망상층) 합성에 관여한다. 사구체층은 CYP17A1이 발현하지 않고, 다발층과 망상층은 CYP11B2를 발현하지 않는다. (Modified with permission from Barrett KE, Boitano S, Bartano S, Barman SM, et al.: *Ganong's Review of Medical Physiology*, 24th edition. New York, NY: The McGraw-Hill Companies, Inc; 2012.)

께 글루코코르티코이드, 코르티코스테론 및 코티솔을 생산한다. 수질(내부 영역)에서는 카테콜아민, 에피네프린, 노르에피네프린을 합성하고 분비한다.

21.4.1 스테로이드 합성

부신의 스테로이드는 콜레스테롤로부터 합성되며 미토콘드리아와 소포체가 관여한다. 콜레스테롤로부터 시작되는 가장 일반적인 생합성 경로는 세 가지 주요 스테로이드의 기본 전구 물질인 프레그네놀론(pregnenolone)의 형성이다. 일련의 사이토크롬 P450 효소들은 알도스테론(사구체층) 또는 코티솔과 부신 안드로겐(다발층과 망상층)의 합성에 관여한다.

21.4.2 글루코코르티코이드

글루코코르티코이드의 생리적 효과에는 간 포도당 생성, 포도당 신생 합성, 단백질 이화작용, 지방 이화작용, 뼈 재흡수 증가, 기분 변화 및 위 산도 증가를 들 수 있다. 코티솔의 치료 효과로는 강한 스트레스가 있을 때 혈관 붕괴를 예방하고, 항염증 효과를 제공하며, 면역 억제를 유발한다.

21.4.3 부신 피질 독성

부신 피질에서 다발층과 망상층은 생체외 화학물질의 우선적인 표적이 되어, 7,12-dimethylbenz[a] anthracene, acrylonitrile, thioacetamide 및 염기성 폴리글루타민산과 같은 물질로부터 괴사가 일어난다. 지방질축적증의 유도제는 세포내 소기관의 기능 저하 또는 손실과 세포 파괴를 유발할 만큼 충분한 양의 지방을 축적시킬 수 있다. Spironolactone, ketoconazole 및 다양한 PCBs는 글루코코르티코이드 분비를 직접적인 표적으로 한다. 넓은 범위의 병소는 내피 손상, 미토콘드리아 손상, 소포체 저해, 지질 응집 및 리소좀의 인지질 응집 등으로 나타날 수 있다.

생물학적으로 활성 양이온성 양친매성 화합물은 미세한 인지질이 풍부한 내포물을 생성하며 주로 다발층과 망상층에서 인지질증을 일으킨다. Chloroquine, triparanol 및 chlorphentermine을 포함한 화합물들은 리소좀의 기능적 온전성에 영향을 준다.

에탄올, 카나비노이드, 코카인 및 세포 독성이 있는 항암제와 같은 화합물로 인한 부신 피질 독성은 내인성 글루코코르티코이드의 분비 일으킬 수 있다. 또한 항염증제로서 광범위하게 사용되는 글루코코르티코이드 작용제의 약리학적 처치는 쿠싱 증후군(Cushing's syndrome)과 유사한 증상을 유발할 수 있다.

21.4.4 In Vitro 독성

In vitro 시험의 유용성은 사람 부신 피질 암종(human adrenocortical carcinoma) 유래의 NCI-H295R 세포주를 사용하여 생체외 화학물질이 표적으로 하는 특정 스테로이드 합성효소를 규명하는 데 있다. 이는 인체 유래 물질이기 때문에 위해성 평가에 있어 가치가 있다.

21.4.5 혈청 결합 단백질

코티솔과 코르티코스테론은 트랜스코르틴(transcortin; 코르티코스테로이드 결합 글로불린)에 의해 혈액으로 운반된다. 결합하면 생물학적으로 비활성 상태이다. 따라서 화학물질에 영향을 미치는 트랜스코르틴은 자유형과 결합형 호르몬 사이의 균형을 변화시킬 수 있으며 표적 조직에서의 유효성에 영향을 줄 수 있다. 비스테로이드성 항염증제(nonsteroidal anti-inflammatory drugs, NSAIDs)는 결합 능력을 감소시키는 것으로 보고되었다.

21.4.6 표적 조직 수용체

부신 피질 스테로이드는 표적 조직의 수용체를 통해 효과를 나타내며, 이는 생체외 화학물질의 작용에 의해 상향 또는 하향 조절될 수 있다. 예를 들어, spironolactone은 수용체 결합 부위와 경쟁하는 항스테로이드 화합물이다.

21.4.7 신경내분비 조절

다발층과 망상층은 코티솔을 생산하도록 자극하는 ACTH의 조절 아래에 있다. 생산이 증가된 코티솔은 음성피드백을 제시한다. 그러나 스트레스는 음성피드백 조절 시스템을 무시하고 코티솔 분비를 자극할 수 있다. 만성 스트레스로 고농도의 ACTH가 부신 피질에 지속적으로 노출되면 부신 피질 비대증을 초래할 수 있다.

랫드를 가지고 실시한 코르티코스테론의 1개월 투여 독성 연구에서 체중 증가의 감소, 흉선, 부신, 전립샘 및 정낭 무게의 감소가 나타났다. 체중 및 흉선의 무게 변화는 높은 코르티코스테론에 직접적으로 영향을 미치고, 전립샘 및 정낭 중량을 감소시켜 코르티코스테론에 의한 LH 및 테스토스테론을 억제한다.

21.4.8 미네랄코르티코이드

부신은 주로 신장에서 나트륨 재흡수, 칼륨과 수소이온의 배설을 증가하는 알도스테론으로 삶에 필수적이다. 피질에서 생산되는 미네랄코르티코이드의 손실은 나트륨, 염화물 및 물의 과도한 소변 손실과 관련하여 생명을 위협하는 칼륨 정체와 저혈량 쇼크를 가져온다. 글루코코르티코이드 또는 알도스테론 경로에서 스테로이드 합성효소(CYP11A1, CYP21, CYP11B1)를 표적으로 하는 화학물질은 코르티코스테로이드 또는 알도스테론의 생산에 영향을 줄 수 있다.

21.4.9 태아 부신

태아의 정상적인 발달에 중요한 역할을 하는 특별한 태아 부신 피질이 임신 후반기 영장류에 존재한다. 출생 후, 피질 모세혈관의 확장 및 피질의 전형적인 세 영역으로의 대체와 더불어 태아 피질의 급속한 퇴행, 세포자멸사 및 용해가 일어난다. 태아 피질이 신생아 피질로 생리학적인 대체가 나타나기 때문에 신생아 영장류에서 병변으로 잘못 해석하지 않는 것이 중요하다.

21.5 부신 수질

부신 수질은 특별한 신경절후신경으로 분리되기 때문에 신경계의 기능적 확장에 해당한다. 크롬친화세포로 구성되어 있으며, 카테콜아민의 합성과 분비를 한다. 이는 신경계와 내분비계 사이에서 직접적으로 상호 작용하는 진정한 신경내분비 세포이다. 즉, 세포의 콜린성 자극(교감신경)이 호르몬으로 작용하는 카테콜아민의 분비를 초래한다. 크롬친화세포는 또한 엔케팔린(encephalin), 신경펩티드 Y, substance P, 바소프레신 및 옥시토신을 함유하고 있다.

21.5.1 교감신경 반응

교감신경계의 일반적인 기능은 부교감신경 자극의 긴장 효과를 조절하고 반대하는 상호 작용을 갖고, 정상 상태의 기능을 유지하도록 도와주며, 비상 사태(공포, 싸움, 도피)에 대비한 신체 보호 장치 동원하는 데 도움을 준다.

21.5.2 카테콜아민

부신 수질은 티로신 전구체와 도파민 중간체를 갖는 (노르)에피네프린을 생산하는 주요 부위이다. 카테콜아민의 방출은 콜린성 신경절 이전 신경세포에서 분비된 아세틸콜린에 의해 촉진된다. 생리학적인 방출 활성으로는 혈압 감소, 혈당 감소, 산소유효성 감소, 스트레스, 불안, 추위, 운동 및 기립성 저혈압을 들 수 있다. 카테콜아민은 모든 조직에 영향을 미치지만 심장, 간, 골격근, 지방세포, 혈관 평활근 및 기관지 평활근에서 가장 두드러진다.

21.5.3 아드레날린 수용체

아드레날린 수용체는 알파와 베타의 두 가지가 있으며, 각각은 2개의 아형을 가지고 있다. 베타-2 수용체는 노르에피네프린보다 10배 더 강하게 에피네프린과 결합한다. 따라서 표적 조직에 존재하는 수용체 유형의 다양성은 교감신경의 특이적인 반응 효과를 나타내는데 다양하게 작용한다.

21.5.4 일반 독성

크롬친화세포를 표적으로 하는 특정 화학물질의 예로는 전압성 개폐 이온 채널을 차단하는 독소와 분비 과립의 세포외배출(exocytosis)을 차단하는 박테리아 독소가 있으며, 이들은 카테콜아민의 방출을 막는다. 부신 수질의 독성 연구에서 가장 흔히 볼 수 있는 병리학적 변화는 결절과형성으로 분류되는 증식성 병변을 들 수 있다. 하지만 종종 퇴행성 변화도 관찰될 수 있다.

21.5.5 크롬친화세포종

대개 양성의 부신 수질 증식성 병변으로 크롬친화세포종(갈색세포종, pheochromocytoma)이 있다. 크롬친화세포(chromaffin cell)는 호르몬을 함유한 분비 과립의 많은 수를 포함한다. 인간에서 크롬친화세포종은 다발성 내분비 신생물(MEN)의 유전적인 임상 증후군을 가진 환자를 제외하고는 흔치 않다. 랫드에서는 이 종양이 과도한 카테콜아민을 분비하지 않지만, 인간에서는 고혈압 및 기타 임상적 장애로 이어지는 정도로 양이 증가되어 분비된다.

랫드의 크롬친화세포종은 일반적이며, 대칭적으로 화학물질들에 의해 유발될 수 있어 다른 종에서 유발되는 크롬친화세포종과는 다르다. 비타민 D는 랫드의 부신 수질에서 크롬친화세포의 증식을 유발하는 강력한 세포분열 촉진제이다. 비타민 D의 영향은 in vitro가 아닌 in vivo에서 나타나므로 고칼륨혈증을 가져오는 칼슘의 항상성 장애에서 기인한다고 여겨진다.

마우스와 같이 사람의 부신 수질은 크롬친화세포의 증식성 병변의 자연적 발생률이 낮다. 또한 사람의 크롬친화세포는 배양 중에서 다양한 분열 촉진 자극에 반응하지 못했다. 이와 같은 연구 결과들은 랫드가 사람의 부신 수질 크롬친화세포에 대한 생체외 화학물질의 잠재적인 영향을 평가하기에 부적절한 모델임을 나타낸다.

부신 수질의 증식성 병변 발달은 뇌하수체 분비호르몬과 관계가 있다. 예를 들어, 성장호르몬의 장기 투여는 다른 부위의 종양 발생뿐만 아니라 크롬친화세포종의 발병률을 증가시키는 데 관련이 있다. 장기간 동물 연구에서 크롬친화세포종은 종종 다른 기관의 종양이나 독성 영향을 동반한다. 이들은 종종 내분비계 교란 이외에 신장, 폐 및 간 독성을 유발하는 경우를 볼 수 있다. 또한 저산소증, 산화적 인산화의 결합 저해, 칼슘 항상성의 장애 또는 시상하부의 내분비 축의 방해와 관련이 있다.

21.5.6 In Vitro 시험법

랫드의 부신 수질 종양에서 유래한 크롬친화세포종 PC12 세포주를 신경생물학에서 일반적으로 사용한다. PC12 세포주는 크롬친화세포의 신호 및 증식에 관여하는 분자 수준의 세포내 기전을 측성하는 데 유용하다. 미노콘느리아 기능(cyanide, rotenone)을 억제하거나 산화적 인산화(dinitrophenol)를 차단하는 물질은 카테콜아민류 분비를 자극한다.

21.6 갑상선

21.6.1 일반 해부 구조

갑상선은 후두 바로 아래에 위치하고 있으며, 기관을 둘러싼 형태로 협부로 연결된 두 개의 엽으로 이루어진 내분비 조직이다. 갑상선은 여포세포에서 티록신(thyroxine, T_4)과 트리요오드티로닌(triiodothyronine, T_3)의 두 호르몬을 분비한다 (그림 21.3).

T_4 및 T_3는 간, 신장, 심장, 뇌, 뇌하수체, 생식기 및 비장을 포함한 주요 표적 조직의 전반적인 신진 대사를 조절하는 중요한 인자이다. 일부 연구는 생체 이물질(xenobiotics)이 갑상선의 구조에 직접적인 영향을 끼친다고 보여준다. 일례로 중금속과 적색 염료 #3은 여포내 콜로이드 공간(colloid space)의 크기를 감소시킨다고 알려져 있다. 이로 인해 갑상선호르몬을 합성하고 저장하는 갑상선의 능력이 저하된다.

21.6.2 갑상선호르몬 구조 및 합성

갑상선호르몬은 공유결합된 2개의 티로신 아미노산으로 구성된다. T_4와 T_3는 식이 섭취에서 유래된 요오드화물을 함유하고 있으며 생물학적 활동에 필요하다. 갑상선이 T_4와 T_3를 합성하고 분비하지만, 주로 T_4를 분비한다. 그림 21.3은 T_3 및 T_4를 만드는 데 필요한 구조를 보여준다. 여포세포의 꼭지면막(apical membrane)에서 티로글로불린(thyroglobulin, TGB)의 티로신 잔기와 I_2가 결합하여 모노요오드티로신(monoiodotyrosine, MIT)과 디요오드티로신(diiodotyrosine, DIT)을 형성한다. MIT와 DIT가 결합하여 T_3를 형성하고, DIT와 DIT가 결합하여 T_4를 형성한다. 갑상선에서 분비된 T_4는 말초에서 T_3(활성 호르몬) 또는 rT_3(비활성 대사물)로 전환될 수 있으며, 연이어 모노데아이오디나아제(monodeiodinase)에 의해 탈요오드화 반응이 일어난다.

몇몇 생체 이물질은 갑상선호르몬의 합성 과정에 악영향을 나타내어 갑상선의 기능을 저해할 수 있다. 예를 들어, 과염소산염소, 염소산염 및 브롬산염과 같은 환경 화학물질은 요오드화물의 흡수를 억제하여 갑상선호르몬의 합성을 감소시킨다. 다른 갑상선종 유발 화학물질은 그림 21.3의 하단에 나타냈다.

21.6.3 갑상선호르몬 결합 단백질

일단 혈액으로 방출되면 갑상선호르몬은 높은 친화성의 혈청 결합 단백질과 빠르게 결합한다. T_3의 1% 미만이 순환계에서 자유형으로 존재한다. 이 작은 비결합형이 표적세포의 수용체에 접근할 수 있다. PCB와 같은 환경 화학물질은 갑상선호르몬을 대신하여 혈청 결합 단백질과 결합하여 혈청 내 갑상선호르몬 수치를 급격하게 감소시킨다.

21.6.4 갑상선호르몬 수용체

갑상선호르몬은 갑상선호르몬 수용체(TR)에 결합하여 작용한다. 환경 화학물질은 TR에 결합하는 갑상선호르몬을 방해하여 갑상선호르몬 관련 전사를 여러 단계에서 방해할 수 있다. 일부 화학물질은 TR에 직접적으로 결합하여 작용물질 효과 또는 길항물질 효과를 초래할 수 있다. 다른 화학물질은 간접 작용을 통해 갑상선호르몬이 수용체에 결합하는 것을

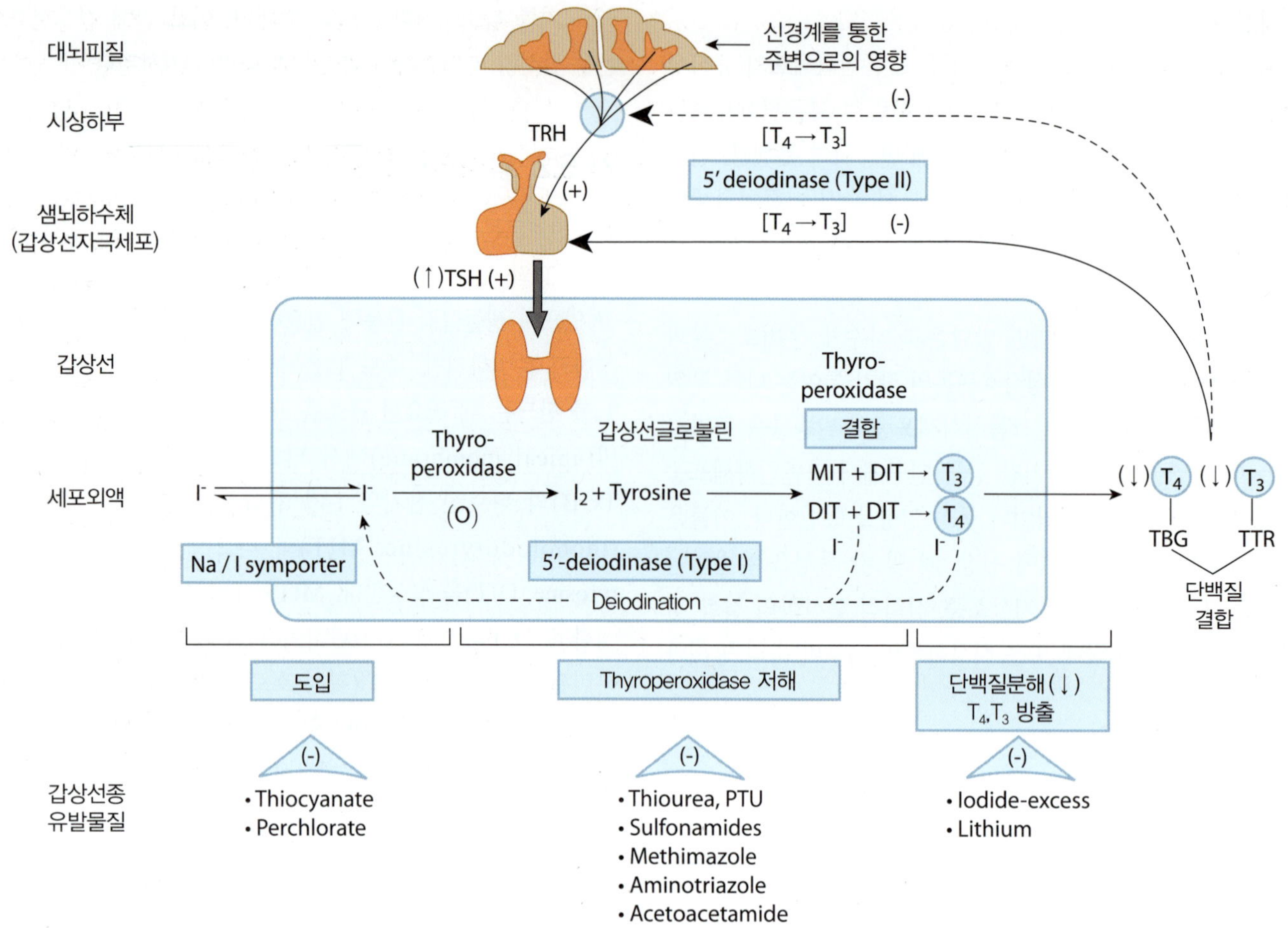

그림 21.3 갑상선호르몬 합성과 분비에 있어서 갑상선종의 화학물질의 작용 기전. (Reproduced with permission from Dunlop RH, Malbert C, Capen CC, O'Brien TD: *Pathophysiology of Endocrine Homeostasis: Examples IN Veterinary Pathophysiology*, Blackwell Publishing, 2004.)

방해한다. TR과 다른 핵 수용체 사이의 혼선을 방해할 수 있는 생체 이물질이 있다.

21.6.5 갑상선호르몬 배출

혈청으로부터 갑상선호르몬의 배출은 글루쿠론산 또는 황산염의 포합이 주된 경로이다(그림 21.4). PCBs의 동일상(coplanar) 및 비동일상(noncoplanar) 동속물질을 포함한 일부 생체 이물질은 글루쿠론산전이효소와 황산전이효소를 유도하여 혈청에서 갑상선호르몬의 제거를 증가시킬 수도 있다. 리팜피신과 페노바비탈 등의 생체 이물질은 수송체를 저해하여 뇌와 간으로 들어가는데 갑상선호르몬의 수송을 줄일 수 있다.

21.6.6 갑상선호르몬 방출의 조절

갑상선호르몬의 분비는 뇌하수체 전엽의 갑상선자극호르몬(thyroid-stimulataing hormone, TSH)에 의해 조절된다. TSH의 방출률은 음성피드백을 갖는 시상하부-뇌하수체-갑상선 조절 축의 영향을 받는다. 시상하부는 갑상선방출호르몬(thyroid-releasing hormone, TRH)을 합성하고 분비한다. TRH는 혈관망(portal plexus)을 통해 뇌하수체 전엽으로 이동하고 TSH의 합성 및 분비를 촉진한다. TSH는 갑상선에 작용하여 T_3 및 T_4의 생성 또는 방출을 자극한다. 생성된 갑상선호르몬은 뇌하수체 전엽에 음성피드백을 가하여 더 이상 TSH가 방출되는 것을 억제한다. PBDEs와 같은 화학물질은 TSH를 증가시켜 T_3 및 T_4 수치를 증가시킬 수 있다.

21.6.7 생리적 영향

갑상선호르몬은 대사율을 결정하는 기능과 함께 신체의 거의 모든 조직에 영향을 미친다. 일반적으로, 갑상선호르몬은 동화 작용 및 이화 작용을 촉진한다. 그러나 더욱 중요한 작용은 이화 작용이다. 갑상선호르몬은 초기 CNS와 골격의 발달 및 성장에 중요한 영향을 미친다.

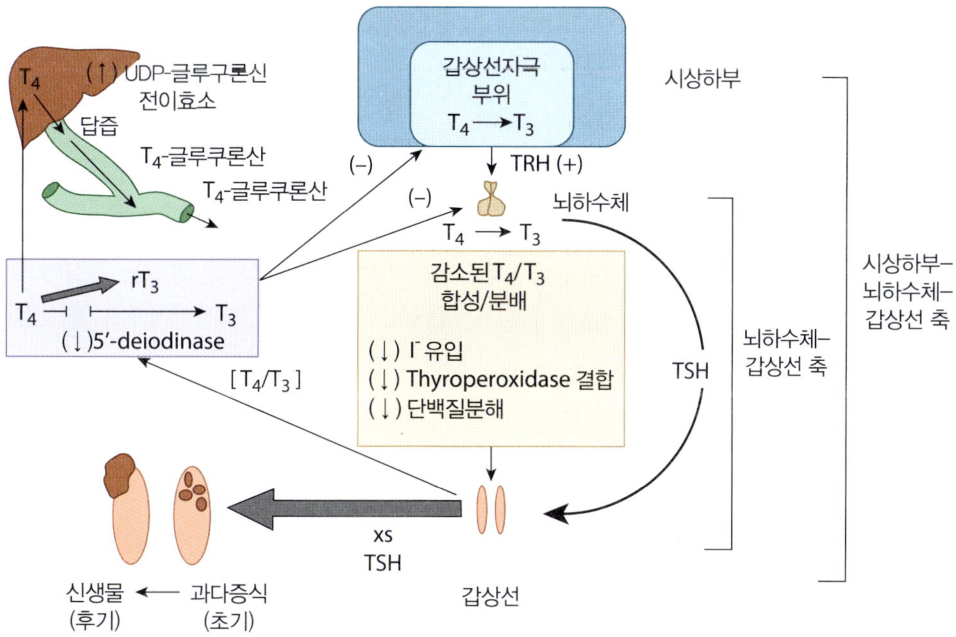

그림 21.4 생체 이물질인 화학물질이 시상하부-뇌하수체-갑상선 축을 방해하는 여러 부위. 화학물질은 갑상선호르몬의 합성 또는 분비를 교란하게 위해 직접적인 효과를 나타낼 수 있으며 간접적으로 5′-deiodinase 저해 또는 간의 마이크로솜 효소(예: T_4-UDP-glucuronyltransferase)의 유도로 갑상선에 영향을 줄 수 있다. 이 기전들은 갑상선호르몬(T_4 또는 T_3)의 순환수치를 낮출 수 있고, 음성피드백 저해로 뇌하수체의 갑상선자극호르몬(TSH)의 분비를 증가시킨다. TSH의 만성 과분비는 민감한 설치류의 갑상선에 2차(후생학적인) 기전에 의해 국소 과형성과 샘종의 발생률을 증가시키는 성향이 있다.

21.6.8 갑상선 독성

신체의 수많은 조직에 미치는 갑상선호르몬의 영향을 고려할 때 갑상선호르본 수지에 영향을 미지는 생체 이물질은 갑상선기능저하증 또는 갑상선기능항진증의 증상을 유발하거나, 뇌 발달 및 기능에 심각한 장애를 초래한다는 사실은 놀라운 일이 아니다.

PCBs Polychlorinated biphenyls(PCBs)는 가장 특징적인 갑상선 교란 화학물질 중 하나이다. PCBs는 갑상선 시스템을 방해하여 심각한 신경인지 결함을 가져온다. PCBs는 갑상선호르몬의 합성을 억제하거나 대사를 증가시켜 호르몬의 수치를 감소시킨다. 더욱이, 갑상선호르몬이 결합 단백질에 결합하는 것을 억제하거나 TR에 결합하는 능력을 차단함으로써 갑상선호르몬 작용을 방해한다.

PBDEs 폴리브롬화디페닐에테르(polybrominated diphenyl ethers, PBDEs)는 PCBs와 구조적으로 유사하다. 따라서 독성 영향도 비슷하게 신경인지 결함을 유발하는 것은 놀라운 일이 아니다.

과염소산염 과염소산염 노출은 갑상선호르몬 수치를 억제하여 갑상선기능저하증과 같은 결과를 초래할 수 있다.

농약 디클로로디페닐트리클로로에탄(dichlorodiphenyltrichloroethane, DDT)을 포함한 농약 혼합물은 갑상선 부피를 증가시키고 갑상선을 공격하는 항체를 유도하여 갑상선 자가면역질환을 유발한다.

과불화 화학물질 Perfluorooctane sulfonate 및 perfluorooctanoic acid는 갑상선의 탈요오드화효소와 간의 phase II 효소를 증가시켜 T_3 및 T_4를 감소시킨다.

비스페놀 A 비스페놀 A(bisphenol A, BPA)는 T_3가 수용체에 결합하는 것을 저해하여 T_3 작용을 차단한다. 또한 BPA는 세포주에서 T_3 매개 유전자의 발현을 억제한다. 따라서 BPA는 동물 모델에서 갑상선기능저하증 또는 갑상선 내성증후군의 증상을 유발할 수 있다.

프탈레이트류(phthalates) 현재까지 몇 개의 소규모 임상 연구 결과에 따르면 프탈레이트류 노출은 성인 남성과 임산부의 T_3와 T_4 수준을 변화시킬 수 있음이 나타났다. 이는 갑상선호르몬 수치가 낮은 갑상선기능저하증의 증상이 나타난다.

21.7 부갑상선

21.7.1 일반 해부

인간은 갑상선 표면에 박힌 4개의 부갑상선을 가지고 있다. 부갑상선은 주로 부갑상선호르몬(parathyroid hormone, PTH)을 생성하는 으뜸세포로 구성된다. PTH는 정상적인 혈장 칼슘 농도의 유지에 도움을 주기 때문에 부갑상선은 생명에 중요하다(그림 21.5). 칼슘은 수정, 시력, 운동-근육 수축, 신경전도, 혈액 응고, 세포외 배출(exocytosis), 세포분열, 많은 효소 및 호르몬의 활동 등의 과정에 최적의 농도가 맞춰져야 한다. 부갑상선이 제거되거나 손상되면 PTH 수치가 떨어지고 순환하는 칼슘 수치가 크게 떨어진다. 이는 경직성 경련과 죽음으로 이어질 수 있다.

21.7.2 부갑상선 독성

생체 이물질의 노출은 부갑상선의 구조를 변화시킬 수 있다. 어떤 경우에는 화학물질이 부갑상선 세포의 사포사멸을 일으켜 부갑상선의 크기가 줄고 PTH가 제한적으로 방출된다. 다른 생체 이물질(납, 로테논, 말라티온, 헥사클로로벤젠)의 노출은 종종 부갑상선의 크기를 증가시켜 부갑상선암을 일으키기도 한다.

21.7.3 부갑상선호르몬의 구조와 합성

PTH는 프리프로부갑상선호르몬(preproparathyroid hormone)이라고 불리는 전구체에서 유래된 폴리펩티드 호르몬이다(그림 21.6). 생체 이물질은 PTH의 정상적인 합성을 방해할 수 있다. 알루미늄 및 카드뮴과 같은 금속은 PTH 분비를 억제한다. 마찬가지로, 알코올 섭취는 임신한 랫드의 PTH 수치를 감소시킨다. 리튬은 비정상적으로 높은 칼슘 수치뿐만 아니라 PTH 수준의 상승과 관련이 있다.

21.7.4 PTH 수용체

PTH 수용체는 PTHR1이라는 단일 G-단백질 결합 수용체이다. 생체 이물은 PTHR1의 발현을 변화시킬 수 있다. 특히, 폭음이 수컷 랫드에서 PTHR1의 발현을 현저히 감소시키는 것으로 밝혀졌다.

21.7.5 생리 효과

부갑상선의 주요 생리학적 역할은 순환하는 칼슘 수준을 조절하는 것이다(그림 21.5). PTH는 칼시토닌(calcitonin, CT)과 비타민 D와 함께 작용한다. PTH는 탈석회화를 통해 뼈에서 칼슘의 방출을 증가시켜 순환하는 칼슘 수준을 증가시키며, 신장 세뇨관에서 칼슘의 재흡수를 증가시켜 칼슘 농도를 증가시킨다. 또한 칼슘의 용해도를 증가시키는 인산염의 신

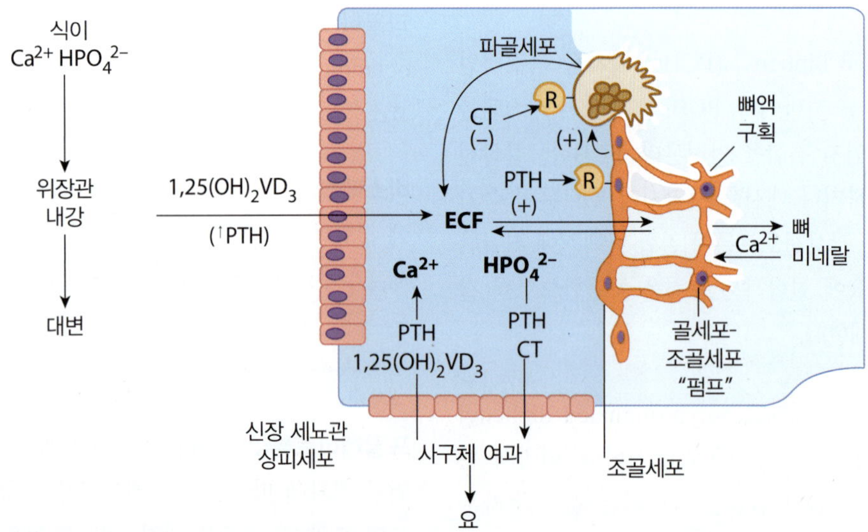

그림 21.5 세포외액에서 칼슘과 인의 조절에 있어서 부갑상선호르몬(PTH), 칼시토닌(CT), 1,25-dihydroxycholecalciferol($1,25(OH)_2VD_3$)의 상관관계. 조골세포에 PTH의 수용체가 있으며 파골세포에 CT의 수용체가 존재한다. PTH와 CT는 뼈에서 서로 상반된 작용을 보이나 신장에서 인 배출을 촉진한다. 비타민 D는 칼슘과 인의 흡수를 촉진하기 위해 1차적으로 위장관에서 작용한다.

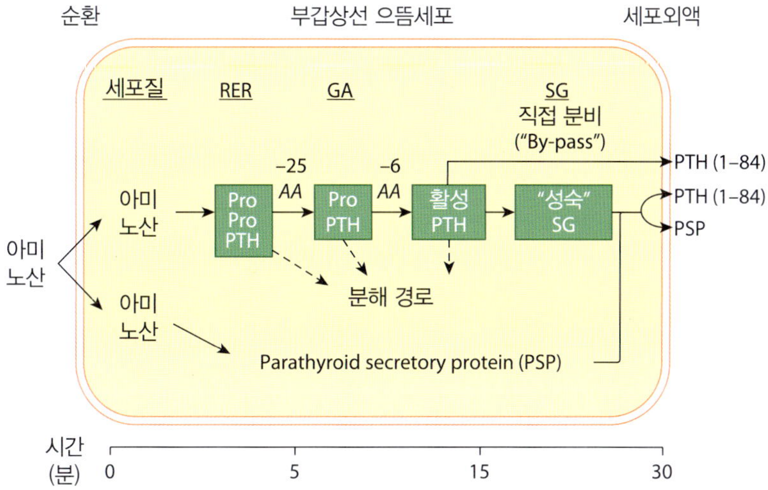

그림 21.6 PTH의 생합성. 활성형 PTH는 더 큰 생합성 전구체(preproPTH)로 합성되어 빠르게 proPTH로 번역후 과정을 거치고 활성 PTH(아미노산 1-84)는 부갑상선의 으뜸세포에서 분비된다.

장 재흡수를 억제한다. PTH는 마그네슘 재흡수를 촉진하고 중탄산염이온의 재흡수를 억제하며 세뇨관에서 나트륨이온 교환을 차단한다. 이러한 PTH의 작용은 혈장 단백질과 뼈에서 칼슘을 제거하는 대사성 산증을 초래하며, 순환하는 칼슘 이온을 증가시킨다.

CT는 골 재흡수에 있어서 PTH의 작용과 반대로 순환하는 칼슘 농도를 감소시킨다. CT는 뼈에서 칼슘의 유출을 차단하여 고칼슘혈증을 예방하는 역할을 하며 PTH의 음성 소설로 신장 석회화를 방지한다. 또한 비타민 D는 PTH 작용을 억제하고 뼈 형성에 작용한다. 비타민 D_3는 위장관에서 칼슘 흡수에 필수적이다.

살충제 및 진균제 등의 생체 이물질은 부갑상선에서 과다한 PTH 분비를 유발하여 부갑상선기능항진증을 유발할 수 있다. 중금속 노출 등의 다른 생체 이물질은 PTH 분비를 감소시켜 부갑상선기능저하증을 유발할 수 있다.

21.7.6 PTH 방출 조절

부갑상선에 존재하는 칼슘 수용체가 낮은 칼슘 농도를 감지하면 부삽상선을 자극하여 PTH를 방출한다.

21.8 췌장 내분비샘

췌장 내 흩어져 있는 소포(pancreatic acini)에는 내분비샘 단위인 랑게르한스섬(Islets of Langerhans)이 있다. 췌장 내분비샘의 주요 생리 기능은 에너지 대사, 특히 순환 포도당의 1차적 항상성 조절이다. 도세포(islet cell)는 영양소와 호르몬 환경 변화에 반응하는 포도당 항상성의 센서이다.

21.8.1 포도당 생산에서 간의 역할

세포 대사에 필요한 에너지는 혈중 지방산이나 포도당으로부터 만들 수 있다. 간이 혈당 수치를 높이는 주된 원인이 된다.

21.8.2 췌장 호르몬

인슐린 인슐린의 전체적인 효과는 에너지를 저장하는 동화 작용 과정을 촉진하는 것이다. 특히 인슐린은 포도당, 지방산 및 아미노산의 혈중 농도를 낮추고 저장형태인 글리코겐, 트리글리세라이드 및 단백질로의 전환을 촉진한다.

글루카곤 글루카곤은 인슐린과 길항하는 주된 호르몬으로 이화 작용을 통하여 인슐린에 의한 저혈당을 예방한다. 글루카곤의 분비는 에피네프린 및 노르에피네프린, 그리고 아미노신, 아르기닌, 류신 및 알라닌에 의해 촉진된다. 반내로, 인슐린과 소마토스타틴은 글루카곤의 분비를 제해한다.

소마토스타틴 소마토스타틴은 뇌하수체 전엽에서 성장호르몬의 분비를 억제하는 신경내분비 기능을 갖고 있다. 일반적으로 소마토스타틴은 호르몬의 방출 억제제로 작용한다.

21.8.3 분비 상호 작용

글루카곤과 인슐린은 탄수화물 대사에서 반대 작용을 하지만, 혈당을 높이거나 낮추는 작용들은 정상 혈당을 유지하기 위해 함께 조절하는 것이다. 인슐린과 글루카곤은 다양한 대사 과정에 상반된 효과를 보인다. 그러므로 혈액 내 인슐린-글루카곤 비율이 전체 대사 상태를 결정하는 중요한 인자로 여겨진다. 인슐린-글루카곤 비율이 높으면 상대적으로 동화 작용이 일어나고, 인슐린-글루카곤 비율이 낮으면 이화 작용이 일어난다.

21.8.4 당뇨병의 대사 반응

당뇨병은 자가면역에 의한 췌장의 베타세포를 파괴하여 인슐린의 생산이 감소(1형)되거나 인슐린에 대한 내성 또는 말단 기관의 불감성으로 인한 인슐린의 기능이 감소(2형)되는 두 가지 형태로 나뉜다. 불충분한 인슐린 작용은 글리코겐, 지질 및 단백질 합성을 감소시킨다(그림 21.7). 혈당 감소의 저해는 고혈당과 다양한 대사 변화를 일으킨다. 상반된 조절 호르몬인 글루카곤의 작용 증가는 글리코겐 분해, 지방 분해 및 단백질 분해를 촉진한다. 글리코겐 분해 및 포도당합성 촉진은 순환하는 포도당을 증가시킨다.

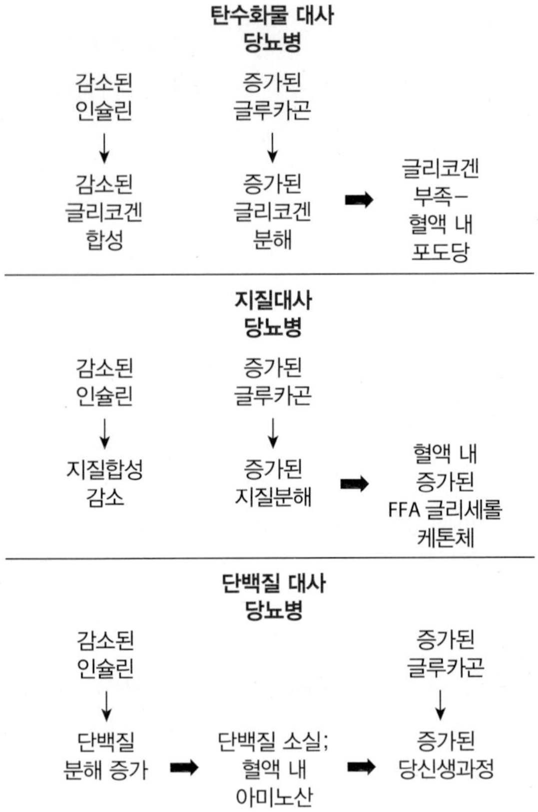

그림 21.7 대사에서 당뇨병의 효과. 인슐린 감소(1형)와 인슐린 작용 감소(2형)는 글리코겐, 지방, 단백질 합성을 저해한다. 증가한 글루카곤은 글리코겐 분해, 지방 분해, 단백질 분해를 촉진한다. 글리코겐 분해는 순환 포도당을 증가시킨다. 증가된 글리세롤과 아미노산은 포도당신생의 기질로 사용되고 더욱 순환 포도당을 증가시킨다.

21.8.5 췌장 독성

인슐린을 분비하는 베타세포는 화학적 공격에 특히 민감하다. 인슐린 결핍의 임상 증상은 글루카곤 결핍보다 생리학적으로 더욱 심각하다. 글루카곤의 경우에는 인슐린 작용에 길항하는 호르몬들이 감소된 글루카곤의 조절을 보상해줄 수 있기 때문이다. 당뇨병 동물 모델을 제작하는 데 널리 사용되는 두 가지 화학물질은 알록산(alloxan)과 스트렙토조토신(streptozotocin)이다. 이들은 췌장의 베타세포에서 DNA를 표적으로 한다. 이는 DNA 손상이 일어나고, poly(ADP-ribose) synthetase가 활성화되어 polyadenylation의 증가 및 NAD의 감소가 나타난다.

21.8.6 인슐린 저항성

인슐린 저항성과 췌장 베타세포의 결함 기능은 대개 제2형 당뇨병이 발생하기 전에 나타난다. 대만의 버려진 펜타클로로페놀과 염화나트륨의 전기분해를 화학물질 생산(chloralkali) 공장 근처에 살고 있는 당뇨병이 없는 거주자에 대한 조사 연구에서, 인슐린 저항성은 순환하는 다이옥신과 수은의 증가 수준과 관련이 있었다. 또한 임신한 마우스의 BPA 노출은 인슐린, 렙틴, 중성지방 및 글리세롤 수치를 증가시켰다.

21.8.7 In Vitro 시험

몇몇 세포주가 인슐린 분비 시험에 활용된다. 췌장 베타세포 유래의 RINm5F 세포를 IL-1β, TNF-α 및 IFN-γ의 사이토카인에 노출시켜 제1형 당뇨 상태와 같이 만들었다. 이 연구에서 사이토카인이 만든 과산화수소가 미량 금속 Fe^{++}의 존재하에서 일산화질소와 반응하여 매우 독성이 강한 hydroxyl radical의 형성을 나타냈다. 또한 RINm5F 세포는 무기 비소의 노출에 있어서 산화적 스트레스의 역할을 조사하는 데 사용되었다. 베타세포 독성에는 미토콘드리아 및 세포질의 세포자멸사 마커들은 증가한다.

참고문헌

Eldridge JC, Stevens JT: *Endocrine Toxicology*, 3rd ed. London: Informa Healthcare, 2010.

Gardner DG, Shoback DM, Greenspan FS: *Greenspan's Basic and Clinical Endocrinology*. New York: McGraw-Hill, 2007.

Jameson JL: *Harrison's Endocrinology*, 11th ed. New York: McGraw-Hill, 2013.

연습문제

1. 다음 중 뇌하수체 전엽에서 분비될 수 없는 호르몬은 어느 것인가?

a. LH **b.** PRL
c. ADH **d.** TSH
e. ACTH

2. 다음 중 뇌하수체 호르몬에 대한 설명으로 맞는 것은?

a. 시상하부-시상하부망계는 분비된 호르몬을 시상하부신경으로 이동시킨다.
b. 도파민은 뇌하수체 전엽에서 프로락틴의 분비를 촉진한다.
c. 소마토스타틴은 GH의 분비를 억제한다.
d. 뇌하수체 전엽에서 비염색성세포(chromophobe)의 기능은 알려지지 않았다.
e. 옥시토신과 ADH는 시상하부의 핵에서 합성된다.

3. 21-Hydroxylase의 결핍은 부신의 어느 부분에서 안드로겐의 분비가 증가하여 출생 시 여성의 생식기의 남성화가 나타나는가?

a. 사구체층 **b.** 망상층
c. 부신 수질 **d.** 다발층
e. 크롬친화세포

4. 다음 중 부신 독성에 대한 설명으로 옳은 것은?

a. 부신 수질과 부신 피질은 지방 용해성 독소에 동일한 감수성을 나타낸다.
b. 부신 피질 세포는 생체 이물질을 대사하기 위해 필요한 효소들이 부족하다.
c. 부신 수질의 크롬친화세포종은 고혈압을 야기시키고 에피네프린 방출의 증가로 습한 피부를 가져온다.
d. 생체 이물질은 망상층에서 hydroxylase 효소의 영향을 미친다.
e. 비타민 D는 부신 피질의 스테로이드 분비를 촉진하는 중요 인자이다.

5. 갑상선에서 요오드 수송을 화학적으로 저해하면?

a. T_3와 T_4의 배출에 영향을 준다.
b. 갑상선 peroxidase에 의해 I_2로 감소를 예방한다.
c. 시상하부에서 분비되는 TSH를 감소시킨다.
d. 세포 내의 갑상선 생합성을 방해한다.
e. 갑상선종과 같이 보인다.

6. 부신의 크롬친화세포에서는 다음 중 무엇을 분비하는가?

a. 알도스테론 **b.** 에피네프린
c. 코르티코스테론 **d.** 테스토스테론
e. 에스트라디올

7. 갑상선의 소포곁세포가 분비하는 호르몬이 하는 일은?

a. 혈당 수치를 높임
b. 혈장 나트륨 수치를 낮춤
c. 칼슘 저장을 증가
d. 대사율을 감소
e. 뼈 재흡수를 증가

8. 다음 중 PTH 수치 증가로 나타난 부갑상선종에 의해 야기되는 것은?

a. 저칼슘혈증 **b.** 고인산혈증
c. 뼈 형성 증가 **d.** 골다공증
e. 구루병

9. 다음 중 어느 비타민이 소화관에서 칼슘과 인산의 흡수를 증가시키는가?

a. 비타민 D **b.** 니아신
c. 비타민 A **d.** 비타민 B_{12}
e. 티아민

10. 포도당 조절에 관한 설명으로 맞지 않는 것은?

a. 글루카곤은 글리코겐 분해, 포도당신생, 지방 분해를 촉진한다.
b. 인슐린은 글리코겐 합성, 포도당신생, 지방 분해를 촉진한다.
c. 글루카곤은 저혈당을 방지하기 위하여 이화 작용 과정(에너지 동원)을 촉진한다.
d. 인슐린은 포도당, 지방산, 아미노산을 글리코겐, 중성지방, 단백질로 전환시켜 저장을 촉진한다.
e. 인슐린과 글루카곤은 혈당 농도에 대해 상반된 효과를 가진다.

농약의 독성

Toxic Effects of Pesticides

22장

Lucio G. Costa

22.1 개요

22.2 경제성 및 공중보건
- 22.2.1 농약의 사용
- 22.2.2 노출
- 22.2.3 인체 독성
- 22.2.4 법률적 규제

22.3 살충제
- 22.3.1 유기인계 화합물
  - 생체대사
  - 독성의 증상과 작용 기전
  - 중독 치료
  - 중간형 증후군
  - 유기인계에 의한 지연성 다발성신경병증
  - 장기 독성
- 22.3.2 Carbamates
- 22.3.3 Pyrethroids
  - 독성의 증상과 작용 기전
- 22.3.4 유기염소계 화합물
  - DDT 및 그 유도체
  - Hexachlorocyclohexanes와 Cyclodienes
- 22.3.6 기타
  - Rotenoids
  - Nicotine
  - Avermectins

22.4 곤충 기피제
- 22.4.1 Picaridin

22.5 제초제
- 22.5.1 Chlorophenoxy 화합물
- 22.5.2 Bipyridil 화합물
- 22.5.3 Chloroacetanilide류
- 22.5.4 Triazine류
- 22.5.5 Phosphonomethyl Amino Acids
  - Glyphosate
  - Glufosinate

22.6 살균제
- 22.6.1 Captan과 Folpet
- 22.6.2 Dithiocarbamate류
- 22.6.3 무기화합물과 유기금속 살균제

22.7 살서제
- 22.7.1 플루오르아세트산과 그 유도체
- 22.7.2 항응고제

22.8 훈증제
- 22.8.1 Methyl Bromide
- 22.8.2 1,3-Dichloropropene
- 22.8.3 황

요점

- 농약은 해충을 예방, 파괴, 퇴치 또는 완화하는 목적으로 사용하는 물질로 정의한다.
- 농약으로 인한 사고의 예는 다음과 같다: (1) 고의 또는 잘못하여 직접 섭취, (2) 직업적 노출(제조, 혼합/적재, 적용, 수확 및 작물의 취급), (3) 분무 작업 중의 노출, (4) 농약 잔류물이 포함된 음식을 섭취.
- 오늘날 사용하는 화학 살충제는 표적 생물의 신경계에 독성을 가진다.
- 제초제는 식물을 죽이거나 심각한 손상을 일으킬 수 있는 화학물질이다.
- 살균제는 진균의 번식과 성장을 억제할 수 있는 물질이다.

22.1 개요

농약은 해충을 예방, 파괴, 퇴치 또는 완화하는 목적으로 사용하는 물질로 정의한다. 해충에는 곤충, 설치류, 잡초 및 기타 원치 않는 생물 등이 있다. 농약은 사용목적에 따라 살충제(곤충), 제초제(잡초), 살균제(진균 및 곰팡이), 살서제(설치류), 살비제(진드기 등 응애류), 연체동물 살충제(달팽이 등 기타 연체동물), 살유충제(유충, 애벌레), 살슬제(이) 등이 있다. 또한 생장 조정제, 기피제 및 유인제(페로몬)도 농약에 포함된다.

22.2 경제성 및 공중보건

살충제를 사용할 때는 그 이익과 인류 건강의 위해성, 환경오염의 균형을 고려해야 한다. 살충제는 인류의 건강에 큰 위협을 주는 벡터 매개 질병의 통제에 중요한 역할을 한다. 1942년 DDT가 처음 도입되었을 때, DDT는 벡터 매개 질병을 통제함으로써 농업 및 공중 보건에 큰 이익을 보장했었다. 하지만 환경에서의 생물체내 축적과 조류 번식에 대한 악영향으로 인해 1970년대 중반까지 대부분의 국가에서 금지되었다. 1996년 남아프리카 공화국에 등록된 말라리아 환자는 1만 명 미만이었는데 그 해 DDT가 금지되면서 2000년에 환자 수가 62,000명까지 증가했다. 그 해 말에 DDT가 재도입되면서 12,500명까지 감소했다.

곤충이나 다른 해충들에 의한 작물의 손실은 경제적인 손실을 주며 굶주림의 원인이 될 수 있다. 선진국에서 농약을 사용해 저렴하고 맛있는 과일, 채소와 곡물을 대량 생산할 수 있는데 이러한 작업에 살충제와 함께 제초제 및 살균제가 중요한 역할을 한다.

22.2.1 농약의 사용

지난 20년 동안 농약의 사용량은 정체되었는데 이는 활성성분이 덜 필요한 더욱 효과적인 농약 덕분이다. 농약은 종종 다른 성분들과 혼합, 희석되고 안정성을 더해주는 다중 작용제로 쓰인다. 이러한 성분들은 "불활성" 또는 "기타"라는 용어로 불리며 살충 작용이 없더라도 항상 독성이 없는 것은 아니다.

22.2.2 노출

농약에 대한 노출은 경구, 경피 또는 흡입에 의해 발생할 수 있다. 심한 중독 및 사망을 유발하는 고농도의 경구 투여는 보통 부적절한 용기에 살충제를 보관하기 때문에 자살목적에 의한 섭취나 잘못하여 일어난 사고에 의해 일어난다. 반면에 저농도의 만성 노출은 일반인들이 식량의 잔류농약과 오염된 음용수를 섭취하여 나타날 수 있다. 이러한 잔류 농약이 부작용을 일으킬 수 있는 수준 이하로 유지되도록 하는 규정이 존재한다. 농약 살포와 농약의 제조, 운반, 혼합 및 적재 등의 작업과 관련한 근로자는 농약 노출에 대한 위험이 가장 크다. 경피 노출은 농약의 취급하면서 사고로 쏟은 경우 얼굴이나 손처럼 보호복으로 덮이지 않은 신체 부위에서 일어난다. 또한 옷에 묻은 농약이 피부로 침투되거나 옷을 갈아 입히지 않고 세탁하지 않은 경우에도 잠재적으로 다른 사람을 노출시킬 수 있다.

22.2.3 인체 독성

농약은 대상이 되는 유해생물에 항상 선택적인 것은 아니며 사람을 포함한 기타 다른 생물에게도 건강에 유해한 영향을 미칠 수 있다. 일반 인구와 직업적으로 노출된 근로자들에게 농약의 노출은 그에 따른 급성 중독에서부터 발암 위험 증가,

표 22.1 WHO에서 권장하는 농약의 유해성 분류

Class	랫드, LD_{50} (mg/kg)			
	경구		경피	
	고체	액체	고체	액체
Ia: 맹독성	5 미만	20 미만	10 미만	40 미만
Ib: 고독성	5~50	20~200	10~100	40~400
II: 보통독성	50~500	200~2000	100~1000	400~4000
III: 저독성	500 이상	2000 이상	1000 이상	4000 이상
IV+: 무독성 예상	2000 이상	3000 이상	4000 이상	6000 이상

생식 및 발달 독성 사이의 관련성까지 우려된다. 세계보건기구(the World Health Organization, WHO)는 중독사고로 인해 수백만 건의 병원 입원과 수십만 명의 사망이 발생하자 랫드를 이용한 급성 경구 및 경피독성실험을 실시하여 농약을 독성에 따라 분류했다(표 22.1). 분류에 따르면 살충제가 가장 유독성이며 제초제와 살균제가 뒤를 이었다.

22.2.4 법률적 규제

미국의 환경보호청(the Environmental Protection Agency, EPA)은 연방 살충제, 살균제 및 살서제 법과 연방 식품, 의약품 및 화장품 법에 따라서 농약의 사용등록과 식품 및 동물 사료의 잔류 농약 최대 허용 설정을 통해 농약의 사용을 규제하고 있다.

EPA는 식품 품질 보호법에 따라 소아의 식이 섭취 패턴, 유아와 소아의 농약에 대한 감수성, 동일한 독성 메커니즘을 가지는 화합물의 축적 효과에 근거하여 영유아의 농약에 대한 위험성을 평가한다. 청정수질법(Safe Drinking Water Act)이나 청정공기법(Clean Air Act)과 같은 다른 법률에도 농약에 대한 추가적인 법률이 제시되어 있다.

미국에서 판매되거나 유통되는 모든 농약은 EPA에 등록되어야 한다. 등록을 위해서는 수년이 소요되며 5천~1억 달러의 비용이 드는 많은 연구(140개 이상)들이 필요하다. 데이터베이스에는 제품의 설명과 효능뿐만 아니라 잔류 화학물질, 환경적 운명, 독성학, 생체 변화/분해, 직업적 노출과 보호, 비산성, 비표적생물(조류, 포유류, 수생 생물, 식물 및 토양)에 대한 영향, 환경잔류성 및 생물 축적성 등이 포함된다. 표 22.2는 신규 농약 등록에 필요한 기본적인 독성 자료를 나타낸다. 캐나다, 일본 및 대부분의 유럽 국가에서도 유사한 농약 등록 절차를 법으로 제정했다. 유럽연합(EU)은 농약 규제를 위한 통합체제를 만들었다. WHO는 특히 농약의 1일 허용섭취량(acceptable daily intake, ADI) 값 설정에 대한 지침을 제공하고 있다.

표 22.2 농약등록을 위해 필요한 기본적인 독성 시험

시험	동물의 종*
심각한 치사율(경구, 경피, 흡입)	랫드, 마우스, 기니피그, 토끼
피부 자극성	토끼, 랫드, 기니피그
피부 민감성	기니피그
눈 자극성	토끼
급성 지연성 신경 독성	암닭
유전자 독성 연구(in vitro, in vivo)	박테리아, 포유류 세포, 마우스, 랫드, 초파리
최기성	토끼, 설치류(마우스, 랫드, 햄스터)
2~4주 독성 연구(경구, 경피, 흡입)	랫드, 마우스
90일 독성 연구(경구)	랫드
만성 독성 연구(경구; 6개월에서 2년)	랫드, 개
발암성 연구	랫드, 마우스
생식/수정력 연구	랫드
발생학적 신경 독성 연구	랫드

*대안적인 비동물시험 시스템을 개발하기 위해 많은 노력을 기울이고 있다. 일차 자극에 대한 in vitro 시험은 규제 기관에 의해 확인되고 승인되고 있다.

22.3 살충제

살충제는 개발도상국에서 해충의 방제에 중요한 역할을 한다. 오늘날 사용되는 모든 화학 살충제는 신경 독성물질로 표적 생물체의 신경계에 독성으로 작용한다(표 22.3). 곤충의 중추신경계는 매우 발달되어 있으며 포유류와 다르지 않다. 종류에 따라서 살충제는 다른 농약에 비해 비표적 생물에 대해 매우 높은 급성독성을 가진다. 그 중에서 특히 유기 인산계 살충제는 매년 많은 사람들의 중독 및 사망사고에 관련된다.

22.3.1 유기인계 화합물

유기인계(organophosphorus, OP) 살충제의 일반적인 구조는 다음과 같이 나타낼 수 있다.

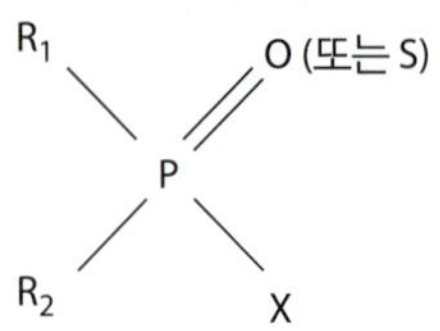

표 22.3 살충제의 주요 분류에 따른 표적

표적	살충제	효과
Acetylcholinesterase (AChE)	Organophosphates Carbamates	억제 억제
Sodium channels	Pyrethroids(types I and II) DDT Dihydropyrazoles	활성화 활성화 억제
Nicotinic acetylcholine receptors	Nicotine Neonicotinoids	활성화 활성화
GABA receptor-gated chloride channels	Cyclodienes Phenylpyrazoles Pyrethroids(type II)	억제 억제 억제
Glutamate-gated chloride channels*	Avermectins	활성화
Octopamine receptors†	Formamidines	활성화
Mitochondrial complex I	Rotenoids	억제
Ryanodine receptors	Diamides	활성화

* 곤충에서만 발견됨. 포유동물에서 avermectin은 GABA 수용체를 활성화시킨다.
† 포유동물에서 formamidines은 $alpha_2$-adrenoceptor를 활성화시킨다.

X는 OP가 아세틸콜린분해효소(acetylcholinesterase, AChE)를 인산화시킬 때 치환되는 이탈기이며 가수분해에 매우 민감하다. R_1 및 R_2는 일반적으로 alkoxy그룹(OCH_3 또는 OC_2H_5) 또는 다른 치환기이다. 산소나 황(이경우, 화합물은 phosphorothioate로 정의)은 이중결합으로 인과 결합하고 있다. 화학 구조의 차이에 따라 OP는 phosphates, phosphorothioates, phosphoramidates, phosphonates 등으로 분류된다. 일반적으로 사용되는 OP의 화학 구조가 그림 22.1에 나타나 있다.

생체대사 P=O 구조가 AChE의 효과적인 억제제이기 때문에 황과 결합한 인을 포함하는 화합물은 활성을 나타내기 위해 체내대사가 필요하다. 산화적 탈황("oxon" 또는 산소 유도체 형성) 및 thioether의 산화(sulfoxide, S=O 형성 후 sulfone, O=S=O 형성)는 cytochrome P450에 의해 촉매된다. A-esterase는 OP에 의해 저해되지 않는 phosphotriesterases로 가수분해를 촉매하여 OP의 해독에 중요한 역할을 한다. OP의 비효소적 가수분해는 이들 화합물이 B-esterase 중 하나인 serine esterases를 인산화시킬 때 발생한다.

독성의 증상과 작용 기전 OP 살충제는 랫드에서 50 mg/kg 미만의 경구 LD_{50} 값으로 높은 급성독성을 가진다. 몇몇 OP의 경우 급성 경피독성도 높다. OPs에 의한 AChE의 억제는 무스카린성 및 니코틴성 콜린 수용체의 과잉자극으로 콜린성 시냅스에서 아세틸콜린의 축적을 유발한다. 이 수용체가 신체의 대부분의 기관에 위치하기 때문에 발한, 침분비, 기관지 분비의 증대, 기관지수축, 축동, 위장 운동성 증가, 설사, 떨림, 근육 경련 및 다양한 중추신경계 효과가 있는 "콜린성 증후군"이 발생한다(표 22.4). 중증 OP 중독에서는 호흡부전이 특징인 반면, 경미한 중독 또는 중증 중독의 초기 단계에는 명확한 징후와 증상이 나타나지 않을 수 있다.

P=O 구조를 갖는 OP는 효소의 활성 부위에서 세린의 히드록시기를 인산화시켜 기질에 대한 작용을 방해한다. 인산화된 AChE는 물에 의해 서서히 가수분해되고, 재활성화 비율은 R기의 화학적 성질에 의존한다. 두 개의 알킬(R) 그룹 중에 하나가 비효소적 가수분해에 의해 손실될 때 발생하는 효소-억제제 복합체의 노화는 인산화된 AChE의 재활성화를 일으키지 않는다. 인산화된 AChE가 노화되면 효소는 비가역적으로 억제되므로 활성을 되찾기 위한 유일한 방법은 새로운 효소의 합성이며 이 과정은 며칠이 소요된다.

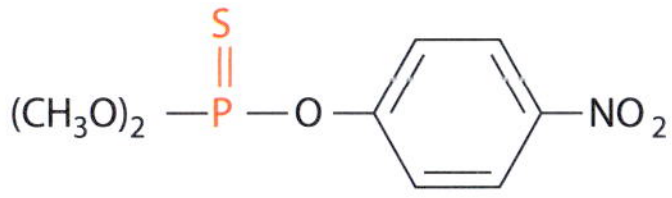

Methylparathion

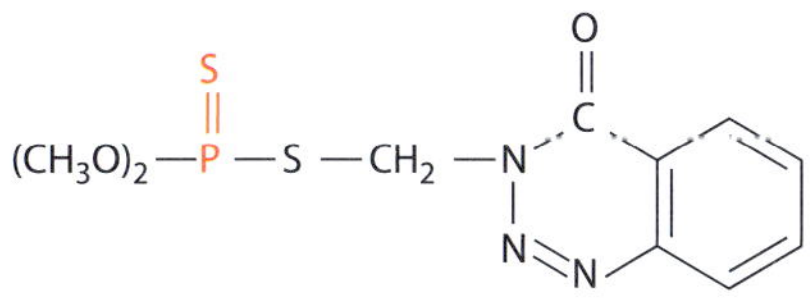

Azinphos-methyl (Guthion)

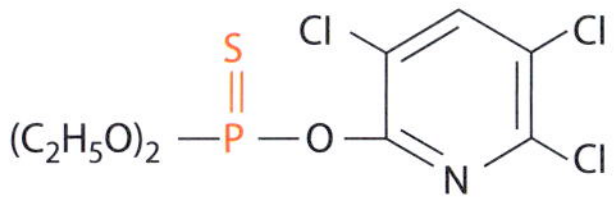

Chlorpyrifos

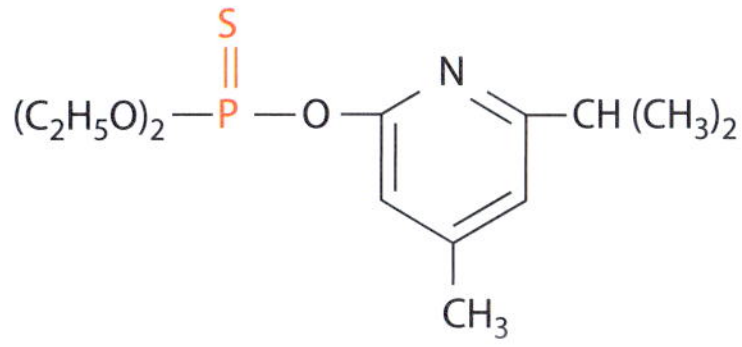

Diazinon

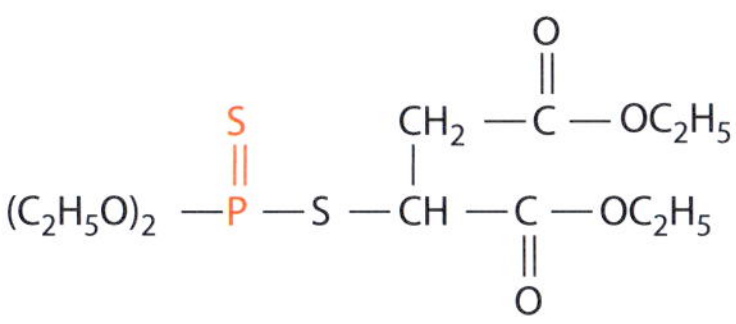

Malathion

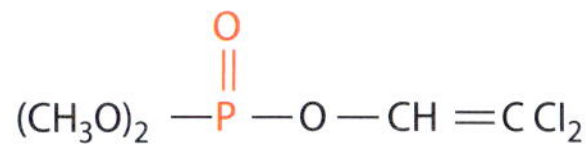

Dichlorvos

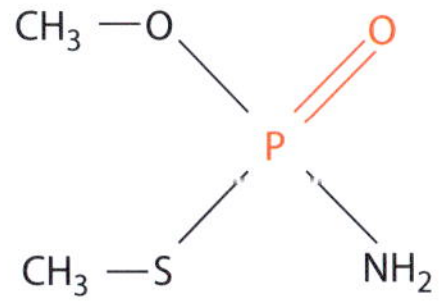

Metamidophos

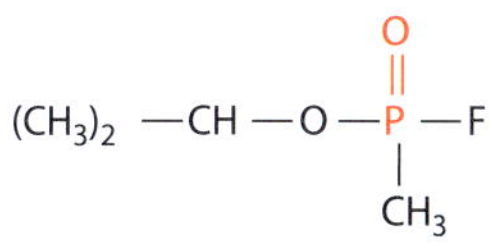

Sarin

그림 22.1 유기인계 살충제와 사린 신경가스의 구조. 가장 일반적으로 사용되는 화합물은 organophosphorothioates(즉, P=S 결합을 가짐)이지만, 사린을 비롯한 일부는 P=O 결합을 가지며 대사 활성화를 필요로 하지 않는다.

표 22.4 Anticholinesterase 화합물에 의한 급성 중독의 징후 및 증상

영향받는 부위	증상
내분비샘(M)	타액 분비 증가, 유루증, 발한
눈(M)	축동, 흐린 시야
위장관(M)	복부 경련, 구토, 설사
호흡기계(M)	기관지 분비물 증가, 기관지 수축
방광(M)	빈뇨, 요실금
심혈관계(M)	서맥, 저혈압
심혈관계(N)	빈맥, 일과성 고혈압
골격근(N)	근육 연축, 경련, 전신 약화, 이완성 마비
중추신경계(M,N)	현기증, 혼수, 피로, 두통, 정신 혼란, 호흡중추의 쇠약, 경련, 혼수 상태

M, muscarinic receptors; N, nicotinic receptors.

중독 치료 오염 제거와 흡수를 최소화하는 절차는 노출 경로에 따라 다르다. 피부에 노출된 경우, 오염된 의복을 벗고 알칼리성 비누로 피부를 깨끗이 씻어야 한다. 섭취했을 경우, 위장관에서 흡수를 줄이는 것은 그다지 효과적이지 않아 보인다. 무스카린 수용체 길항제인 아트로핀은 이들 수용체에 아세틸콜린이 축적되는 것을 막는다. OP 노출 후 초기에 pralidoxime(2-PAM)을 투여하면 AChE 노화를 예방할 수 있지만 그 효과는 불확실하며 유해할 수도 있다. Diazepam은 경증의 경우에서 불안을 완화하고 더 중증인 경우에는 근육의 수축을 줄이고 경련을 조절하는 데 사용할 수 있다.

중간형 증후군 OP의 노출에 의한 두 번째 증상은 급성 OP 중독의 20%에서 50%에 나타나는 중간형 증후군이다. 이 증후군은 콜린성 증상으로부터 회복되는 동안 또는 때때로 콜린성 위기로부터 완전히 회복된 후에도 발생한다. 눈에 띄는 특징은 호흡기, 목 및 근위 사지 근육의 현저한 약화이다. 호흡마비와 합병증으로 인한 사망률은 15%에서 40%이며, 생존 환자에서의 회복은 최대 30일이 걸린다. 중간형 증후군은 AChE 저해로 발생하는 것이 아니며 정확한 기전은 알려지지 않았다. 장기간의 콜린성 자극으로 인한 니코틴 수용체의 탈감작으로 인해 근육 약화가 발생한다는 가설이 가장 유력하다.

유기인계에 의한 지연성 다발성신경병증(OPIDP) 소량의 OP만으로 유기인계에 의한 지연성 다발성신경병증(organophosphate-induced delayed polyneuropathy, OPIDP)이 발생할 수 있다. 증상 및 징후에는 손발의 따끔거림, 감각 상실, 팔다리 원위부 골격근의 진행성 근육 약화 및 무기력, 실조증이 있다. 이들은 급성 콜린성 증후군과 중간형 증후군이 모두 사라진 노출 2~3주 후에 나타날 수 있다. OPIDP는 말초의 감각운동성 축삭병증으로 분류된다. OPIDP의 신경병리학적 연구에서 주요 병변은 축삭의 말초와 말단의 양측성 퇴행성 변화로 나타났다. 주로 더 크고(길고) 수초가 있는 중추 및 말초 신경섬유에 영향을 줘서 신경절 세그먼트와 수초 피막의 손상으로 이어진다. 1930년대에 발생한 tri-*ortho*-cresyl phosphate로 인한 Ginger-Jake 마비처럼 과거에는 OPIDP 급속한 확산이 일어나기도 했지만 현재는 거의 드물다. 과거의 연구에서 neuropathy target esterase(NTE)의 노화가 OPIDP에 관여함을 시사했지만, NTE의 인산화 및 노화와 축삭 변성과 관련된 정확한 기전은 불분명하다.

장기 독성 OP의 장기적인 영향에 대한 논란은 여전히 있다. 몇몇의 케이스에서 고용량 OP에 대한 급성 노출이 오랫동안 지속되는 악영향(특히 중추신경계)을 초래할 수 있다는 사실이 사람뿐만 아니라 동물에서도 나타났다. 더 논쟁의 여지가 있는 것은 콜린성 징후를 일으키지 않는 저용량의 OP에 대한 노출 역시 중추 및 말초 신경계에서 장기적으로 건강에 악영향을 미칠 수 있다는 가능성이다. AChE를 유의하게 억제하지만 임상적 징후와는 관련되지 않는 투여량의 OP를 동물에게 만성적으로 노출시키면, 콜린성 효과(부분적으로 콜린성 수용체의 하향 조절과 매개되는)에 대한 내성 발달을 초래하며 특히 인지 수준에서 신경 행동 장애와 관련을 보였다.

발생 독성 및 신경 독성—실험 데이터에 의하면 어린 동물은 OP의 급성 독성에 더 민감한다. 이 증가된 민감도는 AChE의 내재적 차이보다는 어린 동물의 낮은 해독능에 의한 것으로 보인다. 최신의 자료들에 따르면 OP의 주산기 노출은 발생 신경 독성을 유발할 수 있음을 알려준다. 설치류에 대한 연구에서 OP가 다양한 세포 과정(예: DNA 복제, 신경 생존, 신경 돌기 성장)과 비콜린성 경로(예: 세로토닌성 시냅스 기능, 아데닐 사이클라제 시스템)에 영향을 미쳐 이상행동을 유발할 수 있음을 시사했다. 이러한 효과는 콜린성 징후가 발생하지 않는 용량 수준에서도 나타난다. 이는 특히 도심 및 농촌에 있는 소아의 OP 노출을 나타내는 생체 모니터링 연구의 결과와 함께 특정 OP 사용에 대한 규제와 소아의 잠재적인 신경 독성 영향에 대한 우려로 이어졌다. 또한 발생 신경 독성에 대한 구체적인 가이드라인이 시행되었다.

22.3.2 Carbamates

Carbamate계 살충제는 carbamic acid에서 유래되었으며 대부분이 *N*-methylcarbamate이다. 경구 급성 독성은 carbaryl과 같은 중간 정도의 독성에서부터 aldicarb와 같은 매우 높은 독성에 이르기까지 다양하다. Carbamate에 의한 피부 침투는 대부분의 제제에 존재하는 유기용제 및 유화제에 의해 증가된다. Carbamate는 다양한 효소 촉매 생체 반응을 일으킬 수 있고 주요 경로는 산화와 가수분해와 관련 있다. Carbamates의 독성 메커니즘은 AChE의 억제에 의한 것으로 이것은 신속한 가역반응이다.

Carbamate 중독의 징후와 증상에는 축동, 배뇨, 설사, 타액분비, 근수축, CNS 영향이 있다(표 22.4). Carbamates에 의한 급성 중독은 일반적으로 몇 시간 내에 해독된다. 이 중독 치료에는 아트로핀을 사용한다. Carbamate는 neuropathy target esterase(NTE)를 억제할 수 있지만, carbamylated NTE는 노화되지 않기 때문에 OPIDP를 일으킬 수 없다. 또한 신경병증성 OP가 투여되기 전에 carbamate에 노출되면 OPIDP에 대한 보호 효과를 볼 수 있지만, OP 투여 후의 carbamate 노출은 OPIDP를 촉진시킨다.

Methylcarbamate는 돌연변이 유발물질이 아니며 발암성에 대한 증거는 없다. 배아 독성 또는 태아 독성은 모체 독성 선량에서만 관찰된다. 몇몇의 제한된 증거에서 carbamates(예: aldicarb)는 해독제가 적기 때문에 성체 동물에 비해 어린 동물에게 더 독성이 있을 수 있다고 말한다.

22.3.3 Pyrethroids

Pyrethrin은 고대 중국과 페르시아에서부터 살충력이 있다고 여겨졌던 *Chrysanthemum cinerariaefolium*의 꽃머리 추출물로부터 살충제로 개발되었다. Pyrethrin은 빛에 노출되면 빠르게 분해되기 때문에 합성 pyrethroid 유도체가 개발되었다. 높은 살충 효과, 상대적으로 낮은 포유류 독성, 낮은 환경 잔류성, 그리고 낮은 곤충 저항성 덕분에 pyrethroid는 전세계 살충제 시장의 15%에서 20%를 차지한다. Pyrethroid는 집과 농업에서는 살충제로, 의학에서는 옴과 머릿니의 국소 치료를 위해, 그리고 열대지방에서는 모기에 물리는 것을 예방하기 위해 모기장에 뿌리는 등 광범위하게 사용된다. pyrethroid는 활동전위의 기저가 되는 신경세포막 Na^+ 투과성의 일시적 증가를 매개하는 전압 의존성 Na^+ 채널의 동역학을 바꿈으로써 곤충 신경의 정상 기능을 변화시킨다.

Pyrethroid는 흡수되면 두 가지의 생체경로를 통해 급속하게 대사된다. 두 가지 경로는 간 및 혈장의 carboxylesterase에 의해 촉매되는 에스터의 가수분해 및 cytochrome P450에 의한 알코올의 산화이다. 이러한 초기 반응 후에 추가적인 산화, 가수분해 및 설페이트나 글루쿠로나이드와의 포합이 이어진다.

독성의 증상과 작용 기전 Pyrethroid는 랫드의 독성 징후에 따라 두 가지 유형으로 분류된다(표 22.5). Type I 화합물은 현저한 행동 각성, 공격적인 행동, 증가된 놀람 반응, 전신떨림 및 탈진(type I 또는 T 증후군)으로 진행되는 미세한 신체 떨림으로 구성된 증후군을 유발한다. Type II 화합물은 심한 타액 분비를 일으키고, 무도병아네토시스로 진행되는 거친 진전, 간질 발작(type II 또는 CS 증후군)을 일으킨다. Pyrethroid는 포유동물과 곤충에서 전압 의존성 Na^+ 채널을 파괴한다. Pyrethroid는 Na^+ 채널의 α 소단위에 결합해서 채널의 활성화(개방) 및 비활성화(닫힘) 속도를 느리게 하여 안정적인 과흥분 상태를 유도한다. 포유동물과 비교하여 곤충의 pyrethroid 독성에 대한 높은 민감도는 곤충의 높은 Na^+ 채널 민감도, 낮은 체온 및 느린 생체대사 때문으로 생각된다. Type II pyrethroid는 Na^+ 채널에 영향을 미치는 것보다 더 높은 농도로 $GABA_A$-gated chloride channel에 결합하고 억제한다(10^{-7} M versus 10^{-10} M). 이는 중증 type II pyrethroid 중독에 동반되는 발작의 원인으로 생각된다.

표 22.5 랫드의 독성 징후에 근거한 pyrethroid 살충제의 분류

증후군	증상과 징후	예
Type I(T 증후군)	공격적인 행동 외부 자극에 대한 민감성 증가 전신 떨림 탈진	Allethrin Bioallethrin Resmethrin Phenothrin
Type II(CS 증후군)	발로 긁고 파고들기 다량의 타액 거친 진전 무도병아테토시스 간대발작	Deltamethrin Fenvalerate Cypermethrin Cyhalothrin

직업적 노출에서 pyrethroid의 피부 접촉으로 인한 부작용은 주로 감각이상이다. 증상은 지속적인 따끔거림이나 저림이고 더 심각하게는 화상이 있다. 이 상태는 약 24시간 안에 회복되며, 비타민 E의 국소 투여가 효과적인 치료법으로 알려져 있다. 감각이상은 피부 신경의 말단에서 pyrethroid의 비정상적으로 반복되는 활동 때문인 것으로 추정된다. 장기 연구에서 고용량의 pyrethroid는 약간의 간 비대를 일으키며 종종 조직 병리학적 변화를 동반한다. 기형 형성 및 돌연변이 유발의 증거는 거의 없다. Deltamethrin이 설치류에서 림프종 발생률을 증가시킨다고 보고되었지만, 그 효과는 용량 의존적이지 않았다.

22.3.4 유기염소계 화합물

유기염소계 살충제는 DDT를 비롯하여 cyclodiene 유도체(chlordane, aldrin, dieldrin, heptachlor, endrin, and toxaphene)가 있으며, hexachlorocyclohexane류의 lindane과 바구니 구조의 mirex와 chlordecone이 있다. 일반적으로 유기염소계 살충제는 유기인계 살충제보다 급성 독성은 약하지만 만성 노출 시에는 특히 간과 생식계의 내분비계 장애에 더 유해한 영향을 줄 수 있다.

DDT 및 그 유도체 DDT는 장티푸스, 말라리아 및 황열병처럼 세계적으로 심각한 질병들을 전염시키는 곤충뿐만 아니라 다양한 농해충에 효과적이다. DDT는 중등도의 구강 급성 독성을 가지고 경피 흡수는 매우 제한적이다. 사람의 경우 10~20 mg/kg의 경구 투여량으로 인해 질병이 유발되지만 우발적인 285 mg/kg의 고용량이 치명적인 결과 없이 섭취되기도 한다. 사람의 피부 노출에 대한 독성은 낮다. 수천 명의 사람들이 이 화합물 가루를 뒤집어썼을 때 심각한 건강 유해효과가 없었음이 증명되었다. DDT는 흡수되면 모든 조직에 분포하며 지방에서 가장 높은 농도로 발견된다. 담즙, 소변 및 젖을 통해 배설된다.

고용량 DDT에 대한 급성 노출은 운동실조, 자발적 운동 빈도 증가, 두려움에 대한 비정상적인 감수성, 외부 자극(빛, 촉각 및 소리)에 대한 과민 반응을 일으킨다. 이는 거친 떨림

으로 진행되는 미세 떨림을 일으키며 결국에는 긴장간대발작이 발생한다. 일반적으로 호흡부전으로 인해 사망한다. 사람에서 DDT 중독의 가장 초기 증상은 입과 얼굴 아래쪽의 과민 반응이 있으며, 그 다음에는 같은 부위와 혀에서의 감각 이상이 있다. 현기증, 사지의 떨림, 혼란 및 구토가 따르며 경련은 중증 중독에서만 발생한다. DDT는 곤충과 포유류에서 모두 type I pyrethroid와 유사한 기전으로 축삭 막의 Na^+ 채널을 방해한다.

DDT 만성 노출의 주요한 표적은 간이다. DDT와 분해 생성물인 DDE는 간 중량을 증가시키고 간세포의 비대 및 괴사를 일으키며 cytochrome P450, 특히 CYP2B 및 CYP3A의 강력한 유도제이다. 다른 분해물인 DDE와 DDD는 모두 설치류에서 발암성을 나타내어 주로 간 종양이 증가한다.

Hexachlorocyclohexanes와 Cyclodienes 이 두 유기염소계 살충제는 유사한 독성 작용을 하는 많은 화합물을 포함한다. Lindane은 benzene hexachloride(BHC; 1,2,3,4,5,6-hexachlorocyclohexane)의 γ 이성질체이다. Cyclodiene화합물은 chlordane, dieldrin, aldrin(신속하게 대사에 dieldrin으로 대사), heptachlor과 endrin을 포함한다. Toxaphene는 200개가 넘는 염소화 bornane과 camphene의 복잡한 혼합물이다.

Lindane과 cyclodiene은 중등도-중증의 경구 급성 독성을 나타낸다(그림 22.2). 이러한 화합물은 피부를 통해 쉽게 흡수되며 독성의 주요 표적은 중추신경계이다. DDT와 달리 떨림은 없지만 주요 독성은 경련이다. Lindane과 cyclodiene은 chloride channel의 picrotoxin 결합 부위에 결합하여 개방을 억제하고 GABA의 억제 작용을 상쇄한다. 급성 중독의 치료는 대증요법의 phenobarbital과 diazepam이 항경련제로서 사용된다.

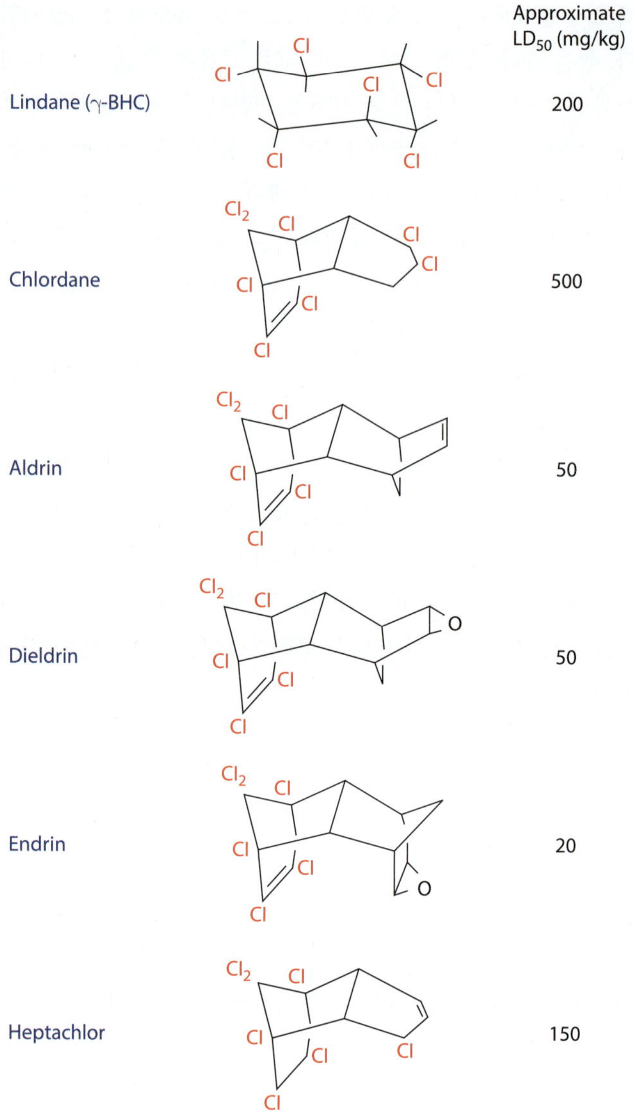

그림 22.2 유기염소계 살충제의 구조 및 급성 독성(랫드의 경구 LD_{50}).

Chlordecone—Chlordecone(Kepone)은 1973년부터 1975년까지 버지니아의 Hopewell에 있는 클로디콘 생산 공장에서 148명의 근로자가 관련된 사건으로 인해 많이 연구되었다. Chlordecone 독성의 주요 증상은 동물과 인간에서 나타나는 떨림이다. Chlordecone 신경 독성의 정확한 기전은 밝혀지지 않았지만, ATPase(Na^+,K^+-ATPase 및 Mg^{2+}-ATPases)의 억제 및 catecholamine의 흡수를 억제하는 것으로 여겨진다. Cyclodiene과 달리 chlordecone은 발작을 일으키지는 않는다. 또한 chlordecone은 간의 약물 대사 효소를 유도하고 랫드와 인간에게 간과 비장의 비대를 유발한다.

DDT와 공중 보건: Risk–Benefit Considerations—2004년 50개 주에서 비준된 The Stockholm Convention on Persistent Organic Pollutants는 DDT를 포함한 12개의 산업용 화학물질("Dirty Dozen")의 사용을 금지했다. 그러나 면제조항으로 말라리아 풍토성 국가에서는 DDT를 실내 벽면 분무에 계속 사용할 수 있도록 한다. The United Nations Environment Program(UNEP)은 이 면제령에 의해 약 25개국이 DDT를 사용할 것이라 추정했다. 이러한 상황에서 DDT 사용의 위험과 이점에 대한 토론을 계속되고 있다.

22.3.5 기타

Rotenoids *Derris elliptica*와 남미의 *Lonchocarpus utilis* 및 *Lonchocarpus urucu*의 뿌리에는 적어도 6개의 rotenoid ester가 함유되어 있다. 유기농업에서 농약 살충제, 살비제로 rotenone이 가장 많이 사용된다. 표적, 비표적 생물에서의 독성은 complex I의 NADH–ubiquinone reductase의 전자 전달을 차단함으로써 미토콘드리아 호흡을 저해하는 능력에 의한다. 중독 증상으로는 초기의 증가된 호흡수와 심장 박동수, 간대성 및 긴장성 경련, 근육위축, 호흡 저하가 있다. Rotenone은 파킨슨병의 원인으로 어떠한 역할을 할 수도 있다.

Nicotine 니코틴은 담배 식물(*Nicotiana tabacum* 및 *Nicotiana rustica*)의 잎에서 추출된 알칼로이드이며 유리염기 또는 황산염으로 사용된다. 니코틴은 높은 급성 독성을 가지며 중독의 징후와 증상은 메스꺼움, 구토, 근육 약화, 호흡기 효과, 두통, 혼수 및 빈맥이 있다. 니코틴 중독의 대부분의 경우는 담배 제품, 껌이나 패치에 노출된 후에 발생한다. 담배를 재배, 수확 또는 취급하는 근로자는 니코틴의 피부 흡수로 인한 green tobacco sickness에 걸릴 수 있다.

Avermectins Avermectin은 *Streptomyces avermitilis*의 발효액에서 분리된 거대 고리 lactone이다. 이 곰팡이는 항생제 활성이 있는 8개의 개별 avermectin을 합성한다. Avermectin B_{1a}의 반합성 유도체인 emamectin benzoate와 ivermectin은 살충제로 사용되며 사람과 동물의 구충제로 각각 사용된다. Abamectin은 주로 진드기를 통제하는 데 사용되는 반면, emamectin benzoate는 다양한 작물에서 lepidopterian종을 제거하고 나무에서는 emerald ash borer를 제거하는 데 효과적이다. Ivermectin은 수의학에서 항염증제 및 구충제로 사용되며, 인간에서는 장내 감염, 사상충증(강변 실명증) 및 림프구 필라리아병에 효과적인 치료제임이 입증되었다. 곤충과 선충에서 avermectin은 glutamate 의존성 Cl^- 채널에 결합하고 이를 활성화시킴으로써 독성 효과를 발휘한다. 중독의 징후와 증상에는 과민 반응, 진전 및 운동 장애, 운동 실조와 혼수 같은 진정 작용이 있다.

22.4 곤충 기피제

곤충에 의해 전파되는 질병은 전 세계적으로 질병과 사망의 주요 원인이다. 모기는 단독으로 매년 7억 명이 넘는 사람들에게 질병을 전염시킨다. DEET(*N,N*-diethyl-*m*-toluamide 또는 *N,N*-diethyl-3-methylbenzamide)는 곤충, 파리, 벼룩 및 진드기를 퇴치하는 데 매우 효과적이며 농도가 증가함에 따라 작용 시간이 늘어난다. 다양한 종에 대한 아만성 독성 연구에서 주요한 독성 영향은 나타나지 않았고 돌연변이 유발성, 생식 독성 및 발암성 연구에서 유의한 효과가 나타나지 않았다. 급성 및 만성 신경 독성 연구에서도 음성결과가 나타났다. 그러나 DEET는 소아에게 신경 독성 영향을 일으킬 가능성이 있으며 소아는 10% 이하의 DEET에만 노출되어야 한다.

22.4.1 Picaridin

Picaridin은 DEET의 대안으로 개발되었다. 5~20%의 picaridin을 함유한 기피제(크림, 에어로졸, 물수건)는 다양한 절지동물, 특히 모기, 진드기, 파리에 대해 매우 효과적이다. 곤충에서의 작용은 절지동물의 특정 후각 수용체와의 상호작용하기 때문인 것으로 여겨진다. 인간에서 피부를 통해 제한된 흡수를 하며, 소변으로 배설되기 전에 hydroxylation과 glucuronidation으로 대사된다. Picaridin의 독성학적 특성은 눈에 띄지 않는다. 피부 급성 독성은 낮다. 유전 독성, 발암성, 최기성, 생식 독성 또는 신경 독성의 증거는 없다. 지침대로 사용하면 picaridin 함유 제제는 안전하고 효과적이라고 여겨진다.

22.5 제초제

제초제는 식물을 죽이거나 심각한 손상을 일으킬 수 있는 농약이다. 제초제가 생물학적 효과를 발휘하는 다양한 메커니즘이 표 22.6에 각 종류의 사례와 함께 나와 있다. 또 다른 분류 방법은 제초제가 언제, 어떻게 적용되는지에 관한 것이다. 따라서 씨앗을 심기 전에 토양에 *preplanting* 제초제를 뿌리고, 원치 않는 식물이 나기 전에 발아 전 제초제를 뿌린다. 그리고 발아 후 제초제는 작물이나 잡초 발아 후 토양 또는 나뭇잎에 적용한다. 제초제는 또한 식물에 적용되는 방식에 따

표 22.6 제초제의 작용 기전

작용 기전	예
광합성 억제	Triazines(atrazine), substituted ureas(diuron), uracils(bromacil)
호흡 억제	Dinitrophenols
옥신 성장 조절제	Phenoxy acids(2,4-D), benzoic acids (dicamba), pyridine acids (picloram)
단백질 합성 억제	Dinitroanilines
지질 합성 억제	Aryloxyphenoxypropionates (diclofop)
특정 효소 억제	
• Glutamine synthetase	Glufosinate
• Enolpyruvylshikimate-3-phosphate synthetase	Glyphosate
• Acetolactate synthase	Sulfonylureas
세포막 파괴	Bipyridyl derivatives(paraquat)

라 분류된다. 접촉성 제초제는 처리되는 그 부위에만 영향을 끼치는 반면, 침투성 제초제는 토양이나 식물의 토양 지상부에 적용되고 흡수되어 먼 조직까지 순환된다. 비선택적 제초제는 모든 식물을 죽이고 선택적 제초제는 작물에 해를 끼치지 않고 잡초를 죽이기 위해 사용된다.

특히 알레르기 반응이 잘 일어나는 사람들에게 대다수의 제초제는 피부자극 및 접촉성 피부염을 유발할 수 있다. 다른 화합물들은 발암성 또는 신경 독성의 가능성에 대해 많은 논란을 불러일으켰다. 인간에서의 건강 유해 영향이 보고된 주요한 관련 제초제들은 아래에서 논의된다.

22.5.1 Chlorophenoxy 화합물

Chlorophenoxy 제초제는 식물 생장 호르몬인 옥신의 화학 유사체로 식물에서 통제되지 않는 이상발육을 일으킨다. 옥신 호르몬은 잎이 넓은 식물의 생장에는 중요하지만 잔디에서는 사용되지 않기 때문에 chlorophenoxy 화합물은 잔디에 영향을 주지 않으면서 잡초(예: 민들레)의 생장을 억제할 수 있다. 가장 많이 사용되는 제초제는 2,4-dichlorophenoxyacetic acid(2,4-D)이다.

2,4-D의 섭취는 사람에게 급성 중독을 일으키며 구토, 구강의 화상, 복통, 저혈압, 근력 저하 및 혼수 상태를 포함한 중추신경계 침범을 초래한다. 사람에서 의도하지 않은 2,4-D에 대한 노출은 주로 피부경로를 통해서 일어난다.

2,4-D에 대한 노출과 CNS의 말초 신경병증, 탈수초 및 신경절 변성과 같은 신경학적 영향, 신경전달 속도 감소, 근전도 및 행동 변화 사이의 연관성을 제시하는 몇 가지 사례 보고가 있다. 2,4-D는 랫드, 마우스 및 개에서 유전 독성이나 발암성을 나타내지 않는다. Chlorophenoxy 제초제는 몇 가지 역학 연구에서 발견된 비호지킨 림프종 또는 연부조직 육종과의 연관성 때문에 많은 주목을 받고 있다. 그럼에도 불구하고 2,4-D는 D군으로 분류된다(인체발암성이 아님).

22.5.2 Bipyridil 화합물

Paraquat는 재배지 및 과수원에서 넓은 잎을 가진 잡초와 풀의 방제에 사용되는 신속한 비선택적 접촉성 제초제이다. Paraquat는 가장 심각한 급성 독성 제초제 중의 하나로 흡수되면 노출 경로와 무관하게 폐와 신장에 축적된다. 대사가 매우 불량하여 거의 변형되지 않고 소변으로 배설된다. 유전 독성이 없으며 설치류에서 발암성이 없고 성장에 영향을 주지 않으며 최기성이 없고 모체 독성 투여 시에만 태아 독성을 나타낸다. Paraquat에 대한 독성학적 주요 관심사는 급성 전신 영향, 특히 폐와 그 다음으로 신장이다.

일단 paraquat가 세포에 들어가면, 산화 환원 순환으로 알려진 환원과 재산화 과정을 번갈아 겪는다. Paraquat의 세포 내 산화 환원 순환은 NADPH의 산화를 일으키고 또한 GSH를 재생시키기 위한 glutathione 산화/환원효소 시스템에서 형성된 과산화수소의 해독을 위해 NADPH의 세포 고갈이 더욱 증가된다(그림 22.3).

폐포의 상피세포 손상은 치사량의 paraquat에 급성 노출된 후 24시간 이내에 발생한다. 손상은 2~4일 후에 폐포 상피의 손실, 폐포 부종, 염증 세포의 폐포 간질로의 광범위한 침투, 그리고 심각한 산소결핍으로 인한 사망으로 진행된다. 이러한 첫 번째 단계에서 폐는 섬유아세포의 광범위한 증식을 보여준다. 두 번째 단계는 폐포 상피세포가 정상적인 구조를 재생하고 회복시키려는 것을 특징으로 하며 집약적인 섬유증으로 나타난다. 첫 번째 단계의 생존자라도 노출 후 몇 주 뒤에 폐 기능의 점진적인 상실로 사망할 수 있다.

또 다른 bipyridyl계 제초제인 diquat는 급성 독성은 다소 낮다. Paraquat와는 달리 diquat는 폐조직에 축적되지 않으며 폐 독성이 나타나지 않는다. 만성 노출에서의 주요 표적 장기

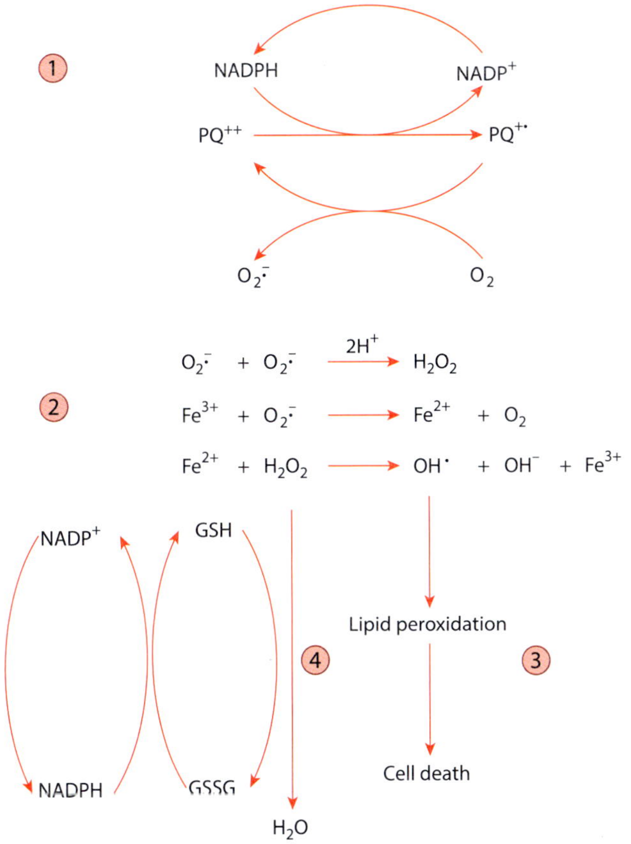

그림 22.3 Paraquat의 독성 메커니즘. (1) NADPH를 이용하는 paraquat의 산화·환원 사이클링; (2) 지질 과산화를 유도하는 하이드록시 라디칼의 형성 (3); (4) NADPH를 이용하여 glutathione reductase/peroxidase을 통한 H_2O_2이 해독.

는 위장관과 신장, 특히 눈이다. Paraquat처럼 diquat는 환원되어 자유라디칼을 생성하고 산소 존재하에서 재산화되어 과산화 음이온을 만든다. 이러한 산화 환원 순환 과정은 눈에서 일어나고 이는 백내장 발병 기전으로 여겨진다. 사람의 임상 증상으로는 메스꺼움, 구토, 설사, 입과 식도 궤양, 신장 기능 저하 및 신경학적 효과가 있으며 폐 섬유증은 유발되지 않는다.

22.5.3 Chloroacetanilide류

Chloroacetanilide류 제초제로는 alachlor, acetochlor, metolachlor 등을 대표적으로 꼽을 수 있다. 옥수수, 콩, 땅콩 등의 농작물 재배에 있어서 잡초를 억제하기 위해 사용된다. Alachlor, acetochlor 및 butachlor는 사람에게 발암성 물질이다(Group B2에 해당). 일부 국가에서는 우물물에서 alachlor가 발견되어 등록이 취소되기도 하였으며 다른 국가에서는 사용을 제한하였다. 두 경우 모두 역치에 민감한 현상으로 보인다.

22.5.4 Triazine류

Triazines 제초제로는 atrazine, simazine, propazine을 들 수 있다. 광엽잡초의 발아 전 제초제로 널리 사용되고 있다. Triazine류는 낮은 급성 경구 및 피부 독성을 가지고 있으며, 만성 독성으로 주로 체중의 감소를 보인다. 최기형성, 유전 독성 또는 발생 및 생식 독성의 증거는 없다. 그러나 최근 연구에서 염색체 이상유발 가능성을 제시한 바 있다. 식품 잔류를 통해 atrazine에 노출되는 경우는 매우 낮으며, 지하수나 음용수의 오염에 의한 노출이 주된 경로이다. 그럼에도 불구하고 triazin의 호르몬성 효과는 제초제의 내분비계 장애 작용에 대해 주의깊은 평가를 요구한다.

22.5.5 Phosphonomethyl Amino Acids

이 분류의 제초제에는 glyphosate와 glufosinate가 있다. 둘 다 일년생 식물과 다년생 식물의 발아 후 제초제로 사용되는 광범위 비선택성 전신성 제초제이다. 둘 다 P=O 잔기를 포함하고는 있지만 이들은 organophosphonate이며 AChE를 억제하지 않는다.

Glyphosate Glyphosate는 아미노산의 합성에 관여하는 효소인 5-enolpyruvylshikimate-3-phosphate synthase를 억제하여 제초 작용을 나타낸다. 이 대사 경로는 식물의 생장에는 중요하지만 포유류에서는 나타나지 않는다. 최기형성, 발생 및 생식에 대한 영향은 없으며 동물에서의 유전 독성 및 발암성 연구 결과는 음성이었다.

Glyphosate는 가장 널리 사용되는 제초제 중 하나이며, glyphosate 처리를 견딜 수 있는 형질전환 작물의 개발로 그 이용은 확대되어 왔다. 가정과 농장에서의 광범위한 사용으로 실수 또는 고의적인 glyphosate의 노출이 발생한다. 가장 널리 사용되는 glyphosate 제품은 물, 41% glyphosate (isopropylamine salt) 및 15% polyoxethyleneamine (POEA)을 함유하는 제제인 Roundup®이다. 가벼운 중독은 주로 일시적인 위장 증상을 일으킨다. 중등도나 중증의 중독은 위장 출혈, 저혈압, 폐 기능 장애 및 신장 손상을 유발한다.

Glufosinate Glufosinate는 glutamine synthetase를 비가역적으로 저해하는 비선택적 접촉성 제초제이다. 식물은 암모니아의 수치가 증가함에 따라 죽게 된다. 반면, 포유동물은 glutamine synthetase 활성에 대체할 수 있는 대사 시스템을 가지고 있다. 유전자 독성이나 발암원성, 직접적인 생식 독성의 증거는 보고된 바 없다. 발달 독성으로는 토끼에서 조산, 유산과 사산 등이 보고된 바 있다. 사람은 위장관 통증, 호흡 장애, 신경학적 장애, 심혈관 증상을 겪는다.

22.6 살균제

진균성 질병은 사실상 화학물질의 사용 없이 억제는 불가능하다. 살균성 화학물질은 황산구리와 같은 단순한 무기화합물로부터 복잡한 유기화합물까지 다양한 구조들을 가지고 있다. 대부분의 살균제는 표면 또는 식물 보호제이며 진균 포자에 감염되기 전에 살포된다. 일부 살균제는 진균에 감염된 경우에 식물을 치료하기 위해서 사용될 수도 있다. 또 다른 것들은 식물 전체에 흡수되어 분포되는 전신성 살균제로 사용된다. 몇 가지를 제외하고는 살균제는 포유류에서 낮은 급성 독성을 보인다. 일부 살균제는 심각한 독성 감염병과 관련이 있다.

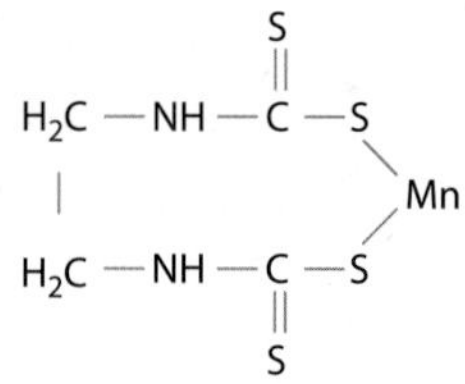

Maneb
Manganese ethylenebisdithiocarbamate

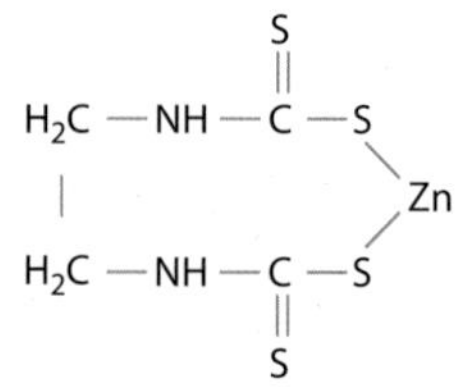

Zineb
Zinc ethylenebisdithiocarbamate

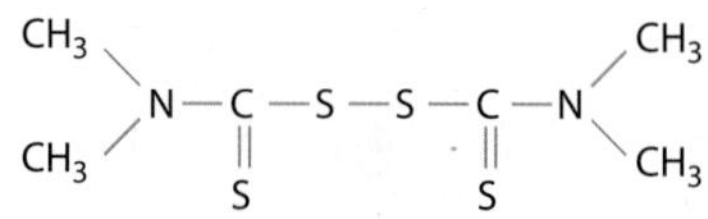

Thiram
Bis(diethylthio-carbamoyl)disulfide

그림 22.4 세 가지 dithiocarbamate 살균제의 구조.

22.6.1 Captan과 Folpet

Captan과 folpet은 광범위 살균제이다. 구조상 염소, 탄소 및 황을 포함하는 곁사슬이 있어서 chloroalkylthio 살균제라 불린다. Captan과 folpet은 눈에 강한 자극성과 약한 피부 자극이 있으며, 피부를 통한 흡수는 낮은 편이다. 또한 in vitro 시험에서 돌연변이원성을 보였으나, in vivo 시험에서는 대부분 음성으로 나타났다. 이는 생체 내에서 빠르게 분해되기 때문으로 여겨진다. 이 살균제들은 마우스의 십이지장에서 암을 발생시켰다는 연구 결과로부터 US EPA 분류에서 사람에게 발암 우려가 있는 물질로 분류되었다. 강력한 최기형성 물질인 탈리도마이드와의 구조적 유사성 때문에 다양한 종에서 생식/발생 독성 연구가 실시되었으나 아직까지는 최기형성의 증거는 보고되지 않았다.

22.6.2 Dithiocarbamate류

Dithiocarbamate류에 속하는 많은 살균제들의 이름은 구조상 속해 있는 금속이온으로부터 유래된다. 예를 들어, 망간을 포함한 maneb, 아연을 포함한 ziram 및 zineb, 망간과 아연을 포함한 mancozeb 등이다(그림 22.4). Thiram은 금속이온을 가지고 있지 않은 dithiocarbamate에 속한다. dithiocarbamate는 경구, 경피 및 호흡 경로에 의한 급성 독성은 낮다. Dithiocarbamate류는 경구, 경피 및 흡입의 급성 독성이 낮다. 그러나 만성 독성은 dithocarbamate acid나 금속 성분 때문으로 여겨지는 유해 작용과 관련이 있다. 이들 살균제는 공통 대사산물로 ethylenethiourea로 대사되는데 갑상선 여포세포의 비대나 증식에 작용하여 선종이나 암을 일으킨다. 선종과 암종으로 진행되는 갑상선 여포 세포의 비대 및 증식을 포함한다. 또한 dithiocarbamate류는 갑상선호르몬의 수치를 변화시켜 갑상선 비대를 야기한다. 또한 dithiocabamate 살균제의 구조는 disulfiram과 비슷하여 알코올 섭취 후에 acetaldehyde의 수치를 높일 수 있다.

22.6.3 무기화합물과 유기금속 살균제

황산구리는 전체적으로 낮은 독성을 보이며 널리 사용되는 살균제 중 하나이다. Triphenyltin acetate는 살균제로 사용되고, tributyltin은 오염방지제로 사용된다. Triphenyltin은 중등도에서 중증의 급성 독성을 가지고 있으며 생식 독성 및 내분비계 장애 작용을 야기할 수 있다. 메틸수은과 같은 유기수은 화합물은 곡물과 시리얼에서 종자 감염병을 예방하기 위해 과거에 살균제로 널리 사용되었다.

22.7 살서제

랫드와 마우스는 사람에게 건강 장해와 경제적 손실을 초래할 수 있다. 설치류는 전염병, 풍토성 리케차병, 스피로헤타병 같은 질병의 벡터이다. 때때로 설치류는 사람들을 물기도 한다. 수확 후 저장된 작물들을 먹고 소변, 대변 및 털로 오염시킬 수 있다. 살서제는 설치류 제거에 중요한 역할을 한다. 효과적이면서도 안전한 사용을 위해 살서제는 다음과 같은 기준들을 충족해야 한다: (1) 미끼에 미량으로 포함된 독소는 표적 생물에서 매우 효과적이어야 한다. (2) 독을 함유한 미끼는 기피성을 가지면 안되고 동물은 계속해서 먹을 수 있어야한다. (3) 생존동물은 사망동물의 원인을 의심하지 않아야 한다. (4) 종 특이적이고 다른 동물에는 독성이 상당히 낮아야 한다. 우발적인 사고로 잘못 섭취하거나 자살, 살해의 목적으로 사용될 때 독성학적 문제가 발생한다. 매년 소아들이 살서제를 먹는 수천 건의 사고가 발생하는데 대부분은 심각한 결과 없이 회복된다.

22.7.1 플루오르아세트산과 그 유도체

Sodium fluoroacetate(Compound 1080) 및 uoroacetamide는 흰색이고 냄새가 없다. 포유류에 높은 독성을 가지므로 훈련된 사람만 제한적으로 사용해야 한다. 주로 중추신경계와 심장에서 독성이 나타난다. 초기 위장관 증상 후에는 심실성 빈맥, 세동 및 저혈압의 심혈관계 증상이 나타나며 불안, 경련 및 혼수 등의 중추신경계 증상이 이어진다. 미국에서는 개와 같은 비표적 동물에 대한 독성 때문에 Compound 1080의 사용을 엄격하게 제한하고 있다.

22.7.2 항응고제

와파린과 같은 쿠마린 유도체는 살서제 용도뿐만 아니라 혈전 색전증의 예방 목적인 항응고제로도 사용된다. 쿠마린은 응고인자(II, VII, IX 및 X 인자)의 합성에서 비타민 K의 작용을 길항한다. 구체적인 메커니즘은 지속적인 카르복실화와 응고인자의 합성에 필요한 비타민 K를 재생하는 비타민 K epoxide reductase의 억제와 관련이 있다. 살서제는 곡물 미끼에 분산되어 있기 때문에 사람에게서 독성 사고가 거의 발생하지 않지만 자살, 살해 목적 또는 사고로 상당수의 와파린이 사용되고 있다.

22.8 훈증제

훈증제는 곤충, 진드기, 선충, 잡초 씨앗, 곰팡이 또는 설치류에 활성이 있으며, 농약의 작용에 있어서 가스 형태의 특성을 지닌다. Ethylene dibromide와 같이 빠르게 기화하는 액상일 수도 있으며, 물과 반응하여 독가스를 발생시키는 고형(예: aluminum phosphide에서 phosphine 발생)일 수 있으며, 가스(예: methyl bromide) 형태일 수 있다. 토양 훈증을 위해서는 플라스틱 시트로 덮은 토양에 화합물을 직접 주입한다. 훈증제로 사용되는 화합물들은 일반적으로 비선택적이며 높은 반응성과 독성을 가졌다. 흡입 노출의 관점에서 잠재적인 위해성을 나타내며, 고형 또는 액상의 경우에는 피부 노출이나 경구 노출에 의한 낮은 정도의 위해성을 가진다.

22.8.1 Methyl Bromide

Methyl bromide는 광범위 살충제로 토양 훈증, 상품의 훈증 처리 등에 사용된다. 급성 독성으로 호흡기 증상, 위장관 증상 및 신경학적 증상(무기력, 두통, 발작, 감각이상, 말초신경장애, 운동실조) 등이 보고되었다. 랫드에서의 급성과 만성 신경 독성은 행동학적 효과와 농도 및 시간 의존적인 형태학적인 병변을 보여주었다. Methyl bromide는 일부 유전 독성 시험에서 양성이지만 발암물질로 분류되지 않는 Group 3으로 분류된다. Methyl bromide는 무취, 무색의 가스이지만 자극적인 냄새와 눈 자극성이 있는 chloropicrin을 노출 시에 경고를 위해 혼합하여 사용하기도 한다.

22.8.2 1,3-Dichloropropene

1,3-Dichloropropene은 토양 훈증제이며 토양 선충을 억제하기 위해 널리 활용되고 있다. 이는 자극성이 있고, 피부를 빨갛게 하거나 괴사를 일으킬 수 있다. 대사되어 mercapturic acid와 포합되어 소변으로 배출된다. 유전 독성의 결과는 모순되는 것들이 있으며 설치류에서 경구 투여 후의 발암원성 시험은 양성 간암이 랫드에서 나타났으나 마우스에서는 없었다.

22.8.3 황

황 원소는 많은 식물 질병, 특히 곰팡이 질병의 통제를 위한 효과적인 훈증제이며 미국에서 가장 많이 사용되는 작물 보호 화학물질이다. 황은 포도와 토마토에서 주로 사용되며 유기농 법에서 사용될 수 있다. 원소 황의 농업적 사용과 관련된 인간의 주요 건강 영향은 피부염이다. 반추동물에서 과도한 황 섭취가 대뇌피질의 괴사를 일으킬 수 있는데 이는 반추위의 미생물에 의한 황화수소로의 전환 때문일 수 있다. 황은 진균성 질환을 포함한 많은 식물 질환을 억제하기 위한 효과적인 훈증제로 농작물 보호를 위해 미국에서 가장 많이 사용되는 화학물질이다. 황은 포도, 토마토에서 주로 사용되며 유기 농법에서도 사용될 수 있다. 사람에게 나타날 수 있는 유해 작용은 피부염이다. 반추동물에서 과량의 황 섭취는 뇌피층의 괴사(뇌회백질염, polioencephalomalacia)를 야기할 수 있다. 아마도 이는 반추동물의 위에서 미생물에 의해 황화수소로 전화될 수 있기 때문이다.

참고문헌

Davis FR: *Banned: A History of Pesticides and the Science of Toxicology*. New Haven, CO: Yale University Press, 2014.

Marrs TT, Ballantyne B: *Pesticide Toxicology and International Regulation*. Hoboken NJ: John Wiley & Sons, 2004.

Yu SJ: *The Toxicology and Biochemistry of Insecticides*, 2nd ed. Boca Raton, FL: CRC Press/Taylor & Francis, 2014.

연습문제

1. 다음 중 유기염소계 살충제의 환경 잔류성에 기여하는 것이 아닌 것은?
- **a.** 높은 수용성
- **b.** 낮은 휘발성
- **c.** 화학적 안정성
- **d.** 저비용
- **e.** 느린 분해 속도

2. DDT 독성의 특징이 아닌 것은?
- **a.** 이상감각
- **b.** 간세포의 비대
- **c.** 세포막의 K^+ 수송 증가
- **d.** Na^+ 채널의 느린 닫힘
- **e.** 어지럼증

3. Anticholinesterase agent에 대해 옳은 것은?
- **a.** 아세틸콜린분해효소(acetylcholinesterase, AChE) 활성을 증가시킨다.
- **b.** 시냅스 간극에서 ACh 농도를 증가시킨다.
- **c.** 신경근접합부만 표적으로 한다.
- **d.** ACh 수용체를 저해한다.
- **e.** 자율신경계의 흥분을 감소시킨다.

4. Anticholinesterase 살충제에 의한 독성 증상과 관련이 없는 것은?
- **a.** 기관지 확대
- **b.** 빈맥
- **c.** 설사
- **d.** 혈압상승
- **e.** 호흡곤란

5. NADH-ubiquinone reductase의 전자전달을 억제하는 살충제는?
- **a.** nicotine
- **b.** carbamate ester
- **c.** nitromethylene
- **d.** pyrethroid ester
- **e.** rotenoid

6. Pyrethroid ester 독성의 주요 작용 기전은?
- **a.** 신경전달물질의 방출 차단
- **b.** 신경전달물질의 재흡수 억제
- **c.** 수용체 작용제로 역할
- **d.** Na^+ 수송 저해로 막의 과흥분 야기
- **e.** 축삭 막의 Cl^- 수송 저해

7. 다음 중 제초제와 그 작용 기전이 올바르게 짝지어지지 않은 것은?
- **a.** glufosinate—glutamine synthetase 저해
- **b.** paraquat—단백질 합성 방해
- **c.** glyphosate—아미노산 합성 저해
- **d.** chlorophenoxy 화합물—생장 촉진
- **e.** diquat—산화·환원 사이클링을 통한 superoxide anion 생성

8. Captan에 대해 옳은 것은?

a. 뿌리의 생장을 저해하는 제초제이다.

b. 생식기관을 표적으로 하는 살충제이다.

c. 십이지장 종양을 일으킬 수 있는 살균제이다.

d. 생장을 촉진하는 제초제이다.

e. 최기형성을 하는 살균제이다.

9. 니코틴의 작용 기전은 무엇인가?

a. 신경근접합부에서 ACh를 저해한다.

b. 축삭막의 재분극 속도를 감소시킨다.

c. Na^+ 투과성을 증가시킨다.

d. 시냅스에서 ACh 작용제 역할을 한다.

e. 신경전달물질의 방출을 저해한다.

10. 와파린 독성의 주요 특징은?

a. 설사

b. 청색증

c. 포도당 대사 감소

d. 혈종

e. 경련

금속의 독성

Toxic Effects of Metals

Erik J. Tokar, Windy A. Boyd, Jonathan H. Freedman, and Michael P. Waalkes

23장

23.1 서론
- 23.1.1 금속이란?
- 23.1.2 독성물질로서 금속들
- 23.1.3 금속들의 환경 순환
- 23.1.4 금속 독성의 화학적 기전
- 23.1.5 금속 독성에 영향을 미치는 요인들
- 23.1.6 금속 노출에 대한 바이오마커
- 23.1.7 금속 노출에 대한 분자 반응들
- 23.1.8 금속결합 단백질과 금속 수송체들
- 23.1.9 금속들의 약리 작용

23.2 주요 유독 금속들
- 23.2.1 비소
  - 독물동태학
  - 독성
  - 발암성
  - 치료
- 23.2.2 카드뮴
  - 노출
  - 독성
- 23.2.3 납
  - 노출
  - 독성
- 23.2.4 수은
  - 지구 순환과 생태독성학
  - 노출
  - 독성
- 23.2.5 니켈
  - 독성
  - 발암성

23.3 잠재적 독성이 있는 필수 금속들
- 23.3.1 구리
  - 독성
  - 구리 대사의 유전병
- 23.3.2 철
  - 독성
- 23.3.3 아연
  - 필수성과 결핍
  - 독싱

23.4 의학적 치료와 관련된 금속들
- 23.4.1 알루미늄
  - 독성
- 23.4.2 리튬
  - 독물동태학
  - 독성
- 23.4.3 백금
  - 독성

요점

- 수명의 끝에 있는 사람들, 소아나 고령자들은 특정 수준의 금속에 노출되면 대부분의 성인보다 독성에 더 민감하다.
- 면역반응을 유발하는 금속으로 수은, 금, 백금, 베릴륨, 크롬 및 니켈이 있다.
- 복합화(*complexation*)란 금속이온복합체의 형성으로서 금속 이온이 리간드라고 일컬어지는 전하를 띠거나 전하를 띠지 않은 전자공여체와 결합하는 것이다.
- 착화(착체형성, *chelation*)는 쌍좌리간드가 고리 구조를 형성할 때 발생한다. 고리 구조는 금속이온과 금속에 부착된 두 개의 리간드 원자들을 포함한다.
- 금속-단백질 상호 작용은 수많은 효소들과 metallothionein 들과 결합하는 것을 포함하고, 혈청 알부민이나 헤모글로빈 금속의 막 수송에 관여하는 특정 금속 수송 단백질들과 비특이적 결합을 하는 것을 포함한다.

23.1 서론

23.1.1 금속이란?

금속들의 정의는 전형적으로 고체 상태의 원소로서 물리적 특성에 따라 정해진다. 일반적 금속 성질들로 높은 반사율(광택), 높은 전기 전도도, 높은 열전도도 및 기계적 연성과 강도가 있다. 독성학적으로 중요한 금속들의 특성은 양이온들을 형성하기 위하여 하나 또는 그 이상의 전자를 잃음으로써 생물계에서 반응할 수도 있다는 것이다.

많은 금속들이 사람에게 중대한 독성을 유발하는 것으로 보고되어왔다. 주요 유독 금속들(예: 납과 카드뮴), 필수 금속들(예: 아연과 구리), 의약 금속들(예: 백금과 비스무스), 신흥 기술에 활용되고 약한 독성을 가진 금속들(예: 인듐과 우라늄), 유독한 준금속들(예: 비소와 안티몬), 그리고 특정 비금속 원소인 독성물질들(예: 셀레늄과 불소)이 이에 해당한다. 그림 23.1에서 금속 독성학의 개요를 볼 수 있다.

23.1.2 독성물질로서 금속들

금속들은 모두 자연에서 발생되었고 이미 사람 환경 내에서 어느 수준으로 편재되어 있다는 점에서, 독특한 특성을 가진 오염 독성물질이다. 산업 공정이나 소비재에서 금속을 얼마나 안전하게 사용하는가에 관계없이 일정 수준의 인체 노출이 불가피하다. 금속은 원소로서 인간의 노력으로 생성되거나 소멸되지 않기 때문에 다른 독성물질들과 다르다. 사람의 금속 사용은 공기, 물, 토양 및 식품에서 금속의 환경 수준에 영향을 끼친다. 사람의 금속 사용은 또한 원소의 화학적 형태나 종형성을 변경시킬 수 있고, 독성의 잠재성에 영향을 줄 수 있다. 원소 종으로서, 금속들은 생분해성이 없다. 생물농축과 결합하여 이러한 비파괴성은 독성물질로서의 금속에 대한 높은 관심을 불러일으킨다.

23.1.3 금속들의 환경 순환

금속들은 지질학적 및 생물학적 순환 모두에 의해 환경에 자연적으로 재분포된다. 빗물은 바위들과 광석을 용해시켜서 금속을 포함한 물질들을 강과 지하수(예: 비소)로 운송한다. 그 결과 인접한 토양에 그 물질들이 쌓이고 분해된다. 최종적으로 이 물질들은 바다로 흘러들어 퇴적물로 침전되거나 증발하여 비를 형성한다. 비속의 물질들은 다시 대지로 흘러내린다. 금속들을 운송하는 생물학적 순환주기들에는 식물과 동물에 의한 생물농축(biomagnification)이 포함되고, 그 결과 식량 순환주기에 통합된다. 사람들이 일으킨 산업은 금속들을

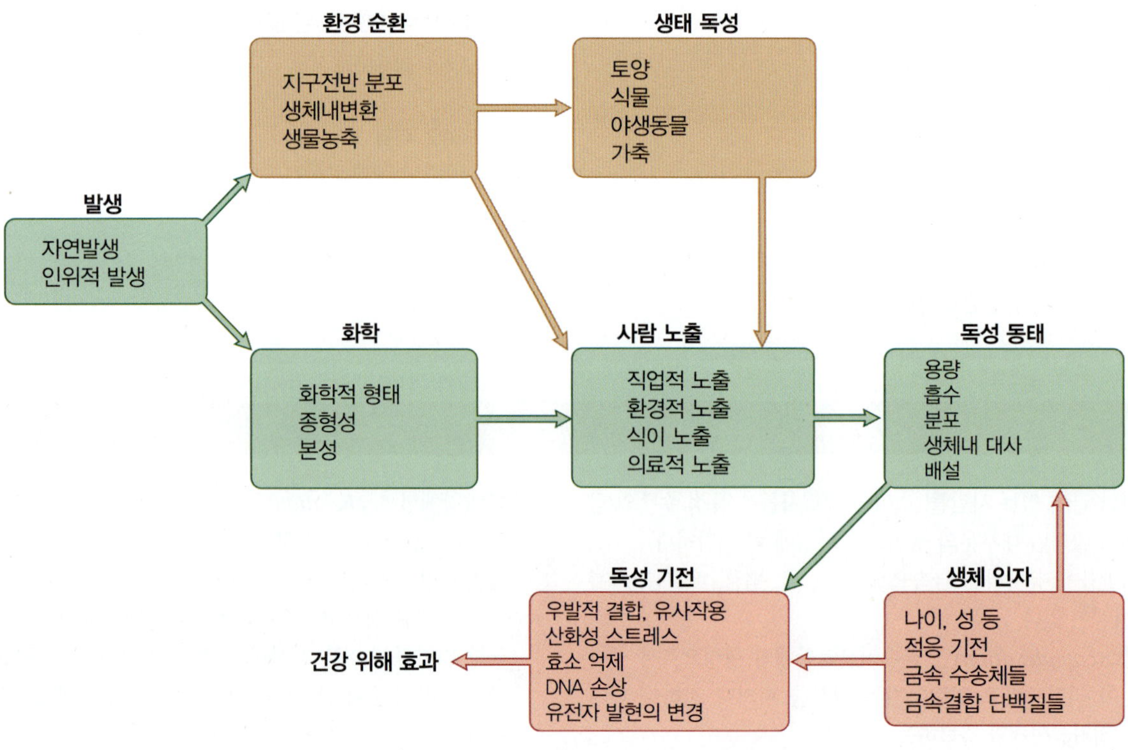

그림 23.1 금속 독성학의 개요.

토양, 물 및 공기로 유출시켜서 지구 환경으로 금속 분포를 크게 촉진하였다. 금속 중독에 관한 보고서들은 대개 식물들, 수생 생물들, 무척추동물들, 어류, 바다 포유류, 새들과 가축들에 관한 것들이다. 모든 독성들이 인간 활동에 의해 생물권에 침착된 금속들로부터 발생하는 것은 아니다. 예를 들어, 마시는 물에서 자연적으로 발생하는 고농도 무기 비소로부터 야기되는 만성 비소 중독은 세계 여러 곳에서 주요 건강 문제로 대두되었다. 초과 불소, 셀레늄 또는 탈륨으로 인한 풍토성 중독은 모두 자연 환경의 높은 농도에 의해 발생할 수 있다.

23.1.4 금속 독성의 화학적 기전

화학적으로, 이온 형태의 금속들은 반응성이 매우 높을 수 있어서 다양한 방법으로 생물계와 상호 작용할 수 있다. 이와 관련하여, 세포는 수많은 잠재적 금속 결합 리간드들을 제공한다. 생물학적으로 중요한 효소들의 억제는 금속 독성학의 중요한 분자 기전이다.

금속들은 필수 금속과 유사하게 작용하는 모방을 통해 더 특이적인 화학적 공격 형태를 나타낼 수 있으며, 그 금속들은 필수 금속을 위해 정상적으로 확보된 생리적 부위에 결합한다. 예를 들어, 아연의 모방 및 대체는 카드뮴, 구리와 니켈의 독성 기전이다.

금속 독성학에 있어서 또 다른 주요 화학반응은 금속 매개 산화 손상이다. 많은 금속들은 단백질이나 DNA와 같은 생체 분자들의 산화성 변이를 유발하는 분자 산소나 다른 내인성 산화제와 산화-환원 반응을 위한 촉매 센터로 직접 작용할 수 있다. 이것은 특정 금속의 발암성에 있어 주요 단계일 수 있다. 산소 기반 라디칼들 외에도 탄소와 유황 기반 라디칼들이 발생할 수도 있다.

이온 형태의 금속들은 반응성이 매우 높고, 생물계에서 DNA와 단백질 부가물을 형성할 수 있다. 그것들은 또한 비정상적인 유전자 발현의 배열을 유도할 수 있으며, 이어서 위해효과들을 일으킨다.

23.1.5 금속 독성에 영향을 미치는 요인들

노출 관련 요인들에는 용량, 노출 경로, 기간 및 노출 빈도가 포함된다. 금속 독성에 영향을 줄 수 있는 숙주 기반 요인들에는 노출 시 연령, 성별 및 생체 대사 활성이 포함된다. 예를 들어, 어린 피험자들일수록 종종 금속 중독에 더 민감하다는 것은 분명하다. 소아에서 납의 신경 독성이 좋은 예이다. 소아에서 많은 독성 금속들의 노출 주요 경로는 음식이며, 소아는 성인보다 체중 파운드당 더 많은 칼로리를 섭취한다. 더욱이, 소아들에서 금속들, 특히 납의 위장관 흡수율은 더 높다. 고령자들은 또한 일반적으로 젊은 성인보다 금속 독성에 더 취약하다고 여겨진다. 흡연이나 식이 내용들과 같은 생활 습관 요소들(즉, 알코올 섭취)도 금속 중독의 수준에 직접 또는 간접적인 영향을 미칠 수 있다.

적응 기전들은 금속의 독성 효과들에 중요할 수 있으며, 유기체들은 독성 금속의 침해에 적응할 수 있는 다양한 방법을 가지고 있다. 독성학적으로 불활성인 형태로 섭취, 배설 또는 장기간 저장되는 형태의 적응이 있을 수 있다. 금속 노출은 금속-유도 산화 스트레스 반응과 같은 독성을 줄일 수 있는 단계적 분자/유전 반응을 유도할 수 있다.

23.1.6 금속 노출에 대한 바이오마커

노출, 독성 및 민감성의 바이오마커는 금속 중독에 대한 우려 수준을 평가하는 데 중요하다. 혈액, 소변 또는 머리카락의 농도와 같은 노출 바이오마커는 오랫동안 금속 노출 평가에 사용되어 왔다. 분자 독성학의 기술들은 바이오마커의 가능성을 크게 확대시켰다. 따라서 크롬의 경우, DNA-단백질 복합체들은 노출과 발암 가능성 모두에 대한 바이오마커로서 제공될 수도 있다. 또한 모발은 성장 기간 동안 금속에 대한 노출의 변화를 평가하는 데 유용할 수 있다.

23.1.7 금속 노출에 대한 분자 반응들

고농도의 비필수와 필수 금속들에 노출은 세포내 손상을 유도할 수 있다. 이 손상에는 산화 스트레스가 포함되며, 산화 스트레스는 지질 과산화, 단백질 변성, DNA 손상 및 세포내 소기관의 기능 장애를 유발할 수 있다. 덧붙여서, 금속들은 단백질에 직접 결합하거나 금속 단백질 내의 금속들을 치환함으로써 단백질의 생물학적 기능/활성을 방해할 수 있다. 유전자 발현에 있어서 금속 활성화의 의도는 금속에 의해 유도되는 유기체 손상에서 보호하는 것이다. 금속 노출은 단백질을 코딩하는 유전자들의 발현 증가와 관련된다. 이와 관련한 단백질로 (1) 착체나 증가된 배출을 통해 세포에서 금속을 제거하는 단백질들, (2) 산화 스트레스의 수준을 감소시키는 단백질들, (3) 금속에 의해 유발된 세포내 손상을 복구하는 단백질들이 있다. 어떻든, 금속 노출에 따른 유전자 발현의 부적절한 활성화는 다양한 인간 병리에 기여하는 요인들이 될 수 있다.

23.1.8 금속결합 단백질과 금속 수송체들

금속들의 단백질과 결합은 필수 및 독성 금속 대사의 중요한 측면이다. 많은 다른 유형의 단백질들이 신체의 금속 축적에 역할을 한다. 혈청 알부민이나 헤모글로빈과 같은 단백질들에 대한 비특이적 결합은 금속의 수송과 조직 분포에 작용한다. 특이적 금속-결합 성질을 지닌 단백질들은 특이 필수 금속들의 수송에서 특별한 역할을 하며, 독성 금속들은 모방을 통해 이러한 단백질들과 상호 작용할 수 있다.

메탈로티오네인(*metallothionein*)들은 금속결합 단백질들의 가장 잘 알려진 예이다. 이 티올-리간드들은 아연, 카드뮴, 구리와 수은을 비롯한 몇 가지 필수 및 독성 금속들의 고친화성 결합을 위한 기초를 제공한다.

트랜스페린(*transferrin*)은 대부분의 혈장내 3가철(Fe^{3+})과 결합하는 당단백질로서, 철의 세포막 통과를 돕는다. 이 단백질은 또한 알루미늄과 망간을 수송한다. 페리틴(ferritin)은 주로 철분을 저장하는 단백질이다. 페리틴은 카드뮴, 아연, 베릴륨 및 알루미늄과 같은 다양한 독성 금속들과 결합하기 때문에 일반적 금속 해독 단백질로 작용할 수도 있다고 제안되었다.

세룰로플라스민(*ceruloplasmin*)은 혈장 내의 구리함유 당단백질 산화제로서 2가철(Fe^{2+})을 트랜스페린에 결합하는 3가철(Fe^{3+})로 전환한다. 제1철을 제2철로 변환시킨 다음 트랜스페린에 결합한다. 이 단백질은 또한 트랜스페린 비의존적 기전에 의한 철 흡수를 촉진한다.

23.1.9 금속들의 약리 작용

많은 금속 화학물질들은 사람 질병의 치료에 유효한 약리학적 수단이다. 그 예로 백금 화합물이 있다. 백금 화합물은 암 화학요법에서 매우 효과적이다. 덧붙여서, 갈륨과 티탄 복합체들은 암 화학 요법에서 유망한 금속 화합물이다. 오늘날 사용되는 다른 의약용 금속에는 알루미늄(제산제들 및 완충 진통제들), 비스무트(소화성 궤양과 헬리코박터 파일로리 관련 위염), 리튬(조증과 양극성 정동장애) 및 금(관절염)이 있다.

금속중독의 치료는 때때로 독성을 예방하거나 심지어 복구시키기 위한 시도로 사용된다. 전형적인 전략은 금속 착체들을 공급하여 금속과 복합체를 형성하고, 그 배설을 촉진하는 것이다. 그러한 치료법은 납, 수은, 철, 비소 등 다양한 금속의 해독에 사용될 수 있다.

23.2 주요 유독 금속들

23.2.1 비소

가장 보편적인 무기 3가 비소 화합물들은 삼산화비소와 아비산나트륨이고, 반면에 보편적인 5가 무기화합물은 비산 나트륨, 오산화비소와 비산이다. 중요한 유기비소화합물들은 비소산(arsenillic acid), 비소당(arsenosugar)과 몇몇 메틸비소류이다. 이것들은 사람을 포함하여 각종 유기체들에서 무기 비소의 대사 과정에 생성된다. 아르신(AsH_3)은 중요한 가스성 비소화합물이다.

비소의 직업적 노출은 살충제, 제초제와 기타 농산물들을 제조할 때 발생한다. 비소 증기와 먼지에 고농도 노출은 제련소에서 발생될 수도 있다. 환경적 비소 노출은 비소로 오염된 식수에 의해 발생하는데, 비소 오염은 종종 자연적 오염원과 자연에서 고농도 비소가 함유된 석탄의 연소 과정에서 발생한다. 식품, 특히 해산물이 일일 비소 섭취에 크게 기여할 수도 있다.

독성동태학 무기 비소는 위장관에서 잘 흡수되어(80~90%), 몸 전체에 분포하며, 종종 메틸화에 의해 대사되고, 주로 오줌으로 배설된다. 경구 노출 시, 낮은 용해도를 가진 비소 화합물들의 흡수 효율은 상대적으로 낮다. 비소는 피부에 대한 선호성이 있어서, 피부 박리 과정에 배출되고, 특히 다량 발한기 동안 땀으로 배출된다. 또한 비소는 손톱과 모발 형성 과정에 농축된다. 비소 노출은 손톱을 가로지르는 특징적인 횡단 흰색 띠(Mees' line)를 생성하고, 이것은 비소 독성 증상이 발현한 지 약 6주 후에 나타난다. 손톱과 머리카락의 비소는 노출에 대한 바이오마커로 활용되어 왔다.

독성

급성 중독—대량의 무기 비소(70~180 mg) 섭취는 치명적일 수 있다. 급성 중독의 증상들로 발열, 식욕 부진, 간 비대, 흑색증, 심부정맥 그리고 치명적인 경우 발작성 심장마비 등이 있다. 급성 비소 섭취는 자극, 소포 형성, 심지어는 막 붕괴를 일으켜서 위장관의 점막을 손상시킬 수 있다. 말초신경계에서 감각 상실은 가장 흔한 신경학적 효과이며, 그 증상은 과량 노출 1~2주 후에 나타나고 월러리언(Wallerian) 축삭 변성을 형성한다. 빈혈과 백혈구감소증, 특히, 과립구감소증은 과량 비소 노출 후 수일 내에 발생하며 가역적이다.

만성 독성—피부는 만성적 무기비소 노출의 주요 표적 장기이다. 피부암은 장기간 고농도의 비소 노출 시 흔하게 발생한다. 장기간 또는 만성 비소 노출의 특성으로서 간 손상은 초기에는 황달, 복통 및 간 비대로 나타나며, 간경화와 복수, 심지어 간세포암으로 진행될 수 있다.

저농도의 무기 비소에 반복적으로 노출되면 말초신경병증이 발생할 수 있다. 이 신경병증은 대개 손과 발의 무감각과 같은 감각 변화로 시작하지만 나중에는 고통스러운 "핀과 바늘" 통증으로 발전한다. 감각과 운동신경 모두가 영향을 받을 수 있으며, 탈수초화를 동반한 역행사(dying-back: 말단에서 시작된 괴사) 축삭병증이 발생할 수도 있다. 또한 식수를 통해 무기비소에 만성적으로 노출된 사람들에게서 말초혈관질환이 관찰되어 왔다.

독성 기전—3가 비소화합물들은 티올 반응성이어서 효소를 억제하거나 단백질성 티올군과 반응하여 단백질들을 변경시킨다. 5가 비소산은 미토콘드리아 산화적 인산화의 저해제(uncoupler)이다. 저해 기전은 ATP 형성에서 무기인산염에 대한 비소산의 경쟁적 치환(모방)과 관련이 있는 것 같다. 비소와 그 대사체들은 산화제를 생성하고, 산화적 DNA 손상, DNA 메틸화 상태와 게놈 불안정성의 변경, DNA 손상-복구 체계의 장애 및 세포증식의 촉진을 유발하는 것으로 나타났다.

발암성 비소는 사람에서 피부, 폐 및 방광의 종양들과 연관된 발암원으로 알려져 있고, 신장, 간, 전립선의 종양과도 관련 가능성이 있다. 비소-유발 피부암에는 기저세포 암종과 편평세포 암종이 포함되며, 둘 다 비소-유발 과다 각화의 부위에서 발생한다. 사람에서 비소에 의한 사망률 증가는 태아 때 비소에 노출된 후 젊은 성인에 이르러 발병한 폐암 때문이다. 발육 중인 태아는 비소에 의한 발암에 과민 반응을 보이는 것을 알 수 있다.

치료 급성 비소 중독에 내해, 치료는 증상 요법으로 하며, 치료시 체액량 교체와 혈압 지지에 특별한 주의를 기울여야 한다. 경구용 착체 페니실라민 또는 석시머(2,3-디멀캅토숙신산, DMSA)는 인체에서 비소를 제거하는 데 효과적이다. 만성 비소중독을 예방하기 위한 최선의 전략은 노출을 줄이는 것이다.

23.2.2 카드뮴

생산된 카드뮴의 약 75%는 배터리, 특히 니켈-카드뮴 배터리에 사용된다. 카드뮴은 비부식성 때문에, 부식에 견딜 수 있는 환경을 위하여 전기도금 또는 아연도금하는 데 사용되어 왔다. 또한 페인트와 플라스틱의 색깔 안료로도 사용된다. 이 금속은 아연과 납의 제련 과정에 부산물로 생성된다.

노출 음식은 일반인들에게 있어서 카드뮴의 주요 오염원이다. 많은 식물들은 쉽게 토양으로부터 카드뮴을 축적한다. 카드뮴의 자연과 인위적 오염원 모두가 토양으로 흘러드는데, 산업 배출물의 낙진, 일부 비료, 토양 개량제 및 관개용수로서 카드뮴이 함유된 물의 사용 등이 이에 해당한다. 그 결과, 수년에 걸쳐 야채에 카드뮴 함량이 느리지만 꾸준히 증가한다. 조개류 및 동물 간과 신장에 상대적으로 높은 농도의 카드뮴이 축적될 수 있다. 공기는 직접적인 노출 또는 환경오염의 중요한 원천이 될 수 있다. 담배 흡연은 카드뮴 노출의 주요한 비직업적 원인이다.

흡입은 직업 환경에서 지배적인 노출 경로이나. 카드뮴 노출의 위험 가능성이 있는 작업장에는 아연과 납 광석의 제련, 철 생산, 시멘트 제조, 화석연료 연소와 관련된 산업, 도료 안료 제조, 카드뮴-니켈 배터리 및 전기도금 등이 포함된다.

그림 23.2는 카드뮴이 혈액 내에서 단백질에 결합되어 있고, 조직으로 빠르게 이동하여 간과 신장에 축적됨을 설명한다. 간세포에 저장된 카드뮴은 메탈로티오닌(metallothionine)과 결합한다. 이 복합체는 유리될 수도 있고, 신장으로 이동한다. 신장의 복합체는 재흡수되고, 분해되어서 유리된 카드뮴이 메탈로티오닌 합성을 유도하거나 독성을 유발할 수 있다.

독성 심하게 오염된 음료나 식품의 형태로 고농도의 카드뮴을 섭취하면 급성 독성으로 인해 위장 상피를 심하게 자극하여 메스꺼움, 구토 및 복통을 유발한다. 카드뮴 증기나 다른 가열된 카드뮴 함유 물질의 흡입은 폐부종을 동반한 급성 폐렴을 일으킬 수도 있다.

낮은 수준의 카드뮴 노출로 인한 주요 장기 독성 효과들은 신장 손상, 폐쇄성 폐질환, 골다공증 및 심혈관 질환이다. 암은 주로 직업적 노출군의 관심사이다. 카드뮴의 만성 독성 효과가 드문 급성 독성 노출보다 훨씬 더 큰 우려를 낳는다

신 독성—카드뮴은 세뇨관 세포들과 사구체에 유독하며 신장 기능을 현저히 저해하여 단백뇨를 유발한다. 이 병소들은 초

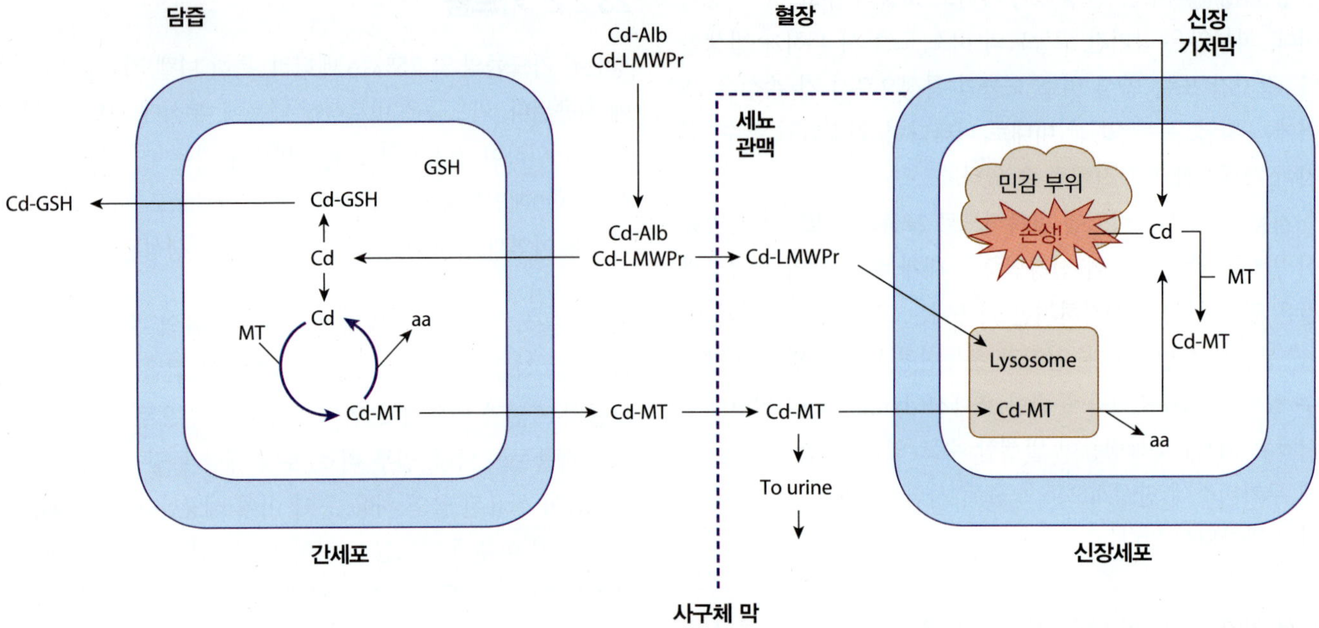

그림 23.2 카드뮴 수송, 단백질 결합 및 독성. GSH, 글루타티온; MT, 메탈로티오닌; aa, 아미노산; Cd-Alb, 카드뮴-알부민; Cd-LMWPr, 카드뮴결합 저분자량 단백질들.

기에 세뇨관 세포 괴사와 탈락을 형성하고, 간질 염증과 섬유증으로 진행된다. 신장 독성의 잠재성 때문에, 일반인들의 식이성 카드뮴 섭취 수준에 대하여 상당한 우려가 있다.

만성 폐질환—카드뮴 흡입은 호흡기계에 유독하지만 노출량과 노출 기간에 따라 다르다. 사람에서 카드뮴-유도 폐쇄성 폐질환은 느리게 발현될 수 있고, 만성 기관지염, 하부기도의 진행성 섬유증 및 폐기종을 유발하는 폐포 손상의 결과이다. 호흡곤란, 폐활량 감소 및 잔기량 증가와 함께 폐 기능이 저하된다.

기타 독성들—카드뮴 독성은 칼슘 대사에 영향을 미치며 칼슘 손실과 관련된 골격 변화에는 뼈 통증, 골연화증 및/또는 골다공증이 포함된다. 역학 연구에 따르면 카드뮴은 고혈압의 원인이 될 수 있다. 사람에서 역학 연구들은 카드뮴에 노출된 소아와 성인의 비정상적인 행동 및/또는 지능저하 간의 상관성을 제시해 왔다. 사람에서 카드뮴의 직업적 호흡기 노출이 폐암과 가장 분명하게 연관되어 왔다.

23.2.3 납

납은 아주 흔한 독성 금속이며 실제적으로 불활성 환경의 모든 단계와 모든 생물계에서 검출된다. 유연 휘발유에서 납을 단계적으로 제거하고 도료, 납땜과 급수관에서 납을 제거하면 일반인의 혈중 납 농도가 현저히 낮아진다. 소아에서 납 노출은 여전히 주요 건강 문제로 남아 있다. 이에 더하여, 납은 생분해가 일어나지 않아서 납의 생태 독성이 우려된다.

노출 납 함유 페인트는 소아에 있어서 납 노출의 주요 원인이다. 4세 이하 유아 및 영아에 있어서 납의 주요 환경오염원은 납 함유 페인트 집과 오래된 주택의 바닥에 있는 먼지를 손에 묻혀서 입으로 옮기는 것이다. 집 먼지에 있는 납은 또한 집(즉, 토양) 밖에서 올 수 있다. 일반인에서 주요 노출 경로는 식품과 물이다. 최근 몇 년 동안 식이를 통한 납 섭취가 급격히 감소되어 왔다. 납 노출의 다른 잠재적 원인은 여가용 사격, 수하물 탄약, 납땜, 보석 제조, 도자기 제작, 총 제작, 유리 연마, 회화 및 스테인드글라스 제작이다.

독성 납의 독성 효과와 그 독성을 관찰할 수 있는 최저 혈중 농도를 표 23.1에 나타내었다. 납은 노출량과 노출 기간에 따라 사람에게 광범위한 위해효과들을 유발할 수 있다. 그 독성 효과의 범위는 효소의 억제에서부터 심한 병리나 사망에까지 이른다. 소아들은 중추신경계에서 효과들에 가장 민감한 반면, 말초신경병증, 만성 신병증과 고혈압은 성인에게 중요하다. 다른 표적 조직들에는 위장관, 면역계, 골격계 및 생식기계가 포함된다. 헴 생합성에 대한 효과들은 다른 검출 가능한 효과가 없는 경우에도 민감한 생화학 지표를 제공한다.

표 23.1 납-관련 건강 영향들에 대해 관찰된 가장 낮은 효과 수준들의 요약

효과	혈중 납 수준, μg/dL	
	성인	소아
신경 관련		
뇌병증(현저함)	80~100	100~120
청력 손상	20	—
IQ 저하	10~15	—
태아에 효과	10~15	—
신경 전도 속도 ↓	40	40
혈액 관련		
빈혈	80~100	80~100
U-ALA ↑	40	40
B-EP ↑	15	15
ALA-D 억제	10	10
신장 관련		
신병증	40	40~60
비타민 D 대사	< 30?	—

소아들에서 신경학적, 신경행동학적 및 발달에 대한 효과들—납 뇌병증의 증상들은 혼수, 구토, 과민성, 식욕 감퇴와 어지러움으로 시작해서 명백한 운동실조와 혼수나 사망에 이를 수 있는 의식 감퇴로 진행된다. 회복은 종종 간질, 정신 지체, 경우에 따라 시신경병증 및 실명을 포함한 후유증을 동반한다.

위해성 신경학적 결과들의 가장 민감한 지표들은 정신운동 시험 또는 정신발달 지표들과 광범위한 IQ 측정이다. 납은 다중 기전들로 뇌에 영향을 줄 수 있다. 납은 칼슘을 대체해서 작용할 수도 있고/또는 칼슘 항상성을 방해할 수도 있다. 단백질키나아제 C의 촉진은 혈액-뇌 장벽의 변화를 초래할 수도 있다. 납은 글루탐산, 도피민 및 콜린성 신경계를 포함하여 뇌의 거의 모든 신경전달물질계에 영향을 미친다. 이들 모든 신경계들은 인지기능, 학습 및 기억을 위한 기전과 신경절 가소성에 중요한 역할을 한다.

성인에서 신경 독성 효과들—직업적으로 노출된 성인들은 신경행동에 있어서 많은 척도의 이상을 나타낼 수 있다. 말초 신경병증은 성인에서 납 독성의 전형적인 징후이다. 족하수와 손목하수가 작업장에서 납에 과도하게 노출되는 근로자들에서 관찰될 수도 있다. 말초 신경병증은 분절 탈수초화와 축삭퇴화를 특징적으로 나타낸다.

혈액학적 효과들—납은 다중 혈액학적 효과들을 나타내는데, 그 범위는 요 중 포르피린, 코프로포르피린, δ-아미노레불린산(ALA)과 아연-프로토포르피린의 증가에서 빈혈에까지 이른다. 헴 생합성 경로와 납의 간섭 부위들이 그림 23.3에 나와 있다. 납의 가장 민감한 효과들은 ALA 탈수효소(ALAD)와 철결합효소(ferrochelatase)의 억제이다. ALAD는 두 단위 ALA를 축합하여 폴보빌리노겐(PBG)을 형성하도록 촉매한다. ALAD의 억제로 인해 ALA가 축적된다. 철결합효소는 철이 프로토포르피린 고리에 삽입되어 헴을 형성하는데 촉매한다. 철결합효소의 억제로 프로토폴피린IX가 축적된다. 이것은 헤모글로빈 분자에 있는 헴을 대신하고, 프로토폴피린 IX를 함유한 적혈구가 순환함에 따라 아연은 대개 철이 차지하는 부위에 착화된다. 빈혈은 납 독성이 매우 현저한 경우에만 발생한다.

신 독성—납의 급성 신 독성은 근위세뇨관 기능 장애로 나타나고, 착화합물 치료로 회복될 수 있다. 납의 만성 신 독성은 간질 섬유증과 진행성 네프론 손실, 질소혈증 및 신부전증으로 나타난다. 납의 신 독성으로 신장에 있는 헴 함유 효소의 합성이 방해를 받는다. 이와 같은 효소로 헴 함유 하이드록실라제가 있고 이 효소는 뼈에 효과를 유발하는 비타민 D 대사에 관여한다. 통풍에서 고요산혈증은 납 신병증이 있는 경우 더 자주 발생한다. 납 신병증은 고혈압의 원인이 될 수 있다.

심혈관계에 대한 효과들—납-유도성 고혈압 발병의 다중 요인들은 다음과 같다. (1) 내인성 산화질소와 cGMP의 불활성화, 납-유발 활성산소종을 통한 가능성; (2) 레닌-안지오텐신-알도스테론 계의 변화, 그리고 고혈압의 중요한 체액성 구성요소인 교감신경 활성의 증가; (3) Na^+/K^+-ATPase 활성을 감소시키고 Na^+/Ca^{2+} 교환 펌프를 자극하여 수축성을 포함한 혈관 평활근 세포들의 칼슘 활성화 기능들의 변화들; (4) 수축인자 엔도텔린과 트롬복산의 상승 가능성.

기타 독성 효과들—면역 억제제로서의 납은 면역글로불린을 감소시키고, T 세포 소집단을 변경하며, 다형핵 백혈구 주화활성을 감소시킨다. 납은 칼슘 대사에 영향을 미치는 부갑상

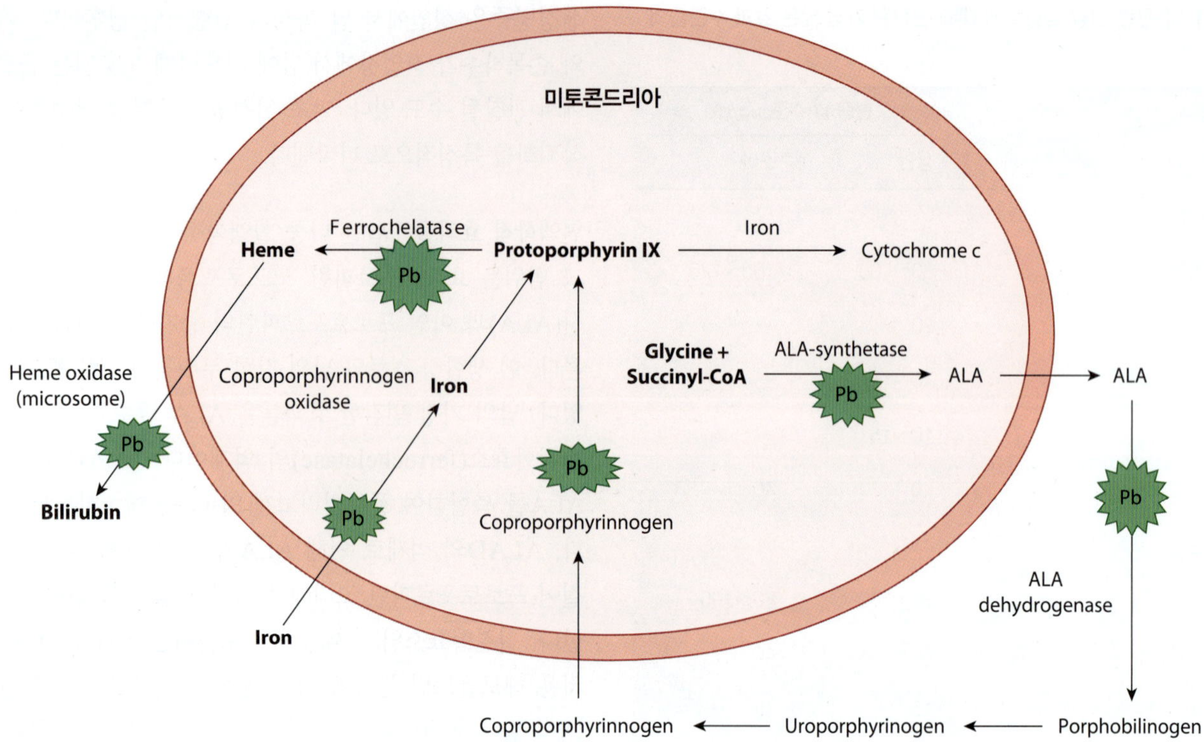

그림 23.3 헴 생합성의 납 간섭. ALA, δ-아미노레불린산; Pb, 납효과 부위들. 주요 납 억제 부위들은 ALA dehydrogenase와 ferrochelatase이다.

선호르몬, 칼시토닌, 비타민 D와 기타 호르몬을 비롯한 신진 및 항상성 기전을 방해함으로써 뼈에 영향을 줄 수 있다. 납은 뼈에서 칼슘을 대체한다. 납은 조골세포, 파골세포와 연골세포들에 영향을 미치는 것으로 알려져 있고, 골다공증과 연관이 있으며, 골절의 회복을 지연시킨다. 드물지만 납에 의한 산통은 심한 납 중독의 주요 위장관 증상이며, 납중독 시 복통, 오심, 구토, 변비, 경련 등이 특징적으로 나타난다.

23.2.4 수은

속은(quicksilver)으로 불리는 금속성 수은은 실온에서 액체 상태이다. 수은증기(Hg^0)는 액체 형태보다 훨씬 위험하다. 수은은 다른 원소(예: 염소, 황 또는 산소)와 결합하여 무기 제1수은(Hg^+) 또는 제2수은(Hg^{2+})염을 형성한다.

지구 순환과 생태독성학 수은은 환경에서 금속들 이동의 예시가 될 수 있다(그림 23.4). 대기 수은은 수은증기(Hg^0)의 형태로 지구외피에서 자연적 탈기와 화산 분출 과정에 발생하고, 더 나아가 해양과 토양에서의 증발로 발생한다. 인위적 오염원도 대기 수은의 중요한 기여자이다. 여기에는 금속 채광과 제련(수은, 금, 구리 및 아연), 석탄 연소, 도시 소각로 및 염화 알칼리성 산업들도 포함된다. 메틸수은은 플랑크톤과 같은 초기 수중 먹이사슬로 들어가서, 초식성 어류, 그리고 마지막에는 육식성 어류와 바다 포유류로 이동한다. 최상 먹이사슬에 있는 조직내 수은농도는 주변 물속의 농도보다 1,800~80,000까지 높아질 수 있다. 이러한 생체메틸화와 생물농축은 사람이 물고기를 섭취함으로써 메틸수은에 노출되게 한다.

노출

식이 노출—생선 섭취는 메틸수은에 대한 노출의 주요 경로이다. 무기수은 화합물들도 다른 식품들에서 발견된다. 무기수은 오염원은 알려지지 않았지만 섭취량은 알려진 독성 수준보다 훨씬 낮다. 대기 및 음용수의 수은 농도는 일반적으로 너무 낮아서 일반인들에게 중요한 오염 원인이 되지 않는다.

직업적 노출—염소알칼리 산업 일터에서 수은 증기의 흡입이 일어날 수 있다. 직업적 노출은 다양한 과학 기구들과 전기 제어 장치들의 제조 과정에 발생할 수 있다. 치과에서 수은 아말감이 치아 복구에 사용되고, 금 추출에서도 수은 노출이 일어난다.

우발적 노출—원소 수은 노출은 깨진 원소 수은 용기, 의료기구, 기압계 및 은을 복구하기 위하여 충진한 치아 아말감을

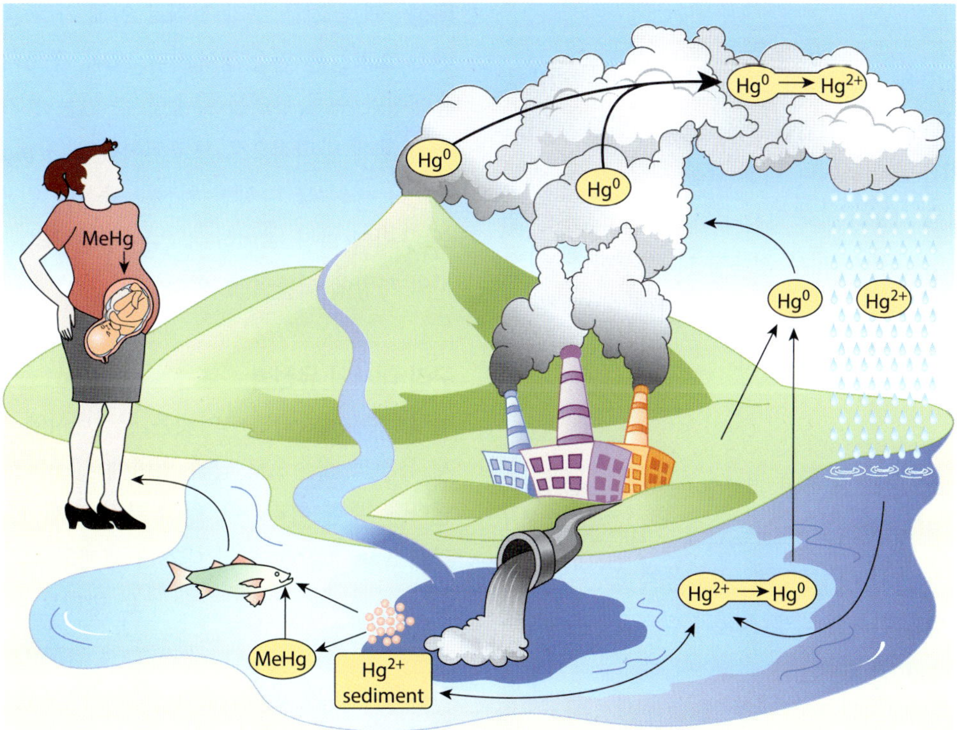

그림 23.4 환경에서 수은의 이동. 자연에서 안정한 기체인 수은증기(Hg^0)는 지구의 표면(토양과 물 모두)에서 증발하고 화산에 의해 배출된다. 인위적 오염원으로 석탄 연소 발전소와 도시 소각장에서의 배출물이 포함된다. 약 1년이 지나면, 수은증기는 용액형(Hg^{2+})으로 전환되고 빗물로 땅에 되돌아온다. 미생물에 의해 다시 증기로 전환될 수도 있고, 대기로 재방출될 수도 있다. 그렇게 해서, 수은은 오랜 기간 동안 재순환될 수도 있다. 수생성 퇴적물에 부착된 수은은 메틸수은으로 미생물 전환이 일어나서, 플랑크톤을 시작으로, 초식성 어류, 마지막으로 육식성 어류 및 바다 포유류로 이동한다. 이러한 생체메틸화와 생물농축 확대는 사람이 물고기를 섭취함으로써 메틸수은에 노출되게 한다. 결국 사람에서 건강 위험, 특히 발달태아의 건강 위험을 유발한다.

녹일 때 일어난다. 다량의 수은 증기를 흡입하면 치명적일 수 있다.

독성

수은 증기—극도의 고농도 수은을 함유한 증기의 흡입은 급성 부식성 기관지염 및 간질성 폐렴을 일으킬 수도 있으며, 치명적이지 않지만, 떨림이나 흥분성 증가와 같은 중추신경계의 효과들과 관련이 있을 수도 있다. 이 상태는 **무력성-식물증후군**(*asthenic-vegetative syndrome*) 또는 **미세수은중독**(*micromercurialism*)으로 명명된다. 증후군의 동정에 신경무력 증상들과 3가지 또는 그 이상의 임상 증상들을 요한다. 그 임상 증상들은 진전, 갑상선 비대, 갑상선 내 방사성 요오드 섭취 증가, 불안정 맥박, 빈맥, 피부묘기증, 치은염, 혈액학적 변화 또는 요 중 수은 배설 증가이다.

무기 수은—신장은 무기 수은의 주요 표적 장기이다. 고함량 염화수은은 신 세뇨관 세포들에 직접적으로 독 작용을 하고, 소량 수은염의 만성 노출은 면역성 사구체 질환을 유발할 수 있다. 노출된 사람들은 단백뇨로 발전할 수 있고, 그것은 노출 제거 후에 회복된다.

메틸수은—사람에서 메틸수은 노출에 따른 주요 건강 효과는 신경 독성이다. 신경 독성의 임상적 증상으로 감각 장애(입과 입 주위의 무감각과 따끔거림)와 운동실조가 있고, 서투름, 비틀거리는 걸음걸이, 연한 곤란과 발음 이상이 나타난다. 다른 징후들로 신경쇠약(쇠약의 일반화된 감각), 시력과 청력 손실, 경련과 진전이 있다. 이것들은 혼수상태와 죽음으로 진행될 수 있다. 전반적인 급성 효과는 뇌부종이지만, 회백질의 진행성 파괴와 연속적인 신경교증, 대뇌위축으로 진행된다.

독성의 기전—세포에 있는 단백질의 SH기와 2가수은 간의 고친화성 결합은 비특이적 세포 손상 또는 세포사멸까지 유발하는 중요한 기전이다. 다른 일반적 기전들로 산화스트레스와 연관된 유전자들의 증가, 글루타티온 농도의 감소, 신경염에서 미세소관의 파괴, 미토콘드리아 손상과 세포내 칼슘 항상성 파괴 등이 있다.

23.2.5 니켈

니켈은 스테인리스강을 포함한 다양한 금속 합금과 전기 도금에 사용된다. 니켈에 대한 직업적 노출은 니켈 함유 에어로졸, 먼지 또는 증기를 흡입하거나 니켈 생산(채광, 분쇄, 정제 등) 작업자와 니켈을 사용하는 작업자(용해, 전기 도금, 용접, 니켈-카드뮴 전지 등)들에서 피부 접촉할 때 발생한다. 니켈은 자연에 널리 분포하고 일반인들은 공기, 담배 연기, 물 및 식품에 있는 저농도의 니켈에 노출된다.

독성

접촉성 피부염—니켈-유도 접촉성 피부염은 니켈 노출로 인한 가장 일반적인 위해 효과로서 일반인들의 10~20%에서 발견된다. 이는 공기 중의 니켈, 액체 니켈 용액 또는 동전들과 보석과 같은 니켈을 함유한 금속 제품과 장기간 피부 접촉에 의한 노출로 발생할 수 있다.

니켈 카보닐 중독—금속 니켈은 일산화탄소와 결합하여 니켈 카보닐($Ni[CO]_4$)을 형성하고, 이는 가열 시 니켈과 일산화탄소로 분해된다. 니켈 카보닐은 맹독성이다. 중독 시 두통, 오심, 구토, 상복부 또는 가슴 통증으로 시작하여 기침, 과호흡, 청색증, 소화기 증상 및 무기력이 뒤따른다. 그 증상들과 함께 열과 백혈구증이 동반될 수도 있다. 더 심한 경우에는 폐렴, 호흡 부전, 결국 뇌부종과 사망으로 진행될 수 있다.

발암성 니켈은 니켈 정제 산업 종사자에 있어서 호흡기 발암원이다. 황화니켈, 산화니켈과 금속 니켈에 심하게 노출된 근로자들에서 폐암과 비강암에 대한 위험성이 가장 높다.

23.3 잠재적 독성이 있는 필수 금속들

이 금속군에 일반적으로 8종이 포함되고, 그것들은 코발트, 구리, 철, 마그네슘, 망간, 몰리브덴, 셀레늄과 아연이다. 모두 표적 장기 독성을 일으킬 수 있다(표 23.2).

23.3.1 구리

식품, 음료수와 음용수는 일반인의 주요 노출원이다. 산업에서 구리 노출은 광산에서 분진이나 제련 작업, 용접 또는 관련 활동에서 증기 흡입에 의해 주로 발생한다.

독성 과다 경구 구리 섭취로 인해 가장 흔하게 보고된 위해 건강 효과들은 위장 장애이다. 오심, 구토와 복통이 황산구리 용액이나 쉽게 구리를 용출할 수 있는 용기에 담겨진 음료를 마신 후에 단편적으로 보고되어왔다. 3 mg Cu/L 이상이 들어 있는 식수를 마시면 위장관 증상을 일으킬 수 있다. 다량의 구리염(가장 빈번한 경우는 황산구리)을 섭취하면, 간 괴사와 사망에 이를 수도 있다.

구리 대사의 유전병

멘케스(Menkes)병—이것은 구리대사에 있어서 드문 성-연계 유전적 결손으로 남자 영아에서 구리결핍의 결과로 나타난다. 독특한 머리카락, 성장 부전, 심한 정신지체, 신경 장애, 결체조직 기능 장애 및 대개 3~5세의 사망이 특징적으로 나타난다. 이 질병과 연관된 주요 병리는 구리 함유 단백질의 결핍과 연결될 수 있다. 뼈들은 두개골과 긴 뼈에서 분화 중 기확대와 함께 골다공증을 나타낸다. 대뇌피질과 백질의 광범위한 퇴화가 있다. 멘케스병의 원인유전자인 *ATP7A*는 ATPase 계열에 속하는 구리 수송체이다. 멘케스병에 있어서 구리 수송체 결손은 장세포 기저막을 통과하여 문맥 순환으로 가는 구리 수송을 차단하여 장세포에 구리가 축적되고 전신순환의 구리 결핍을 야기한다.

윌슨병—이것은 간, 뇌, 신장 및 각막에 과도하게 구리가 축적되는 특징을 가진 구리 대사의 상염색체 열성 유전적 장애이다. 혈청 세룰로플라스민이 낮아서 세룰로플라스민에 결합하지 않은 혈청 구리가 증가한다. 구리의 요 배설이 증가한다. 신경계, 간, 신장 및 각막의 임상적 이상들은 구리 축적과 관련이 있다. 윌슨병 환자는 구리의 담즙 배설 장애를 나타내고, 이는 구리 과부하(축적)의 근본 원인이 된다. 비정상적인 구리 대사의 역전은 간 이식으로 가능하고, 이는 기본적인 결함이 간에 있음을 확인해 준다. 착체요법으로 임상 증상을 개선할 수 있다.

23.3.2 철

철은 적혈구 생성을 위한 필수 금속으로서 헤모글로빈, 미오글로빈, 헴 효소들, metalloflavo-단백질 효소들 및 미토콘드리아 효소들의 핵심 구성성분이다. 생물계에서 철은 주로 2가철(+2)과 3가철(+3) 형태로 존재한다. 독성학적 고려는 철결핍, 우발적인 급성 노출, 만성적 철 과부하(축적)라는 관점에

표 23.2 여러 금속들 또는 금속류(준금속)의 독성

금속	중추신경계	소화기계	폐	신장	간	심장	혈액	피부
알루미늄	*		*					
안티몬			*			*		*
비소	*	*	*	*	*		*	
베릴륨			*					*
비스무스				*	*			*
카드뮴	*	*	*	*	*	*		
크롬	*		*	*	*			*
코발트	*	*	*			*		*
구리		*					*	
철	*	*	*		*		*	
납	*	*		*			*	*
리튬	*	*		*		*		
망간	*		*					
수은	*	*	*	*				
니켈	*		*					*
셀레늄		*		*				*
은			*					*
아연		*					*	

서 중요하고, 철 과부하는 특발성 혈색소증 또는 과도한 철 식이나 빈번한 수혈의 결과로 인해 유발된다.

독성 철 함유식이 보충체의 우발적인 섭취로 인한 급성 철 중독은 급성 독성의 가장 일반적인 원인이다. 심한 독성은 0.5 g 이상의 철 또는 2.5 g 이상의 황산철을 섭취한 후에 발생한다. 독성은 섭취 후 약 1~6시간에 발생한다. 증상들로 복통, 설사 및 구토가 있다. 특히 창백 또는 청색증, 대사성 산증 및 심장허탈이 우려된다. 24시간 이내에 심하게 중독된 소아들에서 사망이 발생할 수 있다.

성인에서 철 과부하에 의한 만성 철 독성은 비교적 흔한 문제이다. 과도한 양의 철이 몸에 축적될 수 있는 세 가지 기본적인 방법들이 있다. (1) 장에서 철분의 비정상적인 흡수로 인한 유전성 혈색소증, (2) 식이 또는 경구용 철분 제제의 과도한 섭취, (3) 어떤 형태의 불응성 빈혈에 대한 반복적 수혈(수혈성 철침착증). 신체 철의 증가는 심혈관 질환의 발전에 중요한 역할을 할 수 있다. 철은 자유라디칼 손상을 유발하는 촉매로 작용하여 동맥경화증과 허혈성 심질환을 일으킬 수도 있는 것으로 추정된다. 뇌의 비정상적인 철분 대사와 관련된 일부 신경 퇴행성 장애에는 신경페리틴병증, 세룰로플라스민 결핍증과 망간중독증이 포함된다.

23.3.3 아연

필수 금속, 아연 결핍은 심각한 건강 결과들을 초래한다. 그러나 아연 독성은 비교적 드물고 매우 높은 노출 수준에서만 발생한다. 아연은 대부분의 식품, 물 및 공기에 존재한다. 금속성 아연의 먼지와 증기의 직업적 노출은 아연 채광 및 제련에서 일어난다. 아연 도금된 구리나 플라스틱 파이프와 접촉하는 물질의 아연 함량이 높을 수도 있다.

필수성과 결핍 300가지 이상의 촉매 활성 아연 금속 효소들과 2000종의 아연 의존적 전사 인자들이 존재한다. 아연은 광범위한 대사 과정에 참여하고 건강한 면역계를 지지하며, 임신, 소아기와 청소년기 동안 정상적인 성장과 발달에 필수적이다. 아연 결핍은 식이 아연 섭취 불량, 식이 피틴산(phytate) 섭취(아연 제거), 만성 질환 또는 철이나 구리의 과잉 공급과 관련된다. 아연 결핍의 증상들로 성장 지연, 식욕 감퇴, 탈모, 설사, 면역 기능 장애, 인지 장애, 피부염, 상처 치유 지연, 맛 이상 및 성기능 장애가 있다. 아연의 치료적 사용으로 심한 아연 결핍이 있는 영아에서 급성 설사 치료, 항바이러스 및 면역 조절 효과에 의한 감기 치료, 구리 부하를 감소시키고 메탈로티오네인 유도 윌슨병 치료와 노화 관련 황반변성에서 실명의 예방이 있다.

독성 흔하지는 않지만, 아연도금 캔에 들어 있는 음료 섭취에 따른 위장 장애와 설사가 보고되었다. 산화 아연 흡입에 따른 가장 흔한 효과는 "금속 증기 열"이다. 이것은 열, 흉통, 오한, 기침, 호흡 곤란, 오심, 근육 통증, 피로, 백혈구증으로 특징지어진다. "연기 폭탄"의 군대 사용과 같이 높은 수준의 염화 아연을 급하게 흡입하면 간질 부종, 섬유증, 폐렴, 기관지 점막 부종 및 궤양을 포함하여 점막 손상이 더욱 심하게 나타난다. 저용량 아연에 장기간 노출 후에 증상들은 일반적으로 식이 구리 흡수의 감소로 인해 발생하며, 이는 적혈구 수의 감소나 적혈구 용적률 감소와 같은 구리 결핍의 조기 증상을 초래한다.

신경 독성—수많은 효소들과 단백질들을 위한 필수 보조 인자로서, 아연 결핍은 항산화효소를 변경시켜서 세포막을 손상시키는 과도한 자유라디칼을 발생시킬 수도 있다. 산화제들에 의해 방출되는 과량의 아연은 흥분 독성 뇌 손상에 기여하는 강력한 신경 독소로 작용할 수 있다. 과량이지만 독성이 없는 아연의 방출은 알츠하이머병의 후기 발전 단계를 결정짓는 인자가 될 수 있다.

췌장 독성—과량의 아연이 췌장 섬 β-세포의 분비 과립에 축적되기 때문에 특정 조건하에서 방출되는 아연은 섬 세포의 기능 또는 생존에 영향을 줄 수 있고, β-세포의 사멸을 유발할 수 있다. 초과 아연 식이는 외분비 췌장의 손상과 관련이 있다. 고농도의 아연 1회 주사는 혈장 알파-아밀라아제 활성을 증가시키고 췌장 외분비 세포들의 섬유증과 괴사를 일으키지만 랑게르한스섬에는 영향을 주지 않는다.

23.4 의학적 치료와 관련된 금속들

알루미늄, 비스무트, 금, 리튬 및 백금을 포함하여 여러 가지 인간의 질병을 치료하는 데 사용되는 금속들은 약간의 독성을 나타낸다(표 23.2).

23.4.1 알루미늄

알루미늄의 화학적 화합물은 전형적으로 3가의 원자 상태(Al^{3+})에서 형성된다. 3가이온으로서 알루미늄은 구연산과 인산과 같은 산소공여 리간드와 강하게 결합한다. 사람에서 알루미늄 노출은 1차로 식품에서, 2차로 음용수에서 비롯된다. 식품에 들어 있는 알루미늄 양은 제산제와 완충 진통제와 같은 제약에 사용되는 알루미늄 양을 비교하면 그 양이 적다. 알루미늄에 대한 직업적 노출은 광업 및 가공 과정뿐만 아니라 알루미늄 용접에서도 발생한다.

독성 사람에서 알루미늄 독성의 대부분은 만성 신부전 환자, 또는 일터에서 알루미늄에 노출된 사람에서 관찰되고, 폐, 뼈 및 중추신경계가 주요 표적 장기가 된다. 알루미늄은 발달 장애들을 유발할 수 있다.

폐와 뼈의 독성—알루미늄 먼지에 직업적으로 노출된 사람들에서 폐 섬유증이 생길 수 있다. 소화기 이외에 대체로 건강한 사람에서 골연화증이 알루미늄 함유 제산제의 과도한 섭취와 관련이 있어왔다. 이는 알루미늄이 장에서 인산염 흡수를 방해한 때문인 것으로 추정된다. 골연화증은 또한 투석액에 있는 알루미늄에 노출된 요독증 환자에서도 발생할 수 있다. 이 환자들에서 골연화증은 뼈에 알루미늄 농도가 높아져 뼈의 무기화작용에 대한 알루미늄의 직접 효과일 수도 있다.

신경 독성—알루미늄은 광범위한 종과 연령대의 실험동물에서 신경 독성을 나타내었다. 토끼나 고양이와 같은 민감한 동물에서 가장 현저한 초기 병리적 변화는 많은 뇌 영역들의 거대신경, 근위 축삭들과 수상 돌기에 신경섬유뭉치(NFTs)의 축적이다. 이것은 신경절의 상실 및 수상돌기 가지의 위축과 관련이 있다. 다른 종들에서, 인지 기능과 운동 기능의 손상 및 행동 이상들이 종종 관찰된다.

투석 치매—만성 신부전 때문에 장기간 간헐적 투석을 하는 환자에서 진행성 신경증후군이 보고되어왔다. 이 환자들에서 첫 번째 증상은 치매에 따른 말하기 장애, 경련들과 근육간대 경련이다. 투석치료 시작 3~7년 후에 전형적으로 발생하는 장애는 알루미늄 중독으로 인한 것일 수도 있다. 이 환자들에서 뇌, 근육 및 뼈의 알루미늄 함량이 증가한다. 초과 알루미늄의 출처는 이 환자들에게 일반적으로 투여되는 경구용 수산화알루미늄 또는 투석액을 제조하는 데 사용된 물에서 유래한 알루미늄일 수도 있다. 높은 혈청 알루미늄 농도들은 증가된 부갑상선호르몬 수치와 관련될 수도 있다. 만성 신장병 환자에서 흔하게 있는 혈중 낮은 칼슘농도와 골이영양증으로 인해 부갑상선호르몬 수치가 증가한다. 그 증후군은 알루미늄 함유 구강 인산염 결합체들의 사용을 피하고 투석액에서 알루미늄을 모니터함으로써 예방할 수 있다.

알츠하이머병—알루미늄과 알츠하이머병 간의 가능한 상관관계는 수십 년 동안 추측의 문제였다. 알츠하이머병의 두뇌에서 상승된 알루미늄 농도가 그 결과일 수도 있고, 질병의 원인이 아닐 수도 있다. 알츠하이머병에서 혈액-뇌 장벽 기능의 저하로 더 많은 알루미늄이 뇌로 유입될 수 있다. 또한 최근 연구들은 초기 연구들에서 염색 방법들이 알루미늄 오염을 초래했을 수도 있다는 가능성을 제기했다. 알츠하이머병에서 알루미늄의 역할을 시험한 연구들에서 상충되는 결과들이 있다. 어떻든, 뇌의 알루미늄과 다른 신경 퇴행성 질환 간의 연관성을 암시하는 근거가 증가하고 있다.

23.4.2 리튬

리튬은 배터리, 합금, 촉매, 사진 재료와 우주 산업에 사용된다. 리튬수소화물은 물과 접촉하여 수소를 생산하며 전자관 제조, 세라믹과 화학 분석에 사용된다. 인공폐기물 처리 과정에 리튬의 지하수 오염은 수생 환경의 위험요소가 될 수 있다. 탄산리튬과 구연산리튬은 조증과 양극성 질환에 널리 사용된다.

독물동태학 리튬은 위장관에서 쉽게 흡수된다. 그것은 다른 조직에 비해 신상, 갑상선 및 뼈에서 더 높은 농도로 전 체액에 분포된다. 주로 신장을 통해 배설되고, 여과된 리튬의 80%가 재흡수된다. 리튬은 여러 수송 단백질들에서 나트륨 또는 칼륨을 대체할 수 있다.

독성 리튬수소화물을 제외하면 다른 염들은 해롭지 않으며, 금속 자체도 맹독하지 않다. 리튬 수소화물은 부식성이 강하고 수산화물 형성으로 피부에 화상을 일으킬 수도 있다. 리튬 노출과 관련된 중독들은 주로 의료적 사용과 관련이 있다. 리튬에 의한 독성 반응들에는 신경근 변화들(진전, 근육 과잉자극감수성과 운동실조), 중추신경계 장애들(철자-잊어버림, 뇌전증 발작, 어눌한 말투, 혼수, 정신체성 지체와 갈증 증가), 심혈관계 장애(심장 부정맥, 고혈압 및 순환허탈), 위장관 증상들(식욕 부진, 오심 및 구토)과 신장 손상(알부민뇨와 당뇨)이 있다.

리튬 농도가 치료 범위 내에 남아 있어도 장기 노출이 일어나면 만성 리튬 신 독성과 간질 신염이 발생할 수도 있다. 특별히, 신성 당뇨병, 고령, 갑상선 기능 이상 및 신장 기능 장애를 앓고 있는 환자에서 만성 리튬 유발 신경 독성, 신염과 갑상선 기능부전이 발생할 수도 있다. 급성 리튬 과다 투여는 치명적일 수 있는 심장 독성과 신경 후유증을 일으킨다. 그 독성은 이뇨제(amiloride)의 투여와 혈액 투석을 통한 혈중 농도의 감소로 치료될 수도 있다.

23.4.3 백금

백금 화합물들은 자동차 촉매제, 보석류, 전자 제품 및 치과용 합금으로 사용된다. 백금 배위복합체들은 매우 중요한 항종양제들이다.

독성 백금은 감수성이 있는 사람들에게 심한 과민 반응을 일으킬 수 있다. 과민증의 징후들로는 두드러기, 접촉성 피부염, 백금 먼지 노출에 따른 과민 반응에서 천식 증후군에 이르는 호흡 곤란 등이 있다. 피부와 호흡기의 변화들, 백금증은 주로 염화백금산나트륨과 같은 용해성 화합물에 산업적으로 노출된 경력을 가진 사람들에게 한정되어 나타난다.

백금 복합체들의 항암 효과—백금-배위복합체들은 중요한 항암제들로서, 시스플라틴, 카보플라틴과 옥살리플라틴을 포함한다. 그것들은 일상적으로 투여되고, 광범위한 악성 종양들의 치료에 종종 다른 항암제와 병용 투여된다. 특히, 진행된 고환암 및 두경부암, 방광암, 식도암, 폐암 및 난소암 치료에 사용된다.

백금 복합체들의 발암 효과들—시스플라틴은 사람에서 항종양 활성이 있지만, 사람에서 발암 가능성이 있는 것으로 간주되고 설치류에서 분명하게 발암성이 있다. 사실, 메탈로티오네인이 결핍된 마우스에서, 임상 사용 용량의 시스플라틴이 간암을 유발할 수 있다.

백금 항암 복합체들의 독성들—시스플라틴은 근위와 원위 세뇨관 세포의 손상을 유발하는데, 백금 농도가 최고로 높은 피질-수질 영역에서 주로 발생한다. 청력 상실이 발생할 수 있으며 한 쪽 또는 양쪽에서 일어나지만, 반복 투여에 따라 더 자주 그리고 더 심한 경향이 있다. 백금 복합체를 투여받는 대부분의 환자에서 오심과 구토가 뚜렷하게 발생하지만 온단설트론(ondansetron) 또는 고용량 코르티코스테로이드로 조절될 수 있다.

참고문헌

Hirner AV, Emons H (eds.): *Organic Metal and Metalloid Species in the Environment: Analysis, Distribution, Processes and Toxicological Evaluation*. New York: Springer, 2010.

Nordberg GF, Fowler BA, Nordberg M (eds.): *Handbook on the Toxicology of Metals*, 4th ed. Boston, MA: Academic Press, 2015.

연습문제

1. 다음 중 금속의 주요 배설 경로가 아닌 것은?
- **a.** 땀
- **b.** 오줌
- **c.** 호흡
- **d.** 대변
- **e.** 머리

2. 메탈로티오네인들에 관하여 바르게 설명한 것은?
- **a.** 혈류에서 금속 수송을 담당한다.
- **b.** 금속들의 대사에 관여한다.
- **c.** 과민 반응을 일으킨다.
- **d.** 구리와 수은의 고친화성 결합을 제공한다.
- **e.** 금속들의 세포외 수송에 관여한다.

3. 금속결합 단백질-금속이 정확히 짝을 이루지 않는 것은?
- **a.** 트랜스페린—철분
- **b.** 세룰로플라스민—구리
- **c.** 메탈로티오네인—아연
- **d.** 페리틴—납
- **e.** 알부민—비특이적 금속

4. 다음의 관능기들 중에서 금속과 착체를 형성할 가능성이 가장 낮은 것은?
- **a.** —COOH
- **b.** —Cl
- **c.** —NH
- **d.** —OH
- **e.** —SH

5. 비소(As)의 독성 기전은?
- **a.** 미토콘드리아 호흡의 억제
- **b.** 막수송체에 의한 칼슘 섭취의 장애
- **c.** 신소체에 축적
- **d.** 나트륨-칼륨 구배 소실
- **e.** 폐에서 계면활성제의 파괴

6. 납의 독성은 이온의 정상적인 기능을 모방하고 방해할 수 있는 능력 때문이다. 주로 어떤 이온의 기능을 모방하거나 방해하는가?
- **a.** Na^+
- **b.** K^+
- **c.** Cl^-
- **d.** Fe^{2+}
- **e.** Ca^{2+}

7. 수은(Hg) 독성에 관한 서술 중 틀린 것은?
- **a.** 환경 수은의 주요 출처는 빗물이다.
- **b.** 수은 증기는 액체 수은보다 훨씬 위험하다.
- **c.** 수은 증기 흡입은 피로와 서맥을 특징적으로 유발한다.
- **d.** 수생생물 내에 있는 미생물은 수은 증기를 메틸수은으로 전환시킬 수 있다.
- **e.** 메틸수은은 사람에서 수은 독성의 가장 중요한 원인이다.

8. 다음 중 니켈 노출의 흔한 증상은?
- **a.** 신부전
- **b.** 설사
- **c.** 간경화
- **d.** 접촉성 피부염
- **e.** 빈맥

9. 윌슨병에 관한 서술 중 틀린 것은?
- **a.** 혈청 세룰로플라스민 농도가 높다.
- **b.** 구리의 요 배출량이 많다.
- **c.** 구리의 담즙배설 장애가 있다.
- **d.** 이 질병은 간 이식으로 치료될 수 있다.
- **e.** 이것은 상염색체 열성 장애이다.

10. 금속들과 의학 요법에 관한 다음 서술 중 틀린 것은?
- **a.** 알츠하이머병 환자의 뇌에서 알루미늄 수치가 높다.
- b. 리튬은 우울증 치료에 사용된다.
- **c.** 만성 신 독성은 과도한 알루미늄 노출의 일반적인 결과이다.
- d. 백금은 암 치료에 사용된다.
- **e.** 백금염은 알레르기성 피부염을 일으킬 수 있다.

용제와 증기의 독성효과 24장

Toxic Effects of Solvents and Vapors

James V. Bruckner, S. Satheesh Anand, and D. Alan Warren

24.1 서론

24.2 용제가 유발하는 만성 뇌병증이 있는가?

24.3 용제 오남용

24.4 환경 오염

24.5 독성동태학

- 24.5.1 흡수
- 24.5.2 수송, 분배, 제거
- 24.5.3 대사
- 24.5.4 생리학적 모델링

24.6 잠재적 영향 요인

- 24.6.1 내인성 요인
  - 소아
  - 고령자
  - 성별
  - 유전학
- 24.6.2 외인성 요인
  - P450 유도제 및 억제제
  - 신체 활동
  - 식이요법

24.7 염화탄화수소류

- 24.7.1 Trichloroethylene
  - TCE와 관련된 독성 및 작용
  - 간암
  - 신장암
  - 폐암
- 24.7.2 Tetrachloroethylene
- 24.7.3 Methylene Chloride
- 24.7.4 Carbon Tetrachloride
- 24.7.5 Chloroform

24.8 방향족 탄화수소

- 24.8.1 Benzene
- 24.8.2 Toluene
- 24.8.3 Xylenes과 Ethylbenzene

24.9 알코올

- 24.9.1 Ethanol
- 24.9.2 Methanol

24.10 GLYCOLS

- 24.10.1 Ethylene Glycol
- 24.10.2 Propylene Glycol

24.11 GLYCOL ETHERS

- 24.11.1 생식 독성
- 24.11.2 발달 독성
- 24.11.3 혈액 독성

24.12 자동차 가솔린 및 첨가제

24.13 이황화탄소

요점

- 용제라는 용어는 다양한 친유성 및 휘발성, 작은 분자 크기 및 전하가 없는 액체 유기 화학물질의 종류를 의미한다.
- 흡입된 휘발성 유기 화합물의 흡수는 폐포에서 일어나며 폐 모세 혈관에서 혈액과 즉각적인 평형을 이룬다.
- 용제는 위장관과 피부를 통해 쉽게 흡수된다.
- 대부분의 용제는 어느 정도의 중추신경계 저하를 유발한다.

24.1 서론

용제(*solvent*)라는 용어는 다양한 친유성 및 휘발성, 작은 분자 크기 및 전하가 없는 액체 유기 화학물질의 종류를 의미한다. 용제는 폐, 피부 및 위장관(GI tract)에서 즉시 흡수된다. 일반적으로 분자량의 증가에 따라 용제의 친유성은 증가하지만 휘발성은 감소한다. 용제는 물에 용해되지 않는 물질을 용해, 희석 또는 분산시키는 데 자주 사용된다. 대부분의 용제는 석유로 정제되었다. Naphtha와 gasoline과 같은 많은 용제들은 수백 가지의 화합물로 구성된 복잡한 혼합물이다. 따라서 그들은 세정제로 널리 사용된다.

용제는 크게 분자 구조 또는 작용기에 따라 분류된다. 용제 종류로는 할로 카본, 방향족 탄화수소, 알코올, 에테르, 에스테르, 아세테이트, 아마이드, 아민, 알데하이드, 케톤 및 분류의 범주에 속하지 않는 복합 혼합물 등의 지방족 탄화수소가 있다. 용제의 고유 독성의 주된 결정 요소는 (1) 탄소원자의 수; (2) 분자가 포화되거나 인접한 탄소원자 사이에 이중 또는 삼중결합을 가졌는지 여부; (3) 원자의 배열(즉, 직선사슬인지, 가지가 있는 사슬인지); (4) 할로겐화된 것인지 여부; (5) 작용기의 존재가 있다. 화학 구조의 미묘한 차이는 용제 독성의 극적인 차이로 이어질 수 있다.

거의 모든 사람들이 일상적인 활동 중에 용제에 노출된다. 대기 및 지하수의 용제에 대한 환경 노출은 다중 노출 경로를 사용한다(그림 24.1). 그림 24.1에 반영되지는 않았지만, 용제

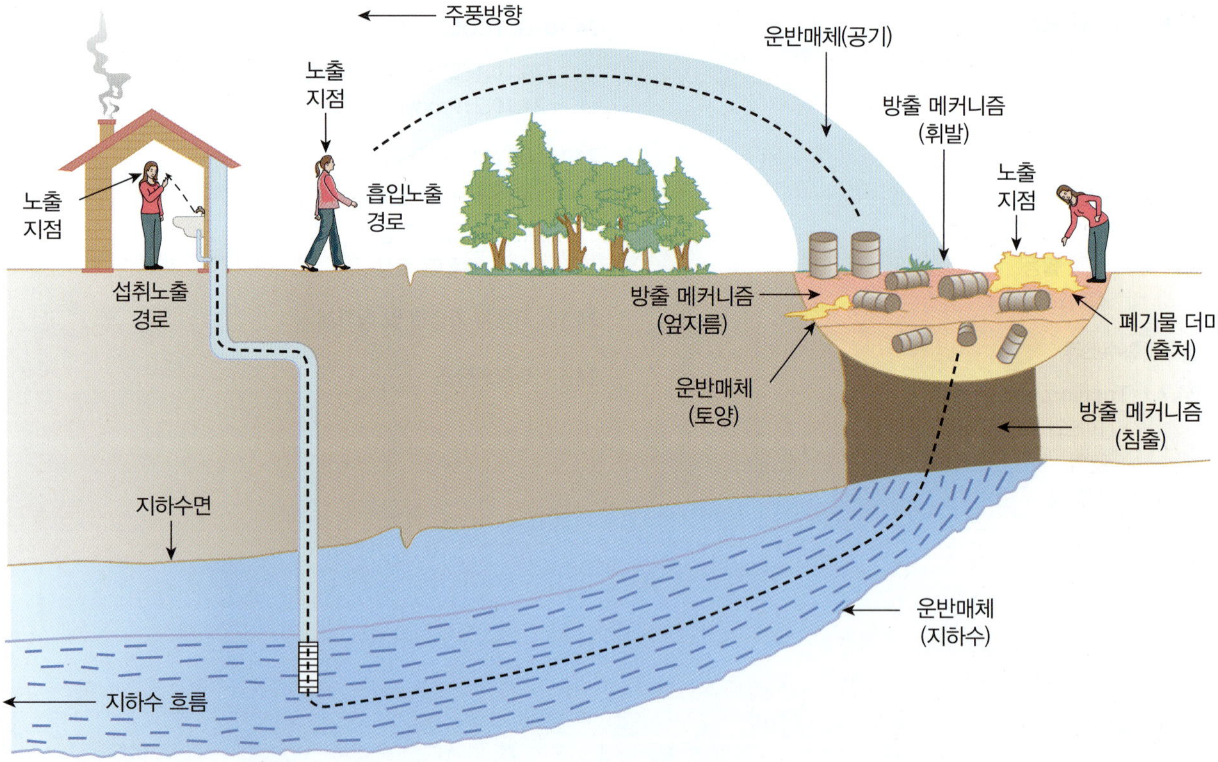

그림 24.1 용제 노출 경로 및 운반매체. (Reproduced with permission from EPA Risk Assessment Guidance for Superfund. *Human Health Evaluation Manual Part A, Interim Final*. Washington, DC: Office of Emergency and Remedial Response, 1989.)

로 오염된 물의 가정용 사용은 흡입과 경구, 피부 흡수로 용제를 섭취하게 할 수 있다. 많은 경우, 환경 위험 평가는 다중 노출 경로에 의해 여러 용제에 노출된 생리학적으로 다양한 개체에 대해 위험요인을 결정할 것을 요구한다.

OSHA(The Occupational Safety and Health Administration)는 100가지가 넘는 용제에 대해 법적기준이 되는 허용 노출 한도(Permissible Exposure Limits, PEL)를 설정했다. 기존 허용 노출 한도의 대부분은 미국산업위생협회(American Conference of Governmental Industrial Hygienists, ACGIH)에서 발표한 임계 한계치(Threshold Limit Values, TLV) 목록에서 채택되었다. ACHIH의 TLV는 근무 시간기준 하루에 8시간, 일주일에 40시간이 일생 동안 보호될 수 있도록 설계되었지만, 단시간노출한계(Short-term Exposure Limits, STEL) 및 상한값(ceiling values)은 고위험 근로자의 급성 노출로부터 보호하기 위해 설계되었다. 보증된다면, ACGIH는 상당한 피부 노출이 가능함을 암시하는, 용제에 대한 화학물질 피부표기법(skin notation)을 지정할 것이다.

대부분의 용제 노출은 단일 화합물보다는 화학물질의 혼합물과 관련 있다. 여러 용제의 독성효과가 부가적임을 가정하는 것뿐 아니라, 용제는 또한 상승적 또는 길항적으로 상호작용할 수 있다.

일부 용제는 다른 용제보다 덜 위험할수 있지만, 모든 용제는 독성 영향을 줄 수 있다. 대부분은 혼수상태를 유발하고 호흡기 및 점막에 대한 자극을 유발할 가능성이 있다. 다른 화학물질과 마찬가지로, 용제 노출로 인해 발생하는 건강 악영향은 다음과 같은 몇 가지 요인에 따라 달라진다: (1) 용제의 독성/발암성; (2) 노출 경로; (3) 노출량 또는 속도; (4) 노출 기간; (5) 개인의 감수성; (6) 다른 화학물질과의 상호 작용.

24.2 용제가 유발하는 만성 뇌병증이 있는가?

모든 용제 또는 용제 혼합물에 대한 만성 및 낮은 농도의 노출이 **도장공 증후군**(*painter's syndrome*), **유기용제 증후군**(*organic solvent syndrome*), **정신 이상 증후군**(*psychoorganic syndrome*) 및 **만성 용제 뇌증**(*chronic solvent encephalopathy*, CSE)으로 지칭되는 신경 장애의 패턴을 생성할 수 있는지에 대한 상당한 논쟁이 있다. CSE는 신경 심리적 기능의 변화가 있거나 없는 비특이 증상(예: 두통, 피로 및 수면 장애)을 특징으로 한다. 가역성 형태의 CSE인 **신경무력 증후군**(*neuroasthenic syndrome*)은 오직 증상들로만 구성된다. "경미한(mild)" 형태와 "심한(severe)" 형태는 완전히 가역적이거나 그렇지 않을 수도 있는 신경 심리적 기능 장애의 객관적인 징후를 동반한다. CSE의 논쟁을 해결하기 위해서는 잘 설계되고 통제된 임상 역학 연구가 필요하다.

24.3 용제 오남용

흡입제는 휘발성 물질로 흡입이 가능하여 알코올 중독과 유사한 효과를 일으킬 수 있는 증기 농도로 정신활성(psychoactive)을 유발하거나 심경의 변화를 유발할 수 있다. 용제 남용은 노출자가 의식상실 같은 극단적인 효과를 내기에 충분할 정도로 높은 증기 농도에 반복적으로 노출되는 특이한 상황이다. 노출자들은 용기 내의 증기를 "냄새 맡기" 또는 "흡입"함으로써 에어로졸을 코나 입을 통해 흡입할 수 있다. 플라스틱 또는 종이 봉투 안의 물질로부터 증기를 빨아들이거나, 용제가 묻은 걸레로 입과 코를 막아 흡입할 수도 있다. 용제는 중독성이 있을 수 있으며 종종 다른 약물과 함께 남용된다. 상대적으로 저렴한 가정용 및 상업용 제품에 함유된 용제는 소아와 청소년이 쉽게 이용할 수 있다. 중독은 몇 분밖에 걸리지 않지만 오남용자들은 종종 몇 시간 동안 반복적으로 흡입함으로써 중독상태를 연장시킨다. 이는 심장 부정맥, 질식 및 또는 악액질(cachexia)을 야기할 수 있어 사망할 수 있다.

24.4 환경 오염

대부분의 용제는 증발을 통해 환경에 유입된다(그림 24.1). 대부분 휘발성 유기 화합물(volatile organic compounds, VOCs)은 휘발성 유기 화합물 (예: 에어로졸 추진제, 페인트 희석제, 세정제 및 토양 훈증제)을 함유한 제품이 사용 목적대로 쓰일 때 휘발한다. 대기로의 용제 손실은 또한 생산, 가공, 저장 및 운송 활동 중에도 발생하여 점 오염원 근방의 대기 중 농도가 높아진다. 바람은 전 세계 용제 증기를 묽게 하고 분산시킨다. 대부분의 VOC의 대기 농도는 대개 매우 낮지만 도시 지역과 석유 화학 공장 주변, 그리고 유해 폐기물 보관장소의 농도는 높다.

음용수의 용제 오염은 주요한 건강 문제이다. 토양에 엎질러진 용제는 토양으로 침투하여 지하수나 불침투성 물질에 도달할 때까지 이동한다. 모든 용제는 어느 정도 물에 용해된다. 휘발성 유기 화합물(volatile organic compounds, VOCs)이 주로 희석 및 증발 때문에 물에 들어가면 농도가 급속히 감소한다. 표층수의 VOC는 밀도에 따라 표면으로 올라가거나 바닥으로 가라앉는다. 물 표면의 VOC는 크게 증발할 수 있다. 바닥에 있는 휘발성 유기 화합물은 물에 가용화되거나 표면에 도달하기 위해 물결파에 의해 혼합된다. 지하수의 VOC는 물이 지표면에 닿을 때까지 갇혀 있는 경향이 있다.

24.5 독성동태학

독성동태학(toxicokinetic, TK) 연구는 체내 화학물질 흡수 및 분포, 대사, 배설을 기술한다. 독성은 표적 조직의 손상 정도와 기간 동안 전신 흡수, 대사, 세포 구성요소와의 상호 작용 및 조직 복구를 포함하는 독성동력학(toxicodynamics, TD)과 독성 동태의 상호 작용에 의존하는 동적 과정이다.

휘발성과 친유성은 체내의 흡수와 분포, 대사, 배설을 좌우하는 용제의 두 가지 중요한 성질이다. 친유성은 또한 상당한 수용성인 glycols 및 alcohol뿐 아니라 지질 가용성인 할로카본 및 방향족 탄화수소에 이르기까지 다양할 수 있다. 많은 용제는 상대적으로 낮은 분자량을 가지며 전하를 띠지 않아 높은 농도에서 낮은 농도로의 세포막을 통한 수동 확산이 가능하다.

24.5.1 흡수

흡입된 휘발성 유기 화합물(VOCs)의 대부분의 전신 흡수는 폐포에서 발생하며 일부 호흡 기관에서 흡수가 발생한다. 폐포의 가스는 폐 모세혈관의 혈액과 거의 동시에 평형을 이룬다. 혈액:VOCs의 기체 분배 계수(partition coefficient, PC)는 평형 상태에서 2가지 다른 매질 사이에서 달성되는 VOC 농도의 비율로 정의될 수 있다. 더 친수성인 용제는 상대적으로 높은 혈액:공기 분배 계수를 가지며, 이는 광범위한 섭취를 선호한다. 휘발성 유기 화합물(VOCs)은 고농도에서 저농도 영역으로 확산하기 때문에 호흡 증가(높은 폐포 농도 유지) 및 심장 출력/폐 혈류(VOCs가 포함된 모세혈관을 제거하여 큰 농도 구배 유지)에서 폐 흡수를 향상시킨다.

용제는 위장관에서 잘 흡수된다. 위장관내 음식물의 존재가 흡수를 지연시킬 수 있지만 최고 혈중 농도가 투약 후 몇 분 이내에 관찰된다. 일반적으로 대부분의 용제의 경구 투여량의 100%가 전신적으로 흡수된다고 가정한다. 용제가 섭취되는 운반수단 및 희석제는 화합물의 흡수 및 독성 동태적인 영향을 줄 수 있다.

피부를 통한 용제의 흡수는 국부 및 전신 효과를 초래할 수 있다. 친유성 용제는 수동 확산에 의해 각질층을 관통한다. 용제의 피부 흡수 속도의 결정 인자는 화학적 농도, 노출된 표면적, 노출 지속 시간, 각질층의 완전성 및 두께 및 친유성 및 용제의 분자량이 있다.

24.5.2 수송, 분배, 제거

위장관에서 문맥 정맥혈로 흡수된 용제는 폐 순환을 초회 통과할 때 간에 의한 흡수 및 제거와 폐에서의 호기에 의해 영향받는다. 잘 대사되고 휘발성이 큰 용제는 동맥혈에 들어가기 전에 가장 효율적으로 제거된다. 간 초회 통과 제거는 화학물질과 간에 도달하는 속도에 따라 다르다. 대조적으로, 폐 초회 통과 제거는 화학물질의 고정된 비율이 폐 순환을 통과할 때마다 폐동맥혈을 빠져나가는 것으로 생각되므로 0차 과정으로 생각된다.

동맥혈에 의해 수송되는 용제는 조직의 혈류 속도, 질량 및 용제의 조직:혈액 분배계수(PC)에 따라 흡수된다. 상대적으로 친수성인 용제는 혈장에서 다른 정도로 용해된다. 친유성 용제는 혈장 단백질 또는 헤모글로빈에 결합하지 않지만 분자 내의 소수성 부위로 분리된다. 친유성 용제는 혈액에 존재하는 인지질, 지단백질 및 콜레스테롤로 분리된다.

초기 제거 단계에서 혈액의 용제 농도가 급격히 감소한다. 이 재분배 단계는 혈액에서 대부분의 조직으로 용제가 빠르게 확산되는 것을 특징으로 한다. 지방 조직의 평형은 심박출량의 매우 작은 분율(~3%)로 인해 지방 저장소가 공급되기 때문에 길어진다. 체지방은 지용성 용제의 분포용적 및 체적의 양을 증가시킨다.

24.5.3 대사

생체내 대사(biotransformation)는 용제의 독성을 조절할 수 있다. 많은 용제는 물에 잘 녹지 않으며 효소에 의해 수용성 유도체로 전환되어야 한다. 이는 비교적 수용성인 소변 및 담즙에서 쉽게 제거될 수 있다. 일부 용제는 세포 독성 또는 돌연변이 유발성을 나타내는 반응성 대사체를 생산하기 위해 생체 활성을 겪을 수 있다. 톨루엔, 벤젠, 1,1,1-트리클로로에틸렌, 헥산 및 사염화탄소는 독성 있는 대사체로 대사되는 용제의 예이다. 특히, CYP2E1은 벤젠, 스티렌, 클로로포름 및 염화비닐을 비롯한 할로겐화 및 방향족 탄화수소의 세포 독성 또는 돌연변이 유발을 일으킬 수 있는 친전자성 대사체로의 산화를 촉매한다.

24.5.4 생리학적 모델링

생리학 기반의 독성 동태(physiologically based toxicokinetic, PBTK) 모델은 투여량을 생체 활성 잔기 또는 잔기의 조직 투여량과 관련시키는 데 사용된다. 시험 동물 및 조직의 생리학에 대한 지식을 가지고 생리학 기반의 독성 동력(physiologically based toxicodynamic, PBTD) 모델을 개발할 수 있다. PBTK/TD 모델은 인간의 생리학적 및 대사 매개 변수 값을 입력할 수 있고 인간의 표적 조직 투여량 및 효과를 시뮬레이션할 수 있기 때문에 종간 외삽에 적합하다. 따라서 실험동물에서 측정할 수 없는 암 또는 비암 발생률을 나타내기 위해 실험적으로 발견된 것과 같은 동일한 표적 장기 투여량을 인간에게 생산하는 데 필요한 용제 노출의 정도를 합리적인 방법으로 결정할 수 있다. 제한된 경우에서 조직 감도에 종간 차이가 있을 수 있으므로 PBTD 모델을 사용하여 독성학적으로 효과적인 표적 장기 용량을 예측할 수 있다.

24.6 잠재적 영향 요인

24.6.1 내인성 요인

소아 소아의 용제 독성에 관한 정보가 제한적이다. 대부분의 연령에 따른 차이는 보통 2~3배를 넘지 않는 선보다 적다. 젊고 미성숙한 성인일수록 그 반응이 더 다르다.

대부분의 용제는 수동 확산에 의해 흡수되므로 용제의 위장관계(GI) 흡수는 나이에 따라 거의 변하지 않는다. 흡입된 VOCs의 전신 흡수는 폐포 표면적이 낮을지라도 비교적 높은 심박출량(cardiac output)과 호흡률 때문에 성인보다 유아와 소아에서 더 클 수 있다. 체중의 백분율로 표시되는 세포외 수분은 신생아에서 가장 높으며 어린 시절에 점차 감소한다. 체지방 함량은 1/2~3세 사이에서 높으며, 청소년기까지 꾸준히 감소하지만 여성에서는 다시 증가한다. 친유성 용제는 지방 조직에 축적되므로 체지방이 많을수록 신체 부담이 커지고 화학물질의 소실이 느려진다.

성숙 중 생체 이물질 대사의 변화는 용제 독성의 민감성에 영향을 줄 수 있다. P450 isoform은 비동기적으로(asynchronously) 발생한다. 소아들의 증가된 대사 속도, 요로 배설 및 호기는 제거를 촉진하고 용제의 체내 부담을 줄인다. 그러나 용제 소실의 부족 및 독성이 미치는 순 효과는 예측하기 어렵다.

고령자 고령자 연령은 체내의 생체 이물질 분포뿐 아니라 대사속도 및 제거에도 영향을 미친다. 노화와 함께, 체지방은 일반적으로 마른 질량(lean body mass)과 체내 수분을 소모시키면서 실질적으로 증가한다. 따라서 비교적 극성인 용제는 노출 동안 높은 혈중 농도에 도달하는 경향이 있다. 비교적 지용성 용제는 지방 조직에 축적되어 천천히 방출된다. 심박출량과 신장 및 간의 혈액 흐름은 고령자에서 감소한다.

고령자는 유아나 소아와 마찬가지로 젊은 성인보다 용제의 독성에 다소 민감할 수 있다. 더 큰 기관계(organ system) 독성은 증가된 염증성 손상 또는 연령에 따른 사이토카인 조절 장애로 인한 것일 수 있다. 화학물질에 노출되지 않아도 기억력, 주의력, 시각적 인식 및 운동 능력이 노화됨에 따라 감소한다는 사실을 고려해야 한다. 고령자 인구의 다양성과 복잡성의 다른 주요 원인은 부적절한 영양, 질병 상태의 유행 및 여러 가지 약물의 동시 사용을 포함한다.

성별 남성과 여성의 생리적 및 생화학적 차이는 특정 용제의 건강에 대한 영향과 조직 투여량을 변화시킬 가능성이 있다. 대부분의 예측 모델이 독성물질의 영향을 성과 무관하다고 제안하는 반면, 남성의 몸무게가 더 많고 몸의 크기가 큰 경향과 같은 신체적 차이는 잠재적으로 생리적인 차이를 일으킬 수 있다.

유전학 생체내변환에 대한 유전적 다형성은 서로 다른 종족 집단에서 서로 다른 빈도로 발생한다. 생체 이물질 대사효소(xenobiotic-metabolizing enzyme)의 다형성은 효소의 양과 질에 영향을 미칠 수 있으며, 다른 인종 그룹이 용제에 노출되는 나타나는 결과에 영향을 줄 수 있다. 사회경제적 지위, 생활 방식, 지리적 환경에서 유전형질의 영향을 배제하는 것은 어렵다.

24.6.2 외인성 요인

P450 유도제 및 억제제 생체내 변형효소를 유도하거나 억제하는 화학물질에 대한 사전 노출은 신진 대사를 거치는 고

용량 용제의 독성/발암성을 강화하거나 감소시킬 수 있다. 억제제는 일반적으로 대사적으로 불활성화된 용제의 독성을 향상시키고 대사 활성화를 거치는 용제로부터 보호한다.

신체 활동 운동은 폐포 환기 및 심박출량/폐 혈류를 증가시킨다. 상대적으로 혈액:공기 분배계수가 큰 극성용제[예: 아세톤, 에탄올 및 에틸렌 글리콜(EG)]는 폐 순환에서 매우 빠르게 흡수된다. 폐포 환기는 이러한 화학물질의 속도를 제한한다. 대조적으로, 폐 혈류 및 대사는 더 많은 친유성 용제의 흡수 속도를 제한한다. 격렬한 운동은 상대적으로 극성인 용제의 폐 흡수를 인간 기준치의 5배까지 증가시킬 수 있다. 가벼운 운동은 상대적으로 지용성 용제의 흡수를 두 배로 증가시키지만 더 높은 부하에서는 더 이상의 증가가 일어나지 않는다. 간 및 신장으로의 혈액 흐름은 운동과 함께 감소하여 대사된 용제의 생체내 변형 및 요로 제거를 감소시킬 수 있다.

식이요법 위장에 음식물이 존재하는 것만으로도 위장관(GI) 상피와 화학물질의 접촉을 막음으로써 섭취한 화학물질의 전신 흡수를 억제할 수 있다. 위장관내 VOC는 식이 지질로 분리되어 지질이 유화되어 흡수될 때까지 그곳에 잔류한다. 음식물 섭취로 인해 내장의 혈류가 증가하여 GI 흡수, 간 혈류 및 생체내 변형이 유리하다. 식품에는 특정 천연 성분, 살충제 및 용제 대사를 촉진 또는 감소시킬 수 있는 기타 화학물질이 포함될 수 있다. 또한 1~3일 동안 금식하면(특히 글루타티온 수치가 감소하기 때문에) 친전자성 대사체의 해독이 감소하고 세포 독성, 돌연변이 유발 물질 및 대사 산물이 생성된다.

에탄올의 만성 섭취는 간 독성 또는 신 독성의 용제(예: CCl_4, 1,1,1- 트리클로로에탄, 1,1,2-트리클로로에틸렌 또는 테트라클로로에틸렌)로 인한 간 또는 신장 손상을 강화한다. 많은 약물, 니코틴 및 담배 연기의 다른 성분은 용제의 대사를 유도할 수 있다.

질병은 용제 독성에 중요한 영향을 줄 수 있다. 많은 질병은 간 대사 및 담즙 및 신장 제거에 악영향을 미친다. 간경화, 간염, 만성 신장 질환, 당뇨병 및 내독소를 방출하는 그람음성 감염은 용제의 독성 동태 및 독성을 감소시킬 수 있다.

24.7 염화탄화수소류

24.7.1 Trichloroethylene

1,1,2-Trichloroethylene(TCE)은 금속 탈지용으로 널리 사용되는 용제이다. 다른 할로 카본과 마찬가지로 중등도에서 고농도의 TCE는 자가면역 장애, 면역체계 기능 장애 및 잠재적으로 남성 생식 독성물질을 비롯한 다수의 비암(non-cancer) 독성과 관련이 있다. 암은 TCE의 주요 문제로 남아 있다.

TCE와 관련된 독성 및 작용 독성은 주로 모 화합물보다는 대사물질에 의해 매개된다. TCE의 CNS-진정제 효과조차도 부분적으로 대사산물인 trichloroethanol(TCOH)의 진정효과 때문이다. 구강 또는 흡인성 흡수 후 대부분의 TCE는 cytochrome P450을 통해 산화되며 이들 중 일부는 glucuronic acid와 결합되어 소변으로 배출된다. 이러한 대사 경로는 TCE의 발암성에 영향을 미친다. 예시로는 랫드의 신장 종양에서 GSH 경로의 활성 대사 산물과 마우스의 간 및 폐 종양에서 산화 대사 산물이 있다.

간암 TCE는 B6C3F1 마우스에서는 간암을 유발하지만 랫드에서는 그렇지 않다. 이러한 감수성 차이는 TCE를 퍼옥시좀 증식을 자극하는 산화대사체로 대사하는 능력이 커지게 된 점에서 기인한다. 이로 인해 산화적 DNA 손상, 지질 과산화 및 감소된 갭-접합부 세포간 신호전달 증가를 초래하며, 이들 모두는 종양 변이와 관련되어 있다.

신장암 흡입 또는 구강 경로에 의한 TCE 노출은 암컷 랫드가 아닌 수컷에서 신장 종양을 유발한다. 수컷 랫드의 감수성은 GSH 경로를 통한 TCE 대사의 더 큰 능력으로 설명할 수 있다. TCE에 의해 유발된 신장 종양은 DNA를 비롯한 세포내 핵산 분자를 알킬화하는 경로의 반응성 대사 산물에서 비롯된 것으로 생각된다. 결과적으로 이로 인한 비유전적 DNA 돌연변이는 유전자 발현의 변화를 유도하여 유전 독성 경로를 통한 종양 발생 및 발암을 유도한다.

또는 근위세뇨관 세포 독성과 종양 형성은 산화 스트레스, 세포질 및 미토콘드리아 단백질의 알킬화, ATP 고갈, Ca^{2+} 항상성의 변화를 유발하는 반응성 대사 산물에 의해 야기될 수 있다. 세뇨관 괴사가 발생하면 유전자 발현을 바꾸고 세포 증식 및 분화 조절을 변화시키는 손상 회복을 위한 증식이 나타난다. 사실 VHL(von Hippel-Lindau) 종양 억제 유전자의 체세포 돌연변이는 TCE의 특이적이고 감수성이 있는 표적이 될 수 있다.

만성 관상동맥 손상은 TCE 유발 신장세포 암의 전제 조건이 될 수 있다. GSH 경로의 반응성 대사 산물은 인간 신장의 근위 세뇨관에 유전 독성 영향을 미칠 수 있지만, 악성 종양의 완전한 발달에는 관상 손상에 대한 세포 증식과 같은 촉진 효과가 필요하다.

폐암 흡입된 TCE는 마우스 폐에는 발암성이지만 랫드에는 발암성이 아니다. 구강으로 노출된 TCE는 폐에 발암성이 없다. 아마도 TCE가 기관에 도달하는 양을 제한하는 간 대사 때문일 수 있다. 마우스 폐 내의 TCE의 주요 표적은 비밀착된 클라라 세포(nonciliated Clara cell)이다. 이 세포에 대한 세포 독성은 액포증(vacuolization)과 기관지엽 상피의 세포 복제 증가를 특징으로 한다. 마우스의 클라라 세포는 TCE를 chloral을 포함한 독성 대사물질로 효율적으로 대사한다. 마우스의 폐에는 랫드보다 많은 수의 클라라 세포가 존재하며, 내사효소의 농도 또한 훨씬 높다.

24.7.2 Tetrachloroethylene

Tetrachloroethylene(perchloroethylene, PERC)은 드라이클리닝, 패브릭 피니셔, 탈지제, 깔개 및 실내 장식 세제, 페인트 및 얼룩 제거제, 용제 및 화학적 중간체로 일반적으로 사용된다. 가장 흔한 노출은 흡입을 통한 작업 환경에서 발생한다. PERC는 미국 유해 폐기물 현장의 지하수에서 세 번째로 흔히 발견되는 화학 오염물질이다.

PERC의 대사가 적게 일어나지만, PERC와 TCE의 생체 내 분포와 대사는 매우 유사하다. 두 화학물질은 모두 폐와 위장에서 잘 흡수되지만 부분적으로 변형되지 않고 호흡으로 배출되며, 지질 함량에 따라 조직으로 분포되고 P450에 의해 대사된다. PERC는 간 P450에 의해 TCE보다 훨씬 적게 산화되지만, 그럼에도 불구하고 trichloroacetate는 일반적인 주요 대사 산물이나. GSH 포합 반응이 TCE와 PERC 대사의 주된 경로는 아니지만, 높은 농도의 PERC에 노출될 경우 산화적 대사과정의 포화로 인해 PERC와 GSH 포합이 증가한다. 대사산물은 PERC 유발성 신 독성의 주요 원인이다.

PERC에 의한 간 손상은 중간 대사 산물인 PERC 산화물과 Trichloroacetylchloride의 결과로 생각된다. PERC에 직업적으로 노출된 사람들의 집단에서 암 발병률 및 사망률에 대한 역학 연구는 PERC 또는 TCE와 암 과의 인과 관계를 지지하지 못하지만, 담배 연기와 알코올 섭취는 부분적으로 설명된다. 식도암, 신장암, 간암, 폐암 발병률은 상승한 것으로 보이지 않았다.

24.7.3 Methylene Chloride

Methylene chloride(dichloromethane, MC)는 산업 공정, 식품 제조, 탈지제, 에어로졸 추진제 및 농업에서 용제로 광범위하게 사용되며, 휘발성으로 인해 흡입이 주된 노출 경로이다.

MC는 신체 전체에 빠르게 흡수되어 분포되며 전신 독성 잠재력이 제한적이다. 고농도로 반복적인 흡입 노출은 설치류의 간에서 약간의 가역적인 변화를 일으킨다. 증기에 많이 노출된 사람은 간혹 신장 상해를 나타낸다. MC로부터 형성된 일산화탄소는 헤모글로빈에 결합하여 카르복시 헤모글로빈의 용량 의존적인 증가를 일으킨다. MC 노출 근로자의 잔류 신경학적 기능 장애가 보고되었다.

직업 및 환경적 MC 노출은 설치류에서의 발암성 및 인간 발암물질로서의 잠재력 때문에 우려되는 부분이 있다. MC에 노출된 직원의 역학 연구에 따르면 MC에 직업적 노출로 인한 암 위험은 매우 적다는 사실이 밝혀졌다.

24.7.4 Carbon Tetrachloride

사염화탄소(CCl_4)는 고전적인 간 독성물질이지만, 신장 손상의 경우 종종 사람에게서 매우 심각하게 나타난다. 또한 사염화탄소는 대기 중 오존 파괴에 중요한 역할을 한다.

랫드에서의 간세포 손상의 초기 징후로는 조면소포체로부터의 폴리솜 및 리보솜의 해리, 활면소포체의 무질서, 단백질 합성의 억제 및 트리글리세리드 축적이 포함된다. CCl_4는 대사 활성화를 거쳐 지질 과산화, 공유결합 및 미세 소체 ATPase 활성의 억제를 일으킨다. 투여 5~6시간 후 나타나는 단세포 괴사는 24시간에서 48시간 이내에 최대의 소엽 중심 괴사로 진행된다. 세포 재생은 투여 후 최대 36시간에서 48시간에 일어난다. 조직 복구의 속도와 정도는 간 손상의 최종 결과를 결정 짓는 중요한 요소이다.

세포내 칼슘(Ca^{2+}) 항상성의 교란은 CCl_4 세포 독성의 일부인 것으로 보인다. 증가된 세포질 Ca^{2+} 농도는, 세포막 손상으로 인한 세포외 Ca^{2+}의 유입과 감소된 세포내 Ca^{2+} 격리로 인해 발생할 수 있다. 간세포에서 세포내 Ca^{2+}의 상승은 phospholipase A_2를 활성화시키고 막 손상을 악화시킬 수 있다. 또한 calmodulin 및 phosphorylase 활성의 변화뿐만 아니라 nuclear protein kinase C 활성의 변화에도 관여한다. 세포내 Ca^{2+} 농도가 높으면 protease, endonuclease 및 phospholipase를 비롯하여 세포자멸사(apoptosis) 또는 세포괴사(necrosis)를 통해 세포를 죽이는 여러 가지 이화효소가 활성화된다. 증가된 Ca^{2+}는 Kupffer 세포로부터의 사이토카인 및 eicosanoid의 방출을 자극하여 호중구 침윤 및 간세포 손상을 유도할 수 있다.

24.7.5 Chloroform

Chloroform($CHCl_3$, trichloromethane)은 냉매 chlorodifluoromethane(Freon 22)의 생산에 주로 사용된다. 측정 가능한 농도의 $CHCl_3$는 도시 식수 공급에서 발견된다. $CHCl_3$는 간 독성 및 신장 독성이 있으며, 알코올 중독과 유사한 준마취 농도(subanesthetic concentration)에서 중추신경계 증상을 유발할 수 있고, 카테콜아민에 심근을 감작시켜 심장 부정맥을 유발할 수 있다.

대사 산물인 phosgen은 간 및 신장 단백질과 지질을 공유결합시켜 막 및 세포내 구조를 손상시켜 괴사와 그에 이어지는 세포 증식을 유발하여 자발적으로 변형된 DNA를 비가역적으로 고정하고 개시 세포(initiated cells)를 증식시킴으로써 설치류 종양 형성을 촉진시킨다. *Myc* 및 *fos*를 포함하는 특정 유전자의 발현은 $CHCl_3$ 유도성 세포 독성에 대한 반응으로 생식세포 증식 동안 변화된다.

사람의 식수로부터 오는 $CHCl_3$를 소량 섭취함에도 불구하고, 해독 메커니즘을 압도하기 위한 단위 시간당 충분한 세포 독성 대사 산물은 생산하지 못한다. 현재 $CHCl_3$는 인간에게서 발암 가능성이 있는 것으로 분류된다(B2군).

24.8 방향족 탄화수소

24.8.1 Benzene

벤젠은 주로 석유에서 추출되며 다른 화학물질의 합성 및 무연 휘발유의 안티 노크(antiknock)제로 사용된다. 흡입은 산업 및 일상 환경에서의 주요 노출 경로이다. 담배 연기는 가정에서 벤젠의 주요 공급원이며, 흡연자는 비흡연자보다 6배에서 10배 높은 벤젠의 체내 축적량을 보이고 있다. 간접흡연은 비흡연자에게 벤젠의 중요한 공급원이 될 수 있다. 가솔린 증기 배출 및 자동차 매연은 일반 대중의 노출에 대한 주요 기여 인자이다.

벤젠에 대한 만성 노출의 조혈 독성은 초기에는 빈혈, 백혈구 감소증, 혈소판 감소증 또는 이들의 합병증으로 나타날 수 있다. 골수 억제는 실험동물과 인간 모두에서 용량 의존적인 것으로 보인다. 지속적인 노출은 골수 무형성증(marrow aplasia) 및 범혈구 감소증(pancytopenia)을 초래할 수 있으며 이는 종종 치명적인 결과를 보인다. 재생 불량성 빈혈의 생존자들은 종종 골수 이형성증(*myelodysplasia*)이라고 불리는 예비 신생(preneoplastic) 상태를 나타내며 이는 골수성 백혈병으로 진행될 수 있다.

역학 연구 결과, 높은 수준의 벤젠 노출로 인하여 급성 골수성 백혈병(acute myelogenous leukemia, AML)의 위험이 증가한다는 강력한 근거가 있다. 그러한 집단에서 다른 암 발생위험의 증가를 나타내는 근거는 부족한 상황이다.

다양한 잠재적 메커니즘은 벤젠과 그 대사 산물의 독성에 대한 보완적인 작용을 필요로 한다. (1) 많은 벤젠 대사 산물이 GSH, 단백질, DNA 및 RNA에 공유결합한다. 이것은 효소의 억제, 특정 세포 집단의 파괴 및 다른 세포 유형의 성장 변화에 의한 기능적 조혈 미세 환경의 파괴를 초래할 수 있다. 방추사 단백질에 하이드로 퀴논이 공유결합하면 세포 복제가 억제된다. (2) 산화 스트레스는 벤젠 독성에 기여한다. 골수가 peroxidase 활성이 풍부하기 때문에 벤젠의 페놀 대사 산물이 반응성 퀴논 유도체로 활성화되고 DNA 손상을 일으켜 세포 돌연변이 또는 세포자멸사를 유발할 수 있다. 세포자멸사의 조절은 비정상적 조혈 및 신생물의 진행을 초래할 수 있다.

24.8.2 Toluene

톨루엔은 도료, 래커, 희석제, 세척제, 접착제 및 기타 여러 제품에 존재하며 또한 다른 화학물질의 생산에 사용된다. 5~7% 톨루엔(w/w)을 함유한 가솔린은 톨루엔의 대기 배출과 일반 대중에게 대기 노출의 가장 큰 원인이다. 흡입은 피부 접촉이 자주 발생함에도 불구하고 주요 노출 경로이다. 톨루엔은 의도적으로 고농축의 VOC를 흡입하는 용제 남용자들의 선호물질이다.

톨루엔은 폐 및 위장관에서 잘 흡수된다. 뇌에 빠르게 축적되고, 그 다음에 지질 함량에 따라 다른 조직에 축적되며, 지방 조직에서는 최고 수준에 이른다. 톨루엔은 잘 대사되지만 일부분은 대사되지 않고 호흡으로 배출된다.

CNS는 톨루엔 및 기타 알킬 벤젠의 주요 표적 장기이다. 노출의 증상은 약간의 현기증과 두통에서부터 무의식, 호흡 억제 및 사망에 이르기까지 다양하다. 직업적인 흡입 노출 가이드라인은 정신 운동 기능의 유의한 감소를 막기 위해 제정되었다. 급성 뇌증의 영향은 노출 중단시 신속하게 되돌릴 수 있다. 미약한 신경학적 영향이 직업적으로 노출된 일부 집단에서 보고되었다. 장기간 톨루엔을 남용한 사람의 경우 심각한 신경 독성이 진단되는 경우가 있다. 임상 증상으로는 비정상적인 뇌파 검사(electroencephalographic, EEG) 양상, 떨림(tremor), 눈떨림(nystagmus)뿐만 아니라 청각장애, 시각장애 및 언어장애가 있다. 자기공명영상은 뇌 기능 장애의 정도에 해당하는 뇌 구조의 영구적인 변화를 보여준다. 이러한 변화로는 심실 비대(ventricular enlargement), 대뇌 위축(cerebral atrophy), 백질 고밀도(white matter hyperintensity), 톨루엔 백질뇌증(toluene leukoencephalopathy)이라는 특징이 있다.

24.8.3 Xylenes과 Ethylbenzene

많은 사람들이 xylenes과 ethylbenzene에 직업적, 환경적으로 노출되어 있다. 벤젠, 톨루엔과 비슷한 xylenes과 ethylbenzene은 가솔린과 연료를 구성하는 주요 성분이다. 산업적으로 xylenes의 주요 용도는 용제 및 합성 중간체이다. 환경으로 방출된 대부분의 방향족 화합물은 대기로 증발한다.

톨루엔과 마찬가지로, xylenes 및 기타 방향족 용제는 폐 및 위장에서 잘 흡수되어 조직 혈류 및 친유성에 따라 조직에 분포하고 간 P450에 의해 대사되어 대부분 요로 배설된다. 탄화수소의 급성 치사량(즉, CNS 억제)은 친유성에 따라 결정되며 만성적인 xylenes의 직업적 노출이 신경계의 영향과 관련되어 있다는 제한된 증거가 있다.

Xylenes과 ethylbenzene이 CNS 이외의 기관에 악영향을 미치는 것은 제한적이다. 높은 증기 농도의 xylenes에 노출된 사람에게서 경미하고 일시적인 간 또는 신장 독성이 일부 보고되었다. 대부분의 alkylbenzene은 유전 독성이나 발암성을 나타내지 않는다. Ethylbenzene과 styrene은 동물 발암물질로 알려져 있지만 인간에 대한 정보는 제한적이다.

24.9 알코올

24.9.1 Ethanol

많은 사람들이 다른 용제보다 에탄올(에틸 알코올 및 알코올)에 더 많이 노출된다. 에틸 알코올은 휘발유의 첨가제, 산업계의 용제, 손 세정제를 포함한 많은 가정용품 및 의약품, 중독성 음료에 사용된다. 작업장에서 알코올에 의한 독성 영향은 정신 운동 장애로 인한 상해보다 덜 중요하다. 음주운전은 치명적인 자동차 사고의 주요 원인이다. 혈중 알코올 농도와 이 농도에 도달하기 위해 필요한 시간은 주로 에탄올 소비의 신속성과 정도에 의해 제어된다. 에탄올은 체내의 물과 지방 조직에 어느 정도 분포되어 있다. 알코올은 요로 배설, 호흡 및 대사에 의해 제거된다. 평균 성인의 혈중 농도는 시간당 15~20 mg/dL 감소한다. 따라서 혈중 알코올 농도가 120 mg/dL인 사람은 무시할 수 있는 수준에 도달하는 데 6~8시간이 걸린다.

에탄올은 세 가지 효소에 의해 아세트알데하이드로 대사된다: (1) 알코올 탈수소효소(ADH)는 아세트알데하이드 탈수소효소(acetaldehyde dehydrogenase, ALDH)에 의해 acetate로 빠르게 산화되는 에탄올의 대부분을 acetaldehyde로 산화시킨다. (2) Catalase, NADPH oxidase와 xanthine oxidase의 작용에 의해 공급되는 H_2O_2를 이용하는 것은 일반적으로 에탄올 대사의 10% 이상을 차지한다. (3) CYP2E1은 간 microsomal 에탄올 산화 시스템 (MEOS)의 주요 isoform이다.

ALDH 활성은 일반적으로 다량의 acetaldehyde를 acetate로 대사시키기에 충분히 높다. 백인, 흑인 및 아시아인은 acetaldehyde 대사의 효율성에 영향을 미치는 ALDH 동종 효소의 비율을 다양하다. 아시아인의 약 50%가 비활성 ALDH를 가지고 있으며, 이들은 홍조, 두통, 메스꺼움, 구토, 빈맥 및 에탄올 섭취시 과호흡이 발생할 수 있다. 이 증후군은 알코올 중독에 대한 방어막을 제공하지만 식도, 위, 결장, 폐, 두경부 및 목의 acetaldehyde 관련 암의 위험을 증가시킨다.

에탄올 반응의 성별 차이는 잘 알려져 있다. 암컷은 동량의 섭취 후 남성보다 약간 높은 혈중 에탄올 농도를 나타낸다. 이 현상은 남성의 위 점막에서 우세하게 나타나는 ADH-촉매 대사 및 알코올과 같은 비교적 극성인 용제에 대한 여성에서의 작은 분포용적에 부분적으로 기인한다. 또한 여성들은 알코올에 의한 간염과 간경화에 더 취약하다.

태아 알코올 증후군(fetal alcohol syndrome, FAS)은 정신지체의 예방 가능한 가장 일반적인 원인이다. FAS의 진단 기준은 (1) 임신 기간 동안 산모의 과도한 알코올 소비; (2) 출생 전후 성장 지연; (3) 소두증을 포함한 두개 안면 기형; (4) 정신 지체. 임산부 에탄올 노출의 덜 심각한 증상은 태아 알코올 스펙트럼 장애(FASD)이다. FASD를 야기할 수 있는 가능성 있는 기전은 (1) 태아 조직에서의 산화 스트레스, (2) NMDA 수용체와 같은 신경전달물질 게이트 이온 채널의 변화, (3) 감소된 retinoic acid 신호전달 또는 변형 DNA 메틸화에 의한 유전자 발현 조절의 변화, (4) 신경 줄기세포 증식과 관련된 세포분열 증식 및 성장 인자 반응 방해, (5) 세포-세포 상호 작용을 매개하는 분자 장애, (6) 신경 교세포 증식, 분화 및 기능 장애. 임신 3개월 동안 알코올의 과량 섭취는 임신 기간에 따라 발작 등 특별한 증상이 나타날 수 있다.

인간 CYP2E1은 지질 과산화를 유발하는 에탄올의 활성 산소 중간체를 생산하는 데 효과적이다. 또한 에탄올은 장 내의 그람음성 박테리아에서 내독소 방출을 유도한다. 내독소는 Kupffer 세포에 의해 흡수되어 간세포에 세포 독성을 유발하고 호중구에 화학 자극을 유발하는 염증 매개체를 방출시킨다.

알코올에 의한 조직 손상은 영양 장애와 직접적인 독성 영향 모두에서 비롯된다. 티아민의 흡수 불량, 엽산의 장간 순환 감소, 피리독살인산의 분해 및 비타민 A와 D의 대사 장애가 발생할 수 있다. 내독소로 활성화된 Kupffer 세포에서 분비된 프로스타글란딘은 간에서 대사 활성화를 일으킬 수 있다. 산소 요구량이 증가함에 따라, 상대적으로 빈약한 산소 공급으로 인하여 중심간엽의 간세포들이 손상될 수 있다. ADH와 ALDH를 통한 에탄올의 대사는 세포의 산화 환원 상태를 변화시킨다. 그 결과로 나타나는 hyperlacticacidemia, hyperlipidemia, hyperuricemia, hyperglycemia는 지방증 유발과 콜라겐 합성을 증가시킨다.

알코올 중독은 간 조직의 손상을 초래할 수 있다. 알코올성 심근 병증은 심장 수축 단백질의 합성 감소, 산소 라디칼의 공격, 소포체 Ca^{2+}-ATPase의 증가, acetaldehyde-단백질 응집체에 대한 항체 반응으로 인해 발생할 수 있는 복잡한 과정이다. 과도한 음주는 항산화 물질을 고갈시키고 출혈과 허혈성 뇌졸중의 위험을 증가시킨다. 알코올 중독에서는 뇌와 췌장에 악영향을 미칠 수 있다. 알코올과 암 사이의 연관성은 주로 역학적인 환자 통제 및 코호트 연구에 기인한다. 구강, 인두 및 후두암의 발병을 에탄올과 흡연이 시너지 효과를 낸다. 일반적으로 알코올은 간경화 또는 다른 간 손상을 일으킴으로써 간암을 유발한다고 믿어지고 있다.

발암물질의 생체 활성화를 증가시킴으로써 만성 에탄올 섭취는 (1) acetaldehyde, 약한 돌연변이 유발물질 및 발암물질의 생산; (2) 전 발암물질의 발암물질로의 전환과 함께 CYP2E1의 유도; (3) SAM의 결핍 및 결과적으로 모든 DNA 저메틸화(hypomethylation); (4) 억제성 구아닌 뉴클레오티드 조절 단백질 및 세포 외 신호 조절 키나아제-분열 촉진제-활성화된 단백질 키나아제 신호전달의 요소 증가; (5) 철 축적 및 관련 산화 스트레스; (6) 종양 억제 유전자 *BRCA1*의 불활성화 및 증가된 에스트로겐 반응성(주로 유방에서) 및 (7) 레티노산 대사의 손상.

24.9.2 Methanol

메탄올(메틸알코올 및 목재 알코올)은 유리 세정제, 기화기 세정제 및 복사기 토너를 비롯한 다수의 소비재에서 발견되며 formaldehyde 및 methyl *tert*-butyl ether의 제조에 사용된다. 심각한 메탄올 독성은 경구 섭취와 관련이 있다. 사람의 급성 메탄올 중독은 12~24시간의 무증상 기간, 포름산혈증, 안구 독성, 혼수 상태, 극단적인 경우 사망으로 특징 지어진다. 섭취 후 18시간에서 48시간 사이에 시각 장애가 발생하며 경증의 공포감과 시력 저하, 현저히 감소된 시력과 완전 실명증까지 다양하다.

눈 안의 메탄올 표적은 망막, 특히 시신경과 시신경 유두(optic disc)이다. 미토콘드리아에서 사이토크롬 *c* 산화효소 활성이 억제되어 ATP가 감소하기 때문에 뮐러 세포, 막대 및 원추 세포는 기능적으로나 구조적으로 변형된다.

간에서 대사되지만 메탄올을 formaldehyde와 formic acid로 전환하는 것이 중요하다. 포름산이 CO_2로 대사되는 것은 2단계의 tetrahydrofolate(THF) 의존 경로를 통해 일어난다. 메탄올 독성에 대한 감수성은 포름산 청소율의 상대적 속도에 의존한다. 포름산염의 CO_2 전환은 설치류보다 영장류에서 더 느리다. 실제로 포름산은 직접 안구 독소로 작용하고 산성 상태는 pH가 감소함에 따라 사이토크롬 산화효소의 억제가 증가하기 때문에 독성을 형성한다.

24.10 GLYCOLS

24.10.1 Ethylene Glycol

Ethylene glycol(EG)(1,2-dihydroxyethane)은 부동액, 제빙기, 유압 유체, 건조제 및 잉크의 주성분이며 플라스틱 및 폴리 에스테르 섬유를 만드는 데 사용된다. 가장 중요한 노출 경로는 피부 및 우발적 또는 의도적 섭취이다. EG는 환경 매체 중에서 급속히 분해된다.

급성 중독의 세 가지 임상 단계는 (1) 섭취 기간, 복용량에 따른 기간 및 정도; (2) 심부전 및 폐부종으로 진행될 수 있는 심박 급속증 및 빈맥이 특징인 노출 후 12~24시간의 심폐기; (3) 노출 후 24시간에서 72시간 사이의 신장 독성 단계. 대사 산증은 2단계와 3단계에서 심각해질 수 있다.

설치류의 위장관 흡수는 매우 신속하게 일어나지만, 인간의 피부 흡수는 덜 광범위하게 나타난다. EG는 체내 수분을 통해 분포한다. 그림 24.2에서 볼 수 있듯이, EG는 NAD^+ 의존성 ADH에 의해 glycol aldehyde와 glycolic acid로 대사된다. Glycolic acid는 glycolic acid 산화효소 및 젖산 탈수소효소에 의해 glyoxylic acid로 산화된다. Glyoxylic acid는 formate 염 및 이산화탄소로 전환되거나 glyoxylic acid 산화효소에 의해 oxalic acid로 산화될 수 있다. 사람에서의 대사 산증은 glycolic acid의 축적으로 야기될 수 있다. 저칼슘혈증은 칼슘-옥살산 결정을 형성하기 위해 옥살산에 의한 칼슘 킬레이트에 기인할 수 있다. 뇌의 작은 혈관들과 신세뇨관에 이 결정들이 축적될 경우 장기손상이 유발될 수 있으며, 특히 급성신부전이 발생할 수 있다. 또한 hippuric acid 결정과 다른 대사 산물에 의한 직접적인 세포 독성은 EG 노출에서 신장에 유해한 작용을 할 수 있다. EG는 만성 독성 잠재력이 제한적이며 발암성 및 생식 독성은 알려져 있지 않다.

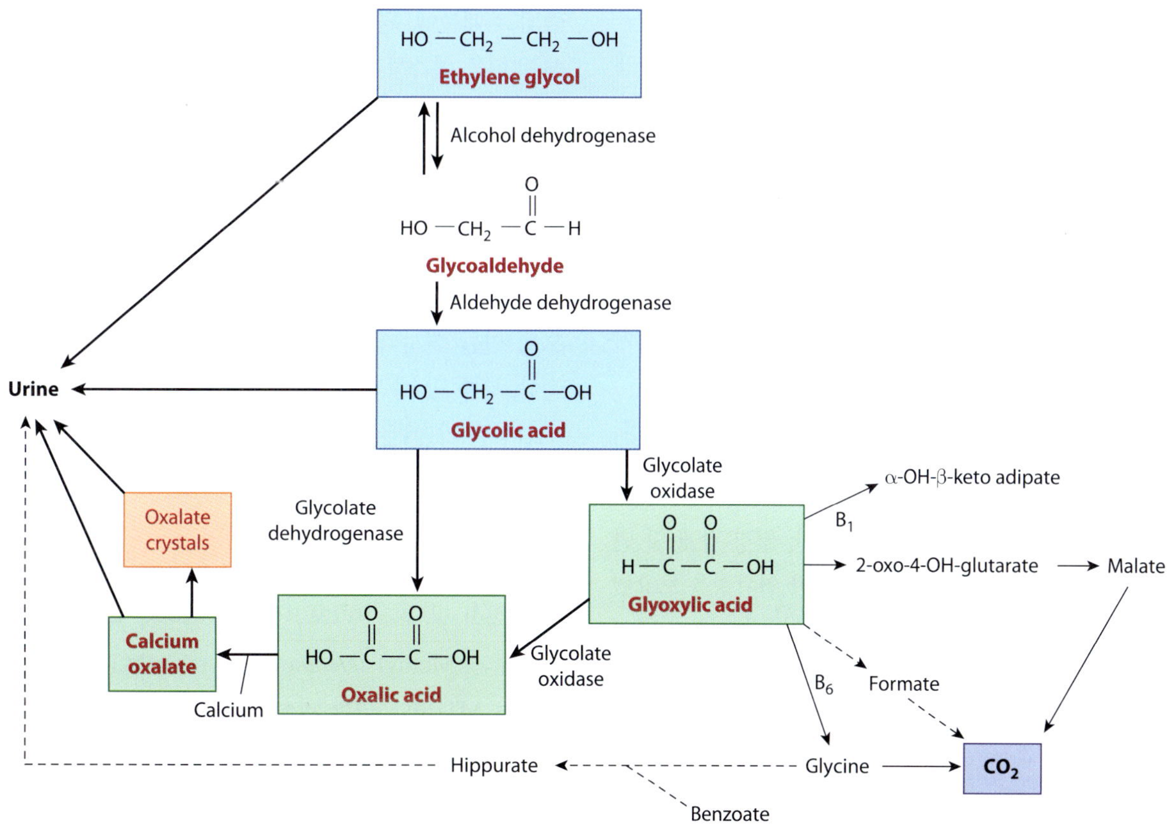

그림 24.2 동물에서의 에틸렌 글리콜의 대사. 생체내 핵심 대사체는 박스 안에 강조되어 있다. 점선은 생체내 또는 생체외에서 확인되지 않은 이론적인 경로이다. (Adapted with permission from Corley RA, Bartels MJ, Carney EW, et al.: Development of a physiologically based pharmacokinetic model for ethylene glycol and its metabolite, glycolic acid, in rats and humans. *Toxicol Sci*, 2005 May;85(1):476–490.)

24.10.2 Propylene Glycol

Propylene glycol(PG)은 폴리에스테르 섬유 및 수지의 합성, 자동차용 부동액/냉각제의 구성요소 및 항공기용 제빙 유체의 중간 생성물로 사용된다. PG는 FDA에 의해 "일반적으로 안전한 것"으로 알려져 있기 때문에 많은 화장품 및 가공 식품의 구성 성분이다. 또한 많은 종류의 경구, 피부, 정맥주사용 약물의 용제/희석제 역할을 한다. 가장 중요한 노출 경로는 섭취와 피부 접촉이다. PG는 ADH에 의해 lactaldehyde로 쉽게 대사되며, 이어서 알데하이드 탈수소효소에 의해 젖산으로 산화된다. 과도한 젖산은 주로 산증을 유발하는 요인이지만, PG에 의한 급성 및 만성 독성은 매우 낮다.

24.11 GLYCOL ETHERS

Glycol ether는 2-methoxyethanol(2-ME, $CH_3—O—CH_2—CH_2—OH$), EG dimethylether($CH_3—O—CH_2—CH_2—O—CH_3$), 2-buthoxyethanol(2-BE, $CH_3—CH_2—CH_2—O—CH_2—CH_2—OH$) 및 2-ME acetate($CH_3—CO—O—CH_2—CH_2—O—CH_3$)를 포함한다. 이러한 용제는 생체 내에서 신속한 ester 가수분해를 거치며 비에스테르화 글리콜과 동일한 독성 프로파일을 나타낸다. 글리콜 에테르는 궁극적인 독성물질로 간주되는 alkoxyacetic acid로 대사된다. 이들의 acetaldehyde 전구체도 관련되어 있다.

Glycol ether 대사와 마찬가지로 glycol ether의 독성도 화학 구조에 따라 다양하다. 알킬 사슬의 길이가 증가함에 따라 생식 및 발달 독성이 감소하는 반면, 혈액 독성은 증가한다.

24.11.1 생식 독성

역학 연구는 glycol ether 노출과 자연 유산, 월경 장애 및 반도체 산업에서 고용되는 여성의 난임에 대한 연관성을 보고했다. 가역적인 spermatotoxicity는 glycol ether에 노출된 남성들에게 나타났으며, 전형적인 반응으로는 고환 및 세균성 세뇨관 위축, 비정상적인 정자 머리 형태, 괴사성의 spermatocytes, 감소된 정자 운동성 및 카운트, 그리고 불임이 포함된다.

24.11.2 발달 독성

설치류의 발달 독성에는 경미한 골격 변이, 수두증, 뇌실질, 심혈관 기형, 신장 골반 확장, 두개 안면 기형 및 기형 등이 포함된다. Glycol ether 노출이 구순구개열을 유도한다는 상당한 연관성이 있다.

24.11.3 혈액 독성

일부 glycol ether는 적혈구 용혈을 유발한다. 전형적으로, 세포의 삼투 균형이 파괴되어 팽창하며, ATP 농도는 감소하고, 용혈이 발생한다. 인간은 설치류에 비해 glycol ether에 의한 적혈구 기형 및 용혈에 덜 민감하다.

24.12 자동차 가솔린 및 첨가제

가솔린은 주로 C_4~C_{12}의 범위에서 수백 가지 탄화수소가 혼합된 것이다. 그 조성은 정제된 원유, 정제 공정 및 특정 첨가제의 사용에 따라 달라지기 때문에 가솔린의 독성에 관한 일반화는 주의를 요한다. 인간의 경우 일반적으로 고분자량 분율보다 독성이 덜한 C_4~C_5 범위의보다 휘발성인 성분에 노출되기 때문에, 완전히 기화된 가솔린으로 실험한 결과가 실제 위험을 예측하지 못할 수 있다.

가장 극단적인 노출은 쾌감을 위해 가솔린을 의도적으로 흡입하는 사람들에게 발생한다. 이 행위는 급성 및 만성 뇌증을 유발할 수 있으며, 운동 및 인지 장애 모두로 표현된다. 흡입관류를 하는 동안 가솔린을 섭취하는 것은 일반적으로 입과 인두에 타는 듯한 느낌이 나고 구역질, 구토, 위장관 염증으로 인한 설사가 이어진다. 폐로 흡입된 가솔린은 폐 상피 손상, 부종 및 폐렴을 일으킬 수 있다.

산화된 가솔린에는 옥탄의 품질을 높이고 연소를 촉진하며 배기 가스를 감소시키는 첨가제가 포함되어 있다. 벤젠과 1,3-butadiene은 알려진 또는 예상되는 인간 발암물질로 분류된다. 에탄올과 가솔린의 동시 노출은 부신과 호흡기의 성장, 신경 화학 및 조직 병리학에 대한 시너지 효과의 독성 영향을 나타낸다. Methyl *tertiary*-butyl ether(MTBE) 노출과 일반적으로 MTBE에 의한 급성 증상(두통; 눈, 코, 인후자극; 기침; 구역질; 현기증; 방향감각 상실) 사이에는 유의한 역학적 연관성이 존재하지 않는다. MTBE 노출에 의해 수컷 랫드에서 신장 및 고환 종양, 암컷 랫드에서 간암, 백혈병 및 림프종이 유발되어 가능한 인간 발암물질(C군)으로 분류된다.

24.13 이황화탄소

CS_2의 주요 용도는 레이온 섬유, 셀로판 및 CCl_4의 제조 및 왁스와 오일의 가용화제이다. 인간 노출은 주로 직업적으로 발생한다. CS_2에 대한 2가지 대사 경로가 존재한다: (1) 아미노산 및 폴리펩티드에 존재하는 free amine, –SH 그룹과 CS_2의 직접적인 결합으로 dithiocarbamates 및 trithiocarbonates를 형성함; (2) 조직 거대분자를 공유결합시킬 수 있는 반응성 황 중간체에 대한 CS_2의 마이크로솜 대사. CS_2와 시스테인 또는 GSH의 –SH 그룹과의 포합은 2-thiothiazolidine-4-carboxylic acid(TTCA)의 형성을 유도하며, 이는 소변으로 배설되고 CS_2 노출의 바이오마커로서 빈번하게 사용된다.

CS_2는 심혈관 계통, CNS 및 PNS, 남성 및 여성 생식능, 눈(망막 혈관 병증 및 색각 장애)을 비롯한 여러 장기 시스템을 대상으로 할 수 있다. CS_2 독성은 작업 환경에서 빈번하고 장기간 노출을 필요로 한다. 가장 일반적인 신경 독성 효과는 PNS와 CNS의 긴 축삭(특히 척수와 시각 경로의 오름차순과 내림차순 경로)에 우선적으로 영향을 미치는 말단 감각신경병증이다. 만성, 저수준의 CS_2 노출 후에도 운동 및 인지 장애를 동반한 뇌증이 보고되었다: (1) 급성 및 만성 뇌증(흔히 정신병적 증상이 현저한 경우), (2) 다발성 신경병증(말초 및 뇌문 모두), (3) 파킨슨병증, (4) 무증상 CNS 및 PNS 부작용이 있는 CS_2와 관련된 임상 징후. 병리학적 변화는 CNS와 PNS 모두에서 발생한다. CNS의 병리학은 대뇌 반구에 걸친 신경세포의 퇴행으로 구성되어 있으며, 정면 부분에 최대의 확산이 나타난다. 세포 손실은 담창구(globus pallidus), 피곡(putamen) 및 소뇌 피질에서 푸르킨예 세포의 소실과 함께 나타난다. 소동맥의 내피세포 증식을 동반한 혈관 이상이 나타나고 때로는 국소 괴사 또는 탈수초와 관련이 있다. PNS의 변화는 근원적인 축삭의 특징인 수초 팽창과 분열 및 국소 축삭의 부종으로 주로 이루어진다.

참고문헌

Karch SB, Drummer O: *Karch's Pathology of Drug Abuse*. 4th ed. Boca Raton, FL: CRC Press, 2009.

Patnaik P: *A Comprehensive Guide to the Hazardous Properties of Chemical Substances*. 3rd ed. Hoboken, NJ: John Wiley & Sons, 2007.

연습문제

1. 용제에 관한 내용 중 틀린 것은 무엇인가?
   a. 용제는 위장관으로부터 흡수될 수 있고 피부를 통해서도 흡수될 수 있다.
   b. 흡수된 용제 증기 평형은 폐에서 가장 빠르게 나타난다.
   c. 용제는 전하가 없는 작은 분자이다.
   d. 용제의 휘발성은 분자량에 따라 증가한다.
   e. 대부분의 용제는 석유로부터 정제된다.

2. 대부분의 용제가 환경으로 유입되는 경로는 무엇인가?
   a. 화학 폐기물
   b. 식수원의 오염
   c. 증발
   d. 부적절한 폐기물 처리
   e. 바람

3. 다음의 언급된 내용 중 사실과 다른 것은?
   a. 대부분의 용제는 확산에 의해 자유롭게 막을 통과할 수 있다.
   b. 용제의 친유성은 피부 흡수 속도를 결정하는 데에 중요하다.
   c. 친수성 용제는 상대적으로 낮은 혈액:공기 분배계수를 가진다.
   d. 친유성 용제의 생체내 대사(biotransformation)는 변이원성 물질의 생산의 결과가 될 수 있다.
   e. 간 초회통과대사는 위장관에서 흡수되는 용제의 양을 결정한다.

4. 연령별 용제의 독성에 관하여 언급된 내용 중 사실인 것은?
   a. 위장관 흡수는 소아보다 성인에서 더 크다.
   b. 극성 용제는 소아보다 고령자에서 더 높은 혈중 농도에 도달한다.
   c. 소아는 항상 성인보다 용제 독성에 더 큰 감수성을 나타낸다.
   d. 폐포 환기 증가는 수용성 용매보다 지질 용해성 용매의 흡수를 크게 증가시킨다.
   e. 증가된 체내지방비율은 용제의 청소율을 증가시킨다.

5. 가솔린 흡입이 유발할 수 있는 심각한 건강 문제는 무엇인가?
   a. 신부전
   b. 기흉
   c. 호지킨병
   d. 뇌병증
   e. 혈소판 감소증

6. 벤젠에 관한 내용 중 틀린 것은 무엇인가?
   a. 벤젠의 고농도 노출은 급성 골수성 백혈병(acute myelogenous leukemia, AML)의 결과를 보일 수 있다.
   b. 가솔린 증기 방출과 자동차 매연은 벤젠 흡인의 두 개의 주요한 기여자이다.
   c. 벤젠은 무연성 가솔린의 재료로서 사용된다.
   d. 벤젠 대사체는 DNA, RNA, 단백질과 공유결합하고 이는 세포내 정상적 기능을 방해한다.
   e. 활성산소종(reactive oxygen species, ROS)은 벤젠으로부터 생성될 수 있다.

7. 다음 중 태아 알코올 증후군 진단의 기준이 아닌 것은?
   a. 임신 중 임산부의 알코올 소비
   b. 출생 전후 성장 지연
   c. 소두증(microcephaly)
   d. 안구 독성
   e. 정신 지체

8. 에탄올 대사에 중요한 효소가 아닌 것은?
   a. 알코올 탈수소효소(alcohol dehydrogenase)
   b. 포름알데하이드 탈수소효소(formaldehyde dehydrogenase)
   c. CYP2E1
   d. catalase
   e. 아세트알데하이드 탈수소효소(acetaldehyde dehydrogenase)

9. Glycol ether 독성과 관련 없는 것은?
   a. 비가역적 생식 독성
   b. 두개안면기형(craniofacial malformations)
   c. 혈액 독성
   d. 정세관 위축(seminiferous tubule atrophy)
   e. 구순구개열

10. Chlorinated hydrocarbons에 관한 내용으로 틀린 것은?
   a. Trichloroethylene(TCE) 독성은 대부분 모 화합물이 아니라 활성 대사체로부터 매개된다.
   b. Glutathione conjugation은 trichloroethylene(TCE)과 perchloroethylene(PERC)의 중요한 대사 단계이다.
   c. 많은 chlorinated hydrocarbons은 탈지제(degreasing agents)로 사용된다.
   d. Chloroform은 세포내 칼슘 항상성을 저해한다.
   e. Carbon tetrachloride는 간세포 독성과 신장 독성을 야기한다.

방사선과 방사성물질의 독성

Toxic Effects of Radiation and Radioactive Materials

25장

David G. Hoel

25.1 개요

25.2 방사선 배경
- 25.2.1 전리방사선의 종류
- 25.2.2 상대적인 생물학적 효과와 질적 인자
- 25.2.3 방사선 강도와 선량의 단위

25.3 방사선 생물학
- 25.3.1 비특이적 방사선 효과
  - 방관자 효과
  - 유전자 불안정성
  - 적응 반응
- 25.3.2 유전자 발현
- 25.3.3 요약

25.4 암 역학
- 25.4.1 작업장 노출
- 25.4.2 비작업(일반인) 노출
- 25.4.3 방사핵종
  - 라돈
  - 라듐
  - 플루토늄
  - 방사성 요오드

25.5 비빌암 질환에 대한 역학연구
- 25.5.1 심혈관계 질환
- 25.5.2 백내장
- 25.5.3 신경정신 효과

25.6 결론

요점

- 4개의 주요 방사선은 알파입자, 전자(음전자 또는 양전자), 감마선, 그리고 X선이다.
- 알파입자는 헬륨 핵(두 개의 양자와 중성자로 구성된)이며 +2의 전하를 띠며 원자핵에서 방출된다.
- 베타입자 붕괴는 원소의 핵에 있는 중성자가 양자와 방출되는 전자로 변형될 때 일어난다.
- 감마선 방출은 알파, 베타 그리고 양전자 방출 또는 전자 포획과 함께 일어난다. 방출된 입자가 붕괴를 위해 모든 에너지를 소비하지 않을 때마다, 과잉의 에너지는 핵으로부터 입사의 방출과 함께 광자 또는 감마선 방출로 배출된다.
- 콤프턴 효과는 광자가 본래의 궤도에서 예각으로 감소된 에너지로 산란될 때 생기는데 이는 광자 에너지의 일부가 전자로 이전되기 때문이다.
- 전리방사선은 물질을 통과할 때 이온쌍(전자와 양전하를 띤 원자의 잔기)을 생성할 때 에너지를 잃는다.
- 방사선은 DNA에 직접적으로 에너지를 전달할 수 있으며(직접 효과) 또는 DNA, 수소 또는 산소와 밀접히 관련된 다른 분자를 전리시켜 DNA를 손상시킬 수 있는 자유라디칼을 형성한다(간접 효과).

25.1 개요

γ선, X선과 같은 전리방사선은 분자에서 전자를 이탈시킬 수 있는 충분한 에너지를 가지고 있다. 이렇게 이탈된 전자는 특히 DNA와 같은 다른 분자에 손상을 줄 수 있다. DNA 타깃의 원자는 직접적으로 이온화되거나 DNA 분자와 상호 작용할 수 있는 자유라디칼 형성에 의해 간접적으로 영향받을 수 있다. 특히 하이드록시 라디칼에 의해 주로 DNA가 손상된다. 그러므로 방사선의 효과를 평가하기 위해서는 저선량의 방사선에 의한 잠재적 건강영향을 이해하는 것이 중요하다. 암이 전리방사선의 주요한 건강 악영향이며 미국국립방사선방호위원회(National Council on Radiation Protection, NCRP) 보고서 160은 그림 25.1에 노출원에 대한 요약정보를 제시하고 있다.

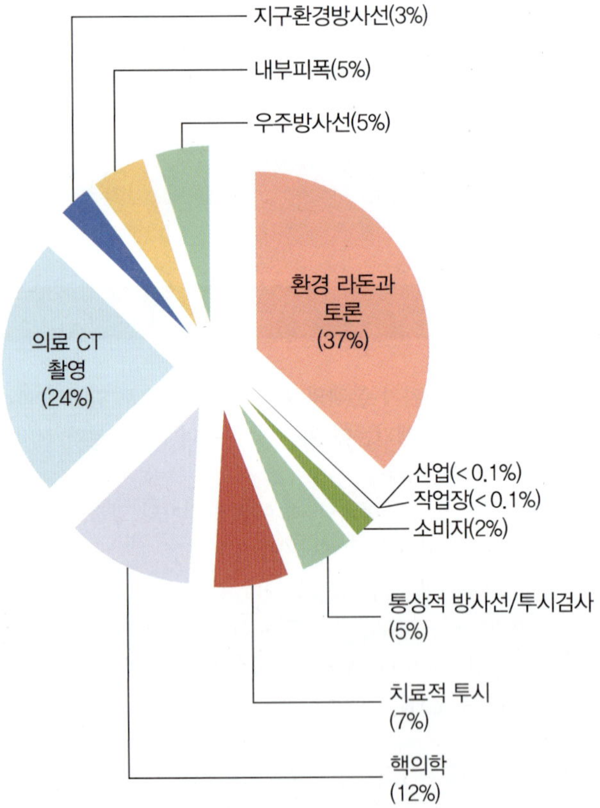

그림 25.1 개인 유효피폭선량의 노출원. (Reproduced with permission from NCRP Report No. 160. *Ionizing Radiation Exposure of the Population of the United States.* Bethesda, MD: National Council on Radiation Protection and Measurements; 2009. http://NCRPpublications.org.)

25.2 방사선 배경

25.2.1 전리방사선의 종류

전리방사선이 물질을 통과할 때, 이는 원자를 이온화시켜 한 개 이상의 전자를 이탈시키고 화학결합들을 끊을 수 있다. 전리방사선은 두 가지 종류가 있는데, 입자파와 전자기파(electromagnetic wave)가 그것이다. 입자파는 전하를 가지고 있거나(α, β, 양성자) 없다(중성자). X선이나 γ선과 같은 형태의 전리 전자기파(광자)는 자외선, 가시광선과 같은 비전리 방사선에 비해 상당히 높은 에너지를 가지고 있다. 방사핵종(방사능 핵종)은 불안정해서 방사성 붕괴 과정에서 전자기파와 입자파를 방출한다. 방사핵종들은 붕괴를 통해 안정한 원소로 변하거나 붕괴 딸핵이라고 불리는 일련의 방사핵종들로 연쇄붕괴 과정을 거친다 각 방사핵종에 따라 고유한 방사선의 종류와, 붕괴속도, 그리고 방출된 방사선의 에너지를 갖는다. 대표적인 예인 우라늄의 붕괴사슬(decay chain)은 그림 25.2에 설명되어 있으며 상세한 내용은 표 25.1에 기술되어 있다.

단일반응에 의한 에너지 방출의 속도는 선형 에너지 전이(linear energy transfer, LET)로 칭하는데 하전된 입자의 LET는 kiloelectron volts per micrometer(KeV/μm)로 표기되는, 입자의 방출궤도의 단위길이당 일어나는 상호 작용에 의해 소실되는 평균 에너지이다. 유사한 에너지의 X선, γ선, β 입자는 성긴 이온화 궤도를 만들며 저단위선량 방사선(low-LET radiation)으로 분류된다. 입자 방사선(예: 중성자, α 입자)은 높은 에너지의 상호 작용을 일으키고 짧은 거리 안에 에너지가 소실된다. α 입자(헬륨 원자핵)는 일부 방사핵종에서 방출되어 양전하를 띠며 천천히 이동한다. 비록 종이 한 장이나 피부를 투과하지는 못하지만, 이들을 흡입 또는 섭취했을 때는 문제가 된다. 잘 알려진 대표적인 예는 라돈(Rn 222)과 그 붕괴산물의 흡입으로 인한 폐암 유발 유해성이다.

25.2.2 상대적인 생물학적 효과와 질적 인자

다양한 유형의 전리방사선은 분자의 이온화 때문에 유사한 생물학적 효과를 나타낸다. 그러나 방사선 유형에 대한 지식 없이는 특정 생물학적 효과를 유도하기 위해 필요한 방사선의 양을 알 수 없다. 예를 들어 X선의 일정 흡수선량(단위질량당 흡수된 에너지)이 동일흡수선량의 중성자와 같은 생물학적 효과를 나타내지 않는다. 다른 유형의 방사선이 생물학

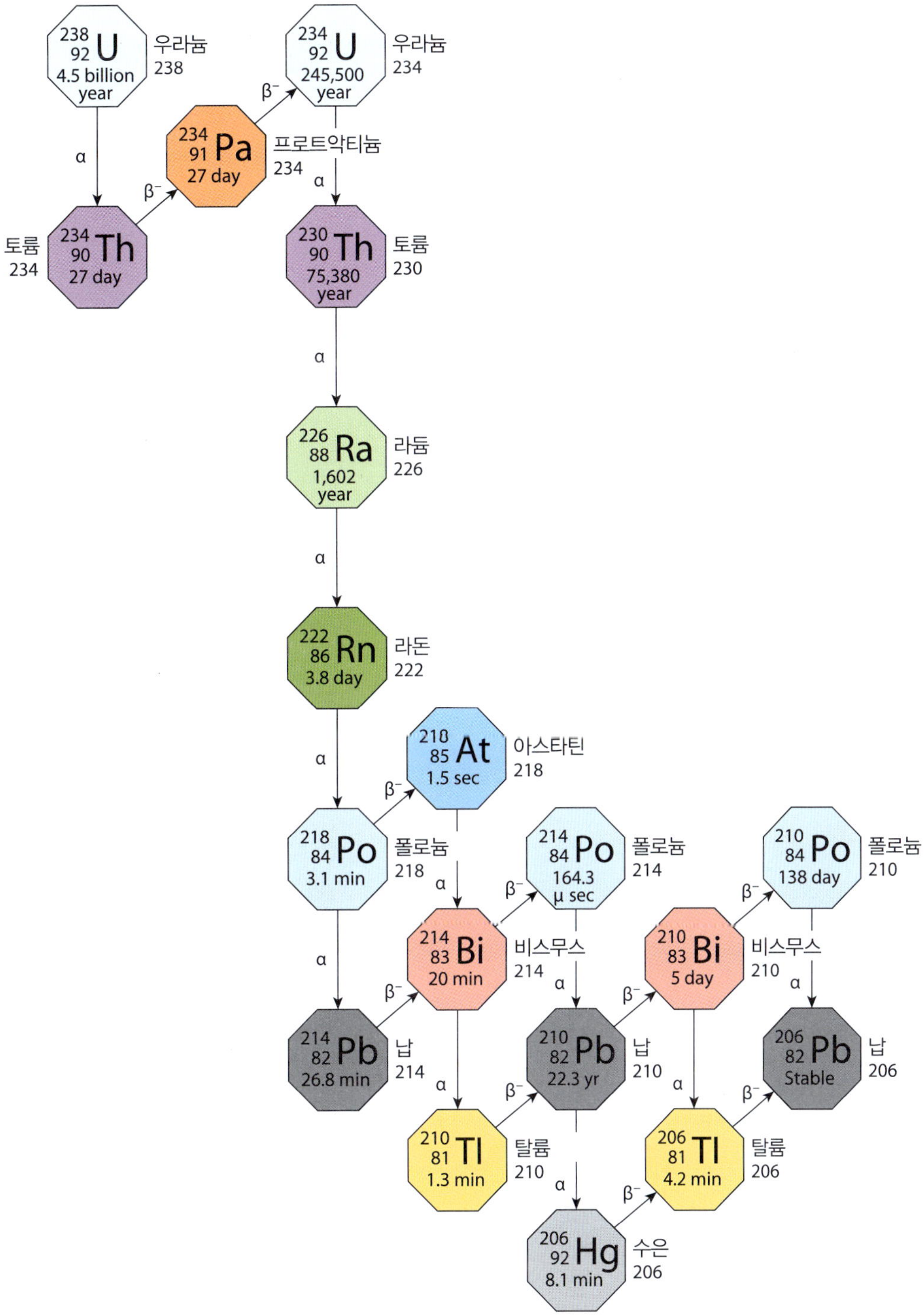

그림 25.2 우라늄 붕괴사슬.

적 변화를 유발하는 데 있어 그 상대적인 효율성은 에너지의 전달에 따라 결정된다. 상대적인 생물학적 효율성은, 수치적으로 일정 생물학적 효과를 유도하는 데 필요한 방사선의 흡수선량의 비율과 일치한다. 이때 상대적인 생물학적 효율성은 생물학적 종말점에 따라, 용량에 따라 달라지기 때문에 산출하기 어려운 점이 있다.

25.2.3 방사선 강도와 선량의 단위

방사능(radioacitivity)의 기본적인 단위는 베크렐(Becquerel, Bq)로 초당 핵붕괴 횟수이다. 전통적인 방사능의 단위는 큐리(Curie, Ci)로 이는 라듐 226 1그램이 1초 동안의 붕괴 횟수인데 1 Ci는 3.7×10^{10} 붕괴/초(Bq)이며, 1 Bq은 2.7×10^{-11}

표 25.1 우라늄 붕괴사슬 계열 중의 방사성 동위원소

핵종	붕괴방식	반감기(a = 년)	방출에너지, MeV	붕괴산물
^{238}U	α	4.468×10^9 a	4.270	^{234}Th
^{234}Th	β^-	24.10 일	0.273	^{234m}Pa
^{234m}Pa	β^- 99.84% IT 0.16%	1.16 분	2.271 0.074	^{234}U ^{234}Pa
^{234}Pa	β^-	6.70 시간	2.197	^{234}U
^{234}U	α	245 500 a	4.859	^{230}Th
^{230}Th	α	75 380 a	4.770	^{226}Ra
^{226}Ra	α	1602 a	4.871	^{222}Rn
^{222}Rn	α	3.8235 일	5.590	^{218}Po
^{218}Po	α 99.98% β^- 0.02%	3.10 분	6.115 0.265	^{214}Pb ^{218}At
^{218}At	α 99.90% β^- 0.10%	1.5 초	6.874 2.883	^{214}Bi ^{218}Rn
^{218}Rn	α	35 밀리초	7.263	^{214}Po
^{214}Pb	β^-	26.8 분	1.024	^{214}Bi
^{214}Bi	β^- 99.98% α 0.02%	19.9 분	3.272 5.617	^{214}Po ^{210}Tl
^{214}Po	α	0.1643 밀리초	7.883	^{210}Pb
^{210}Tl	β^-	1.30 분	5.484	^{210}Pb
^{210}Pb	β^-	22.3 a	0.064	^{210}Bi
^{210}Bi	β^- 99.99987% α 0.00013%	5.013 일	1.426 5.982	^{210}Po ^{206}Tl
^{210}Po	α	138.376 일	5.407	^{206}Pb
^{206}Tl	β^-	4.199 분	1.533	^{206}Pb
^{206}Pb	–	Stable	–	–

Ci이다. EPA(미국환경보호청)는 라돈에 대해서는 옛날 단위인 Ci를 계속 사용하고 있다.

방사선 선량의 기본단위는 그레이(Gy)인데 이는 매질의 단위질량에 유리된 에너지량이다. 1그레이는 1 kg의 매질에 유리된 1 J의 에너지로 정의된다. 많이 사용되는 또 다른 단위는 시버트(Sievert, Sv)인데 이는 등가선량으로 그레이(Gy)에 적절한 질적 인자를 곱한 수치이다.

25.3 방사선 생물학

방사선 생물학은 저선량에서의 방사선의 효과를 이해하는 데 많은 진전을 이뤄왔다. 현재 방사선에 의한 발암 위해성 예측은 다음의 두 개의 가정하에 이뤄졌다. 즉 첫 번째, 근본적인 반응 기전은 선량에 선형적 관계를 가지고 있으며, 개개의 세포가 위해도의 단위이다. 그러나 비(非)표적 세포에서의 효과는, 간접적인 유전자 불안정성, 방관자 효과 등과 같이 반응이 조직수준에서 통일되지 않게 경시적으로 일어날 수 있다. 방사선 조사 후, 손상의 정도와 조직 유형에 따라 다양한 세포 방어 기전이 일어난다. 여기에는 DNA 손상복구, 세포내 대사적 산화/환원 반응, 세포주기 제어, 세포 신호전달, 노화 그리고 세포자기사멸 등이 해당한다.

한 연구에서 저선량의 전리방사선 노출 후 DNA 손상 효과에 대해 상세히 검토하였다. 5 mGy의 낮은 LET 방사선 조사(연간 환경 조사량 평균) 후에, 각 세포는 평균적으로 전자 한 개에 의해 타격되어 5~10개의 염기쌍 손상, 2.5~5개의 외가닥 절단, 그리고 0.25개의 쌍가닥 절단이 일어난다.

25.3.1 비특이적 방사선 효과

전리방사선에의 노출은 조사된 세포에서의 직접적 손상과 함께 조사되지 않은 세포에도 효과를 유도할 수 있다(방관자 효과). 이러한 비특이적 효과는 조사된 세포 주변의 비조사 부위와 조사된 세포에서 멀리 떨어져 있는 부위에 나타날 수 있다. 또한 조사된 세포의 후대에서도 관찰할 수 있다(유전자 불안정성). 특이적 및 비특이적 효과는 모두 DNA 돌연변이, 유전자 증폭, 염색체 재배열, 발암 및 세포사멸을 초래할 수 있다.

방관자 효과 방사선에 의한 방관자 효과는 세포가 전리방사선에 노출되지 않았음에도 노출된 세포로부터 생화학적 신호를 전달받아 반응하여 생긴다. 즉, 염색체 불안정성과 기타 비정상 또는 세포사멸을 일으킨다. 고선량의 LET 방사선 조사에서, 방관자 효과로는 세포사멸, 염색체 이상, 자매염색분체교환, 돌연변이, 유전자 불안정, 신호전달 체계 활성화 및 생체외 변형 등이 관찰되었다. 저선량의 LET 조사에서는 방관자 효과는 세포사멸과 치명적 돌연변이가 제한적으로 관찰되었다.

이러한 방관자 효과가 일어나는 세포는 방사선에 피폭된 세포에 근접하거나 먼 거리에 있을 수 있다. 위해성 평가 관점에서 볼 때 방관자 효과가 피폭되지 않은 세포에 이로울지[예: 적응 반응과 세포자기사멸(손상된 세포의 제거)], 또는 해가 될지와, 용량반응 관계에 있어 저선량에서의 효과가 중요하다. 주의해야 할 것은 대부분의 관찰된 효과가 해로웠다는 것이었으며 이로운 효과는 측정하기가 더 어려웠다. 그러나 방관자 효과는 유기체와 조직이 상호 소통하고 있으며 하나의 유기적 구조로서 방사선 피폭에 반응한다는 점을 보여준다. 그러나 방관자 효과로 인해 세포의 돌연변이는 자연발생적인 것과 유사하며 대부분은 점돌연변이(point mutation)이다.

유전자 불안정성 유전자 불안정성은 유전적 변화의 빈도의 증가로 정의되며, 유도된 유전자 불안정성은 방사선에 피폭된 세포의 후대에서 관찰되고, 여러 세대를 거쳐 유지된다. 방사선 손상에 대한 세포의 복구능이 한계에 도달하면, 특별한 유전자 손상 없이도 유전자 생성물의 프로파일이 변형될 수 있다. 이 때문에 유전자 불안정성이 나타난다고 제시되고 있으며, 항염반응으로 나타나고, 악성종양의 위해요인이 된다.

적응 반응 저촉발 선량의 방사선(예: 10~20 mGy)에 피폭된 세포에서는 이후 짧은 기간을 두고 더 높은 선량(예: 1 Gy)에 피폭되면, 높은 선량만 피폭된 세포에 비해 염색체 이상의 발생 빈도가 낮다. 이러한 효과를 적응 반응으로 칭하는데 연구에 의하면 저선량의 방사선이 생물학적 환경효과를 낮출 수 있다고 한다. 이는 세포변형이나 염색체 손상 등에서 볼 수 있다. 즉 초기 저선량의 방사선 피폭은 정상적인 빈도의 세포변형과 염색체 손상을 줄일 수 있는 것이 관찰되었다. 적응 반응은 생체외 및 생체 내에서 암과 유전적 효과에 대해 관찰되어, 저선량의 방사선이 방사선 피폭의 유해도를 줄일 수 있음을 시사한다. 이러한 적응 반응은 정상적 복구기능과 보호기능을 증진시키고, 이에 따라 저선량의 방사선에 의한 발암 위해도를 감소시킬 수 있다.

25.3.2 유전자 발현

방사선의 선량과 피폭 속도, 방사선의 질적 요인 및 시간이 유전자의 반응에 영향을 미치므로 유전자 발현 패턴이 방사선 피폭의 지표가 될 수 있다. 유전자 발현 분석법을 통해, 과학자들은 체르노빌 사고 이후의 갑상선암의 발병률과, 방사선치료 후의 갑상선암, 자연발생적 갑상선암을 구별해 낼 수 있었다.

25.3.3 요약

암은 전리방사선 피폭에 의해 야기되는 일차적이고 주요한 인체 유해성이므로, 발암과 밀접하게 관련된 염색체 이상과 유전자 돌연변이 유도에 관한 기전과 용량반응에 대한 연구가 집중되어 왔다. 미래에 저선량 방사선의 발암 위해성을 이해하는 데에는 분자생물학, 유전자 발현분석과 컴퓨터기반 생물학의 발전이 필요할 것이다.

25.4 암 역학

폭넓은 역학연구는 방사선의 발암성을 이해하는 데 기초가 되었다. 방사선 발암연구는 다른 작업장 노출 및 환경노출에 의한 발암 연구와 차이가 없는데 이는 방사선에 의한 암이 병리학적으로 다른 암과 구별할 수 없으며 통상적으로 노출수준, 기간, 긴 잠복기[예: 고형 암(solid tumor)의 경우 10~20년] 및 표본크기에 대한 논란이 있다. 일반적으로 급성 노출에 대해서는 비교적 높은 선량의 방사선(> 0.15 Sv)에서만 발암증가가 역학적으로 관찰되었다. 이러한 어려움 때문에 대부분의 유용한 연구들은 많은 수의 표본, 높은 선량과 수십 년간의 긴 추적관찰기간을 통해 이뤄졌다. 방사선과 관련된 인간 발암성은 표 25.2에 정리하였다.

25.4.1 작업장 노출

수년간 원자력시설, 주로 정부시설에서의 작업자들에 대한 많은 수의 연구가 진행되었다. 대부분의 연구에서 일반인들과 사망률이 비교되었다. 대부분의 경우, 암에 의한 사망률은 일반 대중보다 낮았는데 이는 작업자들이 건강하였기 때문으로 추정되었다. 그러나 러시아의 Mayak 지역의 핵발전소에서 진행된 작업자들에 대한 일련의 분석연구들이 발표되었는데, Mayak 지역의 작업자들은 고선량의 내부(플루토늄, α 입자) 및 외부 피폭을 경험하였으며 높은 체내 플루토늄 농도는 간암과 골암에 대한 상대적 위해도를 높였다. 낮은 선량에서는 작고, 유의하지 않은 증가가 관찰되었다.

전 세계적으로 2.3백만의 의료방사선 종사자가 있다고 추정된다. 방사선 전문의 및 방사선기술사들에 대한 피폭역학 연구가 수년간 진행되어 왔다. 이 작업자들은 1902년 최초로 방사선 피폭이 피부암을 유발한다고 발견되었을 때의 초기 피해자들이었으며, 1940년대에는 방사선 전문의에 의해 백혈병 발생이 늘어난다는 것이 알려졌다.

체르노빌의 오염제거 작업자들에 대한 관심이 높은데 이는 다른 원자력시설보다 높은 선량에 피폭되었기 때문이다. 고형 암에 대한 상대 위험도는 유의하게 높았으며, 고선량 구간

표 25.2 국제암연구소(IARC): 인체 발암성에 대한 충분한 증거가 뒷받침된 암발생 부위

방사선 유형	주 연구인구집단	충분한 증거에 기초한 발암표적과 유형
α 입자와 β 입자방출핵종		
라돈 222와 붕괴산물	일반 인구집단(거주지 피폭), 지하 광부	폐
라듐 224와 붕괴산물	환자	뼈
라듐 226, 라듐 228과 붕괴산물	라듐시계판 도장작업자	뼈, 부비동, 전이성(metastoid) 진행(라듐 226만 해당)
토륨 232와 붕괴산물	환자	간, 담도, 담당, 백혈병(만성 림프구성 백혈병은 제외)
플루토늄	플루토늄 제조 작업자	폐, 간, 뼈
인 32	환자	급성 백혈병
스트론튬 90을 포함한 핵분열산물	원자력발전소 사고 이후의 일반 인구집단	고형암, 백혈병
요오드131을 포함한 방사요오드	원자력발전소 사고 이후의 소아와 청소년	갑상선
X선과 감마선	원자폭탄 생존자, 환자; 태중 피폭(환자나 원자폭탄 생존자의 자식들)	침샘, 식도, 위, 대장, 폐, 뼈, 피부[기저세포암종(BCC)], 여성 유방, 방광, 뇌와 중추신경계, 백혈병(만성 림프구성 백혈병은 제외), 갑상선, 신장(원자폭탄 생존자, 환자): 복수의 장기(태중 피폭의 경우)
태양광	일반 인구집단	피부[기저세포암종(BCC)], 편평세포암종[흑색종(SCC)]
자외선 방출 피부일광욕 장치	일반 인구집단	피부(흑색종), 눈(흑색종 특히 맥락막, 섬모막)

BCC, basal cell carcinoma; CLL, chronic lymphocytic leukemia; CNS, central nervous system; SCC, squamous cell carcinoma.

에서 관찰되었으나 저선량 구간에서는 없었다. 고형 암 이외에도 고선량 피폭 피해지에게서 저선량에 비해 유의적인 백혈병 증가가 보였다. 또한 심혈관계 질환 발병률 증가도 고선량 피폭 피해자에게서 관찰되었다.

25.4.2 비작업(일반인) 노출

중국 Yangjiang 지역의 높은 환경 방사선 지역에 사는 집단에 대한 연구를 통해 피폭선량에 대한 용량관계가 구축되었으며, 이동원체 염색체(dicentric chromosome), 환상염색체(ring chromosome)의 발생빈도가 추정된 방사선 피폭과 관련성이 밝혀져, 이들이 피폭의 좋은 지표임이 알려졌다. 또한 고선량의 환경 방사선에 노출된 집단에서 조사된 다른 피폭 연구와 염색체 이상 연구에서도 이들 지표의 발생이 일치함을 확인했다. 이 결과는 본 프로그램의 피폭 평가를 뒷받침하는 증거를 제공하였다. 결과적으로 고선량의 환경 방사선에 대한 중국의 연구에서 저선량과 낮은 피폭수준에서 발암의 증가는 관찰되지 않았다.

영국의 국가소아암등록정보(National Registry of Childhood Tumours)를 이용하여 출생시 친모의 거주지의 방사선피폭수준을 평가하여 소아의 발암과의 연계성에 대한 연구가 진행되었다. 이 연구는 방사선 피폭이 높은 지역에서 유의적인 백혈병 발생 증가 관찰되었다. 또한 원자력 시설 반경 5 km이내에 사는 소아가 백혈병 발생 위험이 증가한다. 이는 원자력발전시설로부터 피폭된 증거가 없는 지역의 소아의 백혈병 발병률에 외래의 감염원을 가진 작업자가 영향을 준다는 인구혼입(population mixing) 때문일 것으로 추정된다.

미국의 국가과학위원회(US National Research Council)는 암 등록정보를 활용하여 미국에서 진행되는 연구에 대해 지침을 발표했다. 이전에 미국암연구소(NCI)는 원자력발전시설이 있는 주(county)와 그렇지 않은 주에서 암에 의한 사망률을 분석하였다. 근본적으로 어떠한 차이도 발견되지 않았지만, 주를 단위로 비교한 것은 작은 효과를 감지하기에는 적절치 않은 지역단위였을 것이다.

25.4.3 방사핵종

라돈 라돈은 자연발생적인 방사성 기체로 우라늄과 토륨의 붕괴로 생성된다. 이전부터, 우라늄 광산의 광부나 다른 광부 집단에서 라돈과 그 방사성 딸핵종들에 대한 고선량 노출은 폐암의 뚜렷한 위해 요인으로 규명되었다. 폐암의 위해도는 200 Bq/m^3 이하의 노출 수준으로 제한한 사례에서도 유의하게 증가하였다. 폐암에 대한 효과는 재현성이 높으며 더 높은 수준으로 노출된 우라늄 광부에서는 위해성이 감소하는 경향을 보였다.

라듐 라듐은 25개의 동위원소가 있으며 이중 4개는 자연적(radium 223, 224, 226, 228)으로, 나머지는 인공적으로 또는 인공적으로 만든 방사핵종의 붕괴산물이다. 라듐 226은 반감기가 1601년으로 가장 흔한 천연형태이며 5.75년의 반감기를 가진 228이 그 다음으로 많다. 라듐 223과 224는 수일 정도의 짧은 반감기를 가지고 있다. 라듐 228을 제외하고는 β선을 방출하며 다른 3개는 α선을 모두 방출한다. 각기 다른 동위원소가 작업적으로 시계와 기구의 인광페인트(라듐 226, 228), 의료기기(라듐 223, 224)에 사용되었다. 이러한 라듐의 활용과 음용수 중에 환경적으로 있는 라듐에 대해 많은 역학조사가 진행되었다. 1920년대부터 여성 근로자들이 라듐 226과 228을 함유한 페인트로 시계 다이얼 도색작업을 하였는데 많은 수의 여성이 페인트 브러시의 끝을 입으로 뾰족하게 하였고 결과적으로 많은 양의 라듐을 섭취하였다. 라듐은 뼈에 선택적으로 침착되어 비강 주변의 암뿐만 아니라 골암의 증가를 일으켰다.

독일의 두 개의 종적 연구(cohort study)에서, 골육종은 고용량의 라듐 224(평균 골표면 용량 30 Gy)로 치료한 결핵과, 경직성 척추염환자들에게서 주로 발생하는 암이었다. 두 연구 모두 골암의 증가가 보였지만 다른 종류의 암도 일부 증가하였다.

플루토늄 플루토늄은 핵무기와 혼합 산화제 연료 생산에 사용된다. 대부분의 플루토늄 노출은 핵무기의 플루토늄(Pu 239)의 처리 작업과 원자력 발전(Pu 238) 작업 중에 발생한다. 플루토늄에 대한 주요 노출 경로는 흡입이며 주로 폐, 간, 그리고 뼈에 침착된다.

방사성 요오드 체르노빌과 후쿠시마 사고 당시 원자력 시설의 핵분열 산물 방사성핵종들이 누출되어 환경 중으로 유출되었으며 핵분열 산물을 함유한 식품의 섭취를 통해 내부 피폭이 발생했다. 주된 관찰 가능한 건강효과는 β선을 방출하는 요오드 131(iodine 131)에 의한 소아 갑상선암이다. 원자폭탄 생존자에서의 외부 피폭 및 두부백선(두피에 존재하는 백선, tinea capitis)의 방사선 치료를 받은 소아에서의 연구에서, 청소년기의 방사선 노출이 갑상선암을 유발하는 위해인자임이 확인되었다. 방사선 관련 갑상선암의 위해도는 요오드 결핍 시에 3배 높고, 요오드화 칼륨 보충제의 사용으로 3분의 1로 위해도를 줄일 수 있다.

25.5 비발암 질환에 대한 역학연구

25.5.1 심혈관계 질환

특히 관심을 끄는 부분은 심혈관계 질환(cardiovascular disease, CV disease)에 의한 사망률인데 이는 심혈관계 질환이 방사선 피폭으로 인한 고형암보다 상대적 위해도는 낮지만, 전반적으로 증가된 사망률과 관련되었기 때문이다. 동맥경화는 동맥의 염증 질환이며, 심장허혈을 일으킨다. 원자폭탄 생존자에서 연구된 적혈구 침강 속도 및 염증성 생체지표(TNF-α, IL-10, IgM, IgA와 IFN-γ)에서 방사선 피폭과 이들 생체지표와의 연관성이 관찰되었다.

25.5.2 백내장

백내장은 X선의 발견 이후 관찰된 초기 방사선 효과들 중 하나이다. 이는 고선량의 방사선이 눈의 수정체에 피폭되어 발생한다고 생각되었다. 핵성 또는 핵경화성백내장, 피질백내장, 후방피막하백내장(posterior subcapsular cataract)의 세 종류의 백내장이 있는데, 각각은 위해요인이 알려져 있다. 즉 흡연은 핵성 및 후방피막하백내장, UV-B(자외선)는 피질백내장의 위해요인이고, 전리방사선은 피질과 후방피막하백내장의 위해요인이며, 핵경화성백내장과는 연관되지 않는다. 또한 증거가 제한적이긴 하지만 어린 나이에 노출되었을 경우 위해도가 더 크다고 알려져 있다.

25.5.3 신경정신 효과

원자폭탄 생존자들의 연구에서, 임신 8~25주의 기간에 피폭된 사람들의 뇌 발달에 유의한 영향이 관찰되었다. 8~15주의 가장 민감한 기간 동안에는 심각한 지적장애, IQ 지수와 학업 성취도의 저하와 함께 발작의 발생 빈도가 높아졌다. 이 민감한 시기에는 신경세포(neuron)의 급격한 증가가 일어나서 대뇌피질로 이동하고 분화능을 잃고 영구세포가 된다.

25.6 결론

방사선의 건강영향의 주된 문제점은 발암성이며 환경 노출수준과 진단 방사선 검사에서 발생하는 저선량의 피폭에서 나타나는 심혈관계 질환과 같은 비발암성 질환도 알려졌다. 현재, 선형-비역치 모델[linear-no threshold(LNT) model]이 역학연구에서 볼 수 있는 수준보다 훨씬 낮은 수준을 예측하는 데 활용된다. LNT 모델을 옹호하는 이론은 전리방사선이 유리하는 물리적 에너지는 발암위해도를 선량에 비례해서 선형적으로 증가시키며, 발암효율성은 선량과 상관없이 일정하다는 것이다.

세포가 전리방사선에 의해 야기되는 손상의 축적에 수동적으로 영향받지 않는다는 것이 알려졌다. 세포는 최소 3개의 기전으로 반응한다. 첫 번째는 방사선에 의한 활성산소에 대해 반응하고, 두 번째는 세포자멸사(apoptosis)나 복구되지 않은 세포의 체세포분열 중 사멸을 통해 손상된 세포를 제거하며, 세 번째로는 변형된 세포의 후대세포를 제거하는 면역감시이다.

참고문헌

Cember H, Johnson TE: *Introduction to Health Physics.* 4th ed. New York: McGraw-Hill Medical, 2009.

Dauer LT, Brooks AL, Hoel DG, Morgan WF, Stram D, Tran P: Review and evaluation of updated research on the health effects associated with low-dose ionizing radiation. *Radiat Prot Dosim* 140:103–136, 2010.

Hall EJ, Giaccia AJ: *Radiobiology for the Radiologist.* 7th ed. Philadelphia: Lippincott, Williams & Wilkins, 2012.

IARC. A review of human carcinogens: Part D radiation. *IARC Monogr Eval Carcinog Risks Hum* 100D:1–362, 2009.

Mettler F, Upton AC: *Medical Effects of Ionizing Radiation.* 3rd ed. Philadephia: WB Saunders, 2008.

Stabin MG: *Radiation Protection and Dosimetry: An Introduction to Health Physics.* New York: Springer, 2010.

연습문제

1. 다음 중 주요 방사선 유형이 아닌 것은?
   a. α선(입자)
   b. 마이크로파
   c. β선(입자)
   d. 감마선
   e. X선

2. α 입자에 대한 설명 중 틀린 것은?
   a. α 입자는 원자핵에서 방출된다.
   b. α 입자를 방출하면 원자번호는 2만큼 감소한다.
   c. α 입자를 방출하면 원자량은 2만큼 감소한다.
   d. 대부분의 α 입자의 에너지는 4~8 MeV이다.
   e. α 입자는 헬륨 핵이다.

3. 다음의 방사선 유형 중 가장 에너지가 높은 것은?
   a. α 입자
   b. β 입자
   c. 양전자 방출
   d. 전자 포획
   e. 광자 방출

4. 전자쌍 생성과 콤프턴 효과는 어떤 방사선의 물질과의 상호작용을 지칭하는가?
   a. α 입자
   b. β 입자
   c. 양전자 방출
   d. 전자 포획
   e. 광자 방출

5. 방사선에 의한 DNA 손상에 관한 설명 중 틀린 것은?
   a. 전리방사선은 전자쌍을 생성하며 속도가 준다.
   b. 방사선에 의한 DNA 손상의 주된 형태는 자유라디칼의 생성에 의하여 일어난다.
   c. 높은 선형 에너지 전이(LET) 방사선은 낮은 LET 방사선보다 많은 전리를 일으킨다.
   d. 방사선에 의한 DNA 손상은 대부분 직접적으로 나타난다.
   e. 직접 및 간접 전리는 DNA에 유사한 손상을 준다.

6. 저단위선량 방사선(low-LET radiation)은
   a. 세포 전반에 광범위한 이온화를 일으킨다.
   b. α 입자 방출에 의해 일어난다.
   c. 세포효소에 의해 쉽게 복구되는 손상을 일으킨다.
   d. 고밀도 전리방사선으로도 알려져 있다.
   e. 일반적으로 복구 불가능한 세포 손상을 준다.

7. 저단위선량 방사선(low-LET radiation) 피폭에 의한 DNA 손상 중 가장 흔한 것은?
   a. 염기 손상
   b. DNA-단백질 가교결합
   c. 단일가닥 절단
   d. 이중가닥 절단
   e. 티민 이합체 형성

8. 라돈 피폭에 대한 설명 중 틀린 것은?
   a. 광부들은 높은 준위의 환경 라돈에 노출된다.
   b. 라돈 노출은 폐암발병과 관련되었다.
   c. 흡연자는 라돈 노출 위험이 높다.
   d. 라돈 수준은 시골보다 도시가 상대적으로 높다.
   e. 실내에서 불꽃(裸火)의 사용은 라돈 노출을 증가시킨다.

9. 다음의 피폭 중 가장 높은 선량의 방사선 노출을 유발하는 것은?
   a. 흡입
   b. 체내
   c. 우주선
   d. 우주선 작용으로 만들어진
   e. 지표에서 만들어진

10. 다음 중 미국인에서 가장 큰 유효 방사선 선량 기여 인자는?
   a. 핵의학
   b. 의학적 X선
   c. 지표에서 만들어진
   d. 내부 피폭
   e. 라돈

식물과 동물의 독성 작용 26장
Toxic Effects of Plants and Animals

John B. Watkins, III

26.1 개요

26.2 식물 독성의 개요

26.3 기관별 중독 증상

26.3.1 피부
- 자극성 접촉성 피부염
- 알레르기성 접촉성 피부염
- 광과민증

26.3.2 기도
- 알레르기성 비염
- 기침 반사

26.3.3 위장계
- 직접 자극 효과
- 항체세포분열 효과
- 단백질 합성 억제

26.3.4 심혈관계
- 심계활성 글리코사이드
- 심장신경 작용 효과
- 혈관작용 화학물질

26.3.5 간
- 간세포 손상
- 버섯 독소
- 진균 독소

26.3.6 신장과 방광
- 발암물질
- 신장 세뇨관 변성

26.3.7 혈액 및 골수
- 항응고제
- 골수 유전자 독성
- 사이아노젠

26.3.8 신경계
- 간질성 경련
- 흥분성 아미노산
- 운동신경 탈수초화
- 부교감신경 활성화
- 부교감신경 차단
- 감각신경 차단

26.3.9 골격근 및 신경근 접합부
- 신경근 접합부
- 골격근 손상

26.3.10 골 및 조직 석회화
- 골조직 및 연조직

26.3.11 생식 및 기형 발생
- 유산 유발 물질
- 기형 발생 물질

26.4 식물 독의 임상 연구

26.5 동물 독의 개요

26.6 동물 독소의 특성

26.7 절지동물

26.8 거미강

26.8.1 전갈

26.8.2 거미
- *Agelenopsis* 종(미국 깔때기그물거미)
- *Latrodectus* 종(과부거미)
- *Loxosceles* 종(갈색 레클루즈 또는 바이올린 거미)
- *Steatoda* 종
- *Cheiracanthium* 종(Running Spiders)
- *Theraphosidae* 종(타란툴라)

26.8.3 진드기

26.9 지네강(지네)

26.10 노래기강(노래기)

26.11 곤충류

26.11.1 노린재목(노린재류)

26.11.2 벌목(개미, 벌, 말벌, 장수말벌)
- Formicidae(개미)
- Apidae(벌)
- Vespidae(말벌)

26.11.3 나비목(애벌레, 나방, 나비)

26.12 연체동물문(청자고둥)

26.13 파충류
26.13.1 도마뱀류
26.13.2 뱀
일반 정보와 분류
뱀독
효소
폴리펩티드
독성학
독사교상 치료법
26.14 해독제
26.15 독소의 잠재적 임상분야 적용

요점

- 식물의 부위들(뿌리, 줄기, 잎, 종자)은 종종 독성물질을 각각 다른 농도로 함유하고 있다.
- 식물의 연령은 다양성에 영향을 끼친다. 어린 식물들은 성숙한 식물에 비해 특정 구성성분들을 더 많거나 적게 함유하고 있을 수 있다.
- 기후와 토양은 몇몇 독소의 합성에 영향을 미친다.
- 식물들은 피부, 폐, 심혈관계, 간, 신장, 방광, 혈액, 신경계, 골조직, 그리고 내분비계와 생식계에 독성 효과를 끼칠 수 있는 성분들을 함유한다.
- 접촉성 피부염과 광과민증은 다수의 식물들에서 발생하는 피부 반응들이다.
- 위장계통의 영향은 국소적 불편감에서 구토 그리고/또는 설사까지 나타날 수 있다.
- 식물에 함유된 심계활성 글리코사이드는 동물과 사람에게 메스꺼움, 구토 및 심장부정맥을 유발할 수 있다.
- 독액을 지닌 동물들은 고도로 발달한 분비샘 또는 세포 군집에서 독을 생성하여 물거나 또는 침을 쏘는 과정에서 독소를 주입할 수 있다.
- 유독성 동물이란 조직의 전부 또는 일부가 독성을 지닌 동물들이다. 해당 동물들의 섭취를 통해 중독될 수 있다.
- 독소의 생체이용성은 독소의 조성, 분자 크기, 분량 또는 농도기울기, 용해도, 이온화도 및 특정 조직으로의 혈류유입량을 바탕으로 결정할 수 있다.
- 대부분의 독소 부분의 분포는 불균등한데, 이는 단백질 결합, 산성도의 변동 및 막투과성을 포함하는 여러 요소들에 영향을 받는다.
- 독소는 몇몇 또는 여러 다양한 조직에서 대사작용이 일어날 수 있다.
- 단백질 조성으로 인해 다수의 독소들은 항체반응을 일으키며, 이러한 반응은 항혈청을 생산함에 있어 필수적이다.

26.1 개요

역사는 초창기 인간들이 식물 추출물과 동물의 독소를 사냥, 전쟁, 암살 그리고 정치적 음모에 수천 년 동안 사용해 온 이야기로 가득하다. 식물과 동물의 독성은 종종 그들의 생존능력을 향상시킨다. 몇몇 독성물질들은 동물들이 먹이를 획득하는 과정을 보조하는 데 주로 사용되었고, 반면 식물의 경우 먹이가 되는 상황을 피하기 위해 독성을 발달시켰다. 독소들은 새로운 약제를 개발하는 길을 열기 위해 인체 생화학 및 생리학을 연구하는 도구들로 이용되어왔다. 또한 몇몇 성분들은 임상적 사용을 위해 활발히 개발되고 있다.

26.2 식물 독성의 개요

분류학적으로 식물계는 약 30만 여 종을 포함하고 있으며, 식물들의 독효과는 주로 자연의 포식자들로부터 스스로를 방어하는 작용을 한다. 인체에 대한 독효과는 꽃가루에 노출되어 일어나는 단순한 알레르기로부터 특정 식물의 섭취 시 발생할 수 있는 심각한 전신반응까지 다양하게 존재한다. 표 26.1은 식물들에 의한 몇몇 중독 증상들을 수록하였다. 식물의 독소 농도에 영향을 끼치거나 독소에 노출되어 일어나는 중독 반응의 치명성을 결정하는 주요 요소들에는 해당 노출이 발생한 식물의 부위, 식물의 성장 환경에 존재하는 햇빛의 양과 토양의 질, 그리고 식물종 내부에 존재하는 유전적 차이점 등이 있다. 또한 식물 독소들은 몇 가지 다른 화학 구

표 26.1 식물이 끼치는 중독 증상

증상	식물속	작용방식
항무스카린성	*Atropa, Datura, Hyoscyanmus, Solanum*	무스카린성 콜린수용체의 차단
심장독성	*Adenium, Digitalis, Convallaria, Nerium*	세포의 Na^+,K^+-ATPase 이온 ATPase 억제에 따른 수축성 및 미주신경성 영향 증대
경련성	*Anemone, Conium, Labrunum, Nocotinia, Ranunculus*	신경의 염소이온 통로에 위치한 GABA 수용체 차단, 아세틸콜린 항상성 변질, 흥분성 아미노산 모방, 나트륨 통로 변질, 저혈당증
시안생성	*Eriobotrya, Hydrangea, Prunus*	시안생성글리코사이드의 위산 가수분해로 인한 시안화물 방출
부정맥	*Acotinum, Rhododendron, Veratrum*	나트륨 통로 활성
니코틴성	*Conium, Labumum, Lobelia, Nicotinia*	니코틴성 콜린수용체 자극
피롤리지딘	*Crotalaria, Heliotropium, Senecia*	간세포 또는 폐의 혈관 내피를 손상시킴으로써 정맥폐색성 질환 및 간세포 괴사 야기
독성 알부민	*Abrus, Ricinus*	단백질 합성 억제에 따른 복합장기부전

조로 분류될 수 있으며, 이는 관련된 독소들을 이해함에 도움이 된다. 표 26.2는 몇 가지 주로 사용되는 분류체계를 수록하였다.

26.3 기관별 중독 증상

26.3.1 피부

자극성 접촉성 피부염 접촉 시 피부에 자극을 유발하는 식물의 종류는 흔한 편이다(표 26.3). 애기쐐기풀(*Urtica* 종, Urticaeae)에서 볼 수 있는 돌기 또는 가시 형태의 털(그림 26.1)은 접촉한 피부를 뚫어 포름산, 히스타민, 아세틸콜린 및 세로토닌의 복합물질을 포함하는 자극성 수액을 방출한다. *Mucuna pruriens*(열대식물의 일종) 또한 가시가 붙은 돌기를 통해 독소를 주입하며, 통증, 가려움, 발적 및 발포를 일으킬 수 있다. 독소에 포함된 mucinain 성분은 가려움증을 유발하는 단백질 가수분해효소다.

알레르기성 접촉성 피부염 많은 사람들이 경험한 증세로, 옻나무 접촉을 통해 가장 자주 발생한다. 알레르기성 접촉성 피부염은 단순한 자극원 접촉에 대한 반응이 아닌, 실제 알레르기성 반응이다. 이러한 면역학적 성분으로 인해, 해당 반응의 치명성은 큰 편차를 보인다.

Philodendron scandens(Araceae, 천남성과)와 *Rhus radicans*(독담쟁이), *Rhus diversiloba*(옻나무), *Rhus vernix*(거양옻나무) 등을 포함하는 옻나무속 식물들은 모두

표 26.2 식물 독소의 화학적 분류

화학적 범주	식물속	예시
알칼로이드	*Atropa, Senecio, Nicotinia, Coffea, Papaver, Solanum, Acotinum*	Tropines, pyrrolizidines, pyridines, purines, isoquinolines, steroids, diterpines
글리코사이드	*Digitalis, Aesculus*	Steroids, coumarins
단백성 화합물	*Abrus, Amanitin, Lathyrus*	Toxalbumins(abrin, ricin), polypeptides(amatoxins, phallotoxins, phalloidin), amines(aminopropionitrile)
유기산	*Caladium, Dieffenbachia, Rheum*	Oxalates
알코올	*Cicuta, Eupatorium*	Cicutoxin, tremetol
송진류 물질	*Cannabis, Rhus*	Tetrahydrocannabinol, urushiol

표 26.3 접촉성 피부염을 유발하는 식물

분류학적 과	속/종	일반명
Amaryllidaceae	*Narcissus*	수선화
Apocynaceae	*Nerium oleander*	협죽도
Bromeliaceae	*Ananas comosus*	파인애플
Asteraceae	*Ambrosia, Aster, Chrysanthemum, Rudbeckia hirta, Tagetes minuta*	돼지풀, 개미취, 국화, 노랑데이지, 만수국아재비
Euphorbiaceae	*Ricinus communis*	아주까리
Fumariaceae	*Dicentra spectabilis*	금낭화
Ginkgoaceae	*Ginkgo biloba*	은행나무
Liliaceae	*Allium cepa*	양파
Myrtaceae	*Eucalyptus globulus*	유칼립투스
Pinaceae	*Abies balsamea*	발삼 전나무
Saxifragaceae	*Hydrangea*	수국
Solanaceae	*Lycopersicon esculentum, Solanum carolinense, S. turerosum*	토마토, 도깨비가지, 감자
Umbelliferae	*Daucus carota, Heracleum lanatum*	당근, 어수리
Urticaceae	*Urtica dioica, U. urens*	애기쐐기풀

알레르기성 피부염을 유발하는 것으로 알려져 있다. *Rhus* 종에서 알레르기원은 우루시올이라는 지용성 물질이며, 이는 각질층을 통과하여 표피의 랑게르한스 세포에 결합한다. 이 합텐화 세포들은 이후 림프절로 이동한 뒤, T 세포의 활성화로 인한 알레르기성 반응이 일어난다.

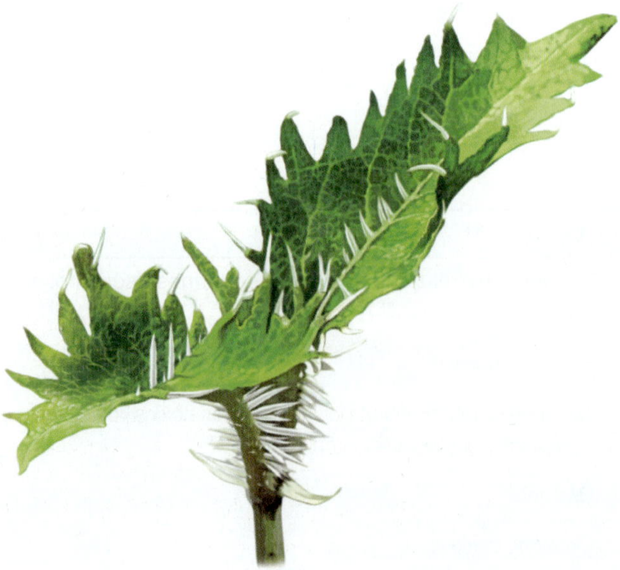

그림 26.1 쐐기풀[*Urtica ferox*(nettles)]의 뾰족한 털(stinging hairs).

광과민증 피부염은 반드시 피부접촉만으로 일어나는 것은 아니다. 동물들이 *Hypericum perforatum*(망종화)을 섭취할 경우 심각한 피부염으로 이어질 수 있으며 생명에 위협이 될 수도 있다. 해당 독성물질은 히페리신(비안트라퀴논)이며, 소화되어 전신으로 퍼질 경우 동물의 피부에 광과민증을 야기할 수 있다. 햇빛에 노출될 경우, 코와 귀 같이 털이 덮여 있지 않은 부위들에 부종성 병변들이 생성된다.

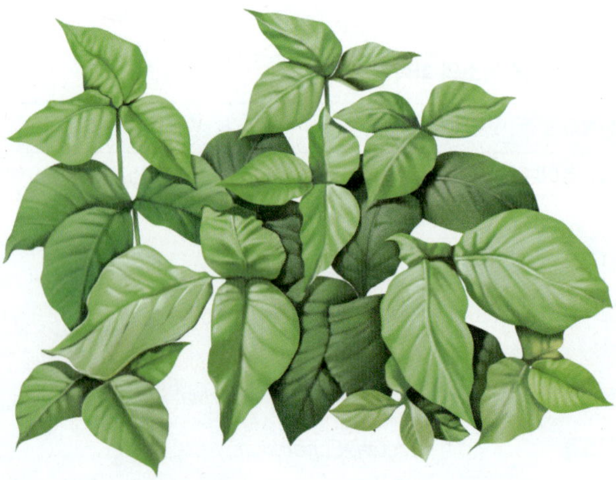

그림 26.2 덩굴옻나무[*Toxicodendron radicans*(poison ivy)].

26.3.2 기도

알레르기성 비염 "꽃가루 알레르기" 또는 꽃가루의 흡입으로 일어나는 비염은 많은 사람들이 계절의 변화로 인해 겪는 문제다. 수목과 화초 모두 공기매개성 꽃가루의 원인이 된다.

*Poa*와 *Festuca* 종은 Asteraceae 과의 몇몇 속 식물(유럽에서는 쑥, 미국에서는 돼지풀)들과 함께 꽃가루 전파의 주요 원인이 되는 식물이다.

기침 반사 고추류 식물을 가공하는 근로자들은 특히 *Capsicum annuum*(파프리카)과 *Capsicum frutescens*(고추)를 다룰 때 기침을 훨씬 많이 한다. 해당 두 종류의 식물들은 캡사이신과 다이하이드로캡사이신이라는 주요 자극원들을 생성한다. 기도에 존재하는 특정 신경들은 캡사이신 민감성인 것으로 드러났으며, 이는 자극과 기침으로 이어진다.

26.3.3 위장계

직접 자극 효과 독성 식물의 섭취는 위장관을 자극하여 종종 메스꺼움, 구토 및 설사로 이어질 수 있다(표 26.4). 유독성인 퀴놀리지딘 알칼로이드는 buffalo bean에 포함되어 있다. 소아가 이를 섭취할 시 메스꺼움, 구토, 어지러움 및 복부의 불편감이 일어난다. 또한 종자를 포함한 성체 식물을 가축이 섭취할 경우 치명적인 것으로 알려져 있다.

Aesculus hippocastanum(칠엽수)과 *Aesculus glabra*(오하이오 벅아이)의 견과는 에스큘린이라는 글루코사이드를 함유하고 있다. 인간이 섭취할 경우 위장염을 유발할 수 있으며, 많이 먹을수록 증상이 심해진다.

항체세포분열 효과 포도필로톡신은 *Podophyllum peltatum*(포도필룸 뿌리, 매자나무과 식물) 중 특히 잎과 뿌리에 많이 함유되어 있다. 저용량을 섭취할 경우 변비에 효과가 있지만, 과량 복용 시 메스꺼움과 극심한 발작성 구토로 이어진다. 미세소관에 결합함으로써, 포도필로톡신은 체세포분열의 진행을 막는다. 이는 포도필로톡신의 항암치료 적용을 고려하게 만드는 요소가 되었다.

단백질 합성 억제 Euphorbiaceae 과는 매우 유독한 것으로 알려진 식물속들을 포함하고 있다. 아주까리(*Ricinus*

표 26.4 위장 염증을 유발하는 식물의 종류

일반명	학명	독성 부위	독소
아마릴리스	*Hippeastrum equestre*	구근	Lycorine
매자나무	*Berberis vulgaris*	뿌리	Protoberberine and other isoquinoline alkaloids
회양목	*Buxus* sp.	잎, 줄기	Steroidal alkaloids
미나리아재비	*Ranunculus* sp.	모든 부위	Ranunculin, protoanemonin
꽃기린	*Euphorbia milii*	모든 부위	Resiniferatoxin
수선화	*Narcissus*	모든 부위, 특히 구근	Lycorine, narcissin, phenanthridine alkaloids
서양담쟁이	*Hedera helix*	모든 부위	Hederin from hederagenin
화살나무	*Euonymus* sp.	모든 부위	Alkaloids
히아신스	*Hyacinthus orientalis*	구근	Calcium oxalate, lycorine
붓꽃	*Iris*	구근	Irritant resin
포노필룸	*Podophyllum peltatum*	풋과일, 뿌리	Podophyllotoxin
겨우살이	*Phoradendron flavescens*	과실 및 다른 부위	Phoratoxin
미국자리공	*Phytolacca americana*	모든 부위	Phytolaccatoxin, related triterpines
산호유동	*Jatropha curcas*	씨	Jatrophin(curcin)(toxalbumin)
유동나무	*Aleurites fordii*	견과	Derivative of phorbol, saponins, toxalbumins
등나무	*Wisteria sinensis*	꼬투리	Wistarine(glycoside)

communis)는 장식용 식물로써, 만약 소아들이나 성인들이 그 종자를 먹은 직후 수일 동안은 증상이 일어나지 않는다. 점차 위장염이 진행됨에 따라 메스꺼움을 동반한 식욕 저하, 구토 및 설사가 유발되며 인명의 손실로 이어질 수도 있다. 해당 증상에 관여된 독성물질들은 아주까리 씨에 포함되어 있는 두 종류의 렉틴인 리신 I과 리신 II인데, 리신 II가 독성이 더 강하다. 리신 II는 A-사슬과 B-사슬로 구성되어 있다. B-사슬은 A-사슬이 세포 내부로 들어가는 것을 돕는 역할을 맡는다. B-사슬은 세포막에 있는 말단 갈락토스 부위에 결합하여, A-사슬이 세포내 섭취될 수 있도록 한다. 일단 세포 내부로 유입되면, A-사슬은 세포의 60s 리보솜 소단위를 28s rRNA에 있는 아데노신기를 촉매작용을 통해 탈퓨린화시킴으로써 비활성시키며, 결과적으로 단백질 합성을 차단한다.

26.3.4 심혈관계

심계활성 글리코사이드 심계활성 글리코사이드를 포함하는 식물에는 *Digitalis purpurea*(그림 26.3), 실라렌을 함유하는 해총(*Scilla maritima*), 은방울꽃, 아스클레피아스, 그리고 표 26.5에 수록된 다른 종들이 있다. 심계활성 글리코사이드는 나트륨, 칼륨 ATPase를 억제한다.

심장신경 작용 효과 *Veratrum viride*(미국 헬레보어, 백합과), *Veratrum album*(유럽 헬레보어) 및 *Veratrum californicum*에서 발견되는 독성 알칼로이드는 섭취할 경우 메스꺼움, 구토, 저혈압과 부정맥을 초래한다. *Veratrum album*은 수 세기 동안 "심박을 느리고 부드럽게" 하는 데 이용되어 왔다. 알칼로이드의 혼합물에는 프로토베라트린, 베라트라민과 제르빈이 있으며, 이 혼합물은 나트륨 전류의 연장을 통해 심장이 단일 자극에 반복적인 반응을 일으키도록 한다. *Aconitum* 종은 섭취 시 심장 부정맥과 저혈압뿐 아니라, 배탈과 신경학적 증상을 초래한다. 이는 심장근과 신경섬유

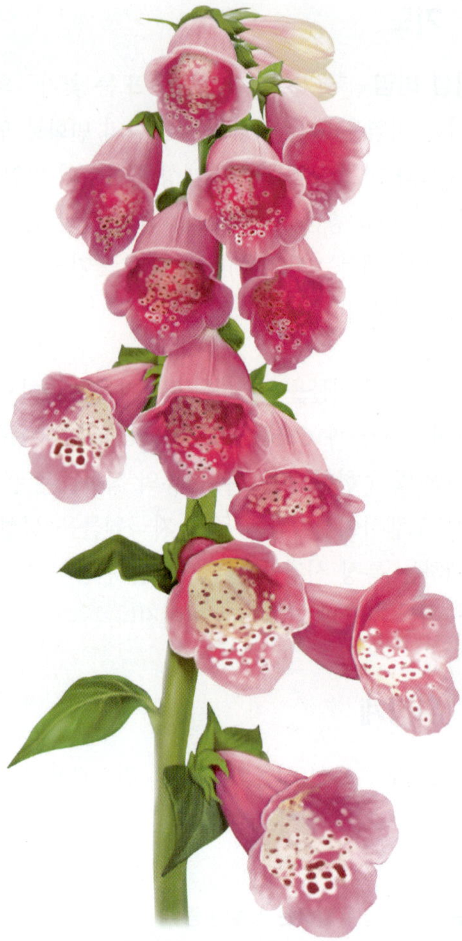

그림 26.3 디기탈리스[*Digitalis purpurea*(common foxglove)].

표 26.5 심계독성을 야기하는 식물의 종류

일반명	학명	독성 부위	독소
철쭉	*Rhodendron sp.*	전 부위	Grayanotoxins
나도여로	*Zigadenus*	전 부위	Zygadenine, veratrine
디기탈리스	*Digitalis sp.*	잎, 종자	Digitalis glycosides
미나리아재비	*Delphenium ambiguum*	전 부위	Delphinine
은방울꽃	*Convallaria majalis*	전 부위	Convallarin, convallamarin
아스클레피아스	*Asclepias sp.*	잎, 줄기	(Hydroxycinnamoyl) desglucouzarin
투구꽃	*Aconitum sp.*	잎, 뿌리, 종자	Aconitine, aconine
협죽도	*Nerium oleander*	전 부위	Oleanderin, oleandrosine

의 재분극을 둔화함으로써 나트륨 전류를 연장시키는 방식을 통해 작용한다. 그라야노톡신(grayanotoxin)은 심장과 근육 세포의 나트륨 통로에 결합하여 나트륨 전도도를 증가시킨다.

혈관작용 화학물질 겨우살이는 심혈관계에 큰 영향을 끼치는 독소(포라톡신과 비스코톡신)를 생성한다. 이 독소는 저혈압, 피부와 골격근의 혈관수축, 그리고 심근에 음성수축력 작용하여 부정맥 증상을 일으킨다.

식용곡물에 자라나는 진균류의 일종인 *Claviceps purpurea*(맥각)를 섭취할 경우 혈관수축이 일어난다. 극단적인 사례들의 경우, 혈관수축이 너무 강하게 일어나 손발에서 괴저가 일어났다. 맥각을 포함한 곡물을 섭취할 경우 임산부의 유산으로 이어지는 사례도 자주 보고되고 있다.

26.3.5 간

간세포 손상 피롤리지딘 알칼로이드를 고용량 섭취할 경우 지방 과산화반응과 연관된 간정맥폐쇄성 질환 형태로 간의 손상이 일어난다. *Senecio*에 오염된 풀밭에서 방목하여 키운 소의 경우 간염 증상을 보이며, 지속적으로 해당 지역에서 방목할 시 죽음에 이를 수 있는 사례가 보고되었다. 오염된 밀싹을 섭취한 사람이 사망하는 사례도 보고되었다. 섭취로 인해 일어난 간 손상은 임상적으로 간경화 및 간종양과 유사한 형태를 보이며, 이들은 해당 질환의 원인으로 쉽게 오진될 수 있다.

버섯 독소 대부분의 먹을 수 없는 버섯들은 가벼운 불편감만 일으키고 생명에 위협이 되지는 않는다. 그러나 자낭균류 중 *Gyromitra esculenta*의 반복된 복용은 간염을 유발하는 것으로 알려져 있다. 일반적으로 가열을 통해 지로미트린 성분을 비활성시킬 수 있다. 야생버섯과 관련된 대부분의 치명적인 중독 증상은 *Amanita, Galerina* 및 *Lepiota* 종들의 섭취로 일어난다. *Amanita phalloides*(그림 26.4)는 팔로이딘과 아마톡신을 함유하고 있다. 팔로이딘은 근육세포의 액틴과 결합할 수 있지만, 소화를 통해서는 쉽게 흡수되지 않으며 이로 인해 제한적 독성을 나타낸다. 보다 작은 크기의 알파, 베타 그리고 감마-아마니틴은 쉽게 흡수된다. 아마톡신 중 알파-아마니틴이 가장 강한 독성을 지니며, 이는 해당 독소가 RNA 중합효소 II에 결합하여 간세포의 단백질 합성을 억제하기 때문이다. 간뿐만 아니라, 장점막과 신장 또한 영향을 받으며 독소 섭취 후 약 사흘 경과 시 심각한 임상적 증상이 일어난다. 치명적인 중독 사례들의 경우, 간이식이 요구될 수 있다. 아마톡신-알파는 비가역적으로 아세틸콜린분해효소를 억제한다.

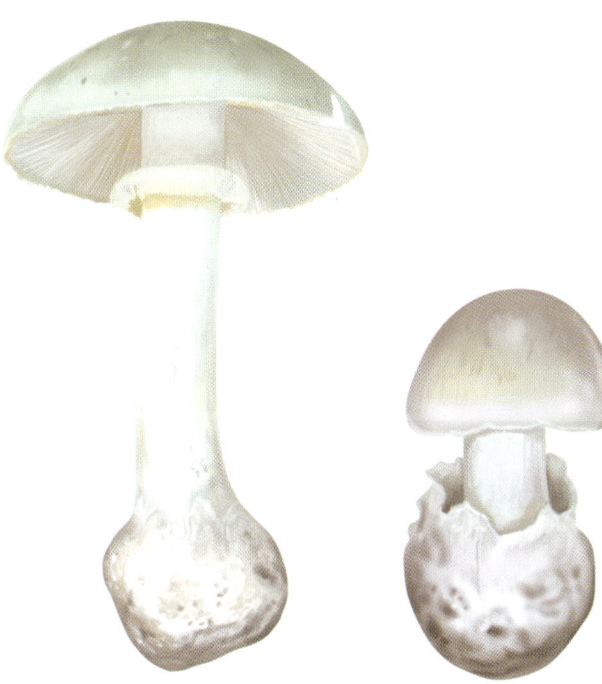

그림 26.4 알광대버섯[*Amanita phalloides*(death cap)].

진균 독소 푸모니신 독소는 옥수수에서 자라는 진균류인 *Fusarium*에서 생성된다. 사람이 섭취할 경우 식도암 유발의 원인이 될 수 있다.

26.3.6 신장과 방광

발암물질 전 세계적으로 흔한 식물인 고사리(*P. aquilinum*)는 자연적 방목 환경에서 동물에게 발암성 물질로 작용하는 유일한 고등식물로 알려져 있다.

소에 발병하는 가장 흔한 방광암 종류는 상피 및 간엽성 종양이다. 테르펜류 글루코사이드인 프타퀼로사이드는 고사리에 있는 발암물질로 알려져 있으며 DNA의 아데닌과 구아닌 염기를 알킬화한다. 고사리를 섭취한 소의 경우 염색체 변이의 확률이 매우 상승하는 것이 밝혀졌다.

신장 세뇨관 변성 *Xanthium*(도꼬마리, 국화과) 종은 카르복시아트락틸로사이드라는 독소를 함유하고 있으며, 이는 여러 장기에서 미세혈관의 출혈을 야기한다. 해당 독소는 신장의 세뇨관 변성과 괴사, 그리고 간의 소엽중심괴사를 일으킨다.

Cortinarius 버섯종의 섭취는 급성 신장 질환을 유발하는 것으로 보고되었으나, 종마다 함유하고 있는 독성의 정도가 매우 다르며, 식용 여부 또한 다르다.

26.3.7 혈액 및 골수

항응고제 전동싸리(*Melilotus alba*)의 균류 오염은 디쿠마롤을 생성하며, 이는 쿠마린 유도체로써 항응고능력을 지니고 있다. 출혈로 인한 소의 사망 사례가 보고되었다.

골수 유전자 독성 양귀비의 한 종인 가시양귀비(Papaveraceae)는 상귀나린을 생성하며, 이 물질은 벤조펜안트리딘 알칼로이드로써 DNA 염기를 삽입하며 암을 유발할 수 있다.

사이아노젠 사이아노젠은 사과, 체리와 복숭아의 씨를 포함하는 다양한 종류의 식물들에서 발견된다. 복숭아에서 아미그달린이 대사될 때 시안화수소산을 방출하며, 이는 메트헤모글로빈과 사이토크롬 산화효소 체계의 철 이온에 결합하며, 심각한 경우 시안화중독으로 인한 질식사로 이어질 수 있다.

Manihot esculenta(대극과)에서 수확되는 카사바는 아프리카 일부 지역의 주식이 된다. 날것 상태의 뿌리에는 시안화글루코사이드인 리나마린이 함유되어 있으며, 섭취하기 위해 가공하면서 반드시 제거해야 한다.

26.3.8 신경계

간질성 경련 신경독소를 생성하는 식물들의 일반명과 학명은 표 26.6에 표기되어 있다. 당근을 포함한 미나리과 식물 중 *Cicuta maculata*(독미나리)의 덩이줄기는 신경 독성 시큐톡신을 생성한다(C17-폴리아세틸렌). 덩이줄기 한 개의 섭취가 치명적인 중독으로 이어질 수 있으며, 시큐톡신이 GABA 관문 염소통로에 시큐톡신이 결합함으로 일어나는 강직성간대 경련이 주요 증상이다.

페니로열(*Hedeoma*), 세이지(*Salvia*)와 배초향(*Hyssopus*)을 포함하는 민트과(꿀풀과)는 정유에 모노테르펜을 포함하는 것으로 잘 알려져 있다. 요리에 사용되는 양 이상의 과다한 농도로 이러한 모노테르펜을 섭취할 경우에도 강직성간대 경련이 일어날 수 있다.

흥분성 아미노산 특정 환경에서 홍조류(*Digenia simplex*)는 급격하게 번식하여 악명이 높은 "적조"현상을 일으켜 카인

표 26.6 신경 독성을 야기하는 식물의 종류

일반명	학명	독성 부위	독소	작용방식
아카시아나무	*Acacia willardiana*	종자	Willardiine	글루타메이트 수용체 작용약
조류	*Digenea simplex* *Chondria armata*	전 부위	Kainic acid Domoic acid	글루타메이트 관문 통로 탈분극
빈랑	*Areca catechu*	견과	Guvacine Arecoline	GABA 흡수저해제, 항경련제 무스카린성 콜린 수용체 자극; 중추신경계 자극
갈매나무	*Karwinskia humboldtiana*	종자, 잎	Tullidinol	운동신경의 수초제거로 인한 경련
국화	*Chrysanthemum cinerarifolium*	종자	Pyrethrins	곤충의 신경으로부터 나트륨 유입 자극
벨라돈나	*Atropa belladonna*	열매	Tropine alkaloid	무스카린성 콜린 수용체 차단
광대버섯	*Amanita muscaria*	전 부위	Muscarine Muscimo	무스카린성 콜린 수용체 자극; 중추신경계 자극 GABA 작용약
철쭉	*Rhododendron* sp.	잎	Grayanotoxins	나트륨 통로 자극과 막의 탈분극
라이아니아	*Ryania speciosa*	줄기	Ryanodine	칼슘통로 자극과 근육 수축
마전자나무	*Strychnos nux vomica*	전 부위, 특히 종자	Strychnine	경련을 유도하는 글라이신 수용체 길항약
담배	*Nicotiana tabacum*	잎	Nicotine	니코틴성 콜린 수용체 작용약(저용량) 또는 길항약(고용량); 중추신경 자극

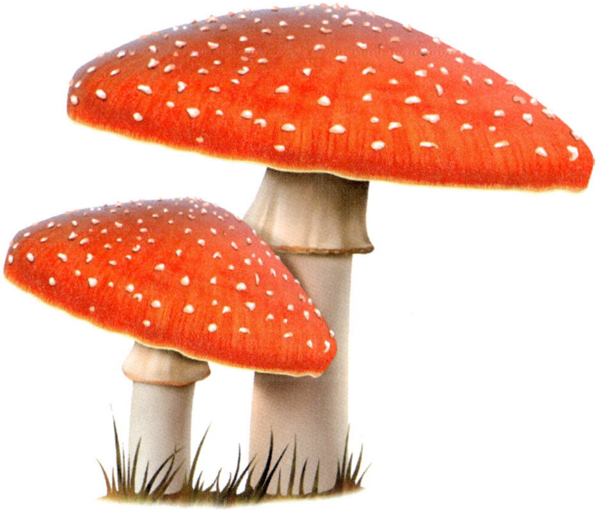

그림 26.5 광대버섯[*Amanita muscaria*(fly agaric)].

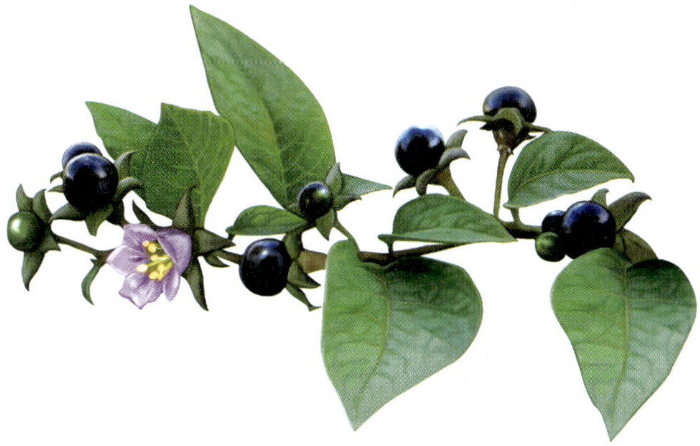

그림 26.6 벨라돈나풀[*Atropa belladonna*(deadly nightshade)].

산을 생성할 수 있다. 카인산은 여과섭식으로 홍조류를 섭취하는 홍합을 다시 인간이 섭취할 때 함께 체내로 유입될 수 있다. 섭취 후 급성 증세로는 복통, 두통, 편측 마비, 혼란 및 경련이 있다. 과량을 섭취할 경우 심각한 기억 손상과 감각운동 신경통으로 이어질 수 있다.

Amanita muscaria(광대버섯, 그림 26.5)와 *Amanita pantherina*(마귀광대버섯)는 흥분성 아미노산인 이보텐산과 그 파생물인 무스키몰을 생성하며, 이들은 신경독소로서 중추 신경계의 우울증, 운동실조증, 히스테리와 환각을 일으킨다. 간대성근경련과 발작 또한 종종 일어난다. 균류의 다른 속들도 환각작용으로 잘 알려져 있으며, 그 중에서도 사일로신과 사일로사이빈을 포함하는 환각버섯속이 잘 알려져 있다.

운동신경 탈수초화 *Karwinskia humboldtiana*는 종자에서 안트라세논을 생성한다. 인간과 가축 모두에서의 중독 사례가 보고된 바 있다. 섭취 수일 경과 후, 다리의 대운동신경 탈수초화에 따른 이완불완전 마비가 점차 강도를 더해가며, 치명적인 사례의 경우 연수마비로 이어진다. 신경 독성과 더불어, 갈매나무에 포함된 안트라세논, 그 중에서도 특히 퍼옥시소미신 A_2는 폐확장부전, 폐기종과 거대 간 괴사를 일으킨다. 퍼옥시좀에서의 카탈레이스 억제가 세포 독성의 기전으로 제안되었다.

부교감신경 활성화 땀버섯속, 깔때기버섯속, 옴팔로투스속 중 일부 버섯들은 부교감신경계의 주요 신경전달물질인 무스카린을 대량 함유하고 있다. 이 버섯종들은 섭취할 경우 극단적인 부교감신경 활성화로 인해 방뇨, 설사, 발한, 타액 분비와 눈물 증상이 일어날 수 있다.

부교감신경 차단 아트로핀, L-히오시아민과 스코폴라민은 벨라도나 알칼로이드로서 가짓과 식물들인 *Datura stramonium*(독말풀), *Hyoscyamus niger*(사리풀), *Atropa belladonna*(벨라도나, 그림 26.6) 및 *Duboisia myoporoides*(피처리) 등이 다양한 농도로 함유하고 있다. 이러한 알칼로이드들은 모두 무스카린성 수용체를 효과적으로 차단하며, 표적 장기의 부교감성 작동을 억제한다. 이를 통해 부정맥, 입의 건조, 동공 확장 및 위장의 운동성 감소가 이러한 독소의 섭취 시 일어나는 이유를 설명할 수 있다.

감각신경 차단 *C. annuum*(파프리카)과 *C. frutescens*(고추)에 포함된 캡사이신은 바닐로이드성(VR1) 감각수용체에 타는 느낌을 일으킨다. 또한 비수초성 신경섬유의 감각말단에 있는 바닐로이드 1 수용체(TRPV1)의 자극감수성을 감소시키며, 이러한 특성은 만성 통증 치료에 효과가 있다. 캡사이신은 또한 회장의 평활근을 이완시킬 수 있다.

26.3.9 골격근 및 신경근 접합부

신경근 접합부 니코틴의 이성질체인 아나바신은 *Nicotiana glauca*(나무담배, 가짓과)에 존재하며 접합부에 일정 기간의 과도한 자극 이후 탈분극의 연장을 일으킨다. *N. glauca* 잎을 섭취할 경우 굴근 경련과 위장 자극이 일어난 후, 극심한 전신 무력감과 호흡기 질환으로 이어질 수 있다. 쿠라레는 화살촉에 바르는 독으로 사용되며, *Strychnos toxifera*와 *Chondrodendron tomentosum*에서 채취할 수 있는 강한 신경근 차단제이다. *Anabaena flosaquae*는 조류의 일종으로, 특정 조건에서 신경독인 아나톡신 A를 생성할 수 있으며, 이 독소는 해당 조류가 서식하는 연못의 물을 동물이 마시면서 함께 섭취할 경우, 해당 동물의 니코틴성 및 무스카린성 아세틸콜린 수용체를 탈분극 및 차단하여, 수 분에서 수 시간 내 호흡 정지로 인한 사망에 이르게 할 수 있다.

골격근 손상 *Thermopsis*의 몇몇 종은 퀴놀리지딘 알칼로이드를 함유하는 종자를 생산한다. *Thermopsis montana*(갯활량나물속 식물)를 섭취한 동물은 부검 시 발견되는 골격근의 괴사로 인한 운동성 감소와 횡와 자세가 발현된다.

Cassia obtusifolia(결명자, 콩과)의 씨를 가축이 섭취할 경우 심근 및 골격근의 퇴행성 근육질환이 일어난다. *C. obtusifolia*의 추출물은 생체외 환경에서 소와 돼지의 미토콘드리아의 NADH-산화환원효소를 억제하는 것으로 밝혀졌다.

26.3.10 골 및 조직 석회화

골조직 및 연조직 *Solanum malacoxylon*(가짓과)을 양과 소가 섭취할 경우 수용성 비타민 D 유사물질의 존재로 인해 뼈의 칼슘농도 감소와 전신 혈관의 석회화가 일어날 수 있다. 심각할 경우 폐, 연골과 신장 등의 다른 장기들 또한 영향을 받을 수 있다.

26.3.11 생식 및 기형 발생

유산 유발 물질 콩과 식물인 자운영속 및 두메자운속 식물에 존재하는 활성 알칼로이드인 스와인소닌은, 신경계 영향과 더불어 임신한 가축이 실수로 섭취할 경우 유산할 수 있다. 코아 하올, 백자귀나무 그리고 함수초의 잎과 종자는 미모신이라는 독성 아미노산을 함유하고 있으며, 소가 섭취할 경우 통제되지 않는 걸음걸이, 갑상선종 그리고 불임과 사산 등의 생식 장해가 일어날 수 있다.

기형 발생 물질 임신한 양이 *V. californicum*(캘리포니아 백여로, 백합과)을 섭취할 경우 외눈증, 바깥뇌증 및 소안구증 등의 태아 기형을 야기할 수 있다. 제르빈이라는 이름의 독성 알칼로이드는 콜레스테롤 합성을 차단하여, 여러 증상들 중 하나로 Sonic hedgehog(Shh) 유전자에 대한 태아 표적 조직의 올바른 반응을 방지함으로써 태아 기형을 야기한다. Shh는 머리와 뇌의 올바른 발달 패턴 결정에 중요한 역할을 맡으며, 콜레스테롤 합성을 차단하는 것은 실험적으로 머리의 중심선 부위 손실을 유발하는 것으로 밝혀졌다.

26.4 식물 독의 임상 연구

오랜 약초 치료법들은 이로운 효과를 지님과 동시에 특정 이상의 농도에서 독성을 보이는 이유로 연구하기에 충분한 분야이다. 새로운 연구의 목적은 그러한 효과의 작용방식을 자세히 규명함으로써 치료법이 개인의 필요에 맞추어 처방되고, 독성 효과를 피하거나 기존의 약물과의 상호 간섭을 최소화하는 것이다. 최근 연구에 의하면 우자라 식물의 뿌리 추출물은 나트륨 및 칼륨 이온 ATPase를 억제함으로써 소화관의 염소 이온 분비를 감소시킬 수 있다. 이 효과는 소화관의 염소 이온 분비를 증가시킴으로 강한 설사를 유발하는 콜레라 독소가 존재하는 환경에서도 일어났다. 흥미롭게도, 미나리아재비 종이 생성하는 활성 피부 자극물인 아네모닌은 특정한 조건에서 강한 소염 효과를 보이는 것으로 밝혀졌다. 해당 물질은 산화질소의 생산을 감소시킴으로써 염증 자극으로 일어나는 염증 반응을 감소시킨다.

26.5 동물 독의 개요

독을 지닌 동물들은 고도로 발달한 분비샘 또는 세포 군집에서 독을 생성하여 이빨 또는 침을 통해 생성한 독소를 주입할 수 있다. 반대로, 유독성 동물들은 독을 전달하는 구체적인 방식이나 구조를 가지고 있지 않으며, 일반적으로 섭취를 통해 중독이 일어난다. 동물독은 공격(먹이의 포획과 소화 등)을 위해 이용되거나, 동물의 방어(포식자 또는 공격자에 대한 방어), 또는 양쪽 모두의 목적으로 사용될 수 있다. 공격적 입장에서 사용되는 독은 주로 뱀이나 거미에서처럼 입 부분에 연관되어 있으며, 방어적 기능으로 사용되는 독은 가오리나 쏨뱅이처럼 척추 부위 또는 이 부분을 제외한 부위에 주로 연관되어 있다.

동물과 식물 독소들의 화학적 조성이 매우 크게 다르다는 것은 주목할 만하나, 양쪽 모두 큰 피해를 끼칠 수 있다. 식물 독소는 보다 작은 구조의 복합체나 단백질인 경향을 띠며 상당수는 단일 물질이 단일 대상을 목표로 작용한다. 반대로 동물의 독소는 독액 또는 독의 전체적인 맥락에서 연구되어야 하며, 일반적으로 매우 복잡한 구조로서 다양한 독성 복합체와 큰 구조의 단백질들을 포함하며 이들이 함께 작용하여 효과를 발휘한다.

26.6 동물 독소의 특성

독은 매우 복잡하며, 폴리펩티드, 고분자 및 저분자 단백질, 아민, 지방, 스테로이드, 아미노-다당류, 퀴논, 글루코사이드 및 유리아미노산뿐만 아니라, 세로토닌, 히스타민 그리고 다른 물질들까지 포함한다. 몇몇 독은 25종류 이상의 단백질을 포함하는 것으로 알려져 있다. 독은 이온 통로, 수용체, 그리고 세포내부와 세포막에 존재하는 효소들을 포함하는 무수히 많은 외인성 표적에 작용하는 펩티드와 단백질을 지닌다.

새로운 장비들이 개발되면서, 다양한 분리 기술과 연계한 질량분석법의 보다 폭넓은 적용을 통해 자연독의 복잡함을 정리하여, 다양한 독에 포함된 펩티드와 단백질 조성을 알아낼 수 있게 되었다. 그림 26.7은 청자고둥의 독을 다양한 효과에 따라 각종 펩티드로 분리해 내는, 겔 여과와 고압 액체 크로마토그래피의 적용을 보여주고 있다. 이와 유사한 분리기법은 각각의 구성물질을 식별하기 위해 다른 많은 종류의 독에도 사용되었다. 안타깝게도, 독의 화학, 약물학과 독성학적 측면을 연구하는 것은 독의 분리와 분해를 필요로 하며, 이로 인해 다양한 조성 물질 간 상승 효과를 손실하게 된다.

독의 생체이용률은 조성, 분자 크기, 양 또는 농도기울기, 용해도, 이온화도, 해당 조직의 혈류량 및 접촉 부위의 특성 등에 따라 결정된다. 독은 능동/수동 수송, 촉진 확산, 음세포작용 및 기타 생리학적 작용을 통해 흡수될 수 있다. 혈관을 제외하고, 림프 순환은 독에 의해 생성된 과잉 간질액을 수송할 뿐만 아니라 더 큰 분자 물질과 입자성 물질들을 혈관으로 수송한다. 독의 활성 및 대사 부위는 해당 독의 구성요소들이 전달된 조직과 혈장 사이의 농도기울기에 따른 확산과 분배를 기반으로 한다.

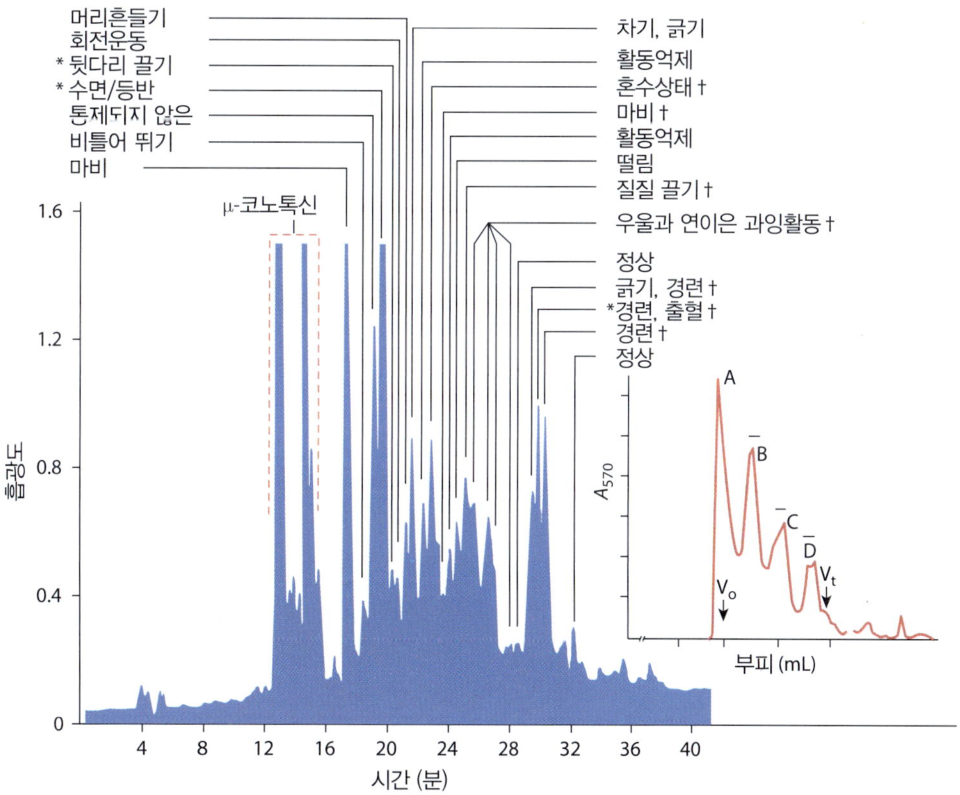

그림 26.7 청자고둥 독에서 분리한 다양한 생물학적 활성 성분. 독성분을 Sephadex G-25에서 4개의 분획으로 겔 여과한 다음 VYDAC C18 컬럼에서 트리 플루오로 아세트산-아세토 니트릴을 이용해 고압 액체 크로마토 그래피로 분획 B(α-코노톡신 함유)를 분리하였다. 다양한 피크를 나타내는 분획을 마우스의 뇌에 주사하여 각기 다른 반응을 기록하였다. (†) 한 번 주사로 동물에서 치사가 유도되는 물질. (Olivera BM, Rivier J, Clark C, et al.: Diversity of *Conus* Neuropeptides. *Science*, 1990 Jul 20;249(4966):257–263 허락하에 사용.)

26.7 절지동물

절지동물에는 거미류(전갈, 거미, 전갈부치류, 피일거미류, 진드기류), 다족류(지네류, 놀래기류), 곤충류(수생 곤충, 침노린재), 딱정벌레류(가뢰), 나비목(나비, 나방, 애벌레) 및 벌목(개미, 벌, 말벌) 등이 있다.

절지동물에 쏘이거나 물려 발생하는 사망자의 수는 알려져 있지 않다. 거미나 절지동물에 물리거나 쏘인 증세와 혼동되는 질병들에는 만성 유주성 홍반, 결절성 홍반, 동맥주위염, 괴저성 농피증, 균류에 대한 세포매개 괴창 반응, 스티븐스-존슨 증후군, 독성표피괴사융해, 단순포진 및 전격자색반병 등이 있다. 절지동물류가 쏘거나 물 때 독을 주입하지 않을 가능성도 항상 존재한다.

26.8 거미강

26.8.1 전갈

1000종 이상의 전갈 중, 75종류 이상이 치료를 반드시 필요로 할 만큼의 독성을 지니고 있다. 높은 중요도를 지닌 전갈들 중 일부가 서식지와 함께 표 26.7에 정리되어 있다.

많은 전갈독들은 다른 물질들과 함께 저분자량 단백질, 펩티드, 아미노산, 뉴클레오티드와 염류를 포함하고 있다. 짧은 사슬 구조의 독소는 칼륨이나 염소 통로에 영향을 주는 것으로 보이며, 긴사슬 구조의 독소는 주로 나트륨 통로에 영향을 끼친다. 신경 독성 부분은 일반적으로 분자 크기에 따라 분류되며, 짧은 사슬 독소는 20~40개의 아미노산기와 3~4개의 이황화결합을 지니고 칼륨이나 염소 통로에 영향을 끼치는 것으로 추정되며, 긴사슬 독소는 58~76개의 아미노산기(6500~8500돌턴)와 4개의 이황화결합을 지니며 주로 나트륨 통로에 영향을 끼친다. 독소들은 흥분성 세포들의 특이적 통로에 선택적으로 결합하며, 이를 통해 신경과 근육 활동 전위의 초기 탈분극을 손상시키는 신경 독성을 나타낸다.

표 26.7 의학적으로 중요한 전갈들의 서식지

속명	분포 지역
Androctonus	북아프리카, 중동, 터키
Buthus	프랑스와 스페인에서 중동과 북아프리카까지, 몽고, 중국
Buthotus	아프리카, 중동, 중앙아시아
Centruroides	북미, 중미, 남미
Heterometrus	중앙 및 동남아시아
Leiurus	북아프리카, 중동, 터키
Mesobuthus	터키, 인도
Parabuthus	남아프리카
Tityus	중미 및 남미

전갈독 중독의 증상과 징후는 종에 따라 매우 다르다. 사람을 자주 공격하는 부류는 Vejovidae 과로서, 쏘일 경우 국소적 통증, 부어오름, 압통 및 감각이상이 일어난다. 전신 반응은 드물게 일어나지만, 무력감, 열 및 근육다발수축이 보고된 바 있다.

Centruroides 속의 일부 전갈에 의한 중독은 임상적으로 가장 중요한 의미를 지닌다. 소아의 경우, 쏘인 즉시 통증을 호소하지만, 몇몇 소아는 통증을 느끼지 못하며 쏘인 것을 자각하지 못한다. 해당 소아들은 긴장과 불안증세를 보이며, 비정상적이면서 무작위한 머리와 목의 움직임을 보인다. 종종 해당 소아들은 안구를 계속 움직이기도 한다. *Centruroides sculpturatus*의 침은 시각적 징후를 가져오는데, 여기에는 안구진탕증과 안구운동이 있다. 협심증, 고혈압 및 호흡수의 상승도 일어난다. 근육다발수축 또한 일어날 수 있으며 운동 실조증도 보일 수 있다. 호흡계 질환은 호흡마비로 이어질 수도 있다. 소아의 경우와는 달리, 거의 모든 성인은 쏘인 직후 통증을 호소한다. 긴장과 불안 증세를 보이며 협심증, 고혈압 및 호흡수 증가로 이어진다. 대부분의 성인은 12시간 이내로 증상이 없어진다.

26.8.2 거미

30,000여 종의 거미 중 최소 200여 종 이상이 인간에게 유의미한 독성을 지니고 있다. 거미들은 포식성이자 잡식성이며, 곤충이나 다른 절지동물들을 일반적으로 포식한다. 표 26.8은 각종 거미가 지닌 독소들과 해당 독소들의 표적 부위들을 수록하고 있다.

응달거미과를 제외한 모든 거미들은 먹이를 마비시키거나 살상하는 효과를 지닌 신경독소를 생성하는 독 기관을 가진다. 거미의 독액은 저분자량 구성물질들의 복잡한 혼합물이며, 여기에는 무기물 이온과 무기염, 유리산, 비포도당 아미노산, 생체아민, 신경전달물질 및 폴리펩티드 독소들이 있다.

표 26.8 일부 독거미, 독소 및 독소 작용 표적

거미 종류	펩티드	표적
Acanthoscurria gomesiana	Gomesin	PLM
Aelenopsis aperta	ω-Afal-IVA μ-Afatoxin 1-6	Ca^{2+} Na^{+}
Grammostola spatula	HaTx1,2 GsMTx2,4 GSTxSIA	K^{+} MS Ca^{2+}
Hadronyche versuta	ω-ACTX-Hv1a ω-ACTX-Hv2a δ-ACTX-Hv1a	Ca^{2+} Ca^{2+} Na^{+}
Heteroscodra maculate	HmTx1,2	K^{+}
Ornithoctonus huwena	Huwentoxin I Huwontoxin IV	Ca^{2+} Na^{+}
Psalmopoeus cambridgei	PcTx1	ASIC
Phrixotrichus auratus	PaTx1,2	K^{+}
Thrixopelma pruriens	ProTxI,II	Na^{+}

PLM, 포스포지질막; Ca^{2+}, K^{+}, Na^{+}, 칼슘, 칼륨, 나트륨 이온 통로; MS, 기계수용통로; ASIC, 산성감지이온통로.

아실폴리아민은 전압의존통로 차단제(나트륨, 칼슘 및 칼륨 통로)이며/또는 글루탐산 수용체와 연관된 이온 통로의 차단제이다. 해당 물질은 또한 니코틴성 아세틸콜린 수용체에도 작용한다.

Agelenopsis 종(미국 깔때기그물거미) 미국 깔때기그물거미(*Agelenopsis aperta*)는 이온 통로를 목표로 하는 세 종류의 아가톡신을 지닌다. α-아가톡신은 글루탐산 수용체 통로의 사용의존성 비경쟁적 길항제로 추정된다. μ-아가톡신은 시냅스전 말단에서 신경전달물질의 즉각적인 방출량을 증가시키며 운동신경에서의 반복활동전위 증가를 야기한다. 또한 μ-아가톡신은 곤충 나트륨 통로에 특이적으로 작용한다. ω-아가톡신은 구조적으로 다양한 형태의 펩티드를 포함하며 전압활성 칼슘 통로에 특이적으로 작용한다. 네 종류의 ω-아가톡신은 서열 유사성과 곤충 및 척추동물 칼슘 통로에 대한 활성도의 차이를 통해 구분할 수 있다. α-아가톡신의 활동은 μ-아가톡신에 의한 시너지를 통해 정상 휴지전위에서도 통로들이 열리도록 한다.

Latrodectus 종(과부거미) 과부거미는 온대 및 열대 기후성 대륙 전역에서 발견되며, 검은과부거미, 갈색과부거미 또는 붉은다리 과부거미가 일반적으로 알려져 있다(그림 26.8). *Latrodectus* 독액에서 발견되는 고분자량 단백질의 혼합물인 라드로톡신은 척추동물, 곤충 및 갑각류 동물을 포함하는 다양한 동물류를 표적으로 한다. 모든 라트로톡신은 특이적인 신경 수용체에 결합 후 다량의 신경전달물질 방출을 유도한다.

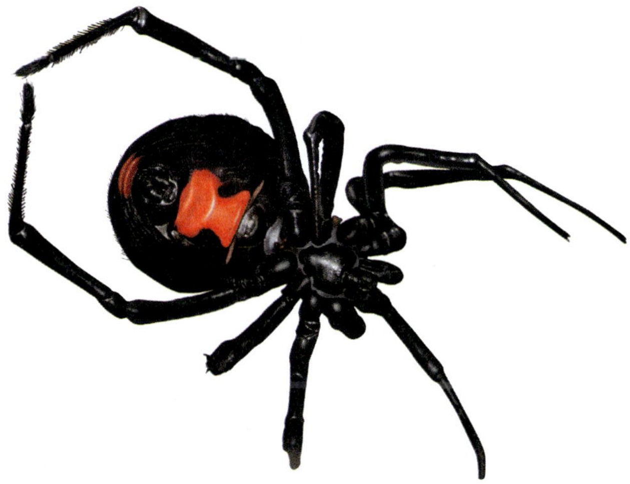

그림 26.8 검은과부거미[*Latrodectus mactans*(female black widow spider)].

α-라트로톡신은 가장 많이 연구된 단백질로, 척추동물에게만 독성을 띠며 곤충이나 갑각류에게는 작용하지 않는다. 해당 독소는 시냅스이전 독소로서, 세포내 칼슘이온의 농도 증가 및 신경말단에서의 신경전달물질 방출 촉진을 통한 신경탈분극을 일으킴으로써 척추동물의 중추신경계에 독성 효과를 나타낸다. α-라트로톡신과 그 변이체들은 외포작용 연구에 다목적으로 활용된다. 구체적으로는, 연구들에서 해당 독소를 사용함으로써 전달물질 방출의 소낭 가설을 확정지었고, 내포작용에 칼슘이온이 필요하다는 사실을 정립했으며, 중추신경계의 개별 신경전달물질 부위들을 밝혀냈으며 두 가지 중요한 신경세포 표면 수용체 종류를 찾아냈다.

검은과부거미에게 물릴 경우 매우 작은 부위에서 날카로운 통증이 일어난 후, 물린 손발 부위에 종종 감각을 마비시키는 통증이 일어나고 한 부위 이상의 대근육 부위에 통증과 경련이 일어나기도 한다. 근육다발수축이 자주 일어나며, 발한과 림프선염 또한 흔하게 보고된다. 심각한 발작성 근육 경련도 일어날 수 있으며, 특히 고령자들의 경우 중간에서 심각한 정도로 중독될 시 고혈압도 흔하게 일어난다. 혈액검사는 통상 정상반응을 보인다.

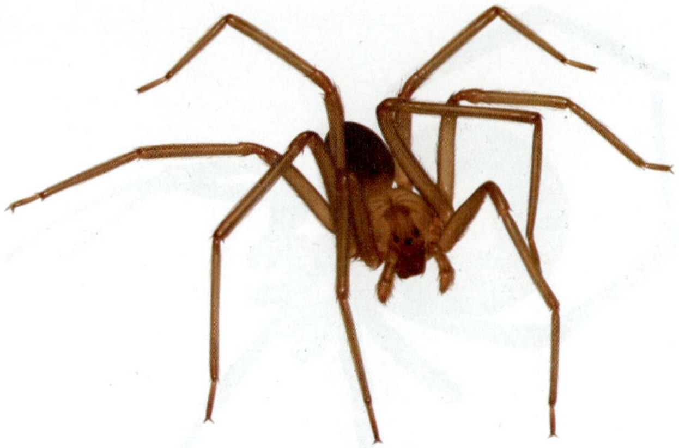

그림 26.9 두흉부의 등 부위에 바이올린 패턴이 있는 갈색 레클루즈 거미 [*Loxosceles reclusa*(male brown recluse spider)].

Loxosceles 종(갈색 레클루즈 또는 바이올린 거미) 이 원시적 거미들은 북미 지역에서 바이올린 등거미 또는 갈색 레클루즈 거미(그림 26.9)로 알려져 있다. *Loxosceles* 거미들의 독은 포스포라이페이스, 프로테이스, 에스터레이스, 콜라제네이스, 히알루로니데이스, 디옥시리보뉴클레이스, 리보뉴클레이스, 다이펩티드, 피부괴사 요소 및 스핑고마이엘리네이즈 D를 포함하고 있는 것으로 보인다. 해당 독액은 응고와 혈관수축 성질을 지니고 있으며 특이적으로 혈관내피세포에 손상을 입힌다. 내피세포의 교란으로 인해 호중구 통과 활성 및 억제가 일어나게 되며 그 결과 모세혈관벽에 호중구가 협착하게 된다.

해당 거미에게 물릴 경우 개미에게 물린 것과 비슷한 정도의 통증이 일어나지만, 종종 환자는 물린 것을 알아차리지 못할 수도 있다. 피부 온도 상승과 발적현상, 그리고 가려움증이 환부에 종종 발생한다. 다량의 독액이 유입될 경우, 해당 부위에 출혈이 일어날 수 있으며, 림프선염이 흔하게 일어나고, 주변 조직의 괴사가 육안으로 확인될 수 있다. 전신 증상과 징후에는 열, 불쾌감, 위경련, 메스꺼움과 구토, 황달, 비장 확장, 용혈, 혈뇨 및 혈소판감소증이 있다. 드물게 일어나는 치명적인 사례들에는, 혈관내 용혈, 용혈성 빈혈, 혈소판감소증, 헤모글로빈뇨증 및 신부전증이 있다.

Steatoda 종 이 거미들은 가짜 검은과부거미, 꼬마거미, 갈색집거미 등으로 알려져 있다. *Steatoda paykulliana*의 독은 과부거미와 유사한 전달물질의 방출을 촉진한다. 해당 독은 2가 및 1가 양이온 투과성 이온통로를 형성하는 것으로 알려져 있으며, 막전위에 따라 개방 상태의 지속 시간이 결정된다. *S. paykulliana*의 독은 강한 운동심박, 간헐적 경련, 탈진, 운동실조증, 그리고 마비를 유도한다.

Cheiracanthium 종(Running Spiders) *Cheiracanthium punctorium*, *C. inclusum*, *C. mildei*, *C. diversum* 그리고 *C. japonicum*은 중독 사례 중 일부를 차지한다. *Cheiracanthium*은 물고 늘어지는 경향이 있으며 때로는 반드시 물린 부위에서 제거되어야 한다. 그러한 이유로 이 거미들에게 물린 자국은 매우 특이하다. 가장 치명적인 독성 성분은 60킬로 돌턴 분자량의 단백질인 것으로 알려져 있으며, 해당 독은 노르에피네프린과 세로토닌의 함량이 높다.

환자는 물릴 경우 주로 날카로운 통증을 느낀다. 물린 부위에는 충혈된 경계가 있는 적색 부스럼이 생긴다. 부스럼의 중앙 인근에는 작은 점상출혈이 생길 수 있다. 환부의 피부 온도는 종종 상승하지만, 일반적으로 체온은 정상을 유지한다. 림프절염과 림프선염이 일어날 수도 있다. *C. japonicum*에 물릴 경우 더 심각한 징후가 일어나며, 여기에는 심각한 국소적 통증, 메스꺼움과 구토, 두통, 흉부의 불편감, 심각한 가려움증 및 쇼크가 있다.

Theraphosidae 종(타란툴라) 타란툴라는 Theraphosidae 과에 속한 거미다. 타란툴라는 포식자로서, 중추 및 말초신경계에 급속하게 비가역적으로 작용하는 독을 퍼트려 다양한 척추동물과 무척추동물 사냥감들을 포식한다. 사람이 물릴 경우, 약함에서 심각한 정도의 국소 통증, 강한 가려움과 압통이 수 시간 동안 일어날 수 있다. 부종, 홍반, 관절강직, 사지의 부어오름, 타는 듯한 느낌과 경련이 흔하게 일어난다.

Theraphosid 거미들은 항부정맥 또는 항통각 약물 개발에 고려되고 있는 몇 가지 독소들을 지닌다. 구체적으로는, *Grammostola spatulata* 거미에서 채취한 그라모스톨라메카노톡신-4(GsMTx4)는 항부정맥제로 사용될 수 있는 가능성이 매우 높다. *Thrixopelma pruriens*에서 채취한 독소전구물질 1 및 2의 경우 테트로도톡신 저항성 나트륨 통로를 차단하기 때문에, 진통제로 사용될 가능성이 있다.

26.8.3 진드기

진드기 마비증은 Ixodidae, Argasidae와 Nuttalliellidae 과의 몇몇 진드기들이 분비하는 침에 의해 일어난다. 진드기들은 라임병, 로키산 홍반열, 바베시아 감염증, 렙토스피라증, Q열, 엘리히증, 티푸스, 진드기매개 뇌수막염 등의 질병을 생명체에게 옮기는 것으로 알려져 있다.

진드기의 침은 몇 가지 유효 성분들을 포함한다. 예를 들어, *Ixodes scapularis*의 침은 물린 부위에서 방출되는 ADP를 가수분해하여 ADP-유도 혈소판 응십반응을 억세하는 성분인 아피레이스(ATP-다이포스포하이드롤레이스), 순환하는 키닌을 가수분해함으로 숙주 염증반응을 감소시키는 키니네이스(ACE-유사 단백질 또는 안지오텐신-변환효소 유사 단백질), 글루타티온 퍼옥시데이스, 응고효소를 억제하는 세린 프로테이스 억제제, 보체의 대체 경로에 관여하는 효소를 억제하는 항보체 단백질, 세로토닌, 히스타민 및 다른 생원성 아민에 결합하는 아민 결합 단백질을 포함한다.

진드기에 물릴 경우 종종 느끼지 못할 경우가 있기에, 물린 지 며칠이 지난 후 3~4 mm 직경의 홍반과 부어오름을 동반하는 작은 반점이 생기기 전까지는 중독증세를 인지하지 못할 수 있다. 환자는 종종 걷기 어려움을 호소하며, 부전마비가 뒤따르고 곧이어 운동부전마비와 완전마비가 일어난다. 대화와 호흡에 문제가 일어날 수 있으며 진드기가 제거되지 않을 경우 호흡마비로 이어질 수도 있다. *Ixodes holocyclus*의 침은 마비를 유발할 수 있는 펩티드인 홀로사이클로톡신-1을 함유하고 있다.

26.9 지네강(지네)

미국에서 가장 흔하게 사람을 공격하는 지네 종류는 *Scolopendra* 종이다. 해당 종의 독은 세포내 과립 형태로 농축되어 있으며, 분비세포의 세포질 액포에 분비되며, 분비샘 내강으로 외포작용을 통해 이동하고, 이후 분비관을 통해 턱으로 운반된다.

지네의 독은 고분자량 단백질, 프로티네이스, 에스터레이스, 세로토닌, 히스타민, 지방 및 다당류 등을 포함한다. 지네에 물릴 경우 날카로운 통증과 즉각적 출혈, 발적 및 부어오름이 일어난다. 국소 조직의 변형과 괴사가 보고된 바 있으며, 심각한 중독 시 메스꺼움과 구토, 심박수 변동, 어지러움 및 두통이 일어날 수 있다.

26.10 노래기강(노래기)

노래기의 몸 측면에서 분비되는 기피제 분비물은 벤조퀴논의 파생물인 독소, 요오드와 시안화수소산 등의 복합물들을 포함하며, 이러한 물질을 사용하여 시안화수소를 만들어낸다. 몇몇 종은 이러한 방어용 분비물을 분사할 수 있다. 노래기에 의해 생성된 병변은 타거나 따끔거리는 감각 이후 황색 또는 갈보랏빛 색을 띠게 되며, 장액혈액성 액체를 포함하는 물집이 생긴 뒤 터질 수 있다. 눈에 묻을 경우 급성 결막염, 안와 주변의 부종, 각화증과 극심한 통증이 일어날 수 있으며, 그러한 부상은 즉시 치료되어야 한다.

26.11 곤충류

26.11.1 노린재목(노린재류)

노린재류 중 임상적으로 가장 중요한 종류는 침노린재과이며, 여기에는 kissing bug, assassin bug, wheel bug 또는 *Triatoma* 속의 cone-nose bug가 있다. 이러한 곤충들의 독은 아피레이스 활성을 지니며 5-뉴클레오티데이스, 무기 피로포스파테이스, 포스파테이스 및 아데닐화 키네이스 활성을 지니지 않지만, 프로테이스 특성은 풍부하게 지니고 있다. 콜라겐-유도 혈소판 응집을 억제한다. 노린재의 침에서 분리한 세 종류의 펩티드들은 칼슘 통로 억세세이나. *Triatoma* 종에 물릴 경우 고통과 함께 홍반, 가려움, 물린 부위의 온도 상승, 국지 부위의 부어오름, 그리고 침에 알레르기가 있을 경우 메스꺼움, 구토 및 혈관부종 등의 전신 반응이 일어난다.

26.11.2 벌목(개미, 벌, 말벌, 장수말벌)

Formicidae(개미) 대부분의 개미들은 침을 가지고 있으나, 없는 종류의 경우 배 끝부분에서 방어용 분비물을 분사할 수 있으며, 물린 부위에 주로 놓이게 된다. 무는 개미 중 임상적으로 중요한 종류는 수확 개미(*Pagonomyrmex*), 불개미(*Solenopsis*)와 꼬마불개미(*Ochetomyrmex*)가 있다.

개미의 독은 종류마다 매우 다르다. 불개미아과 개미들의 독은 약 60%가 포름산이다. 불개미의 독은 알칼로이드를 많이 함유하고 있다. 불개미에 물릴 경우 고통스럽게 타는 감각이 들며, 이후 두드러기와 국소적 홍반이 일어나고, 소수포가 생성된 뒤 농포로 변한다. 이후 농포가 터지고 나면 딱지가 앉거나 섬유성 결절로 변한다. 여러 번 쏘일 경우 메스꺼움, 구토, 어지럼증, 땀 분비 증가, 호흡곤란, 청색증, 혼수상태, 그리고 심지어 죽음에까지 이를 수 있다.

Apidae(벌) 이 과에는 호박벌, 꿀벌, 어리호박벌, 말벌 등이 있다. 가장 흔한 벌의 종류에는 꿀벌과 아프리카화 된 *Apis* *mellifera adansonii*가 있으며, 벌목 곤충에 의한 중독 사례가 증가하고 있다.

해당 독은 멜리틴, 아파민, 비만세포 비과립화 펩티드와 같은 생리활성 펩티드, 포스포리페이스 A_2 및 B, 히알루로니데이스, 히스타민, 도파민, 단당류 및 지방 등의 물질들이 있다. 멜리틴 4량체는 통각수용체 휴지전위의 붕괴와 급격한 탈분극을 일으켜, 고통을 야기한다. 아파민은 칼슘의존성 칼륨 통로의 차단제이며 "치사 인자"로 고려되고 있다.

벌침은 일반적으로 즉각적인 날카로운 또는 타는 듯한 고통, 약한 국소적 홍반, 그리고 가려움을 수반하는 부종을 일으킨다. 벌침에 약 50번 정도 쏘일 경우 증상이 심각해지며 호흡 기능 장애, 혈관내 용혈, 고혈압, 심근 손상, 간 변화, 쇼크 및 신부전증으로 이어진다. 100번 이상 쏘일 경우 사망할 수 있다.

Vespidae(말벌) 이 과에는 말벌과 장수말벌이 있다. 말벌독에는 마스토파란과 크라볼린 등의 펩티드가 많이 함유되어 있다. 이 펩티드들은 비만세포에서 히스타민을 방출시킨다. 말벌의 키닌은 즉각적인 고통, 혈관확장, 그리고 부종으로 이어지는 혈관투과성의 증가 등을 야기한다. 이러한 독에는 또한 포스포리페이스와 히알루로니데이스가 포함되어 있으며, 이를 통해 연결조직과 세포막의 파괴가 일어나 독의 확산이 촉진된다.

26.11.3 나비목(애벌레, 나방, 나비)

애벌레들의 촘촘한 털 또는 가시는 포식자로부터 효과적으로 스스로를 지키는 수단이 된다. 독샘에서 발견되는 독성물질에는 아리스톨로크산, 카르데노리드, 칼리크레인, 히스타민 및 피브린용해성 펩티드가 있다. 행렬털애벌레의 골편은 피부의 강한 자극원이자 강한 알레르기를 유발하는 펩티드 독소를 포함하고 있다. 세계 몇몇 지역에 서식하는 나비목의 일부 종들에 쏘일 경우 출혈 체질이 생기며, 종종 심각하며 치명적인 증세로 이어진다.

26.12 연체동물문(청자고둥)

청자고둥의 아름다운 껍데기는 사람들의 이목을 끌어왔다. 청자고둥들은 독의 합성과 보관을 위한 독샘을 지니고 있으며, 텅 빈 작살 모양의 이를 사용해 독을 주입한다. 청자고둥은 각 종마다 코노톡신이라고 알려진 약 100여 가지 이상의 독 구성요소들을 보유한다. 분자표적에는 G-단백질 연결 수용체, 신경근 수송체, 그리고 리간드 또는 전압 개폐 이온 통로가 있다. 몇몇 구성물질들은 효소활성을 띤다. **그림 26.10**은 청자고둥과의 펩티드성 독 구성물질에 대한 개요를 제공하며, 유전자 상과, 이황화결합 특성 및 일반 표적을 나타낸다.

청자고둥들은 복합약 치료법의 세련된 전문 종사자들이라고 불릴 수 있다. 주입된 후, 다양한 종류의 코노펩티드들이 상승적 효과를 일으켜 표적에게 영향을 끼친다. 이러한 코노펩티드 혼합물의 협력적 활동을 잘 설명하는 단어로 독소 협력을 쓸 수 있다. 물고기를 사냥하는 종인 보라청자고둥은 각기 다른 시간과 공간에서 적용되는 두 개의 구분된 계획을 지니고 있다. "전격 계획"은 독이 주입된 먹이의 즉각적인 행동불능을 유발하는데, 그 이유는 다양한 독성 구성물질들이 전압 개폐 나트륨 통로의 비활성을 억제하며 칼륨 통로를 차단하여, 주입부위 인근의 축삭돌기에서 방대한 탈분극을 일으켜 강직 상태를 유도하기 때문이다. 두 번째 생리학적 계획인 "운동 계획"은 코노톡신들이 먹이의 체내에 퍼져야 함에 따라 더 천천히 작용된다. 총체적 결과로 신경근 전달의 완전 억제가 일어난다. 다양한 코노펩티드들이 신경전달물질의 방출을 조절하는 시냅스전 칼슘 통로, 시냅스후 신경근 니코틴성 수용체와 근육 활동전위에 개입하는 나트륨 통로들을 억제한다.

26.13 파충류

26.13.1 도마뱀류

아메리카독도마뱀(*Heloderma suspectum*)과 멕시코독도마뱀(*Heloderma horridum*)은 일반적으로 인식되는 것보다는 훨씬 덜 위험하다. 해당 도마뱀들의 독은 아래턱에 있는 독분비샘에서 관을 통해 전달되어, 아래턱의 큰 이빨 아래쪽에서 방출된다. 이후 독액은 모세혈관 활동을 통해 이빨의 홈으로 끌어올려진다. 이 도마뱀의 독은 세로토닌, 아민 옥시데이스, 포스포리페이스 A, 브래디키닌-방출 물질, 헬로더민, 힐라톡신을 지니고 있으며 낮은 단백질 가수분해 및 높은 히알루로니데이스 활성을 보인다. 독도마뱀에 물릴 경우 나타나는 임상적 증상에는 통증, 부종, 저혈압, 메스꺼움, 구토, 무력감 및 발한이 있다. 현재 시판되는 항독혈청은 존재하지 않는다.

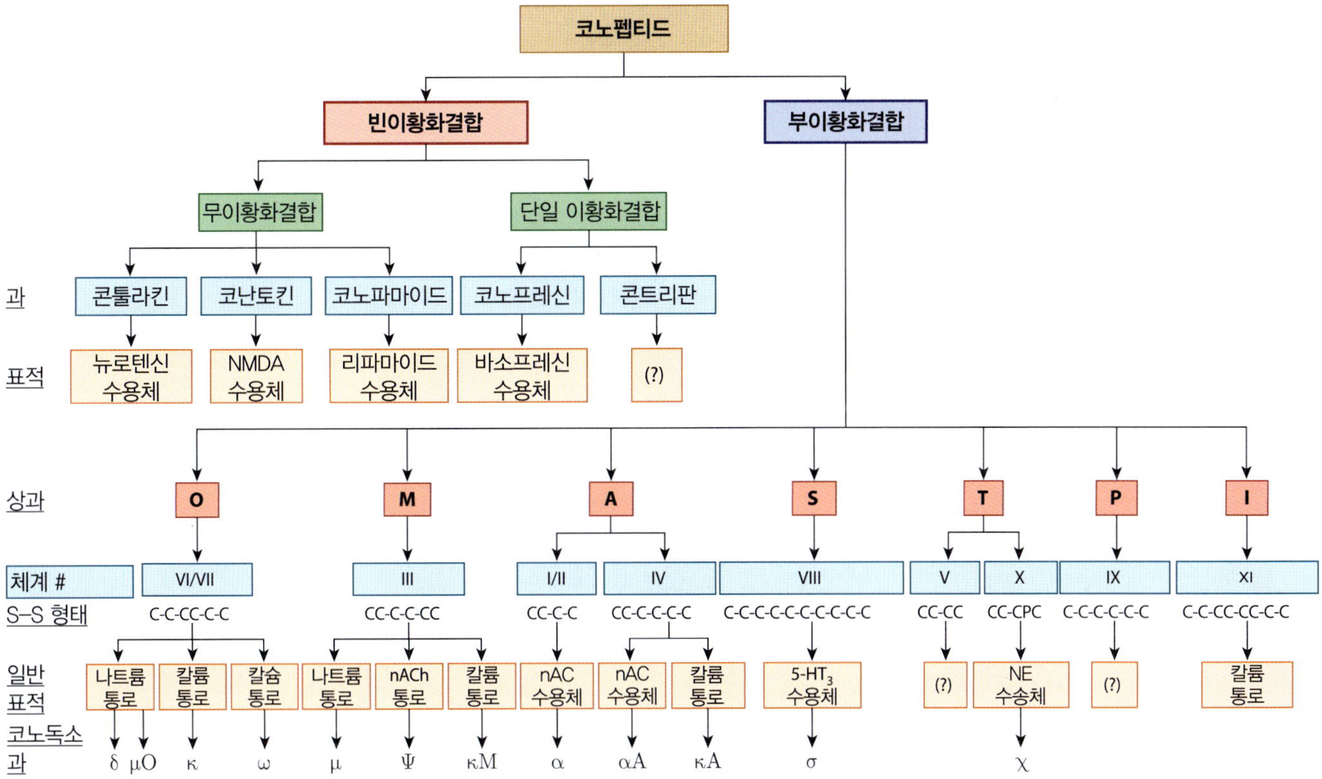

그림 26.10 유전자 분류, 이황화물 패턴, 약물학적 표적에 따른 *Conus* 펩티드 분류표. (Terlau H, Olivera BM: Conus venoms: A rich source of novel ion channel-targeted peptides. *Physiol Rev*, 2004 Jan;84(1):41-68 허락하에 사용.)

26.13.2 뱀

일반 정보와 분류 독사들은 일반적으로 다음 분류 과에 존재한다: 살무사과, 코브라과, 굴독사과, 뱀과. 종합적으로 뱀과가 가장 큰 독사과로 받아들여지고 있으며, 전체 뱀 종의 약 60%를 구성하고 있다.

뱀독 뱀독은 복잡한 혼합물이며, 효소 및 비효소 화합물들을 모두 포함하는 단백질과 펩티드들을 함유한다. 뱀독은 또한 나트륨, 칼슘, 칼륨, 마그네슘과 같은 무기 양이온과, 소량의 아연, 철, 코발트, 망간 및 니켈을 함유한다. 뱀독에 있는 금속들은 주로 금속 기반 효소 반응의 촉매로 이용된다. 예를 들어, 코브라 독 중 몇몇에서, 아연 이온은 항콜린에스터레이스 활성에 필요한 것으로 보이며, 칼슘은 포스포리페이스 A와 직접 용해 인자의 활성에 사용될 수 있다. 몇몇 프로테이스들은 금속 단백질이다. 몇몇 뱀독은 또한 양전하 금속이온과 함께 탄수화물(당단백질), 지질 및 히스타민, 세로토닌과 신경전달물질(카테콜라민과 아세틸콜린) 등의 생체아민을 함유하고 있다. 뱀독 구성물질의 복잡성은 **그림 26.11**에 잘 나타나 있다.

뱀독의 활성은 몇몇 영역을 기준으로 다양하게 분포한다고 할 수 있다. 단순화한 접근은 독소의 조성물질들을 신경독소, 응고제, 출혈소, 근육독소, 세포독소, 신세포독소로 분류하는 것이다. 신경독소는 어지럼증에서 눈꺼풀처짐, 안근 마비, 안면 근육 마비, 삼킴 불능, 대근육군 마비, 호흡근 마비 및 질식사 범위를 아우르는 다양한 신경근 마비를 일으킨다. 응고제는 초기에는 혈응고인자들을 사용하여 응혈촉진 효과를 가져온 뒤, 출혈로 이어질 수 있다. 응고제들은 응고연쇄반응 중 몇몇 단계의 정상 응고 과정을 직접 억제하거나 혈소판 응집을 억제할 수 있다. 또한 몇몇 독 성분들은 혈관의 내피벽을 손상시켜 출혈을 일으킬 수 있다. 물릴 경우 코나 잇몸, 물린 부위, 침, 소변 및 분변에서 출혈이 일어날 수 있다. 근육독소는 근육 수축 작용에 직접 영향을 끼쳐 마비를 일으키거나 횡문근융해증 또는 골격근의 분해를 일으킨다. 마이오글로빈뇨, 또는 흑갈색뇨와 고칼륨혈증이 발견될 수 있다. 세포 독성 작용제들은 조직을 분해하는 단백분해 또는 괴사 특성을 지닌다. 일반적인 징후에는 크게 부음, 통증, 변색, 물집, 멍 및 체액이 스며나오는 증상 등이 있다. 마지막으로, 신세포독소들은 신장 구조에 직접 손상을 가함으로써 출혈, 네프론의 손상,

- **단백질**
  - -효소
    - -아세틸콜린분해효소(AChE)
    - -아미노기전환효소
    - -ADP에이스와 ATP에이스
    - -β-글루코사미니다아스
    - -CVF
    - -카탈레이스
    - -포스포에스터레이스
      - -포스포모노에스터레이스
      - -포스포디에스터레이스
    - -포스포리파아제$_2$(윤활과 췌장형)
    - -히알루로니다이제
    - -L-아미노산 옥시다제(LAO)
    - -NAD 뉴클레오시드 분해효소
    - -프로티네이스
      - -아스파틱/티올프로티네이스(traces)
      - -메탈로 프로티네이스
      - -세린 프로티네이스
  - -비효소
    - -C 단백질 활성제
    - -성장 인자(NGF, VEGF)
    - -프로트롬빈네이스 복합체 형성 저하제
    - -렉틴(C-형태 렉틴, 갈락토즈 단백질 결합형 렉틴)
    - -생리활성 단백질 전구체
    - -von Willebrand 입자 결합 단백질
    - -혈소판 GPIb-결합 단백질
    - -시스테인 부유 분비 단백질
  - -효소 억제제
  - -펩티드
    - -독소(세포독소, 심장독소, 근육독소, 신경독소)
    - -디스인테그린
      - -아르기닌-글리신 · 아스파데이트 형
      - -비-RGD형
    - -나트륨 배뇨 항진
    - -와그레린
    - -브라디커닌 강화제
      - -ACE 억제제(ACEI)
    - -프로커네시던 유사체
    - -시스테인 부유 분비 단백질
- **저분자량 유기 화합물**
  - -생원성 아민
    - -세로토닌, 히스타민
  - -아미노산
  - -탄수화물
  - -구연산염
  - -뉴클레오시드
- **무기화합물**
  - -칼슘
  - -코발트
  - -구리
  - -철
  - -인
  - -칼륨
  - -마그네슘
  - -망간
  - -나트륨
  - -아연

그림 26.11 뱀독의 구성성분. ACE, 안지오텐신 전환효소; CRISP, 시스테인 부유 분비 단백질; CVF, 코브라 독 유사 단백질; LAO, L-아미노산 옥시다제; PLA$_2$, 포스포리파아제 A2; RGD, 아르기닌 - 글리신 - 아스팔테이트. (Ramos OHP, Selistre-de-Araujo HS: Snake venom metalloproteases—structure and function of catalytic and disintegrin domains. *Comp Biochem Physiol C Toxicol Pharmacol*. 2006 Mar-Apr;142(3-4):328-346 허락하에 사용.)

조직 산소 결핍과 신부전을 일으킬 수 있다.

효소 최소한 26개의 다른 효소들이 뱀의 독액에서 분리되었다. 뱀의 독액 중 이 26개 효소를 모두 포함하는 독액은 존재하지 않으며, 몇몇 중요한 뱀 독액 효소들이 그림 26.11에 나와 있다. 조직 단백질과 펩티드의 분해를 촉진하는 단백분해성 효소들에는 펩티드 하이드롤레이스, 프로테이스, 엔도펩티데이스, 펩티데이스와 프로티네이스가 있다. 콜라게네이스는 콜라겐을 분해하는 특이적인 프로티네이스 종류다. 이러한 활성은 살무사와 독사 일부 종들이 지닌 독액에서 나타난 바 있다. 히알루로니데이스는 특정 산성점액다당류의 내부 글리코사이드 결합을 절단하여, 연결조직의 점성을 낮춘다. 히알루론산 방어벽의 분해는 독액의 다른 성분들이 조직으로 침투하여, 히알루로니데이스로 하여금 "살포 인자"라고 불리게 한다. 피브린(피브리노겐) 분해효소는 피브린으로 풍부한 딱지를 분해하며 딱지가 다시 형성되는 것을 방지한다. 이러한 효소들의 연구를 통해 알아낸 한 가지 흥미진진한 발견은 바로 피브린 용해성 효소 재조합체인 알피머프레이스라는 피브롤레이스 파생물이 말초동맥질환의 치료제로 임상실험을 거치고 있는 중이라는 것이다. 포스퍼다이에스터레이스는 모든 독사과의 독액에서 발견되었다. 이것은 핵산분해효소로 작용하여, DNA와 RNA를 공격한다. 아세틸콜린분해효소는 코브라에게서 발견되며, 아세틸콜린의 콜린과 아세트산으로의 가수분해를 촉진하여 먹잇감의 강직경련성 마비를 유도한다. 포스포리페이스 A_2는 뱀독의 여러 종류에 포함되어 있으며, 이 효소 분류는 다른 독 구성물질과 상호 작용하여 시너지적 반응을 일으킨다.

뱀독 메탈로프로티네이스(SVMP)는 인테그린 수용체의 기능을 막음으로써 지혈체계를 파괴하는데, 이 기능은 염증, 종양 혈관형성 및 전이, 그리고 혈전증과 같은 다양한 병리학적 증상을 경감시킬 수 있는 기능이다. SVMP는 라미닌, 피브로넥틴, 4형 콜라겐과 내피 기저막의 프로테오글리칸 등의 단백질들을 분해하며, 피브리노겐과 von Willebrand 인자를 분해함으로써 출혈을 증가시키고, 혈소판 응집을 억제하며 사이토카인 방출을 촉진시킨다.

폴리펩티드 뱀독의 폴리펩티드들은 저분자량 단백질로, 효소 활성을 지니지 않는다. 약학적 활성을 지닌 80개 이상의 폴리펩티드가 뱀독에서 분리되었다. 바다뱀의 한 종류인 옆무늬 바다뱀의 독 중 치명적 작용의 대부분은 에라부톡신에 의해 발생한다. 에라부톡신-a와 α-코브라톡신은 포유류의 신경근접합 부위에서 유사한 능력을 발휘한다. 디스인테그린은 시스테인을 다량 포함하는 짧은 길이의 폴리펩티드 군으로 많은 리간드 수용체에 친화력을 가진다. 작은 크기의 염기성 폴리펩티드인 근육독소는 방울뱀 독에 널리 분포하고 있다. 남방방울뱀의 독에 특이적으로 존재하는 작용제인 크로타민은 신경근접합의 탈분극과 관련된 나트륨 통로의 비활성과정을 변경시켜 골격근의 경련과 마비를 유도한다.

독성학 일반적으로, 방울뱀과 다른 미대륙 살모사들은 면역력, 혈관의 상태, 혈구, 혈액응고 방식을 변형시키고, 직접 내지는 간접적으로 심폐 역학 관계를 변화시키며, 남방방울뱀이나 모하비방울뱀과 같은 방울뱀의 경우 신경계와 호흡계에 심각한 변화를 가져오기도 한다. 인체의 경우, 중독 과정은 주입된 독의 종류와 양, 중독된 부위, 환자의 건강 상태, 체구와 연령, 치료법의 종류 및 이 책의 이번 장에 수록된 기타 약물역학적 원칙들에 따라 결정된다. 환자의 사망은 1시간 이내에서 수 일까지 걸릴 수 있으며, 대부분의 사망 사례는 18~32시간 내에 일어난다. 북미지역 살무사의 교상의 경우 저혈압이나 쇼크가 주요 치료문제이다.

독사교상 치료법 독사의 교상을 치료하는 것은 현재 매우 세분화되어, 거의 모든 중독사례는 사례 특이적 조치를 필요로 한다. 그러나 모든 경우에 고려되어야 할 세 가지 일반 원칙이 존재한다: (1) 뱀독 중독은 응급사례로서 즉각적인 주의와 충분한 판단력에 따른 행동을 필요로 한다; (2) 독은 다양한 물질들이 혼합된 복잡한 물질로서 단백질이 대부분의 유해효과를 일으키며, 유일한 해독법은 특이적 또는 다특이적 해독제를 이용하는 것이다; (3) 독사에게 물리는 것이 반드시 중독으로 이어지지는 않는다. 독이 주입되지 않을 수도 있다. 살무사 교상 사례 약 1000건에서, 24%는 중독되지 않았다. 코브라와 다른 코브라과 독사들의 경우에는 중독되지 않는 비율이 더 높을 수도 있다.

26.14 해독제

해독제는 대부분의 의학적으로 중요한 뱀, 거미, 전갈 및 어패독에 대응하여 생산되어 왔다. 해독제의 종류로는 독-특이적 항혈청이나 독에 대한 면역혈청에서 농축된 항체가 있다. 항혈청들은 한 가지 항원(단일특이성) 또는 여러 항원(다중특이성)의 중화 항체들을 포함하고 있다. 단일특이성 해독제들은 높은 중화 능력을 지녀, 특정 동물의 독에 대응하고자 할 때 선호될 수 있다. 국제적 기준이 존재하지 않기에, 해독제의 중화 능력은 매우 가변적이다. 해독제는 원하는 종의 독이 아닌, 먼 유사관계의 종이 분비한 독에 반응할 수도 있다. 그럼에도 불구하고, 일반적으로 항체들은 해당 독의 분자에 결합하여 독성을 무효화시킨다.

모든 해독제 제품들은 과민성 반응을 일으킬 수 있다. I형(급성) 민감성 반응은 비만세포와 호염구에 결합된 내생성 IgE들의 항원 교차결합으로 인해 일어날 수 있다. 비만세포에 의한 항원결합은 히스타민과 다른 매개체들을 방출하여, 아나필락시성 반응을 일으킬 수 있다. 일단 시작되면, 해독제 투여를 멈춘 경우에도 아나필락시스가 지속될 수도 있다. III형 민감성(혈청병)의 경우 해독제 투여 수 일 경과 후 일어날 수 있다. 이러한 경우, 항원-항체 복합체는 체내 각종 부위로 이동하여, 피부, 관절, 신장 및 기타 조직들에서 염증 반응을 일으킨다. 다행히 이러한 반응들은 심각한 경우가 거의 없다. 아나필락시스의 위험성은 해독제 투여 여부를 결정하기 전 항상 고려되어야 한다.

26.15 독소의 잠재적 임상분야 적용

신경근 활동의 작동과 조정을 촉진하는 수용체와 통로에 대한 독소의 특이성은 급성 및 퇴행성 질환들을 연구, 설계, 진단 그리고 때로는 치료하기 위해 활용되고 다루어진다. α-분가로톡신과 캔독신의 니코틴성 아세틸콜린 수용체 특이성 세부 연구에서, 알츠하이머병 환자들의 근육조직 가역적 수용체 결합과 신경조직 비가역적 수용체 결합을 활용하기 위한 실험계획이 진행 중이다. 신경학적 질환을 치료하는 것에 덧붙여, 특이적인 알파-독소(보다 긴 사슬 구조)들 또한 소세포폐암으로 고통받는 환자들의 악성종양 성장을 치료하기 위해 해당 독소들의 혈관형성억제 능력을 연구 중이다. 이러한 사례들에서, 종양 성장의 억제와 신경계의 일부 장애 사이에는 본질적인 이율배반적 관계가 존재한다. 뱀독과 같은 독소에서는 연구와 치료 응용 모두에 트롬빈 유사 효소들이 귀중한 도구로 사용된다. 피브린이 풍부한 딱지를 분해하고 추가적인 딱지 생성을 막는 피브린(피브리노겐) 용해성 효소들은 혈액응고 조절 연구나 심장마비와 뇌졸중을 치료할 때 유용하게 사용될 수 있다.

동물독은 고통을 경감하고, 선택적으로 특이적인 암을 죽이며, 혈액 응고성에 영향을 끼침으로 뇌졸중의 발생 확률을 감소시키고, 항생제로 이용될 수 있는 구성물질들을 포함하고 있다. 다른 독 구성물질들은 효소 억제제로 작용한다. 마지막으로, 거머리, 지렁이, 연충, 달팽이, 지네, 거미와 진드기는 모두 퇴행성 관절염, 심부정맥 혈전증, 항균성 작용, 염증성 장질환, 통각 상실증 및 고지혈증 등의 임상적 사례에 응용될 수 있는 물질들을 생산한다. 몽구스, 고슴도치와 주머니쥐의 혈액에는 뱀독의 출혈소를 억제하는 단백질이 들어 있다. 이 단백질들은 독사 교상에 저항하기 위한 작용제로서 가치 있을 수 있다.

참고문헌

Auerbach PS (ed.): *Wilderness Medicine*, 6th ed., Philadelphia, PA: Mosby, 2012.

Bingham J-P, Mitsunaga E, Bergeron ZL: Drugs from slugs—past, present and future perspectives of conotoxin research. *Chem Biol Interact* 183:1–18, 2010.

Burrows GE, Tyrl RJ: *Toxic Plants of North America*, 2nd ed., Ames, Iowa: Wiley Blackwell, 2013.

Mackessy SP: *Handbook of Venoms and Toxins of Reptiles*. Boca Raton, FL: CRC Press/Taylor & Francis, 2010.

Mayer AMS, Glaser KB, Cuevas C, et al.: The odyssey of marine pharmaceuticals: a current pipeline perspective. *Trends Pharmacol Sci* 31:255–265, 2010.

연습문제

1. 식물독성에 관한 다음의 주장들 중 틀린 것을 고르시오:

a. 유전적 다양성이 식물의 독성에 영향을 끼친다.
b. 식물 독소는 잎에 가장 많이 함유되어 있다.
c. 어린 식물들은 늙은 식물들보다 독소의 함유량이 더 높을 수도 있다.
d. 날씨가 식물의 독성에 영향을 끼칠 수 있다.
e. 토양의 조성이 식물의 독소 생성을 변화시킬 수 있다.

2. 다음 식물종들 중 접촉할 경우 알레르기성 피부염을 일으킬 가능성이 가장 낮은 것은 무엇인가?

a. 쐐기풀
b. 필로덴드론
c. 옻나무
d. 국화
e. 고무나무

3. 렉틴 독성에 관한 다음의 주장들 중 틀린 것을 무엇인가?

a. 렉틴은 포유류의 신경에 존재하는 *N*-아세틸글루코사민에 결합활성을 띤다.
b. 렉틴의 섭취는 심각한 위장 기능장애를 일으킬 수 있다.
c. 치사량의 섭취 시 사망률이 매우 높다.
d. 몇몇 독성 렉틴은 단백질 합성을 억제한다.
e. 렉틴 성분을 고용량 함유하는 식습관은 체중 증가의 감소로 이어진다.

4. 백합 구근에서 발견되는 콜히친은:

a. 심각한 탈수를 일으킨다.
b. 설사약으로 사용된다.
c. 심각한 접촉성 피부염을 일으킨다.

d. 스핑고지질 합성을 억제한다.
e. 미세소관 형성을 차단한다.

5. 바닐로이드 수용체의 활성화는 다음 중 어느 화학물질의 특성인가?
a. 아세틸안드로메돌 b. 캡사이신
c. 콜히친 d. 에르고타민
e. 리나마린

6. 다음 식물종들 중 섭취할 경우 심장부정맥을 유발하는 것은 무엇인가?
a. 디펜바키아 b. 미국자리공
c. 디기탈리스 d. 고사리
e. 독미나리

7. 다음 식물 독소 중 신경근접합부에 영향을 주지 않는 것은 무엇인가?
a. 니코틴 b. 아나바신
c. 쿠라레 d. 아나톡신 A
e. 무시몰

8. 동물독소에 관한 다음의 주장들 중 틀린 것을 무엇인가?
a. 동물의 독은 간에서만 대사작용이 일어난다.
b. 신장은 대사처리된 독의 배설을 담당한다.
c. 독은 촉진적 확산을 통해 흡수될 수 있다.
d. 대부분의 독은 신체 전신에 불균등하게 퍼진다.
e. 독 수용체 부위는 민감도가 부위별로 크게 다르다.

9. 전갈독은 다음 중 어느 부위에 영향을 주지 않는가?
a. 칼륨 통로 b. 나트륨 통로
c. 염소 통로 d. 칼슘 통로
e. 활동 전위의 초기 탈분극

10. 과부거미에 관한 다음의 주장들 중 참인 것은 어느 것인가?
a. 과부거미들은 열대 지역에서만 발견된다.
b. 수컷과 암컷 과부거미는 모두 인간을 공격하여 중독시킨다.
c. 과부거미의 독소는 시냅스 말단부위의 칼슘 농도를 감소시킨다.
d. 알파-라트로독소는 신경말단의 외포작용을 자극하여 증가시킨다.
e. 심각한 알파-라트로독소의 중독은 치명적인 저혈압으로 이어질 수 있다.

11. 다음 질환들 중 진드기 독이 주원인이 아닌 것은 무엇인가?
a. 로키산 홍반열 b. 라임병
c. Q열 d. 엘리히증
e. 고양이 발톱병

12. 나비목의 독으로 인한 중독증상이 아닌 것은 무엇인가?
a. 프로트롬빈 시간의 증가
b. 피브리노겐 수치의 감소
c. 부분트롬보플라스틴 시간의 감소
d. 출혈 위험의 증가
e. 플라스미노겐 수치의 감소

13. 다음의 동물들 중 히스타민과 비만세포 탈과립 유도 펩티드를 포함하여 과민성 반응을 유발하는 독을 지닌 것은 무엇인가?
a. 벌 b. 개미
c. 뱀 d. 거미
e. 침노린재

14. 다음의 효소들 중 뱀의 독에서 일반적으로 발견되지 않는 것은 무엇인가?
a. 히알루로니데이스
b. 젖산탈수소효소
c. 콜라게네이스
d. 포스포디에스테레이스
e. 히스타미네이스

15. 뱀에 관한 다음의 주장들 중 틀린 것은 무엇인가?
a. 뱀의 독에서 무기물 음이온이 자주 발견된다.
b. 뱀 중 약 20%의 종이 독성을 띤다.
c. 뱀의 독은 혈액응고 과정에 자주 개입한다.
d. 단백질분해효소는 뱀 독의 흔한 구성성분이다.
e. 독사교상의 치료는 중독 유형별 특이적인 경우가 많다.

칼로리의 독성 작용

27장

Toxic Effects of Calories

Martin J. Ronis, Kartik Shankar, and Thomas M. Badger

27.1 음식섭취와 소화의 생물학
27.1.1 음식의 소화
27.1.2 전체적인 에너지 대사 과정
27.1.3 세트 포인트 이론과 신경에 의한 에너지 균형 조절
27.2 에너지 밸런스 평가법
27.2.1 칼로리 섭취량 평가
27.2.2 식품의 칼로리량 평가
27.2.3 에너지 소비량 평가
27.2.4 신체 조성 평가
인체측정분석법
수중체밀도법
공기 전위부피 변동 측정법
흡수측정법
컴퓨터단층촬영법
핵자기공명법
전기저항측정법
총체액량측정법
27.2.5 신체 활동량 평가
27.3 비만의 생물학
27.3.1 비만 위험도: 유전자와 태아환경
27.4 과잉의 칼로리 섭취/비만관련 독성
27.4.1 칼로리 과잉에 대한 간과 지방 조직의 적응
27.4.2 이소성 지방축적
27.4.3 대사증후군
27.4.4 대사증후군 치료방법
27.4.5 비알코올성 지방간염
27.4.6 비만, 대사증후군, 비알코올성 지방간에서의 내분비계 장애
27.4.7 비만과 암 위험도
27.5 칼로리 제한에 의한 건강증진 및 생명연장 효과
27.6 비만 치료
27.6.1 생활방식의 변화: 식이요법과 운동
27.6.2 다이어트의 부작용
27.6.3 약물치료에 의한 체중감소
27.7 비만 증가가 경제적, 사회적 및 법적 측면에 미치는 영향
27.7.1 건강보험과 비만
27.7.2 환경의 변화: 건강한 식습관과 신체활동을 위한 가족과 공동체의 역할
27.7.3 식품영양 성분표시
27.7.4 정부와 기업의 역할

요점

- 영양소는 식품에서 발견되는 적절한 성장, 발달, 생식 및 손상 후 회복에 필요한 화학성분으로 광범위하게 정의할 수 있다.
- 신체 에너지는 3대 영양소인 탄수화물, 단백질, 지방에서 유래하며, 이들은 각각 포도당, 아미노산, 유리 지방산으로 구성되어 있다.
- 췌장, 지방 조직, 위장관에서 생성된 호르몬은 열량의 섭취 및 이용과 관련된 여러 반응을 조율한다.
- "세트 포인트(set-point)" 가설은 상대적으로 일정한 수준의 에너지 보존과 체중을 유지하기 위해 음식 섭취와 에너지 소비가 중추신경계에서 조정되고 있음을 제시한다.
- 식이요법은 일일 영양 요구량을 충족시키면서 적당한 운동과 함께 칼로리 섭취를 줄이는 건강하고 균형 잡힌 식단의 사용으로 정의된다.

27.1 음식섭취와 소화의 생물학

모든 생물 유기체는 생명을 유지하기 위해 음식으로부터 에너지를 얻는다. 이 에너지는 소화, 대사, 혈액순환, 근육수축을 비롯한 다양한 세포기능이 일어나도록 한다. 영양소는 식품에서 발견되는 화학성분으로 정의할 수 있으며, 이는 적절한 성장과 발달, 생식, 손상 후 회복에 필수적이다.

대부분의 박테리아와 고등생물은 광합성을 수행할 수 없으므로 탄수화물과 같은 미리 생성된 유기분자의 대사를 통해 에너지를 생성한다. 일반적으로 박테리아는 간단한 유기분자를 사용하고 동물과 인간은 그들의 요구를 충족시키기 위해 좀 더 복잡한 다량영양소(단백질, 지방, 탄수화물)를 필요로 한다.

27.1.1 음식의 소화

소화 과정은 여러 가지 복잡한 생화학 및 생리학적 반응의 놀라운 조율 과정이다. 음식의 분해는 입에서 타액에 있는 효소의 작용으로 시작된다. 위장에서는 많은 양의 염산이 포함된 위액이 음식에 작용한다. 췌장, 간, 담낭에서 분비되는 수많은 효소가 소장에서 일어나는 소화를 돕는다.

소장의 후반부인 공장과 회장은 영양소 흡수가 일어나는 주요 부위이다. 흡수가 일어나는 장점막의 표면적은 윤상주름(valvulae conniventes, folds of Kerckring)이라고 불리는 미세한 주름과 소장세포로 늘어선 손가락 모양의 돌기(villi)의 조합으로 인해 크게 증가되어 있다. 단백질의 소화는 위장에서 시작하여 소장의 내강에서 계속된다. 공장은 소장세포 브러시 보더(brush border)에 발현되어 있는 아미노산, 펩티드 수송체를 통해 아미노산, 디펩티드, 트리펩티드를 흡수시키는 부위이다. 지질은 췌장 및 소장에서 분비되는 지질가수분해효소(lipases)에 의해 가수분해된다. 담즙염은 인지질과 함께 지질 흡수를 촉진시킨다. 다량영양소(단백질, 당류, 지방산)는 혈액순환을 거쳐 다양한 조직으로 이동 후 에너지 추출을 위해 산화되거나 또는 미래의 활용을 위해 저장되는 대사 과정을 거친다.

27.1.2 전체적인 에너지 대사 과정

신체의 에너지는 3대 영양소인 탄수화물, 단백질, 지방에서 유래하고 이들은 각각 포도당, 아미노산, 유리 지방산으로 구성된다. 체내의 주요 순환 에너지원인 포도당과 유리 지방산은 각각 글리코겐과 중성지방으로 저장된다. 중성지방은 특수세포(지방세포)에 있는 큰 지방방울에 저장된다. 단백질은 구조와 기능을 유지하는 데 중요하며 극한 상황에서만 에너지로 사용된다.

뇌는 글리코겐이나 중성지방의 형태로 에너지를 거의 저장하지 않기 때문에 뇌의 이용을 위한 에너지원의 안정적인 공급이 필요하다. 뇌와는 달리, 심장과 일정 정도의 간과 골격근에서도 지방산의 산화를 통해 필요한 에너지 대부분을 생산한다.

췌장, 지방 조직(아디포카인), 위장관(장 신경펩티드)의 내분비 세포에 의해 생성된 호르몬은 에너지원의 유동과 대사에 관련된 여러 과정을 조율하는 데 중요하다. 인슐린은 급식 및 금식 상태 모두에서 영양소 연료를 관리하는 데 필요한 주요 호르몬이다. 글루카곤 및 글루코코르티코이드(코르티솔)의 증가는 글리코겐과 지방의 분해를 촉진시킨다.

27.1.3 세트 포인트 이론과 신경에 의한 에너지 균형 조절

생체계에서 에너지 항상성을 유지하는 여러 가지 중복된 피드백 기전은 음식물 섭취량과 에너지 소비 사이의 균형을 조절하여 연료 저장량을 미리 설정된 수준으로 유지한다. 정상상태(steady-state) 조건하에서, 에너지는 일반적으로 기초 신진대사율과 열생성을 유지하고 또한 세포작용, 장기 특이적 기능 및 움직임(근육수축) 등에 이용된다. 과잉의 연료는 중성지방으로 전환되어 지방 조직에 저장된다. 지방 조직은 에너지를 보존하는 주요 저장소이기 때문에 말초조직에서 전달된 신호는 에너지 균형을 조정하는 뇌의 영역에 전달된다. 소비된 총에너지가 기초 대사, 성장, 열생성 및 신체활동을 충족시키는 데 필요한 총에너지와 같을 때, 개인은 에너지 균형 상태에 있으며, 이 균형을 유지하면 상대적으로 안정적인 체중과 건강한 신체 구성을 유지하게 된다.

"세트 포인트(set-point)" 가설이라는 이론은 상대적으로 일정한 수준의 에너지 저장과 체중을 유지하도록 중추신경계의 특정 부위에서 보내는 신호에 의해 음식 섭취와 에너지 소비가 서로 조절된다는 것을 제시한다. 이 모델은 에너지 항상성 시스템의 4가지 주요 구성요소—(1) 에너지 저장 수준을 전달하는 구심성 신호, (2) 에너지 저장 및 소비를 조절하는 원심성 과정, (3) 섭식 행동을 제어하는 원심성 기전, (4) 이러한 과정을 조정하는 뇌의 통합 센터—의 존재를 필요로 함을 내포하고 있다. 연구결과에 따르면 시상하부가 에너지 균형, 특히 음식섭취를 조절하는 데 중추적인 역할을 한다. 지방 조직으로부터 체지방 저장량에 비례하여 분비되는 호르몬인 렙틴은 에너지 균형의 항상성을 조절하는 인자라고 확인된 첫 번째 호르몬이다.

뇌에서 식욕조절에 관여하는 두 개의 뉴런 집단은 렙틴과 다른 신경펩티드[식욕유발 펩티드인 신경펩티드 Y와 아구티(agouti) 관련 펩티드, 식욕억제 펩티드인 프로오피오멜라노코르틴(proopiomelanocortin)과 코카인과 암페타민에 의해 발현되는 단백질을 포함]의 작용에 민감하다. 이러한 뉴런으로부터 하위단계로의 과정은 멜라노코르틴 수용체 뉴런과 시상하부의 실방핵에 있는 뉴런과 상호 작용하는 것이다. 시상하부에 의한 식욕조절 외에도 "좋아하는" 음식과 "원하는" 음식에 의한 보상과 쾌락 과정은 중변연계 도파민 시스템과 함께 중뇌의 복부 선조체에서 발생한다. 또한 보상의 피질-변연계(corticolimbic system)는 행동적 반응을 조정하기 위해 감가, 감정, 인지정보를 통합하는 전두엽 피질영역에 의해 제어된다. 따라서 에너지 균형의 항상성 조절은 복잡한 신경계를 통한 선택행태의 더 큰 결정체계에 적합하다.

27.2 에너지 밸런스 평가법

27.2.1 칼로리 섭취량 평가

동물 연구에서, 칼로리 섭취량은 대사측정시스템 안에서 동물이 섭취하는 음식의 양을 측정함으로써 정량적으로 모니터링할 수 있다. 칼로리 섭취량은 섭취한 음식의 양(g/일)에 음식의 칼로리 밀도를 곱하여 도출할 수 있다. 현재 섭취량에 대한 정보를 수집하는 전향적 방법은 식품기록의 관리이다. 이는 대개 특정 기간(3~7일간, 일반적으로 주일과 주말을 포함) 동안 수행되며, 이 기간 동안 소비된 모든 음식과 음료의 서면 기록이 유지된다. 세부 사항에는 1회 제공량, 요리 방법 및 식사 패턴이 포함된다.

27.2.2 식품의 칼로리량 평가

식품의 칼로리 수치를 정확하게 측정하는 것은 임상 및 보건 정책 분야에서 효과적인 영양관리에 필수적이다. 주요 에너지원—탄수화물, 지방, 단백질—에 대한 4, 9, 4의 일반적인 칼로리 수치가 널리 사용되었다. 봄베열량계에서 음식을 연소시켜 방출되는 열은 총에너지의 척도이다. 실제로 대사 가능한 에너지는 소변(주로 질소)과 신체 표면에서 손실된 에너지를 계산하여 도출할 수 있다. 단백질 함량은 주로 질소 측정을 통해 결정된다. 지방 함량은 중성지방 당량으로 나타낼 수 있는 메탄올-클로로포름으로 추출 가능한 총지방산의 합계를 측정하여 평가할 수 있다. 탄수화물 함량은 일반적으로 단백질, 지방, 알코올 및 회분을 측정한 후 잔여 에너지와의 차이로 측정된다.

27.2.3 에너지 소비량 평가

평균 성인의 총에너지 소비량 및 대사 비용은 크게 세 가지 구성요소로 구성된다: (1) 기초 에너지 소비량, (2) 식품의 열효과, (3) 신체 활동과 관련된 에너지 소비량. 기초 에너지 소비량은 안정시 에너지 소비량이라고도 불리는데, 이는 개인이 누워 있고 완전히 휴식을 취한 상태, 일반적으로 흡수 후 상태(postabsorptive state)에서 수면 이후 상태에서 소비되는 에너지이다. 신체 활동으로 인한 에너지 소비량은 운동 및 비운동 열생성과 관련된 소비량으로 구성된다.

에너지 소비량의 구성요소는 직접 또는 간접 칼로리 측정법을 사용하여 측정할 수 있다. 직접 칼로리 측정법의 기본 원리는 고도로 통제된 환경에서 유기체가 생성하는 실제 열을 에너지 소비량의 추정치로 측정하는 것이다. 에너지 소비량을 추정하기 위해 가장 일반적으로 사용되는 방법에는 간접 칼로리 측정법이 있다. 산소 1몰당 에너지 생산량을 실험적으로 도출한 추정치를 사용하여 열 생산량은 소비된 산소량을 바탕으로 계산할 수 있다.

27.2.4 신체 조성 평가

신체 조성 평가는 물, 체지방, 제지방, 단백질, 무기질의 관점에서 개별 유기체의 전체 질량을 기술한다. 신체 조성 평가의 간단한 2구획 모델에서, 전체 체질량은 지방량(필수, 비필수 지방)과 무지방량(제지방과 물 포함)으로 나누어진다. 이 모델에서 제지방량은 단백질, 탄수화물, 무기질을 포함한다.

인체측정분석법 신장에 비해 체중(질량)이 더 큰 사람은 체지방이 더 많은 경향이 있지만 전체 체중은 증가된 근육 질량에 의해 결정될 수도 있다. 비만을 측정하는 가장 간단한 간접 측정법은 신장의 제곱(m^2)에 대한 체중(kg)의 상대적인 비율(kg/m²)로서 흔히 말하는 체질량지수(body mass index, BMI)이다. 그러나 BMI는 단지 추정치일 뿐이다. BMI가 항상 체지방량을 반영하는 것은 아니며 BMI를 체지방 지표로 사용할 때 주의해야 한다.

수중체밀도법 전신의 밀도를 사용하고 폐 및 위장관 내 잔류 공기를 보정하여 유도된 공식을 사용하여 상대적인 체지방량을 추정할 수 있다. 이 방법은 수중체중법이라고도 한다.

공기 전위부피 변동 측정법 이 방법은 신체가 물을 대체하는 것이 아니라 공기를 대체한다는 것을 제외하고는 위에서 설명한 수중체중법과 동일한 원리로 작용한다. 이것은 아마도 가장 정확하고 정교하며 비용대비 효율이 높은 체지방량 측정법으로, 미국에서 임상 연구에 널리 사용되고 있다.

흡수측정법 이 기술에서 영상은 광자 빔에 의해 전신에 작용한다. 또한 연조직과 뼈의 영상이 가능하다. 체지방, 제지방 조직, 뼈 무기질 밀도의 백분율(%)은 이미지 분석을 기반으로 전신 또는 특정 부위에서 계산할 수 있다.

컴퓨터단층촬영법 3차원 단면 영상을 생성하는 능력은 지방 조직, 근육, 장기(예: 간)의 국소 부위에서 가능하다. 영상 데이터를 이용하여 체지방량과 제지방량의 백분율을 계산할 수 있다.

핵자기공명법 NMR은 외부 자기장에서 여기된 핵의 고주파 신호를 해석하여 작동한다. 수소원자의 물리적 특성은 수소가 단백질, 지방 또는 물에 있을 때 달라지며 이는 신체 조성을 결정하기 위해 감지되고 정량화될 수 있다.

전기저항측정법 생체 전기저항 분석과 체내 전기 전도도는 신체를 통과하는 전류의 전기저항(전도도의 역수)을 측정한 것을 바탕으로 신체 조성을 측정한다. 제지방은 체지방보다 더 많은 물과 전도도를 가지고 있으며, 예측 공식은 체지방량과 제지방량을 유도하기 위해 사용된다.

총체액량측정법 체지방량과 제지방량은 안정동위원소(중수소 또는 O^{18})를 사용하여 총체액량을 추정함으로써 계산할 수 있다. 체액량은 제질량의 73%를 차지하지만 무지방량은 적절한 가정을 사용하여 추정할 수 있다.

27.2.5 신체 활동량 평가

가속도계 및 만보계와 같은 장치를 사용하여 경험적으로 활동량을 추정할 수 있다. 가속도계를 이용하는 데 있어서 중요한 과제는 측정된 데이터를 에너지 소비량으로 변환시키는 작업인데 이를 위해 다양한 회귀모델을 사용한다.

27.3 비만의 생물학

27.3.1 비만 위험도: 유전자와 태아환경

역사적으로 인간의 삶은 식량 공급의 불확실성으로 표현될 수 있다. 개인의 건강과 생존은 음식이 풍부한 시기에 에너지를 최대한 많이 구하고, 획득하고, 소비하고, 지방으로 저장하는 능력, 그리고 음식이 부족한 시기에 에너지 소비를 줄이는 기전을 선택하는 것과 밀접한 관련이 있을 것이다. 농업 생활방식과 최근 산업화의 출현으로 인해 선진국과 개발도상국의 많은 지역에 현저하게 변화된 환경이 조성되었다. 음식은 대부분의 사람들이 일반적으로 쉽게 구할 수 있으며 우리의 생활방식은 신체활동과 운동을 덜 필요로 한다. 따라서 칼로리가 풍부한 상황에서 우리의 유전적 유산은 체중증가, 비만 및 그와 관련된 대사기능 장애를 유발하는 강력한 엔진으로 작용한다. 시상하부의 에너지 균형 세트 포인트를 조절하는 유전자의 자연적 변이와 무작위 돌연변이는 인간이 불과 사회적 행동을 개발하고 포식의 위험으로부터 해방됨에 따라 발생했다. "Drifty gene" 가설은 비만이 높은 사회에서 왜 모든 사람이 비만이 되지 않는지 그 이유를 설명한다. 비만은 높은 비율로 유전되는 특성이고 일란성 쌍둥이와 이란성 쌍둥이를 비교한 연구는 개체 간 특성 차이의 40~75%가 유전적 다양성에 의해 설명된다는 것을 나타낸다. 특정 유전자 억제를 통해 심각한 단일생성 형태의 가족성 비만을 유발하는 여러 유전자가 보고되었다. 놀랍게도 이들 유전자의 대부분은 음식 섭취의 중앙 통제를 저해한다. 그러나 비증후군성(흔한) 비만의 유전적 기초는 아직 밝혀지지 않았다.

비만 발생률은 영유아들에서의 확산을 포함하여 계속 증가하고 있다. 많은 만성 질환처럼, 비만에 대한 증가된 감수성은 태아시기 및 출생 후 초기에 정해질 수 있다는 것이 널리 받아들여지고 있다. 출생 후 나중에 나타날 비만 위험도에 미치는 또 다른 중요한 영향은 임신 중 산모의 신체 조성(체지방량)과 태아의 체중 증가이다.

27.4 과잉의 칼로리 섭취/비만관련 독성

과식과 신체활동의 부족으로 생기는 양의 에너지 균형(positive energy balance)에 대한 적응 및 생리적 반응의 대부분은 장기적으로 독성을 초래한다. 과잉섭취에 대한 반응으로 나타나는 백색 지방 조직 대사경로의 단기간 조정은 여분의 에너지를 중성지방 형태로 저장하게 되고, 이는 기존 지방세포 크기의 증가(비대) 및 새로운 지방세포의 생성(증식)을 유도한다. 만성적인 에너지 과잉섭취 조건하에서는 지방 조직에 에너지저장 효율은 감소되고, 신체는 이소성 부위에 에너지를 저장하게 된다. 중성지방은 간, 골격근 및 췌장과 같은 비지방 조직에 지질방울로 축적되기 시작하고 이는 인슐린 저항성, 염증 및 조직손상을 유발한다.

또한 비만인의 지방 조직은 대사성 염증상태에 기여하는 소위 아디포카인이라고 불리는 케모카인(chemokine) 및 사이토카인(cytokine)을 분비한다. 지방 조직으로부터 분비되는 비에스테르화 지방산 및 다른 인자는 과체중 및 비만인 사람들의 대사증후군 발생에 기여한다. 이것은 인슐린 저항성, 지질 항상성의 파괴(이상지질혈증, dyslipidemia), 혈압상승 등과 같은 심혈관 질환 및 제2형 당뇨병의 발생 위험을 상당히 증가시키는 성분의 집합체이다.

27.4.1 과잉의 칼로리에 대한 간과 지방 조직의 적응

과잉의 칼로리 에너지는 중성지방과 글리코겐의 형태로 체내에 저장된다. 비만은 종종 고지방식의 과다섭취와 관련이 있지만, 탄수화물과 단백질을 포함한 어떠한 음식 에너지원의 과도한 칼로리 섭취로 인해서도 발생할 수 있다. 식이성 탄수화물은 주로 포도당 및 과당과 같은 단당류로 전환되고, 이는 간 및 말초조직에서 추가로 대사된다. 과잉의 포도당은 포도당 중합체인 글리코겐 형태로 간에 저장된다. 그러나 간에 있는 과잉의 포도당 대부분은 신규 지방산 합성과 중성지방 합성에 이용된다.

최근 인간의 지방 조직 생검에서 수행한 DNA 유전자미세배열(microarray) 유전자 발현 분석은 지방 조직에서의 지질 합성이 칼로리 섭취의 증가로 인해 빠르게 일어남을 보여준다. 중성지방 합성의 증가는 궁극적으로 지방 조직의 비대를 유도한다. 지방세포 비대뿐만 아니라 과다 칼로리는 지방 조직에 있는 전지방세포가 새로운 지방세포로 증식하고 분화–과다증식–되도록 한다. 지방 조직이 지방세포에 손상없이 안전하게 확장하는 데는 한계가 있으며 이 한계에 도달하면 독성이 유발되는 것은 분명하다.

지방량이 과도하게 증가하면 지방 조직은 대규모의 리모델링을 겪게 된다. 콜라겐 섬유소와 피브로넥틴이 고농도인 세포외 기질은 지방세포의 구조적 완전성 유지와 전지방세포 분화에 필수적인 것으로 보인다. 지방세포가 지방체 내에서 크기제한에 도달하는 시점에서 전사 인자인 저산소 유도성 인자인 hypoxia-inducible factor 1α(HIF-1α)가 발현된다. HIF-1α는 저산소증 및 비만에 반응하여 지방세포에서 세포외 기질의 부적절한 리모델링 및 섬유증의 진행을 조절한다. 섬유증은 콜라겐 섬유소 염색 및 col6a3 유전자 발현에 의해 분석될 수 있다. 오스테오넥틴(osteonectin)이라고도 알려진 산성이고 시스테인이 풍부한 분비 단백질(secreted protein acidic and rich in cysteine, SPARC)은 세포외 기질 리모델링 과정에서 적절한 콜라겐 합성에 필요하다. SPARC-/- 마우스와 콜라겐 VI 유전자가 결실된 비만 경향이 있는 ob/ob 마우스는 모두 고지방 영양 섭취 후 지방세포와 지방체의 크기가 증가하고 세포외 기질 구조가 느슨해지며 염증 및 대사장애가 감소하였다. 지방세포 확대와 섬유증의 세포외 기질 사이의 복잡한 상호 작용은 MAPK 경로의 활성화를 유발하여 지방세포의 인슐린 내성, 사멸 및 괴사를 일으키고 지방에 상주하는 대식세포 활성화와 염증반응을 일으킨다(그림 27.1).

27.4.2 이소성 지방축적

이소성 지방축적의 주요 부위(즉, 여분의 지방세포)는 간과 골격근이다. 복부지방(내장지방), 허리둘레와 이소성 지방축적 간의 상관관계는 BMI와의 상관관계보다 우수하며 진행성 인슐린 저항성과도 높은 상관관계가 있다. 간에서 지방간(fatty liver) 또는 지방증(steatosis)이라고도 알려진 간세포 내 지질 축적은 간 무게의 5% 이상의 지질함량 증가로 정의된다. 지방증이 실제로 있는지 확인하기 위해서는 동결절편의 중성지방에 대한 조직화학적 염색이 필요한데, 이때 Oil Red O와 같은 착색제를 사용한다. 음주와 관련없이 나타나는 비정상적인 간내 지질 축적은 비알코올성 지방간 질환(nonalcoholic fatty liver disease, NAFLD)으로 언급되며 광범위한 간기능 장애와 관련이 있다. 단순 지방증은 일반적으로 체중감소 및 생활습관 변화(예: 식이 및 운동)로 개선될 수 있다. 간내 지방축적은 다음 중 하나 이상의 결과로 발생

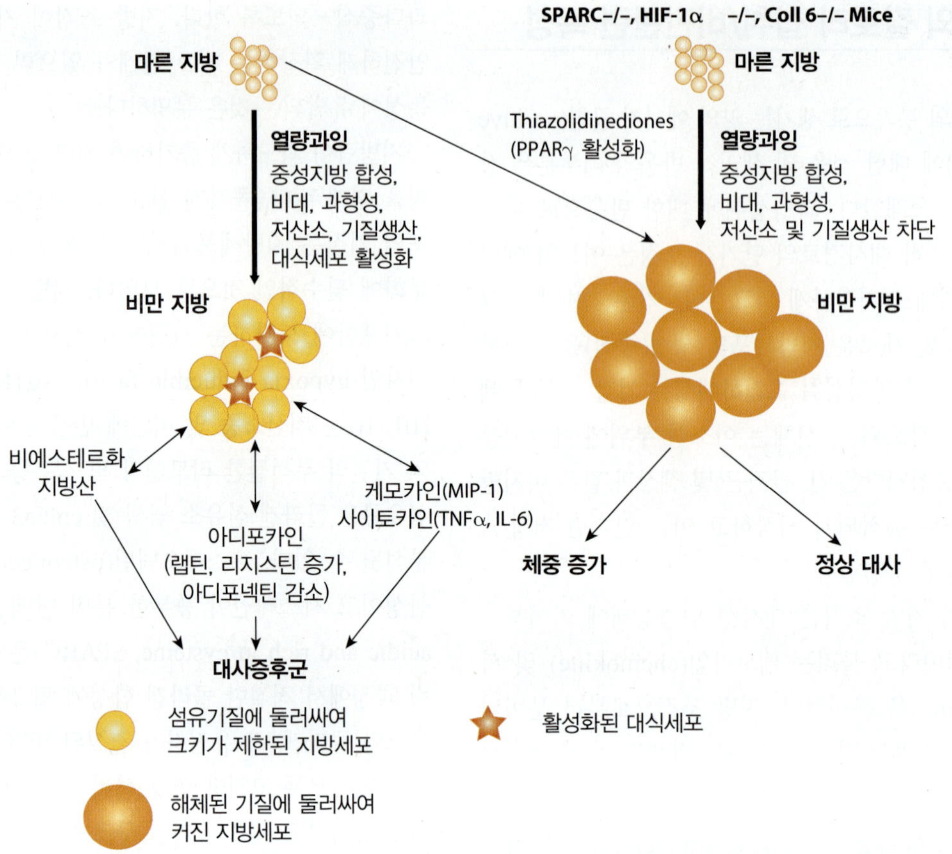

그림 27.1 과다 열량(에너지) 또는 지방세포의 분화 및 과다증식을 유발하는 thiazolidinedione이 마우스의 지방 조직 형태와 대사증후군 유발에 미치는 영향—정상 마우스(왼쪽), 저산소증에 대한 정상 반응이 불가능한(HIF-1α-/-) 마우스와 정상적인 세포외 기질 생산이 불가능한(SPARC-/-, Coll 6-/-) 마우스(오른쪽).

할 수 있다: (1) 간으로 지방산 공급 증가 및 지방산 수송체 발현 증가, (2) 신규 지방산 및 중성지방 합성 증가, (3) 지방산 산화 감소, (4) VLDL의 합성 및 분비 감소. 이러한 과정 중 어느 것이 우세한지는 비만도, 총칼로리 섭취량 및 식이 조성에 달려 있다. 비만과 함께 나타나는 아디포카인, 아디포넥틴의 혈청 농도 감소는 간내 지방산 합성의 증가와 지방산 분해의 감소를 유발하여 지방증 발생을 초래하게 된다.

비만에서 이소성 지방침착의 다른 주요 부위인 골격근에는 근육세포내 지질(intramyocellular lipid, IMCL) 형태로 지질이 침착된다. IMCL은 내장지방축적과 양의 상관관계가 있는 것으로 나타났다.

27.4.3 대사증후군

영양과잉과 비활동적 생활방식은 대사적 및 생리학적 구성요소의 집합체인 대사증후군으로 이어진다. 복부비만(허리둘레), 인슐린 저항성(골격근/지방으로의 포도당 흡수장애 및 간에 의한 포도당 생산증가로 인해 공복 혈당이 100 mg/dL 이상으로 증가하고 공복 인슐린이 증가함), 이상지질혈증(혈청 HDL 농도가 남성에서는 40 mg/dL 이하, 여성에서는 50 mg/dL 이하로 감소하고 중성지방은 150 mg/dL 이상으로 증가) 및 고혈압(130/85보다 높은 혈압)이 나타날 수 있다.

그러나 비만과 전신 인슐린 저항성 사이의 관계는 혈액내 지방산의 증가와 골격근내 IMCL 이소성 지방축적의 증가와 관련이 있는 것으로 보인다(그림 27.2). 비만인 사람이 최소 5일 동안 매우 낮은 칼로리 식단을 섭취하면 체지방량에는 큰 변화가 없으나, IMCL이 현저하게 감소하고 인슐린 감수성이 향상되는 것으로 나타났다. IMCL이 축적된 골격근으로의 포도당 수송의 감소는 디아실글리세롤(diacylglycerol, DAG), 긴사슬 지방산 CoA, 세라마이드, 산화된 지질과 같은 IMCL 대사체가 세포질에서 세포막으로의 포도당 수송체 GLUT-4의 전이를 억제함으로써 유발된다. 포도당 수송의 감소는 인슐린 저항성 지방 조직에서도 나타나며, 지방세포에서의 인슐린 작용의 감소는 호르몬-민감성 및 지방의 중성지방 지질가수분해효소의 발현을 증가시켜 비에스테르화 지방산의 혈중 분비를 더욱 증가시키기 때문에 비만의 부작용이 악화된다.

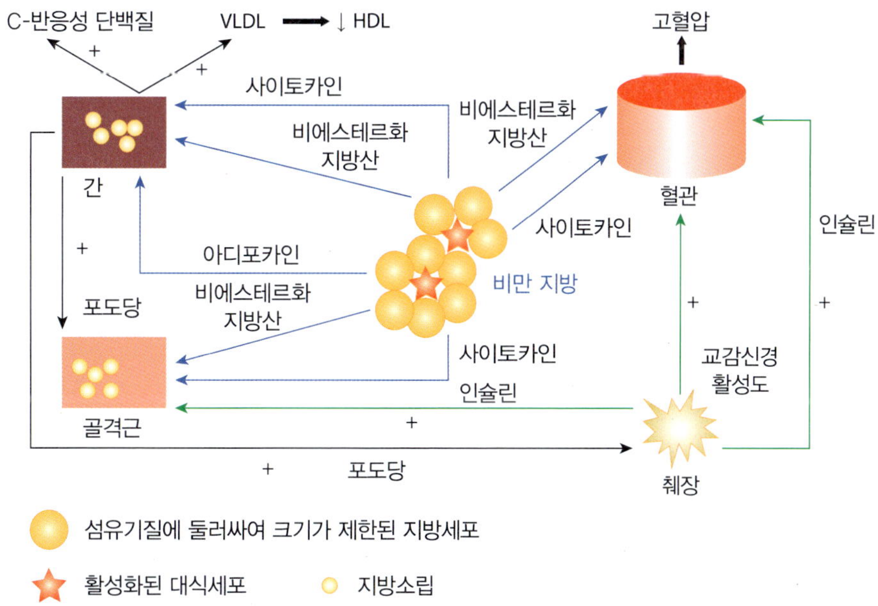

그림 27.2 **지방 조직에 의한 대사증후군 발생 기전.**

인슐린 저항성 지방 조직 자체에서 포도당 수송이 감소하고 비만의 부작용이 악화된다. 간에서의 인슐린 저항성은 포도당 생성효소인 phosphoenol pyruvate carboxykinase(PEPCK)를 억제하는 인슐린의 작용이 감소한 결과 과도한 포도당 생산을 유발한다. 이것은 전신성 고혈당증과 췌장 인슐린 생성 증가를 유발한다. 인슐린 저항성과 지방증은 강한 상관관계가 있으며, 혈장 인슐린 수치를 낮추는 조절은 간내 중성지방 함량도 감소시킨다.

27.4.4 대사증후군 치료방법

비만인 사람들에게 있어서 안정된 체중 감소를 유도하는 식이요법, 장기간 신체활동 증가, 또는 비만치료수술(아래에 설명)을 포함한 생활습관 개선은 대사증후군의 모든 구성요소를 치료한다는 이점이 있지만, 수술의 경우에는 제한적인 순응도와 합병증의 위험이란 단점이 있다. 따라서 일상적인 임상관리는 인슐린 저항성, 고혈당증, 이상지질혈증 및 고혈압에 대한 약물 치료법에 초점을 맞추어 심혈관 질환 및 제2형 당뇨병의 위험을 줄이도록 한다.

인슐린 저항성을 치료하기 위해 여러 종류의 약물이 사용된다. 대사증후군과 관련된 이상지질혈증은 심혈관 질환의 개선 가능한 위험요소로서, HMG-CoA 환원효소의 억제제인 스타틴(statin)으로 치료할 수 있다. 이 약물은 LDL 농도를 감소시키고 HDL을 증가시키며 중성지방을 감소시킴으로써 전반적인 지질 농도를 향상시킨다.

27.4.5 비알코올성 지방간염(NASH)

간에서의 이소성 지방축적은 비만 및 인슐린 저항성과 밀접한 상관관계가 있다. 비알코올성 지방간 질환(NAFLD)은 먼저 세포사멸, 염증, 섬유증의 특징을 보이는 비알코올성 지방간염(nonalcoholic steatohepatitis, NASH)으로 진행된 후 간 기능이 현저히 손상된 간경화로, 그리고 궁극적으로는 간암으로 발전된다(그림 27.3).

인슐린 증감제, 비만치료수술, 그리고 생활습관 개선(예: 식이요법 및 운동)으로 인한 체중감소와 간 지방함량 감소는 NASH 병리상태를 개선시킨다.

27.4.6 비만, 대사증후군, 비알코올성 지방간에서의 내분비계 장애

비만상태에서 전신 인슐린 저항성으로 인한 고혈당증은 췌장에서 인슐린의 분비 증가를 일으킨다. 고인슐린혈증은 다른 내분비계에 2차적인 영향을 미치는 것으로 보인다. 예를 들어 성인과 소아의 성장호르몬(GH) 분비는 비만에 의해 급격히 감소하지만 체중감소로 인해 다시 되돌아올 수 있다. 그 기전은 뇌하수체에 대한 인슐린의 직접적인 피드백 작용과 위와 시상하부 중심에서 생성되는 내인성 성장호르몬-방출 호르몬

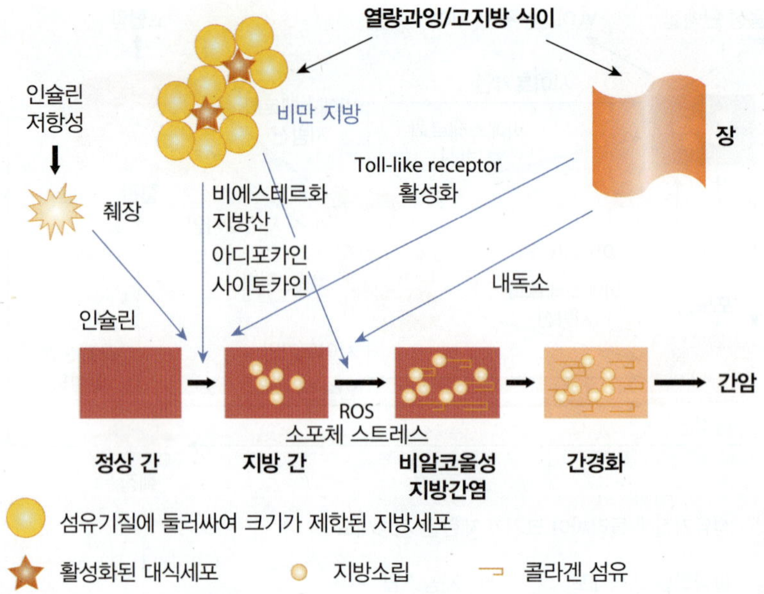

그림 27.3 비알코올성 지방간질환 발생 기전. ROS, 활성 산소; ER stress, 소포체 스트레스.

인 그렐린(ghrelin)의 분비감소를 포함하는 것으로 보인다.

증가된 혈청 안드로겐 농도가 소아 비만이 왜 소녀들의 조기 사춘기 발달과 관련이 있는지를 부분적으로 설명하는 것으로 보인다. 안드로겐 과잉증은 비만 사춘기 소녀에서 다낭성 난소 증후군의 발생빈도 증가와 함께 가임기 비만여성의 대사증후군, 무배란주기, 생식능력저하와 관련이 있다. 지방조직량의 증가는 지방 조직에서의 안드로겐 방향화효소(aromatase)의 작용으로 에스트로겐 생성의 증가를 가져온다. 이것은 또한 소녀들의 조기 사춘기 발달에 기여할 수 있다.

비만 소년의 경우, 실험결과에 의하면 지방 조직에서 안드로겐 방향화의 증가로 인해 사춘기가 지연될 수 있다고 한다. 시상하부-뇌하수체 축에 대한 에스트로겐의 음성피드백은 황체형성호르몬 분비의 감소 및 테스토스테론 생성의 감소를 초래할 수 있다.

성장호르몬과 생식선자극호르몬 분비의 억제 이외에도 갑상선기능저하증은 대사증후군이 있는 사람들에게 흔히 나타난다. 갑상선호르몬 농도가 낮아지면 중성지방 합성이 증가되고 지방산 산화가 감소되고 담즙산으로의 전환을 감소시켜 간내 콜레스테롤 농도가 증가됨으로써, 간에서의 NASH 진행이 악화될 수 있다.

27.4.7 비만과 암 위험도

증가된 BMI는 여러 암 위험도의 두드러진 증가와 관련 있는 것으로 잘 알려져 있다. 여기에는 성호르몬 의존성 자궁내막암, 유방암, 전립선암, 식도선암과 같은 위장관암, 대장암 및 신장암이 포함된다(표 27.1). 비만과 암 사이의 추가적인 잠재적 관련성에는 병적 비만에 따르는 낮은 수준의 만성 전신성 염증의 결과로 나타나는 세포 항산화 시스템의 고갈을 들 수 있고, 또한 백색지방 조직의 확장으로 인해 중간엽줄기세포가

표 27.1 체질량과 암발생 위험도* 간의 상관관계

암종	남성	여성
대장암	1.24	1.09
담낭암	—	1.59
백혈병	1.08	1.17
악성 흑색종	1.17	—
다발성 골수종	1.11	1.11
식도선암	1.52	1.51
신장암	1.24	1.34
갑상선암	1.33	1.14
전립선암	1.03	—
유방암	—	1.12
자궁내막암†	—	1.73

*체질량 5 kg/m² 증가당 암발생 위험도 증가비(Roberts DL, Dive C, Renehan AG: Biological mechanisms linking obesity and cancer risk: new perspectives. *Annu Rev Med* 61:301-316, 2010).
†체질량 27 kg/m² 이상인 대상을 기준.

종양으로 이동하여 혈관신생과 종양진행 과정을 촉진할 가능성을 들 수 있다.

27.5 칼로리 제한에 의한 건강증진 및 생명연장 효과

과식의 반대는 칼로리 제한(CR; 식이 제한)이다. 지난 20년 동안 칼로리 제한은 효모, 선충류, 초파리, 어류, 많은 설치류 종 및 개를 포함하여 다양한 생물체에서의 자유 섭식과 비교하여 수명연장 및 노화관련질병의 감소 효과가 반복적으로 나타났다. 인간에 대한 예비연구 결과는 지방량과 제지방량의 감소, 인슐린의 감소, 에너지 소비량의 감소, 심부체온의 감소 및 지질농도의 개선을 포함하여 동물 연구결과의 많은 부분이 재현되고 있다. 칼로리 제한으로 인한 건강증진과 수명의 연장은 에너지 사용 감소, 인슐린 감수성 증가 및 염증 감소와 관련 있음이 제안되었다.

27.6 비만 치료

27.6.1 생활방식의 변화: 식이요법과 운동

신체조성에 적용하면, 식이요법은 신체조성을 개선하기 위한 계획이나 처방을 포함한다. 과잉의 체지방을 제거하기 위해서는 일반적으로 총칼로리 섭취량 감소, 총에너지 소비량 증가(운동 또는 신체활동을 통한) 및 식이조성 개선 필요하다. 이러한 통합 전략은 체지방을 연소시키기에 충분한 수준으로 에너지 섭취를 낮추어서 신체가 에너지원으로 저장된 지방을 이용하도록 유도하는 것을 목표로 한다.

에너지 균형을 촉진하는 포괄적인 생활방식의 변화에는 밀접하게 연결된 두 가지 주요 구성요소가 포함된다. (1) 기초 신체 에너지 요구량과 신체활동을 유지하기 위한 에너지 요구량을 공급하는 데 필요한 고품질 식품의 칼로리 양만 소비하는 것을 배우고, (2) 식이요법을 하는 사람의 진반적인 생활방식 패턴에 맞는 합리적인 신체활동 계획을 선택해야 한다.

섭취된 음식의 에너지는 대략 다음과 같이 비용이 계산될 수 있다: (1) 음식을 소화하고 흡수하는 데 필요한 에너지, (2) 혈액순환 및 호흡과 같은 기초 기능을 유지하기 위해 사용되는 에너지, (3) 걷기 및 골프와 같은 기초 기능 이외의 신체 기능을 위한 에너지, (4) 완전히 소화되거나 흡수되지 않는 식품성분과 같은 비활용 식품칼로리.

인슐린은 탄수화물, 지방, 단백질 대사에 중요한 영향을 미친다. 적절한 탄수화물 섭취 조건하에서, 인슐린은 연료로 활용되지 않는 당분을 지방으로 저장하고 에너지원으로서 지방의 이용을 억제한다. 따라서 고탄수화물식이는 인슐린 분비를 유도하는 경향이 있으며, 지방으로 탄수화물의 에너지 저장을 촉진시키고 에너지원으로서 지방의 이용을 감소시키는 경향이 있다.

27.6.2 다이어트의 부작용

만약 모든 필수영양소가 포함되어 있지 않은 다이어트(불균형식이)를 하게 되면, 신진대사가 어려워질 것이며, 시간이 지남에 따라 건강상 문제가 발생할 수 있다. 호르메시스(hormesis)의 개념을 상기하면, 특정 영양소의 결핍(빈혈이나 골다공증과 같은 결핍 장애) 또는 특정 영양소의 과다(갑상선 기능 부전, 비타민 결핍, 정신 혼란 등)로 인한 독성이 발생된다. 몇몇 대중적인 식이요법 계획은 특정 음식이 과잉섭취를 요구하는데 이들은 신진대사를 바꿀 뿐만 아니라, 약물 치료를 방해할 수 있다.

27.6.3 약물치료에 의한 체중감소

위에 설명된 식이요법 계획 외에도, 많은 과체중의 사람들은 체중 감량을 돕기 위해 약물치료에 의존하게 된다. 식욕 억제제, 예를 들어 디에틸프로피온과 같은 교감신경흥분제는 시상하부의 중추신경계 식욕조절 센터에 작용하여 식욕를 줄이는 데 작용한다. 교감신경흥분제는 오랫동안 사용할 수 있지만, 많은 사람들에게 있어서 식욕감소 효과는 몇 주 후에 줄어드는 경향이 있다. 따라서 식욕 억제제는 체중 감량 프로그램의 초기 단계에서 종종 사용된다. 교감신경흥분제를 복용하는 동안 체중이 감량될 수는 있지만, 일반적으로 식이성분, 섭식행동 및 신체활동의 개선이 없는 체중감량은 일시적이다. 단기간의 사용은 대개 갈증, 과민성, 변비, 위장통증, 현기증, 구강 건조, 높은 행복감, 두통, 과민, 메스꺼움, 신경질 또는 불안, 흔들림 또는 떨림, 수면 장애와 같은 사소한 부작용을 동반한다. 그러나 식욕 억제제를 장기간 사용하면 뇌출혈, 급성 긴장이상, 심근 경색, 정신병, 대뇌 동맥염, 심장 부정맥, 심장 판막 손상, 치명적인 고혈압 등의 심각한 부작용이 초래된다.

27.7 비만 증가가 경제적, 사회적 및 법적 측면에 미치는 영향

27.7.1 건강보험과 비만

비만은 대부분의 건강보험에서 질병으로 간주하지 않는다. 그러나 비만은 건강보험 비용에 영향을 미칠 수 있는데, 비만한 사람들은 날씬한 사람들에 비해 심혈관 질환, 고혈압, 제2형 당뇨병 및 기타 건강문제에 훨씬 더 위험하기 때문이다. 몇몇 건강보험 회사는 BMI를 비만 척도로 사용하고 BMI를 사용하여 질병 위험도 및 건강 보험료를 계산한다. 비만은 높은 보험료를 초래할 수 있으며 병적으로 비만의 경우 보험회사는 가입을 거절할 수 있다. 보험회사들은 또한 비만을 생명 및 장애보험에 대한 상당한 위험으로 간주한다. 비용이 비만의 정도에 비례하여 증가한다는 것은 분명해 보인다.

27.7.2 환경의 변화: 건강한 식습관과 신체활동을 위한 가족과 공동체의 역할

지난 수십 년 동안 일반 인구가 마른 체형이었을때 보편적이었던 기본 관행은 현재 비만이 만연한 시기에는 찾아보기 힘들다. 1970년 이전에 미국 남성의 평균 BMI가 25.1, 여성 평균은 24.9이었다. 체육교육 수업은 학교 교육과정의 정규과목이었다. 대부분의 식사는 신선한 농산물, 육류 및 유제품을 사용하여 준비되었다. 소아들은 대개 걷거나 자전거를 타고 등교하는 것이 일반적이었고 학교 휴식 시간이나 방과 후 또는 주말에 신체활동이 필요한 게임에 참여하는 것이 일반적이었다. 2002년까지 체육수업을 하는 학교는 줄어들었고, 전자 게임 및 기기를 사용하게 되었고, 신선한 재료로 요리한 식사가 적어졌고, 패스트푸드가 더 많았졌으며, 1970년 이전보다 훨씬 더 비활동적 생활방식을 취하게 되었다. BMI 수치는 미국 남성이 27.8로 상승했으며 미국 여성은 28.1로 증가되었다. 비만 문제를 해결하기 위한 한 가지 접근법은 과거에 있었던 많은 관행을 되살리는 것이다. 커뮤니티 정원(community garden)을 설립하고, 커뮤니티 워킹 및 승마 트레일을 만들고, 사람들에게 요리 및 쇼핑 기술을 가르쳐 더 건강한 식사 준비를 하도록 하는 계획이 있다. 학교에서는 정기적으로 체육수업을 다시 시작하였으며, 자동 판매기에서 고밀도 칼로리 식품과 음료를 제거하기 시작했다.

27.7.3 식품영양 성분표시

미국 식품의약국(Food and Drug Administration, FDA)은 원산지(국내 또는 해외)에 관계없이 미국에서 판매되는 식품에 적절하게 라벨을 부착하도록 하고 있다. 식품영양 성분표시는 비만 및 기타 질병을 예방할 수 있도록 소비자가 식품 선택에 있어서 도움이 되는 중요한 요소가 될 수 있다. 연방법에 따르면 성분 및 영양 데이터를 포함하여 식품 포장지에 최소한의 정보가 명시되어 있어야 한다.

27.7.4 정부와 기업의 역할

건강 증진, 비만 감소 및 그에 따른 효과를 얻기 위한 수단으로 식품 생산 및 마케팅의 다양한 측면을 규제하기 위한 미국의 지방, 주 및 연방 정부로부터의 압력이 커지고 있다. 식품영양 성분표시는 정부 규제의 한 예일 뿐이며, 식품 가공업체 및 식당은 영양소 및 칼로리 함유량 수치를 제공해야 한다.

참고문헌

Gropper SS, Smith JL (eds.): *Advanced Nutrition and Human Metabolism*, 6th ed. Belmont, CA: Thomson Wadsworth, 2013.

Kulie T, Slattengren A, Redmer J, et al.: Obesity and women's health: an evidence-based review. *J Am Board Fam Med* 24:75–85, 2011.

Roberts DL, Dive C, Renehan AG: Biological mechanisms linking obesity and cancer risk: new perspectives. *Annu Rev Med* 61: 301–316, 2010.

Smith DL, Nagy T, Allison DB: Calorie restriction: what recent results suggest for the future of aging research. *Eur J Clin Invest* 40: 440–450, 2010.

Stipanuk M (ed.): *Biochemical, Physiological, Molecular Aspects of Human Nutrition*. 3rd ed., St. Louis, MO: Saunders Elsevier, 2012.

연습문제

1. 인간은 에너지를 얻기 위해 음식을 섭취하게 되는데, 에너지는 어디에 필요한 것인가?

a. 신진 대사, 혈액 순환, 신경 활동 및 근육 수축을 포함한 세포 기능을 촉진하기 위해

b. 광합성을 촉진하기 위해

c. 폐에서 산소를 합성하기 위해

d. 신체에서 사용하기 위한 무기질을 준비하기 위해

e. 신체기능에 필요한 연료인 이산화탄소를 생산하기 위해

2. 에너지 균형에 있어서 신경의 조절은
   a. CNS 기능에 대한 렙틴의 작용으로 정의될 수 있다.
   b. 식욕과 쾌락을 조절하는 시상하부 콜린성 조절에 의한 작용으로 정의될 수 있다.
   c. 음식물 섭취량과 에너지 소비량 간의 균형을 포함할 수 있다.
   d. 렙틴 작용에 의한 식욕유발 및 식욕억제 호르몬 발현 사이의 균형을 포함할 수 있다.
   e. 부신피질호르몬에 의한 간기능 조절이 필요할 수 있다.

3. 신체조성은 다음에 의해 평가될 수 있다.
   a. 전기저항측정법 – 제질량은 체지방량보다 더 많은 물과 전도성을 갖기 때문에
   b. 체질량지수의 인체측정분석법
   c. 수중체밀도법은 전신의 밀도를 사용하고 폐 및 위장관의 잔류 공기를 보정하여 상대 체지방을 결정
   d. 핵자기공명법
   e. 모두 해당

4. 이소성 지방축적은 다음을 포함한다.
   a. 지방 조직
   b. 골격근
   c. 폐
   d. 심장
   e. 위장

5. 과잉의 칼로리는?
   a. 지방 조직에 포도당으로 저장된다.
   b. CNS 조직에 중성지방으로 저장된다.
   c. CNS 조직에 글리코겐으로 저장된다.
   d. 간에 글리코겐으로 저장된다.
   e. 위장관에 중성지방으로 저장된다.

6. 다음 중 대사증후군과 관련 있는 설명은?
   a. 일반적으로 공복혈당 상승, HDL 증가, 고혈압으로 인한 결과이다.
   b. 일반적으로 공복혈당 상승, LDL 증가, 고혈압으로 인한 결과이다.
   c. 일반적으로 공복혈당 상승, 고중성지방혈증 및 저혈압으로 인한 결과이다.
   d. 일반적으로 공복 혈당 상승, 저중성지방혈증 및 몸통비만으로 인한 결과이다.
   e. 일반적으로 공복 혈당 상승, 고중성지방혈증 및 몸통비만으로 인한 결과이다.

7. 과잉의 칼로리를 섭취하는 것은
   a. 비알코올성 지방간염을 유발할 수 있다.
   b. 항상 비만 및 인슐린 저항성과 관련이 있다.
   c. 모든 경우에 혈청 ALT 농도의 상승이 나타난다.
   d. 거의 모든 경우 간경화와 간암을 유발한다.
   e. 식이요법으로 쉽게 되돌릴 수 있다.

8. 식이요법은 체중을 효과적으로 줄일 수 있지만
   a. 독성은 아디포카인 방출의 자극으로 나타날 수 있다.
   b. 독성은 약물 대사효소의 억제에 기인할 수 있다.
   c. 독성은 필수 영양소의 손실로 인해 발생할 수 있다.
   d. 독성은 극심한 정신질환으로 인해 발생할 수 있다.
   e. 독성은 체중순환으로 야기될 수 있다.

9. 체질량지수란?
   a. 충분한 칼로리와 필수 영양소 섭취의 지표로 사용할 수 있다.
   b. 체중의 제곱으로 나눈 신장으로 정의될 수 있다.
   c. 미국에서 지난 30년 동안 근소하게 증가했다.
   d. 인간의 암 위해도 평가에 사용될 수 없다.
   e. 신장의 제곱으로 나눈 체중으로 정의될 수 있다.

10. 다음 중 잘못된 정의는 무엇인가?
   a. 세트 포인트 가설은 음식 섭취량과 에너지 소비량이 상대적으로 일정한 수준의 에너지 보존 및 체중을 유지하기 위해 신호를 보내는 뇌의 특정 영역에 의해 조정된다고 제시한다.
   b. 췌장 내분비 세포, 지방 조직 및 위장관에서 생성된 호르몬은 칼로리 섭취 및 칼로리 이용과 관련된 여러 반응을 조율하는 데 관여한다.
   c. 음식의 칼로리 함유량은 일반적으로 탄수화물, 지방, 단백질에 대해 각각 4, 9 및 4의 인자를 가정한다.
   d. 체질량지수(BMI)는 신체조성을 평가하는 정확한 방법이다.
   e. 간, 지방, 근육 및 기타 조직은 과도한 칼로리 부하에 적응한다.

나노독성학

Nanotoxicology

28장

Gunter Oberdörster, Agnes B. Kane, Rebecca D. Kapler, and Robert H. Hurt

28.1 나노물질에 관한 기본사항
- 28.1.1 전망: 나노입자와 공기 중의 입자물질
- 28.1.2 나노입자 및 마이크로입자의 특성과 거동
- 28.1.3 나노물질의 분류
- 28.1.4 나노물질의 물리화학적 특성과 독성 발현
  - 표면적과 반응성
  - 표면전하
  - 표면화학
  - 양자 및 자기 특성
  - 기하와 치수
  - 생체 잔류성

28.2 나노물질과 생체물질의 접점

28.3 독성반응의 작용 기전

28.4 나노독성 시험에서의 주의사항

28.5 안전한 나노물질 설계를 위해 고려할 점

28.6 사례연구: 보다 안전한 자외선 차단제의 설계

28.7 인체 독성
- 28.7.1 서론
- 28.7.2 나노독성학의 개념
- 28.7.3 용량단위
- 28.7.4 노출경로
- 28.7.5 호흡기계 투여
- 28.7.6 호흡기계 침착
- 28.7.7 호흡기계 청소
- 28.7.8 나노물질과 중추신경
- 28.7.9 나노물질의 배설

28.8 사례연구: 다층벽 탄소나노튜브
- 28.8.1 일시투여방식에 의한 노출
- 28.8.2 흡입노출에 의한 독성연구
- 28.8.3 생체내 연구에 대한 평가
  - 탄소나노물질의 생물학적 분해

28.9 독성시험
- 28.9.1 생체외 용량단위
- 28.9.2 예측 독성
- 28.9.3 전이, 인간-생태-나노독성학

28.10 생태 독성
- 28.10.1 환경 용도 및 노출
- 28.10.2 생태위해성 평가
- 28.10.3 나노물질의 독성
  - 시험의 복잡성
- 28.10.4 생태 독성
- 28.10.5 독성 기전

요점

- 나노기술은 대략 1~100 nm 크기의 입자물질을 이해하고 이를 조절하는 기술을 말하며, 이러한 기술을 이용하면 나노물질 특이의 현상으로부터 새로운 응용 분야를 찾아낼 수 있다.
- 나노독성학은 나노물질이 생물과 환경에 미치는 유해한 영향을 연구하는 것으로 정의할 수 있다.
- 표면적, 표면전하, 금속이온의 용해 및 방출, 활성산소의 생성을 초래하는 산화-환원반응 등 나노물질의 표면특성은 생물학적 반응을 결정하는 주요 인자이다.
- 나노물질에 대한 인체노출의 주요 경로는 호흡기계이다.
- 나노입자 표면의 특성은 생물학적 반응을 결정하는 데 가장 중요한 요소이다. 표면적의 크기, 표면전하, 지질막에 대한 소수성 및 분배도, 금속이온의 용해 및 유리, 산화환원력 등 나노입자 표면의 특성에 따라 생체내 반응성이 좌우된다.
- 나노물질의 본질적 특성(물리적, 화학적, 반응성 등)을 반영할 수 있는 용량을 결정하기 위해서는 나노입자의 특성에 맞는 용량단위가 필요하다.

나노기술은 나노실버, 풀러렌, 양자점, 탄소나노튜브, 산화금속나노입자 등을 포함한 상업용 나노물질을 대량으로 생산하는 기술이며 세계적으로 수십억 달러 규모의 산업으로 자리 잡았다(그림 28.1). 나노독성학은 인체 및 환경에 대한 위해성 평가 목적으로 나노물질의 위험성을 규명하고 확인하는 학문이다. 나노독성학은 고도의 다학제적 접근방식이 필요하며 독성학, 생물학, 화학, 물리학, 재료학, 지질학, 노출평가, 약물동태학 및 의학 등에 대한 전문지식이 필요하다. 이러한 다양한 분야의 전문지식은 나노물질에 대한 유해성 평가 전략을 수립하고 나노물질의 독성 순위를 결정하며 "안전한" 노출 수준을 결정하고, 이를 바탕으로 위해성을 예방할 수 있는 노출 가이드라인을 도출하는 데 활용된다.

28.1 나노물질에 관한 기본사항

28.1.1 전망: 나노입자와 공기 중의 입자물질

공기 중에서 생성된 입자물질은 호흡기계뿐만 아니라 체내 주요 장기 및 체내 전체 시스템에 유해 작용을 유발할 수 있다(29장 참조). 입자물질 중에서 가장 작은 부분을 차지하는 분획인 초미세입자(ultra fine particle, UFPs; <100 nm)는 혈액순환과 뉴런을 통해 심장 및 중추신경계에 도달하고 조직에 분포됨으로써 심혈관계 및 중추신경계에 영향을 미치는 것으로 알려져 있다. 초미세입자 및 나노입자(nanoparticle)의 자연발생원으로서는 가스의 입자전환 반응을 포함하여, 산

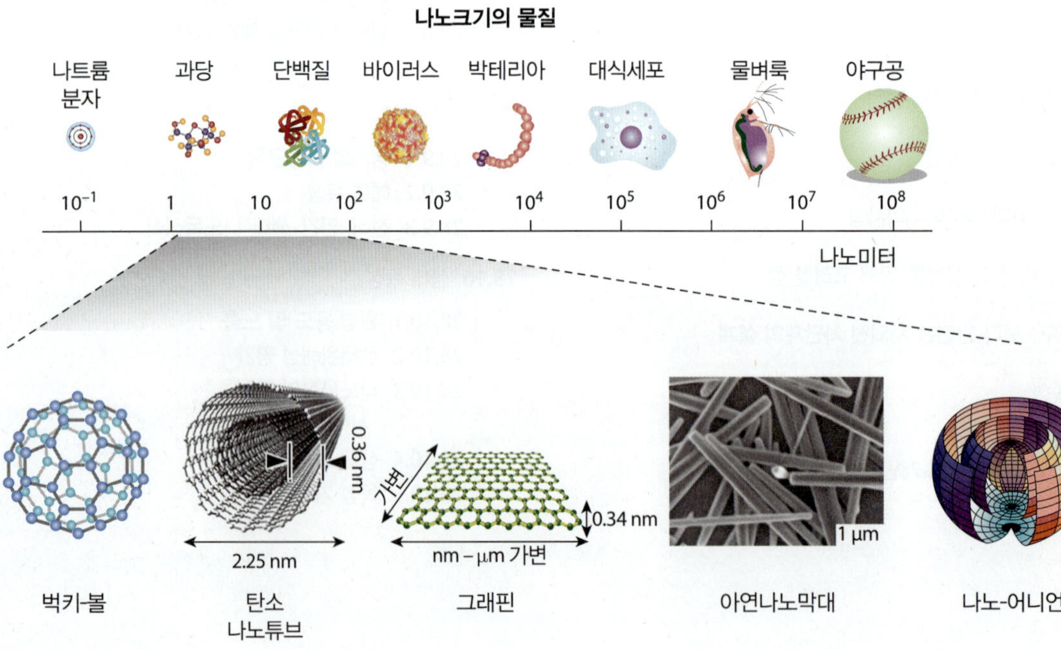

그림 28.1 자연계에 존재하는 물질과 나노물질의 크기 비교.

불, 화산 분화, 바이러스, 광자세균, 연체동물, 절지동물, 물고기 및 조류 등이 포함된다. 의도하지 않은 인위적 발생원으로서는 내연기관, 발전소, 제련·용접 및 가열된 표면에서 발생하는 금속 연기 등이 포함된다. 제조나노입자(engineered nanoparticle)는 산업용으로 사용하기 위한 목적으로 생산된 나노물질로서 매우 다양한 발생원이 존재한다. 한편, 여기에서는 위해성과 관련하여 기술하고 있는 나노입자의 대부분이 제조나노입자이므로 따로 구분하지 않고 '나노입자' 또는 '나노물질'로 표기하였다. 역학조사에 따르면 대기오염으로 인해 이미 앓고 있는 천식 또는 당뇨병과 같은 질환의 감수성이 증가한다는 사실이 밝혀졌으며, 뿐만 아니라 연령(소아, 노약자)에 대한 감수성 또는 유전적 요인에 대한 감수성도 증가한다는 것이 밝혀졌다. 이는 대기오염물질로서 입자성 물질의 중요성을 설명할 수 있는 부분이다.

28.1.2 나노입자 및 마이크로입자의 특성과 거동

표 28.1은 나노입자(< 100 nm)와 보다 큰 마이크로 수준의 입자(> 500 nm)에 대한 일반 특성, 전이경향, 흡입노출 시의 세포영향 등을 비교하고 있다. 일반적으로 생물학적 반응체계는 100 nm보다 큰 입자 또는 작은 입자를 정확히 구분하여 반응하기보다는 나노수준의 입자와 이보다 큰 마이크로 수준의 입자를 점진적으로 감지하는 정도이다.

입자가 호흡기관에 침착된 후에는 나노입자 또는 이보다 큰 마이크로 수준의 입자가 일단 대식세포에 의해 탐식될 경우에는 점액섬모 및 폐-대식세포를 통해 효과적으로 배출될 수 있다. 만약에 단일 입자로 구성된 나노입자가 흡입되어 기관지에 침착될 경우 나노입자는 이들이 뭉쳐서 더 큰 입자로 존재하지 않는 한, 개별 나노입자는 그 크기가 너무 작아 폐-대식세포에 의해 효과적으로 인지되거나 탐식될 수 없다. 따라서 폐에 침착된 나노입자가 폐-대식세포에 의해 배출되는

표 28.1 흡입노출에 대한 나노입자와 마이크로입자와의 차이전

	나노입자 (< 100 nm)	마이크로입자 (> 500 nm)
일반적인 특성		
부피(또는 질량당) 나노입자의 수(또는 표면적)에 대한 비율	높음	낮음
공기 또는 액상에서의 응결	가능성 있음(배지 및 표면화학에 따라)	가능성 낮음
호흡기관에서의 침작 기전	확산	호흡기관을 통한 침선, 충돌, 자난(intercept)
체외에서 단백질/지질 흡착	매우 효과적으로 흡착	상대적으로 흡착 효율이 낮음
생체 내에서 단백질/지질 흡착	높음	어느 정도
2차 표적 장기로의 이동: 배출	가능	부분적으로 가능
• 점액 섬모층	가능	가능
• 폐포 대식세포	낮음	가능
• 폐상피 내 또는 폐상피	가능	과부하 상태에서만 가능
• 림프선	가능	과부하 상태에서만 가능
• 혈액순환	가능	과부하 상태에서만 가능
• 감각뉴런(흡수 + 수송)	가능	가능하지 않음
세포 진입/흡수	(포낭; 클라트린: lipid raft: 확산)	주로 식균세포에 의함
• 미토콘드리아	가능	가능하지 않음
• 핵	가능 (< 40 nm)	가능하지 않음
영향(경고: 용량!):		
2차 표적 장기에서	있음	(없음)
체내 흡입 경로에서	있음	있음
• 염증	있음	있음
• 산화스트레스	있음	있음
• 신호전달 경로의 활성화	있음	있음
• 유전자 독성, 발암성	가능성 있음	가능성 있음

출처: Oberdörster G, Elder A, et al.: "Nanoparticles and the Brain: Cause for Concern?" *Journal of Nanoscience and Nanotechnology*, 2009;9:4996-5007.

양은 매우 적으며 폐-상피세포에 흡수된 후 혈액 및 림프 순환계로 전이되는 경우가 일반적이다. 이와는 달리 마이크로 수준의 큰 입자는 호흡기관에 침착된 경우라도 대부분이 배출되고 극히 일부만이 혈액 및 림프 순환계로 전이된다.

28.1.3 나노물질의 분류

산업적으로 제조되는 나노물질은 그림 28.2와 같이 단순한 등축형태, 1차원 형태(1D, 섬유 또는 튜브 모양) 및 2차원 형태(2D, 평판모양 또는 원반모양)에 이르기까지 매우 다양한 조성과 기하학적 형태를 가지고 있다. 최근에는 주기율표상으로 안정한 원소라고 알려진 대부분의 원소들이 나노입자로 제조되고 있다. 나노물질의 용도는 매우 다양하여 그 기능 및 생체 적합성을 향상시키기 위한 임플란트 표면에 사용되거나, 나노구조 고형물에 첨가되거나 또는 합금체의 강도, 전도성 및 내구성을 향상시키기 위해 사용된다. 나노과학이 발전함에 따라 단순히 나노의 공간 형태나 화학적 조성에 대한 연구를 넘어 나노물질을 능동적 또는 스마트한 구조로 결합하는 복잡한 소재의 개발이 더욱 각광을 받고 있다.

28.1.4 나노물질의 물리화학적 성질과 독성 발현

표 28.2는 나노물질의 생물학적 독성반응과 관련이 있는 것으로 알려진 물리화학적 특성을 요약한 것이다.

표면적과 반응성 나노물질의 구조를 보면 부피나 질량 대비 표면적이 매우 크다. 나노입자의 표면적이 부피나 질량에 비해 상대적으로 매우 크다는 것은 나노입자는 표면 반응성이 크고, 화학물질을 잘 흡착하며 또한 촉매활성이 강한 소재라는 것을 의미한다. 표면 반응성은 나노입자의 촉매작용에 꼭 필요한 특성이다.

표면전하 나노입자는 개별 입자들이 모여 응집체를 형성하려는 경향이 매우 강한 것으로 알려져 있으며, 이렇게 생성된 응집체는 강력한 분자간 인력을 갖고 있다. 입자간에 서로 엉기지 않은 형태의 안정된 나노물질의 분산액을 얻기 위해서는 종종 입자-입자 간의 부착을 방지하는 코팅제를 첨가하거나 입자-입자 간의 반발을 유도하는 전기적 전하를 부여할 필요가 있다. 생체물질에 적합한 계면활성제를 나노입자에

화학 \ 기하학	등척성 입자	1차원 형태; 섬유/튜브	2차원 형태; 평판, 원반
금속	은, 금 나노입자 철, 코발트, 니켈 마그네틱 나노입자 구리 나노 전도 잉크	금 또는 백금 나노와이어	은 나노입자
반도체	CdSe/ZnS 양자점 (예 참조)	Si, ZnO의 반도체 나노와이어, 나노로드	평판모양의 반도체 나노크리스탈
세라믹	산화아연, 이산화티타늄 색소, 자외선 차단제 산화세륨 촉매제	복합충진제용 세라믹 나노섬유	나노클레이
탄소	풀러린, 카본블랙, 탄소나노뿔	탄소나노튜브, 탄소나노섬유	그래핀, 산화그래핀, 얇은-막 그래핀 (예)
중합체	생분해성 고분자 의료용 나노비즈	전기방사된 고분자 나노섬유	

예:

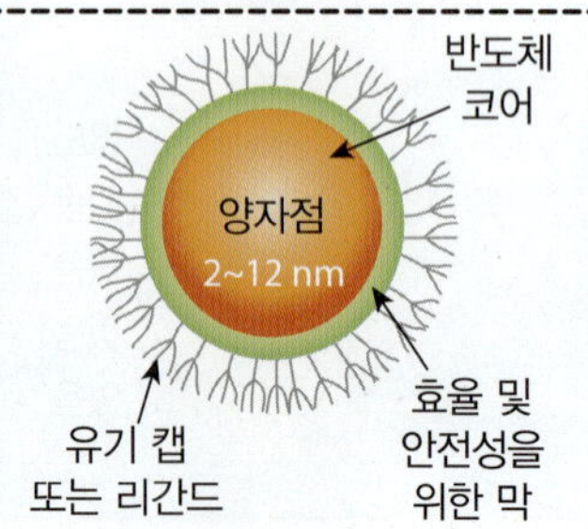

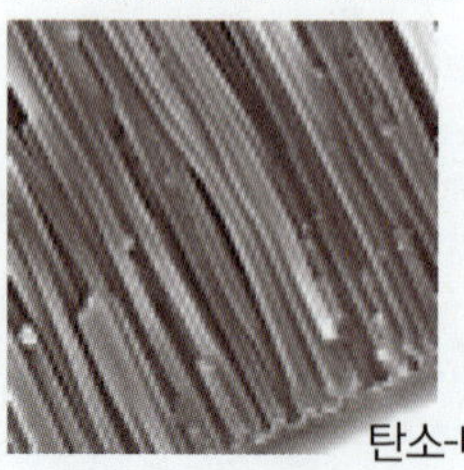

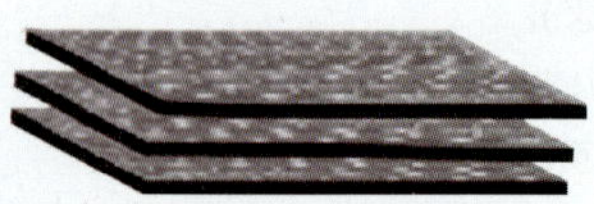

그림 28.2 **기하학적 방식과 화학적 방식에 따른 나노물질의 분류.** 새로운 나노물질이 합성됨에 따라 이러한 분류 예시는 다양하게 지속적으로 증가하고 있다.

표 28.2 독성 발현과 관련되는 나노입자의 물리화학적 특성

특성	
크기(공기 역학적, 유체 역학적) **크기분포** **모양** **엉김/응집상태** **밀도**(물질, 부피) **화학성분 및 상**(phase) • 결정도 • 용해 및 독성(이온) 방출 • 코팅 및 오염물질 • 생체 잔류성 **표면 특성** • 표면적(외부, 내부) • 전하(제타 전위) • 산화환원 활동 • 소수성/친수성 • 생체분자 흡착 능력	**성질이 변할 수 있다** • 생산 방법, 준비 과정, 보관 방법 • 생리학적 매체에 도입되었을 때, 유기체
나노 크기의 양자점 및 자기 특성 (?)	

코팅함으로써 나노입자를 안정적으로 유지시킬 수 있는데 이러한 방식은 약물전달 시스템의 개발에 중요한 기술이 된다. 그림 28.3은 엉김(agglomerate) 및 응집(aggregated)에 관한 나노입자의 특성을 보여주고 있다.

표면화학 입자의 크기가 큰 입자에 비해 나노입자는 입자가 매우 작아 상대적으로 표면적이 매우 크며 이러한 특성상 금속으로 제조한 나노입자는 금속이온의 용해나 방출이 쉽게 일어날 수 있다. 금속이온은 효소 및 수송 단백질의 활성을 억제함으로써 박테리아 및 수생 생물체에 유해한 작용을 나타낸다. 예를 들어 아연나노입자는 자외선을 흡수하는 성질이 있으므로 자외선 차단제에 함유되는데, 만약 자외선 차단제에 함유된 아연나노입자가 하천으로 유입될 경우 물에서 아연이온(Zn^{2+})이 빠르게 방출되어 수생 생물에 급성 독성을 일으킬 수 있다. 나노입자가 전하를 띠고 있으면 친수성이 커져 수중에서의 분산성은 더욱 높아지게 되며, 플러렌이나 그래핀처럼 표면이 소수성인 경우는 물에 대해서는 반발력이 높으나 반면에 지질막으로는 잘 분배되어 표적세포로 쉽게 유입되게 된다. 또한 표면결함은 산소 분자에 전자를 공여하는 전자활성 그룹을 노출시킴으로써 활성산소종(ROS)인 슈퍼옥사이드 음이온을 생성시킨다.

탄소나노튜브는 산화-환원 주기 반응에 관여하는데, 이를 합성하기 위해서는 반응성이 높은 수산화라디칼 그룹 생성을 촉진하는 금속촉매를 사용하게 된다. 표면적이 매우 큰 나노물질은 발암성을 갖는 다환방향족 탄화수소나 프리라디칼을

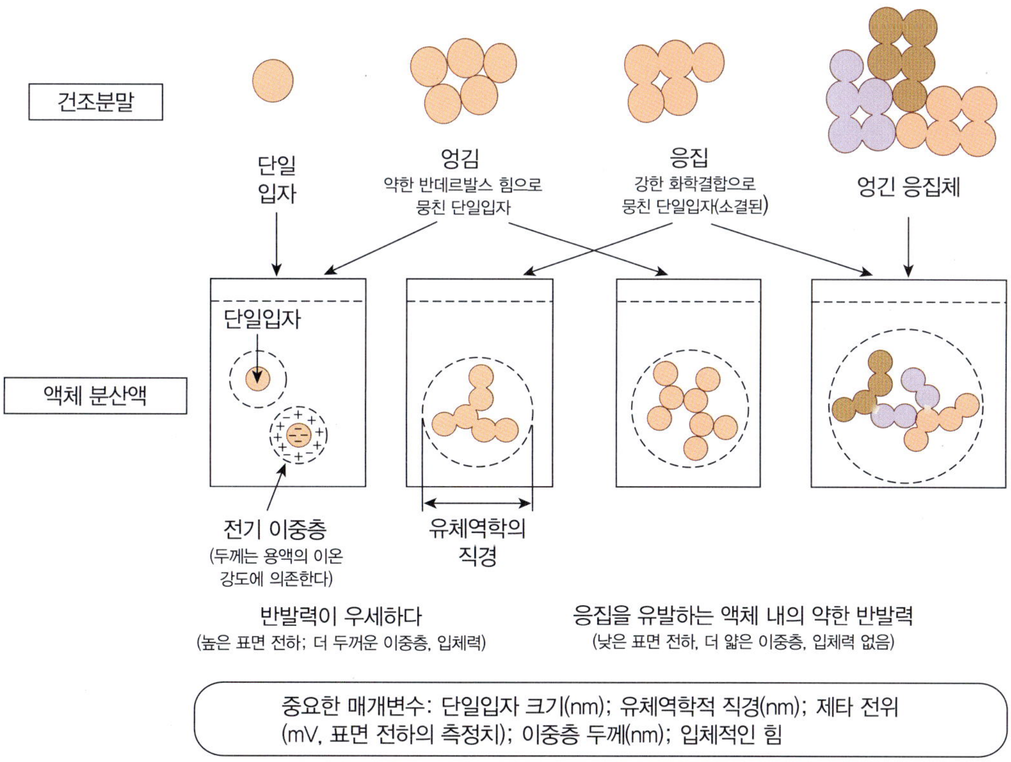

그림 28.3 액체 및 건조 분말로서 나노입자의 엉김 및 응집. (Jiang JG, Oberdorster E, et al.: Characterization of size, surface charge, and agglomeration state of nanoparticle disperisons for toxicological studies, *J Nanopart Res*, 2009 Jan;11(1): 77–89의 허가하에 그림을 수정.)

생성하는 퀴논 등의 유기화학물질을 흡착시킬 수 있다. 표면 아마이드 그룹 및 양이온성 덴드리머를 갖는 양이온성 나노입자는 특히 세포 독성이 강한데, 이는 리소좀의 막을 손상시켜 세포 내에 물과 염소이온을 축적시킴으로써 최종적으로 삼투압 파열을 일으키기 때문이다.

양자 및 자기 특성 직경 10 nm 미만의 강자성 나노입자는 외부 자기장에 반응한다. 이러한 원리는 진단 자기공명영상(MRI)의 조영을 증강시키는 데 활용되며, 종양세포를 사멸시키는 온열치료에도 활용이 된다.

기하와 치수 나노입자의 공간 구조적 측면에서 선과 면의 배치 및 크기 등은 나노입자의 세포내, 전신 순환계로의 이동, 잠재적인 독성을 결정하는 데 중요한 요소이다. 나노물질은 수동적 확산, 직접적인 물리적 침투, 또는 응집체의 크기 및 정도에 따라 수용체 매개작용에 의한 엔도사이토시스 또는 탐식작용에 의해 표적세포로 진입할 수 있다. 보다 작은 나노입자는 수동 확산의 방식에 의해 세포와 세포소기관으로 들어가는 것으로 생각된다. 단층벽 탄소나노튜브는 박테리아 세포에 직접 구멍을 뚫어 삼투성 용해를 일으킴으로써 박테리아를 치사시키는 것으로 알려졌으며 또한 폐포로부터 폐의 간질로 전이되어 콜라겐 생성을 촉진함으로써 섬유증을 유발시키는 것으로 보고되었다.

생체 잔류성 나노물질의 생체 잔류성은 환경이나 환경에 서식하는 생물에 대한 유해성을 결정하는 중요한 요소이다. 생체잔류성은 용해도와 관계가 높은데, 나노입자가 용해된다는 것은 환경이나 생물조직으로부터 나노입자가 제거되는 과정이기도 하지만 생물학적 활성을 갖는 이온 종을 생산하는 과정이기도 하다. 금속 산화물의 용해 속도는 수성 환경에 존재하는 천연 유기물질에 의해 증가된다. 그러므로 나노물질이 용해되면 생체나 환경에서의 잔류성은 낮아질 것으로 예측된다.

발암을 유발하는 것으로 알려진 석면과 인조광물섬유의 중요한 물리화학적 특성은 이들이 폐, 흉막 또는 복강에 높은 비율로 축적된다는 것이다. 최근의 여러 연구발표에 따르면 대식세포의 리소좀 구획을 모방한 시험용액에서 카르복실화된 단층벽 나노튜브의 분해 여부를 실험한 결과, 이는 산화분해되지 않는 것으로 보고되고 있다. 한편, 산화분해가 일어난 단층벽 나노튜브를 마우스에 흡입시킬 경우에도 폐염증이나 독성이 유발되지 않았는데 이는 종양진단이나 약물전달을 위해 설계된 탄소나노튜브가 흡입이나 주사로 투여된 이후에 생분해될 것인지, 질병을 유발할 수 있을 것인지에 대한 판단을 내리는 데 필요한 단서를 제공하고 있다.

28.2 나노물질과 생체물질의 접점

나노입자는 표면적이 매우 크기 때문에 그 표면은 단백질, 지질 및 핵산을 비롯한 다양한 생물학적 분자물질 등이 흡착될 수 있는 플랫폼과 같은 역할을 한다. 나노물질과 혈장 단백질과의 상호 작용은 약물 전달, 순환시간, 조직분포 및 배설에 매우 중요하며 그동안 깊이 있게 연구되어 왔다. 나노입자에 단백질이 흡착되어 나타날 수 있는 결과는 현재로서는 분명하지 않다. 나노입자의 표면에 따라 다를 수 있긴 하지만, 단백질이 변성되어 정상적인 구조 및 기능을 상실하거나 효소 활성이 변화되거나 새로운 항원결정 인자를 노출시키는 상황이 발생할 수 있다. 혈청 단백질이 나노입자에 흡착되어 나타날 수 있는 잠재적인 병리학적 결과는 피브리노겐의 결합으로 혈병이 형성되는 것이다.

호흡기계를 통해 흡입되거나 경구로 섭취된 나노입자는 입자성 물질이나 미생물의 침투를 막기 위한 장벽으로 작용하는 지질 점액층을 만나게 된다. 나노입자는 점액질에 부착하여 생체 지질막의 공극 크기를 확대시킬 수 있으며 미생물의 침투능력에 대한 감수성을 증가시킬 수 있다.

나노물질은 또한 핵산과 결합하며 유전자 전달장치로 활용될 수 있는 가능성을 탐색하는 연구가 시도되고 있다. 그래핀 나노판은 DNA 이중나선에 삽입되어 Cu^{2+} 이온의 존재하에 DNA를 손상시킬 수 있다.

28.3 독성반응의 작용 기전

나노물질의 물리화학적 특성을 바탕으로 독성반응의 경로 또는 기전을 예측하는 것이 가능하다. 나노물질의 독성 발현에 대한 공통적인 작용 기전은 나노입자에 표면에서 직접 활성산소종이 생성되거나 또는 표적세포에서 간접적으로 활성산소종이 생성되는 산화적 스트레스에 의한 것이라 볼 수 있다. 나노물질의 노출에 의해 교란될 수 있는 가장 취약한 세포내 소기관 및 생리기능을 표 28.3에 요약하였다.

표 28.3 나노입자의 생체외 독성 기전

1. 세포벽 및 원형질막 손상
2. 전자전달 및 호기성 호흡 방해
3. 산화적 스트레스의 유도
4. 세포 신호전달 경로의 활성화
5. 불안정한 이온 항상성
6. 내재된 나노입자로부터 독성을 발현하는 금속이온의 방출
7. 리소좀 막 완전성의 교란
8. 마크로파지의 식균작용 교란
9. 세포 골격기능에 대한 기능장애
10. DNA와 염색체 손상

박테리아의 세포벽과 진핵세포의 원형질막은 나노입자의 침투를 막는 초기 장벽이다. 탄소나노물질은 "나노다트(nanodart)"로 작용하여 원형질막에 구멍을 만들어 세포질 내에 존재하는 구성성분들을 세포 외로 방출시켜 세포를 치사시킨다. 세포내 구성성분의 세포외 유출은 리보솜 RNA의 유출을 측정함으로써 그 정도를 판단할 수 있다.

조영제, 유전자, 단백질 및 약물의 세포내 전달을 용이하게 하기 위해 다양한 나노입자가 설계되었다. 또한 세포내 유입을 촉발시키는 특정 세포 표면 수용체를 표적으로 하는 나노입자도 설계된 바 있으며, pH 민감성 고분자, 바이러스 외피, 양이온 또는 생분해성 담체로 나노입자를 코딩하여 엔도솜 또는 리소좀의 분해작용으로부터 벗어날 수 있는 설계가 시도되고 있다.

표면 수용체에 의해 인식되는 나노입자는 세포증식, 세포자멸사, 스트레스 관련 신호전달, 또는 칼슘 매개 신호전달을 유도하는 세포-특이적 신호전달 경로를 활성화시킬 수 있다. 세포내 칼슘이온 항상성이 교란되는 것은 세포외 칼슘이 손상된 원형질막을 거쳐 유입되거나, 세포내 주요 칼슘 저장 장소로부터의 칼슘이온이 방출된 결과이다. 세포내 칼슘 이온농도가 지속적으로 상승하면 세포괴사가 발생할 수 있다.

대식세포는 흡입 후 기도 또는 폐포에 침착된 입자물질을 탐식하는 초기 단계의 세포이다. 입자가 대식세포의 지름보다 길면 대식세포 내로 완전히 흡수되지 못하고 대식세포의 급격한 과호흡 기전에 의한 지속적인 활성산소종의 생성과 리소좀 효소의 세포외 방출이 일어난다. 일반적으로 나노입자가 너무 커서 리소좀 내로 완전히 격리되지 못하면 세포골격(cytoskeleton) 기능의 물리적 장애가 초래되어 세포운동이 손상받게 된다.

28.4 나노독성 시험에서의 주의사항

나노입자는 표면적이 크고 소수성이 강해 생체염료, 세포배양 배지의 영양소 또는 방출된 사이토카인을 흡착할 수 있다.

28.5 안전한 나노물질 설계를 위해 고려할 점

원칙적으로 상업용 또는 의학용으로 사용하기 위한 나노입자는 표면특성이 안전성을 담보할 수 있는 적절한 특성을 가져야 한다. 항산화제를 사용하여 나노입자를 캡핑하거나 코팅하면 나노입자의 독성을 감소시킬 수도 있다. 이를 위해 양자점 및 산화철 나노입자로부터 독성을 갖는 금속이온의 방출을 저감하기 위해 무기물질이나 생체 부작용이 없는 폴리머로 나노입자를 감싸기도 한다. 또한 탄소나노튜브는 섬유형태의 길이를 짧게 하거나 둥글게 얽힌 상태로 설계하면 독성이 낮아진다는 보고도 있다.

28.6 사례연구: 보다 안전한 자외선 차단제의 설계

앞서 언급한 바와 같이, 아연나노입자는 물에서 빠르게 용해되어 Zn^{2+} 이온을 방출하므로 잠재적인 독성물질로 간주될 수 있다. 티타늄나노입자 또한 자외선 차단제의 원료로 사용되고 있다. 아연나노입자 및 티타늄나노입자는 잠재적인 광독성물질로 판단되고 있으며, 이들 나노입자는 인체피부의 진피조직까지 침투할 것으로 우려되어 자외선 차단제로서의 안전성이 중요한 관심사로 대두되었다. 생체외 모델과 생체내 모델 모두를 사용한 일련의 피부침투성 연구를 수행한 결과, 이들 나노입자는 피부의 가장 외층인 각질층보다 더 깊게 침투하지는 않는다는 것이 확인되었다. 따라서 아연나노입자와 티타늄나노입자로 제조된 자외선 차단제의 이점, 즉 이들이 발암성 자외선을 차단하여 피부를 보호할 수 있다는 유익한 점이 이들이 잠재적으로 나타낼 수 있는 광독성이나, DNA 손상 및 피부침투와 관련된 최소한의 독성위험성보다는 더 클 것으로 판단할 수 있다.

28.7 인체 독성

28.7.1 서론

탄소나노튜브는 나노물질의 양면성, 즉 유용성과 위험성을 동시에 표출하는 상반된 단면을 보여주는 대표적인 예이다. 실험동물에서 심각한 부작용이 보고된 것과는 대조적으로 산업적으로는 다양한 분야에서 매우 유익하게 이용되고 있다. 예를 들어 약물 또는 유전자의 전달, 바이오센서로서의 응용 등은 향후 탄소나노튜브의 산업적 응용에 대한 기대가 높다. 그러나 탄소나노튜브는 동물실험에서 염증성 섬유증을 일으킨다거나 중피종을 유도할 가능성 등으로 인해 탄소나노튜브에 대한 기대치는 약화된다.

28.7.2 나노독성학의 개념

모양, 크기 및 크기의 분포도는 호흡기를 통한 흡입성 물질의 침착 여부를 결정하는 주요한 요소이다. 세포로의 흡수는 표면전하, 표면 반응성, 표면 코팅 등의 화학적 성질에 영향을 받을 뿐만 아니라 나노물질의 표면에 새롭게 합성되거나 도입되는 물질에 영향을 받는다.

대부분의 나노물질은 생산된 자체 형태로서는 단순 용해되지 않지만 특정 용액이나 환경 중에서 화학적 산화를 거쳐 점차적으로 분해되는 과정 중에 용해성 화학종을 생성할 수 있다. 나노입자는 "트로이 목마" 기전을 통해 독성을 나타낼 수 있는데, 트로이 목마 기전이란 나노입자가 세포로 흡수된 후 세포 내에서 용해되면서 세포 독성이 매우 높은 금속이온을 다량 방출함으로써 일시에 강력한 독성을 발휘하는 현상을 말한다.

28.7.3 용량단위

용량과 반응의 관계를 표현할 때 어떤 단위를 기준으로 할 것인지는 나노입자의 독성 평가에서 매우 중요하다. 질량, 수, 용적, 표면적 등 여러 가지 용량단위 중에서 나노독성의 용량-반응 관계를 잘 표현하는 것은 나노입자의 표면적 단위라고 할 수 있다. 그림 28.4는 두 가지 크기의 티타늄(TiO_2) 나노입자를 기도 내로 주입한 후 발현되는 폐의 염증에 대해 용량-반응 관계를 나타낸 것이다. 질량을 용량단위로 사용할 경우, 단위 질량당 염증성 호중구의 유입량 증가는 250 nm 크기 보다는 25 nm 크기의 나노입자를 투여한 그룹에서 훨씬 높은 것으로 나타났다. 25 nm 크기 나노입자의 용량-반응성 그래프는 매우 가파르게 상승하는 반면, 250 nm 크기 나노입자의 용량-반응성 그래프는 완만하게 상승하는 것을 보여주고 있다(그림 28.4A). 한편, 나노입자의 숫자를 용량단위로 설정할 경우, 250 nm 크기의 미세 티타늄은 25 nm 크기의 초미세 티타늄에 비해 보다 적은 수의 입자로도 동일한 정도의 염증반응을 유발하는 것을 볼 수 있다(그림 28.4B). 그러나 표면적을 용량단위로 설정한 경우(그림 28.4C)에는 입자의 크기에 상관없이 동일한 용량-반응 곡선이 얻어지는 것을 볼 수 있다. 보다 구체적으로 용량-반응관계를 설명하자면, 나노입자의 표면적을 용량단위로 삼는 것은 매우 합리적이다.

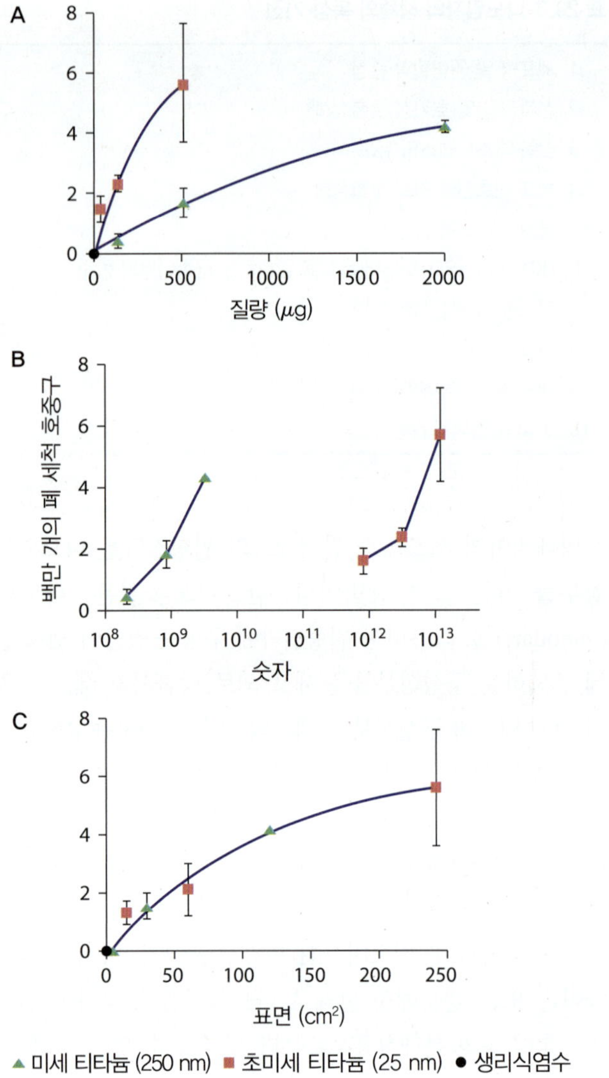

그림 28.4 세포의 염증반응(두 종류의 서로 다른 크기의 TiO_2 입자를 서로 다른 용량 단위에 따라 랫드에 기도주입방식으로 투여하고 24시간 폐 세척액 중의 호중구 수를 측정). 입자-질량**(A)**; -수**(B)**; -표면적**(C)**. (Oberdörster G, Oberdörster E, Oberdörster J: Concepts of Nanoparticle Dose metric and Response Metric, *Environ Health Perspect*, 2007 Jun;115(6):A290의 허락하에 게재.)

즉, 생물학 반응을 일으킬 수 있는 표면적의 크기를 바탕으로 용량단위를 결정하는 것이 나노독성 시험에서는 더욱 합리적인 것으로 생각된다.

나노입자의 부피가 또 다른 용량단위로 제안되었다. "입자과부하" 가설로써 부피에 대한 용량단위의 중요성이 제시되는데, 즉 폐포 대식세포에서 식균된 입자의 부피가 정상적인 대식세포 부피의 6%를 초과하면 생리학적으로 대식세포의 청소(clearance)기능이 약화되며, 부피가 60%에 이르면 배설기능이 더 이상 작동하지 않는다는 것이다. 나노입자 부피에 대한 개념은 인간의 직업적 노출 기준값을 추정하는 데 적용되어왔다. 상황에 따라 표면적 단위 또는 부피 단위를 용량단위로 사용할 수 있으며 또한 나노입자의 화학적 성질이 나노입자와 세포와의 상호 작용에 따른 독성영향 발현에 중요한 결정 요소라는 것도 아울러 기억할 필요가 있다(표 28.2).

28.7.4 노출경로

호흡기계, 위장관 및 피부는 나노물질이 인체로 직접 유입될 수 있는 노출경로이다. 의료용 나노입자의 경우에는 정맥주사가 주요한 노출경로가 된다. 직업적 노출의 경우 호흡기를 통한 흡입이 가장 보편적인 노출경로이며 식품에 나노물질이 오염되었거나 또는 인위적으로 첨가되었을 경우에는 위장관 노출이 발생하게 된다. 지금까지 발표된 연구결과로 볼 때 나노물질이 위장관 상피세포를 통해 체내로 유입되는 것은 쉽지 않아 보인다. 그럼에도 불구하고 랫드에 고용량으로 나노물질을 경구투여할 경우 골수세포에서 DNA 손상이 나타나는 것이 발견되었다. 건강한 피부인 경우에도 나노입자가 쉽게 침투할 수 있는지는 아직 입증되지 않았으나 화장품 및 피부관리 제품을 사용할 경우 피부를 통한 노출이 발생할 것으로 생각된다.

28.7.5 호흡기계 투여

나노물질을 실험동물의 호흡기계로 투여하는 방법으로서 투여할 시험물질 전량을 2초 이내의 짧은 시간에 단번에 주입하는 일시투여방식(bolus)이 있다. 일시투여방식이 아닌 호흡을 통한 흡입노출은 노출방식 가운데 생리적으로 가장 적절한 노출방식이므로 흡입노출이야말로 공기 중에 존재하는 물질의 노출방식으로서는 가장 표준적인 노출경로로 간주되어야 한다. 일시투여방식과 흡입노출의 주요 차이점은 투여속도, 마취제 사용 및 호흡기 내 투여된 물질의 분포 등이라 할 수 있다.

일시투여방식은 초 단위의 시간 이내에 투여량의 전부를 노출시키는 방식이지만, 실제 호흡에 의한 흡입노출은 일시투여방식에 의한 양과 같은 양을 폐에 노출시키기 위해서는 노출 시간이 몇 시간에서 수개월이 걸릴 수 있다. 평생 동안 호흡에 의해 폐에 축적된 양과 동일한 양만큼을 일시투여방식으로 단번에 노출시키는 것은 적절한 노출방식이라 할 수 없다. 매우 높은 투여량이 한꺼번에 갑자기 노출되면 세포의 방어 기전이 압도당해 버릴 뿐만 아니라 실제적으로 세포가 이러한 상황에 적응할 시간이 없게 된다. 결과적으로 비현실적으로 높은 고농도에 의해 갑자기 노출되었을 때 발생되는 세포의 반응은 현실적인 노출환경과 관련된 용량수준 또는 투여 속도에 따라 발생되는 세포의 반응도 역시 현저히 다르게 나타날 것으로 판단된다.

그림 28.5는 25 nm 크기의 티타늄나노입자 200 μg을 폐에 주입한다고 가정할 때 각각의 노출방식에 따른 폐염증 반응을 측정한 것이다. 일시투여방식으로 노출시킨 경우와, 하루 4시간씩 4회에 걸쳐 노출시킨 경우에 나타나는 염증반응의 차이는 매우 크다는 것을 보여주고 있다. 가장 낮은 흡입 투여 속도에서 염증반응이 나타나지 않는 것으로 보아 투여 속도 역시 중요한 의미를 갖는다. 이는 생리적 방어 기전으로서 적응 반응이 매우 중요하다는 사실을 확인시켜 주는데, 이는

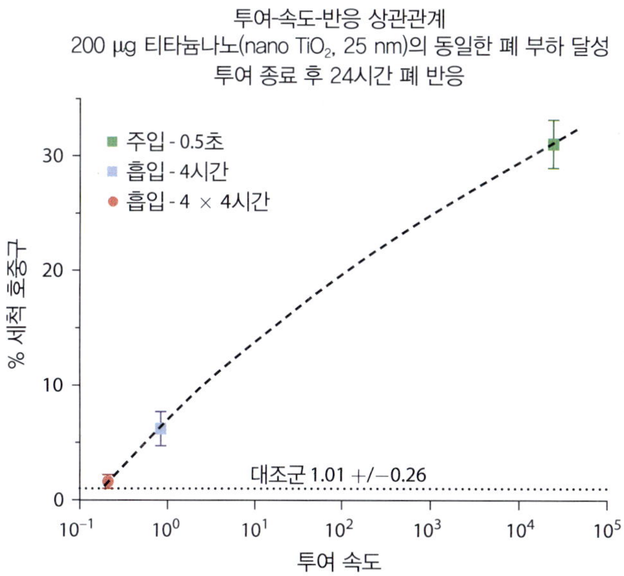

그림 28.5 투여-속도-반응 상관관계. 200 μg 티타늄나노입자를 주입(높은 투여 속도) 또는 흡입(낮은 투여 속도)의 방식으로 투여한 후 랫드의 폐에서 염증성 호중구를 측정한 결과 광범위한 염증반응이 나타나는 것을 확인하였다. (G. Oberdörster의 허가하에 사용.)

나노물질의 독성시험에서 그 결과를 해석할 때 고려되어야 할 점이다. 일정한 한계점이 있음에도 불구하고 일시투여방식은 나노물질의 독성연구에 있어서 그 독성을 미리 검증하기 위해 필요한 노출시험법으로서 중요하다. 차등 흡착의 개념은 크기, 표면 성질, 모양, 용해도 등과 같은 나노입자의 물리화학적 특성에 따라, 신체부위의 체액(기도점막액, 위장관액 등)에 대한 나노입자의 접촉방식이 다르다는 것이다. 즉, 나노입자의 물리적 특성에 따라 단백질 및 지질의 흡착이 결정되며 그에 따라 장벽간의 분포, 표적조직과 세포에서의 분포가 달라질 수 있다.

28.7.6 호흡기계 침착

나노물질의 흡입은 호흡기관의 세 구획을 중심으로 침착된다. 즉, 코/입에서 후두에 이르는 비인두 부위, 후두에서 종말세기관지까지의 기관지기관 부위, 호흡기 세기관지의 첫 번째 세대에서 폐세관의 마지막 세대까지의 폐포 영역 등이다. 침착 효율은 입자 특성, 기도의 해부학적 구조 및 호흡 매개변수에 달려 있다. 호흡기계의 침착을 조절하는 것으로서 나노입자의 크기, 크기 분포, 밀도 및 모양이 중요하다.

랫드와 인간의 비강 흡입에 관한 연구가 수행되어 왔는데, 랫드와 인간의 명백한 차이는 폐포영역까지 도달하는 흡입성 입자의 최대 크기가 다르다는 점이다. 랫드의 경우 약 5 μm 정도가, 인간의 경우에는 약 15 μm 정도가 폐포에 도달할 수 있는 크기로 보인다. 이 정도의 크기는 개별 나노입자 크기의 범위를 벗어나지만 공기 중에 존재하는 나노입자는 대부분 응집체로 존재하므로 이 정도의 크기로 존재할 수 있다.

주의해야 할 사실은 생체내 호흡기 세포에 현실적으로 노출되는 나노입자의 양은 일반적으로 생체외 폐상피세포 배양 시험에서 적용하는 노출량보다는 훨씬 낮은 수치라는 점이다. 공기 흐름이 매우 낮은 폐포 영역에서는 나노입자가 특별히 잘 침착되는 특정 부위가 존재하지 않는다. 만약 폐포 영역에서 나노입자의 침착이 특정 부위에 집중적으로 일어난다면 그 부위는 기관지 종양이 발생할 수 있는 부위로 예측될 수 있다. 더구나 이때 섬모운동에 의한 나노입자의 배설이 효과적이지 못하다면 종양발생의 확률은 더 높아질 수 있다.

28.7.7 호흡기계 청소

일단 나노입자가 호흡기계에 침착되면 호흡기계에서는 이물질에 대한 청소작용이 시작된다. 그러나 마이크로단위의 큰 입자와 나노크기의 입자에 대한 청소작용은 몇 가지 차이점이 있다. 침착부위의 주화성 신호에 의해 폐포의 대식세포는 침착된 입자로 이동하게 되는데 이때 나노입자는 너무 작아서 그와 같은 신호를 유발시키지 못한다. 폐 간질로의 전이 및 그 후 혈액 및 림프 순환으로의 이동 방식에서도 마이크로입자와 나노입자는 차이를 보인다. **그림 28.6**은 인체에 노출된 나노입자가 혈액순환계로 유입된 후 목표장기나 기관에 도달하는 경로를 묘사한 것이다. 실제로 폐로부터 전신혈액순환계를 거쳐 2차 목표장기에 축적되는 나노입자의 양은 매우 적은 것으로 알려져 있다. 방사성 물질로 표지된 나노입자를 이용하여 체내 잔류성을 장기간 조사한 결과, 나노입자가 축적된 이후에는 폐 이외의 장기에서 나노입자가 청소되는 것이 훨씬 효율적인 것으로 나타났다. 6개월 경과 후 간과 비장을 제외하고는 나노입자가 소량만이 남아 있음을 보여주었다. 폐로부터 전신으로의 이동이 그리 높지 않음에도 불구하고 만약 지속적으로 호흡기계 노출이 일어날 경우에는 일부 타 장기에서 나노입자가 유의적으로 축적될 수 있다는 점을 고려하여야 한다.

28.7.8 나노물질과 중추신경

뇌-혈관 장벽이 손상되거나 나노입자의 표면이 특별히 변형되지 않는 한 나노입자가 혈액으로부터 중추신경계로 이동하여 축적되는 것은 그 가능성이 매우 낮을 것으로 보인다. 나노물질이 중추신경계로 이동하는 가장 효율적인 방식은 코 점막으로부터 후각 감각뉴런을 통해 중추신경의 후각구로 이동하는 형태일 것이다. 자동차 미세먼지의 노출과 관련하여 인지 기능의 손상 및 신경 퇴행성 질환에 관한 역학적 연구결과, 도시 대기오염의 구성요소인 공기 중의 초미세먼지가 원인일 수 있다는 점이 제기되었다.

28.7.9 나노물질의 배설

인체에서 나노물질을 배설하는 주요 경로는 대변과 소변이다. 금속으로 제조된 나노물질의 경우 요로 배설되기 위해서는 그 크기가 5.5 nm 미만으로 한정된다. 거대 다층벽 탄소나노튜브와 같은 섬유질 구조는 정맥투여 시 혈액 순환을 거쳐 소변으로 배설되는 것이 랫드에서 확인되었다. 이러한 현상은 나노튜브의 구조상 길게 늘어진 형태의 경우 유체역학적으로 신사구체의 기공을 통과할 수 있다는 의미이다. 대변으로의 배설경로는 몇 가지 방식을 생각할 수 있는데, 하나는 기도의

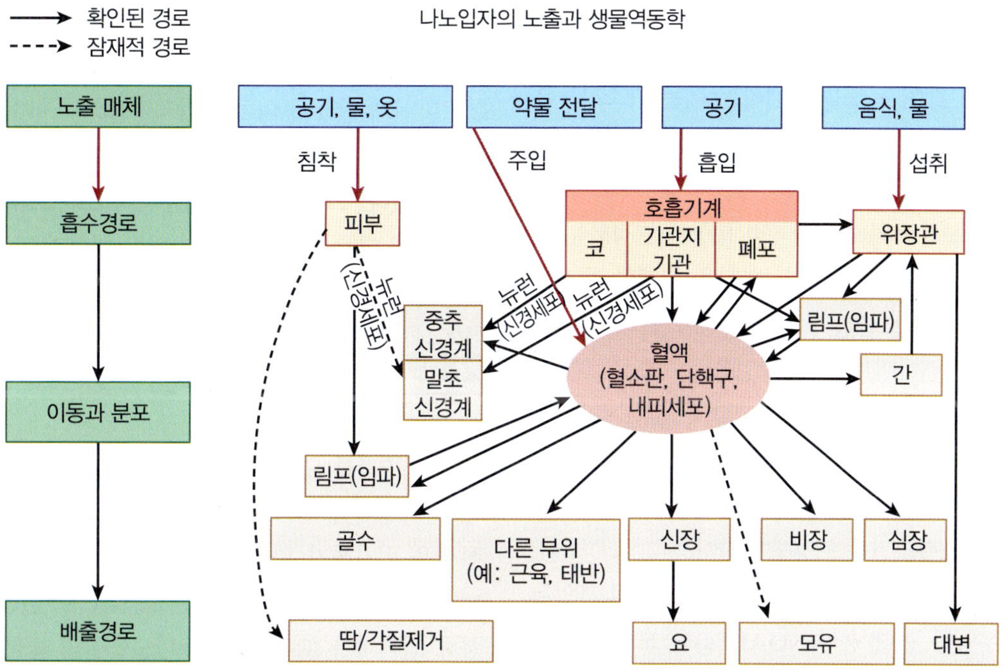

그림 28.6 나노물질의 노출 및 생물약동학(흡수, 분포, 제거). 일반적으로 조직간 전이 속도는 매우 낮다(본문 참조). (Oberdörster G, Oberdörster E, Oberdörster J: Nanotoxicology: an emerging discipline evolving from studies of ultrafine particles, *Environ Health Perspect*, 2005 Jul;113(7):823:839의 허락하에 복제함.)

섬모운동에 의해 기도에 침착된 나노입자가 위장관으로 유입되는 경우이다. 또 다른 하나는 혈액 내에 존재하는 나노물질이 담즙배설을 통해 소장으로 유입되는 경우이다. 이 경로는 혈액 중의 중금속에 대해서도 잘 알려진 배설경로이다.

폐에 침착된 나노물질의 또 다른 배설경로는 폐 간질 또는 림프를 통해 흉막으로 이동되는 경우와, 나노물질이 체벽 흉막에 있는 림프의 개구를 통해 종격림프절로 배출되어 흉관을 통해 혈액 순환에 들어가는 경로이다. 이 경로는 체벽 기공의 크기에 따라 10 μm보다 큰 구조물이 쉽게 배출되는 것을 방해하기 때문에 섬유 모양 나노물질의 배설에 특히 중요하다. 결과적으로 배출되지 못하고 흉막강에 남아 있는 섬유형 나노물질은 중피세포에 작용하여 염증 및 육아종 반응을 유도하고 장기적으로는 중피종을 유도할 가능성이 있다.

28.8 사례연구: 다층벽 탄소나노튜브

28.8.1 일시투여방식에 의한 노출

랫드와 마우스의 호흡 기관에 대한 탄소나노튜브의 일시투여 방식에 의한 노출은 용량 의존적으로 염증, 육아종 및 섬유형성 반응을 유의적으로 상승시켰으며 다층벽 탄소나노튜브는 흉막하 및 흉막내 부위에 도달할 수 있다는 사실이 확인되었다. 또한 복강투여에 의한 독성시험결과, 탄소나노튜브, 특히 다층벽 탄소나노튜브가 흉강에 도달하면 중피 부위에서 심각한 부작용이 나타나며 이때 탄소나노튜브의 길이가 길면 길수록 더 큰 영향이 나타나는 것으로 확인되었다.

28.8.2 흡입노출에 의한 독성연구

설치류에서 탄소나노튜브에 대한 흡입노출 연구는 다른 나노입자에 비해 상대적으로 충분히 시행되지 못하였다. 나노물질의 위해성 평가를 위해서는 장기간의 노출 및 여러 단계의 농도를 설정하여 시험물질을 흡입시킨 후 그 영향을 관찰하는 것이 좋다. 단기간의 노출시험은 폐의 침착 부위에서 2차 장기로의 이동 및 체내 분포를 결정할 때 용량 및 단위 설정을 위한 목적으로서는 유용하다. 흡입노출에 의한 독성시험의 경우 매우 다양한 측정 지표를 사용하여 관찰하였는데, 그 결과 시험에 따라 중대한 영향이 없는 경우도 있고 반대로 심각한 폐 염증/산화 스트레스 반응이 나타나는 경우도 있어 시험결과가 매우 다양하게 나타나는 것으로 확인되었다.

28.8.3 생체내 연구에 대한 평가

앞에서 언급한 바와 같이 독성을 발현하는 데는 탄소나노튜브의 물리화학적 특성이 매우 중요하다. 따라서 노출 현장 및 작업 현장에 있는 사람 또는 일반 소비자들이 공기 중으로부터 흡입하는 탄소나노튜브의 물리화학적 특성을 결정하는 것은 인체독성연구에서 매우 중요하다. 시험을 수행할 목적으로 분산제를 첨가하면 나노물질의 표면 특성이 변화된다. 공기 중 크기 분포와 관련하여, 유해성 확인을 목적으로 수행되는 실험동물 흡입시험은 인간에게도 발생할 수 있는 노출 조건과 유사하도록 설정하여야 한다. 물론 인간과 설치류 사이의 호흡 차이를 고려해야 하며 표면에 영향을 주는 분산제를 사용하지 않으면서 노출조건을 조정해야 한다.

다수의 용량군과 장기간의 회복군이 포함된 아만성 흡입독성시험은 최대 무영향 관찰 용량(NOAELs)을 도출하는 데 필수적인 시험이다. 그 결과는 설치류와 사람 간의 용량계수를 조정하여 작업장 노출기준을 결정하는 데 사용될 수 있다. 일시투여방식에 의한 노출시험의 결과를 작업장 노출기준을 도출하는 데 사용하는 것은 적절하지 않으며 이 경우 여러 가지 문제점이 제기될 수 있다. 그럼에도 불구하고 미국산업안전보건연구소는 여러 형태의 일시투여방식 노출시험과 흡입노출시험으로부터 얻는 섬유성 반응에 대한 결과를 조합하여 잠재적인 권장노출기준을 7 $\mu g/m^3$ 수준으로 유도하였다. 이 권장노출기준은 일시투여방식 및 급성 흡입노출의 시험과 아만성 흡입노출의 시험에서 제시된 용량-반응 결과에 근거하여 유도된 것이다.

탄소나노튜브를 현실적인 수준의 농도로 노출되었을 경우 발암성을 나타내는지에 대한 영향을 판정할 수 있는 결정적인 데이터는 없다. 따라서 적절한 조치(환기, 여과, 개인 보호장비)를 취하여 탄소나노튜브에 대한 노출을 피하는 것이 상책이다. 발암 가능성을 평가하기 위해서는 보다 장기간의 흡입독성시험을 수행할 필요가 있다.

탄소나노물질의 생물학적 분해 탄소나노튜브는 일반적으로 안정한 비분해성 물질로 간주되며, 폐에 흡입된 후 사람의 건강에 장기적으로 중요한 영향을 미치게 된다. 그러나 최근에 대식세포의 탐식체를 자극시킬 수 있도록 설계된 무세포 시험계에서 단층벽 탄소나노튜브가 분해되는 현상이 관찰되었다. 그러나 이때 단층벽 탄소나노튜브는 표면에 카르복실기를 처리한 경우에만 분해가 관찰되었다. 산화그래핀 또한 과산화수소와 호스라디쉬 퍼록시다제(horse radish peroxidase)에 의한 산화 공격을 받기 쉽다. 이러한 현상을 활용하면 환경 및 인체 건강에 미치는 악영향을 최소화하기 위해 잠재적으로 생분해될 수 있는 안전한 탄소나노물질의 설계가 가능할 수 있다. 그러나 생체 내에서 탄소나노튜브가 분해될 수 있는지에 대해서는 여전히 더 많은 시험과 관찰이 필요하다.

28.9 독성시험

위해성 평가를 수행하기 위해서는 노출에 관한 자료 및 유해성 시험결과가 필요하다. 나노물질의 위험성을 확인하고 그 특성을 평가하기 위해서는 생체외 및 생체내 시험이 필요하며, 시험결과는 용량-반응 관계를 알 수 있는 시험디자인을 통해 얻어져야 한다. 시험할 나노물질의 물리화학적 특성 분석, 투여 방법에 대한 논리적 근거, 표적세포나 조직, 또는 동물종의 선택 및 적절한 종말점 등을 고려해야 할 중요한 사항으로는 생각해야 한다.

독성 영향의 기본적인 작용 기전을 밝혀내기 위해서는 생체외 시험에 초점을 맞추어야 한다. 또한 위험 확인을 위해 나노물질의 독성 순위를 설정하는 것도 유용하다. 생체내 시험의 설계는 용량-반응 관계를 충분히 평가할 수 있어야 한다(그림 28.7).

의약품에 적용되는 나노입자의 유해성 시험은 정맥주사 경로가 중요하다.

28.9.1 생체외 용량단위

대부분의 나노물질의 독성시험은 일반적으로 생체외 시험을 통해 수행된 경우가 많으며 따라서 대부분이 단기간의 노출시험이다. 또한 독성 영향과 투여용량의 관점에서 볼 때 생체외 시험은 때에 따라 문제점이 있을 수가 있다. 세포에 도달하는 나노물질의 양은 입자 크기, 응집 상태, 형태, 밀도 및 전하에 의해 좌우되며 아울러 어떤 배지를 사용하였는지에 따라서도 달라질 수 있다. 이때 배지 중에서의 확산 및 침강 현상은 콜로이드 입자의 동력학 함수에 의해 지배된다. 배지에 나노물질을 일정한 질량단위 농도로 투여하였을 경우, 세포에 도달하게 되는 실질적인 세포 투여량은 배지에 투여한 설정 농도와는 상당히 다를 것으로 판단된다.

나노물질의 '생체외 침전확산 및 용량단위 모델(ISDD)'은

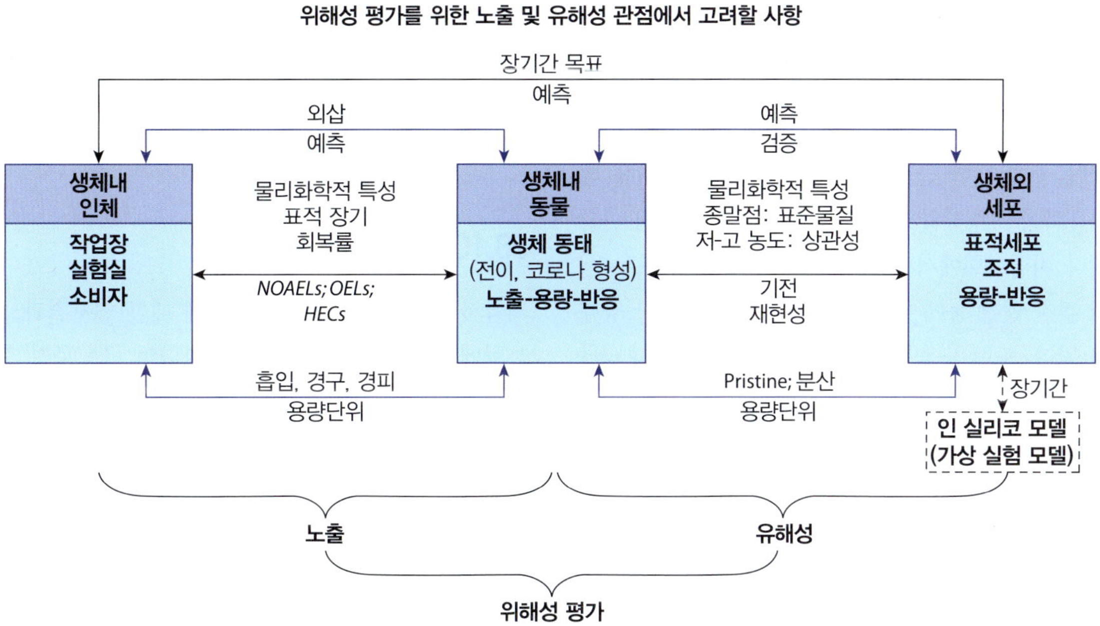

그림 28.7 **나노물질 독성시험의 개념과 목표.**

생체외 거동 및 세포에 적용되는 입자의 용량을 예측하는 데 사용될 수 있다. 이 모델은 설정된 배지 중의 노출 농도, 세포 표면에서의 투여용량 그리고 세포 내에서의 투여용량을 명확히 구분할 수 있다는 점이 높이 평가된다. 어떤 용량으로 침적되는 데 걸리는 시간을 아는 것은 반응을 결정하는 요인으로서 투여량을 고려할 수 있게 해준다.

28.9.2 예측 독성

나노물질의 유해성 확인을 위해서는 물리화학적 특성, 적절한 표적세포의 선택, 생체외 시험과 생체내 시험결과의 상관성 및 관련성 유무, 생체내 시험의 설계시 생체동태시험의 포함 여부, 용량설정의 적절성 등에 대한 정보를 파악하여야 한다. 생체동태 정보는 나노물질이 유의미하게 축적되었다는 전제하에 잠재적인 2차 표적 장기를 확인하는 데 매우 중요하다. 현실적으로 가능한 노출 시나리오와 함께, 유해성과 위해성에 대한 관계가 설정되어야 한다(그림 28.7). 위해성은 유해성과 노출의 함수이며, 어느 측면 하나만으로 위해성을 결정할 수는 없다.

28.9.3 전이, 인간-생태-나노독성학

나노독성학의 최종 목표인 인간과 환경에 대한 위해성 평가를 위해서는 나노물질의 유해성을 우선 확인하고 그 특성을 파악해야 한다. 아울러 생산에서 폐기까지 나노물질 전생애에 걸쳐 발생할 수 있는 노출형태를 고려하여야 한다. 공기, 물, 음식 및 토양에서의 분산 및 중간체 변환은 나노물질과 수용체 간의 상호 작용에 영향을 미치는 중요한 인자이다.

28.10 생태 독성

28.10.1 환경 용도 및 노출

시장에서 유통되고 있는 수많은 화학물질과 마찬가지로 산업용도 및 소비재에 사용되는 나노물질의 일정 부분은 생산, 사용, 폐기의 과정을 통해 환경으로 유입될 것으로 보인다. 각종 산업 및 소비자 제품에서 제조나노물질의 사용이 기하급수적으로 증가하고 있다는 사실은 이미 위드로윌슨센터에서 수행한 "떠오르는 신기술" 프로젝트의 문서에 기술된 바 있다.

화장품, 의류, 개인 위생 용품 및 스포츠 용품에서 가장 일반적으로 널리 사용되는 나노물질은 은과 탄소계이다. 이 제품들에 사용된 다른 화학물질들은 폐수 처리 시스템에서 대부분 제거되지만, 나노물질의 경우 여전히 많은 양이 폐수처리공정에서 제대로 처리되지 않고 환경 중으로 배출될 수 있다. 환경 독성물질의 정화 또는 살충제 제형의 일부로 특정 생태계에 직접적으로 뿌려지는 나노물질은 생태계 노출이 직접적으로 일어나는 경우이다.

28.10.2 생태위해성 평가

나노물질에 대한 생태위해성 평가의 대부분은 상업적으로 구입이 가능한 소수의 나노물질에 대해, 소수의 생물종을 이용하여 단일 생물종에 대한 급성 독성 시험결과, 즉 치사율 데이터만을 사용하여 수행해왔으며, 사망 이하의 농도에서 나타나는 병변이나 지역사회에서 관심이 되는 생태 독성 또는 생태계 전반에 걸친 영향 등에 대한 자료를 사용하지 못한 상태로 수행되어 왔다. 또한 노출농도 역시 실제 환경에서 나타날 수 있는 실제 농도보다 훨씬 높은 농도에서 수행되어 왔다. 나노물질은 환경 내에서 대사 또는 분해를 거쳐 변환될 수 있으며, 따라서 생산된 초기형태의 나노물질에 대한 독성만으로는 나노물질의 전생애에 걸쳐서 나타나는 위험성을 충분히 포괄하지 못할 가능성도 많다.

28.10.3 나노물질의 독성

시험의 복잡성 전통적으로 생태 독성시험은 표준 프로토콜에 따라 수행되며, 박테리아, 물고기, 조류 및 곤충을 비롯하여 환경 중에서 서식하는 다양한 유기체를 대표하는 종을 선택하여 사용한다. 독성시험의 주요 쟁점은 배지조건을 환경조건과 유사하게 설정하는 것, 노출을 규명하고 시험과정 동안 노출이 잘 유지되도록 하는 것, 그리고 전과정 동안 노출상태를 판단하고 결정하는 것 등이다. 다수의 나노물질이 일반적인 배지에 첨가되었을 때 쉽게 분산되지 않고 대체로 응집된다는 사실은 이미 알려진 바와 같으며 이렇게 되면 몇 가지 문제가 발생한다. 첫째, 응집된 나노물질은 더 이상 나노크기 범위에 있지 않을 수 있다. 둘째, 나노물질이 응집됨에 따라 응집된 나노물질이 침전되므로 실제 노출농도가 시간에 따라 달라질 수 있다. 연구자들은 표면 화학을 변경하거나 노출 조건을 변경하여 이 문제를 해결해 보려고 시도하였다. 그러나 나노물질의 표면 화학을 변화시키는 것 또한 독성을 변화시킬 수 있으며 더욱이 코팅제의 대부분이 나노물질에 부착되었는지의 여부에 관계없이 독성을 유발할 수 있다.

시험생물종이 실제로 마주치는 용량을 결정하는 것은 나노물질이 실제로 시험생물종에 얼마나 많이 도달하고 흡수되는지를 결정하는 것이다. 나노물질의 흡수를 결정하는 것은 매우 어려운데 이는 시험생물종의 전신순환계에 존재하는 나노물질의 양과 표면 등 전신계로 유입되지 못한 나노물질의 양을 구분하여 측정하는 것이 어렵기 때문이다. 또 다른 문제는 용량단위를 질량단위로 할 것인지 표면적 단위로 할 것인지를 결정하는 것이다. 나노물질이 생물체에 유해한 작용을 나타내는 이유가 주변 환경에 존재하는 농도수준에 의해 나타나는 것이 아니라 환경 내에서 잔류되고 생물농축되면서 체내 농도가 증가되었기 때문일 수도 있다.

28.10.4 생태 독성

지금까지 제조나노물질의 독성에 대한 연구결과, 나노물질의 유형에 따라 독성은 다르게 나타나며 나노물질 전반에 걸쳐 보편적인 독성이 나타나는 것은 아니라고 생각된다. 대부분의 연구에서 나노물질에 의한 독성은 어느 정도 나타나지만, 표본 집단의 절반을 치사시키는 데 필요한 나노물질의 농도는 대부분의 경우 mg/L 범위로 나타났다. 이는 나노물질에 대해 예측한 잠재적인 노출 추정치보다는 훨씬 높은 수준이다. 은 나노물질은 가장 널리 사용되는 물질 중의 하나이며 문헌에 나타난 독성을 검토해 볼 때 조사된 나노물질 중 독성이 가장 큰 것으로 나타났다. 은나노는 특히 다양한 유기체에 대해 μg/L 농도 수준에서도 독성을 나타낸다. 배지 중에서 프리라디칼을 생성하기보다는 세포에 흡수되어 축적된 후 세포 내의 금속 불균형을 초래하여 세포자멸사나 세포 조절장애를 초래하는 것으로 알려졌다.

은나노 또는 연질 금속으로 제조한 나노물질 등은 환경에 존재하는 황화물과 반응함으로써 생체이용률이 떨어지거나 독성이 크게 감소된다.

28.10.5 독성 기전

포유류 독성 연구에서 볼 수 있듯이, 산화적 스트레스는 나노물질의 독성 발현에 중요한 기전으로 인식되어 왔다. 나노물질은 배지 중에서 자유라디칼을 발생시키거나 또는 접촉하는 세포의 화학적 성질을 변화시킴으로써 독성을 발현시킨다. 특히 산화금속나노물질은 같은 금속성분의 더 큰 입자에 비해 더 강력한 독성을 발현하는 산화적 스트레스를 유발하는 것으로 나타났다. 금속 나노물질은 물고기에서 호흡 및 발생 등에 악영향을 미치는 것으로 밝혀졌으며, 꼬마선충(*C. elegans*)의 치사율을 높이고 생식 독성을 초래하며, 조류의 성장을 억제하는 것으로 나타났다.

수생 생물에 대한 나노물질의 독성은 나노물질이 도입되는 배지/매체와의 상호 작용에 크게 의존할 수 있다. 나노물질은 또한 환경 내의 다른 오염물질의 생체이용률과 독성에 영향을 미칠 수 있다. 면역반응은 생물체가 생체 이물질에 대해 발생하는 첫 번째 반응이므로 나노물질은 특히 어류의 면역계에 자극을 주는 것으로 보인다. 또한 나노물질은 박테리아 세포 성분에 대한 반응과 동등한 반응을 보임으로써 유기체의 손실을 초래할 수 있다. 나노물질은 또한 잠재적 돌연변이원이며, 초파리에서는 2세대에서 나타나는 표현형을 유의미하게 변화시키는 돌연변이를 유발하는 것으로 확인되었다.

참고문헌

Houdy P, Lahmani M, Marano F (eds.): *Nanoethics and Nanotoxicology*. New York: Springer, 2011.

Monteiro-Riviere NA, Tran CL (eds.): *Nanotoxicology: Progress toward Nanomedicine*, 2nd ed., Boca Raton, FL: CRC Press, 2014.

Sahu SC, Casciano DA (eds.): *Handbook of Nanotoxicology, Nanomedicine and Stem Cell Use in Toxicology*. West Sussex: John Wiley & Sons, 2014.

연습문제

1. 다음 중 나노물질이 아닌 것은?
- **a.** 탄소나노튜브
- **b.** 벅키-볼
- **c.** 그래핀
- **d.** 아연나노막대
- **e.** 박테리아

2. 다음 중 나노물질에 대한 설명으로 거리가 먼 것은?
- **a.** 나노물질은 산불, 화산, 바이러스 등으로부터 유래될 수 있다.
- **b.** 나노물질은 연소기관, 전기자동차 등으로부터 비의도적으로 유래될 수 있다.
- **c.** 나노물질은 페리틴(철함유 단백질) 및 주자성 세균으로부터 비의도적으로 유래될 수 있다.
- **d.** 나노물질은 탄소나노튜브 및 산화금속 나노입자로부터 의도적으로 유래될 수 있다.
- **e.** 나노물질은 천연으로부터 유래될 수 있으며 또한 인위적 요인에 의해 의도적 및 비의도적으로 유래될 수 있다.

3. 500 nm보다 큰 입자들에 비해 나노입자는
- **a.** 피부흡수를 통해 체내로 쉽게 들어간다.
- **b.** 호흡기를 통해 쉽게 체내로 들어간다.
- **c.** 단백질이나 지질에 흡착하지 않는다.
- **d.** 섬모배출작용에 의해 효과적으로 폐로부터 제거된다.
- **e.** 감각기관으로 흡수되거나 이송되지 않는다.

4. 다음 중 사실과 거리가 먼 것은?
- **a.** 나노물질은 기하 및 화학에 의해 분류될 수 있다.
- **b.** 양자점, 탄소나노섬유 및 그래핀은 제조나노물질이다.
- **c.** 엉김이란 약한 반데르발스 결합으로 나노입자들이 서로 뭉쳐 있는 상태이다.
- **d.** 응집이란 강한 화학응집에 의해 나노입자들이 서로 결합되어 있는 상태이다.
- **e.** 수력학 입경(hydrodynamic diameter)은 입자 간 상호작용에 중요하지 않다.

5. 다음 중 나노입자의 독성 기전과 거리가 먼 거은?
- **a.** DNA 및 염색체 손상
- **b.** 산화적 스트레스 유발
- **c.** 대사활성 효소의 억제
- **d.** 신호전달 경로의 활성화
- **e.** 세포 내로 유입된 경우 독성 금속이온 방출

6. 나노물질의 생물체내 분포에 영향을 미칠 수 있는 것은?
- **a.** 혈장 단백질과 호흡기관의 점액질 등과 같은 물리화학적 특성
- **b.** 표면크기 및 표면화학과 같은 물리화학적 특성
- **c.** 위장관 환경과 같은 물리화학적 특성
- **d.** 표면소수성과 같은 체내 구획의 액성
- **e.** 크기와 같은 체내 구획의 액성

7. 나노물질의 독성을 측정하는 데 있어서의 장애요소와 거리가 먼 것은?
- **a.** 나노응집체는 나노크기의 범위를 벗어난다.
- **b.** 나노응집체는 용매로부터 침강되어 노출농도에 영향을 준다.
- **c.** 나노입자를 안정시키기 위해 표면화학을 변화시키면 독성 평가에 영향을 준다.
- **d.** 입자를 코팅하는 것은 코팅제 자체의 독성을 나타낼 수 있다.
- **e.** 나노입자의 생물체내 흡수는 쉽게 측정된다.

8. 다음 중 나노독성학의 목표와 거리가 먼 것은?
- **a.** 나노물질의 위험성을 규명하고 특성화하는 것
- **b.** "안전" 노출기준을 결정하는 것
- **c.** 생물학적 또는 생화학적 작용을 결정하는 것
- **d.** 생산 공정 및 비용을 결정하는 것
- **e.** 예방노출 가이드라인을 결정하는 것

대기오염

Air Pollution

29장

Daniel L. Costa and Terry Gordon

29.1 대기오염 전망
29.1.1 대기오염의 역사와 규제
29.2 대기오염과 관련된 위해성 평가 툴
29.2.1 동물 실험결과의 인간으로의 외삽: 문제점과 한계점
29.3 개괄적 개념
29.3.1 건강 악영향은 무엇인가?
29.3.2 민감성
29.4 노출
29.4.1 대기오염: 오염원과 개인의 노출
실내와 실외
개발도상국의 실내공기
실외 대기오염의 진행 패턴
29.5 건강영향에 대한 역학 증거
29.5.1 실외 대기오염
급성 노출 및 사고 노출
장기 노출
29.6 실외공기의 오염원
29.6.1 고전적 환원형 대기오염
이산화황
황산과 관련 황산염
29.6.2 미세먼지
금속
기체-입자 상호 작용
초미세 탄소물질
만성 효과와 발암성
29.6.3 광화학적 대기오염
29.6.4 스모그에 대한 만성 노출
29.6.5 오존
일반 독성
호흡기 기능에 대한 영향
오존과 교차오염물질과의 상호 작용
29.6.6 이산화질소
일반 독성
호흡기 기능에 대한 영향
폐의 염증과 면역반응
29.6.7 기타 산화제
29.6.8 알데하이드
29.6.9 포름알데하이드
29.6.10 아크롤레인
29.6.11 일산화탄소
29.6.12 유해 대기오염물질
29.7 복합오염물질에 의한 대기오염의 실제
29.8 결론

요점

- SO_2나 매연으로 대표되는 환원 유형의 대기오염은 사람에게 해로운 건강영향을 줄 수 있다.
- 광화학적 대기오염은 지표에 가까운 대기층에서 일련의 복잡한 반응을 발생하며, 오존, 산화질소, 알데하이드, 과산화아세틸 질산화물과 다수의 반응성 탄화수소 라디칼로 구성된다.
- 실내공기는 실외공기보다 훨씬 복잡할 수 있으며 건물의 환기가 줄어도 실외공기가 유입될 수 있다.
- 새집 증후군이 환기가 잘 안된 신축 건물 또는 최근 개비한 사무실 건물에서 일어날 수 있다. 이는 연소생성물, 휘발성 화학물질, 생물학적 물질, 증기와 집기에서의 방출물질 등에서 기인한 가스 때문이다.

29.1 대기오염 전망

20세기 후반부에 일반 대중이 환경과의 중요성에 대한 인식이 크게 바뀌었다. 과거 굴뚝에서 탁하고 짙은 연기를 내뿜는 도시의 늘어선 공장들의 광경에서, 정부의 규제와 민간의 비용 효과적 혁신은 배출을 감소시켰다. 향후 10년의 에너지 정책은 비용, 접근성, 기후변화와 기술적 혁신 측면에서의 환경영향을 고려한 방향으로 변화할 것이다. 그럼에도 불구하고, 유기연료의 연소를 통해 에너지를 얻는 한, 대기의 질과 보건, 환경에 대한 잠재적 영향은 지속될 것이다. 전 세계가 산업화되면서, 현재 대기오염은 지표와 상층권의 경로를 통해 대륙간에 이동한다. 대기오염은 심지어 멀리 떨어진, 사람이 살지 않는 황무지에도 영향을 주어, 식물군과 작물에 유의한 손상을 주고 있다.

대기오염 문제는 각 나라 및 가정의 문화와 경제, 그리고 기술적 진보수준과도 밀접히 관련되어 있다. 이중 대표적인 문제는 가정의 난로에서 조리와 난방을 위한 바이오매스(biomass)의 연소에서 생기는 탄소와 그을음 노출이다. 전 세계적으로 약 30억 명의 인구가 가정에서 환기를 거의 시키지 않고 바이오매스를 조리에 사용하고 있다. 세계보건기구(World Health Organization, WHO)는 이러한 오염공기의 노출로 연간 2백만 명이 사망하고 있으며, 특히 수년간 소아와 함께 상시 노출되는 여성이 주요 희생자라고 추정하고 있다. 이 문제의 해결을 위해서는 기술적, 사회경제적 및 정치적 변화가 병행되어야 함을 이해해야 한다.

29.1.1 대기오염의 역사와 규제

인류역사를 통해, 대기오염은 미세환경(microenvironment)과 혼잡한 주거환경에서 계속 문제가 되었다. 초기 동굴 및 오두막 거주자들이 피우는 모닥불의 연기로 실내공기는 혼탁했으며 실외로 환기시켜도 축축하고 추운 밤에는 이웃집들의 연기와 함께 마을을 뒤덮었다. 도시화와 함께 난방과 조리를 위한 땔감으로 쓸 나무가 줄면서, 쉽게 구할 수 있지만 더러운 석탄을 쓰면서 황화합물이 포함되고 그을음이 많은 연기가 주변으로 배출되었다. 산업화와 함께 건축을 위한 시멘트 제조를 위해 가마가 등장했으며 현대의 도시를 건설하기 위해 금속 제련소가 필요했는데 이로 인해 대기로의 연기와 화학물질 배출이 증가했다. 불행히도 이러한 산업시설에 가까이 일하는 도시거주자들은 오염된 공기를 견뎌야 했으며 부유한 이들은 이를 피해 시골에 별장을 소유하기도 했다.

1984년 12월 3일 인도 보팔(Bhopal)지방의 가난한 마을에서 30톤의 메틸이소시아네이트(methylisocyanate) 증기 누출사고로 수시간 안에 3천 명으로 추산되는 주민들이 사망했으며, 5~6천 명이 이후 사망하였고 20만 명이 다치거나 영구 장애를 갖게 되었다. 이 비극은 전 세계에 충격을 주었으며 유해 공기오염물질(hazardous air pollutants, HAPs)에 대한 이슈가 새로운 국면을 맞게 되었다.

이후로 HAPs에 대한 대중과 정책적 관심이 점차 증대되었다. 배출가스나 2차화학산물(예: 포스겐, 벤젠, 부타디엔, 다이옥신의 인구밀집 산업화 지역 대기로의 누출)의 사고에 의한 누출의 급성 효과와 발암성을 위시한 만성 건강영향에 대한 우려가 제기되었다. 많은 HAP 화학물질에 대한 관리가 과거에 비해 크게 개선되었으나, 많은 HAP에 대한 잔류 유해성에 대한 평가가 아직 진행 중이다. 이 평가 데이터베이스는 통합위해 정보 시스템(Integrated Risk Information System, IRIS; www.epa.gov/iris/index.html)에 실려 있으며 현재 550종의 화학물질의 건강 데이터가 기록되어 있다.

국제적으로 대기오염원의 규모와 관리는 나라마다, 특히 산업화 요구와 비용 문제로 건강과 복지를 등한시하는 개발도상국들에서 매우 다르게 접근한다. **그림 29.1**은 경제그룹에 따른 대기오염과 관련된 사망률(외부와 실내)을 나타낸다. 이 데이터에 따르면 경제적 불균형을 반영하는 큰 차이가 나타나는데, 특히 난방과 조리에 바이오매스를 연소하는 개발도상국의 실내 먼지 수준과의 관련성이 뚜렷이 나타난다. 또한 이 지역들에는 심각한 대기오염 문제를 안고 있는 세계적인 대도시가 위치하고 있다. 나라 안의 사회경제적, 정치적 문제에 더해, 대기오염의 배출은 국가간 오염 문제를 낳았다. 오염공기의 국가간 장거리 이동은 지난 수년간 국제적인 문제로 대두되었다. 미국 중서부의 산업중심지에서 배출한 산성 황산염의 남부 캐나다로의 이동과, 중국으로부터의 질소 산화물, 대기 중 수은의 미국으로의 이동이 대표적 예이다.

29.2 대기오염과 관련된 위해성 평가 툴

위해성 평가는 독성, 노출 및 용량의존적 결과 데이터가 체계적으로 통합되어 인구집단에 미치는 위해를 측정하는 정형화된 절차이다. **그림 29.2**는 보건을 위한 규제에 대한 책무를 제시하기 위해 이용 가능한 모든 데이터를 분석활용하고, 위해

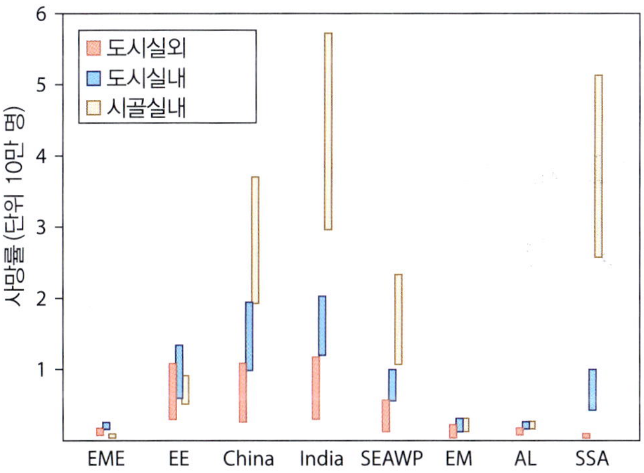

그림 29.1 전 세계 경제 그룹에서의 외부와 실내 미세먼지에 따른 초과 사망률. 아래와 위쪽 막대는 각각 Schwela(2000)의 방법에 따른 시장경제 상황[시장경제국(established market economies, EME)]; 동유럽(Eastern Europe, EE), 중국(China), 인도(India), 동남아//서태평양(Southeast Asia/Western Pacific, SEAWP), 지중해 동쪽(Eastern Mediterranean, EM), 라틴아메리카(Latin America, AL), 사하라 남부 아프리카(Sub-Saharan Africa, SSA)에 대해 계산된 사망률의 하한과 상한을 나타낸다. (Modified with permission from Schwela D: *Air Pollution in the Megacities of Asia—Seoul Workshop Report: Urban Air Pollution Management and Practice in Major and Megacities of Asia.*)

평가를 수행하는 개념을 제시하고 있다. 대기오염물질에 대한 건강영향 데이터베이스에는 동물 독성실험, 통제된 임상시험과 역학자료로 구성되어 있다. 그러나 이러한 연구들은 각자 근원적인 장점과 한계점이 있어서 대기오염물질에 대한 적절한 평가를 위해서는 이 모든 세 가지 연구 방법들로부터의 결과를 주의 깊게 통합하고 해석하는 것이 필요하다.

역학연구(*epidemiological studies*)는 오염물질에 대한 노출과 연구하고자 하는 **지역사회**(*community*)나 **인구집단**(*population*)에 대한 건강영향과의 연계성을 밝힌다. 일반적으로 역학은 실제 생활에서의 노출 조건에서 많은 수의 인구집단에 대해 연구하여, 그 결과가 규제 기관에서 오염물질의 영향을 평가하는 데 직접적으로 활용된다. 적절한 시험디자인과 분석을 통해 역학연구는 급성 및 만성 노출 효과와, 이론적으로는 급성 및 만성 사망률과 질병 발병률의 양상을 연구할 수 있고, 특히 이 반응이 하위인구집단(즉 민감군)에 대해 균일하지 않게 나타날 경우 효과적이다. 그러나 개개인의 유전적 다양성, 생활패턴의 차이 등, 교란 요인(confounding factor)으로 작용하는 집단 안의 개인적 변수의 통제와, 인구 이동을 막기 어렵다. 아마도 가장 문제가 되는 것은 적절한 개인별 노출 데이터가 없다는 것이다. **통제된 인간 노출**(*controlled human exposures*) 연구는 인간 위해성 평가에서 매우 귀중한데, 이는 표적인 사람에서의 연구결과이며, 풍부한 임상경험과 지식에 기반하고 있기 때문이다.

동물 독성학(*animal toxicology*)은 사람에서 예측되는 기전을 통해 의심되는 효과를 관찰하거나 확인하기 위해 활용된

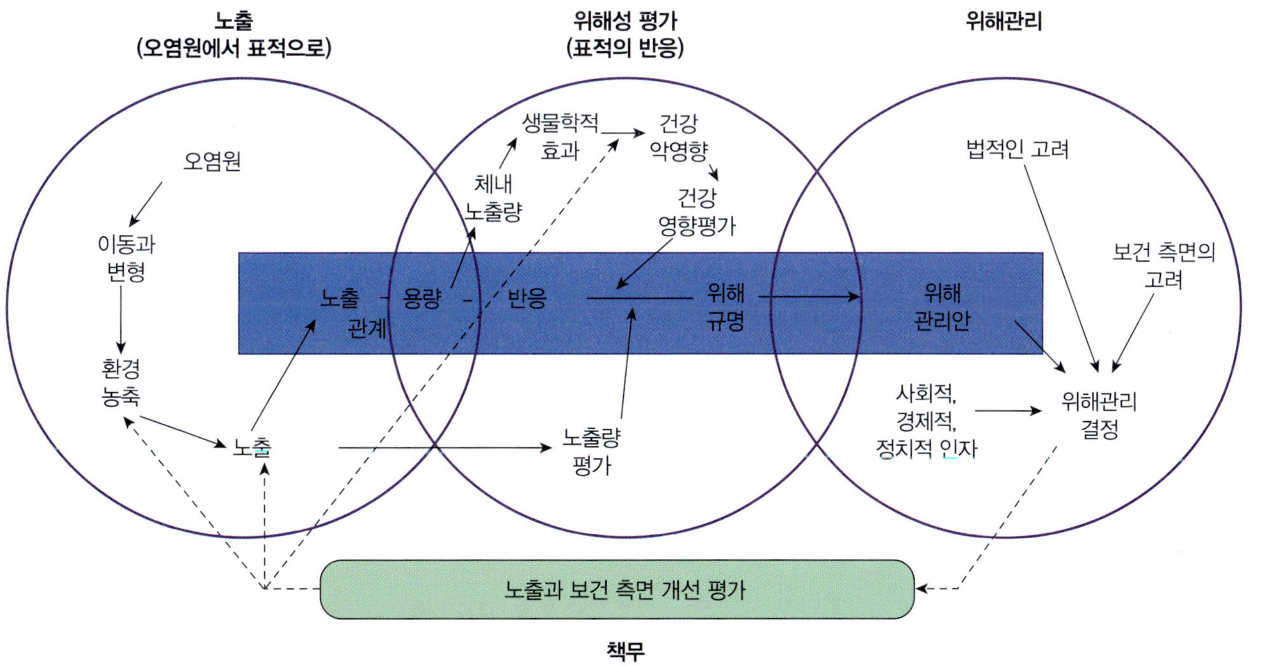

그림 29.2 NRC(National Research Council)의 위해성 평가 개념도. 오른쪽 동그라미에 설명된 위해관리를 개발을 위한 데이터를 제공하기 위한 왼쪽 동그라미의 위해성 평가 구성요소[위해 저감관리과정에 있어 공기질 관리의 효과를 보여주기 위한 방법으로 책무(accountability) 요소를 반영하기 위해 수정됨].

다. 사람에서의 데이터가 없을 경우, 동물 독성시험은 위해성 평가에 있어 첫 번째 필수적인 단계인 **유해성 규명**(*hazard identification*) 단계를 구성한다. 통상적으로 동물 독성시험은 통제인간 노출시험을 수행하기 전에 요구된다. 동물 독성시험은 특히 독성물질에 의한 손상과 질환에 대한 병리학적 기전을 규명하는 데 유용한데, 이는 종간 데이터의 외삽, 불확실성의 산출, 인간반응을 예측하는 데 있어 정보의 상관성 평가 등에 필요한 기초 정보를 제공한다. 독성 기전에 대한 정보는 사람에서의 관찰효과의 개연성을 뒷받침할 근거를 제공하며, 잘 설계되고 통제된 환경하에서 인간 집단에 대한 위해성의 **계량적**(*quantitative*) 산출을 가능하게 한다. 동물 독성시험은 모든 기준 대기오염물질(오존, 이산화황, 이산화질소, 일산화탄소, 미세먼지와 납)들과 HAP 중 다수(목록 중 30개 이상)에 대한 연구에 활용되었다. 이 연구 방법의 장점은 임상시험에서는 가능하지 않은 시험설계를 적용할 수 있으며 다양한 노출 농도와 노출기간에 대해 필수적인 독성정보를 신속히 제공한다. 또한 통제 불가능한 변수들(예: 유전적, 환경적 요인)을 최소할 수 있는 것이 동물실험의 최대 강점이다.

최근 대기오염물질에 대한 식물의 반응에 대한 연구의 중요성이 인식되고 있다. 상업적 작물과 야생식물뿐만 아니라 일부 식물종들은 오염물질의 인간과 환경에 대한 영향을 경고하는 민감한 감시자로 활용된다. 흥미롭게도 일부 근본적인 기전(예: 항산화제의 역할)은 동물과 식물에서 동일하게 작용하다.

29.2.1 동물 실험결과의 인간으로의 외삽: 문제점과 한계점

흡입연구에 있어 동물 독성시험의 유용성은 실험적 결과를 실제 생활의 인간에 대한 시나리오로 연계 및 외삽 가능성에 따라 결정된다. 몇 가지 시험설계 요인이 외삽 과정에 중요한 요소로 작용하지만(예: 노출 농도, 기간 및 패턴) 가장 중요한 것은 독성 모델인 동물종의 선택에 있다. 비용과 편의성이 고려되지만, 가능한 사람과 효과가 동등하고 동일한 독성 기전이 작동하는 동물종을 선택하는 것이 중요 결정요인이다. 중요하지만, 가끔 도외시되는 종간 외삽인자는 호흡기계를 통한 오염물질의 상대적 흡수 용량정보이다. 실험적 모델 및 해부학적 호흡기 구조와 생리정보, 유체역학, 물리화학을 활용하여 오염물질의 침착과 저류를 예측하는 수학적 모델을 통하여 기체상 및 입자상의 오염물질의 분포에 대한 연구가 크게 진전되었다. 이론적 모델과 병합한 실험적 모델은 동물 독성실험 결과를 사람에 연계하는 데 유용하며, 표적 용량에 대한 산출을 개선하여 손상 기전 연구를 발전시켰다.

29.3 개괄적 개념

29.3.1 건강 악영향은 무엇인가?

대기오염물질과 건강영향을 연계할 때는 반응을 두 가지 수준, 즉 개인과 집단에 대해 평가하여야 한다. 물론 개인에 대한 영향은 개인의 전반적 건강을 위협하는 수준을 해당하지만, 이러한 반응은 집단 수준에서의 지표에서는 없어진다. 인구집단에서의 위해도는 평균적인 개인의 반응 또는 위해도를 반영하며 해당 집단 반응 지표의 정상적 분포(정규분포)의 전체적인 이동으로 측정한다. 그러므로 이를 통해 평균적으로, 전체 인구집단에서 일정 위해도가 일부 증가했다고 판단할 수 있다. 물론 이러한 두 가지 유형의 위해도는 서로 연관되어 있지만 실제 통상적으로는 집단 위해도가 보건 관점에서는 가장 적절하며, 일반적으로 신뢰성이 가장 높게 정량 가능하다.

대기오염물질의 영향을 노출로 인해 나타나는 효과의 범위 안에서 악영향(adverse effect)으로 규정짓는 것은 항상 직관적인 것은 아니다. 물론 사람에서 사망, 급성적 기능장애, 질병, 비가역적 손상, 통증 등의 일부 효과 들은 악영향으로 규정짓는 것에는 이론의 여지가 없을 것이다. 동물모델에서, 전통적으로 병리적 변화가 악영향의 대표적 특징이었다. 그러나 사람이나 동물에서, 경미하고 일시적 기능장애나 불편을 반영하는 일부 효과는, 특히 경미하거나, 만성적으로 부정적 결과를 야기하지 않을 때에는 유의하거나 비용을 유발하는 우려사항은 아니라는 주장이 있다. 이러한 맥락에서 이들 효과를 정상적 생리반응의 범위 내라고 간주할 수 있으며, 기능적 또는 생화학적 예비부분으로 손쉽게 보상될 수 있다. 그러므로 대기오염이 건강에 미치는 영향을 평가하고자 할 때, 평가하고자 하는 효과의 특성과 강도에 근거하여, 악영향이라고 판단할 수 있는 객관적 기준을 두는 것이 바람직하다. 또한 다른 유해 인자나 질환 발병의 과정과 대기오염 효과를 구별하는 것이 복잡하며, 담배나 부정적 생활패턴 요인들과 같은 교란인자들이 다수 존재한다.

29.3.2 민감성

이 장에서 다루는 주제들에서 공통점 중 하나는, 예비력의 손실 또는 과반응성의 형태를 띠는 민감성이 큰 영향을 끼친다

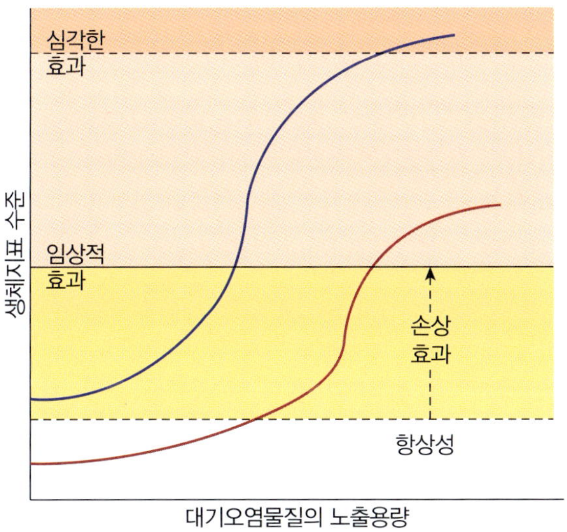

그림 29.3 정상인 대비 민감한 개인에서 대기오염원에 대한 용량반응 인자들. 민감한 개인은 보다 민감하거나 예비력이 손실되어, 항상성을 유지하지 못하게 된다. 용량반응 곡선의 좌향 이동 또는 기울기의 증가는 반응성의 증가를 시사한다. 두 조건 모두 민감성에 기여하며 미미한 효과가 심각한 효과로 진행될 가능성을 높인다.

는 것이다. 대부분의 개인들에세는 경미하고 가역적인 영향이 일부 개인들에서는 복구나 회복되지 않는 장애가 될 수 있다(그림 29.3). 명백한 예로, 예비력이 거의 없는 폐순환 기능이 약화된 개인들일 것이다. 과학의 발달, 특히 작은 신호를 감지하여 악영향을 예측하거나 위험에 노출된 개인 혹은 집단을 식별할 수 있는 분자생물학의 진보로, 악영향의 정의 또한 분명히 재조명되어야 할 것이다.

실제로는 "민감한" 개인에 대해 널리 인정된 정의가 없으며 이 용어가 취약성과 빈번하게 혼용되고 있다. 그러나 취약함은 비생물학적인 외인성 요인(예: 학교가 교통량이 많은 도로변에 위치하여 실외 대기오염원에 대한 노출이 증가한 경우)을 말하는 반면, 민감성은 생물학적인 내인성 요인, 예를 들어 유전, 연령, 기저 질환의 존재 등의 요인을 일컫는다. 민감성과 취약성에 영향을 주는 요인은 표 29.1에 정리하였다.

오염물질에 대해 과반응성을 보이는 민감한 하위인구집단은 특별히 주목할 필요가 있다. 본질적으로 좀 더 민감하다고 간주되는 하위집단으로는 소아, 고령자, 기저질환(천식, 심혈관계 질환, 폐질환)이 있는 개인 등이 해당된다. 대기오염물질 반응에 있어 민감도에 대한 관심이 점차 증대되고 있는데 이는 이전에 통제된 챔버 시험에서 이상치로 여겨졌던 피험자의 반응이 특이 반응성의 증거이기 때문이다.

표 29.1 대기오염물질에 대한 개인 또는 하위집단의 반응에 영향을 주는 요인

민감성 요인	취약성/노출 요인
기저 심폐질환	오염원과의 근접성
유전적 요인	교통량이 많은 도로와의 근접성
연령	직업
성별	활동 정도
인종	공조의 사용과 건물의 누출도
비만	태중 노출
임신	지역적 인자(예: 미국 동해안 대비 서해안)
당뇨	낮은 사회경제적 지위

29.4 노출

29.4.1 대기오염: 오염원과 개인의 노출

6대 대기오염물질[미세먼지(particulate matter, PM), 오존, 산화질소화합물, 이산화황, 일산화탄소, 납]은 산업화된 지역사회에 널리 퍼져 있을 것으로 추정되며 사람과 환경에 큰 위해도를 가지고 있다고 여겨진다. 오존을 제외하고 이들 대기오염물질은 인류의 연소 행위로 인해, 다양한 화학물질[대부분 휘발성유기화합물 (volatile organic compounds, VOCs)]과 함께 배출되며, HAP의 범주에 속한다고 생각된다. 이 밖에도 자연유래 오염원(화산, 산불, 먼지바람, 생물유래 증기)들이 존재하지만 거주지역에 집중되어 건강영향 우려가 있는 대기오염물질은 주로 인류에 의해 만들어진다. 그러나 이러한 요인들은 자연으로부터의 방출이 가지고 있는 잠재적 위험으로서의 의의를 배제하지는 않지만 인간에 대한 노출과 위해 측면에 중점을 두고 있다.

대기오염원에 노출 평가는 오랫동안 공기에 무엇이 있는지에 대한 관찰적 측정을 통해 이뤄졌다. 노출연구는 최근 빠르게 발전하여 현재는 전통적인 노출 계량에 새로운 통계적 분석 방법을 적용하거나 공기역학, 미세환경 특성 등을 체계적으로 고려하여 개인과 인구집단에 대한 노출을 예측할 수 있는 진보된 모델 접근법까지 활용한다. 일반적으로 동물에서의 흡입연구는 방형파(square-wave) 노출 패턴을 이용하지만, 실제로 사람의 노출은 공간적/시간적으로 다양하다는 사실이 잘 알려져 있다.

실내와 실외 미국(그리고 대부분의 산업화된 국가)의 시민들은 일터, 학교, 집 그리고 자동차 안 등 80% 이상의 시간을 실내에서 지낸다. 실내 공기에서 소아들에게 가장 유의한 위해 인자는 천식이다. 이는 거의 10%의 소아가 천식을 앓고 있어, 대기오염물질이나 항원이 농축되어 노출될 위험이 특히 높다.

총 노출량에 대해서도, 소아와 현장작업자들은 공기질이 가장 나쁠 시간대에 실외 대기오염에 노출될 가능성이 높다고 생각된다. 실제로 이러한 하위인구집단의 많은 신체활동 때문에 대부분 오염물질의 폐로 전이되는 양이 상대적으로 높다. 개인의 노출을 정의하는 것은 매우 어려운데, 이는 개인 모니터링이 성가시고 비용이 많이 들고, 때때로 측정하는 지표에 다른 요인들이 간섭할 수 있기 때문이다. 그러므로 노출은 일반적으로 주변 공기를 측정하거나 해당 집단의 개인노출의 차이에 영향을 줄 수 있는 운동, 개인의 생활패턴 등을 연구결과로부터 개발된 모델로 추정한다.

실내 공기가 실외 공기보다 종종 더 복잡하여, 실외 공기의 모니터링만으로 진행된 시험에 대한 타당성에 대해 문제점이 지적된다. 그럼에도 불구하고, 기준 대기오염물질에 대한 국가 모니터링망은 일부 대기오염물질, 특히 비반응성 오염물질에 대한 인간 노출을 합리적인 수준에서 잘 반영하고 있다고 한다. 실제로, 실외 공기는 대부분의 건물에서 공기순환이 줄어듦에도 불구하고 실내 환경으로 잘 침투한다. 그러나 각각의 실외 공기 구성성분이 얼마나 잘 침투하는지에 많은 변수가 작용한다. 복수의 오염원이 뒤섞인 복잡성 때문에 대기오염의 특성과 인간 건강에 대한 영향을 이해하기 위해서는, 총노출량 시나리오를 구성하는 것이 중요하다(**그림 29.4**).

대체적으로 실내 건물 환경에 대한 특징적인 두 개의 질병이 있다. 첫 번째는 새집 증후군(sick building syndrome, SBS)으로 2주 이상 지속되는 일련의 증상(**표 29.2**)으로 특징

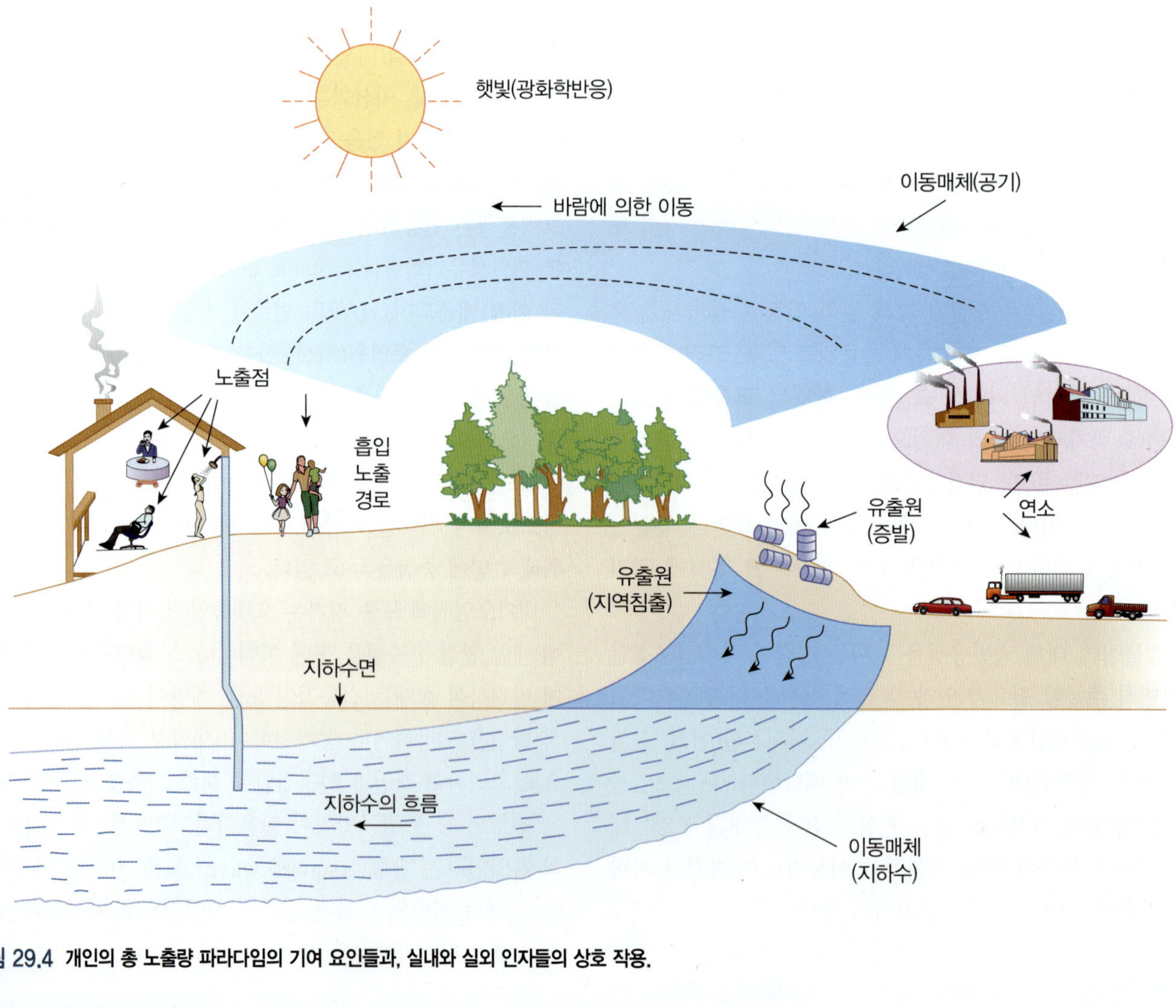

그림 29.4 개인의 총 노출량 파라다임의 기여 요인들과, 실내와 실외 인자들의 상호 작용.

표 29.2 새집 증후군과 관련된 일반적인 증상들

눈, 코와 목 자극
두통
피로
집중력 저하
신경과민
코막힘
숨쉬기 어려움
코피
피부건조
메스꺼움

지어지는 고통으로 정의되며 노출된 사람들의 20% 이상에서 나타난다. 새집 증후군은 환기가 잘 안된 신축 건물 또는 최근 개비한 사무실 건물에서 빈번하게 일어날 수 있다. 연소생성물, 세정제, 곰팡이로부터의 생물학적 물질 배출 및 집기에서의 방출증기 등으로 나타날 수 있으며, 몸이 불편하면 더욱 악화된다. 반복적 노출 후에 주로 나타나는 증상 중 눈, 코 및 목에 대한 자극감이 수위를 차지한다.

두 번째 증후군(빌딩 관련 질환)은 정립된 진단 기준과 일반적으로 원인이 잘 알려진 질환들로 구성되어 있다. 이 질환들은 일반적으로 통상적 치료가 필요한데 이는 질환이 발생한 건물을 나가는 것만으로는 쉽게 증상을 치료할 수 없기 때문이다. 레지오넬라균병, 과민성 간질성 폐렴, 가습기열과 같은 수종의 생물오염원 관련 질환들이 해당하는데, 동물 비듬, 먼지 진드기, 바퀴벌레 알레르기도 이에 속한다. 일반적으로 의학적 치료와 노출의 경감(오염원의 제거와 개인방호)이 증상 완화에 필요하다. 일부 통상적 실외 오염물질은 실내에서도 문제가 되는데, 통풍이 잘 안 되는 난방기로부터의 일산화탄소, 이산화질소와, 트리클로로에틸렌[염소처리된 물이나 드라이크리닝한 옷에서 생기는 대표적 실내 휘발성 유기화합물(volatile organic carbon, VOC)과 같은 다양한 VOC(가구나 융단 또는 환기시스템의 곰팡이로부터 배출]이 대표적이다.

개발도상국의 실내공기 실내 환경 오염은 개발도상국의 주요한 문제이다. 실외 대기오염물질들의 침투와 함께 조리 관행, 문화적인 향과 담배의 소비, 그리고 향수와 같은 다양한 물질에서 유래한 실내오염 물질들이 복합적으로 작용한다. 저개발 지역에서는 수 세기 전부터 통기가 되지 않고 바이오매스를 연소시키는 조리용 레인지가 많이 사용된다. 노출된 여성에서 기관지염, 폐기종, 암과 같은 만성 폐질환이 주요 사망원인이며 소아들은 기관지염과 다양한 감염성 폐질환을 앓는다.

실외 대기오염의 진행 패턴 통상적으로 주변 대기오염은 주요 대기오염원인 산화황, 산화질소의 화학적 환원 특성을 근간으로 검출한다. 통상적인 대기오염원은 계절적인 변화가 있어서, 겨울철에는 난방과 발전을 위한 석유, 석탄의 연소와 기상학적 전도가 복합된 환원형의 대기오염이 발생하는 반면, 따뜻한 여름과 봄에는 햇빛이 강해서 자동차 매연성분의 반응이 촉매된 산화형의 대기오염이 발생한다. 오늘날에는 산화형과 환원형의 스모그에 대한 분류는 학문적으로만 통용된다. 기후변화가 진행됨에 따라 근원적인 화학반응이 변화되어 이러한 패턴도 변형될 것으로 예상된다.

다수의 거대도시들은 아직 종래의 환원형과 산화형의 대기오염에 시달리고 있다. 베이징과 멕시코시티 북부와 같이 도시 주변에 산업 석탄-화력 발전소가 위치하여 무절제한 배출가스를 내뿜는 곳은 황 성분의 미세먼지 분출물이 많고, 멕시코시티 남부, 샌디에이고와 도쿄는 자동차와 연관된 산화형 스모그들이 많다. 이들 대기오염의 건강, 시야 및 전반적인 복지에 대한 영향이 분명하여 대중의 우려가 증대되고 있다. 도시의 대기오염은 전 세계적인 문제로, 4.8억 명이 넘는 인구가 치명적일 수 있는 농도의 오존에 노출된다고 추정된다.

29.5 건강영향에 대한 역학 증거

29.5.1 실외 대기오염

급성 노출 및 사고 노출 대기오염물질의 농도가 사람의 건강에 확실한 유해수준에 도달했던 사고들이 보고되었다. 단일 화학물질이 사고로 누출되었을 때(예: 인도, 보팔의 메틸이소시아네이트)는 원인과 악영향과의 관계를 연계하는 것이 매우 분명하다. 그러나 대부분의 대기오염은 복잡한 대기와 연계되어 있어 대기오염 사고 자체 이외에는 특정 원인을 규명하는 것이 어려울 수 있다.

지난 25년간 수행된 수많은 대기오염 연구들 중 PM 질량농도와 일별 사망률과의 관계를 보여주었던 일련의 역학연구들이 대기오염의 위해와 현재 연구의 방향성 설정에 가장 큰 영향을 주었다. 대기 모니터링 데이터와 연관된 건강변수에 영향을 줄 수 있는 기상, 흡연 및 다른 변수들을 배제할 수 있는 새로운 시계열 분석을 활용하여, 이전에는 안전할 것이라고 여기던 환경 PM 수준들에서 유의미하고 일관된 건강영향이 있음을 밝혔다. 시계열분석은 포아송 회귀분석모델에 근간을 두어 대기오염의 단기변화와 관련된 사망률(또는 병원 입원)의 일례변화를 구별할 수 있다. 이러한 시계열 연구에 적용된 통계적 방법론은 단기간의 경향을 감지할 수 있고, 이보다 긴 기간의 상수에 종속된 대기오염원과 교란인자들의 영향을 최소화할 수 있다.

PM은 특징적인 대기오염원인데 이는 PM의 건강영향과 예기치 못한 손상 표적 때문이다. PM 연구에서 심혈관계가 악영향의 주요 표적으로 밝혀졌다. 역학과 독성학 연구에서 모두 PM에 의한 사망에서 심장의 관련성이 지목되었다. 당연히, 심호흡기계 및 혈관질환(예: 당뇨병)을 앓고 있는 하위 집단에서 이 효과가 가장 뚜렷했다. PM 노출과, 호흡기 매개 또는 비매개 심장효과를 연계하고자 몇 개의 기전들이 제안되었다. 이 후보 기전은 그림 29.5에 제시되었다.

PM의 건강영향은 PM의 양뿐만 아니라 그 구성성분과도 연계되어 있다. 실제 PM에 의한 생화학적 손상에는 일반적으로 PM의 구성성분 또는 특성(반응표면적)에 의해 세포 또는 분자 수준에서 활성산소와 활성질소 종 등의 산화 기전이 관여한다고 생각된다.

장기 노출 대기오염에 의한 만성 영향에 대한 역학조사는 장기노출 영향 조사란 측면에서 용이하지 않다. 과거 후향적 연구를 분석해 볼 때, 종적 연구는 빈번하게 미지의 변수와 불충분한 과거 노출 자료 문제가 있다. 교란인자의 좋은 예는 담배흡연이다. 1차 및 2차 흡연 모두에 대한 정보가 없으면, 대기오염의 만성 기관지염과 폐기종 등 질환에 대한 영향을 구별하기가 매우 어렵다. 한편, 전향적 연구는 흡연의 지표로 소변 코티닌 등을 측정하여 교란 인자를 보다 정확히 통제할 수 있는 이점이 있으나 고비용이 들고 연구대상집단이나 연구자들의 많은 시간과 노력이 요구된다. 연구의 규모와 설계에 따라 노출평가는 복잡할 수 있으며, 피험자들의 중도탈락에 의한 손실은 때때로 예측하기가 어렵다.

29.6 실외공기의 오염원

29.6.1 고전적 환원형 대기오염

이산화황(SO_2)과 매연으로 특징지어지는, 고농도의 환원형 대기오염은 극적인 인간 건강효과를 일으킬 수 있다. 인간 피

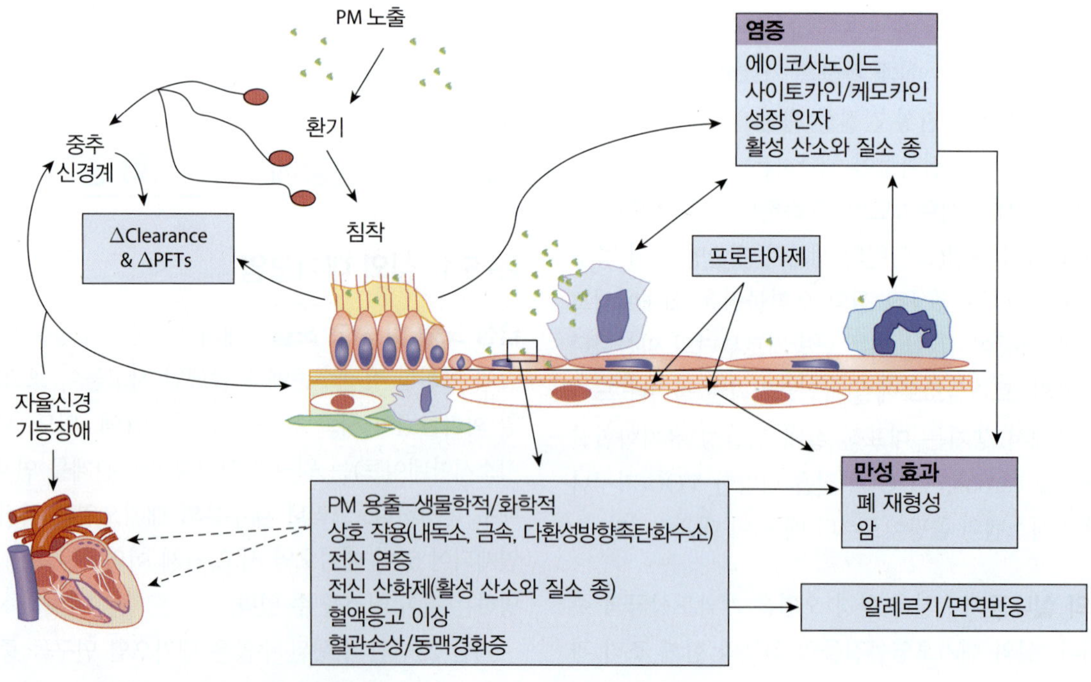

그림 29.5 미세먼지에 대해 제안된 후보 기전에 근거한 대기오염의 심호흡기계에 대한 영향 기전.

험자와 동물에서 수행된 실험적 연구를 통해 SO_2의 자극성과 노출사건에서의 역할의 중요성이 제시된 반면, 인간 노출의 실험실적 연구에서는 매연과 황 화합물의 혼합물에서의 상호작용이 상반된 결과를 보여주었다. 이는 그 자체가 독성을 갖는 자극성 기체로, 대기와 반응을 통해 광화학적으로 아황산 또는 황산으로 변형되어 2차 자극성 물질로 변형된다.

이산화황

일반 독성—SO_2는 물에 녹는 자극성 기체로 상기도에서 주로 흡수되어 기관지 수축과 점액분비를 야기하는 것이 사람을 포함한 몇 개 동물종에서 밝혀졌다. 비교적 고농도의 SO_2는 기관지 세포의 손상과 점액을 분비하는 배상 세포의 증식을 유도한다. 산업지역의 오염된 공기와 같은 1 ppm 미만에서 장기간 거주한 주민들에게서 높은 기관지염 발병이 보고되었다. 식이, 진료 접근성과 다른 오염원 등의 요인이 매연의 환원작용에 관여되어 있으며, SO_2가 가장 중요하다고 여겨진다.

SO_2의 폐로의 전이는 경구호흡일 때가 비강호흡일 때보다 큰데, 깊고 빠른 숨 동안 공기흐름의 증가는 이 기체가 폐 심부로 전이하는 것을 증가시킨다. 결과적으로, 운동을 하는 사람이 더 많은 SO_2를 흡입하고, 천식환자에서 볼 수 있듯이, 더 큰 자극을 겪게 된다. 기도에 침착되면, SO_2는 아황산염 또는 중아황산염의 형태로 표면 점액에 녹아 몸 전체로 쉽게 분포한다. 아황산염은 기도 내의 감각수용체에 작용하여 국소 및 중추신경계 매개 기관지 수축을 유발한다고 알려졌다.

폐 기능에의 영향—SO_2를 흡입하면 일차적으로 경도의 기관지수축이 발생하며, 기도의 협착과 함께 공기흐름 저항이 측정가능할 정도로 높아진다. 농도 의존적인 공기흐름 저항 증가는 기니픽, 개, 고양이, 인간에서 관찰되었다. 공기흐름 저항은 비강노출보다, 기관삽관을 통해 노출되었을 때 더 크게 증가하였는데 이는 비강에서의 이 수용성 기체에 대한 불순물 제거가 배제되었기 때문이다.

황산과 관련 황산염 환경에서 SO_2는 황산으로 쉽게 전환되어 이후 암모니아와 중화되어 황산암모늄[$(NH_4)_2SO_4$] 또는 중아황산암모늄[NH_4HSO_4]을 형성한다. 기름과 석탄의 연소와 금속의 제련 중에 황산은 금속이온과 수증기와 농축되어 마이크로미터 이하의 작은 황산 연(煙)과 비산재를 만든다. 또한 광화학적 반응은 금속 의존적 또는 금속 비의존적 기전을 통해 황산의 형성을 촉진하지만 대부분의 SO_2의 산화는 대기 중으로 배출되어 확산될 때 일어난다. 고농도의 배출은 배출원에서 먼 지역까지 장거리 이동을 하여, 태양에 의한 화학반응을 거칠 시간이 충분하다.

일반 독성—황산은 수용체 리간드나 다른 생분자들을 수소화시키는 능력을 통해 자극을 일으킨다. 이러한 작용은 직접적으로 막을 손상시키거나 감각중추를 활성화시켜 염증을 유발한다. 오존과 같은 다른 자극원과는 달리 흡입한 황산은 전형적인 중성구성 폐 염증을 일으키지는 않는 것으로 보인다. 오히려 에이코사노이드 항상성이 붕괴되어 대식세포의 기능장해와 면역에 이상을 일으킨다.

폐 기능에의 영향—기니픽에서 황산은 반사작용으로 기도 협착 또는 기관수축을 일으켜 공기흐름 저항을 증가시키고 폐로의 공기유입과 배출을 방해한다. 이 반응을 유해기체로 오염된 공기의 흡입을 제한하는 방어 기전으로 여겨지지만 이는 사실에 근거하기보다는 목적론적 해석이다. 이 반응의 정도는 산 농도와 입자크기와 관련된다. 비강의 두꺼운 점액층은 침착된 산의 자극(점액 완충액에 의한 희석 또는 중화를 통해)을 상당부분 경감힐 수 있다. 반대로 보호막이 약한 기관 원위부는 수용체 밀도가 높아 도달한 산 입자에 더 민감할 것으로 보인다.

천식환자는 기도 과민성 때문에 건강한 사람보다 황산의 기관지 수축효과에 더 민감한 것으로 보이며 이 때문에 천식환자의 기도가 비특이적 기관지평활근 작용제(카바콜, 히스타민, 운동)에 민감한 것과 같이, 저농도의 산에도 수축경향이 보인다. 기도 반응성과 염증과의 상관관계는 천식의 정도를 평가하는 데 중요하며 천식환자의 부정적 임상 증후의 위험은 환경 자극에 대한 반응을 예견하는 데 활용된다.

점액섬모청소와 대식세포의 기능에 미치는 영향—황산은 폐의 입자 청소율을 변화시킨다. 점액 청소율은 황산염의 산도에 따라 바로 변화하는데, 황산이 가장 효과가 크며, 황산암모늄이 가장 작다. 이를 종합하면, 황산염의 자극도의 순위에 대한 자료에는 일관성이 있는데 황산 > 중아황산암모늄 > 황산암모늄 순이다. 산도가 황산염의 호흡기계 영향, 심지어 폐 대식세포 수준을 포함한 대부분을 결정짓는 주요 인자이다.

만성 효과—당연히 황산은 고농도의 SO_2에 의해 관찰되는 기도 효과와 질적으로 유사한 반응을 유도한다. 미세한 에어로졸로 황산은 기관지를 따라 깊숙이 침착되며 높은 산도 때문에 포식세포와 표피세포에 더 큰 손상을 준다. 이에 따라 만성적 산성에어로졸 흡입의 일차적 문제점은 기관지염인데 황산 박무(안개)에 노출되는 작업자(예: 배터리 공장)에서 산업보건의 문제가 된다.

황산에 대해 수행된 연구에 따르면 노출된 동물의 기도가 점진적으로 아세틸콜린 반응성이 커지며, 진행성의 직경감소와, 특히 미세기도에서의 분비세포의 증가가 나타난다. 이러한 연구는 생물학적 반응과 황산의 노출기반 상관성에 대한 이해를 넓혔다. 사람이 하루 100 $\mu g/m^3$ 황산에 만성적으로 노출되면 청소율의 저하와, 경도의 만성 기관지염을 유발한다고 가정하는 것이 타당하다. 또한 만성 자극이 민감군(평생 노출군 또는 노출 소아)에서 기관지염 유사 질환을 유발할 수 있다.

29.6.2 미세먼지

대기 중의 PM은 고체, 액체, 또는 둘의 복합체이며, 유기물, 무기물 그리고 생물질이 섞여 있다. PM의 구성성분은 배출원과, 흔히 기체에서 입자로 변형되는 이차적 변형에 따라 현저하게 다를 수 있다. 배출물과 변형 산물의 장거리 이동은 지역의 PM의 구성에 유의한 영향을 줄 수 있다. 큰 입자크기의 입자는 그 지역에서 배출되는 경우가 많은데 먼지나 물질의 마모로 생긴다. 크기가 크기 때문에 중력에 의해 대기로부터 분리되어 침전되기 쉽다(실제로는 바람을 타고 장거리를 이동할 수 있다. 일례로 사하라사막의 입자가 미국의 동해안에서 발견되었다). 2.5~10 μm($PM_{10\sim2.5}$—굵은 PM)의 입자들은 사람이 흡입할 가능성이 높다. 도시에서는 굵은 PM의 경우 공간적 시간적 이질성이 있지만 $PM_{2.5}$는 그 지역환경 전체에서 동질성을 갖는 것으로 보인다. 미세 및 굵은 입자의 정의는 상대적 흡입 정도에 따라 결정된다. 즉 PM_{10}은 큰 흉기도까지 흡입된다면, $PM_{2.5}$는 폐 심부(기체교환 구역)까지 흡입된다.

금속 특정 금속, 주로 이들의 산화물과 황산염에 대한 설치류 흡입시험이 수행되었다. 이러한 노출시험은 작업장 노출 연구에 적합하다. 금속은 자연유래 및 인간활동에 의해 생기며, 이에 따라 주변 미세먼지의 주성분이다. 지역마다 금속성분의 구성은 농도와 유형이 현저히 다르며 그 크기 또한 상이하다. 굵은 PM(2.5~10 μm)은 자연에서 유래한 것들로, 지표상의 금속, 즉 철, 나트륨, 규소, 마그네슘의 산화물 형태가 많다. 연소에서 생긴 금속은 연료를 반영하는데, 예를 들어 석유는 바나듐, 니켈, 그리고 드물게 아연과 철이 있으며, 석탄은 아연과 셀레늄이 있다. 이들의 화학형태는 수용성 염에서부터 산화물, 인산염 등 다양하다. 운송수단의 연료들에서 다른 금속이 배출될 수 있는데 이는 연료첨가제(납, 망간, 백금)나 엔진의 마모, 그리고 촉매부산물 등에서 유래한다. 마찬가지로 제동장치(구리, 철), 타이어(아연), 도로 마모(지표 규산염) 등에서도 생긴다. 금속은 다양한 생물학적 특성을 가지고 있으며 일부는 생물에 필수적이며 어떤 것들은 세포에 직접적으로 독성을 미치거나 간접적으로 산화를 촉진시키는 독성기전을 가지고 있다. 그러므로 PM 독성에 있어 금속의 역할에 대한 관심이 크다.

금속화합물은 물리화학적 성질에 따라 명목상 구분하는데, 본질적으로 고온의 연소에서 기인하거나 지표에서 유래한 금속산화물, 수산화물들과 같은 불수용성인 것과, 매연의 산성조건이나 대기상의 산수화규산 입자에서 침출된 염화물, 황산염과 같은 수용성으로 나눈다. 용해도가 많은 종류의 흡입금속의 흡수율에 영향을 주어(예: 염화니켈과 산화니켈로부터의 니켈) 독성발현에 기여하는 것으로 보인다. 그러나 불용성은 폐 안에서 체류시간을 늘려서 독성을 결정하는 주요인이다(예: 불용성의 산화카드뮴과 수용성의 염화카드뮴). 더욱이, 일부 금속은 용해된 형태 또는 규산염과 생물질의 표면에 부분적으로 결합되어 전자전달을 촉진시켜 반응성 산화물을 형성한다.

기체-입자 상호 작용 상술한 바와 같이, 기체-입자 상호 작용은 입자, 기체/증기, 햇빛 등 복수의 인자가 관여하는 복잡한 반응으로 입자의 독성이나 기체의 독성을 야기할 수 있다. 금속제련이나 석탄의 연소는 초미세 금속산화물 입자와 물리적으로 결합한 황산을 배출한다. 복잡한 화학반응이 연소배출물 안에서 일어난다. 폐에서 입자의 제거를 저해하거나 대사를 변화시키는 기체상의 오염물질에서도 유사한 상호 작용이 일어날 수 있다. 자극과 감염성에 대한 연구에서 기체와 입자 오염물질이 현실적인 노출조건에서 화학적/물리적 기전을 통해 상호 작용하여 복잡한 대기오염의 건강 위험을 증가시킬 수 있다는 점이 제시되었다.

초미세 탄소물질 초미세 탄소입자(보통, 카본블랙이라고 칭함)는 보통, 고온의 열분해나 유기증기와 태양광이 관여된 대기 중의 변성 산물이다. 이 입자들의 크기는 주로 확산과 브라운 운동원리를 통해 기체분자 사이로 통과할 정도로 미세하다. 표면이나 공기 중의 다른 입자에 응집하여 주로 제거되는데 농도가 cm^3 당 백만 개를 넘을 때 서로 응집하여 더 큰 덩어리나, 초미세입자의 사슬을 만든다. 그러므로 대기는 오염원으로서, 탄소원소 입자는 자동차 배기구나 다른 고온의 배출원 부근을 제외하고는 단일원소로 존재하지 않는다. 미세 PM은 일부 탄소상의 유기물의 응집체로 존재하며 부분적으로 산화되어 물에 녹기도 한다. 일부 유기물은 증기상으로 존재하며 디젤 PM과 같은 초미세입자의 표면에 응축된다. 주변 미세 PM의 탄소성(유기물 포함) 성분량의 측정치는 크게 달라서 도시나 지역에 따라 명목상 전체 질량의 10~60%로 생각된다.

디젤입자는 유기와 탄소원소 성분의 비가 크게 다르며 이는 실험 연구에서 염증유발이나 발암 특성 등의 독성결과에 영향을 미친다고 알려졌다. 디젤 배출물도 역시 NO*x*, CO, SO*x*와 다양한 휘발성 유기화합물(volatile organic compounds, VOCs), 카르보닐 자극성 물질 등의 현저히 많은 기체오염물질을 함유하고 있다. 탄소원소 자체는 독성이 낮다고 생각되지만, 만성적, 고농도 노출 조건은 폐의 과부하를 일으켜 폐손상이나 발암유발 증거가 있다. 환경 중에서 탄소는 일부 자극성 기체의 운반체로 작용할 가능성이 있다. 그러나 초미세한 탄소입자(<0.1 μm)는 미세입자(2.5 μm)보다 더 독성이 있다고 제시되고 있는데 이는 표면반응성이나 조직 침투성이 높기 때문일 것이다. 초미세 입자의 성분이 그 효과나 거동에 영향을 끼친다. 초미세 입자는 환경 중에 많은 수로 존재하지만 질량으로는 거의 무시할 만한 수준이다. 최근의 상업적으로 도입되고 있는 제조 나노입자는 초미세 입자와 같은 다양한 우려를 낳고 있는데 이는 그 크기가 유사하기 때문이다. 추가적으로 자연발생한, 연소 후 초미세(또는 나노) 입자가 가지지 못하는 제조적인 특성을 가지고 있을 수 있다.

만성 효과와 발암성 인간의 폐암은 대부분 흡연에 의한 것이어서 대기오염의 역할을 평가하기는 쉽지 않다. VOC와 질소 함유 또는 할로겐화 유기물이 담배에서 화력발전, 소각로, 자동차에 이르기까지 연소에 의해 발생하는 발암성 우려물질들의 상당부분을 차지한다. 대기 중의 독성물질에 대한 사람의 노출은 시간적, 공간적 이질성과 더불어 조성이 매우 복잡하다.

개인의 폐암 위험도는 물질의 발암성과, 주변공기 중 농도, 침착효율을 결정짓는 흡입된 물질의 물리적 화학적 특성과 흡입한 총 공기량에 종속되는 폐 침착량에 의해 결정된다. 물론, 흡입한 개인의 본래 민감성(유전적 및 식이와 같은 환경적 요인을 포함한)도 중요할 것이다. 주변대기오염에 의한 대부분의 폐암 위험도는 다환유기화학물질(polycyclic organic chemicals)과 휘발성이 낮은(반휘발성) 질소화 방향족 물질을 포함한 PM 분획에 의해 결정된다. 이러한 지속성 유기물은 PM에 결합되어 호흡기계의 침착 지점에서의 체류시간이 연장된다. 유전자 생물학적 시험에서 주변 에어로졸의 다양한 화학물질 분획에서 강한 돌연변이원성과 잠재적인 발암성이 확인되었다. 이러한 물질들 중 일부는 대사적 활성화를 통해 독성 활성화되고 일부는 대사를 통해 무독화된다. 벤젠과 같은 발암성 증기는 흡입되지만 골수를 표적하여 백혈병을 일으킨다.

기도 표면의 세포는 숨쉴 때마다 주변환경과 맞닿아 있어 비교적 빠른 세포주기를 가지고 있다. 이 때문에 개념적으로는 이 세포들의 DNA가 발암성 물질 또는 산화에 의한 복제 오류에 취약하여 돌연변이가 일어날 경우 암화될 수 있다. 자극성 기체와 같은 교차-오염물질들은 염증을 일으켜 세포를 손상시키고 증식을 가속화하여 발암성을 촉진할 수 있다.

29.6.3 광화학적 대기오염

광화학적 대기오염(주로 오존)은 태양광의 자외선 영역에 의해 활성화되는 대류권의 일련의 복잡한 반응을 통해 부차적으로 발생한다. 오존과 더불어 산화질소(NO_x), 알데하이드, 과산화아세틸 질산염(peroxyacetyl nitrates, PAN) 그리고 수많은 방향족, 알켄, 반응성 라디칼 유도체 등이 알려져 있다. 만약 SO_2가 존재하면 황산염도 생성될 수 있으며 종합적으로 "여름 안개"를 만든다. 마찬가지로 복잡한 화학반응을 거쳐, 유기성 PM, 질산 증기, 그리고 많은 축합화합물을 만들 수 있다.

광화학 대기오염 가스의 독성학적 측면에서 오존은 가장 큰 의의를 가지고 있다. 오존은 매우 반응성이 높고, NO_x보다 독성이 강하고 환형탄화수소 라디칼에 의해 생성이 가속화되기 때문에 환형탄화수소 라디칼 중간체보다 높은 농도에 도달한다. 대류권에서 오존은 독성학적으로 중요하지만, 성층권에서는 필수적인 방어기능을 수행한다. 지표에서 10~50 km 상공에서 자외선은 직접적으로 산소분자를 원자상태의 산소 라디칼로 분리시키고, 이는 다시 산소분자와 결합하여 오존을 형성한다. 오존은 본래의 상태로 분해되긴 하지만 훨씬 느리게 된다. 결과적으로 오존이 상대적으로 희박한 성층권 층에서 수 ppm까지 축적되어 반응 과정 중에 단파장의 자외선을 흡수하는 영구적이고 효과적인 방어막을 형성한다. 이 방어막은 최근 수년간 오존 분해를 촉진하여 오존 구멍을 만드는 다양한 인공적 배출물(염소가스와 일부 염화불화탄소)들에 의해 위협받았지만 최근 이러한 물질들에 대한 규제로 인해 오존 구멍의 진행을 효과적으로 막을 수 있었다. 이러한 조치로 인해 지표로의 과도한 자외선의 투과를 막아 피부암 위험을 감소시켰다고 생각되고 있다.

이러한 방어 기능은 대류권에서는 별개의 문제로, 오존의 축적은 알려진 이점이 없으며 기관지에 위협으로 대두되고 있다. 지표 가까이, 연소 과정 중에 생긴 NO_2가 장파장의 자외선을 효과적으로 흡수하여 산소원자를 유리시키고 다음과 같은 간단한 일련의 반응이 개시된다.

$$NO_2 + h\nu(\text{UV light}) \rightarrow O^{\bullet} + NO^{\bullet} \quad (29\text{-}1)$$

$$O^{\bullet} + O_2 \rightarrow O_3 \quad (29\text{-}2)$$

$$O_3 + NO^{\bullet} \rightarrow NO_2 \quad (29\text{-}3)$$

이 반응들은 본질적으로 순환하여서 NO_2가 $NO^{\bullet}$와 오존의 반응으로 재생산된다. 연료의 증발 과연소로 인한 불포화 탄화수소(올레핀과 치환된 방향족화합물)나 생물활성으로 생성되는 터펜이 없다면 이 반응들은 오존의 축적 없이 평형상태에 도달할 것이다. 불포화 탄화수소의 이중결합 중 자유전자들은 원자 산소에 공격을 받아, 산화화합물과, $NO^{\bullet}$와 추가로 반응하여 더 많은 NO_2를 생산한다. 그러므로 식 (29-1)에서 (29-3)에 제시한 연쇄적 반응의 평형은 오른쪽으로 편향되어, 오존의 축적을 야기한다. 이 반응을 오전의 러시아워의 교통체증에서 생긴 NO_2를 활용하여 햇빛이 강한 정오에 특히 활발하다. 카보닐 화합물(특히 단쇄 알데하이드)은 이러한 반응의 부산물인데, 포름알데하이드와 아크롤레인이 도시 대기 중의 전체 알데하이드 양의 각각 50%와 5%를 차지한다. 종종 PAN이라고 칭하는 과산화아세틸 질산염(CH_3COONO_2)과 그 유사체들은 도시 대기 중에 생성되는데 이는 과산화아세틸 라디칼과 NO_2의 반응으로 생긴 것으로 보인다.

29.6.4 스모그에 대한 만성 노출

인간집단에서의 역학연구와 실험동물을 이용한 실험적 연구를 통해, 퇴행성 폐질환과 광화학 대기오염에 대한 만성 노출을 연계하려는 시도가 있었다. 종적 및 전향적 현장 연구에서 오염된 지역 거주자들의 폐 기능이 빠르게 손실된다고 제시되었다. 그러나 이러한 연구에서 흔히 볼 수 있듯이, 기상, 부정확한 노출평가, 인구 변수 등의 교란인자들의 문제이다. 산화제 및 PM 농도가 높은 현대의 멕시코시티에 거주하는 소아들에 대한 연구를 통해 비강표피의 영구적 재형성(remodeling)뿐만 아니라 심각한 표피의 손상과 변성이 관찰되었다. 보다 청정한 도시 외 지역에서 멕시코시티로 이주한 소아들은 더 심각한 손상이 관찰되었는데, 이는 영구거주민들의 영구적 조직 재형성이 불완전한 적응력을 제공한 것을 시사한다. 연구된 소아들은 중산층에 속하여, 사회경제학적 요인들에 의한 교란은 없을 것으로 보인다. 사실 멕시코시티 소아들의 비강의 표피 손상은 산화적 스트레스 지표인 글루타티온 퍼옥시다아제와 역의 상관관계가 있었다.

29.6.5 오존

일반 독성 오존은 광화학 스모그 중 주요한 산화제인데 이는 다른 활성 종보다 상대적으로 농도가 높고 생반응 활성이 높기 때문이다. 현재의 오존 경감정책은 지속적인 인구증가 때문에 대부분 실패하였다. 부도심의 확장과, 바람을 타고 인구밀집지역의 공기가 외곽지역으로 이동하여, 노출된 인구의 지형적 분포와 개인 노출 시간 또한 확대되고 있다. 다시 말해서 주변 오존 노출은 더 이상 1~2시간의 짧은 정점 패턴이 아니라는 것이다. 대신, 국가 환경대기질기준(National Ambient Air Quality Standards, NAAQS)에 근접한 농도나, 6시간 이상의 지속적인 오존 노출이 점점 더 일반화되고 있다.

오존은 많은 도시지역들에서 발생하는 농도에서, 사람과 실험동물에 형태학적, 기능적, 면역학적 및 생화학적 변형 등 다양한 효과를 야기한다. 낮은 수용성 때문에 흡입된 오존은 폐부 깊이 침투하지만 반응성 때문이 강하여 안정기 랫드와 사람의 비인두에서 각각 약 17%와 40% 정도 제거된다. 그럼에도 불구하고, 동물종에 상관없이 가장 높은 오존 침착(표면적당 용량기준)이 일어나는 폐 구역은 기관지말단에서 폐포까지의 소엽중심 지역이다. 오존침투가 흡입볼륨과 공기유속에 따라 증가하므로 운동은 표적 구역으로의 도달 용량을 증가시킨다. 그러므로 오존연구나 다른 흡입된 물질 연구에 있어 연구간 비교 시에 운동에 의한 용량변화를 고려하여야 하며 특히 종간을 비교할 때는 더욱 중요하다.

오존은 강력한 산화제로서 다른 분자에서 전자를 추출하려 한다. 기관지 표면을 덮고 있는 표면 액과 하부의 세포막은, 유리 또는 지질단백에 결합된 많은 양의 다중불포화 지방산(polyunsaturated fatty acids, PUFA)을 함유하고 있다. 이러한 지방산의 이중결합은 불안정한, 비공유 전자쌍을 가지고 있어 오존에 쉽게 공격받아 오조나이드를 형성하여 불안정한

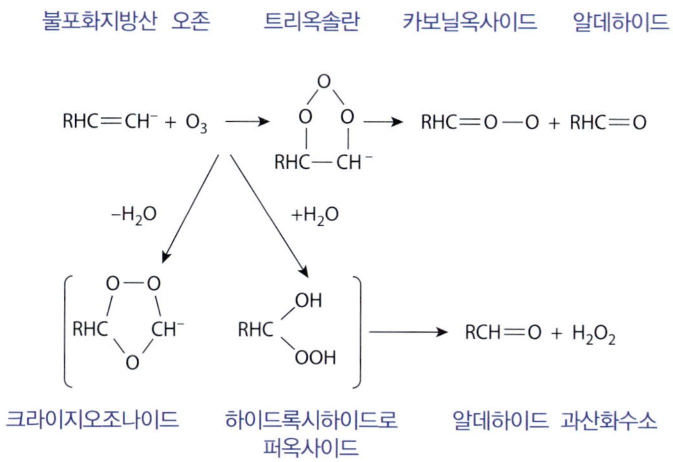

그림 29.6 오존과 폐 표면액과 세포막의 지질과의 주요반응. (Adapted with permission from the *Air Quality Criteria Document for Ozone and Photochemical Oxidants*, U.S. EPA, 1996.)

쌍성이온이나 트리옥소레인(물의 존재 여부에 따라)을 형성한다. 이들은 최종적으로는 재조합되거나, 지질과산화수소 화합물, 알데하이드, 과산화수소로 분해된다. 이러한 기전은 지질라디칼의 증식반응을 개시하며, 세포막과 생고분자의 자가산화를 개시한다(그림 29.6).

호흡기 기능에 대한 영향 2~3시간 가량 0.12~0.4 ppm의 오존에 노출되며 운동을 한 피험자는 가역적인 용량의존적인 강제호기량(forced exhaled volumes, FEV)과 초당 강제호기량(forced expiratory volume in one second, FEV_1)의 감소를 경험한다. 오존에 의한 폐 기능의 변화에 대한 기전은 분명하지 않다. 또 미주신경에 매개된 폐 기능 감소의 증거가 있으며, 염증과 통증을 경감시킬 수 있는 이부프로펜이나 마약성 진통제 등에 의해 폐 기능이 회복될 수 있다. 그러므로 기도반응성과 기관지 수축반응에 영향을 주는 미주신경반사의 변화와 함께 C-섬유 신경망이 관여한 통각반응이 강제호기량을 줄이는 데 중요하다.

알레르기 항원 등 선택적인 기관지 수축제와 찬 공기, 메타콜린 흡입 등과 같은 비선택적 기관지 수축제에 대한 기도반응성을 활용하여 오존과 같은 흡입 오염물질에 대한 호흡기 반응성을 평가한다. 이러한 유형의 시험은 매우 중요한데, 기도 과잉반응성이 천식의 중추적인 증상이며 상당히 많은 수의 천식환자가 있어(미국 전체인구의 7~9%) 흡입 오염물질에 대한 호흡기 부작용에 특히 민감할 수 있기 때문이다.

오존과 교차오염물질과의 상호 작용 인공 스모그 연구의 복잡성을 단순화하고 오염물질과의 상호 작용 문제를 연구하기 위하여, 실험동물과 사람에서의 주변 대기에서 같이 발생할 수 있는 두 개 이상의 복합 인공 혼합 오염물질에 대한 노출 접근법이 시도되었다. 가장 흔히 사용되는 조합은 오존과 NO_2, 혹은 오존과 PM(예: 황산 또는 디젤입자)이다. 예견할 수 있지만, 실험설계에 폐 기능저해, 폐 병리 및 기타 손상 지표 들의 상승 또는 길항효과에 대한 정보를 얻을 수 있고 해석할 수 있는 정도의 복합성이 고려되었다. 하지만 이들 연구는, 실제생활에 적합한 노출의 특성이나 복수의 인자들을 고려한 연구의 필요성을 강조하는 결과를 도출하곤 한다.

상호 작용 변수의 수가 늘어나면, 해석 또한 어려워진다. 주변 환경 중의 농도와 유사한 산 코팅 탄소와 오존의 복합 대기에 대한 연구에서 폐 기능과 대식세포 수용체 활성에 있어 상이한 결과가 도출되었다. 상호 작용 변수와 개별 또는 복합 인자에 대한 반응의 통계적 방법을 통한 분리 또한 어렵다. 그러나 우리가 평가해야 할 것은 실제 사람이 노출되는 복합 혼합물로, 미래에는 혼합물에 대한 반응을 이해할 수 있는 창의적 접근법이 필요할 것이다.

29.6.6 이산화질소

일반 독성 이산화질소는 오존과 같이 고농도로 흡입하면 폐부종을 일으킬 수 있는 폐 심부 자극제이다. 가축먹이로 갓 배어온 풀, 즉 사일리지의 발효 중에 치명적인 수준의 NO_2가 배출될 수 있어, 농부에게는 실질적인 문제가 된다. 생성된 NO_2와 CO_2는 공기보다 무거워 저장고, 즉 사일로의 바닥에서 공기와 산소를 밀어내고 밀폐된 공간으로 확산하여, 작업자들이 부주의하게 산소가 고갈된 상태에서 고농도로 노출될 수 있다. 일반적으로 75~100 ppm의 NO_2에 노출되면 빠르게 숨이 가빠지고 후발성의 부종과 호흡기 손상이 생긴다. 예상할 수 있듯이, 이러한 증상은 종합적으로 사일로농부병(silo-filler's disease)으로 불린다. 또한 NO_2는 중요한 실내 오염원으로 특히 환기가 되지 않은 가스스토브, 등유난방기를 사용하는 가정이나, 바이오매스 연료를 통기 없이 사용하는 저개발국가에서 문제가 된다.

급성 NO_2 노출에 의한 원위성 폐손상은 동물종 구분 없이 유사한데, 이론적 용량반응시험에서 NO_2는 기관지를 따라 침착되며, 원위 기도에 우선적으로 분포한다. 기관지 말단에서의 손상이 가장 명백하며, 고농도에서는 폐포관과 폐포 또한 영향을 받으며, 1형 세포가 산화적 손상에 민감성을 보인다.

호흡기 기능에 대한 영향 정상인에 4 ppm 이상의 NO_2를 3시간 이상 노출시키면 폐활량에 일관되지 않은 효과를 나타낸다. 여기에는 운동, 천식과 노출 방법 등 몇 가지 인자가 관련되어 있는 것으로 보인다.

폐의 염증과 면역반응 오존과는 달리, NO_2는 사람에서 실외 대기 중에서 관찰되는 농도 수준에서는 현저한 중성구성 염증을 일으키지 않는다. 이 산화제의 순간 최고 실내 농도에 근사치인 2.0 ppm에 4~6시간 노출된 후에 기관지 염증 발생 증거들이 있다. 2.0~5.0 ppm에 노출되면 T 림프구, 특히 $CD8^+$ 세포와, 자연살상세포 등 바이러스에 대한 면역 기능 세포들에 영향을 주는 것이 관찰되었다. 이러한 농도는 매우 높지만, 역학연구에서 NO_2가 특히 실내 환경에서 소아의 호흡기 감염률에 대한 일관되지 않은 영향이 보고되었다.

29.6.7 기타 산화제

PAN은 스모그에 대한 눈 따가움의 주요 원인으로 생각된다. PAN은 오존보다 용해도와 반응성이 높아, 점막에서 신속히 분해된다. 각막이 민감한 표적이며, 산화 스모그와 관련된 따갑고 타는 듯한 불편함과 관련되어 있다.

29.6.8 알데하이드

카르보닐 화합물, 특히 짧은 탄소사슬(2~4C)의 알데하이드는 불포화 탄화수소의 공통된 광산화 생성물이다. 두 가지 알데하이드가 농도와 자극성 측면에서 주된 관심을 받는데 이는 포름알데하이드(HCHO)와 아크롤레인($H_2C{=}CHCHO$)이다. 이들은 스모그의 악취와 눈 및 기타 자극 효과를 유발한다. 포름알데하이드는 국소 및 삼차신경을 경유하여 미주신경을 통한 기관지수축을 반사적으로 유발하는 감각 C-섬유를 경유해서 작용한다고 생각된다.

29.6.9 포름알데하이드

포름알데하이드는 1차 감작 자극제이다. 포름알데하이드는 매우 물에 잘 녹아서 비강, 상기도, 눈의 점막에 흡수된다. 포름알데하이드의 용량 반응곡선의 기울기는 매우 급격하여 0.5~1 ppm은 냄새가 나며, 2~3 ppm은 약한 자극, 4~5 ppm은 대부분의 사람이 견딜 수 없다. 포름알데하이드는 감각 C-섬유를 통해 반응하는데 이는 국소 및 삼차신경을 거쳐 미주신경을 통해 기관지 수축 반사를 일으킨다.

포름알데하이드 독성의 두 가지 측면 때문에 최근 수년간 상대적으로 많은 주목을 받게 됐다. 첫 번째, 합판, 가구, 불완전 중합-유리아-포름알데하이드 거품 절연제 등의 건축자재에서 휘산되어 실내 대기에서 널리 존재하고 있으며, 두 번째 발암성에 대한 우려 때문이다. 포름알데하이드는 인간 발암원이며, 비인두암을 유발하는 역학적 증거와 백혈병에 대한 충분하지 않지만 강한 증거, 비부비동암에 대한 제한적 증거가 있다.

29.6.10 아크롤레인

아크롤레인은 불포화 알데하이드로 포름알데하이드보다 더 반응성이 높아 기도 내로 약간 더 깊이 침투하며 같은 정도의 자극감은 없지만 더 큰 손상을 일으킬 수 있다. 1 ppm 미만의 농도는 눈과 기도 점막의 자극감을 유발한다. 국소적 C-섬유와 중추신경 매개 콜린성 반사 모두를 경유해서 공기유량 저항이 증가된다.

29.6.11 일산화탄소

일산화탄소는 독성학적으로 화학 질식제로 분류되는데 이는 카르복시헤모글로빈(COHb)을 형성하여 혈액의 산소수송을 저해하는 독성 작용 때문이다(11장 참조). 자동차 배출가스가 여전히 도시의 CO 배출의 2/3을 차지하며 담배의 주류연이나 부류연, 거주지와 상업시설의 난방, 이동 난방기 등에서도 배출된다. 사람에서 2% 이하의 COHb에 대한 분명한 임상적 효과는 알려져 있지 않으며 40% 이상은 치명적 질식을 유발한다.

29.6.12 유해 대기오염물질

HAPs(독성 대기로도 불림)는 대기 중에 측정 가능한 양으로 존재하는 인공적인 대기오염물질을 포함한 분류이다. HAP에는 아크롤레인, 벤젠 등의 유기화학물질, 석면 같은 무기물, 벤조피렌 등의 다환탄화수소, 수은과 베릴륨 화합물 등의 금속 및 금속 화합물 그리고 카바릴, 파라티온과 같은 농약 등이 속한다.

29.7 복합오염물질에 의한 대기오염의 실제

지역사회의 대기오염물질은 시공간적으로 매우 상이하며 다양한 오염원으로부터의 배출물로 이루어지고, 일정 패턴의 강도를 가진 햇빛에 의해 화학적인 반응을 통해 변형된다. 환원주의적 접근법으로 한 오염물질을 일정시간에 연구하는 것은 오염물질을 줄이고 보건을 향상시키는 데 성공적이었다. 그러나 보건에 영향을 미칠 수 있는 대기오염물질들 간의 물리화학적 상호 작용에 대한 평가는 이루어지지 않았다. 복합오염물질에 의한 대기오염 영향을 평가하고 관리하는 방법을 발전시키기 위해서는 과학계와 정부/규제 기관들의 노력이 병행되어야 한다.

29.8 결론

규제정책을 뒷받침할 신뢰할 만한 데이터베이스의 구축에서 이사결정까지 대기오염 문제의 광범위함과 복잡함에 대한 주제를 다뤘다. 고전적이지만 아직까지 가장 중요한 대기오염물질들은 대기오염의 관리와 보건을 위한 정책과 문제점을 이해하고 평가하는 데 기초가 되었다. 독성학자의 중요한 역할은 저농도의 오염물질에 대한 반응을 평가할 고감도 시험법을 만들고 그 방법을 적절한 노출 시나리오와 동물종에 적용하여 실험적 독성데이터를 기전의 이해를 통해 실제 생활에 연결시키는 것이다. 궁극적으로 독성학자는 역학과 임상연구 결과를 실험실적 데이터와 통합하여 활용도를 극대화해야 할 것이다.

참고문헌

Foster WM, Costa DL (eds.): *Air Pollutants and the Respiratory Tract*, 2nd ed. Boca Raton, FL: Taylor & Francis, 2005.

Phalen RF, Phalen RN: *An Introduction to Pollution Science: A Public Health Perspective*. Burlington, MA: Jones and Bartlet, 2013.

Vallero DA (ed.): *Fundamental of Air Pollution*, 5th ed. Waltham, MA: Elsevier, 2014.

연습문제

1. 다음의 화합물들 중 산화형 대기오염물질이 아닌 것은?
  a. NO_2
  b. SO_2
  c. O_3
  d. 탄화수소 라디칼
  e. 알데하이드

2. 다음의 대기오염물질 중 비흡연성 폐암에 가장 큰 역할을 하는 것은?
  a. 석면
  b. 염화비닐
  c. 벤젠
  d. 불완전 연소 생성물
  e. 포름알데하이드

3. NO_2, 트리클로로에틸렌과 같은 흡입성 물질은 다음의 기전을 통해 폐에서 기회 감염성 병원균의 증식을 늘릴 수 있다.
  a. 기노에서 배상세포를 파괴함으로써
  b. 폐포벽을 손상시킴으로써
  c. 기도의 섬모를 불활성화시켜서
  d. 폐포 대식세포를 죽여서
  e. 면역체계를 약화시켜서

4. 다음 중 SO_2 독성의 특성이 아닌 것은?
  a. SO_2는 주요 환원형 대기오염물질이다.
  b. 공기유량의 증가는 SO_2의 흡입량을 증가시킨다.
  c. SO_2 흡입은 기관지수축과 혈압상승을 일으킨다.
  d. SO_2는 주로 전도성 기도에서 흡수된다.
  e. SO_2 흡입은 사람에서 점액분비를 증가시킨다.

5. 다음 중 황산 노출로 일어날 가능성이 가장 높은 것은?
  a. 혈관수축
  b. 점액분비 감소
  c. 항염반응
  d. 혈관이완
  e. 기관지수축

6. 다음 중 미세먼지에 관한 사항 중 틀린 것은?
  a. 금속은 석탄과 석유의 연소 중에 환경 중으로 가장 흔하게 배출된다.
  b. 대기 중의 기체와 입자의 상호 작용은 기체나 입자 단독보다 더 독성이 큰 물질을 만들 수 있다.

c. 용해도는 금속의 흡수도에 영향을 주지 않는다.
d. 지표는 대기 중의 마그네슘의 중요 공급원이다.
e. 디젤 배기가스는 환원 및 산화형 대기 오염물질을 함유하고 있다.

7. 다음 중 사실이 아닌 것은?
a. 오존은 산화질소 라디칼과 결합하여 NO_2를 만든다.
b. 산소는 산소라디칼과 결합하여 오존을 만든다.
c. 오존은 기도를 손상시킬 수 있다.
d. 오존의 성층권에의 축적은 자외선에 대한 중요 방어막이다.
e. 염소가스는 O_2 분해를 야기한다고 알려져 있다.

8. 다음 중 NO_2 노출의 증상이 아닌 것은?
a. 클라라세포에서의 분비 증가
b. 폐 부종
c. 숨이 가쁨
d. 세기관지에서의 섬모세포의 손실
e. 면역반응의 감소

9. 다음 중 알데하이드에 대한 설명이 바르지 않은 것은?
a. 주요 알데하이드 오염원은 포름알데하이드와 아크롤레인이다.
b. 포름알데하이드는 담배에서 발견되지만 아크롤레인은 아니다.
c. 아크롤레인은 폐 유량저항 증가를 야기한다.
d. 포름알데하이드 노출은 기관지 수축을 유도한다.
e. 포름알데하이드의 수용성 때문에 비인두에서의 흡수를 증가시킨다.

10. 일산화탄소(CO)는 다음 중 어느 것과의 상호 작용으로 독성을 유발하는가?
a. DNA 폴리머라아제(중합효소)
b. 액틴
c. 키네신
d. 헤모글로빈
e. 마이크로튜뷸(미세소관)

생태독성학
Ecotoxicology

30장

Richard T. Di Giulio and Michael C. Newman

30.1 서론
30.2 노출의 몇 가지 다른 측면
30.3 유해 작용
30.3.1 분자 및 생화학적 영향
30.3.2 유전자 발현과 환경독성유전체학
에스트로겐 수용체
아릴탄화수소 수용체
유전체학과 환경 유전체학
단백질 손상
산화적 스트레스
DNA 손상
30.3.3 세포, 조직 및 기관에 대한 영향
세포
표적 장기
30.3.4 생물체에 대한 영향
사망
번식 및 발생
질병 감수성
행동
암
30.3.5 집단
30.3.6 공동체
30.3.7 생태계에서 생물권으로
30.4 접근법
30.4.1 독성 평가
30.4.2 바이오마커
30.4.3 집단
30.4.4 공동체와 생태계
30.4.5 지리적 조건에서 생물권으로
30.5 생태적 위해성 평가
30.6 생태계와 인간의 건강 간의 상호연결

요점

- 생태독성학(ecotoxicology)은 독성물질이 생태계에 미치는 영향과 환경 중에서 변화되는 과정을 연구하는 학문이다.
- 화학역학은 원론적으로 화학물질의 환경 중 방출, 분포, 분해 및 그 결과에 대한 연구이다.
- 환경 중 노출된 화학물질은 다음 4가지 권역 중 하나로 이동할 수 있다: 대기로 증발, 토양 및 암석에 흡수, 수권으로의 용해, 생물권으로의 흡입 또는 섭취(생물종에 따라 다름). 한 권역으로 이동한 독성물질은 같은 방법으로 다른 권역으로 이동할 수 있다.
- 화학물질의 '생체이용률(*bioavailability*)'은 생명체에 흡수될 수 있는 잠재적인 화학물질의 총량을 의미한다.
- 오염은 개체의 항상성에 영향을 미치고, 집단, 공동체, 생태계 및 지역을 통해서 확장될 수 있다.
- 토양 독성학(terrestrial toxicology)은 육상 생태계에 독성 화합물이 노출되거나 영향을 주는 학문이다.
- 수생 독성학(aquatic toxicology)은 수생 환경에서 생물체에 대한 화학물질의 영향에 대한 학문이다.

30.1 서론

생태독성학은 생물권(biosphere)의 오염물질과 생물권의 구성 요소에 미치는 영향을 연구하는 학문이다. 생물학적 개체의 여러 단계에 노출 현상을 설명하고, 예측하는 가장 중요한 목표를 가진다(**그림 30.1**). 비인간적 표적에 미치는 영향은 분자 단위부터 전체까지 범위를 가지고 있다. 인구, 지역 사회, 생태계 및 다른 상위 단계들에 대한 주요 영향을 예측할 필요성이 점차 커지고 있기 때문에, 더 많은 생물학적/물리학적 모델이 선구적인 생태학자들에 의해 개발되며 기존의 독성 모델에 추가되고 있다. 오염물질의 화학적 형태, 형태의 변환 및 권역 간의 이동은 생태독성학에서 물질의 노출, 생체이용률 및 실제 투여량을 결정하기 때문에 중요한 쟁점이 된다.

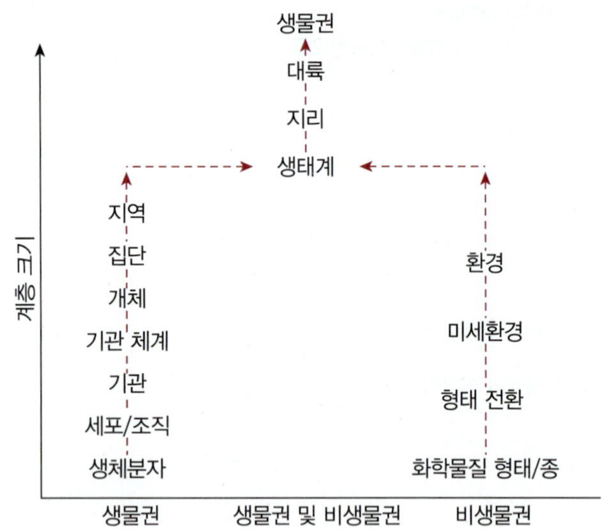

그림 30.1 생태독성학을 구성하는 생물학적 단위. 생태독성학과 관련된 생물학적 척도는 분자 수준에서 지역에 이르기까지 다양하다: 비생물학적 척도는 화학물질에서 전체 서식지까지 범위가 다양하다. 생물학적 및 비생물적 구성 요소는 일반적으로 생태계 공동체 및 서식지 위의 수준에서 결합된다. 생태학적 공동체와 물리 화학적 서식지가 결합되어 생태계를 형성한다. 지리적 규모에서는 예를 들면 강 하구에서는 해양, 담수 및 육상 시스템의 조합처럼 생태학적 시스템이 구성된다. 최근 오존 붕괴, 산성비 및 지구 온난화처럼 대륙 및 생물권 규모 수준에서 관련성이 연구된다.

30.2 노출의 몇 가지 다른 측면

생태독성학은 다양한 생물종과 그 상호 작용에 미치는 영향을 예측하기 위해 소수의 종을 이용하여 얻은 정보를 사용한다. 실험을 위한 노출 경로로 일반적인 경구 섭취와 흡입 및 피부 노출을 선택한다. 그러나 다양한 물질을 섭취하거나 다른 구조를 사용하여 기체 또는 액체 매체를 호흡하고, 다양한 기체, 액체 및 고체 매체를 피부 접촉시키는 종에 대해서는 고유한 특징에 따라 노출시킨다.

경구노출의 경우 생물종들이 다른 물질도 섭취하기 때문에 정확한 예측이 제한될 수 있지만, 생체이용률의 의미는 여전히 중요하게 인식된다. 생태독성학자들은 특정 물질을 경구 섭취했을 때 생체 이용률을 계산할 수 있는 많은 기술들을 활용할 수 있다. 예를 들어 몇몇 새들은 모래 같은 산탄총알을 삼킴으로써 납중독의 위험성이 높아질 수 있다. 새들은 산성 상태의 모래주머니에서 산탄총알을 잘게 갈아, 독성을 유발할 수 있는 양만큼의 납을 녹일 수 있다.

물과 관련된 오염물질의 생체이용률을 예측하는 것은 화학적 특성의 추정은 중심으로 용해된 금속의 생체 이용률을 결정할 수 있다. 비이온 및 이온화될 수 있는 유기화합물의 지용성 및 pH 구배는 각각의 소화관 또는 아가미를 통한 흡수에 강하게 영향을 미친다. 결과적으로 화합물의 지용성 또는 pH 및 pK_a 의존성 이온화는 생체이용률의 예측을 가능하게 한다. 자유이온 활동 모델(free ion activity model, FIAM)은 양이온 형태의 금속의 흡수와 독성이 자유이온(free ion)의 활성과 농도로부터 가장 잘 예측됨을 말한다.

침전되는 독성물질도 화학적 특성과 상 분리정도에 따라 생체이용률, 생물내 축적, 노출 농도가 예측된다. 침전물 내의 금속은 많은 고체상 중 하나에 혼입되거나 침전물 입자를 둘러싸는 침입수에 용해된다. 생물학적으로 이용 가능한 금속은 손쉽게 추출되는 철과 마그네슘 대비 침전금속의 농도를 일반화하여 결정된다. 고형의 철과 마그네슘(manganese oxides)은 그 형태로 생물학적으로 거의 이용되지 않는다.

생태학자에게 중요한 또 다른 쟁점은 먹이사슬을 통해 생체내 농도가 증가하는 생물농축(biomagnification)의 가능성으로, 생물학직 농축은 새와 같이 먹이사슬의 상위에 있는 동물들에게 독성을 나타낼 수 있다.

30.3 유해 작용

생태독성학적 효과의 복잡한 내용을 해결하기 위한 한 가지 접근법은 생물학적 단계에 따른 영향을 평가하는 것이다. 하위 세포(분자 및 생화학), 세포, 유기체, 집단, 공동체 및 생태계 순서로 영향을 고려할 수 있다. 생태독성학은 이론적으로는 모든 종을 대상으로 하고 있으며, 천연자원을 관리하는 목표와 같이, 중요한 주제는 지속 가능성이다. 자연 생태계에 대한 화학적 영향을 둘러싼 정책과 규제는 인구역학, 지역사회 구조 및 생태계 기능과 같은 생태적 특성을 보호하기 위해 고안되었다.

30.3.1 분자 및 생화학적 영향

(1) 생체내 유전자의 전사 및 번역, (2) 생체 이물질(xenobiotics)의 대사, (3) 단백질, 지질 및 DNA와 같은 세포의 구성 성분에 대한 이물질의 유해한 생화학적 반응이 생체 반응의 가장 하위수준에서 일어난다.

30.3.2 유전자 발현과 환경독성유전체학

생체 이물질은 유전자의 전사 인자 또는 프로모터 부위와의 상호 작용을 통해 유전정보의 전사를 조절할 수 있다. 생태독성학적 측면에서 대다수 생체 이물질의 영향은 전사 인자를 활성화시키는 리간드와 관련될 수 있다. 이러한 세포내 수용체 단백질은 특정 화합물을 인식하고 결합하여, 유전자의 특정 프로모터 영역에 결합하는 복합체를 형성함으로써 mRNA의 전사를 활성화하고, 궁극적으로 관련 단백질의 번역을 활성화시킨다.

에스트로겐 수용체 에스트로겐 수용체의 주요 천연리간드는 에스트라디올(estradiol, E2)이다. 에스트라디올과 에스트로겐 수용체의 결합은 하나 이상의 에스트로겐 반응물질(estrogen response element, ERE)을 포함하는 특정 유전자에 결합하여 유전자 전사를 유발하는 복합체를 생성한다. 이러한 방식으로 E2-ER에 의해 조절되는 유전자는 성적 성숙, 행동, 출산력 및 뼈 생성 과정에 다양하고 중요한 역할을 한다.

많은 화학물질이 에스트로겐 수용체의 리간드로 작용할 수 있다. 대부분의 경우 "xenoestrogen"은 수용체 작용제로서 유전자 전사를 활성화시킨다. 이러한 xenoestrogen 중 일부는 지리적으로 폐수 및 표층수에서 관찰되는 합성 에스트로겐인 diethylstilbestrol(DES), DDT, 메톡시클로르, 엔토설판, 계면활성제(노닐 페놀), 일부 PCBs, 비스페놀 A 및 ethinyl E2를 포함한다. 이러한 화학물질에 대한 환경노출은 충분히 번식이나 발생 과정을 교란시킨다. 더욱이, 환경에 대한 xenoestrogen의 내분비계 장애는 야생상태에서 더 높은 농도에서 노출될 수 있기 때문에, 인간에 비해 야생 생물에 대해 더 강하게 나타난다. 알을 낳는 척추동물은 에스트로겐 노출의 바이오마커인 vitellogenin 생산을 하는데, 이는 간에서 생산되어 난황으로 옮겨져 난황 단백질의 핵심 성분이 된다. 수컷에서 증가된 vitellogenin 생산은 에스트로겐성 화학물질 노출의 유용한 바이오마커이다.

아릴탄화수소 수용체 아릴탄화수소 수용체(aryl hydrocarbon receptor, AHR)는 발생에 관여하는 수용체 및 전사인자인 ARHT-Sim(bHLH-PAS) 계열의 기본 나선 루프 나선체의 구성원으로, 내외부 환경의 항상성을 유지하고, 일주기 시계를 만들고 유지하는 데 관여한다. AHR 시스템에 의해 발현이 증가되는 특징적인 유전자는 유기 생체 이물질 및 스테로이드 호르몬과 같은 일부 내인성 기질을 포함한 비극성 화학물질의 대사에 관여하는 효소를 전사한다. 이 효소들에는 포유동물에서의 CYP1A1, 1A2, 1B1과 그 효소들과 유사한 glutathione transferase, glucuronosyltransferase, alcohol dehydrogenase 및 quinone oxidoreductase가 포함된다.

다환 방향족 탄화수소(polycyclic aromatic hydrocarbons, PAHs)와 다할로겐화 방향족 탄화수소(polyhalogenated aromatic hydrocarbons, pHAHs)와 같은 독특한 오염물질은 AHR 리간드로서 AHR-ARNT 신호전달을 통해 유전자 발현을 현저하게 증가시킨다. 일반적으로 pHAH 타입의 AHR 리간드가 PAH류 물질보다 강력한 AHR 리간드이고 효소 유도제이다.

Ethoxyresorufin *O*-deethylase(EROD) 활성은 종종 AHR 관련 변화에 대한 바이오마커로 사용된다. 간에서의 EROD의 활성 증가는 PCBs, 다이옥신, PAH 및 항구퇴적물, 도시폐수, 제지공장폐수, 정유폐수의 유출과 관련된 복잡한 혼합물의 노출과 연관된다.

유전체학과 환경 유전체학 환경 유전체학은 생태학적 측면에서 화학물질의 영향을 규명하고, 궁극적으로 생태학적 위해성 평가(ecologic risk assessments, ERA) 및 생태독성학에서 중요한 역할을 수행할 수 있는 잠재력이 크다. 많은 종에서 유전자 서열이 규명되어 유전자 발현의 대량 분석(transcriptomics), 단백체 생산의 변화(proteomics), 대사체 분석(metabolomics)에 대한 유전자 발현과정 전체를 모니터링할 수 있다. 생물정보학적 분석은 다양한 독성물질에 노출된 후에 생물학적으로 의미 있는 유전자의 발현 양상을 규명하는 데 활용될 수 있다. 이러한 새로운 연구 분야는 생태학적 위해성 평가에서 조사된 화학물질의 우선순위 지정, 오염물질의 작용방식 식별, 특히 민감한 종의 식별 및 보다 높은 상위 조직에 대한 영향을 예측하는 것이 포함된다.

단백질 손상 아세틸콜린분해효소(acetylcholinesterase, AChE)는 신경전달물질인 아세트콜린을 분해하고, 콜린성신경계의 신경전달을 조절한다. 아세틸콜린분해효소를 저해하는 organophosphate와 carbamate 계열의 살충제가 광범위하게 사용되며, 무작위적으로 무척추동물, 야생동물 및 인간에게 독성을 작용한다. 생태학적으로 특히 우려되는 것은 아세틸콜린분해효소 억제 기전을 나타내는 살충제를 조류 및 수생 동물이 씨앗이나 모래알 같은 먹이로 오인하여 섭취하는 것이다. 또 다른 예로, 납 노출에 따른 delta-aminolevulinic acid dehydratase의 억제이다. 이 효소의 활성변화는 인간 및 야생동물에 납노출을 예측하는 바이오마커로 사용된다. 화학물질들은 효소 활성의 저해뿐만 아니라, 산화적 스트레스, DNA 유도체 생성과 같은 다른 기전으로 단백질을 손상시킬 수 있다.

산화적 스트레스 산화적 스트레스는 산화 방지제의 용량을 초과하는 활성산소종(reactive oxygen species, ROS)이 생성되어 손상을 나타내는 것으로 정의한다. 많은 환경오염물질이 산화촉진제 역할을 나타내고, ROS의 생산을 향상시킨다. 결과적으로 생성되는 산화적 손상은 전신 또는 국소적으로 발생하는 독성을 설명할 수 있다. 화학물질이 ROS 생산을 증가시키는 기전은 산화-환원 순환, 전자전달시스템(특히 미토콘드리아, 마이크로솜 또는 엽록체)과의 상호 작용 및 광감작(photosensitization)을 포함한다. 이러한 산화환원물질로 디페놀, 퀴논, 니트로 방향족 및 아조 화합물, 방향족 히드록실 아민, 파라콰트 및 특정 금속 킬레이트, 특히 구리 및 철이 있다.

광감작은 수중에서 산화적 스트레스 발생의 중요한 기전이다. 자외선(UV, 특히 UV-B와 UV-A)은 복사 파장과 물의 투명도에 따라 다양한 깊이로 지표수를 투과할 수 있다. 자외선은 수생 시스템의 일반적인 오염물질을 포함한, 광감작 화학물질과 반응하여 ROS 또는 기타 자유라디칼을 생성한다.

ROS는 산화-환원의 균형을 변형시켜 좀 더 산화적 상태로 유도하여, 잠재적으로 세포 생존력을 감소시킬 수 있다. 동맥경화, 관절염, 암 및 알츠하이머병, 파킨슨병 및 근 위축성 측삭경화증과 같은 신경 퇴행성 질환을 비롯한 많은 인간의 질병이 ROS와 관련되어 있다. 암을 제외하고 야생동물의 특정 질병에서 ROS의 역할은 거의 주목을 받지 못했지만, 산화 스트레스는 생물체에 대한 다양한 오염물질의 독성에 부분적으로 기여한다는 가정하는 것이 합리적이다.

DNA 손상 분자표적으로 DNA의 중요성은 9장에서 논의되었으며, 가장 중요한 인체건강의 문제로 암과 관련되어 있다. 암은 야생동물의 화학물질 노출, 특히 저서 물고기에 대한 중요한 건강 지표이다. 생태독성학적 측면에서 가장 널리 연구된 형태의 손상은 DNA 유도체 생성, DNA 가닥절단과 산화된 DNA 염기의 형성이다. 유도체(adduct) 형성은 특히 PAH에 노출되는 경우 일반적이다. PAH는 이러한 유도체를 형성하기 위해 반응성 대사체로 활성화되어야 한다.

30.3.3 세포, 조직 및 기관에 대한 영향

세포 대부분의 자연계의 동물들은 반복적으로 에너지가 부족한 상황을 겪는다. 예를 들어, 많은 동물들은 겨울 동안 충분한 음식을 섭취하지 못하기 때문에, 동면을 하거나 신진대사를 감소시켜 에너지를 보전하거나, 철새들과 같이 에너지를 미리 축적하기도 한다. 따라서 미토콘드리아에서의 에너지 대사에 대한 오염물질의 영향은 야생동물에게 특히 중요할 수 있다.

손상된 세포소기관 및 단백질의 분해에 관여하는 리소좀(lysosome)은 금속, PAH 및 나노 입자를 포함한 많은 환경오염물질을 축적한다. 리소좀에 의한 생체 이물질의 축적은 무척추동물과 척추동물 모두에게 병리학적 영향 나타낼 수 있는 막 손상을 유도할 수 있다.

핵에 대한 화학적 영향은 생태학적 영역에서 조사되었는데, 소핵은 세포분열시 핵으로 통합되지 않는 염색체 조각이며, 화학물질 노출은 그 빈도를 유의적으로 증가시킬 수 있다. 증가된 소핵 수치는 PCB로 오염된 항구지역에서 채취된 어류의 적혈구와 조개의 혈구에서 관찰되었다.

표적 장기 생태독성학 측면에서 비포유류 수생 척추동물과 많은 무척추동물의 중요한 표적 장기는 가스 교환, 이온 조절, 산-염기 균형 및 질소성 폐기물 배설을 담당하는 아가미이다. 아가미에서 대사 작용을 하는 상피세포는 동물들이 활동하는 지표수의 물질과 직접 접촉을 한다. 비포유류 수생 척추동물과 무척추동물들도 심장에서 직접 혈액 공급을 받는다. 아가미의 일반적인 구조적 병변은 층상융합(lamellar fusion), 상피 부종 및 기저 조직으로부터 호흡 상피의 박리를 초래할 수 있는 변화, 괴사(necrosis)와 세포자멸사(apoptosis)에 의한 세포사멸(cell death), 상피파열, 과형성(hyperplasia) 및 다양한 세포 집단의 기능저하(hypotrophy)가 포함된다. 아기미에 있는 chloride cell은 이온의 항상성 유지에 중요한 역할을 담당하는데, 카드뮴, 구리, 납, 은 및 아연과 같은 금속류 노출에 의해 손상될 수 있다. 손상 기전으로 ATPase의 저해 또는 막 투과성의 증가로 추정된다.

30.3.4 생물체에 대한 영향

사망 환경 중의 화학물질 오염은 일반적으로 야생동물을 직접 죽일 수 있는 농도에는 도달하지는 않는다. 생태독성학적 측면에서는 생식 및 발달, 행동 및 질병 감수성에 대한 화학물질의 장기적이고 만성적인 영향과 그 영향이 야생동물의 분포와 상위 생태계에 대한 역할에 관심을 가진다. 개체의 죽음은 노출 연구에 있어서 최종 지표가 된다.

번식 및 발생 발생(development)에 대한 오염물질의 영향은 종종 배아의 크기가 작고, 발달상의 영향이 일반적으로 치명적이거나 생존을 크게 감소시키기 때문에 현장 연구에서 식별하기가 어렵다. 대부분의 생물체의 초기 발생 단계는 일반적으로 다른 단계보다 생체 이물질에 더 민감하기 때문에, 생태독성학자들은 발달에 미치는 영향에 특별히 관심을 가진다.

DDT와 PCB류 살충제의 생산과 사용이 감소되었지만, 염화탄화수소에 대한 우려는 여전히 존재하고 있다. 다이옥신(TCDD)과 coplanar PCB는 척추동물의 발달 과정에서 AHR과 결합을 통해 심장의 발달을 저해한다.

기름 유출, 오염된 퇴적물, 제지공장의 폐수 및 목재 처리에 사용되는 크레오소트(creosote)의 원인물질인 탄화수소는 어류 배아의 발달에 심각한 영향을 미친다. 많은 경우가 다이옥신(TCDD)과 coplanar PCBs에 노출된 어류 배아에서 나타난 독성 영향과 유사하였으며, 심장 기형(tube heart), 두개안면 기형(craniofacial deformities), 출혈(hemorrhaging) 및 심낭 및 난황 부종이 나타났다. 결과적으로 희미하게 팽창된 푸른 난황낭 증후군을 "blue sac disease"라고 칭한다.

질병 감수성 각 개체의 질병 발생에 대한 감수성을 조절하는 면역계를 대상으로, 환경오염물질의 잠재적 영향의 평가는 중요하다. 생태계내 화학물질의 동물 면역계에 미치는 영향에 대한 많은 연구결과가 보고되었다. 예를 들어, 양서류에서의 살충제, 메기에서의 PCB, 무지개 송어에서의 중금속, 이매류에서의 PAH, 미국 황조롱이에서의 난연제(폴리브롬화 디페닐 에테르)의 영향에 대한 연구결과가 보고되었다. 야생동물의 면역기능 및 질병감수성에 대한 화학물질의 잠재적인 영향은 생태독성학 분야에서 중요한 문제이며, 미래에 효과적인 유전체학 기술이 적용된다면 화학물질의 환경영향에 대한 지식이 향상되는 데 도움이 될 것이다.

행동 짝짓기 및 번식행동, 포식활동, 육식 동물과 먹이 간의 상호 작용, 오염 지역으로의 선호 또는 회피 및 이주와 관련된 행동에 미치는 상대적이고 미묘한 영향은 개체분포 변화에 중요한 영향을 미친다. 일부 행동의 경우 그 행동을 조절하는 생화학적 메커니즘이 밝혀졌으며, 이것은 문제에 대한 이해를 돕고, 현장에서 행동 변화를 야기하는 독성물질을 검출하기 위한 유용한 바이오마커를 제공할 수 있다.

야생동물의 행동변화를 유발하는 화학물질은 신경 독성물질(neurotoxicants)들로 알려져 있다. 살충제에 노출된 물고기의 행동변화가 관찰되었다. 예를 들어, 유기인산염 다이아지논에 노출된 Chinook 연어는 위험에 대한 경보 반응이나 회귀 능력과 같은 후각매개반응의 변화가 관찰되었으며, chlorpyrifos와 같은 다른 유기인산염은 coho 연어(*Oncorhynchus kisutch*)의 유영이나 섭식행동에 대한 억제 효과는 AhE를 억제하는 것과 비슷하였다. 수은증 특히 메틸수은은 야생동물의 행동을 교란시키는 강력한 신경독으로 작용한다.

일반적인 신경 독성물질로 예측되지 않는 환경오염물질도 동물의 행동을 교란시키는 것으로 나타났다. 예를 들어, 카드뮴과 구리는 여러 물고기 종에서 후각뉴런과 관련된 행동(페로몬을 포함한 화학물질에 대한 선호 또는 회피)에 영향을 미치는 것으로 나타났다. 제브라피쉬에 대한 구리 노출은 말초감각시스템["측선(lateral line)"]에서 뉴런의 손실을 야기하였으며, 이는 군영, 포식자 회피 및 rheotaxis(현재의 물고기의 물리적 정렬)와 관련된 행동변화를 유도할 수 있다. 많은 화학 독성 메커니즘이 뉴런에 직접적인 독성을 나타내거나, 행동을 조절하는 호르몬을 변화시키거나, 에너지 대사에 장애를 미치는 행동적 변화에 영향을 줄 수 있다. 또한 장애가 있는 행동은 실질적인 생태학적 변화와 함께 치사율에 영향을 미칠 수 있다.

암 1960년대부터, 특정 어류 개체군에서 화학물질오염과 관련된 암 발생 사례가 북미 및 북유럽에서 보고되었다. 사람과 마찬가지로 동물에서의 암은 비교적 나이가 많은 개체에서 주로 발생하므로, 종종 인구 역학이나 다른 생태학적으로 관련된 변수에 직접적으로 영향을 미치지 않는 질병으로 간주되었지만, 성장 또는 생식 속도가 느린 종의 경우는 예외가 있을 수 있다.

해당 동물의 서식환경은 암 발생에 대한 감수성 차이의 주요 원인이다. 담수에 사는 메기(*Ameiurus nebulosus*)와 흰다리 새우(*Catostomus commersoni*), 해수에 사는 넙치(*Parophrys vetulus*)와 가자미(*Pseudopleuronectes americanus*)와 같은 저서생물들(bottom-dwelling species)은 오염된 환경하에서 암 발생이 가장 높다는 것을 나타낸다. 강 또는 바다 바닥 환경에는 PAHs, PCBs 및 기타 할로겐화 화합물과 같이 암을 발생시키는 화학물질들이 퇴적물에 다량 존재한다; 따라서 저서 물고기들은 오염된 퇴적물과 직접 접촉하며 살아가며, 오염된 다른 저서 생물들을 사냥하여 오염물질을 많이 섭취한다. 화학물질에 의한 발암 기전의 분자 및 생화학적 경로인 (1) PAH의 대사, (2) DNA 손상 및 (3) 종양 유전자에 대한 영향들은 대부분의 어류와 포유류 종 사이에서 기전적으로 유사하다.

많은 동물 중에 어류에서 암 발생이 높다는 것은, 잠재적으로 다른 척추동물에서는 화학적으로 암이 발생한다는 보고가 거의 없는 것과 함께 주목할 가치가 있다. 저서 물고기에서의 높은 암발생률은 고농도 노출량과 관련될 수 있다; 포유류, 조류, 파충류, 양서류, 어류 사이의 상대적인 내재적 민감도는 불분명하다.

30.3.5 집단

집단은 동일한 공간을 차지하고 유전정보가 교환될 수 있는 동일한 종의 개체 모음이다. 집단 생태독성학(population ecotoxicology)은 (1) 화학물질에 기인한 질병의 역학, (2) 분포 통계 및 지속성을 포함한 분포 특성에 미치는 영향, (3) 집단 유전학과 같은 핵심 주제를 광범위하게 다룬다.

일반적인 역학적 방법이 인간 이외의 개체에 발생할 수 있는 오염의 영향을 확인하기 위해 사용된다. 집단 생태독성학에서는 인간 역학에서 나온 증거를 측정하기 위해 "rules of thumb"를 적용한다(표 30.1).

독성물질 노출로 인한 개체군의 크기, 역학 및 개체군의 구성변경을 정의하고 예측하는 것이 중요하다. 일부 종의 개체군은 밀도 범위 내에서 변동한다. 이러한 변동은 다양한 유형의 서식지에서 종을 유지하기 위한 생존 전략이며, 독성물질 노출은 잠재적으로 이 범위를 바꿀 수 있다. 기상현상과 같은 외적 요인에 의한 개체군의 밀도감소와 같이, 독성물질에 의해서 유도되는 개체군의 밀도와 변화는 지역적 멸종위기가 발생할 수 있는 위험을 높일 수 있다. 독성물질은 연령 및 성별에 따른 사망, 출생, 성숙 및 이주율과 같이, 종의 개체군 내의 중요한 비율을 변화시킬 수 있다. 종합하면, 이러한 변화는 노출되는 동안 개체군의 밀도와 연령대별 개별 분포를 결정한다.

같은 종의 개체는 종종 서식지 내의 하위 집단으로 다시 조직화되며, 이들 하위집단 모두는 메타개체군을 구성한다(**그림 30.2**). 메타개체군의 하위 집단은 서식지의 성격에 따라 각각 다른 교류형태와 생존율을 나타낸다. 이주를 위한 공간적 거

표 30.1 생태학적 전염병학에서 인과관계의 타당성을 평가하기 위한 "rules of thumb" 규칙 요약

요인	설명
1. 연결의 강도	가능한 원인과 효과 사이의 연관성이 얼마나 강한지(예: 매우 큰 상대적 위해성)
2. 연결의 일관성	가능한 원인과 효과 사이의 연관성이 얼마나 일관 되는지(예: 다른 상황의 여러 연구에서 일관성)
3. 예측 성능	가능한 원인에 근거하여 발생한 효과의 예측이 얼마나 타당한지
4. 단일성	가능한 원인과 결과 사이의 일관성이 얼마나 단일한지(예: 노출의 증가와 함께 효과 수준/유행의 지속적인 증가 또는 감소)
5. 일치하지 않는 시간 순서	효과 또는 상승된 효과는 추측된 원인에 노출되기 전에 발생
6. 무의미한 사실	가설된 연결은 기존 지식을 고려할 때 신뢰할 수 없음
7. 저조한 재현성	다양한 상황 또는 반복적인 실험실 시험을 포함한 반복 현장 평가 동안에 매우 저조한 재현성

리와 장애물 또는 간극은 지역 간의 이동에 영향을 미친다; 서식지의 질이 생존율을 결정한다.

현장 개체군에 대한 독성물질의 영향을 확인하고, 독성물질에 대한 내성의 변화를 이해하기 위해서, 노출된 개체군의 유전자 연구를 실시하여 일부 개체군은 선택을 통해 독성물질에 대한 내성을 가지는 것으로 확인되었다. 노출된 집단에서 과거의 독성영향을 추정하는 데도 유전적 특성을 사용한다. 개체군에 영향을 준 과거의 독성물질을 설명하는 증거로 유전적 다양성의 변화를 들 수 있다. 개체군의 유전적 다양성 감소는 환경적 변화에 진화적으로 적응하기 위해, 개체군에서 유전적 다양성이 요구되는 역작용으로 생각되며, 독성물질은 순수하게 확률적인 유전적 다양성에 영향을 줄 수 있다.

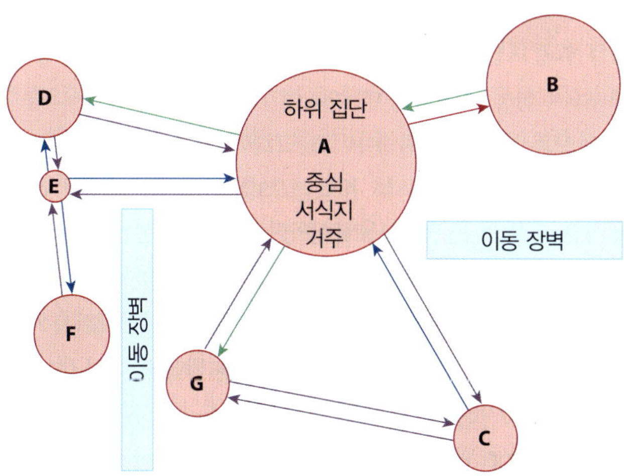

그림 30.2 메타개체군은 생존율과 세대 교체율이 다른 하위집단으로 구성된다. 이 그림에서, 하위 집단 A는 중심 서식지를 차지한다. 하위 집단 A의 손실은 메타개체군을 파괴할 것이다. 또한 하위 집단 A, B, D 사이의 이주통로의 손실도 메타개체군을 파괴할 것이다. 반면에 하위 집단 F의 손실은 메타개체군에 큰 영향을 미치지 않을 것이다.

30.3.6 공동체

생태학적 공동체는 특정 시간에 정의된 서식지를 점유하는 개체군 집단이다. 공동체내 개체군은 다양한 방식으로 상호 작용하며, 그 상호 작용이 매우 복잡하기 때문에 공동체는 개별 개체군의 성질에서는 예측할 수 없다. 일부 종은 공동체 내에서 결정적인 역할(핵심종) 또는 수적 우위(지배종)를 담당하며, 이들은 존재하는 종의 수와 종내 존재하는 개체의 수를 나타내 공동체 구조를 유지하는 데 필수적이다. 공동체는 또한 분해 역할, 감식 역할, 1차생산자, 1차소비자(초식동물), 2차소비자(초식동물을 먹는 육식동물)와 같은 여러 가지 기능적 그룹 사이의 종 분포를 지칭할 수도 있다.

공동체는 빈도 법칙(law of frequencies)에 의해서 예측되는 특징적인 구조를 가진다: 공동체 내의 개별 유기체의 수는 그 공동체 내의 종의 수에 따른 기능과 관련이 있다. 환경독성물질은 공동체를 구성하는 집단 개체의 적합성에 직접적으로 영향을 주거나, 개체군 상호 작용을 변경함으로써, 집단구조를 변화시킬 수 있다.

최근, Index of Biotic Integrity(IBI)와 같은 멀티메트릭 지수를 생성하기 위해 공동체의 구조적 및 기능적 특성을 통합하였다. 생태학적 통찰력은 (1) 종의 다양성, (2) 표본 내 개별 동물의 건강 정도, (3) 육식어류 숫자와 같은 특정 그룹에 속하는 동물의 수 등 이와 같은 많은 공동체의 특징을 통합하고 선택하는 데 필요하다. 연구 현장의 IBI 점수는 생물학적 실제 값을 추정하기 위해, 영향을 받지 않은 다른 지역에서 예측되는 값과 비교되고 계산된다.

공동체 생태독성학에서 또 다른 중심적인 주제는 영양작용 중에 독성물질의 전달이다. 독성물질의 농도는 먹이사슬 내

에서 각 영양소 전달 과정 중에 생물학적으로 지속적으로 감소하거나, 유지하거나, 증가할 수 있다. 수은, 알칼리 금속, 세슘, 루비듐은 축적되는 금속들이다. 필수 금속인 아연은 생물학적으로 생체 친화성에 따라 생물학적으로 증가 또는 감소할 수 있다.

공동체내 대부분의 개체는 각각의 생활 단계, 계절 및 먹이종의 상대적 존재성에 따라 다른 종을 잡아먹을 수 있다. 이러한 영향학적 상호 작용은 먹이사슬로 가장 잘 나타난다.

30.3.7 생태계에서 생물권으로

생태학의 기능단위인 생태계는 생물공동체와 그것들의 비생물적 서식지로 구성된다. 생태독성학자는 어떻게 독성물질이 생태계의 필수 기능인 정화능력을 감소시키고, 다른 생태계로 독성물질이 어떻게 이동하는지를 이해하는 데 주목한다.

일반적인 생태계 연구는 호수, 숲 또는 들판과 같이 쉽게 정의된 생태계에서 오염물질의 농도 측정과 이동을 연구한다. 공기와 물에 분산된 일부 독성물질들은 이 체계에서 완전히 이해될 수 없으므로, 대신에 지리적 규모로 선택될 수 있다. 예를 들어 산성비는 전체 유역, 산맥 또는 심지어 대륙성 기후의 맥락에서 검토될 수 있다. 다른 생태 독성물질들의 움직임과 축적을 완전히 이해하기 위해서는 전 지구적 환경에서의 평가가 필요하다. 예를 들어 전 세계적에서 수집된 나무껍질 내의 헥사클로로벤젠 농도는 명확한 위도 의존성을 보였다.

30.4 접근법

30.4.1 독성 평가

조직의 각 단계에서 대표적인 동식물을 아우르는 독성 평가는 생물학적 시스템에 대한 화학적 영향을 규명하기 위한 실용적인 접근법을 제공한다. 독성시험은 독성물질들이 통제되고 재현될 수 있는 방법으로 개별 생태계 구성요소에 미치는 잠재적이고 직접적인 효과를 다룬다. 생태 독성시험은 조류, 무척추동물, 올챙이, 쌍각류, 새우, 물고기 등 다양한 수생 생물, 조류(메추라기와 오리) 및 육상(토양 미생물, 작물, 꿀벌, 지렁이 및 야생 포유류) 종을 대상으로 한다. 실험동물로 전통적인 사용법에 기반하여 종을 선택하지만, 생태학적 관련성에 따라 선택되기 때문에, 생태학적 평가의 포괄적인 조화가 더욱 복잡하다. 또한 수생 생물에 대한 시험은 수질의 모니터링, 시험조건에서 시험물질의 용해도 및 안정성에 대한 조사, 그리고 이론농도와 실측농도에 대한 측정이 요구된다. 평가는 시험물질의 교체(정적), 미리 정해진 시간 간격으로의 교체(정적교체) 또는 시험 구획을 통한 시험물질의 연속 흐름(플로우 스루) 없이 수계에서 수행될 수 있다.

급성 독성시험에서는 다양한 농도 범위의 시험물질을 한 종에 노출한다. 급성 시험의 가장 일반적인 종료점은 실험동물의 사망이며, 때때로 비정상적인 행동과 기타 심각한 증상이 관찰되면, 비치사점을 종료점으로 적용한다. 여러 시험농도의 결과를 사용하여 농도-반응 곡선을 구한다. LC_{50}은 시험된 동물의 50%를 죽이는 시험물질의 농도를 나타내며, EC_{50}(half maximal effective concentration)은 성장과 같은 특정 기간 동안 시험집단의 50%에 영향을 미치는 시험물질의 농도를 나타낸다. IC_{50}은 시험집단에 대한 비확산측정(예: 운동성)을 50% 감소시키는 농도이다. 다른 정량적 수치로 최소 영향 관찰 농도(the lowest observed effect concentration, LOEC), 즉 효과가 관찰되는 최저농도 및 부작용을 초래하지 않는 최대 무영향 관찰 농도(the no observed effect concentration, NOEC)가 있다.

단일 종으로 수행된 단기간 연구는 신속한 검색, 효과 임계값에 대한 정보 제공, 선택 독성 및 비교 독성에 대한 정보를 제공하며, 후속연구를 위한 용량범위를 제공할 수 있다. 장기간 및 생식연구는 장기간에 걸친 노출에 의하거나 순차적으로 발생(만성 독성, 생애주기 및 생식)하는 물질의 영향을 평가한다.

생태독성학에서 독특한 것은 더 정교한 마이크로코즘(microcosm), 메조코즘(mesocosm) 및 현장연구이다. 마이크로코즘은 관련된 여러 종들(원생동물, 플랑크톤, 조류, 식물, 무척추동물 등)을 포함하는 실험실 조건에서 만들어진 대표적인 수생 또는 육상 생태계이다. 시뮬레이션된 현장 또는 메소코스는 실험실 또는 현장(예: 인공물 및 연못)에서 만들어지거나, 대표적인 토양, 물 및 생물군을 포함하는 기존 서식지에서의 울타리로 구성할 수 있다. 마지막으로, 본격적인 현장조사(수생 생물, 육상 야생동물 및 수분 매개자)는 실제 노출조건(예: 살충제 사용률)에서 야생동물에 대한 물질의 영향을 평가하므로, 복잡하고 상당한 변동성이 있으며, 지역주민 및 지역사회 역학에 대한 광범위한 지식이 요구된다.

끝으로, 식물 연구는 생태학적 독성시험, 특히 살충제 등록의 중요한 구성요소로서 표적 지역과 비표적 육상 및 수생 식물의 단계적 시험을 포함한다. 식물 독성의 종말점은 묘목의 출현과 성장, 식물의 활력 등을 포함한다. 식물에 대한 독성시험의 중심은 식물의 건강에 큰 영향을 미치는 기질 및 환경 조건이다.

30.4.2 바이오마커

바이오마커(biomarker)는 자연계에 서식하거나 존재하는 생물체에서 정량화될 수 있으며, 오염물질 노출에 대한 분자적, 생리학적 및 유기체적 반응을 나타내기 위해 가장 많이 사용된다. 바이오마커는 생태독성학에서 궁극적으로 식별하려고 노력하는 상위 단계에 미치는 영향에 관한 정보를 직접 제공하지는 않는다. 그럼에도 불구하고 바이오마커는 오염물질의 노출 및 환경적 중요성의 잠재적 영향을 식별하기 위한 중요한 보조도구 역할을 하며, 초기 생태학적 손상에 대한 민감한 조기경보신호를 제공할 수 있다.

바이오마커 사이의 화학적 특이성 또한 매우 가변적이며 절충안을 내포하고 있다. 복잡한 혼합물이 연구되고 있다면 비특이적 바이오마커가 선호될 수 있다. 바이오마커 수가 많을수록 더 비싸고, 시간이 많이 소요되며, 온도, 일간 또는 연간, 염분 및 용존 산소와 같은 환경 변수의 영향과 성, 나이, 생식 상태 및 영양 상태를 포함한 생리적 변수가 설명되고 통제되어야 한다. 많은 바이오마커는 침습성이기 때문에 필요한 조직을 얻기 위해 개체를 희생시켜야 한다. 특히 해양 포유동물과 같은 희귀종의 경우 문제가 될 수 있다. 그러한 경우에 가능한 다른 곳에서 비침습성 바이오마커의 사용이 요구된다. 바이오마커는 생태학적 손상의 조기 경보 신호, 환경오염 평가 지원 및 정화와 같은 다양한 환경 관리 결정의 효율성 결정을 위한 강력한 도구를 제공할 수 있지만, 바이오마커를 선택하기 위해서는 신중한 사례별 결정이 요구된다.

30.4.3 집단

인구조사 또는 실험은 노출된 개체군에 대해 수행할 수 있다. 일부 연구는 연령별 중요 생존율을 조사하지만, 다른 연구에서는 새끼 고양이, 신생아, 청소년 및 성인과 같은 여러 연령대의 생존율을 조사하기 위해 설계되었다. 대부분의 결과는 단순한 수명주기 또는 관련 매트릭스 분석을 사용하여 유익성-유해성을 판단할 수 있는 데이터 세트로 생성된다. 매트릭스 방법으로 모집단 상태를 설명하고, 다양한 연령이나 단계별 생존율에 영향을 미치는 집단의 민감도를 파악할 수 있다.

그러한 연구들의 가치는 여러 요인들에 대한 영향을 집단에서의 영향을 예측하고, 통합하는 능력에 있다. 집단통계학적 연구는 실험실에서 취급 가능한 종들과 함께 생태독성학에서 더욱 보편화되고 있다.

수 세대 동안의 노출된 개체군에 대한 분자유전학적 연구 후에, 증가된 내성에 대한 기존의 연구와의 비교연구가 가장 일차적 접근법이다. 증가된 내성은 만성적으로 노출된 집단과 모집단부터 분류된 개체에서, 독성 평가 및 내성의 차이를 평가하기 위해 항상 검출된다. 대안으로, 내성 메커니즘과 관련된 변화는 만성적으로 노출된 모집단에서 평가될 수 있다. 오염된 서식지와 관련된 집단 유전체학의 면밀한 평가는 또한 다세대 노출의 결과를 추론하는 데 사용된다.

30.4.4 공동체와 생태계

공동체(community) 및 생태계(ecosystem) 영향에 대한 대부분의 연구는 공동체 및 시스템 생태계에서 개발된 수정된 방법을 사용한다. 환경변화를 가장 잘 제어하고 재현할 수 있는 방법은 실험실의 마이크로코즘이다. 마이크로코즘은 흥미로운 시스템이나 생태계를 표현하는 단순화된 체계이지만, 마이크로코즘과 관련된 실험적인 통제와 재현은 생태학적 사실주의를 잃어버리는 대가를 치러야 한다. 어느 정도의 통제 가능성을 포기함으로써 현실주의를 되찾은 야외 메소코즘은 지역사회 및 생태계 생태독성학에도 적용된다. 메소코즘은 더 큰 실험시스템이며, 항상 실외에 건설되어 지역 종 구성과 같은 생태계의 일부 측면을 시뮬레이션하려고 시도한다. 육상 생태독성학자들은 그러한 실험장치에 메소코즘 대신에 울타리라는 용어를 사용한다. 육상 메소코즘은 정량화되는 효과에 따라 펜스, 울타리 또는 큰 부지가 될 수 있다. 현장연구는 지역사회 또는 생태계 수준에서 효과를 탐색하는 세 번째 방법이다. 현장연구에서 발견된 결과의 높은 사실성은 재현의 어려움과 시스템 응답에 영향을 미치는 다른 요소에 대한 충분한 통제와 균형을 이룬다. 현장연구는 독성물질을 재현된 수역에 도입하는 것과 같은 조작을 포함할 수 있다. 그러나 현장연구의 대부분은 기존의 개념적으로 영향을 받는 집단 또는 생태계의 생물 모니터링을 포함한다. 메소코즘 및 현장연구는 많은 통제되지 않은 변수와 부족한 재현 인자의 존재 시에도 데이터 생성을 필요로 하므로, 위치 또는 시간에 따라 패턴을 인식하기 위한 적절한 다변수 통계기법이 필요하다.

30.4.5 지리적 조건에서 생물권으로

다량의 정보를 수집, 처리 및 분석하는 기술은 필수적이다. 인공위성과 고고도 플랫폼에서 수집된 새로운 이미지와 영상은 저렴한 컴퓨터를 갖춘 지리정보시스템(GIS) 소프트웨어와 통합되었다. 이러한 이미지의 대부분은 원격 감지 기술과 함께 수집되며, 센서 배열은 실시간 입력이 가능하도록 조립된다. 인공위성이나 항공기의 원격 감지 데이터는 빠르게 확산되는 관측 시스템 네트워크는 매우 풍부한 데이터 스트림을 생성하기 시작했다.

30.5 생태적 위해성 평가

생태학적 위해성 평가(ecologic risk assessments, ERA)는 환경적 의사결정을 지원하기 위해 생태독성학적 지식을 적용한다(그림 30.3). 산성비와 같이 광범위하게 분산된 환경 독성물질 또는 제초제와 같이 널리 사용되는 제품은 지리적 또는 아대륙 규모에서의 위험성 평가가 필요할 수 있다. 세계적인 ERA를 요구하는 환경 독성물질은 지구온난화에 기여하는 온실가스, 오존층을 파괴하는 하이드로플루오로카본, 그리고 산업화된 지역의 배출 지점에서 멀리 떨어진 극지방에 유해한 농도로 축적되는 지속적인 유기 오염물질을 포함할 수 있다.

적응은 ERA의 맥락을 바탕으로 하며, 일부 ERA는 기존 상황을 다룬다. 이와 같은 소급된 ERA에는 상당한 현장 정보가 이용될 수 있으며, 역학적 방법이 유리하게 적용될 수 있다. 대조적으로, 예측적 ERA는 미래 또는 제안된 독성물질의 노출에 따라 발생 가능한 위험을 평가한다.

노출 특성은 독성물질과 평가 종료지점 사이의 접촉을 설명하거나 예측한다. ERA 상황에 따라 평균 노출의 단순한 계산이나, 관련 미디어에 존재하는 양에 대한 대략적이고 공간적으로 명료하게 서술하는 것을 포함할 수 있다. 독성물질, 수송 경로, 접촉의 종류, 잠재적 비용도 정의된다.

생태적 영향 특성화는 원인에 대한 잠재적인 영향, 잠재적 영향과 평가 종료지점 사이의 연관성, 노출 수준의 변화가 평가 종말점에 미칠 수 있는 방법을 설명한다. 일반적으로 설명 및 불확실성과 관련된 증거의 강도에 대한 사실은 생태학적 영향의 특성으로 표현된다.

위해도 결정은 위해성 문제를 해결하기 위해 노출과 생태학적 효과의 분석을 사용한다. 명백한 위험을 나타내는 것은 바람직하지만, 평가 종료지점에 발생 하는 역효과의 심각성은

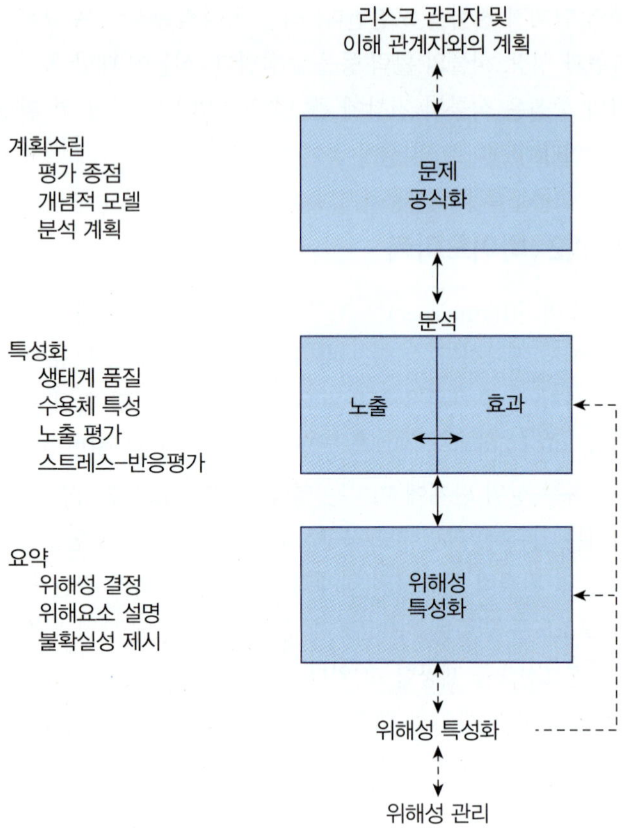

그림 30.3 문제 형성, 분석 및 위험 특성화 단계를 포함한 생태학적 위해성 평가의 일반적인 형태. 위해성 관리자와 이해 관계자의 대화에 문제가 공식화되고, 평가할 생태학적 실체, 프로세스의 개념 모형 및 평가를 수행하기 위한 계획을 포함한다. 분석 단계에는 노출과 효과 특성화가 포함된다. 분석 단계에서 문제의 공식화 및 정보를 구성하는 동안에, 위해성 및 관련 불확실성을 특성화 단계에서 작성한다.

일반적으로 질적인 가능성만 표현할 수 있다. 그럼에도 불구하고, 위험 특성은 중요한 불확실성을 포함하여 진술을 둘러싼 세부사항을 제공해야 한다.

30.6 생태계와 인간의 건강 간의 상호연결

인간의 건강과 생태계 보전 또는 생태계 건강 간의 상호 연관성을 고려하는 것이 중요하다. 화학물질 및 기타 인위적 스트레스 요인이 생태계를 파괴하고 인간의 건강과 복지에 어떻게 영향을 주는지를 결정함으로써 환경오염의 결과에 대한 총체적인 이해를 얻는다. 예를 들어, 개념 모델은 지속적인 피드백을 통해 자연과 사회시스템을 순환적인 방식으로 연결하는 상호연결을 시도한다. 자연시스템은 사회적 시스템에 긍정적인 결과(예: 천연 자원 및 원자재)와 부정적인 결과(예: 허리케인 및 질병 벡터)를 미친다. 사회시스템의 문화와 제도

는 다양한 방식으로 자연계 산출물을 변화시키고 결과적으로 다양한 긍정적인 결과물(소비재 및 보존 노력)과 부정적인 산출물(오염 및 삼림 벌채)을 자연계에 야기한다. 이러한 산출물은 자연계의 양과 질(인간과 비인간적)에 영향을 미치며, 자원의 순환은 지속적으로 개인, 사회, 생태계의 안녕에 영향을 미친다.

이 다소 추상적인 모델은 우리 대부분이 직관적으로 느끼는 사람과 생태학적 건강 사이의 상호 연관성을 공식화한다. 이러한 상호 연관성은 분명히 존재하며, 사람들이 소중히 여기는 해산물의 화학적 오염이 하나의 예가 된다. 다른 예는 불분명하지만, 사람의 질병을 전파시킬 수 있는 수중시스템에 대한 사람의 영향 또는 사람과 생태계에 다양하고 복잡한 방식으로 동시에 영향을 줄 수 있는 지구 기후에 대한 사람의 영향은 잠재적으로 매우 중요하다. 생물학, 환경, 사회과학자들과 정책 입안자들 간의 공동 작업은 사람과 생태계의 통합적 보호를 촉진할 것이다.

참고문헌

Newman MC (ed.): *Fundamentals of Ecotoxicology: The Science of Polution*, 4th ed. Boca Raton, FL: CRC Press, 2014.

Walker CH, Sibly RM, Hopkin SP, Peakall DB: *Principles of Ecotoxicology*, 4th ed. Boca Raton, FL: CRC Press/Taylor & Francis, 2012.

연습문제

1. 화학물질이 암석권으로 이동하는 형태는 무엇인가?

a. 증발
b. 흡수
c. 용해
d. 소화
e. 확산

2. 수권에서 오염물질의 생체이용률에 직접적으로 영향을 미치는 인자는?

a. 농도
b. 양
c. 물에 대한 용해도
d. 독성
e. 분자량

3. 바이오마커에 대한 설명 중 틀린 것은?

a. 피부를 통한 흡수는 외부 농도에 의존한다.
b. 야생동물의 질병을 인간에게 적용하는 데 감수성에 대한 바이오마커가 유용하다.
c. 특정 효소의 유도는 중요한 바이오마커가 된다.
d. 생물학적으로 유효한 투여량은 특정 반응을 유도하는 데 필요한 내부 투여량이다.
e. 화학적 노출의 영향은 종에 따라 다를 수 있다.

4. 내분비계 장애물질이 영향을 나타내는 메커니즘과 관련이 적은 것은?

a. 효소 활성
b. 전사
c. 호르몬 분비
d. 신호전달
e. DNA 복제

5. 에스트로겐에 노출된 야생동물에 나타나는 영향이 아닌 것은?

a. 성적 미성숙
b. 성호르몬 농도의 변화
c. 면역계 억제
d. 생식계 기형
e. 성별 전환

6. 육지생태 독성학에 대한 설명으로 틀린 것은?

a. 육지동물들은 섭취를 통해 일반적으로 오염물질에 노출된다.
b. 포식활동은 육지 생태독성학 연구에 있어서 평가의 중요한 변수이다.
c. 생식능 평가는 독성시험에서 종료지점 평가에 중요하지 않다.
d. 제한된 연구는 현장연구보다 환경인자들을 더 잘 통제할 수 있다.
e. 독성 평가는 항상 경구 투여된 농도의 효과를 시험한다.

7. 공기보다 물에서 강한 독성을 가지는 화합물(들)은?

a. 유기화합물
b. 광화학물질
c. 증기
d. 지용성 생체 이물질
e. 금속

8. 다음 중 수생독성 평가의 종료 지점을 나타내는 데 사용하는 것은?
   a. LD_{50}과 ED_{50}
   b. LC_{50}과 EC_{50}
   c. 생식능 시험
   d. LD_{50}과 LC_{50}
   e. LD_{50}과 EC_{50}

9. 생체이용률은 무엇인가?
   a. 개체 안의 화합물의 총량
   b. 환경적 저장소에서의 화학물질의 농도
   c. 독성 작용을 위해 요구되는 최소 농도
   d. 개체 안의 화합물이 농도
   e. 흡수를 통한 화화물의 잠재적 이용률

10. 화학역학(chemodynamjcs)의 연구영역이 아닌 것은?
   a. 환경 중 화학물의 변화 과정(fate)
   b. 화합물의 대사 속도
   c. 환경 중 화합물의 분포
   d. 환경에 대한 독성물질의 영향
   e. 환경으로의 화합물 방출

식품 독성학

Food Toxicology

31장

Frank N. Kotsonis and George A. Burdock

31.1 식품 독성학의 독창성
- **31.1.1 식품의 성질 및 복잡성**
- **31.1.2 위장관의 중요성**

31.2 식품, 식품 성분 및 오염물질에 대한 안전 기준
- **31.2.1 미국의 식품, 의약품 및 화장품 법**
- **31.2.2 식품, 성분 및 오염물질의 안전성 평가 방법**
  - 식품 및 색소 첨가물의 안전성 평가
  - 노출: 예상 일일 섭취량
  - 우려 수준 지정 및 시험 항목
  - 간접 식품 첨가물의 안전성 결정
  - GRAS 물질에 대한 안전 요구 사항
- **31.2.3 새로운 식품, 마크로성분(macroingredients) 및 신기술에 대한 안전한 사용 조건 설정**
  - 형질전환 식물 및 새로운 식물 품종 방침
  - 나노 기술
- **31.2.4 식이 보충제에 대한 안전 요구 사항**
- **31.2.5 발암물질 평가**
  - 특별한 문제로서의 발암원성

31.3 식품 또는 식품 성분들에 의한 유해 반응들

31.4 식품 중 독성물질
- **31.4.1 금속, 탄화수소, *N*-니트로소 물질 및 진균 독소**
- **31.4.2 어류, 조개류 및 거북에 있는 독소**
- **31.4.3 미생물 유래 물질들**
- **31.4.4 소해면상뇌증(광우병)**

31.5 결론

요점

- 식품은 영양소와 비영양소가 섞여진 매우 복잡한 혼합물이다.
- 과학적 절차나 일상적인 사용에 기초한 경험을 통하여 안전의 타당성을 입증함으로써 일반적으로 안전하다고 인정된(generally recognized as safe, GRAS) 물질의 등록을 결정한다.
- 예상 일일 섭취량(EDI)은 두 가지 요소, 즉 그 물질을 사용한 식품의 일일 섭취량과 식품에 함유된 물질의 농도에 기초한다.
- 식품 과민증(알레르기)은 피부 반응, 전신 효과 및 아나필락시스를 포함한 면역 매개 반응들을 말한다.
- 개발도상국에서 발생하는 식품-유래 질병의 대부분은 미생물 오염으로 인한 것이다.

31.1 식품 독성학의 독창성

식품 독성학의 독창성은 식품의 성질에 기인한다. 식품은 그 성질이 완전히 파악되지 않은 수백 수천의 물질을 함유하고 있다. 모든 식품이 엄격한 품질 관리하에 한정된 환경에서 상업적으로 생산될 수 없으므로 대부분의 소비재들에서 적용되고 있는 화학적 성질, 순도 및 GMP의 엄격한 기준을 충족할 수 없다. 식품을 토양, 바다 또는 내수에서 수확하거나 예측할 수 없는 자연에 노출된 육상 동물에서 얻기 때문에 식품의 재료가 일정할 것이라고 믿기 어렵다. 식품은 사람에게 노출되는 다른 모든 물질보다 조성이 더 복잡하고 다양하며, 우리는 어떤 다른 화학물질보다 식품에 더 많이 노출된다!

31.1.1 식품의 성질 및 복잡성

식품은 "자연적"(가공 처리되지 않은) 형태 또는 고도로 가공된 "즉석 식품"(meal ready to eat, MRE)으로 소비되는 매우 복잡한 혼합 형태이다. 식품 가공 과정에 비영양 성분(탄수화물, 단백질, 지방, 비타민/무기질 이외의 성분)을 첨가할 수도 있지만 비영양 성분의 대부분은 자연에서 공급한다. 표 31.1은 자연 식품이나 가공을 최소화한 식품이 영양 성분보다 훨씬 더 많은 비영양 성분을 함유하고 있다는 것을 보여준다.

비영양 성분으로 식물 호르몬, 자연 발생 농약, 렉틴, 사포닌, 트립신, 그리고/또는 대두의 키모트립신(chymotrypsin) 저해제와 같은 항영양제(영양성분 흡수저해제), 무기질과 결합하는 피트산(phytate), 항티아민(antithiamine), 토마틴(tomatine)이나 사이카신(cycasin)과 같은 독성 성분들이 포함된다. 식품에서 7,800종의 휘발성 화학 성분이 확인되었다. 더구나, 비영양 성분들은 식품 첨가물로도 분류될 수 있다. 자연적으로 식품에 이미 존재하는 200여 종의 향신료들도 보통 자연적으로 존재하는 농도와 비슷하게 첨가될 수 있다.

31.1.2 위장관의 중요성

장관은 넓은 흡수 부위를 가진 크고, 복잡하고 역동적인 기관이다. 위장관(GI) 통과 시간은 다양한 pH, 소화액 및 효소[췌장에서 분비되는 트립신, 키모트립신 등과 장세포(enterocyte)에서 분비되는 탄수화물 분해효소, 리파아제, 프로테아제], 담즙의 비누화 성분, 풍부한 장내세균총(성인에서 100조 개체로 추정)을 포함하는 다양한 가공 조건에 섭취물들이 적절하게 노출되도록 한다. 또한 장세포는 간에 이어 두 번째로 생체 이물질 대사에 대한 광범위한 능력을 보유하고 있는데 여기에는 1상 및 2상 반응이 있다.

음식 및 기타 섭취물(예: 약물, 오염물질 및 침에 녹아 삼켜진 흡입 오염원)의 구성성분은 물리 화학적으로 이질적이며, 장 흡수의 주요 기전은 수동 또는 단순확산, 능동수송, 촉진적 확산 및 음세포작용이다. 각 기전은 장 내부에서 체내로 일정한 성분들을 특징적으로 수송한다(표 31.2).

흡수 및 대사 외에도, 위장관은 우리 몸에서 가장 큰 면역기관이며 식품 중에 있는 다수의 항원(매년 약 88 kg의 단백질)뿐만 아니라 공생 세균과 섭취된 세균에 지속적으로 노출된다. 이 항원들을 제거하는 세포층이 위장관의 점막고유층(lamina propria)이다. 이 점막고유층에는 림프구 및 항원제시 세포로 구성된 점막 관련 림프 조직과 섭취한 항원과 상호 작용하여 항원을 용인할 것인지 또는 면역반응을 시작할 것인지를 결정하는 고유한 수지상 세포가 포함된다.

표 31.1 식품에 포함된 비영양 성분

식품	확인된 비영양 성분의 수
체다 치즈	160
오렌지 주스	250
바나나	325
토마토	350
포도주	475
커피	625
쇠고기(요리된)	625

Smith, RL의 허락하에 작성; *Trans. Med. Soc. Land*, 1991-1992; 108:6-17.

표 31.2 장내 성분을 수송하는 체계

수송 체계	장내 성분들
수동확산 (passive diffusion)	물, 염소, 지방(교질입자), 짧은- 및 중간-사슬 지방산
촉진적 확산 (facilitated diffusion)	과당, D-자일로스, 6-deoxy-1,5-anhydro-D-glucitol, 글루탐산, 아스파르트산, 짧은 사슬 지방산, 포도당, 유당, 카르복시기를 갖는 생체 이물질, 황산염, 글루쿠로니드 에스테르, 납, 카드뮴, 아연
능동수송 (active transport)	양이온, 음이온, 당류, 비타민, 핵산(5-불화우라실 및 5-브롬화우라실과 경쟁을 하는 피리미딘, 우라실 및 티민), 코발트, 망간(수송 체계에서 철과 경쟁)
음세포작용 (pinocytosis)	긴사슬 지질, 비타민 B_{12} 복합체, 아조 염료, 모체 항체, 보툴리눔 독소, 혈장 응집소, 팔로이딘(phalloidins), 대장균 내독소, 바이러스 입자들

31.2 식품, 식품 성분 및 오염물질에 대한 안전 기준

31.2.1 미국의 식품, 의약품 및 화장품 법

미국의 식품, 의약품 및 화장품 법(FD&C Act)은 전통적으로 섭취하는 식품에 오염물질이 없다면 안전하다고 가정한다. 이러한 식품들을 금지하기 위해서는 특정 식품의 섭취로 인하여 사망 또는 질병이 발생했다는 명백한 증거를 FDA가 확보해야 한다. FD&C 법은 물질이 일반적으로 안전하다고 인정(Generally Recognized as Safe, GRAS)되는 경우, 특정 기술적 효과를 달성하기 위하여 식품에 물질을 첨가하는 것을 허용한다. 이 법안은 과학 전문가가 GRAS 기준을 결정할 때, 안전의 타당성은 과학적 절차 또는 일반적 사용을 바탕으로 한 경험에 기초할 것을 요구한다. 만약 현재의 우수제조기준(current good manufacturing practice, CGMP)을 적용하더라도 피할 수 없는 오염물질이 식품에 포함될 경우, 오염물질이 건강에 유해한 것으로 판명된다면 식품으로 부적절한 것으로 간주된다. 피할 수 없는 오염물질을 함유하고 있는 식품이 자동적으로 금지되지는 않지만, FDA는 피할 수 없는 오염물질에 대해서 허용 가능 수준 또는 비공식적인 규제 수준을 가지고 있다.

동물용 의약품의 평가에서 고려해야 할 주요 요소는 다음과 같다: (1) 표적 동물의 섭취 및 흡수, (2) 표적 식용 동물에서 약물 대사, (3) 표적 식용 동물의 산물 및 조직에서 약물과 대사체의 배설 및 조직 분포, (4) 식용 동물의 산물 및 조직에 대한 사람들의 소비, (5) 사람에서 약물 및 대사체의 흡수 가능성, (6) 사람에서 약물 및 그 대사체의 대사 가능성, (7) 약물 및 그 대사체와 이들로부터 유래된 2차 인체 대사물의 배설 및 조직 분포 가능성. 따라서 동물 약품의 잠재적 인체 건강 위해성을 평가할 때에는 동물과 인간의 약동학적 특성 및 생체내 변화 특성을 고려해야 한다.

이 법은 GRAS 물질의 식품 첨가를 허용하는 것 외에도, 규제되고 있는 식품첨가물을 분류하여 FDA가 식품첨가물로 사용을 승인하고 그 용도를 규제하도록 하고 있다. 식용 색소 첨가물로 승인된 것에는 FDA의 인증이 필요한 것과 인증을 필요로 하지 않은 것이 있다. 식용으로 승인된 대부분의 인증 색소는 접두어로 FD&C(예: FD&C Blue 1호)를 사용한다. 오렌지 B와 시트러스 레드 2호는 FD&C 지정이 없지만 인증된 두 가지 색소이다. 이러한 색소 첨가물은 합성할 때 다양한 불순물이 포함될 수밖에 없는 구조이므로 식품에 사용하기 전에 신중하게 모니터링하고 안전성을 인증해야 한다. 인증이 필요하지 않는 식용 색소는 주로 천연 자원에서 유래한 것이다.

안전 경고 라벨 사용의 중요성은 식품 알레르기 또는 식품 불내증이 있는 민감한 소비자를 보호함으로써 입증되었다. 우발적인 노출이 일반적이긴 하지만, 문제가 되는 음식을 피하는 것이 가장 좋은 성공 방법이다. 음식 알레르기는 아나필락시스의 주요 원인이며 종종 입원을 필요로 한다. 미국에서는 성인의 3~4%와 소아의 6%가 식품 알레르기로 고통받고 있으며 음식 알레르기는 전체 아나필락시스 환자의 35~50%를 차지한다.

31.2.2 식품, 성분 및 오염물질의 안전성 평가 방법

식품 및 색소 첨가물의 안전성 평가 식품에 첨가하는 모든 물질의 안전성은 식품에서의 사용 조건 및 용도에 기초하여야 한다. 고려해야 할 항목은 다음과 같다: (1) 물질의 사용 목적, (2) 물질이 첨가된 식품, (3) 제안된 식품에 사용된 농도, (4) 그 물질을 사용할 것으로 예상되는 대상.

노출: 예상 일일 섭취량(estimated daily intake, EDI) 노출량은 예상 일일 섭취량(EDI)을 가장 많이 참고하며, EDI는 물질이 사용되는 식품의 일일 섭취량(I)과 식품에 함유된 물질 농도(C)의 두 가지 요소를 기반으로 한다. 소비 및 노출을 추정할 때, 첨가물이 다른 목적으로 이미 다른 식품에 사용되고 있거나, 식품에 자연적으로 존재하거나, 비식품원에 사용되는 경우 이런 것들에 의한 소비도 고려되어야 한다.

승인 전에 규제 기관은 식품 첨가물이 의도된 용도에서 안전하고, EDI가 허용 일일 섭취량(acceptable daily intake, ADI)보다 적다는 근거를 요구한다. ADI는 일반적으로 동물 독성 연구 결과를 기반으로 한다.

우려 수준 지정(concern level, CL) 및 시험 항목 식품 첨가물에서 기능군의 구조는 상대적 유해성에 기초하여 A, B 및 C로 분류한다(분류 A가 가장 유해하지 않으며, 분류 C가 가장 유해함). 구조 지정 및 계산된 노출에 근거하여 특정 첨가물의 CL을 정할 수 있다(표 31.3). CL이 높은 첨가제(CLIII)는 CL이 낮은 첨가제(CLI)보다 위험할 수 있다. CL이 설정되면 표 31.4와 같이 특정 시험 항목들이 지정된다.

표 31.3 우려 수준 지정

구조 분류 A	구조 분류 B	구조 분류 C	우려수준(CL)
전체 식이 중 < 0.05 ppm (< 0.0012 mg/kg/일)	전체 식이 중 < 0.025 ppm (< 0.00063 mg/kg/일)	전체 식이 중 < 0.0125 ppm (< 0.00031 mg/kg/일)	I
전체 식이 중 ≥ 0.05 ppm (≥ 0.0012 mg/kg/일)	전체 식이 중 ≥ 0.025 ppm (≥ 0.00063 mg/kg/일)	전체 식이 중 ≥ 0.0125 ppm (≥ 0.00031 mg/kg/일)	II
전체 식이 중 ≥ 1 ppm (≥ 0.025 mg/kg/일)	전체 식이 중 ≥ 0.5 ppm (≥ 0.0125 mg/kg/일)	전체 식이 중 ≥ 0.25 ppm (≥ 0.0063 mg/kg/일)	III

표 31.4 다른 우려 수준들에 대하여 권장되는 독성 시험 항목 요약*

독성 연구[†]	관심사 레벨 I	관심사 레벨 II	관심사 레벨 III
유전 독성에 대한 단기 시험	X	X	X
대사 및 약력학 연구		X	X
설치류에 대한 단기(28일) 독성 연구	X[‡]		
설치류에 대한 아만성 독성 연구(90일)		X[‡]	X[‡]
비설치류에 대한 아만성 독성 연구(90일)		X[‡]	
기형 발생 단계의 생식 연구		X[‡]	X[‡]
비설치류에서 1년 독성 연구			X
설치류에서 발암성 연구			X[§]
설치류에 대한 만성 독성/발암성 연구			X[§,¶]

*http://www.fda.gov/food/guidanceregulation/guidancedocumentsregulatoryinformation/ingredientsaddicesgraspackaging/ucm2006826.htm
[†]적절한 경우 투여량 검색 연구는 포함하지 않음.
[‡]신경 독성 및 면역 독성 검색 포함.
[§]설치류(랫드 선호)에서의 발암성 연구 두 개 중 하나는 임신 중 상태를 포함할 것을 권장함.
[¶]개별연구를 통합하여 수행할 수 있음.

간접 식품 첨가물의 안전성 결정 간접 식품 첨가물은 식품에 직접 첨가하지 않지만 식품과 접촉하는 표면에서 이동하여 식품에 들어가는 물질이다. 여기에는 포장재(캔, 종이 및 플라스틱) 또는 식품의 가공, 수송 등의 과정에서의 접촉 물질이 있다. 이 물질들의 전반적 소모 수준은 특정 식품을 특정 방법으로 포장할 수 있도록 FDA가 허가할 때 요구하는 시험에서 결정된다.

GRAS 물질에 대한 안전 요구 사항 FD&C 법은 채소국에 들어 있는 껍질 콩처럼 식품이 다른 식품에 첨가될 경우에는 GRAS로 간주한다. 또한 일련의 식품 성분들도 GRAS로 간주한다. GRAS로 간주되는 물질의 일부 목록은 표 31.5에 나와 있다. GRAS 물질은 식품 첨가물처럼 사용되긴 하지만 식품 첨가물이 아니라는 점이 중요하다. 이는 GRAS 물질이 식품 첨가물에 적용되는 시판 전 제거 제한에서 면제될 수 있게 한다.

31.2.3 새로운 식품, 마크로성분(macroingredients) 및 신기술에 대한 안전한 사용 조건 설정

형질전환 식물 및 새로운 식물 품종 방침 새로운 식품이나 성분 및 신기술은 새로운 도전을 제시하며 안전을 확인하기 위한 혁신적인 방법이 필요할 수도 있다. 과학자들은 콩이나 옥수수, 면화, 카놀라와 같은 작물에 하나 이상의 특정 유전자를 추가하여 해충 및 질병 관리를 개선하고 농업, 경제, 환경, 건강 및 사회적 혜택을 농부에게 제공할 수 있도록 생명공학 기술을 적용하였다. 새로운 식물 품종을 생산하는 데 사용된 교배 방법에 관계없이 식물의 영양소 또는 독소 수준이 변하지 않았으며 식품을 여전히 안전하게 섭취할 수 있는지 확인하기 위하여 시험이 실시되어야 한다. 특히, 새로운 식물 품종에 대한 시험은 유전공학 식물에서 생산된 모든 새로운 단백질들이 무독성이며 비알레르기성임을 입증해야 한다.

나노 기술 나노 기술은 미셀과 리포좀을 이용한 전달 시스템에서의 뚜렷한 장점과 나노 에멀젼(유화 안정성), 생체 고분자 나노입자(캡슐화 기술), 큐보좀[용해된 소수성, 친수성, 양친매성(amphiphilic) 분자 등]과 같은 다른 기술적 장점을 제공한다. 나노 기술은 가공, 보관 및 유통 과정에서 용해도 증가, 방출 조절 촉진, 생체 이용률 향상 그리고 미량 영양소

표 31.5 GRAS 물질 및 그 기능의 예

CFR 번호	물질	기능
GRAS 21 CFR 182		
182.2122	알루미늄 칼슘 실리케이트	고결방지제(anticaking agent)
182.8985	염화 아연	영양 보충제
GRAS 21 CFR 184로 인정된 직접 식품 물질		
184.1005	아세트산	다양
184.1355	헬륨	가공용재
GRAS 21 CFR 186로 인정된 간접 식품 물질		
186.1025	카프릴산	항균제
186.1374	산화철	종이 및 판지의 성분
	"이의 없음"으로 통보된 GRAS 물질	
GRN 305	*Carnobacterium maltaromaticum* strain CB1(생육 및 열처리)	*Listeria monocytogenes*의 저해제(항균제)
GRN 211	잔탄검(Xanthan gum; 피루브산염이 감소된 상태)	안정제, 유화제, 증점제, 현탁제, 보형제 및 거품증가제

GRAS, *Generally Recognized as Safe*: 일반적으로 안전하다고 인정.

및 생리 활성 물질을 포함한 불안정한 물질 보호를 통하여 기존 제품을 새롭고 보다 효율적으로 사용할 수 있게 한다.

FDA는 아직 시험에 대한 특정 지침을 공표하지 않았다. 그러나 나노 수준의 입자 거동과 특성은 안전성, 효과, 성능, 품질에 영향을 줄 수 있고, FDA 규제 제품의 공중 보건 효과에 적용할 만하다. 나노 입자의 성질은 화학적, 생물학적 또는 자기적 특성의 변화, 전기 또는 광학 활성의 변화, 구조적 강도의 증가 또는 다른 거대입자 물질에서는 일반적으로 관찰되지 않는 나노물질의 고유한 특성에 기인할 수 있다. 승인된 제품(GRAS 또는 식품 첨가물)을 나노 수준으로 전환하면 그 재료가 안전하지 않을 수도 있다.

31.2.4 식이 보충제에 대한 안전 요구 사항

식이 보충제는 법과 규정 내에서 식품 첨가물이나 약물이 아닌 식품 또는 식품 구성요소로 간주되는 특별한 지위를 갖는다. 안전 기준은 아무런 해가 없다는 합리적 기대의 개념을 사용한다. 이것은 식품 첨가물에 대한 합리적 확실성 기준보다 약한 안전 기준이다. 이 이론적 근거는 식이 보충제의 섭취가 식품으로서 비자발적인 것이 아니라 선택에 의한 것이라는 점이다(식품은 안전하다고 가정되어야 한다). 따라서 식품에는 더 높은 안전 기준이 적용된다. 부가적으로 (1) 식이 보충제 섭취와 관련된 의도적인 선택이 있고 (2) 일일 권장 섭취량이 라벨에 분명하게 명시되어 있기 때문에 일부 위험은 소비자의 몫이라는 가정이 있다.

31.2.5 발암물질 평가

특별한 문제로서의 발암원성 FD&C 법의 Delaney 조항은 "사람이나 동물이 섭취했을 때 암을 유발하는 것으로 판명된" 규제 식품 첨가물의 승인을 금지한다. Delaney 금지 조항은 식품 첨가물, 색소 첨가제 및 동물용 의약품의 승인에만 적용되며, 불가피한 오염물질, GRAS 물질 또는 1958년 이전에 FDA 또는 USDA가 허가한 성분에는 적용되지 않는다. Delaney 조항에서 식품 첨가물 또는 색소 첨가물이 발암물질로 되기 위해서는 사람이나 동물이 섭취했을 때 직접적으로 암을 유발하는 것이 확인되어야 한다. 이것은 발암성이 명확하게 재현 가능해야 한다는 것과 발견된 암이 영양, 호르몬 또는 생리의 불균형에 따라 부차적으로 발생하지 않았다는 것을 의미한다. 이러한 입장은 식이에서 단백질이나 지방의 수준을 변화시키는 것은 암을 유발하는 것이 아니라 단순히 암 발생을 조절할 뿐이라고 기관에서 주장할 수 있게 한다.

31.3 식품 또는 식품 성분들에 의한 유해 반응들

식품 과민 반응(알레르기)은 면역 매개 반응을 포함하는 반응을 말한다. 알레르기 반응은 표 31.6에 나열된 증상 중 하나 이상이 나타날 수 있다. 피부 반응과 아나필락시스는 식품 알레르기와 관련된 가장 흔한 증상이다. 식품에 포함된 모든 단

표 31.6 IgE 매개 식품 알레르기의 증상

피부	두드러기, 습진, 피부염, 가려움증, 염증
위장관	오심, 구토, 설사, 복부 경련
호흡기	천식, 천명음, 비염, 기관지 경련
기타	아나필락시스성 쇼크, 저혈압, 구개 가려움증 혀와 후두를 포함한 부종, 메트헤모글로빈 혈증*

* 유아에서 콩 또는 유단백질에 대한 불내성 반응으로 드물게 나타나는 알레르기.
출처: Murray KF, Christie, DL: Dietary protein intolerance in infants with transient methemoglobinemia and diarrhea. *J Pediatr* 122:90, 1993. Elsevier; Taylor SL, Scanlan RA (eds.): *Food Toxicology: A Perspective on the Relative Risks*. New York: Marcel Dekker, 1989.

백질은 알레르기 항원(알레르겐)으로 작용할 수 있다. 일반적인 식품 알레르겐의 알레르기 성분 중 일부는 표 31.7에 있다.

식품 특이반응은 일반적으로 식품 물질이나 첨가물에 대한 정량적인 비정상 반응으로 정의된다. 이것은 과민 반응과 비슷할 수 있지만 면역 기전과 관련이 없다. 이러한 반응 및 이와 관련 있는 것으로 여겨지는 식품의 예시는 표 31.8에 있다.

표 31.7 알려진 알레르기성 식품 단백질

식품	알레르기 유발 단백질
젖소 우유	카제인, β-락토글로불린, α-락트알부민
달걀 흰자	오보무코이드, 오브발부민
달걀 노른자	리베틴
땅콩	Ara h 2, 땅콩 I
콩	β-Conglycinin(7S 분획), 글리시닌(11S 분획), Gly mIA, Gly mIB, Kunitz 트립신 억제제
대구	Gad cl
새우	항원 II
껍질콩	알부민 분획
쌀	글루테린 분획, 글로불린 분획
면화씨	당단백질 분획
복숭아, 구아바, 바나나 만다린, 딸기	30 kDa 단백질
토마토	여러 당단백질
밀	글루텐, 글리아딘, 글로불린, 알부민
오크라	분획 I

출처: Taylor SL, Scanlan RA (eds.): *Food Toxicology: A Perspective on the Relative Risks*. New York: Marcel Dekker, 1989.

아나필락시스성 반응들은 역사적으로 히스타민의 직접 작용으로 발생하는 아나필락시스(및 기타 "알레르기 형태"의 반응) 유사 반응으로 생각된다. 히스타민을 생성하는 특정 미생물에 감염된 일부 어류를 섭취하면 "고등어중독증(scombrotoxicosis)"이라고도 하는 아나필락시스 반응이 발생할 수 있다(표 31.9). 아황산염에 의해 유발된 기관지 경련은 식당의 샐러드와 와인에 뿌려진 메타중아황산에 대한 급성 민감성으로 처음에 주목받았다.

가짜 식품 알레르기라고도 하는 약리학적 식품 반응은 식품에 있는 약리학적 성분에 대한 과장된 반응이 특징이며 이는 수용체 감작으로 인한 것일 수 있다. 반면, 대사성 식품 반응은 식품이 다소 흔하게 섭취되고 과식하거나 부적절하게 가공되었을 때만 독성 영향을 나타내는 점에서 다른 유해 반응들의 범주와 다르다. 구체적인 예는 표 31.10에 있다. 감수성이 높은 군은 제한된 식량 공급 또는 특정 식품에 대한 비정상적인 갈망의 결과로 인한 식품의 "자발적인" 소비 때문에 발생한다.

31.4 식품 중 독성물질

31.4.1 금속, 탄화수소, *N*-니트로소 물질 및 진균 독소

어떤 물질이 광범위하게 사용되거나, 지표에 존재하여 환경에 지속적이고 흔하게 있는 오염원인 경우, 정상적인 식품 가공 산물인 경우에는 식품에 들어가는 것을 피할 수 없다.

자연 원소 중 약 22개가 포유류의 필수 영양소로 알려져 있다. 이러한 원소를 미량원소라고 하며 여기에는 철, 아연, 구리, 망간, 몰리브덴, 셀레늄, 요오드, 코발트, 심지어 알루미늄과 비소도 포함된다. 그러나 납, 카드뮴 및 수은은 오염원(또는 적어도 식품 성분으로 더 많은 규제를 가지고 있다)으로 친숙하다. 이 원소들이 오염원으로 검출되는 것은 자연에 너무 많이 분포하기 때문이 아니라 사람들이 그것을 사용하기 때문이다(23장 금속의 독성 참조).

폴리염화탄화수소는 살충제, 용매 및 열전달제로서 광범위하게 사용된다. 염화탄화수소는 다루기의 용이성, 그로 인한 광범위한 사용 및 분해에 대한 저항성(그리고 검출 용이성) 때문에 다양한 식품에서 발견되었다. 폴리브롬화비페닐과 폴리브롬화비페닐에테르는 전기장치, 페인트 및 플라스틱에 사용된다.

표 31.8 식품에 의한 특이 반응들

식품	반응	기전
파바 콩	용혈, 때때로 황달과 헤모글로빈뇨 동반; 창백, 피로, 오심, 호흡 곤란, 발열 및 오한, 복부와 등쪽 통증	파바 콩의 피라미덴 아글리콘(pyramidene aglycones)이 NADPH 공급을 차단하여 G-6-PD가 결핍된 적혈구에서 GSH의 비가역적 산화 작용을 일으켜서 적혈구의 산화적 스트레스 및 최종 용혈을 초래한다.
초콜릿	편두통	페닐에틸아민 관련
사탕무	Beetanuria: 붉은 소변(흔히 혈뇨로 오인됨)	사탕무의 섭취 후에 소변으로 beetanin의 배설
아스파라거스	냄새, 유황 냄새의 소변	상염색체 우성으로 아스파라거스의 메탄티올 대사 불능이며 그 결과 메탄티올이 소변으로 배설된다.
적포도주	재채기, 홍조, 두통, 설사, 피부 가려움증, 숨이 참	히스타민 분해 감소: 디아민 산화 효소 결핍(?), 와인에 존재하는 히스타민
콜린과 카르니틴-함유식품	생선 냄새 증후군: 신체 분비물의 더러운 냄새	콜린과 카르니틴은 장 내에서 세균에 의해 트리메틸아민으로 대사되고 흡수되지만 무취의 트릴메틸아민 *N*-옥사이드로는 대사되지 못한다.
우유	복통, 팽창, 설사	락타아제 결핍증
과당 함유 음식	복통, 구토, 설사, 저혈당	과당-1-인산염에 대한 간의 aldolase B 활성 감소

표 31.9 식품에 의한 아나필락시스 반응

식품	반응	기전
서부 호주산 연어(*Arripis truttaceus*)	홍반 및 피부의 두드러기, 안면 홍조, 발한, 심계항진, 안면 홍조, 몸의 일과성 열감, 두통, 오심, 구토, 현기증	고등어 중독; 생선에서 높은 히스타민 농도 검출
생선(히스타민 첨가)	안면 홍조, 두통	히스타민 중독; 섭취량과 혈장내 히스타민 농도 간 밀접한 상관관계
케이프 방어(생선) (*Seriola lalandii*)	피부 발진, 설사, 심계항진, 두통, 오심 그리고 복부 경련, 이상감각, 비정상적인 미각, 호흡 곤란	고등어 중독; 항히스타민제로 치료
아황산염 민감성	기관지 경련, 천식	식품과 와인의 메타중아황산(metabisulfite)에 대한 아황산 산화 효소 결핍
참치, 날개다랑어, 고등어, 가다랑어, 마히마히, 블루피쉬	급성 알레르기 반응과 유사한 반응	고등어 중독; 항히스타민제 및 시메티딘으로 치료
치즈	급성 알레르기 반응과 유사한 증상	항히스타민제에 반응; 히스타민 중독

아민, 아마이드, 구아니딘 및 요소와 같은 질소 화합물들은 질소산화물(NO_x)과 반응하여 *N*-니트로소 화합물(NOCs)들을 형성할 수 있다. 이 화합물은 환경 및 내부 형성에 의해서 만들어진다. 지난 몇 년간 환경에서 생성은 감소했지만 식품(예: 질산염 경화 육류) 및 음료(예: 맥아 음료), 화장품, 작업장 노출 및 고무 제품 등에 여전히 포함되어 있다.

발암성 및 간독성이 있는 아플라톡신과 같은 식품 유래 진균 독소(곰팡이에서 생성된 독소)와 고에스트로겐성 진균 독소 zearalenone은 사람의 질병 발생에 크게 기여할 가능성이 있다. 진균 독소 효과에 대한 자세한 내용은 표 31.11에 있다.

31.4.2 어류, 조개류 및 거북에 있는 독소

FDA 정책에 따라 해산물 독소는 무관용의 원칙을 적용받고 있으며 조금이라도 검출되면 규제조치의 원인이 된다. 시가테라(ciguatera), 스카리톡신(scaritoxin), 마이토톡신(maitotoxin)

표 31.10 대사성 식품 반응

식품	반응	기전
리마콩, 카사바 뿌리, 콩나물, 기장(사탕수수), 고편도, 살구 및 복숭아 씨	청색증	위산과 접촉하여 시안화수소를 방출하는 시아노겐 배당체
양배추과, 순무, 대두, 무, 유채, 겨자	갑상선종(갑상선 비대)	Isothiocyanate, goitrin 또는 *S*-5-vinyl-thiooxazolidone은 요오드의 사용을 간섭
열대나무 *Blighia sapida*의 설익은 과일, 카리브해와 나이지리아에서는 흔함	중증의 구토, 혼수 및 급성 저혈당으로 사망할 수 있으며 특히 영양실조인 경우 위험성이 크다.	과일에서 분리된 hypoglycin A는 지방산의 산화를 방해하여 글리코겐 저장물이 에너지를 위해 대사되고 탄수화물이 고갈되어 저혈당을 유발할 수 있다.
Leguminosae, *Cruciferae*	라티리즘(lathyritic) 증상: 쇠약, 다리 마비, 때로는 죽음에 이르는 신경학적 증상	암모니아 독성을 유도하는 urea cycle의 ornithine transcarbamylase의 L-2,4-diaminobutyric 저해
감초(glycyrrhizic acid)	고혈압, 심장 비대, 나트륨 저류	미네랄코르티코이드를 모방하는 glycyrrhizic acid
북극곰과 닭 간	과민성, 구토, 두개내압 증가, 사망	비타민 A 독성
소철(소철 가루)	근위축성 측삭경화증(사람), 간암 발생(랫드와 비인간 영장류)	Cycasin(methylazoxymethanol); 주요 작용은 메틸화이며, 이는 세포막 파괴로부터 효소의 불활성화까지 광범위하게 작용한다.

은 굴과 조개류뿐만 아니라 어류의 11목, 57과, 400종 이상에서 발견되는 신경 독소(항콜린에스터라제)이다. 시가테라는 원래 쌍편모조류(dinoflagellates)에 의해 만들어져서 어류 내에서 활성 형태로 생체전환된다. 사람이 이것을 섭취하면 위장 장애, 신경 증상 또는 사망을 초래할 수 있다. 팔리톡신(palytoxin)은 *Palythoa* 속의 zoanthid 연산호(soft coral)에 의해 생산되며 물고기, 게 및 다모류 동물(polychaete worms)은 이것을 먹거나 생활 중에 노출됨으로써 팔리톡신에 오염될 수 있다. 독소는 고등어, 해파리, 다양한 종류의 게에서 검출되었다. 희생자들은 고기(대부분 근육, 간, 난소 및 소화관)에서 쓴맛, 금속성 맛을 느끼고, 섭취 이후 즉시 오심, 구토 및 설사가 이어진다고 설명하고 있다. 몇 시간 내에 미오글로빈뇨, 입 주변 및 사지에서의 불타는 감각, 근육 경련, 호흡 곤란과 발성 장애 등의 증상을 보인다. 심근 손상으로 사망할 수도 있다. 브레베톡신(brevetoxin)은 쌍편모조류(*Gymnodinium breve*)에 의해 생성되어 여과섭식 생물에서 농축되는데 전압의존성 나트륨 채널에 결합하여 독작용을 나타낸다. 사람이 섭취한 경우에는 오심, 따끔거림, 구강내 무감각, 운동 조절 장애, 심한 근육통 등의 증상을 나타내며, 이 모든 증상들은 수일 내에 사라진다. 삭시톡신(saxitoxin)은 쌍편모조류를 섭취하는 갑각류에서 발견되며, 신경근 접합부의 신경전달에서 이온 통로를 차단하여 감각 이상과 근육 약화를 유발한다. 도모산(domoic acid)도 조개류에서 발견되며 신경전달물질인 글루타민의 유사체이다. 도모산은 해마와 다른 뇌 영역을 손상시켜 다양한 신경 증상을 유발한다. 테트로도톡신(tetrodotoxin)은 복어 손질을 잘못한 경우 섭취할 수 있으며 모든 1가 양이온의 이동을 차단하여 중추신경계와 말초 신경의 마비를 일으키고, 근육 마비, 호흡 곤란 및 때로는 사망을 초래한다. 켈로니톡신(chelonitoxin)은 바다거북에서 발견되며 심근 괴사 및 폐부종을 유발한다.

특정 해양 종에도 자연 발생 독소가 검출되지만 해조류 또는 다른 환경적 영향과 관련이 없다. Escolar(*Lepidocybium flavobrunneum*)와 Oilfish 또는 Cocco(*Ruvettus pretiosus*)는 강력한 설사를 유발하는 기름을 함유하고 있는데, 이를 섭취할 경우 gempylid 물고기 중독인 젬필로중독증(gempylotoxism) 또는 keriorrhea로 알려진 설사가 나타날 수 있다. 독소는 왁스 에스테르(C_{32}, C_{34}, C_{36} 및 C_{38} 지방산 에스테르)로 구성되며, 그 주성분은 $C_{34}H_{66}O_2$이다. 또 다른 자연 독소는 테트라민으로 *Buccinum*, *Busycon* 또는 *Neptunia* spp.의 침샘에서 발견된다. 이 생물들은 온대 지방과 열대 지방에서 분포하는 고둥 또는 바다달팽이의 일종으로 오랫동안 인간의 식품 공급원이었다. 열에 안정한 신경독소인 테트라민은 섭취할 경우 특히 안구 통증, 두통, 현기증, 복통, 운동실조, 손가락의 얼얼함, 오심 및 설사 등의 증상이 유발된다. 마지막으로, 그린란드 상어(*Somniosus microcephalus*)와 태평양 잠자는 상어(*Somniosus pacificus*)의 고기는 트리메틸아민 산화물을 함

표 31.11 다양한 곰팡이에 의해 생성된 진균독소들: 그 효과와 오염 가능성이 있는 상품

진균독소	출처	효과	오염된 상품
아플라톡신 B_1, B_2, G_1, G_2	*Aspergillus flavus*, *A. parasiticus*	급성 아플라톡신 중독, 발암	옥수수, 땅콩 및 기타
아플라톡신 M_1	AFB_1의 대사체	간독성	우유
푸모니신 B_1, B_2, B_3, B_4, A_1, A_2	*Fusarium verticillioides*	신장암 및 간암	옥수수
트리코테센(예: T-2, 데옥시니발레놀, 디아세톡시스키페놀)	*Fusarium*과 *Myrothecium*	조혈 독성, 뇌수막 출혈, 신경 장애, 피부괴사, 위장점막상피 출혈, 구토, 식이거부, 면역억제	시리얼 곡물, 옥수수
Zearalenones	*Fusarium*	에스트로겐 효과	옥수수, 곡물
사이클로피아존산	*Aspergillus*, *Penicillium*	근육, 간 및 맹장 독성	치즈, 곡물, 땅콩
코직산	*Aspergillus*	간독성?	곡물, 동물 사료
3-니트로프로피온산	*Arthrinium sacchari*, *A. saccharicola*, *A. phaeospermum*	중추신경계 손상	사탕수수
시트로비리딘	*Penicillium citreoviride*, *P. toxicarium*	심장 각기병	쌀
시투칼라신 F, B, F, H	*Aspergillus and Penicillium*	세포 독성	옥수수, 시리얼 곡물
스테리그마토시스틴	*Aspergillus versiolar*	발암	옥수수
페니실린산	*Penicillium cyclopium*	신 독성, 유산	옥수수, 마른 콩, 곡물
루브라톡신 A, B	*Penicillium rubrum*	간 독성, 최기형성	옥수수
피툴린	*Penicillium patulatum*	발암, 간 손상	사과 및 사과 제품
오크라톡신	*Aspergillus ochraceus*, *A. carbonarius*, *Penicillium verrucosum*	풍토성 신병증, 발암	곡물, 땅콩, 포도, 볶지 않은 커피
시트리닌	*Aspergillus and Penicillium*	신 독성	시리얼 곡물
페니트렘(s)	*Aspergillus*, *Claviceps*, *Penicillium*	떨림, 불일치, 혈성 설사, 사망	곰팡이 크림치즈, 영국 호두, 햄버거빵, 맥주
맥각 알칼로이드	*Claviceps purpurea*	맥각 중독	곡물

유하고 있으며 장내 세균총에 의해 트리메틸아민으로 대사된다. 신경 독소인 트리메틸아민은 인간과 개 모두에서 운동실조를 일으킨다.

31.4.3 미생물 유래 물질들

미국에서 대부분 식품 관련 질병은 미생물 오염으로 발생한다. 보툴리눔 중독증은 부적절한 통조림 식품에 들어 있는 *C. botulinum*과 *C. butyricum*에 의해 생성되는 독소 때문에 발생한다. 독소는 말초 신경 말단의 이세틸콜린을 방해하여 호흡 곤란 및 호흡 마비를 유발한다. *C. perfringens* 식중독은 도축장에서 육류가 장 내용물로 오염되었을 때 발생한다. 오염된 육류를 굽거나 잘못 저장하면 *C. perfringens*가 증식하여 독소를 생성한다. 독소는 장 세포의 사멸 및 설사로 심한 탈수를 유발한다. *Bacillus cereus*는 두 가지 독소를 만든다. 하나는 구토를 일으키며 부적절하게 조리된 쌀에서 발생하고 다른 하나는 다양한 식품에 존재할 수 있으며 구토를 유발한다. 황색포도상알균(*Staphylococcus aureus*)은 사람의 피부와 코 분비물에 상주할 수 있는 정상 세균총으로 매우 다양한 내독소와 외독소를 생성한다. 보통 조리 후와 보관 중에 음식을 취급하는 사람으로부터 오염된다. 소는 대장균(*Escherichia coli*)의 자연 저장소이다. 대장균이 창궐하는 것은 부적절하게 조리한 쇠고기와 관련이 있고, 또한 거름을 준 농작물을 저온살균처리하지 않고 짠 주스 혹은 생채소와 관련이 있다.

31.4.4 소해면상뇌증(광우병)

소해면상뇌증(bovine spongiform encephalopathy, 또는 광우병)은 프리온(prion)이라고 불리는 감염성 단백질에 의해 전염된다. 병든 소에 있는 프리온은 부적절하게 취급되는 육류를 통하여 사람에게 전염된다. BSE는 임상적으로 신경 악화 후 사망을 초래한다.

31.5 결론

식품은 생명에 필수적인 거대 및 미량 영양소 이외에 수많은 화학물질로 구성된다. 식품이 유독할 수 있음에도 여전히 식품으로 여겨질 수 있는 주요한 두 가지 방법이 있다: (1) 민감성: 보통 독성이 없던 식품이 소수의 일부 사람들에서라도(알레르기, 불내성) 사람 및 자연의 작용에 의해 독성을 갖게 되는 경우; (2) 양적 문제: 일반적 사용 수준에서는 독성이 없다고 여겨지는 식품을 과량 섭취하는 경우이다. 식품으로 인한 질병의 대부분은 식품의 미생물학적 오염에 기인한다. 따라서 식품 안전에 대한 주유 관심은 미생물학적 위험으로부터 식품을 보존하는 방향으로 나가야 한다.

참고문헌

Barceloux DG: *Medical Toxicology of Natural Substances: Foods, Fungi, Medicinal Herbs, Plants, and Venomous Animals*. Hoboken, NJ: John Wiley & Sons, 2008.

Kotsonis F, Mackey M (eds.): *Nutritional Toxicology*. New York: Taylor & Francis, 2002.

Omaye ST: *Food and Nutritional Toxicology*. Boca Raton, FL: CRC Press, 2004.

Pussa T: *Principles of Food Toxicology*, 2nd ed. Boca Raton, FL: CRC Press, 2013.

연습문제

1. 식품 복잡성에 관한 다음 설명 중 사실이 아닌 것은?
- **a.** 많은 향료 첨가물은 비영양 물질이다.
- **b.** 식품은 화학적 조성을 변화시키는 환경의 힘에 영향을 받는다.
- **c.** 식품에는 영양이 되는 화학물질보다 비영양 물질이 더 많이 있다.
- **d.** 비영양 물질의 대부분은 사람이 식품에 첨가한다.
- **e.** 식품은 사람이 노출되는 대부분의 다른 물질보다 더 다양하고 복잡하다.

2. 다음 중 가장 비영양적인 화학물질을 포함하는 식품은?
- **a.** 소고기
- **b.** 바나나
- **c.** 토마토
- **d.** 오렌지 주스
- **e.** 체다 치즈

3. 다음 중 간접 식품 첨가물로 간주되는 것은?
- **a.** 아질산염
- **b.** 플라스틱
- **c.** 식용 색소
- **d.** EDTA
- **e.** 구연산

4. 예상 일일 섭취량(EDI)은 다음 중 어느 것을 기반으로 하나?
- **a.** 대사율
- **b.** 일일 섭취량
- **c.** 식품에 있는 물질 농도
- **d.** 체질량 지수
- **e.** 식품에 있는 물질 농도 및 일일 섭취량

5. 다음 중 IgE 매개 음식 알레르기 증상의 특징이 아닌 것은?
- **a.** 두드러기
- **b.** 천명음
- **c.** 고혈압
- **d.** 오심
- **e.** 충격

6. 다음 중 알레르기를 유발하는 것으로 유명한 밀 단백질은?
   a. 카세인
   b. 오브알부민
   c. 리베틴
   d. 글루텐
   e. 글리시닌

7. 다음 중 노르아드레날린 자극제로 작용하여 고혈압을 유발하는 화학물질을 포함하고 있는 식품은?
   a. 치즈
   b. 땅콩
   c. 새우
   d. 초콜릿
   e. 사탕무

8. 조개류에서 발견되는 삭시톡신의 기전은 무엇인가?
   a. 이온 채널 간섭
   b. 직접적인 신경 독성
   c. DNA 복제 간섭
   d. 헤모글로빈에 결합
   e. 자극성 G 단백질 간섭

9. 다음 중 요오드 결핍증을 모방한 반응을 일으킬 수 있는 식품은?
   a. 초콜릿
   b. 조개
   c. 땅콩
   d. 파바 콩
   e. 양배추

10. 다음 중 부적절한 통조림 식품에 오염되어 호흡 마비를 일으킬 수 있는 세균의 종류는?
   a. *C. perfringens*
   b. *R. ricketsii*
   c. *S. aureus*
   d. *C. botulinum*
   e. *E. coli*

32장 분석 및 법 독성학
Analytical and Forensic Toxicology

Bruce A. Goldberger and Diana G. Wilkins*

32.1 분석 독성학
32.2 일반 독성학의 역할
32.3 법 독성학의 역할
32.4 독살에 대한 독성학적 조사
 32.4.1 사례 및 표본연구
 32.4.2 독성학적 분석
 32.4.3 분석결과의 해석
32.5 실제 범죄에 사용되는 독성물질
32.6 소변에서의 약물 감식
32.7 인체 활동 평가
32.8 법원 증언
32.9 임상 독성학의 역할
32.10 치료 모니터링의 역할
32.11 요약

요점

- 분석 독성학(analytic toxicology)은 생물에 악영향을 끼칠 수 있는 화학물질의 검출 및 정량에 대한 분석화학적 방법을 적용하는 것을 포함한다.
- 법 독성학(forensic toxicology)은 법집행을 위해 독성물질을 식별하는 것이다. 가장 일반적인 사례는 사람을 사망케 하거나 부상을 입히거나 재산상의 손해를 입히는 원인이 되는 화학물질을 식별하는 것이다.
- 독극물에 의한 사망사건의 독성학적 조사는 (1) 가능한 한 상세히 사례 기록을 수집하고 적절한 표본을 수집하며 (2) 이용 가능한 표본을 기반으로 적절한 독성학적 분석을 수행하고 (3) 분석 결과의 해석을 포함한다.
- 전문가로서 독성학자는 증거와 의견으로 두 가지를 제시할 수 있다. 객관적인 증거는 대개 분석적 방법과 결과에 대한 설명을 포함한다. 독성학자가 분석결과의 해석에 대해 증언할 때, 그 독성학자는 "의견"을 제시한다.

법의학적 응용 분야에서, 분석 독성학은 살아 있는 생명체에 영향을 끼칠 수 있는 화학물질의 정성 및 정량을 위해 분석화학의 기술을 활용한다. 법의학은 법 집행을 위해 독성학을 활용하는 것으로 가장 일반적인 활용은 사람을 죽이거나, 부상을 입히거나 재산상의 손해를 입히는 화학물질을 식별하는 것이다. 과학적 가능성을 바탕으로 희생자의 부상을 설명할 수 있는 충분한 농도로 희생자의 조직에 존재하는 것으로 입증된 특정 화학물질을 명확히 식별하는 것이 가장 중요하다. 이러한 이유로, 법 독성학과 분석 독성학은 오랫동안 상호 협력적인 관계를 공유해 왔다.

32.1 분석 독성학

법 독성학자(forensic toxicologists)들은 오래전부터 독으로 추정되는 물질의 성질이 알려져 있지 않으면, 독성물질들을 확인하기 위해 체계적이고 표준화된 접근법을 사용해야 한다고 학습하였다. 1873년에 Chapuis에 지은 *Elements de Toxicologie*에서 처음 제기된 접근법은 독성물질의 근원 또는 성질에 기초한다. 그것은 다음과 같이 정의된다.

1. 가스(gases)—가스물질은 단순히 가스크로마토그래피를 사용하여 측정한다.
2. 휘발성 물질(volatile substances)—휘발성 물질들은 일반적으로 주변 온도에서 증발하는 다양한 화학적 유형의 액체이다. 가스크로마토그래피는 분리와 정량을 위한 가장 간단한 방법이다.
3. 부식성 물질(corrosive agents)—부식성 물질은 무기산(mineral acid)과 염기(bases)를 포함한다. 많은 부식성 물질은 일반적인 조직 구성체인 이온으로 구성된다. 화학적 기법은 이러한 이온이 정상적인 농도를 초과할 때 이러한 이온을 검출하기 위해 적용할 수 있다.

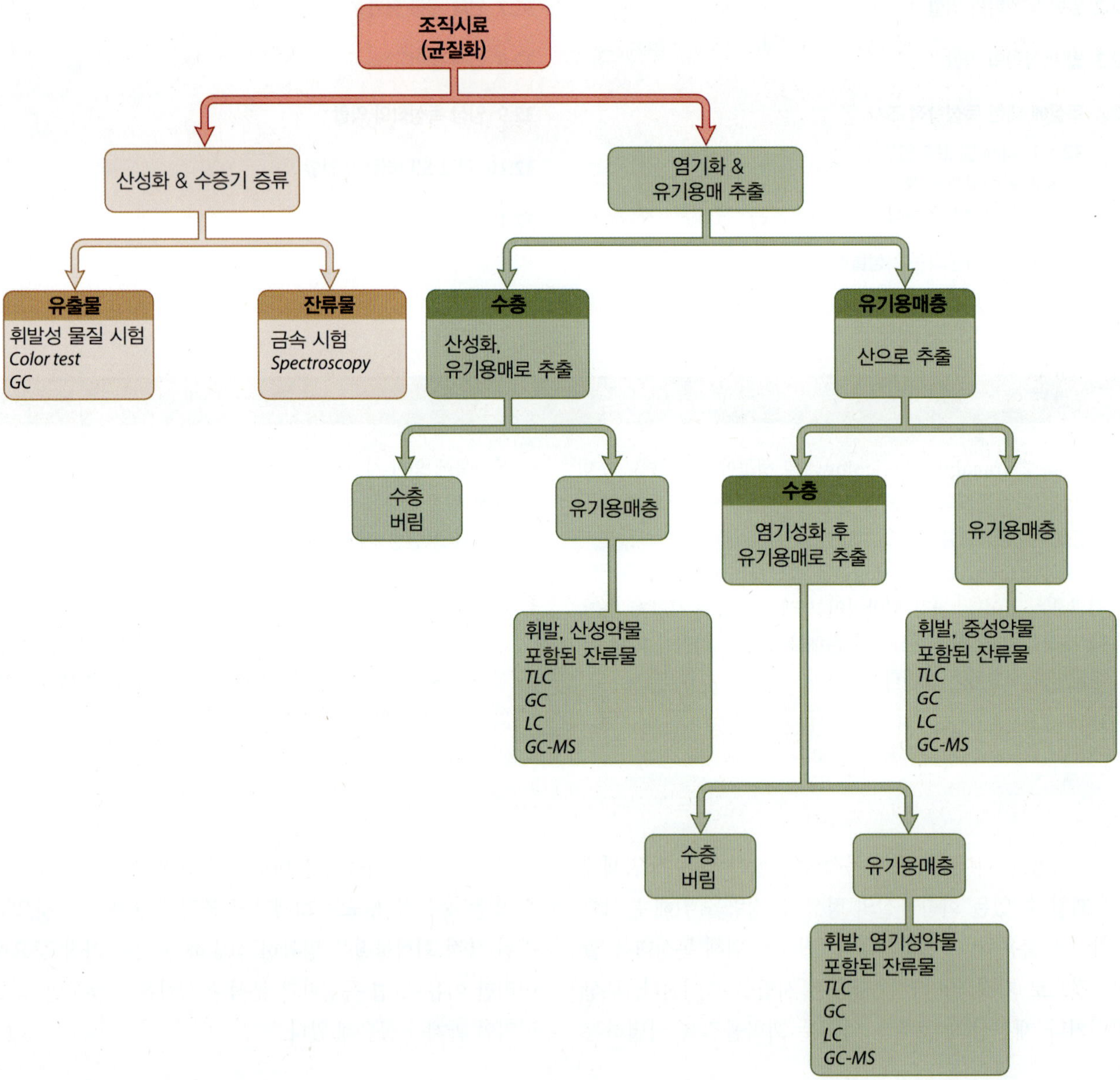

그림 32.1 조직에서 독성물질의 분리를 위한 계획.

4. 금속(metals)—금속은 직업적이고 환경적인 위험 요소로서 빈번하게 발생한다. 분리는 화학적 또는 열 산화에 의한 유기체 기질의 파괴를 수반한다.
5. 음이온 및 비금속(anions and nonmetals)—결합되지 않은 형태로는 거의 발생하지 않으므로 분석적인 도전이 존재한다.
6. 비휘발성 유기물질(nonvolatile organic substances)—이 물질들은 분석독성학자들이 고려해야 할 가장 큰 물질 그룹을 구성한다. 여기에는 마약, 살충제, 천연제품, 오염물질, 산업용 화합물들을 포함하며, 끓는점이 높은 고체 또는 액체이다. 이러 화학물질의 분석을 위한 계획은 그림 32.1에 나타냈다. 분리 과정은 생물학적 조직 및 체액에 따라 다른 추출법에 의존하며, 이 과정은 때때로 비효율적이며 분석물의 회수율은 낮을 수 있다. Immunoassay는 이러한 추출 과정을 피하고 정량화를 용이하게 할 수 있다.
7. 기타(miscellaneous)—일반적인 방법으로 측정될 수 없는 많은 수의 화합물이다. 독소 및 다른 단백질 독성 혼합물 또는 규명되지 않은 물질들이 포함된다.

32.2 일반 독성학의 역할

시험에 사용되는 화합물이 순수하거나 오염물질이 특성화된 천연물질일 때 실험결과의 타당성을 해석할 수 있다. 화학물질은 공기와 접촉하거나, 자외선 또는 기타 방사선에 노출되거나, 차량의 구성성분과의 상호 작용 또는 다른 수단에 의해 분해될 수 있다. 이러한 변화를 인식하고 수정할 수 있는 분석 방법을 개발하는 것은 연구 과정에서 일관되고 신뢰할 수 있는 결과를 얻는 데 필수적이다.

마지막으로 연구 중인 화합물의 생체이용률(bioavail-ability)을 평가하기 위한 분석 방법이 필요하다. 물에 용해도가 낮은 물질은 동물에게 적용하기 어렵고, 다양한 매체가 사용되어야 한다. 그러나 평가 중인 화합물에 대한 혈중 농도의 비교를 통해 매체의 효율성을 간단하게 비교할 수 있다.

32.3 법 독성학의 역할

사후 조사에서의 법 독성학자의 의무에는 부검시 수집한 생물학적 표본 중의 약물 또는 독성물질에 대한 정성 및 정량분석과 검출된 화학물질의 생리학적 및 행동적 영향에 관한 분석 결과의 해석이 포함된다. 중독이 사망 원인인 경우 사망자의 체액이나 조직에서 독성물질의 존재를 확인하는 독성학적 분석이 필수적이다.

또한 사후 검사결과로 역학 및 통계 자료를 제공한다. 법 독성학자는 약물 남용에 따른 새로운 질병과 남용 방지 약품의 위험에 대해 의료계에 첫 번째로 경고하는 경우가 많다. 마찬가지로 그들은 “china white”(메틸 펜타닐), “엑스터시”(메틸렌 디옥시-메탐페타민) 및 GHB(감마-히드록시 부티르산)와 같은 “디자이너 약물”을 포함하여 남용의 대상이 되는 정신병 치료제의 새로운 유사체의 화학적 정체성과 독성을 판단한다.

32.4 독살에 대한 독성학적 조사

독살에 대한 독성학적 조사는 (1) 사례 기록 및 적절한 표본 확보, (2) 독성학적 분석 및 (3) 분석 결과의 해석과 같이 세 단계로 구분할 수 있다.

32.4.1 사례 및 표본연구

오늘날, 섭취, 주사, 흡입에 의해서 죽음을 야기하는 수천 가지의 화합물들이 존재한다. 일반적으로 분석에 이용할 수 있는 표본의 수가 한정적이기 때문에, 분석을 시작하기 전에 가능한 한 많은 정보가 수집되어야 한다. 사망 이전에 실시된 모든 치료뿐만 아니라 사망자의 연령, 성별, 체중, 병력 및 직업, 사망한 환자가 복용했을 수 있는 약물, 증상 및 사망 시간에 주목해야 한다. 일반적으로, 부검실에서는 일반의약품(예: 진통제, 항히스타민제), 전문의약품(예: 벤조디아제핀, 아편제,), 가스(예: 흡입제, 일산화탄소), 마약류(예: 코카인, 대마, 메탄) 등 다양한 종류의 독성물질을 분석한다.

마약과 독소가 신체조직 성분에 따라 다양하게 분포할 수 있기 때문에, 가능한 많은 다른 부위의 체액과 조직의 시료가 필요하다. 모든 시료들은 문서화되고, 체계적 관리하에 준비되어야 한다. 체액과 조직은 희석되거나, 화학적으로 변형되어 분석이 어려워지기 전에 수집되어야 하며, 특히 방부 처리 전에 확보되어야 한다. 법 독성학 실험실에서는 일반적으로 생체 이물질 식별을 위해 혈액, 소변, 간 조직 또는 위 내용물을 받지만, 골수, 모발, 유리체액 및 손톱과 같은 비전형적인 유형의 시료에서의 분석이 요구되고 있다. 예를 들어, 경우에 따라서는 불에 탔거나, 발굴된, 부패하거나 또는 뼈만 남은 시료에서의 독성학적 분석이 요구되기도 한다. 마지막으로 심하게 부패된 시체에서 혈액이 없거나 분석에 적합한 고체 조직이 부족한 경우, 체내에서 구더기(파리 유충)를 채취하여 검사하기도 한다.

32.4.2 독성학적 분석

분석 시작 전에 이용할 수 있는 시료의 양, 찾은 독약의 성질, 독약의 생체내 변형 가능성 등 여러 요인을 고려해야 한다. 경구로 노출된 독약의 경우, 흡수되지 않는 물질이 다량 존재할 수 있는 위장관(GI) 내용물을 먼저 분석한다. 소변은 다음 차례로 분석할 수 있다. 신장은 대부분의 독약을 배출하는 주요 기관이기 때문에, 독성물질이나 그 대사체들이 소변에 고농도로 존재할 수 있다. 위장관에서 흡수된 약물 또는 독약은 전신 순환계로 들어가기 전에 간으로 이동하기 때문에 내부 장기들 중에서 간을 우선적으로 분석한다.

분석의 원활한 진행을 위해 생체내 대사(biotransformation)에 대한 충분한 지식이 요구되는데, 모 화합물과 주요 대사체 모두를 분리 동정해야 한다. Immunoassy와 같이 많은 선별 검사들은 모 화합물뿐만 아니라 소변으로 배설되는 주요 대사체도 검출할 수 있도록 설계된다.

시체가 부패되는 과정 중에 발생하는 일반적인 화학적 변화는 분석을 어렵게 할 수 있기 때문에, 부검과 독성학적 분석은 사망 후 가능한 빨리 시작되어야 한다. 그러나 비소, barbiturates, 수은과 strychnine과 같은 독성물질들은 매우 안정하기 때문에 사망 후 수년간 검출되기도 한다.

법 독성학 연구실에서는 다양한 분석학적 방법으로 시료를 분석한다. 초기에는 시료내 분석대상 물질의 존재 유무나 종류를 판단하기 위해, 비특이적이지만 신속한 시험법이 적용된다. 예를 들어, phenothiazine 분석을 위한 FPN(ferric chloride, perchloric and nitric acid; 염화 제2철, 과염소산 및 질산) 검사법과 amphetamines, benzodiazepines 및 opiate 유도체를 검출하기 위한 immunoassay가 있다. 가스 크로마토그래피-질량 분석(gas chromatography-mass spectrometry, GC-MS) 및 액체 크로마토그래피-질량 분석(liquid chromatography-mass spectrometry, LC-MS)기술은 독성학에서 오늘날 가장 광범위하게 적용되는 분석 방법이며, 일반적으로 질량 분석결과를 가지고 모든 약물의 존재 유무를 최종 확인한다.

32.4.3 분석결과의 해석

일단 시료의 분석이 완료되면, 독성학자는 발견된 농도에서 사망자에 대한 독성물질의 생리학적 또는 행동적 작용이 작용되는지 판단해야 한다. 투여 경로, 투여 용량 및 검출된 독성물질의 농도는 사망을 일으키기에 충분하거나 사망자의 행동을 바꿔 사망을 유발할 수 있는지와 같은 구체적인 사항을 규명할 수 있다. 분석결과의 생리학적 또는 행동적 의미를 판단하는 것은 종종 법 독성학자가 직면하는 가장 어려운 문제이다.

투여 경로를 판단할 때, 독성학자들은 여러 장기에서 확보한 시료의 분석결과를 비교한다. 일반적으로 투여 기관에서 독성물질이 최고 농도로 검출된다. 위장관과 간에서 다량의 약물 및 독극물이 검출되면 경구 섭취를 의미하고, 폐에서의 농도가 다른 내장 기관보다 높으면 흡입 또는 정맥주사를 나타낼 수 있다.

대부분의 약물 및 독극물의 생리적 영향은 일반적으로 혈액이나 혈장 및 혈청과 같은 혈액 분획물에서의 농도와 상관관계가 있다. 독극물에 노출된 후 사망하기까지의 생존 시간은 독성물질이 대사되거나, 배설될 수 있게 충분히 길어질 수 있다. 혈액에서 검출되는 농도는 독성이 없거나, 치료를 위해 투여된 약물의 농도일 수도 있다. 아세트아미노펜의 과다 복용에 의한 사망은 일반적으로 섭취 후 최소 3~4일 후에 발생한다. 사후 혈액내 아세트아미노펜의 농도는 치료 용량 범위에서 섭취된 결과와 일치할 수 있다. 그러므로 치명적인 아세트아미노펜의 과다 복용 여부는 환자의 병력, 간의 central lobular의 괴사와 가능한 경우 응급실에 입원했을 당시의 사망한 환자에서 채취한 혈액 시료의 분석에 의해 결정된다.

법 독성학의 새로운 영역은 생체시료에서 불법 합성되어 사용된 약물의 흔적을 찾는 것이다. 메스암페타민(metamphetamine)과 같이 남용되는 많은 약물들은 불법 실험실에서 불법적으로 제조된다. 메스암페타민 합성을 위한 몇 가지 유명한 방법이 알려져 있는데, 불법 실험실에서 합성될 때, 부반응이나 불완전한 반응을 통해 메스암페타민과 특유의 합성 불순물이 함께 생산된다. 이렇게 생성된 불순물은 약물의 생산하는 데 사용된 특정한 합성 방법의 특정할 수 있으며, 이것은 바탕으로 불법 생산이 가능한 장소를 찾을 수 있을 뿐만 아니라 제조업자, 딜러 및 사용자 간의 연결 고리를 제공한다.

32.5 실제 범죄에 사용되는 독성물질

지난 수십 년 동안 법 독성학자들은 독극물에 중독된 범죄 희생자에게서 얻은 시료를 분석하였다. 대표적으로 납치, 강도 또는 성폭력 피해자가 저항하지 못하게 하는 약물 투여 및 아동 학대를 위한 중독 사건이 증가되고 있는 두 가지 유형의 범죄이다.

알코올이 성범죄에 악용되는 주된 약물이지만, 남용되는 일반 의약품이나 향정신성 약물이 종종 관련된다(표 32.1). 특히 전신마취를 위해 사용되는 유도제의 악용이 우려되는 상황이다. 최근에는 benzodiazepine과 phenothiazine과 같은 많은 약물들을 외국에서 불법적 또는 합법적으로 구매할 수 있다. 이들 약물은 비밀리에 투여하면 중추신경계가 억제되어, 희생자에서의 진정작용 및 기억 상실을 일으켜, 범죄가 일어나는 동안 희생자가 저항하지 못하게 한다. 이러한 경우는 종종 독성학자에게 어려운 분석 과제를 제시한다. 보통, 피해자는 피해를 당한 후 24시간에서 며칠 이내에 피해 사실을 제기하지 않기 때문에, 중독성 약물의 대부분이 배설되거니 대사되어, 극미량의 약물 또는 대사체만이 피해자의 혈액, 소변 또는 모발 시료에 존재한다.

표 32.1 성범죄와 관련된 1179건의 소변시료에서 검출된 약물의 종류*

순위	약물 종류	사건 수
1	약물 발견 안됨	468
2	알코올	451
3	대마류	218
4	코카인	97
5	Benzodiazepines	97
6	암페타민류	51
7	감마하이드록시부트레이트(GHB)	48
8	아편류	25
9	Propoxyphene	17
10	Barbitureates	12

*약물이 검출된 사건의 60%가 한 가지 이상의 약물이 검출되었음.
출처: ElSohly MA, Salamone SJ: Prevalence of drugs used in cases of alleged sexual assault. *J Anal Toxicol*, 1999;23(3):141-146.

아동 학대에서의 중독은 일반적으로 부모나 다른 보호자에 의해 피해소아에게 유독하거나 해로운 물질을 의도적으로 투여하는 것을 의미한다. 의도적으로 토근시럽, 소금, 완하제, 이뇨제, 항우울제, 진정 수면제 및 마약이 사용된다. 성범죄의 경우와 마찬가지로 정교한 질량분석법을 통해 토근시럽 내의 emetic alkaloid인 emetine과 cephaeline 같은 약물을 검출할 필요가 있다.

32.6 소변에서의 약물 감식

개인, 직장 및 사회를 위해 약물 남용으로 인한 잠재적 피해를 예방하고자, 제한 약물이나 불법 약물의 검출을 위한 소변 검사가 광범위하게 시행된다. 현재 소변 검사는 군 복무, 운송 및 원자력 산업현장, 많은 연방 및 주 행정 기관, 공공시설, 연방 및 주 형사 사법 시스템, 수많은 민간 기업 및 산업에서 일상적으로 실시된다. 결과에 따라 윤리적 및 법적 책임이 요구되며, 소변 검사에서 불법 약물이 검출된 사람의 경우 취업이 안 되거나, 기존 직장에서 해고될 수 있으며, 재판을 받거나 평판을 잃어버릴 수 있다.

Forensic urine drug testing(FUDT)은 유일하게 소변을 사용하며, 한정된 수의 약물 및 대사체를 검사하는 법 독성학의 다른 영역으로 구분된다. 연방인증프로그램에 따라 중독에 대한 한정된 약물에 대한 분석이 진행된다. 초기 단계에서는 신속한 immunoassay와 대용량 화학분석기를 사용한다. FUDT 인증 실험실에서 검증은 GC-MS 및 LC-MS/MS로 수행되며, FUDT 결과는 분석된 약물에 대해서 양성 또는 음성으로만 보고된다.

소변 검사를 받는 많은 사람들은 이뇨제 섭취와 같은 생리학적 수단이나, 초기 시료 추출법 검사를 방해하기 위해 표백제, 식초 또는 기타 물질을 표본에 직접 불순물 첨가하려는 시도 등을 이용해서 약물 사용을 숨기는 기술을 고안한다. 따라서 시료는 요도 pH, 크레아티닌 및 비중을 확인하고 비정상적인 색이나 냄새를 확인하는 불순물 검사를 정기적으로 실시한다. 최근 소규모 시장에서는 약물 검사를 방해하기 위해 개발된 다양한 제품을 판매되고 있다. 따라서 FUDT 연구소는 이제 중독 약물뿐만 아니라 다양한 불순물에 대한 시험을 정기적으로 실시한다. 대부분의 경우 불순물에 대한 양성 판정은 약물의 양성 판정만큼 심각한 결과를 초래할 수 있다.

32.7 인체 활동 평가

법 독성학은 혈액, 호흡 또는 다른 표본에서 에탄올과 약물, 화학물질을 검출하고, 그것들이 인간의 활동 및 행동에 미치는 영향을 평가하는 것도 포함한다. 인체 활동 평가의 가장 일반적인 예는 에탄올이나 약물이 운전능력에 미치는 영향을 평가하는 것이다. 불법적으로 사용되는 코카인, 벤조디아제핀, 마리화나, phencyclidine이 자동차 사고와 가장 높은 관련성을 나타낸다는 보고가 있다. 알코올검사와 같이 법원에서 약물에 의한 음주운전을 인정하기 위해서는, 약물 농도와 운전 장애에 관한 법적 및 과학적 문제가 해결되어야 한다.

32.8 법원 증언

법 독성학자는 재판에서 "전문가 증인"으로 증언을 하는 경우가 종종 있다. 전문가 증인은 객관적인 증거와 의견으로 두 가지 유형의 증언이 있다. 독성학자의 객관적인 증언은 대개 자신의 분석 방법과 결과에 대한 설명을 포함한다. 독성학자가 자신의 분석결과 또는 다른 사람의 해석에 대해 증언할 때는 독성학자의 의견이 된다. 독성학자가 형사재판이나 민사재판, 근로자 재해보상 또는 가석방 청문회에 출석하든지, 증언 절차 직접 시험, 교차 시험 및 재지정 시험 등 어느 쪽이 전문가의 증인을 요구했는지에 관계없이 독성학자는 과학적 객관적으로 증언해야 한다. 전문가의 증인은 사건을 판단하지 않고, 배심원에게 정보 지원을 위해 요청된다.

32.9 임상 독성학의 역할

임상 현장에서의 분석 독성학은 법 독성학에서의 역할과 매우 유사하다. 중독사고 진단 및 치료뿐만 아니라 치료 방법의 효과를 모니터링하는 데도 도움이 됨으로, 독극물 노출의 특성을 명확히 식별하고 흡수된 독극물의 양을 측정하는 것이 유용하다. 종종 이 정보는 환자의 임상 상태와 함께, 임상의사가 관찰한 징후 및 증상을 독극물에 의한 예상 작용과 관련시킬 수 있다. 이것으로부터 적극적 치료가 요구되는지, 또는 환자에 대한 단순 관찰과 증상 치료로 충분할지에 대한 임상적 판단에 이용할 수 있다.

중독사건 치료의 기본 규칙은 필수적인 심폐 기능을 지원하고, 흡수되지 않은 물질을 제거하며, 추가 독극물의 흡수를 제한하고 제거를 촉진하는 것이다. 임상 독성학 실험실에서 사용되는 장비와 방법은 법 독성학자가 사용하는 것과 유사하지만, 주요 차이점은 반응성에 있다. 긴급한 독성시험 결과는 치료를 위해 수시간 안에 의사에게 제공되어야 한다. 긴급 독성시험의 예로 아세트아미노펜, 살리실산염, 알코올 및 글리콜의 과다복용이 의심되는 경우 혈청 농도를 신속히 정량하는 것이다.

에탄올은 긴급 상황에서 가장 많이 접하게 되는 화학물질이다. 치명적인 독성은 에탄올 단독으로는 거의 발생하지 않지만, 혈청 농도는 행동, 생리 및 신경 기능 평가에 중요하다. 특히 환자가 의사소통을 할 수 없고, 외과 수술이나 마취제를 투여하는 수술이 필요한 외상 환자의 경우 중요하다. 결빙방지제나 페인트 희석제에 함유된 메탄올, 알코올 솜의 이소프로판올 및 부동액의 에틸렌글리콜과 같은 알코올류 또는 글리콜류 화합물의 의도하지 않거나 고의적 섭취로 인한 중독으로 환자들이 응급실로 이송된다. 메탄올이나 에틸렌글리콜 섭취 후 독성 알데하이드 및 산 대사물질의 형성으로 인해, 환자는 비슷한 신경 증상 및 심각한 대사성 산증을 나타낸다. 이들 물질에 대한 신속한 혈중 농도 측정은 중독의 심각성과 알코올탈수소효소 억제제(fomepizole)를 사용한 투석 또는 적용의 필요성을 판단하게 한다.

32.10 치료 모니터링의 역할

일반적으로, 장기간 투여되는 약물의 관리는 주로 경험에 의존하고 있었다. 투여량은 대부분의 환자에게 일반적으로 용인되는 것을 기초로 의사가 적절한 간격으로 선택하여 결정되었다. 약물이 효과가 없는 것 같으면 복용량이 증가시켰으며, 독성이 발생하면 용량을 줄이거나 투약 빈도를 변경했으며, 때로는 다른 제형이 대체될 수 있다. 하지만 소아와 고령자에 대한 효과적인 투여량을 정하는 것은 어렵다.

약물치료에 대한 반응의 개인적 다양성은 약물의 흡수, 분배 및 신체조직 및 체액의 결합률, 신진 대사 및 배설 속도, 병리학적 상태 및 다른 약물과의 상호 작용으로 나타난다. 정해진 시간 간격으로 혈액 농도를 모니터링하면, 평균 혈액 농도의 편차가 측정되며, 이러한 변수 중 하나 이상을 식별하여 수정해야 한다고 제안할 수 있다. 치료 중 일반적으로 모니터링되는 약물은 표 32.2에 나타나 있다.

표 32.2 치료 모니터링을 수행하는 약물

항부정맥제
Digoxin
Digitoxin
Lidocaine
Procainamide and *N*-acetylprocainamide
Quinidine
항생제
Amikacin
Chloramphenicaol
Gentamicin
Tobramycin
Vancomycin
항암제
Methotrexate
항경련제
Carbamazepine
Gabapentin
Lamotrigine
Phenobarbital
Phenytoin
Primidone
Topiramate
Valproic acid
Zonisamide
항우울제
Amitriptyline/nortriptyline
Desipramine/imipramine
Doxepin/nordoxepin
항정신제
Clozapine
Pimozide
기관지확장제
Caffeine
Theophylline
면역 억제제
Azathioprine
Cyclosporine
Mycophenolic acid
Sirolimus
Tacrolimus
진정제
Lithium

32.11 요약

법의학 독성학자들이 사용하는 분석기술은 지속적으로 복잡성이 증가되고 신뢰성과 민감성이 향상되었다. 많은 새로운 분석 도구가 현장의 거의 모든 분야에서 독성학적 문제에 적용되었으며, 이 기술은 새로운 연구 분야를 계속해서 열어주고 있다. 법 독성학자는 결과가 법적 문제를 견딜 수 있는 방식으로 유해물질을 명확히 식별하는 것에 주의를 기울인다. 약물남용, 설계된 약물, 치료제의 효능증가, 오염에 대한 우려, 근로자의 안전과 건강 문제는 분석학자들이 풀어야 할 문제를 제공한다. 이러한 문제가 해결됨에 따라 분석 독성학자들은 독성학 분야의 확장에 중요한 역할을 계속할 것이다.

참고문헌

Levine B: *Principles of Forensic Toxicology*, 4th ed. Washington, DC: AACC Press, 2013.

Negruz A, Cooper G: *Clarke's Analytical Forensic Toxicology*. London: Pharmaceutical Press, 2013.

연습문제

1. 다음 중 성범죄에 일반적으로 가장 많이 이용되는 약물은?

a. 마약류
b. 암페타민류
c. 벤조디아제핀류
d. 알코올
e. 항우울제

2. 다음 분석 및 법 독성학에 대한 설명 중 틀린 것은?

a. 분석 독성학은 생물에 대한 화합물의 유해 작용을 규명하기 위해 분석화학을 사용한다.
b. 검시관들은 사인을 찾는 데 가장 중요한 역할을 한다.
c. 조직과 체액은 법 독성학에서 필수적이다.
d. 법 독성학은 법을 집행하기 위해 이용된다.
e. Chapuis는 독성물질을 분류하기 위해 최초로 규명된 시스템이다.

3. 다음 중 약물 분석을 위한 소변시료의 혼탁을 평가하는 항목이 아닌 것은?

a. 유레아(urea) **b.** 산도(pH)
c. 색깔(color) **d.** 비중(specific gravity)
e. 크레아티닌(creatinine)

4. 다음 중 음주운전의 법적관리 농도로 일반적으로 사용되는 혈중 알코올 농도는?
   a. 0.04
   b. 0.06
   c. 0.08
   d. 0.12
   e. 0.16

5. 약물과 일반적 분석법의 연결이 적절하지 않는 것은?
   a. benzodiazepines—GC/MS
   b. ibuprofen—TLC/HPLC
   c. amphetamines—immunoassays
   d. barbiturates—GC/immunoassays
   e. ethanol—immunoassays

6. 다음 중 독성학적 평가에서 혈청의 농도 측정에 대상이 안 되는 약물은?
   a. ethanol
   b. cocaine
   c. aspirin
   d. barbiturates
   e. ibuprofen

7. 다음 중 치료반응의 다양성을 결정하는 중요한 인자가 아닌 것은?
   a. 약물 상호 작용
   b. 조직 분포
   c. 체질량지수
   d. 병적 상황
   e. 대사 속도

8. 정상 상태(steady state)에 관한 설명 중 올바르지 않는 것은?
   a. 정상 상태 농도는 용량/용량 간격에 비례한다.
   b. 약 4회의 반감기가 지나면 정상 상태가 된다.
   c. 정상 상태의 농도는 F/Cl에 비례한다.
   d. 정상 상태 약물 농도의 모니터링은 약효 농도이라고 가정한다.
   e. 약물의 느린 흡수는 농도의 변화를 증가시킨다.

9. 화합물과 대사체를 간접적으로 측정하는 방법은?
   a. 혈액검사
   b. 머리카락 시료
   c. 소변분석
   d. 헤모글로빈 포합체 검출
   e. 호흡분석

10. 분석/법 독성학에 대한 설명으로 올바른 것은?
   a. 항우울제는 저항하지 못하게 하기 위해 희생자에게 일반적으로 사용된다.
   b. 자동차 사고에서 마리화나 사용이 원인인 것이 쉽게 증명된다.
   c. 헤로인은 응급 독성학에서 접하는 가장 흔한 마약이다.
   d. 독성학자는 법정 증언에 중요한 역할을 할 수 있다.
   e. 에탄올 중독은 종종 사망을 초래한다.

임상 독성학

Clinical Toxicology

33장

Louis R. Cantilena Jr.

33.1 임상 독성학의 역사

33.2 독성물질 통제 센터의 소개

33.3 중독환자의 치료를 위한 임상 전략

33.3.1 환자의 안정화

33.3.2 중독환자의 임상병력

33.3.3 신체 검사

33.3.4 임상 검사

33.3.5 방사선 검사

33.3.6 독성물질의 추가적인 흡수 예방

33.3.7 독성물질 제거

33.3.8 중독 시 해독제 사용

33.3.9 중독환자의 지지요법

33.4 특정 물질 중독의 사례

33.4.1 Acetaminophen

33.4.2 Ethylene Glycol

33.4.3 Valproic Acid

33.5 결론

요점

- 임상 독성학은 의료 독성학, 응용 독성학 및 임상독성 정보에 대한 전문지식을 포함한다.
- 중독환자의 초기 임상치료의 중요 요소는 환자의 안정화, 임상평가(병력, 신체 검사, 임상 검사 및 방사선 검사), 추가적인 독성물질 흡수 예방, 독성물질 제거, 해독제의 투여, 지지치료와 임상 추적치료이다.

33.1 임상 독성학의 역사

독성물질과 중독의 역사는 고대로 거슬러 올라간다. 기원전 1000년경의 중국의 저서에서 유독하고 유해한 증기를 만드는 공식이 발견되었고 기원전 600년경의 Homer's Odyssey와 Shastras에서 해독제 사용에 관한 내용을 찾을 수 있다. 추가적인 이야기는 1장에 있다.

33.2 독성물질 통제 센터의 소개

미국의 독성물질 통제 센터에는 의료 책임자(의료 독성학자), 관리자, 독성물질에 대한 전문가와 예방활동에 대한 교육자들이 근무하고 있다. 이들은 환자에게 의학적 치료에 대한 지식을 직접적으로 제공하고 보건의료인들에게는 정확한 진단과 치료 정보, 교육을 제공하며 공교육의 일환으로 독성물질 예방활동을 한다. 독성물질 통제 센터는 잠재적인 화학적 또는 생물학적 테러리스트 공격을 조기에 알려주는 시스템을 갖추고 있다.

33.3 중독환자의 치료를 위한 임상 전략

중독환자의 초기 임상치료에서의 중요 요소는 다음과 같다.

1. 환자의 안정화
2. 임상 평가(병력, 신체 검사, 임상 검사 및 방사선 검사)
3. 독성물질의 추가적인 흡수 예방

4. 독성물질의 제거
5. 해독제 투여(가능한 경우)
6. 지지치료 및 임상 추적치료

33.3.1 환자의 안정화

중독환자의 치료에서 최우선 과제는 환자의 안정화이다. 기도, 호흡 및 순환에 대한 초기 평가가 중요하다. 일부 독성물질이나 약물은 발병 초기에 발작을 일으킬 수 있다. 중독된 환자를 안정시키기 위한 임상절차는 여러 가지가 있으며 적절한 경우에는 환기, 순환 및 산소 공급을 해준다. 중증환자의 경우 환자가 완전히 안정되기 전에 치료 중재가 시작되어야 한다.

33.3.2 중독환자의 임상병력

중독환자에게 있어서 병력청취의 주된 목표는 노출된 정도와 시간뿐만 아니라 노출되거나 섭취한 물질이 무엇인지 결정하는 것이다. 자살 시도를 준비하면서 환자는 어떠한 흔적도 남기지 않았을 수 있고 고의적으로 틀린 정보를 제공할 수도 있다. 이러한 환경에서 가족 구성원, 현장의 응급 의료직원, 때로는 최근 처방된 의약품 목록을 제공할 수 있는 약사나 작업환경에서 어떤 화학물질이 사용되는지 알려줄 수 있는 고용주 등이 정보원이 된다.

독성물질에 대한 노출 정도를 추정할 때, 일반적으로 가능한 최대용량으로 추정해야 한다. 처방된 약병 전체 내용물이나 액체 병 전체가 섭취되었거나 또는 흡입으로 중독된 환자는 공기 중에서 가능한 가장 고농도의 오염물에 노출되었다고 가정한다.

독성학자는 다양한 정보를 참고하여 복용량을 추정하고 그로부터 임상효과를 예상하는데 이는 중독환자의 선별검사에 큰 도움이 된다. 환자의 치료에서 병력 청취 중 가장 어려운 부분은 독성물질의 노출시기를 추정하는 것이며, 중독환자의 정확한 이력을 확인하는 것이 불가능할 경우 임상 독성학자는 경험에 기인하여 치료를 진행한다.

중독환자로부터 병력을 정확히 청취하는 것은 쉽지 않으며 경우에 따라서 실패할 수도 있다. 병력을 청취할 수 없을 때, 임상 독성학자는 명확한 노출 이력없이 치료를 해야 하는데 이러한 상황에서는 “알 수 없는 섭취” 중독으로 경험적 치료가 진행된다.

33.3.3 신체 검사

환자의 상태를 평가하고 정신상태를 감정하며 외상, 중추신경계 감염과 같은 추가적인 원인을 알기 위해서 철저한 신체 검사가 필요하다. 환자의 신체 검사 결과는 섭취한 독성물질과 관련된 임상증상인 **독성 증후군**(*toxic syndromes*)으로 분류된다. 환자의 증상을 독성 증후군으로 분류하면, 독성물질의 정확한 특성은 알지 못해도 가장 의심스러운 독성 분류를 근거로 해서 합리적인 치료를 할 수 있다. 표 33.1에 주요 독성 증후군의 임상 특징이 나와 있다. 때로는 중독환자의 호흡이나 옷감에서 발견된 독특한 냄새가 특정 물질에 의한 노출이나 중독을 가리킬 수도 있다(표 33.2).

33.3.4 임상 검사

표 33.3에는 병원에서 측정 가능한 약물과 화학물질들의 종류가 정리되어 있으며, 중독을 유발할 수 있는 전체 물질 수와 비교하면 이들 물질의 종류는 극히 제한적이다.

이것은 중독에 대한 임상적 증상의 인지와 미지 물질로 인한 중독 환자에 대해 일반적인 초기 대응과 보조적 치료를 시

표 33.1 독성 증후군의 임상적 특징

	혈압	맥박	체온	동공	폐	복부	신경계
교감신경흥분성	증가	증가	약간 증가	산동	없음	없음	과다활동, 반사증가
항콜린작용성	약간 증가 또는 없음	증가	증가	산동	없음	장음 감소	정신상태 변화
콜린작용성	약간 증가 또는 없음	감소	없음	축동	기관지음 증가	장음 증가	정신상태 변화
오피오이드성	감소	감소	감소	축동	없거나 수포음	장음 감소	의식저하

표 33.2 독성물질의 특징적인 냄새

냄새	잠재적인 독성물질
쓴 아몬드	Cyanide
계란	Hydrogen sulfide, mercaptans
마늘	As, organophosphates, DMSO, thallium
좀약	Naphthalene, camphor
비닐	Ethchlorvynol
노루발풀	Methylsalicylate

DMSO, dimethyl sulfoxide.

작하는 임상 독성학자의 중요성을 더욱 강조한다.

응급실에서 신속하게 이루어진 정량적인 측정은 예후 및 치료지침을 제공해준다. 즉, salicylates, lithium, digoxin, iron, phenobarbital과 theophylline을 비롯한 여러 약물들은 혈장 농도의 측정을 통해 임상증상을 예측하거나, 또는 치료가 요구되는 혈장 농도의 수준을 판단할 수 있다. 일부 학자들은 다양한 약물, 화학물질의 혈장 농도에 대한 한계수준과 유독성의 역치값을 제시하였으며, 각 물질이 유해한 영향을 나타내었던 평균적인 농도를 의미한다.

독성 진단검사는 제한적이기 때문에 독성학자들은 섭취된 독성물질이 무엇인지 결정하기 위해 임상 검사로 음이온 갭과 오스몰 갭을 활용하며, 독성물질 노출에 대한 감별진단의 수단으로 이용한다. 두 지표는 임상병력에서 독극물 노출이 예상되고, 환자의 상태가 이 지표의 상승을 유발할 수 있는 약제에 대한 노출과 일치하는 경우 진단 도구로 사용된다.

음이온 갭은 혈중 Na^+ 농도와 혈중 Cl^- 및 HCO_3^- 농도합과의 차이로 계산된다. 정상 음이온 갭은 12 미만이며, 대사성 산증이 있을 경우 음이온 갭이 높아지면 비교적 적은 양의 물질로 인한 전신독성임을 알 수 있다(표 33.4).

임상적 화학수치로부터 계산된 두 번째 매개변수는 오스몰 갭(osmol gap)이다. 오스몰 갭은 직접 측정한 혈청 오스몰 농도와 혈청 Na^+, 포도당 및 혈액요소질소(BUN)로 구한 혈청 오스몰 농도의 수치 차이로 산출한다. 일반적인 오스몰 갭은 10 mOsm 미만이다. 상승된 오스몰 갭은 Na^+, 포도당, BUN 이외의 혈장내 삼투압에 영향을 미칠 수 있는 물질(methanol, ethanol, ethylene glycol, isopropanol)의 존재를 시사한다.

AG와 오스몰 갭은 즉시 이용 가능한 임상 검사 결과로부터 계산할 수 있고 매우 유용한 정보를 제공하지만 특정 상황에서는 주의 깊은 결과해석이 요구된다. 예를 들어, 환자가 독성이 큰 메탄올을 대량 섭취했을지라도 측정 시간이 늦어지면 삼투압에 영향을 미칠 수 있는 메탄올의 대부분이 혈장에서 빠져나가므로 오스몰 갭의 상승이 관찰되지 않을 수도 있다. 또한 독성물질이 생체 내에서 변형되거나 제거되었더라도 여전히 심각한 임상증상을 보이는 경우도 있다.

표 33.3 병원에서 일반적으로 측정되는 검사 목록

Acetaminophen	Osmolality
Acetone	Phenobarbital
Carbamazepine	Phenytoin
Carboxyhemoglobin	Procainamide/NAPA
Digoxin	Quinidine
Ethanol	Salicylates
Gentamicin	Theophylline
Iron	Tobramycin
Lithium	Valproic Acid
Methemoglobin	

NAPA, *N*-acetylprocainamide.

표 33.4 상승된 음이온 갭을 가진 대사성 산증의 감별진단: "AT MUD PILES"

A	Alcohol(ethanol ketoacidosis)
T	Toluene
M	Methanol
U	Uremia
D	Diabetic ketoacidosis
P	Paraldehyde
I	Iron, isoniazid
L	Lactic acid
E	Ethylene glycol
S	Salicylate

33.3.5 방사선 검사

독성물질들은 보통 방사선 비투과성이 부족하기 때문에 임상 방사선 사진을 이용해 약물의 과다복용이나 독성물질 섭취를 시각화하는 것은 상당히 제한적이다. 일반 방사선 사진은 철분, 칼륨염을 함유한 경구투여 약물을 감지할 수 있으며, 장용코팅제제와 서방형 제제 또한 방사선 비투과성으로 감지할 수 있다.

과다복용이나 중독에서 흉부 및 복부 방사선 사진과 머리의 컴퓨터단층촬영(computed tomography, CT)이 매우 유용하다. 복부 방사선 사진은 소아의 납 페인트 섭취를 감지하고 소화관 내에서 사염화탄소, 클로로포름과 같은 할로겐화 탄화수소의 섭취를 감지할 수 있다. 복부 단순 방사선 사진은 "body packer"에서 볼 수 있는 것처럼 이물질이 위장관에서 발견되는 경우에 유용하다. 때로는 이러한 저장용기가 파열되어 약물이 위장관으로 방출되면서 치명적인 결과를 초래하기도 한다.

임상 독성학에서 일반 방사선 촬영 등의 진단 영상은 독성물질로 유발된 병리의 진단에도 매우 유용하다. 예를 들어 약물유발성 비심장성 폐부종이 관찰되면 살리실산염, 아편 유사제의 중증 독성과 관련이 있음을 알 수 있다. 또한 뇌 CT에서 관찰되는 대뇌 백질, 기저핵, 담창구의 저밀도 병변은 일산화탄소(CO)의 노출과 관련 있다.

33.3.6 독성물질의 추가적인 흡수 예방

경구, 흡입, 국소부위를 통해 흡수된 독성물질이 전신 순환계에 도달하는 것을 최소화하기 위해서는 초기 해독치료가 중요하다. 독성물질을 흡입한 환자에게서 중요한 치료중재는 더 이상의 흡수를 막기 위해 독성물질이 존재하는 환경으로부터 환자를 격리시키고 환자에게 적절한 환기 및 산소 공급을 제공하는 것이다. 국소 노출의 경우, 독성물질이 묻은 옷을 제거하고 피부 흡수를 증가시킬 수 있는 찰과상이 유발되지 않도록 주의하여 피부를 씻어야 한다.

경구 독성물질의 흡수를 막기 위한 네 가지 방법은 토근시럽을 이용한 구토 유발, 위 세척, 활성탄의 경구투여, 위장관 세척이다. 의료시설에서 떨어져 있는 중독환자들의 해독을 위해 구토 유발용 토근시럽의 사용은 심장 및 신경 독성의 위험성과 독성물질의 낮은 제거율로 인해 점점 감소하고 있다. 위 세척은 튜브를 위장에 넣어서 위액을 흡입하고 주기적으로 액체를 주입하여 유출액이 깨끗해질 때까지 흡입하는 과정인데 이 역시 세척과정에서의 흡인 위험 및 낮은 유효성으로 인해 제한적으로 시행된다.

독성물질을 경구섭취한 중독 환자의 초기 치료에서 일반적으로 활성탄의 경구투여가 오랫동안 사용되었다. 활성이라는 용어는 목탄이 독성물질을 흡착하는 데 더 효과적으로 가공되었음을 의미한다.

위장관 세척은 위장관의 내강을 씻기 전에 이미 상당부분의 독성물질이 흡수되었을 수 있어서 매우 제한적으로 시행된다. 이 과정이 가장 효과가 좋은 때는 밀반입을 목적으로 불법약물을 대장에 숨겨서 탐지기를 피하려는 사람들이 삼킨 용기를 제거할 때이다.

33.3.7 독성물질 제거

이미 전신 순환계로 흡수된 독성물질을 제거하는 방법으로는 소변의 알칼리화, 혈액 투석, 혈액 관류, 혈액 여과, 혈장 교환, 수혈, 활성탄 투여 등이 있다.

소변의 알칼리화는 신장의 약산 제거에 도움을 준다. 기본 원칙은 여과된 요의 pH를 약산을 이온화할 만큼 충분히 증가시켜서 세뇨관에서의 재흡수를 막는 것이다(ion trapping, 이온포착). 소변의 산성화는 약염기의 제거를 향상시키는 유사한 장점이 있지만 급성 신부전, 산-염기 및 전해질 이탈이 산성화와 관련되기 때문에 이 방법은 사용되지 않는다.

복막투석이나 혈액투석은 독성물질을 반투막을 통해 통과시켜 제거할 수 있다. 혈액투석은 투석막 옆에 혈액을 통과시키는 혈액 펌프를 갖추고 있어 투석액이 막을 통과하면서 평형을 이룰 수 있다. 일부 약물은 혈장 단백질에 결합되어 투석막을 통과할 수 없다. 또 어떤 약물은 주로 조직에 분포되어 있어서 투석이 비실용적이다. 혈액투석이 해독치료에 임상적으로 효과가 있는 약물과 독성물질은 표 33.5에 제시되어 있다.

혈액관류 기법은 투석막이나 투석액이 없는 것을 제외하고는 혈액투석과 유사하다. 환자의 혈액은 흡착물질(일반적으로 활성탄)과 직접 접촉하는 관류 카트리지를 통해 펌핑된다. 단

표 33.5 상승된 오스몰 갭의 감별 진단

Methanol
Ethanol
Ethylene glycol
Isopropanol

백질 결합은 혈액관류에 의한 제거를 크게 방해하지 않는다. 환자의 혈액과 흡착물질이 직접적으로 접촉하기 때문에 혈소판감소증, 저칼슘혈증 및 백혈구 감소증의 위험성이 있다.

혈액투석 기술은 임상 독성학 응용 분야에서 비교적 새로운 기술이다. 혈액투석의 경우에서처럼, 환자의 혈액은 중공 섬유 튜브를 통해 전달되고, 한외여과된 혈장은 막의 혈액면으로부터의 정수압에 의해 제거된다. 이 기술에 대한 관류 압력은 환자의 혈압(정맥혈 여과) 또는 혈액 펌프(정맥혈 여과)에 의해 생성된다. 한외 여과 물에서 제거된 필요한 유체와 전해질을 정맥투여 방식으로 무균 용액으로 대체한다.

혈장 교환 또는 교환 수혈의 사용은 임상 독성학 분야에서 비교적 제한적이었다. 이 기술은 고분자량 또는 혈장 단백질 결합 독소를 제거할 수 있다는 잠재적 이점을 제공하지만 독성 치료에 대한 임상적 유용성은 제한적이다. 혈장 교환 또는 성분채취술(pheresis) 시에는 혈장을 제거하고 고정된 공여 혈장, 알부민 또는 두 가지를 정맥내 유체로 대체하는 것이 포함된다. 이 기술의 위험요인과 합병증에는 알레르기 반응, 감염 합병증 및 저혈압이 포함된다. 교환 수혈은 환자의 혈액량을 기증자 혈액으로 대체하는 것이다. 중독치료에 이 기술을 사용하는 것은 일반적이지 않으며 대부분 신생아 또는 조산아의 부주의한 약물 과다 복용에 국한된다.

MDAC(multiple-dose activated charcoal)라고도 하는 활성탄의 연속 경구 투여는 다양한 약물물질의 전신적 제거를 증가시키는 것으로 나타났다. 관찰된 경구 활성탄의 반복 투여량에 의한 비신장 소실(nonrenal clearance) 증강의 메커니즘은 혈액으로부터 위장관을 통과하는 활성탄으로의 약물의 경막 외 유출로 생각된다. 소화관 내강의 활성탄은 독소의 “싱크” 역할을 한다. 농도 구배가 유지되고 독소가 장내막으로 연속적으로 전달되어 목탄에 흡착된다. 또한 MDAC는 약물의 장간막-장간 순환을 중단시킴으로써 유익한 효과를 나타낼 것으로 생각된다. 이 기술은 2~4시간마다 초기 용량을 초과하는 활성탄의 경구 투여를 계속하는 것을 포함한다. 다른 방법은 입위관(orogastric tube) 또는 비위관(nasogastric tube)을 통해 활성탄을 적재한 다음 위 내강 내로 연속적으로 주입하는 것이다. MDAC에 의해 효과적으로 증강된 신체 청소율을 나타내는 물질 목록은 표 33.6에 나와 있다.

표 33.6 중독의 치료방법으로 혈액투석이 효과가 있는 것으로 알려진 화학물질

Alcohols	Meprobamate
Antibiotics	Metformin
Boric acid	Paraldehyde
Bromide	Phenobarbital
Calcium	Potassium
Chloral hydrate	Salicylates
Fluorides	Strychnine
Iodides	Theophylline
Isoniazid	Thiocynates
Lithium	Valproic acid

33.3.8 중독 시 해독제 사용

상대적으로 적은 수의 특정 물질에 대한 해독제가 중독 치료에서 임상적으로 사용 가능하다. 미국 식품의약국(FDA)은 Orphan Drug Act를 통해 희소한 질병이나 질병에 대한 약 개발을 위한 후원 기관에 인센티브를 부여했다.

다양한 해독제의 작용 메커니즘은 아주 다르다. 예를 들어, digoxine에 특이적인 킬레이트제 또는 Fab 단편은 물리적으로 독소를 결합시키고, 독소가 생체 내에서 유해한 효과를 발휘하는 것을 방지하고, 경우에 따라 독소의 체외 제거를 촉진함으로써 작용한다. 다른 해독제는 독소의 영향을 약리학 적으로 길항한다. 항무스카린성 항콜린제인 atropine은 수용체 수준에서 치명적인 콜린성 무스카린 작용을 유발하는 유기인계 살충제의 효과를 약리학적으로 길항하는 데 사용된다. 특정 약제는 생물학적 시스템과 화학적으로 반응하여 독소에 대한 해독 능력을 증가시킴으로써 해독제 효과를 발휘한다. 예를 들어, 시안화나트륨으로 오염된 환자에게 아질산나트륨을 투여하여 시안화 이온의 대체 결합 부위 역할을 하는 메트헤모글로빈을 형성함으로써 신체에 독성을 완화시켜 준다.

33.3.9 중독환자의 지지요법

독극물 치료에서 지지요법은 매우 중요하다. 지연된 독성을 가지는 특정 중독뿐만 아니라 여러 단계에서 독성을 나타내는 독소도 있다. 밀접한 임상 모니터링은 이러한 후기 단계

중독 합병증을 감지하고 신속한 치료를 허용할 수 있다.

독극물 치료의 지원 치료 단계의 또 다른 중요한 구성요소는 정신과적 평가이다. 일반적으로 자살을 시도한 환자는 정신과 전문의에 의해 평가되고 지속적인 감시없이 낮은 위험에 도달할 때까지 지속적으로 모니터링해야 한다. 대부분의 경우, 치료 및 평가의 초기 단계에서 환자의 정신과적 인터뷰를 수행할 수 없다. 일단 환자가 안정되고 의사 소통이 가능하면 정신과적 평가를 받아야 한다.

33.4 특정 물질 중독의 사례

33.4.1 Acetaminophen

16살 여성환자는 음주 후 약물중독 상태로 방에서 부모에 의해 발견되어 앰뷸런스를 타고 응급실에 도착했다. 부모는 환자가 남자 친구와 헤어지자 최근에 우울증상을 나타냈다고 보고했다. 환자는 눈물을 많이 흘리며 복통을 호소하고 명백한 자살 시도로 술을 마시고 처방전없이 구입할 수 있는 약을 복용했다는 것을 인정했다. 섭취 예상 시간은 응급실 도착 전 6시간이다. 환자는 평소에 처방약, OTC 의약품 또는 식이 보충제를 사용하지 않으며 알코올 음료를 정기적으로 섭취하거나 불법 약물을 사용한 병력이 있다고 알려지지 않았다.

신체 검사에서 혈압은 118/80 mmHg, 맥박 88회/분, 규칙적인 호흡 속도 18회/분, 온도 37.0℃였다. 그녀는 깨어난 후 지남력이 정상이었고, 흐릿한 언어로 적절하게 질문에 응답했다. 다른 관련 결과로는 경증의 상복부 압통을 동반한 정상적인 장음이 포함되었다. 신경학적 검사는 약간 흐려진 음성에 대해서만 유의했다.

환자는 1.5 g/kg의 경구 활성탄을 현탁액 상태로 소르비톨 하제와 같이 투여받았다. 40분 후에 실험실 결과에서 백혈구 수가 약간 증가했으며 간 transaminase 수치는 정상 상한치의 약 3배로 상승했으며 아세트아미노펜 농도는 308 μg/mL였다. 섭취 후 몇 시간 동안 아세트아미노펜 혈장 농도를 나타내는 Rumack-Matthew 노모그램을 바탕으로 간 독성의 가능성을 식별할 수 있다. 예를 들어, 섭취 후 약 6시간에 혈장 아세트아미노펜 농도가 308 μg/mL로 "예상되는 간 독성" 범위 내에 있었고 곧 *N*-acetylcysteine(NAC)으로 치료가 시작되었다.

환자는 응급실에서 IV NAC의 첫 번째 용량을 받았고 IV NAC의 치료 과정을 완료하기 위해 병동에 입원했다. 간 transaminase의 일시적인 증가는 입원 2일 후에 측정되었다. 정신 의학 상담 서비스는 그녀가 적극적으로 자살하지 않았다고 판단했다. 그녀는 입원한 지 2일 후 예정된 정신과 치료 및 후속 진료 예약을 하고 병원에서 퇴원했다.

아세트아미노펜으로 중독된 환자의 임상 증상은 어떤 경우에는 충분히 혼란스럽다. 섭취 시간을 예측하는 것은 매우 어렵다. 급성 과다 복용으로 인한 임상적 증상의 부족으로 대부분의 임상의들은 어떤 물질에 독성이 있는 것으로 의심되는 환자의 경우 아세트아미노펜 농도를 측정하도록 요구한다. 아세트아미노펜 과다와 관련된 징후와 증상의 부족으로 인해 해독제 효과가 최대가 되기 전까지 치명적인 과다 복용이 의도치 않게 감춰진다.

정상적인 개체의 아세트아미노펜은 대부분 황화 및 glucuronide 포합에 의해 불활성화되고, 약 4%는 CYP2E1에 의해 글루타티온과의 복합체에 의해 해독되어 mercapturate로 배설된다. CYP2E1을 유도하는 약물을 동시에 사용하거나 최근에 사용한 환자는 독성 대사 산물이 4% 이상을 생성될 수 있다. CYP2E1을 유도하는 화학물질에 대한 병력이 있는 경우 아세트아미노펜의 치료 노모그램을 NAC 치료를 위해 더 낮은 역치로 수정되어야 한다.

간 독성 후 3개월에서 1년 후에 회복된 환자의 추적 간 생검 연구에서는 장기간의 후유증이나 만성 독성을 나타내지 않았다. 덴버에서 실시된 전국 다임상 연구의 환자 중 극소수(0.25%)가 간성 뇌증으로 진행되어 사망하였다. 과다 복용의 임상적 특징은 3일째 serum glutamic-oxaloacetic transaminase(SGOT)의 급격한 피크가 나타나며 7일 또는 8일째에 100 IU/L 미만으로 회복된다. SGOT 수준이 20,000 IU/L인 환자는 섭취 일주일 후 완전한 회복이 나타났고 후유증 또한 나타나지 않았다.

간 독성의 측정과 아세트아미노펜의 혈장 농도 측면에서 잠재적으로 중독된 환자의 실험실적 측정이 중요하다. 혈장내 아세트아미노펜의 정확한 측정은 혈장 최고 농도가 예상되는 섭취 후 최소 4시간 동안 채취한 시료에서 수행해야 한다.

정확한 혈장 수준을 얻은 후에는 NAC 요법이 가능한지 여부를 결정하기 위해 Rumack-Matthew 노모그램을 그려야 한다. 이 노모그램은 간 독성이 있거나 없는 일련의 환자 및 이에 상응하는 환자에서의 혈장 아세트아미노펜 농도를 측정하는 도구이다.

33.4.2 Ethylene Glycol

집에서 신체적 반응이 없는 37세 여성이 응급실에 왔다. 그 현장에서 응급실 의사는 산소와 naloxone을 투여하고 혈당측정기로 혈액을 측정하니(독극물에 의한 정신이상자에 일반적으로 시행하는 검사) 수치가 95 mg/dL로 나타났다. 환자의 배우자는 그녀가 최근에 직장을 잃은 것에 대해 우울하고 낙담했다고 보고했다. 집에서 그녀와 함께 빈 알약 병이나 액체 용기를 발견하지 못했다.

병원에 도착하자 그녀는 혼수 상태에 머물렀다. 그녀의 활력 징후는 혈압 105/65 mm Hg, 맥박 78회/분, 호흡률 32회/분 상승, 그리고 환자의 체온은 정상이었다. 나머지 신체검사에서는 눈동자가 3 mm이고 빛에 부진한 반응을 나타냈다. 폐와 심장 검사는 정상이었다. 복부검사에서는 작지만 장음이 들렸으며, 압통, 조직 변이 또는 덩어리는 발견되지 않았다. 직장검사는 정상이었다. 대변에서는 검출 가능한 핏덩어리나 또는 혈흔이 없었다. 신경검사에서는 구토 반사가 감소했고, 주의력 결핍이 있었다.

환자의 심장을 모니터하고, IV 라인의 시작과 함께 임상검사를 위한 샘플을 채취하였다. 또한 산소공급과 더불어 naloxone, thiamine, dextrose(50%)를 정맥주사하였다. 흉부와 복부의 방사선 사진은 이상이 없었으며, ECG 또한 정상이었다. 구강, 국소, 흡입과 같은 노출경로의 불확실성 때문에 위세척을 진행하기로 결정하였다. 입위관(orogastric tube)을 삽입하기 전 환자의 기도 보호를 위해 기관내 삽관을 진행하였다. 위 세척이 진행되었으며 출혈은 발견되지 않았다. 위장에서 배출된 액체는 약간의 점성을 띤 밝은 황색이었으며, 암실에서 우드 램프(Wood's lamp)를 조사하였을 때 형광이 관찰되었으므로 ethylene glycol이 포함된 차량용 부동액의 존재하는 것으로 판단하였다. Ethylene glycol과의 결합이 제한적이기는 하지만 입위관을 통해 활성탄(2.0 g/kg)을 위장에 공급하였으며, 이는 함께 섭취되었을 수 있는 미지의 물질을 제거하기 위해서이다. 임상시험 결과는 아래와 같이 관찰되었다:

Na = 140 mEq/L	K = 3.1 mEq/L
Cl = 94 mEq/L	HCO_3 = 8 mEq/L
BUN = 12 mg/dl	Glucose = 100 mg/dl

Arterial blood gas:

pH = 7.20; pCO_2 = 20 mm Hg; pO_2 = 98 mm Hg

전체 혈구 수는 정상이고 소변 분석은 정상이며 혈청 삼투압은 330 mOsm/kg이었고 아세트아미노펜과 살리실산 수치는 검출 한계 이하였고 소변 독성학 검사는 음성이었다.

실험실 검사결과는 다음과 같이 해석되었다. 증가된 음이온 갭(AG)(AG = 38) 및 증가된 삼투압 갭(40 mOsm)을 갖는 대사성 산증. 이러한 결과는 메탄올이나 ethylene glycol 중독과 일치한다(표 33.4, 33.5). 환자는 IV fomepizole(4-메틸 페놀) 치료를 받았고 심한 대사성 산증으로 중탄산나트륨을 정맥내 투여하고 혈액투석을 받았다. 혈액투석 4시간 후, 산-염기 및 전해질 이상은 교정되었으나 환자는 혼수 상태를 유지했다. 환자는 8시간 후에 2차 4시간 혈액투석을 실시하여 경증 신장 손상(혈청 크레아티닌이 1.8 mg/dL로 증가)으로 인한 대사성 산증을 다시 교정했다. 환자는 18시간 이내에 정상적인 의식을 회복했으며 신장 기능은 3일 이내에 완전히 회복되었다. 환자는 의도적으로 자살목적으로 부동액 용기 절반 이상을 마셨다고 인정했다. 환자는 정신 의학 상담을 받고 추가 치료를 위해 진료실로 옮겨졌다.

Ethylene glycol은 알코올 탈수소효소에 의해 glycolic acid 및 oxalic acid로의 생체내 변형을 겪은 후에 1차 독성을 나타낸다. 후자의 2가지 산 대사 산물은 ethylene glycol에 의한 중독 시 관찰되는 신장 및 산-염기 독성 모두를 담당하는 것으로 생각된다. 치료하지 않거나 너무 늦게 치료하면 ethylene glycol 중독으로 경련이 일어나는 치명적인 뇌부종 및 비가역적인 신장 손상을 초래할 수 있다.

33.4.3 Valproic Acid

반응이 없는 33세 남자 환자가 서방형 발프로산(valproic acid)의 빈 처방약 병 2개와 함께 응급실로 보내졌다. 그는 의식 소실 8시간 전에 마지막으로 보였고 정상적인 상태였다. 약국에서는 3개월 전에 환자에게 조제된 30정의 250 mg 서방형 발프로산의 한달치 처방이라고 확인했다.

환자는 구두 자극이나 촉각 자극에 반응이 없었다. 활력징후는 혈압 85/55 mmHg, 맥박 94회/분, 호흡 속도 20회/분, 온도 33.2℃였다. Naloxone이 경험적으로 투여되었다. 심장 모니터링에서는 동률동을 보였다. 신체 검사에서는 환자가 외상의 명백한 징후가 없는 것으로 나타났다. 피부는 시원하고 특정 흔적이 없었다. 눈동자는 2 mm이고 빛에 잘 반응하지 않았다. 복부에서는 장음이 감소되었다. 직장검사는 잠혈에 대해서는 음성이었다. 신경학적 검사에서 국소 운동 이상 및 혼란스러운 구토 반사가 없는 혼수 상태가 나타났다.

초기 실험실검사에서는 혈청 젖산 농도 증가, 음이온 증가, 약간 증가된 암모니아, 정상 포도당, 간 기능 검사 및 신장 기능 검사를 통해 경증 대사성 산증을 보였다. 가슴과 복부 방사선 사진은 정상이었다. 12-리드 ECG에서는 부정맥은 없고 QT 연장은 있었다. 환자는 위 세척에 앞서 기도를 보호하기 위해 기관내 삽관을 통해 알약 조각을 배출했다. 환자는 호흡을 돕기 위해 인공 호흡기를 장착하였다. 활성탄(1.5 g/kg)을 세척 직후에 구강 위관을 통해 투여하였다. 혈압은 수액 투여에도 불구하고 계속 낮았다. STAT valproic acid 혈청 측정 결과, 농도는 572 μg/mL였다.

혈압이 저용량 혈압 강하제(IV 도파민)에 반응하여 IV 액을 계속 투여했다. 혈청 valproic acid의 농도는 출혈 2시간 후 890 μg/mL였다. 연속 경구 활성탄(4시간마다)은 구강 위의 관을 통해 시작되었고, 혈액 투석은 입원한 지 3시간 후에 시작되었다. 반복적인 혈장 암모니아 농도가 94 mg/dL에서 더 증가되었을 때 IV L-carnitine을 투여하였다. 이후 추가로 혈액투석을 실시한 후 48시간 동안 valproic acid의 혈장 농도가 점차적으로 < 100 μg/mL로 감소했다. 환자는 입원 24시간 후 의식을 회복하고 입원 4일차에 완전히 회복했다. 정신 의학 상담 서비스는 환자가 독성학 서비스를 통해 의학적으로 치료된 후 환자를 입원시켜 진료하도록 했다.

위장 오염 제거 절차에도 불구하고 독성물질의 혈장 농도가 증가하는 것은 위장관에서 서서히 용해되도록 약제학적으로 설계된 서방제형의 섭취 후에 생길 수 있으며 이는 활성 약물의 지속적인 방출을 나타낸다. 서방형 제형으로 제형화되지 않은 채로 "서방형" 프로파일을 나타내는 약물 물질은 살리실산염 및 barbiturates염뿐만 아니라 철 보충제의 제제를 포함한다. 의료진이 처음 측정한 혈장 농도에 근거하여 환자를 잘못 계층화하고 심각한 독성 또는 장기간 독성의 시간 경과에 대비할 준비가 되지 않았기 때문에 위석이나 결석의 존재는 위험할 수 있다.

중등도에서 중증의 valproic acid 중독은 L-carnitine의 고갈을 가져오는데, 이는 암모니아 혈증을 유발할 수 있다. FDA는 간 기능 독성, 고암모니아 혈증, valproic acid 과다 투여 또는 valproic acid 혈장 농도가 450 μg/mL를 초과하는 혈장 농도 측정시 valproic acid 중독 치료에 IV L-carnitine을 사용하도록 최근 승인했다.

33.5 결론

임상 독성학은 의학 독성학, 적용 독성학 및 임상 독 정보 전문가의 전문 분야에 대한 전문성을 포함한다. 임상 과학은 지난 50년 이상 동안 현재 상태로 크게 진화했다. 근거 기반의 통합, 결과를 토대로 한 적용은 치료 양상 및 방법의 비판적 평가를 크게 향상시켰다. 중요한 의료 기록은 종종 부재하거나 신뢰할 수 없으므로 중독환자에 대한 신중한 진단 접근법은 필수적이다. 해독제의 숙련된 사용은 의학 독성학의 실천에서 중요한 구성요소이다. 계속적인 연구는 중독에 대한 효과적인 치료법의 레퍼토리를 증가시키고 궁극적으로 임상 실습을 향상시킬 것이다.

참고문헌

Barile FA: *Clinical Toxicology: Principles and Mechanisms*, 2nd ed. New York: Informa Healthcare, 2010.

Hoffman RS, Howland MA, Lewin NA, et al. (eds.): *Goldfrank's Toxicologic Emergencies*, 10th ed. New York: McGraw-Hill, 2014.

Tintinalli JE, Stapczynski JS, Ma OJ et al. (eds.): *Emergency Medicine: A Comprehensive Study Guide*, 7th ed. New York: McGraw-Hill, 2010.

연습문제

1. 중독환자의 병력 추적시 최우선의 목표는 무엇인가?

a. 약물 알레르기를 결정
b. 과용량 섭취한 약물에 대한 감수성의 결정
c. 자살시도의 확률 결정
d. 섭취한 물질의 결정
e. 중독의 동기를 결정

2. 중독환자의 병력을 확인하는 동안 잘못된 정보를 제공할 가능성이 가장 큰 사람은 누구인가?

a. 환자
b. EMT
c. 고용주
d. 약사
e. 가족

3. 항콜린성 독성 증후군(anticholinergic toxic syndrome)을 특징 짓는 다음과 같은 일련의 임상 특징은 무엇인가?
   a. 혈압증가, 심박수감소, 체온감소
   b. 혈압감소, 심박수증가, 체온감소
   c. 혈압증가, 심박수증가, 체온증가
   d. 혈압감소, 심박수감소, 체온감소
   e. 혈압증가, 심박수감소, 체온증가

4. 교감신경흥분성 독성 증후군(sympathomimetic toxic syndrome)을 특징 짓는 다음과 같은 일련의 임상 특징은 무엇인가?
   a. 동공축소, 장음감소, 각성감소
   b. 심박수감소, 체온증가, 동공확대
   c. 과각성(hyperalertness), 혈압감소, 동공축소
   d. 체온증가, 심박수증가, 동공축소
   e. 동공확대, 혈압증가, 과각성(hyperalertness)

5. 다음 중 의약품에 대해 병원에서 테스트할 수 없는 것은 무엇인가?
   a. 에탄올(ethanol)
   b. 코카인(cocaine)
   c. 아스피린(aspirin)
   d. 페니토인(phenytoin)
   e. 디곡신(digoxin)

6. 높은 음이온 갭(anion gap)의 감별 진단에 포함되지 않는 것은 무엇인가?
   a. 에탄올(ethanol)
   b. 메탄올(methanol)
   c. 당뇨병(diabetes)
   d. 에틸렌글리콜(ethylene glycol)
   e. 설사(diarrhea)

7. 증가된 삼투압 갭(osmol gap)이 암시하는 것은 무엇인가?
   a. 메탄올(methanol) 중독
   b. 만성 구토
   c. 젖산산증
   d. 당뇨병성 케톤산증
   e. 만성 설사

8. 다음 중 독극물의 추가 흡수를 방지할 가능성이 가장 적은 것은?
   a. 구토유발
   b. 활성탄
   c. 위세척
   d. 토근시럽(syrup of ipecac)
   e. 부교감신경 작용제(parasympathetic agonist)

9. 다음 중 독소의 제거를 향상시키는 데 사용되지 않는 것은?
   a. 경구 활성탄(oral activated charcoal)
   b. 혈액관류법(hemoperfusion)
   c. 소변의 산성화(acidification of urine)
   d. 혈액투석(hemodialysis)
   e. 혈장교환(plasma exchange)

10. Cyanide 중독환자에게 해독제로 사용될 수 있는 것은?
   a. 토근시럽(syrup of ipecac)
   b. 아트로핀
   c. 킬레이트제
   d. sodium nitrite
   e. quinine

직업 독성학

Occupational Toxicology

34장

Peter S. Thorne

34.1 서론
34.2 직업 환경, 노출 및 표준
34.2.1 용량 결정 인자
34.2.2 직업적 노출 한계
34.3 직업병
34.3.1 노출 경로
34.3.2 병과 관련된 인자들
34.3.3 직업적 호흡기 질환
34.3.4 그 외 직업병
34. 4 직업병 원인들의 독성 평가
34.4.1 직업 위험 평가
인과관계 수립
34.4.2 허용 가능한 수준의 노출량을 설정하기 위한 동물 독성 시험
34.4.3 근로자 건강 감시
34.4.4 동물 연구과 역학 연구의 연계
34.5 노출 모니터링
34.5.1 노출 평가를 위한 환경 모니터링
34.5.2 노출 평가를 위한 생물학적 모니터링
34.6 결론

요점

- 직업 독성학은 직장에서 마주치는 화학 및 생물학적 위험에 대한 독성학적 방법론과 원칙을 적용하는 학문이다.
- 직업 환경에서 노출(exposure)은 자주 용량(dose)을 대신해서 사용된다.
- 수용가능한 직업적 노출 한계는 노출된 근로자의 건강을 악화시키지 않는 노출 수준이다.
- 작업 환경에서 발생하는 질병은 주로 흡입, 섭취 또는 피부 흡수를 통한 노출 때문이다.

34.1 서론

화학적 및 생물학적 위험성이 있는 작업 환경은 인체 건강에 악영향을 미칠 수 있다. 직업 독성학은 직장에서 마주치는 화학적 및 생물학적 위험에 대한 독성학적 원리와 방법론을 적용하는 것이다. 직업 독성학자들의 목적은 작업 환경으로 인한 근로자의 건강에 대한 악영향을 예방하는 것이다. 작업 환경에서는 종종 복잡한 혼합물에 대한 노출이 나타나기 때문에 산업 독성 전문가는 특히 위험한 노출 조합에 대해서 인식하고 있어야만 한다.

근로자의 질병과 직업 간에 인과 관계를 확립하는 것은 종종 어렵다. 첫째, 직업에 의해 유발된 질병의 임상 증상이 종종 직업이 아닌 원인에 의해서 발생하는 것과 구별할 수 없다. 둘째, 노출과 질병 발현 사이에는 긴 간격이 있을 수 있다. 셋째, 직업적 기원에 의해 발생하는 질병은 질병 과정에 기여하는 개인적 또는 다른 환경적 요인들과 함께 여러 요인들에 의해서 발생할 수 있다. 신기술의 출현으로 인해 새로운 위험 요인이 알려짐에 따라서 직업적 위험에 대한 지속적인 평가가 이루어져야만 한다.

34.2 직업 환경, 노출 및 표준

세계 노동 인구의 약 40%가 농업 생산직에 종사하고 있다. 산업 국가의 근로자 인구 통계는 중공업 일자리에서 서비스 부문 및 첨단 기술직으로 이동함을 보여준다.

34.2.1 용량 결정 인자

용량은 정의된 시간 범위에 걸쳐 표적 조직에 도달하는 독성 물질의 양으로 정의된다. 직업 환경에서는 **노출량**(*exposure*)을 **용량**(*dose*)을 대신해서 자주 사용한다. 독성물질에 대한 반응은 숙주 인자와 용량에 따라 달라진다. **그림 34.1**은 무증상 질환 또는 건강에 좋지 않은 영향을 미치는 노출 경로를 보여주며, 동시 노출, 유전적 감수성, 연령, 성별, 영양 상태, 행동 요인 등 중요한 변경 요인이 있음을 시사한다. 이러한 변경 요인은 근로자가 건강을 유지하는지, 무증상 질환이 나았는지, 질병으로 진행되었는지 여부에 영향을 줄 수 있다. 그림 34.1에서 보여주듯이, 용량은 노출 농도, 노출 지속 시간 및 노출 빈도의 함수이다. 개인 및 환경 특성도 용량에 영향을 줄 수 있다. **표 34.1**은 흡입 경로와 피부 경로를 통한 노출 용량 결정 인자를 나타낸다. 개인 보호 장비는 효과를 극대화하기 위해 올바르게 사용해야 한다.

표 34.1 독성 용량 결정 인자

흡입 노출
• 공기로 전파되는 노출
• 입자 크기 분포(입도 분포)
• 호흡률
• 호흡량
• 다른 숙주 인자들
• 노출 지속 시간
• 유해물질의 화학적, 물리적 또는 생물학적 성질
• 개인 보호 장비의 효과
피부 노출
• 공기, 물방울 또는 용액의 농도
• 습도의 정도와 기간
• 피부의 온전함 정도
• 경피 흡수율
• 피부 노출 부위
• 노출된 표면적
• 기존 피부 질환
• 작업장의 온도
• 독성물질이 녹아 있는 물질(용매)
• 피부의 다른 화학물질의 존재

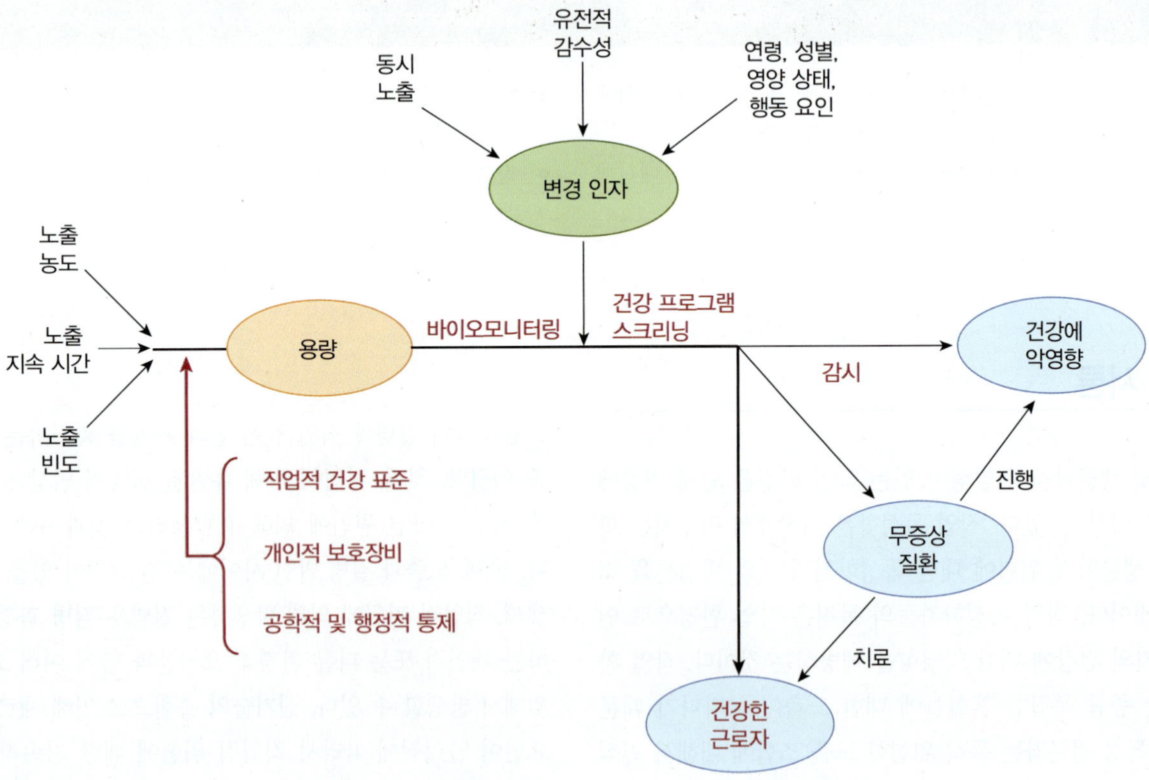

그림 34.1 변경 인자를 보여주는 노출부터 질병까지의 경로.

34.2.2 직업적 노출 한계

작업자의 건강과 안전을 증진시키기 위해 화학, 생물학 및 물리적 인자들에 대한 작업장 노출 한계가 존재한다. 화학적 및 생물학적 제제의 경우, 노출 한계는 허용 가능한 주변 농도 수준[직업적 노출 한계(occupational exposure limits, OELs)] 또는 독성물질, 그 대사 산물 그리고 그 영향의 특정 마커[생물학적 노출 지수(biologic exposure indices, BEIs)]의 농도로 표시된다.

OEL은 규제 당국의 기준 또는 연구 그룹이나 무역기구의 가이드라인에 따라 설정된다. 미국에서는 노동부 산하 직업 안전 보건 관리국이 허용 노출 한도(permissible exposure limits, PEL)로 알려진 법적으로 시행 가능한 기준을 공표한다. 질병 통제 및 예방 센터의 국립 산업 안전 보건 연구소(National Institute for Occupational Safety and Health, NIOSH)는 자주 업데이트되며 PEL보다 일반적으로 엄격한 권장 노출 한도를 게시한다.

유럽 연합 집행위원회(European Commission)는 법으로 집행할 수 있는 구속력 있는 작업장 노출 한계치(binding occupational exposure limit values, BOELVs)와 작업자 건강 및 안전 보호를 위한 생물학적 한계치를 설정했다.

미국 정부 산업 위생가 회의(Government Industrial Hygienists)는 화학물질 및 물리적 인자들에 대한 OEL을 매년 출판하는 무역기구이다. 이들은 임계 한계치(threshold limit values, TLVs)과 BEI의 형태를 취한다. 이 지침은 가이드라인으로 개발되었으며 법적 구속력이 있는 표준은 아니다.

수용 가능한 OEL은 노출된 근로자의 건강을 악화시키지 않는 노출 수준이다. 직업 위험으로부터의 위험이 수용 가능한지를 결정하기 위해 위험을 특성화하고, 잠재적인 질병이나 불리한 결과를 확인하고, 노출 강도 또는 용량과 건강상의 악영향 사이의 관계를 수립할 필요가 있다.

34.3 직업병

34.3.1 노출 경로

직업 환경에서 발생하는 질병은 주로 흡입, 섭취 또는 피부 흡수를 통해 노출된다. 미생물의 흡입 또는 섭취에 의한 노출, 의료 종사자의 주사바늘 노출 또는 실외에서 일하는 사람들이 곤충에 노출되어 직업병이 발생할 수 있다. 또한 독성 식물 또는 독성 동물의 독이 피부에 접촉(예: 사육사, 원예사 또는 스킨다이버)되어 발생할 수도 있다.

34.3.2 병과 관련된 인자들

표 34.2는 주요 직업병과 그 원인이 되는 독성물질의 예를 보여준다. 표 34.3은 현재까지 알려진 광범위한 직업적인 노출로 사람에게서 암을 유발할 수 있는 발암물질(그룹 1)을 나열하였다.

34.3.3 직업적 호흡기 질환

직업적 폐질환(석탄 노동자의 진폐증, 석면폐증 및 직업적 천식 등)에 의해 산업 규제 체계가 확립되었다. 비록 사망률은 낮은 편이지만, 과도한 노출은 질병을 심각하게 한다. 표 34.2에 열거된 많은 질병은 특정 직업이나 요소를 지칭하는 다른 이름으로 알려져 있다. 일례로 간질성 림프성 폐렴 및 육아종성 병변으로 특징지어지는 알레르기성 폐질환인 과민성 폐렴이 있다. 과민성 폐렴은 직업적 환경에 따라 외인성 알레르기성 폐포염, 농부 폐질환, 사탕수수폐(bagassosis), 가습기열(humidifier fever), 일본 여름 집열(Japanese summer house fever), pigeon breeder's lung, maple bark stripper's lung으로도 알려져 있다. 우리는 종종 이들을 동일한 질병으로 생각하지만, 그들이 유발하는 노출과 생리적 반응은 복잡하고 질병의 증상이 다를 수 있음을 인식하는 것이 중요하다.

독성 가스에 의한 손상은 종종 유체 및 삼투압 활성 단백질이 혈관 조직에서 간질 및 기도로 누출되는 것을 특징으로 한다. 무수 암모니아의 증기는 눈, 부비동 및 상부기도의 조직에서 물과 결합하여 수산화암모늄을 형성하여 신속하게 액화괴사를 유발한다. 이산화질소와 같이 용해도가 낮은 화학물질은 말단기도 및 폐포에 더 많이 작용하며 조직 손상을 유도하는 데 더 오래 걸린다.

직업적 천식은 작업장에 존재하는 자극에 반응하여 기도가 제한될 때 발생한다. 화학 기반 산업에서 플라스틱 및 고무 고분자 전구체, 디이이소시아네이트(diisocyanatcs), 반응성 염료 및 산무수물(acid anhydrides)은 저분자량 감광 화합물로 인식된다. 금속 제조 및 가공, 보관 서비스, 잔디 및 잔디 재배, 농업에 사용되는 살생물제 및 살균제는 또한 직업 천식과 관련된 화학물질이다. 크롬, 코발트, 니켈, 백금 및 아연을 포함한 많은 금속이 감작과 천식을 유발할 수 있다. 또한 베이커리 작업장에서의 α-amylase 효소와 세탁 세제에 사용

표 34.2 직업병과 그 원인 독성물질의 예

해당 장기 또는 질병 그룹	질병	원인 물질
폐와 기도	급성 폐부종, 폐쇄성 기관지염	Nitrogen oxides, phosgene, diacetyl
	알레르기성 비염	Pollens, fungal spores
	질식	Carbon monoxide, hydrogen cyanide, inert gas dilution
	천식	Toluene diisocyanate, α-amylase, animal urine proteins
	천식 유사 증후군	Swine barn environments, cotton dust, bioaerosols
	기관지염, 폐렴	Arsenic, chlorine
	만성 기관지염	Cotton dust, grain dust, welding fumes
	기종	Coal dust, cigarette smoke
	섬유성 폐질환	Silica, asbestos
	과민성 폐렴	Thermophilic bacteria, avian proteins, pyrethrum, *Penicillium, Aspergillus*
	금속열(metal fume fever)	Zinc, copper, magnesium
	점막 자극	Hydrogen chloride, swine barn environments
	유기분진독성증후군(organic dust toxic syndrome)	"Moldy" silage, endotoxin
	상부 호흡기 염증	Endotoxin, peptidoglycan, glucans, viruses
암	급성 골수성 백혈병	Benzene, ethylene oxide
	방광암	Benzidine, 2-naphthylamine, 4-biphenylamine
	소화기암	Asbestos
	Hepatic hemangiosarcoma	Vinyl chloride
	간암(hepatocellular carcinoma)	Aflatoxin, hepatitis B virus
	폐암, mesothelioma	Asbestos, arsenic, radon, bis-chloro methyl ether
	피부암	Polycyclic aromatic hydrocarbons, ultraviolet irradiation
피부	알레르기 접촉 피부염	Natural rubber latex, isothiazolins, poison ivy, nickel
	화학 화상	Sodium hydroxide, hydrogen fluoride
	염소여드름(chloracne)	TCDD, polychlorinated biphenyls
	자극성 피부염	Sodium dodecyl sulfate
신경계	Cholinesterase 저해	Organophosphate insecticides
	신경병증	Methyl mercury
	파킨슨증	Carbon monoxide, carbon disulfide
	말초신경증	N-Hexane, trichloroethylene, acrylamide
면역계	자가면역 질환	Vinyl chloride, silica
	과민증	알레르기성 비염, 천식, 과민성 폐렴, 알레르기성 접촉 피부염 참조
	면역 억제	TCDD, lead, mercury, 살충제
신장 질환	간접 신부전	Arsine, phosphine, trinitrophenol
	신병증	Paraquat, 1,4-dichlorobenzene, mercuric chloride
심혈관 질환	부정맥	Acetone, toluene, methylene chloride, trichloroethylene
	죽상동맥경화증	Dinitrotoluene, carbon monoxide
	관상동맥 질환	Carbon disulfide
	Cor pulmonale	Beryllium
	전신 저혈압	Nitroglycerine, ethylene glycol dinitrate
간 질환	지방간(지방증)	Carbon tetrachloride, toluene
	경화증	Arsenic, trichloroethylene
	간세포 폐사	Dimethylformamide, TCDD
생식계	남성	Chlordecone(Kepone), dibromochloropropane, hexane
	여성	Aniline, styrene
	둘 다	Carbon disulfide, lead, vinyl chloride
감염 질환	아르보바이러스 뇌염(arboviral encephalitides)	Alphavirus, Bunyavirus, Flavivirus
	Aspergillosis	*Aspergillus niger, A fumigatus, A. flavus*
	Cryptosporidiosis	*Cryptosporidium parvum*
	B형 간염	Hepatitis B virus
	Histoplasmosis	*Histoplasma capsulatum*
	레지오넬라증	*Legionella pneumophila*
	라임병	*Borrelia burgdorferi*
	Psittacosis	*Chlamydia psittaci*
	결핵	*Mycobacterium tuberculosis hominis*

TCDD, 2,3,7,8-tetrachlorodibenzo-para-dioxin.

표 34.3 IARC group1 인체 발암물질로 분류된 직업 노출 인자들

요인	일부 근로자가 노출될 수 있는 산업 및 직업
입자상 물질	
석면	광부, 저감 근로자, 건설 노동자, 판금 작업자, 스팀 피팅, 조선소 노동자
결정실리카(석영 또는 cristobalite)	석재 및 도자기 산업, 주조 공장, 건설, 연마제 제조
Erionite	폐기물 처리 노동자, 건축 자재 제조
적철광(hematite)	지하 채굴
석면섬유 포함 활석(talc containing asbestiform fibers)	도자기 산업
목재 먼지(wood dust)	목재 및 목재 제품 산업, 펄프 및 제지 산업, 목재 가공 무역
금속	
비소 및 비소 화합물	광부, 비철 금속 제련, 비소 농약 제조업체 및 적용업체
베릴륨(beryllium)	전문 야금 노동자, 항공 전자 공학, 전자, 원자력 산업
카드뮴 및 카드뮴화합물	카드뮴 제련, 배터리 생산, 염료 및 안료 제조, 전기 도금
갈륨 비소(gallium arsenide)	마이크로 일렉트로닉스 제조
6가 크롬 화합물	크롬 산염 생산 설비, 염료 및 안료 제조, 용접기, 도색기
니켈 화합물*	니켈 제련, 용접
유기 화학물질	
Aflatoxin	동물 사료 산업, 곡물 처리 및 가공
4-Aminobiphenyl	화학 공업, 염료 및 안료 제조
Benzene	정유 공장, 신발 산업, 화학, 제약 및 고무 산업, 인쇄 산업
Benzidine	화학 공업, 염료 및 안료 제조
Benzo(*a*)pyrene	코크스(coke) 오븐 배출, 콜타르 휘발성 물질, 디젤 배출, 환경 담배 연기
Bis(chloromethyl) ether and chloromethyl ether(technical grade)	화학 공업, 실험실용 시약, 플라스틱 제조
1,3-Butadiene	화학 공업, 석유 화학 플랜트, 스티렌-부타디엔 고무 제조
Coal tars and pitches	코크스 생산, 석탄 가스화, 정련소, 주조 공장, 도로 포장, 핫 타르 루핑(hot tar roofing)
Ethylene oxide	화학 공업, 건조 야채 훈증, 병원 멸균
Formaldehyde	직물, 복합 목재 산업, 화학 산업, 의료 실험실
4,4′-Methylenebis(2-chloroaniline)	에폭시 수지 제조, 폴리 우레탄 제품 제조
Mineral oils, untreated and mildly treated	금속 가공 및 호닝, 강철 생산, 인쇄
2-Naphthylamine	화학 공업, 염료 및 안료 제조
2,3,4,7,8-Pentachlorodibenzofuran	유해 폐기물 처리, 클로로페녹시 제초제 생산 및 사용, 펄프 및 제지 산업
3,4,5,3′,4′-Pentachlorobiphenyl	유해 폐기물 처리, 수로 준설, 변압기 취급, 펄프 및 제지 산업
Shale oils or shale-derived lubricants	광업 및 가공, 면직물 산업
그을음(soots)	굴뚝 청소, 난방 및 환기 산업자, 소방관, 야금 작업자
2,3,7,8-Tetrachlorobibenzo-para-dioxin(TCDD)	유해 폐기물 처리, 클로로페녹시 제초제 생산 및 사용, 펄프 및 제지 산업
Vinyl chloride	플라스틱 산업, 폴리 염화비닐 제품 및 공중 합체 생산
그 외 직업적 노출 유발 요인	
환경 담배 연기	레스토랑, 바 및 엔터테인먼트 산업, 기타 다른 연기 노출 근로자
페인트칠	직업적 페인트칠
가죽 먼지	의류 산업, 자동 시트 제조, 안장 및 압정 제조
붉은 염료(rosaniline, pararosaniline)	염료 제조, 섬유 염색, 직업적 예술가 및 인쇄
겨자 가스(mustard gas)	생산, 군인, 일부 연구실
고무 산업	고무 제조 산업에서의 근무
황산 함유 무기산 미스트(strong inorganic acid mists containing sulfuric acid)	철강 산업, 석유 화학 산업, 비료 산업, 산세척 산업
물리적 요인	
이온화 방사선(ionizing radiation)†	방사선과 핵 의학 요원, 핵 작업자, 광부, 유해 폐기물 작업자
Solar radiation	농부, 정원사 및 조경사, 구조 요원, 건설 노동자

*산화니켈과 황화물의 특정 조합.

†X선, γ선, 중성자, 라돈 가스 및 내부에 위치한 α 및 β 입자 방출 물질 포함.

되는 protease(subtilisin) 효소 등도 직업적 천식을 유발할 수 있다.

동물을 다루는 동물 취급자, 가공업자 및 실험실 기술자들은 많은 척추동물의 소변이나 타액 단백질(예: 박쥐 및 조류 배설물의 단백질, 동물 비듬, 혈액 제제의 혈청 단백질, 뿔의 먼지, 또는 갑각류의 껍질)에 면역학적으로 민감해질 수 있다. 조개 가공업자에서는 매우 높은 민감성이 발생할 수 있다. 곤충 유충, 바퀴벌레, 진드기, 또는 바구미와 같은 절지동물은 직업 관련 천식의 유발 인자로 알려져 있다. 식물과 식물 제품(예: 콩가루, 향신료, 커피 원두)도 천식을 일으킬 수 있다.

균류, 특히 *Aspergillus*, *Penicillium*, *Rhizopus*, *Mucor* 및 *Paecilomyces* 속의 노출은 알레르기성 비염 및 천식과 관련이 있다. 이들은 특히 제재소, 목재칩 처리나 퇴비화 시설에 존재한다.

우려되는 분야는 제조된 나노물질에 대한 호흡기 노출의 악영향이다. 나노물질의 제조와 물질 및 소비재 제조에 사용되는 나노물질에 대한 직업적 노출이 발생한다. 나노물질이 절단되거나 성형될 때 그리고 제품 폐기물이 폐기될 때도 노출이 발생할 수 있다. 가공된 나노물질은 본질적으로 탄소 기반, 금속 기반 또는 생물학적인 것일 수 있다. 흡입된 나노물질은 폐 독성을 유발하거나 흡착 및 수송, 용해 또는 분해에 의한 독성물질의 생성, 주요 생리적 장벽 또는 세포 및 핵막의 교차를 통해 다른 조직에 악영향을 미칠 수 있다.

34.3.4 그 외 직업병

직업 독성물질은 폐 또는 피부로부터 멀리 떨어진 여러 장소에서도 질병을 유발할 수 있다. 여기에는 간, 방광, 위장관 또는 조혈계에서 발생하는 종양이 포함되며 다양한 화학물질 종류에 의해 발생한다. 신경계 손상은 중추, 말초, 또는 둘 다 될 수 있다. 신경계 손상은 일부 유기 인산염 노출과 같이 급성으로 나타날 수도 있고, 유기 수은 중독이나 아크릴아마이드 유발 신경병증과 같이 만성적일 수도 있다. 면역계 손상은 화학물질의 면역 억제 효과나 호흡기, 피부 알레르기 또는 전신 과민 반응을 유발하는 과민성 반응으로 인해 발생할 수 있다. 자가면역 증후군은 결정 실리카와 염화비닐에 대한 직업적 노출과 관련이 있다.

심혈관 계통의 직업병에는 죽상동맥경화증, 다양한 부정맥, 손상된 관상동맥 혈액 공급, 전신 저혈압 및 폐동맥 고혈압으로 인한 우심실 비대 등이 포함된다. 간 질환에는 사염화탄소 유발 지방간이 포함된다. 생식기관의 직업병은 성별 및 조직 특이적으로 작용하거나 남녀 모두에 영향을 줄 수 있다. 전염성이 있는 인자에 대한 노출로 발생하는 직업병은 수의사, 의료 종사자, 생물 의학 연구원 및 농민과 같은 직종에서 발생한다.

산업용 및 비산업용 실내 환경 모두 화학물질이나 생물학적 제제의 존재로 인해 직업성 위험을 초래할 수 있다. 인공 건축 자재의 환기 및 사용상의 문제점들로 건물 이용과 관련된 불만이 증가했다. 휘발성 화학물질은 제조, 건축 자재, 바닥재, 가구, 청소 제품, 살생물제 및 미생물의 공정재료에서 배출된다. 어떤 경우에는 건물의 이용 공간은 깨끗하고 건조하지만 습기찬 벽장이나 하부 바닥 등에서는 곰팡이가 자라는 지점도 생길 수 있다. 공기 중의 바이러스, 세균 및 곰팡이는 다양한 건물 관련 질병의 원인이 된다.

34.4 직업병 원인들의 독성 평가

34.4.1 직업 위험 평가

산업용 화학물질에 대해 허용 가능한 노출 수준을 권장하려면 가장 민감한 노출 집단의 부작용과 관련된 위험을 정의해야만 한다. 그 후에 노출된 사람의 비율이 제안된 허용 가능한 노출 수준에서 노출된 사람에게 어느 정도의 비율로 여전히 악영향을 줄 수 있는지 결정해야 한다.

인과관계 수립 복잡한 직업 환경에서는 독성물질과 질병 간에 인과 관계를 수립하기가 어려울 수 있다. 독성물질과 직업병 사이의 인과 관계에 대한 가중치를 평가하기 위한 매트릭스가 개발되었다(그림 34.2). 잘 수행된 *in vitro* 연구, 동물 연구, 인체 적용 연구(의도적인 인체 노출 연구), 사례보고 및 역학 조사로부터의 결과들이 평가된다. 이 평가는 7가지 기준에 따라 진행된다. 화학물질이 동물, 인체 및 *in vitro* 연구에서 철저히 연구되고, 적절한 모델과 관련 종점을 사용하는 통제 연구에서 노출 반응 관계에 대한 명확하고 설득력 있는 증거를 제시한다면 이는 화학물질과 그로 인한 질환 사이의 인과 관계에 대한 강력한 증거가 될 것이다 .

건강 손상 위험이 수반되는 노출 수준을 평가하기 위해서는 독성학적 정보가 필요하다. 직업상의 위험도 평가 과정에 정보를 제공하기 위해 *in vitro* 연구, 동물 독성 연구, 인체 적용 연구, 사례보고 및 역학 연구의 5가지 자료가 제공될 수 있다.

34.4.2 허용 가능한 수준의 노출량을 설정하기 위한 동물 독성 시험

동물 연구는 건강 손상 위험이 수반될 수 있는 노출 수준을 추정할 수 있는 중요한 데이터를 제공한다. 표 34.4는 역학 조사와 동물 연구의 비교를 보여준다. 직업상 노출의 허용 수준을 설정하는 데 필요한 시험 기간은 주로 의심되는 독성 작용 유형에 따라 결정된다. 일반적으로 전신 작용성 화학물질에 대해서는 아급성 및 단기 독성 시험으로는 OEL 제안에 불충분

	특정 요인에 대한 노출 평가	교란 요인의 고려 및 통제	용량 – 반응 관계의 증거	여러 연구 결과의 일관성	객관적 임상 결과	인체 병리와 연관된 송섬	적절한 수제나 노넬
In vitro 연구							
동물 연구							
인체 적용 연구							
사례 연구							
역학 연구							

첫 번째 열에 나열된 각 유형의 연구에 대해서 첫 번째 행에 나열된 기준에 따라 기존 연구에서 얻은 결과 품질을 아래와 같이 점수를 매긴다.

0 증거 또는 조건이 전혀 충족되지 않음.
1 애매한 증거 또는 조건이 부분적으로 충족됨.
2 일부 증거 또는 조건이 대부분 충족됨.
3 명확한 증거 또는 조건이 확실하게 충족됨.

그림 34.2 **독성물질과 직업병 간의 연관성을 평가하기 위한 매트릭스.**

표 34.4 **역학 연구와 실험적 노출 연구의 비교**

	관찰 역학 연구	실험적 동물 노출 연구
독성 노출 특성	위험 인구 집단에서의 진정한 노출 반영 공간과 시간의 복잡성과 변수 독성물질 또는 관련 화합물에 대한 비직업적 노출 포함 가능	대표적 주요 독성물질 조절 보통 하나나 두 개의 시험 물질 인체 노출의 복잡성을 반영하지 못할 수 있음
빈도 및 기간	근무한 기간 근무에 따라 달라질 수 있음	급성, 아급성, 아만성, 만성
노출 경로	흡입, 섭취, 경피 또는 복합적	투여, 흡입, 구강 또는 피부, 드물게 실험 디자인에 따른 여러 조합
용량의 적정성	실제 노출 범위 반영	인체 노출 용량보다 높은 경우가 많음
평가	환경 표본 수집 또는 바이오마커 측정 고용주 기록, 그룹 기반 접근법이나 설문지에 근거하여 소급 적용	바이오마커의 측정 유무에 관계없이 투여량 측정 흡입 연구를 위한 노출 챔버에서의 공기 표본 수집
종에 대한 고려 사항	인체—코호트 또는 사례 대조 연구 실험 참여자의 안전과 비밀 보호	실험실 동물, 보통 inbred 마우스나 랫드 실험동물의 적절한 관리와 올바른 사용 보장
대표성	연구 집단이 직업군을 대표하지 않을 수 있는 선택적 편향(selection bias) 존재 가능	실험동물 종이 인간을 대표하지 않을 가능성 존재
인체 건강과의 관련성	적절한 연구 결과는 직접 관련성이 있음	종 간의 차이가 알려져 있다면 관련성이 있음 흡수, 분포, 대사 및 질병에 대한 종의 차이가 알려져 있지 않다면 관련성이 제한적임
분석시 고려 사항	결과 특성화에 대한 선택 편향, 잘못된 분류와 교란 실험 참여자 내 또는 실험 참여자 간의 차이가 클 수 있음	노출된 그룹과 대조군 사이의 유전학, 먹이 공급 및 사육 조절 결과의 편차가 낮음

하다. 아급성 및 단기 독성 시험은 일반적으로 화합물이 면역 독성과 누적 특성을 나타내는지 알아보기 위해서 수행된다. 또한 장기적인 노출에 대한 용량 선별에도 도움이 된다. 생식 영향 및 기형 유발성을 평가하기 위한 연구도 고려해야 한다.

근로자가 근무하는 노출 경로와 유사한 노출 경로에서 파생된 정보가 분명히 가장 관련이 있다. 어떤 노출 경로를 사용하여 어떤 연구를 수행해야 할지 선택하여 각 독성물질에 대해 과학적으로 평가해야만 한다. 표적 부위와 작용 기전, 대사, 부작용의 성격, 근로자가 독성물질에 노출되는 방법 등을 중요하게 고려해야만 한다. 주요 표적 장기 또는 기능에 대한 지식에 기초하여 특정 생리학적 또는 생화학적 검사를 사용하는 조사는 매우 가치 있는 정보를 산출하고 이로부터 파생된 OEL에 대한 신뢰를 증가시킨다.

34.4.3 근로자 건강 감시

직업 독성학의 주된 목적은 작업장의 알려진 위험에 따른 일반 건강 및 건강 노출 모니터링을 주기적으로 심사하는 것이다. 작업장에서 독성물질에 대한 노출을 모니터링하는 것은 심각한 생물학적 교란 및 건강 장해가 발생하기 전에 과도한 노출을 탐지하는 데 중요할 수 있다. 새로운 화학물질이 대규모로 사용되면 근로자에 대한 신중한 임상 감시와 작업장 모니터링이 이루어져야 한다. 동물 실험으로부터 도출된 OEL의 타당성 평가가 작업장 감시 과정의 주요 목표이다.

노출-반응 관계를 평가하기 위해 고안된 역학 연구는 표적 투여량과 생물학적 변화 모두가 노출-반응 연구에서 모니터되는 경우 더 유효할 것이다. 생물체내 화학물질의 운명과 그 작용 기전에 대한 지식이 필요하다. 화학물질 반응에 대한 초기 바이오마커는 감지하기 힘들고 개인적인 변수가 존재하기 때문에 일반적으로 노출된 근로자 그룹과 관심을 노출되지 않은 유사한 근로자 그룹 간의 통계적 비교 결과가 필요하다. 노출로 인한 부작용이 야기된 경우, 이러한 연구는 통합 노출(강도 × 시간)과 비정상 결과의 빈도의 관계를 고려하여 결과적으로 OEL을 재설정해야 할 것이다.

새로운 화학물질이 도입되기 전에 감시 프로그램이 설립되지 않은 경우, 노출 한계의 효능을 설정하는 것이 더 어렵다. 이 상황에서 평가는 소급 코호트 연구(retrospective cohort study) 또는 사례통제연구(casecontrol study) 또는 이미 노출된 근로자에 대한 횡단면 연구(cross-sectional study)에 의존한다. 사실 봉쇄 위반, 화학물질 유출, 용기 파손 또는 파이프 파열과 같은 특정 사건으로 인한 고립된 과다 노출에 대한 사례보고는 유용한 정보를 제공할 수 있다. 이러한 사실은 인체에서의 증상이 동물에서 발견되는 증상과 유사한지 여부를 나타낼 수 있으며 노출된 작업자를 일상적으로 모니터링하는 데 유용한 기능적 또는 생물학적 검사를 제시할 수 있다.

34.4.4 동물 연구과 역학 연구의 연계

직업 독성학 분야에서는 화학물질 및 기타 독성물질에 대한 과다 노출과 관련된 위험을 조사하기 위해 동물 연구 수행자와 근로자 연구를 수행하는 사람들 간의 긴밀한 협력이 필수적이다. 몇몇 직업 발암물질은 역학 및 실험적 방법을 통합해서 명확하게 밝혀졌다. 예를 들어, 염화비닐(vinyl chloride)의 발암성은 랫드에서 처음으로 입증되었으며, 몇 년 후 역학 연구결과 인체에 대해 동일한 발암 위험이 있음이 확인되었다. 이 관찰은 동물에서 염화비닐의 대사 과정과 *in vitro* 시스템에서의 돌연변이 유발 활성에 대한 여러 연구를 활발하게 하여 염화비닐의 발암 기전에 대해서 더 잘 이해할 수 있도록 하였다.

동물을 이용한 직업 독성물질의 대사에 관한 연구는 반응성이 높은 대사 중간체의 특성 분석에 중요하며, 예상치 못한 위험이나 생물학적 모니터링의 새로운 방법을 제시할 수 있다. 반대로, 근로자에 대한 임상 증상 관찰은 동물에서 독성물질의 대사 과정 또는 독성 메커니즘 연구를 활발하게 하여 생물학적 교란이 건강에 미치는 영향을 밝힐 수 있다.

비소(arsenic)는 동물 연구로부터 인체 건강에 미치는 영향에 대한 예측치가 제한된 몇 안 되는 화합물 중 하나이다. 무기 비소는 인체에서 여러 장기에서 암을 유발하는 것으로 결론지어졌으나, 동물에서는 암을 유발하지 않는다. 이러한 사실은 직업 독성학자가 동물 연구나 역학 연구에만 의존할 수 없음을 보여준다. 위험을 식별, 해명하고 우선순위를 정하고 근로자 건강 감시를 위한 해결책이나 기술을 개발하기 위해서는 통합된 접근이 필요하다.

34.5 노출 모니터링

34.5.1 노출 평가를 위한 환경 모니터링

OEL을 설정하기 위한 핵심요소는 노출에 대한 정확하고 일정한 평가이다. 노출 평가를 위한 방법은 연구 중인 물질과 그것이 나타나는 환경에 맞추어져야 한다. 공기 중 노출을 평가하기 위해서는 일반적으로 호흡 구역에서 채취한 개인 표본을 사용한다. 일반적으로 반복적인 무작위 표본 추출이 노출에 대해서 편견 없는 측정 방법을 개발하는 최선의 방법이다. 최근의 연구에 따르면 개인보다는 그룹에 대한 노출을 평가하는 집단 기반 접근법이 원하는 수준의 정확성을 얻기 위해서 좀 더 효율적이라는 것이 입증되었다.

노출 모니터링을 통해 용량을 직접 평가할 수는 없지만, 노출 모니터링(exposure monitoring)은 경로 특정 노출 데이터를 제공할 수 없는 생물 모니터링(biomonitoring)보다 뚜렷한 장점이 있다. 노출 모니터링은 근로자의 호흡 구역에서의 선택적 대기 모니터링과 작업자의 피부나 옷에 부착된 흡착물질을 사용하는 피부 용량 측정을 통한 경로로 작업장 노출을 정량화할 수 있게 한다. 환경 모니터링 기술은 일반적으로 혈액이나 소변과 같은 생물학적 시료의 수집 및 분석과 관련된 기술보다 저렴하고 덜 공격적이다. 공간적, 시간적 및 업무의 연관성은 대기 모니터링을 통해 확립될 수 있으며 더 나은 해결책과 공학적 제어를 제안할 수 있다. 노출 모니터링은 근로자의 호흡 구역에서의 선택적 대기 모니터링과 작업자의 피부 또는 옷에 부착된 흡착물질을 사용하는 피부 용량 측정을 통한 경로로 작업장 노출을 정량화할 수 있게 한다.

완전히 검증된 표본 추출 및 분석 방법은 다음과 같은 표본 추출 방법의 자세한 설명이 필요하다; 샘플 기간, 취급 및 저장 절차; 분석 방법 및 측정 기술; 범위, 정밀도, 정확도, 바이어스 및 탐지 한계; 품질 보증 문제; 및 알려진 간섭. 또한 실험실 간 및 실험실 내 변동성을 기록하는 것도 중요하다. 일단 표준 방법이 확립되면 결과의 일관성을 보장하기 위해 모든 세부 사항을 면밀히 준수해야 한다.

34.5.2 노출 평가를 위한 생물학적 모니터링

Biomonitoring은 독성물질, 그 대사 산물 또는 소변, 혈액, 대변, 호흡, 머리카락, 손톱 또는 발톱, 기관지 세척, 모유 및 지방 조직을 포함한 인체나 동물 표본에서의 분자 표지로 구성된다. 이들은 노출, 생물학적 효과 또는 민감률의 바이오마커 역할을 할 수 있다. 체내 화학물질의 측정 및 모니터링을 가능하게 하며, 몸 안에 내재한 바이오센서로부터의 데이터 전송을 가능하게 하는 신기술도 개발되었다. Biomonitoring 데이터는 몸 전체나 신체 내부에 노출된 양에 기초하여 노출을 측정할 수 있게 해주므로 평가된 분석물의 모든 경로에 의한 모든 노출을 설명할 수 있다.

신체 내부에 노출된 **내재화된 용량**(*internalized dose*)이라는 용어는 다른 의미를 가질 수 있다. 측정된 바이오마커는 작업 이동 중에 얻은 혈액 샘플이나 호기 공기 중의 용매 농도와 같이 시료 수집 직전에 흡수된 화학물질의 양을 반영할 수 있다. 노출 종료 후 수집된 혈액이나 소변의 대사 산물 측정과 마찬가지로 전날의 노출을 반영할 수도 있다. 생물학적 반감기가 긴 독성물질의 경우, 측정된 매개변수(parameter)는 발톱에서 검출되는 비소와 마찬가지로 몇 주 또는 몇 달 동안 축적된 노출을 반영할 수 있다. **내부 용량**(*internal dose*)은 하나 또는 여러 신체 부분 또는 전신(**신체 부담**, *body burden*)에 저장된 화학물질의 양을 나타낼 수 있다.

생물학적 측정을 사용하는 가장 큰 이점은 노출의 생물학적 변수가 환경 측정보다 유해한 건강 영향과 직접적으로 관련되어 있다는 것이다. 그것은 주변 모니터링으로 결정되는 것보다 더 나은 위험에 대한 평가를 제공할 수 있다. 생물학적 모니터링은 모든 노출 경로에 의한 흡수를 설명한다.

흡수에 영향을 줄 수 있는 몇 가지 요인이 있다. 개인 위생 습관은 사람마다 다르며 폐, 피부 또는 위장관을 통한 화학물질의 흡수율에도 어느 정도의 개인차가 있다. 생물학적 모니터링은 진입 경로에 상관없이 전반적인 노출을 포괄하고 평가할 수 있기 때문에, 호흡기, 장갑 또는 배리어 크림과 같은 개인 보호 장비의 전반적인 효능을 테스트하는 데도 사용할 수 있다. 생물학적 모니터링에 대한 또 다른 고려 사항은 비직업적인 노출(취미, 주거 노출, 식이 습관, 흡연 및 2차 직업)이 생물학적 표본에서도 나타날 수 있다는 사실이다.

대기 모니터링과 생물학적 모니터링 간의 관계는 생체 내에서 직업적 독성물질에 영향을 미치는 요인들에 의해 변경될 수 있다. 대사 경로의 상호 작용은 근로자가 동일한 경로를 통해 생체 내에서 전환되거나 같은 대사효소의 활성을 변화시키는 화학물질들에 동시에 노출될 때 발생할 수 있다. 또한 직업적인 독성물질과 알코올, 담배, 식품 첨가제, 처방약, 천연물 요법 등 사이에 대사 장애가 발생할 수 있다. 몇 가지 생물학적 변수(체중, 임신, 질병, 면역 상태 등)의 변화는 직업병의 대사 과정을 변형시킬 수 있다. 이러한 요인들은 생체 모니터링의 결과가 해석될 때 고려되어야만 한다. 측정된 매개변수가 물질 자체인지, 대사 산물인지 또는 초기 바이오마커인지 여부와 관계없이, 시험은 작업장 노출 범위에서 의미 있는 데이터를 제공하기에 충분히 민감하고 구체적이어야 한다.

34.6 결론

요약하면, 환경 및 생물학적 모니터링은 직업 안전 보건 프로그램의 보완 요소로 간주되어야 한다. 직업 환경에는 근로자가 항상 다양한 독성물질에 대해서 과다 노출될 수 있는 위험이 존재한다. 이러한 위험에 대한 인식을 역학 연구가 위험 수준을 정의하고 결정할 때까지 기다려서는 안 된다. 실험적, 임상적, 역학적으로 통합된 접근이 잠재적인 위험성을 평가하고, 과학적 근거로 직업 보건 기준을 공표하고, 표준을 준수할 수 있도록 작업장 통제를 구현하는 데 가장 효과적이다.

참고문헌

ACGIH: *2014 TLVs and BEIs: Threshold Limit Values for Chemical Substances and Physical Agents and Biological Exposure Indices*. Cincinnati, OH: American Conference of Governmental Industrial Hygienists, 2014.

LaDou J, Harrison R: *Current Occupational and Environmental Medicine*, 5th ed. New York: McGraw-Hill, 2014.

연습문제

1. 다음 중 질병 가능성에 영향을 줄 수 있는 변경 요인이 아닌 것은?

a. 나이
b. 용량
c. 영양 상태
d. 성별
e. 유전적 감수성

2. 다음 중 화학물질의 직업적 흡입을 증가시킬 가능성이 가장 적은 것은?

a. 공기 중 농도 증가
b. 호흡률 증가
c. 호흡량 증가
d. 입자 크기 증가
e. 노출 기간 증가

3. 다음 중 피부 노출을 통한 독성 투여량을 증가시킬 수 있는 것은?

a. 기존 피부 질환이 없다.
b. 두꺼운 피부에 대한 독성 노출
c. 경피 흡수율 증가
d. 노출의 낮은 표면적
e. 견고한 표피세포 간 접합부

4. 장기간의 비소 노출이 유발할 수 있는 것은?

a. 불임
b. 경화증
c. 폐성심(cor pulmonale), 폐고혈압에 기인하는 심장질환
d. 피부암
e. 신장해

5. 다음 중 직업병 사망률이 가장 높은 폐질환은?

a. 석면폐증
b. 석탄 노동자 진폐증
c. 면폐증
d. 과민성 폐렴
e. 규폐증

6. 라임병(Lyme disease)의 원인은?

a. *B. burgdorferi*
b. *H. capsulatum*
c. *M. tuberculosis*
d. *L. pneumophila*
e. *C. psittaci*

7. 다음 중 석면 노출과 거리가 먼 것은?

a. 폐암
b. 소화기 암
c. 폐기종
d. 폐 섬유증
e. 중피종

8. 다음 중 자가면역질환을 유발할 수 있는 것은?

a. 수은

b. 이산화질소

c. 염화비닐

d. 납

e. 플라비바이러스(flavivirus)

9. 다음 중 파킨슨병과 관련이 있는 것은?

a. 이산화질소

b. 아연

c. 구리

d. 마그네슘

e. 일산화탄소

10. 다음 감염물질 중 간세포암종을 유발하는 것은?

a. flavivirus

b. bunyavirus

c. alphavirus

d. C형 간염 바이러스(hepatitis C virus)

e. B형 간염 바이러스(hepatitis B virus)

연습문제 정답

1장

1. b.
2. a.
3. a.
4. d.
5. b.

2장

1. b.
2. c.
3. b.
4. d.
5. e.
6. e.
7. b.
8. c.
9. d.
10. a.

3장

1. b.
2. e.
3. a.
4. c.
5. d.
6. e.
7. b.
8. a.
9. e.
10. c.
11. b.
12. b.

4장

1. d.
2. c.
3. c.
4. c.
5. e.
6. c.
7. c.
8. d.
9. c.
10. b.

5장

1. a.
2. e.
3. d.
4. b.
5. e.
6. c.
7. c.
8. d.
9. b.
10. d.

6장

1. b.
2. c.
3. c.
4. e.
5. b.
6. d.
7. d.
8. a.
9. e.
10. d.

7장

1. c.
2. a.
3. d.
4. d.
5. e.
6. c.
7. b.
8. d.
9. b.
10. c.

8장

1. d.
2. e.
3. e.
4. b.
5. c.
6. a.
7. d.
8. e.
9. c.
10. b.

9장

1. c.
2. d.
3. b.
4. c.
5. e.
6. b.
7. e.
8. c.
9. c.
10. d.

10장

1. d.
2. c.
3. a.
4. c.
5. d.
6. b.
7. e.
8. c.
9. e.
10. e.

11장

1. c.
2. a.
3. d.
4. d.
5. a.
6. c.
7. d.
8. c.
9. e.
10. b.

12장

1. d.
2. b.
3. c.
4. b.
5. c.
6. d.
7. e.
8. b.
9. d.
10. a.

13장
1. d.
2. d.
3. b.
4. e.
5. a.
6. c.
7. b.
8. d.
9. e.
10. e.

14장
1. e.
2. b.
3. c.
4. d.
5. d.
6. a.
7. c.
8. e.
9. d.
10. c.

15장
1. d.
2. b.
3. d.
4. e.
5. d.
6. b.
7. d.
8. a.
9. c.
10. c.

16장
1. e.
2. d.
3. c.
4. b.
5. d.
6. b.
7. a.
8. d.
9. c.
10. d.

17장
1. e.
2. c.
3. b.
4. a.
5. d.
6. a.
7. e.
8. d.
9. e.
10. d.

18장
1. b.
2. b.
3. d.
4. d.
5. e.
6. c.
7. c.
8. a.
9. d.
10. d.

19장
1. b.
2. e.
3. a.
4. d.
5. b.
6. c.
7. d.
8. c.
9. c.
10. a.

20장
1. c.
2. d.
3. b.
4. a.
5. e.
6. b.
7. e.
8. d.
9. b.
10. c.

21장
1. c.
2. d.
3. b.
4. c.
5. e.
6. b.
7. c.
8. d.
9. a.
10. b.

22장
1. a.
2. c.
3. b.
4. a.
5. e.
6. d.
7. b.
8. c.
9. d.
10. d.

23장
1. c.
2. d.
3. d.
4. b.
5. a.
6. e.
7. c.
8. d.
9. a.
10. c.

24장
1. d.
2. c.
3. c.
4. b.
5. d.
6. b.
7. d.
8. b.
9. a.
10. d.

25장

1. b.
2. c.
3. a.
4. e.
5. d.
6. c.
7. c.
8. d.
9. a.
10. e.

26장

1. b.
2. a.
3. c.
4. e.
5. b.
6. c.
7. e.
8. a.
9. d.
10. d.
11. e.
12. c.
13. a.
14. e.
15. a.

27장

1. a.
2. d.
3. e.
4. b.
5. d.
6. e.
7. a.
8. c.
9. e.
10. d.

28장

1. e.
2. c.
3. b.
4. e.
5. c.
6. b.
7. e.
8. d.

29장

1. b.
2. d.
3. e.
4. c.
5. e.
6. c.
7. d.
8. a.
9. b.
10. d.

30장

1. b.
2. c.
3. a.
4. e.
5. c.
6. c.
7. e.
8. b.
9. e.
10. d.

31장

1. d.
2. a.
3. b.
4. e.
5. c.
6. d.
7. d.
8. a.
9. e.
10. d.

32장

1. d.
2. b.
3. a.
4. c.
5. e.
6. b.
7. c.
8. e.
9. d.
10. d.

33장

1. d.
2. a.
3. c.
4. e.
5. b.
6. e.
7. a.
8. e.
9. c.
10. d.

34장

1. b.
2. d.
3. c.
4. b.
5. b.
6. a.
7. c.
8. c.
9. e.
10. e.

국문 찾아보기

ㄱ

가소제 345
가솔린 406, 408
가수분해 91표, 93
가수분해효소 93
가스 교환 영역 250~251
가스 및 증기 78
가스 크로마토그래피-질량 분석 512
가습기열 475, 529
가역적 세포 내 결합 28
가죽 325표
가짜 식품 알레르기 502
가쪽무릎핵 295
각막 30그림, 282, 290~291
각막 간질 282, 283그림
각막 내피 282, 286그림
각인 169
각질세포 321
각질층 80, 80그림, 321, 321그림
간 215~229
　과잉의 칼로리 445
　구조 형성 216~217
　굴모양혈관 세포의 활성화 226
　굴모양혈관 손상 221
　굴모양혈관 장애 219표
　기능 216, 216표
　담관 손상 219표, 220
　담세관 담즙 정체 219표, 219~220
　담즙 형성 217~220
　미래 전망 228
　미토콘드리아 손상 228
　부위별 상해 요인 223표
　생체 활성화 및 해독 223~225
　섬유증 및 경변 219표, 222
　세포골격의 파괴 221
　세포사멸 219
　수송 단백질 218그림
　식물과 식물 독성 426
　염증과 면역 반응 226
　재생 225~226
　종양 219표, 222
　지방간 219표, 222
　특이체질성 간 손상 228, 228표
　흡수 및 농도 223
간 구획 129
간 굴모양혈관(동양혈관) 217
간 섬유증/경화 222
간극접합 매개 세포간 전달 140, 306
간동맥 217그림
간문맥 217그림
간세포 216, 219표, 224
간세포 사멸 219
간세포 손상 229
간세포 암 222
간암 400
간접 식품 첨가물 500, 506
간접작용 유전자 독성 발암물질 136
간지방증 222
간질 공간 126
간질 신염 393
간질성 경련 426
간헐적 노출 125
갈매나무 426표
갈색 레클루즈 거미 432, 432그림
감각이상 371
감마-디케톤 271
감마선 방출 409
감수분열 335그림
감수성의 변이 65
감입 253, 253그림
감작 반응 10
감작성 20
갑상선 357~359
갑상선 독성 359
갑상선호르몬 311표, 357
갑상선호르몬 결합 단백질 357
갑상선호르몬 배출 358
갑상선호르몬 수용체 357~358
갑상선자극호르몬(TSH) 139, 358
강심배당체 309표
강화 11
개미 433
개시단계 발암 과정 135, 147, 155표
개체형 용량-반응 상관성 13
거대적혈모구 빈혈 184, 184표
거미강 430~433
검은과부거미 431그림
겉보기 분포용적(Vd) 123~124
겨우살이 423표, 425
결막 283그림
결정질 실리카 213
결핵증 257표
경구 피임약 316
경구 항응고제 192
경질 금속 질환 256표
경피흡수 81, 321~322
경화 219표, 222, 322
계면활성제 291
계면활성제 단백질 A1 및 A2 250
계면활성제 단백질 D 251
계몽주의 시대 2
고등어 중독증 502
고무제품 325표
고온성 방선균 257표
고인슐린혈증 447
고전적 독성동태학 122~125
고전적인 경로 197, 198그림
고혈당증 447
고혈압 314
곤충 기피제 373
곤충류 433
골수 182
골수 독성 188
골수 이형성증 402
골수 전구 세포 214
골수형성장애 증후군(MDS) 189
골육종 134
곰팡이 시험법 155표
공기전위부피변동측정법 444
공동체 생태독성학 491
공산화 96
공유결합 31~32
공중 보건 위해성 관리 67~68
과감수성 14
과녁 모양 표적황반변증 293
과립구 187~188
과립층 80그림
과립층 321그림

과민 반응 10, 204그림, 212
과민 반응성 폐렴 475, 529, 530표
과민 반응 I형 85그림, 204, 214
과민 반응 II형 204, 205그림
과민 반응 III형 204, 205그림
과부거미 431, 439
과불화 화학물질 359
과산화수소 30, 324표
과산화아세틸 질산염(PAN) 479, 482
과색소침착 328, 329표, 391표
과염소산염 359
과잉의 칼로리 섭취 445, 451. 비만 참조
관류-제한 구획 128
관찰 역학 연구 533표
광감작 488
광과민증 327~329, 422
광대버섯 426표, 427그림
광독성 288, 326~328, 332
광범위한 소포 괴사 219
광부병과 광부들의 다른 질병들(Agricola) 2
광알레르기 329, 332
광우병 506
광화학적 대기오염 479~480
교감신경흥분성 독성 증후군 518표, 525
교감신경흥분제 449
교차 반응하는 화학물질 326표
교차민감도 326
구강/비강 통로 247
구리 390, 391표
구속력 있는 작업장 노출 한계치 529
구심성 세동맥 233그림, 234
구조 염색체 이상 153~154
구조 활성 관련성(SAR) 59
구획
  고전적 독성동태학 122~125
  생리학적 독성동태학 126~130
구후시신경염 294, 295
국소 대사조절 219, 313
국소 작용 10
국소적인 입자 침착 252~253
국제 화학물질 안전성 프로그램(세계보건기구) 66
국제암연구기관(IARC) 66
국제표준화비율 192
국화 426표
굴모양혈관 손상 219표, 221
굿패스투어 증후군(Goodpasture's syndrome) 204
규제적 독성학자 8
규토 257표
규폐증 257표
균질성 175
그랜자임(granzyme) 199
그레이(Gy) 412
근위세뇨관 233
근위세뇨관 손상 237~239
근육내 투여 81
근육세포질내 지질 446
글루카곤 362
글루코스-6-인산 탈수소효소(G-6-PD) 187
글루코코르티코이드 188, 311, 355
글루쿠론산화 108
글루타민 109그림, 114
글루타민산 109그림, 114, 277그림
글루타티온 *S*-transferase(GST) 114, 116, 141, 252
글루타티온 thiolate anion 114
글루타티온 포합 109그림, 114~117, 118그림
글루테티미드 272표
글리신 109그림 114
글리코겐 분해 362그림
금 272표
금속 381~394
  구리 390
  금속 노출에 대한 바이오마커 383
  금속결합 단백질/금속 수송체 384
  납 386~388
  니켈 390
  독성/독성학 382, 382그림, 383, 391표
  리튬 393
  면역계 209표, 210
  미세먼지(PM) 478
  백금 393
  비소 384
  수은 388~390
  신장 241
  심장 독성 308, 312표
  아연 391~392
  알루미늄 392~393
  약리학 384
  접촉성 항원 325표
  정의 382
  철 390
  카드뮴 385~386
금속 수송체 384
금속가공유체 과민 반응 257표
금속-결합 단백질 384
급격한 용량-반응 곡선 15
급성 골수성 백혈병 189, 402
급성 노출 12
급성 독성 시험 17
급성 림프모구 백혈병 189
급성 신부전 234
급성 신장 손상 234, 235
급성 심장 독성 300
급성 심장사 306
급성 폐 손상 255
급성기 단백질 48, 201
기관 249그림
기관 발생 169, 206
기관 조직 배양 시스템 259
기관/기관지 청소 254
기관의 청소율 124
기관지 249그림
기관지 수축 254
기관지확장제 309표
기능적 길항 11
기도 미세해부 259
기록의 어려움 176
기술적 독성학자 8
기술적 동물 독성 시험
  감작성 20
  급성 독성 시험 20
  기타 시험 21
  다단계 동물모델 144
  아급성 시험 20
  아만성 시험 20
  장기(만성) 노출 시험 20
  주요 원칙 19
  피부 및 눈 자극 20
기전적 독성학자 8
기질(CYP system) 104표~105표
기질 금속단백질분해효소 304
기침 반사 423
기형 발생 물질 428
기형학 9
긴 QT 증후군 306
길항 11
꽃가루 알레르기 423
꽃기린 423표

ㄴ

나노독성학 453~467
  기도 461~462
  나노독성 시험 458, 459, 466
  나노물질과 생체물질의 접점 458

나노물질의 배설 462~463
나노입자 대 마이크로입자 454, 455표
노출경로 461
뇌 462
독성 시험 465~466
독성반응의 작용 기전 458~459
목표 465
물리화학적 성질 456~458
분류/분류화 456, 456그림
생체 잔류성 458
생체외 용량단위 464~465
예측 독성 465
용량단위 460~461
자외선 차단제 459
정의 454
제조나노물질의 생태독성학 465~467
탄소나노튜브 464
표면성질 455표, 456~458, 462
나노물질 454, 455
나노입자 79, 455표, 500
나노입자(NPs) 79
나도여로 424표
나방 434
나비 434
나비목(애벌레, 나방) 434, 439
나선 내 교차결합 151그림
나선간 교차결합 151그림
나트륨-의존적 타우로콜산염 펩티드(NTCP) 85그림
나프탈렌 292
난관 340
난소주기 338
난자형성 338
난포자극호르몬(FSH) 336, 340
남(non-self) 196
남성 생식계 338그림. 생식 주기 참조
납 386~388
눈 및 시각계 295~298
독성 391표
신경계 270표 275
장별 연습문제 280, 394
내부 용량 535
내분비 장애물질 검색 및 시험 자문 위원회 (EDSTAC) 345
내분비계 351~363
갑상선 357~359
뇌하수체샘 352~354
당뇨병 362, 362그림
부갑상선 360~361
부신 354
부신 수질 356~357
부신 피질 354~356
스테로이드 합성 355
췌장 361~362
크롬친화성세포종 356~357
내분비계 장애물질 173~174, 343, 347
내분비샘 352
내성 11
내인성 물질 152
내재 면역 196, 199~200, 207
내재화된 용량 535
내피세포 313
넝쿨상정맥총 340
네프론 232, 244
노동자의 질병에 대한 담론(Ramazzini) 2
노래기 433
노래기강(노래기) 433
노르에피네프린 313
노린재류 433
노린재목(노린재류) 433
노출
경로/부위 11
시간 및 빈도 12~13
노출 평가 65
노출 한계(MOE) 63
노화 343
녹색각이상 289
녹색맹자 289
농부 폐질환 529
농약 365~379
갑상선 359
곤충 기피제 373
노출 366
등재 367, 367표
면역계 209표, 210
발기와 사정 341
법률 367
살균제 376
살서제 377
살충제 368~374
정의 366
제초제 373~377
형태 366
훈증제 377~379
WHO에서 권장하는 분류 367표
뇌 모세혈관 28
뇌척수액 86
뇌하수체 독성 352~354
뇌하수체 샘 352~354
뇌하수체 호르몬 363
눈 및 시각계 281~297
각막 290~291
계면활성제 291
나프탈렌 291~292
드레이즈 검사 288
망막/망막독성 292~294
백내장 291
부식화상 290
빛과 광독성 288
산화상 290
색각 289
수정체 291~292
시각신경 및 시각로 294~295
안과적 평가 288~289
안구자극성 및 독성 288
안약의 생체내 전달 286
안약의 약물대사 286~287
알칼리 화상 290
암 화학요법 292
약력학/약물동태학 282~286
유기용매 291, 294
장애의 징후 및 증상 285표
전기생리학적 기법 289
중추 시각계 287, 295
코르티코스테로이드 291
터닐 비전 296
페노티아진 292
해부도 283그림
행동 관찰 실험 289
눈물막 282
눈전위도 289
뉴클레오시드 유사 약물 228
뉴클레오시드 유사체 역전사효소 저해제 310표
뉴클레오티드 절제 복구 152
뉴클레오티드 제거 복구 147
느린 알데하이드 탈수소효소 224, 229
능동수송 74, 498표
니켈 257표, 390, 391표, 394
니켈 카보닐 중독 390
니고틴
독성 373
신경전달물질-관련 신경 독성 276, 276표
심장 독성 315
장별 연습문제 379
LD_{50} 9표
니트로프란토인 272표

ㄷ

다나졸, 343
다방향족 탄화수소 138
다세대 생식 시험 346
다이네인 221
다이옥신(TCDD) 9표
다제약물 내성 관련 단백질(MRP) 75표, 84그림, 85그림
다제약물 및 독소 배출(MATE) 수송체 76
다중 타격 모델 65
다중약물내성(MDR) 단백질 28, 75표, 84그림, 85그림
다층벽 탄소나노튜브 463~465
다형성 심실빈맥(TdP) 306
다형핵 세포(PMN) 199
다환 방향족 탄화수소(PAH) 328, 331, 488, 489
단계형 용량-반응 상관성 13
단기 노출 한계(STEL) 65
단기 분석 검증 60
단면 연구 61, 61표
단백질 독성물질의 해독화 31
단백질 복구 45
단백질-리간드 상호 작용 82
단백체 21
단백체학 21, 22그림
단순확산 73
단일가닥 절단 151그림
단일염기다형성 140
단층벽 탄소나노튜브 458, 464
단회로 정맥주사 123그림
닭배아의 신경 망막세포 배양 176표
담관 217그림
담관 세포 223표
담관 협착 담즙 정체 220
담배 426표
담배 흡연 145표. 니코틴 참조, 167
담세관 217
담세관 담즙 정체 219~220, 229
담즙 배출 펌프, 75표, 220
담즙 손상 219표, 220
담즙 정체 219표, 219~220
담즙 형성 217~219
담즙으로의 배설 85, 218
당뇨 238
당뇨병 362, 362그림
대기오염 469~484
　건강 악영향 472
　건강영향에 대한 역학 증거 475~476
　과산화아세틸 질산염(PAN) 479, 482
　광화학적 479~480
　국제적인 고려점 470, 471그림
　동물 독성 471
　미세먼지(PM) 478~479
　민감성과 취약성 473, 473표
　빌딩 관련 질환 475
　새집 증후군 474, 475표
　스모그 480
　아크롤레인 482
　알데하이드 482
　역사적 개요 470
　오염원과 개인의 노출 473
　오존 479, 480~481
　위해성 평가 470~472, 471그림
　유해 대기오염물질(HAP) 482
　이산화질소 481
　일산화탄소 482
　통합 위해 정보 시스템(IRIS) 470
　포름알데하이드 482
　환원형 476~478
대동맥 301그림, 308
대변으로의 배설 85
대비 감도 289
대사성 산증 519표
대사성 식품 반응 504, 504표
대사적 활성화 29
대사증후군 446~447, 451
대사체 동태학 124
대사체학 21, 22그림
대사효소동정 100
대식세포 46, 200, 203, 254
대식세포(M1) 199
대식세포(M2) 199
대장균 506
대체 경로 197, 198그림
덩굴옻나무 422그림
데스메막 282
도마뱀 434
도모산 276표, 504
도세포 361
도장공 증후군 397
도파민 277
독성 반응
　개체 간 차이 19
　선택 독성 19
　종 간 차이 19
독성 시험 19~21
독성 약시 294
독성 용량 528, 528표
독성 용량(TD) 18그림
독성 작용 10
독성 증후군 518, 518표
독성 참고 농도(RfC) 63
독성 참고 용량(RfD) 63
독성 호중구 감소증 188
독성 흡입제 252
독성동태학 64그림, 121~131
　고전적 모델 122~126
　대사체 동태학 124
　반감기 123그림, 124
　분포용적(Vd) 123~125
　생리학적 기본 모델 126~130
　생체이용률 124~125
　정의 121
　제거 123
　청소율 124
　축적 125
　포화 125
　1-구획모델 122
　2-구획모델 122~123
독성물질 8, 9, 365~451
　금속 381~394
　농약 365~379
　방사선과 방사성물질 409~417
　식물과 동물 419~439
　식품과 영양 441~452
　용제와 증기 395~409
독성물질 전달 27그림
독성물질 전달 26~31
독성물질 통제 센터 517
독성물질과 해독제(Maimonides) 2
독성물질-신경전달물질 수용체 상호 작용 36
독성물질-신호전달 분자 상호 작용 39
독성물질-신호전달 종결자 상호 작용 39
독성물질에 의한 사망사건. 분석/법 독성학 참조
독성물질에 의한 세포 장애 33~39
독성물질의 분류 9
독성물질의 재분포 83
독성물질의 저장 81~82
독성역학 64그림
독성유전체 데이터베이스 66
독성유전체학 8, 21~22
독성의 기전 25~55
　개요(요점) 26
　독성 발현의 단계 26, 27그림
　독성물질 전달 26~31 27그림
　독성물질에 의한 세포 장애 33~39

독성화 29
미토콘드리아 투과성 전이(MPT) 42
발암 51~53
배설 28
분자 복구 45~46
비유전자 독성 발암물질 53
섬유증 50~51
세포 기능 장애 및 독성 33~45
세포 복구 46
세포 항상성 유지 작용의 유독한 변화 39~45
세포괴사 42
세포자멸사 42~43, 47, 53
세포주기 가속기/감속기 52그림
염증 48~49
재흡수 29
적응 49
전신순환계 흡수 이전 소실 27
조직 괴사 49~50
조직 복구 47~49
증식 47, 53
체세포분열 47
최종 독성물질 26
최종 독성물질과 표적 분자의 반응 31~32
해독화 29~31
활성산소종(ROS) 및 활성질소종(RNS)의 과잉 생산 39
흡수 26
ATP의 고갈 39~41
Ca^{2+} 41~42
독성의 발현. 독성의 기전 참조
독성학
동물 472. 발생 독성학 참조
사회 9
수생 486, 496. 식품 독성학 참조
역사적 개요 1~3. 유전 독성학 참조
윤리적 딜레마 9. 임상 독성학 참조
전문성 8~9
정의 9. 직업 독성학 참조
토양 486. 환경독성학 참조
독성학 데이터 네트워크(TOXNET) 66
독성학의 원리 7~23
가역 대 비가역적 독성 작용 10
국소 대 전신 독성 10
내성 11
노출 시간 및 빈도 12~13
노출의 경로 및 부위 11
독성 반응에서의 편차 19
독성 시험 19~21
독성물질의 분류 9
독성유전체학 21~22
안전역 18
알레르기 반응 10
요점 8
용량-반응 상관성 13~18
즉시 대 지연 독성 10
특이체질성 반응 10
화학물질들의 상호 작용 11
효력 대 효능 18
LD_{50} 9, 9표
독성학자 8
독성화 29
독소 9
독소루비신 269, 270표
돌연변이 유발 137
동공 반사 288
동맥 313
동물 독성학 471
동물 시험 60, 144
동물과 동물 독 428~438
거미 430~432
거미강 430~433
곤충류 433
과민 반응 437~438
노래기강(노래기) 433
도마뱀류 434
독소의 임상분야 적용 438
독의 생체이용률 429
동물 독소의 특성 429
뱀 435~437
연체동물문(청자고둥) 434
전갈 430, 430표
절지동물 430
지네강(지네) 433
진드기 432
파충류 434~437
해독제 437~438
동방결절 301그림
동심심장비대 300
동양혈관(간 굴모양혈관) 217, 221
두 기능을 가진 친전자성 물질 46
두드러기 330, 332
두흉부의 등 부위에 바이올린 패턴이 있는 브라운 레클루즈 거미 432
드레이즈 검사 288
등나무 423표
디곡신 293
디기탈리스 424, 424표
디기탈리스에 의해 유발되는 시각계 이상 293
디기톡신 293
디메틸수은 중독 85
디메틸아미노프로피오니트릴 272표
디설피람 274표
디에틸스틸베스트롤(DES) 139, 146, 166~167, 343
디에틸프로피온 449
디젤입자 479
디클로로페녹시아세테이트 272표
딱지 형성 191
땀 86
땀샘 80그림, 321그림

ㄹ

라돈 410, 415, 417
라듐 415
라디칼 형성 151그림
라이아니아 426표
라텍스 212
란도니 저재도 15색싱 패널 289
레닌-안지오텐신 시스템 167, 313
레지오넬라균병 475
레트로 바이러스 141
레티노이드 167
렉틴 경로 197, 198그림
렙틴 443
로미오와 줄리엣(셰익스피어) 2
루브라톡신 505표
르네상스 2
리간드 381
리간드 결합 영역(LBD) 107
리모델링 306
리소레시틴 274표
리소좀에 축적 28
리튬 272표, 391, 393
림프계 313
림프성 조직 196
림프절 249그림

ㅁ

마약 209표, 211
마우스 난소 종양 분석 176표
마우스 림프종 분석 143
마우스 피부 모델 144
마우스 피부 종양 촉진 331
마이코톡신

면역계 209표, 210
신장 242
마이코톡신의 신독성 242
마이크로시스틴 220, 221
마이크로질량 배양 176표
마이크로코즘 493
마이토콘드리아 DNA 손상 228
마전자나무 426표
마취제 310표
마크로라이드계 310표
만닌 결합 렉틴 경로 197
만발성피부 포르피린증 327
만성(2년) 생체시험 144
만성 골수성 백혈병 189
만성 기관지염 254
만성 노출 10, 125
만성 노출 시험 20
만성 림프성 백혈병 189
만성 신부전 244
만성 신장 질환 235
만성 심장 독성 300
만성 용제 뇌증 397
만성 폐쇄성 폐질환 255~256
만성 폐질환 386
말단 간정맥 217그림
말벌 434
맛봉오리 248
망간 257표, 270표, 278, 391표
망간 폐렴 257표
망막 270표, 282, 292~294
망막색소상피세포(RPE) 292
망막전위도 289
매자나무 423표
맥각 알칼로이드 505표
맥락막 283그림
맥락막모세혈관층 282
메조코즘 493
메탄올 270표, 404
메탈로티오네인 384, 394
메톡시클로르 345
메트로니다졸 272표, 275
메트헤모글로빈혈증 185, 185표
메티오닌 설폭시민(MSO) 275
메틸 *n*-부틸 케톤 272표
메틸브로마이드 324표
메틸수은 269, 279, 389
메틸아족시메탄올 270표
메틸알코올 404
메틸테스토스테론 343
메틸화 109그림, 113
멕시코독도마뱀 434
멘케스병 390
멜라닌 292, 329, 329표
면 먼지 257표
면역 196
면역 독성학. 면역계 참조
면역 매개 특이체질성 간독성 228표
면역 매개 호중구 감소증 188
면역 억제 196
면역 억제제 209표, 210, 311표
면역 조직화학 259
면역 증강 196
면역계 195~214
과민 반응 204~205, 212
내재 면역 199~200, 207
도전 213
동물 모델 208
면역 검사 206~208
발생 면역학 206
보체계 197, 198그림
새로운 시대 213
생체 이물질 208~211
세포 매개성 면역(CMI) 202
신경 내분비 면역학 206
염증 203
자가면역 205~206, 212
체액성 면역 202~205, 207
치료제 212~213
항원 인식 196~200
항체 196~197
획득 면역 200~203, 207
면역글로불린(Ig) 196~197
면역성 용혈 빈혈 187
면역원 10, 196
모세관 내피 28
모세혈관 312
모의실험 126
모체 독성 173
목재 알코올 404
목재칩 처리 532
무과립구증 188
무기 발암물질 138
무기 비소 534
무력성-식물 증후군 389
무스카린 276표
무작위 표본 추출 535
뮐러신경교세포 292
미국 국립환경보건과학연구소(NIEHS) 66
미국 깔때기그물거미 431
미국산업위생협회(American Conference of Governmental Industrial Hygienists) 397
미국자리공 423표
미나리아재비 423표, 424표
미네랄코르티코이드 311표, 356
미량원소 502
미립자 대기 오염 317
미성숙 유방발육 337
미세관-연관 신경 독성 274
미세먼지(PM) 475~476, 478~479, 483
미세수은중독 389
미세해부된 기도 259
미세혈관병증 빈혈 186
미소니다졸 272표
미연방정부에서의 위해성 평가: 그 과정의 관리 57
미예정 DNA 합성(UDS) 143, 156
미오글로빈, 307표
미토콘드리아 투과성 변화(MPT) 42, 45, 240
미토콘드리아에 축적 28
미토콘드리아에서의 ATP 합성 39그림, 40표
민감도 160
밀 단백질 502표, 507

ㅂ

바나듐, 257표
바닐로이드 수용체, 427, 439
바람직하지 않은 작용, 10
바이오마커
금속 노출 383
분자 역학 62
생태독성학 493
신장 239그림
심장 독성 307, 307표
바이올린 거미 432
바이올린 등거미 432
박테리아 내독소 316
반감기 123그림, 124
발기와 사정 341
발달 신경 독성 화학물질 278
발생 독성학 9, 165~179
기전과 발병 170~171
내분비계 장애물질 173~174
모체 인자 172~173
문제점의 범위 166~168
미래 전망 177~178
민감성의 임계기 168~169

발생 면역학 206
생체내 시험 174, 175표
세포간 신호전달 경로 177, 177표
안전성 평가 174~177
역치 개념 169~170
역학 175~176
용량-반응 관계 169~170
윌슨의 기형학 기본원칙 168표
인간 발생 독성 유발 인자 166표
임신 171
정의 165
발생학적 프로그래밍 169
발성 248
발암 51~53. 화학적 발암 참조
발암성 생물학적 검정 21
발암성 생체 시험 60
발암전구물질 137
발현 배열 태그 161
방관자 효과 413
방광 338그림
방사구체장치 232그림
방사선 발암연구 414~416
방사선 생물학 412~413
방사선과 방사성물질 409~417
방관자 효과 413
방사생물학 412~413
방사선 강도와 선량의 단위 411~412
방사선 유형 410
방사핵종 415~416
백내장 416
비특이적 방사선 효과 413
신경정신 효과 416
심혈관계 질환 416
암 역학 414~416
우라늄 붕괴사슬 계열 411그림, 412표
유전자 발현 413
유전자 불안정성 413
적응 반응 413
전리방사선 410
콤프턴 효과 409
X선 331
방사선에 의한 DNA 손상 417
방사성 요오드 415
방사핵종 415~416
방수 283그림
방실결절 301그림
방향족 아민 138
방향족 탄화수소 317
방향족 탄화수소 402~403
방향족 탄화수소의 수산화 99그림
배·태자 발생 독성시험 348, 348그림
배란 후의 과정 338~340
배설 26, 83~86
배아줄기세포 시험(EST) 176표
배아층 80그림, 321그림
배우자 DNA 복구 349
배우자형성 168, 335
백금 272표, 393
백내장 291, 416
백반증 329, 329표
백합 구근 438
백혈구 188, 194
백혈구조직계 187
백혈병 188~189, 194
뱀 435~437, 439
뱀독 메탈로프로티네이스 437
버섯 독소 425
벌 433
벌목(개미, 벌, 말벌 등) 433
범죄에 사용되는 독성. 분석/법 독성학 참조
법 독성학 509. 분석 및 법 독성학 참조
베릴륨 256표, 391표
베릴륨증 256표
베크렐(Bq) 411
베타, 베타'-이미노디프로피오니트릴 273
베타입자 붕괴 409
베텔 씹기 145표
벤젠 402, 408
벤치마크 반응 64
벤치마크 용량(BMD) 63
벨라돈나 426표, 427그림
벨라돈나풀[Atropa belladonna(deadly nightshade)] 427그림
변광회전 92
변이원성 21
보우만 공간 233그림
보우만 막 282
보우만 주머니 232그림
보우만층 283그림
보체 캐스케이드 198그림
보체계 197, 198그림
보크사이트폐 256표
보툴리눔 독소 9표
보툴리눔 중독증 505
복강내 투여 81
복제 후 복구 46
복합화 381
부가 반응 116
부갑상선 360~361
부갑상선 독성 360
부갑상선호르몬(PTH) 360
부갑상선종 363
부설판 337
부신 354
부신 독성 363
부신 수질 356~357
부신 피질 354~356
부신 피질 독성 355
부신피질자극호르몬 352, 353그림
부신피질호르몬의 경로 354그림
부작용 10
부정맥 306, 318
부정소 338그림
부종 315
분리된 관류 폐 259
분만 342
분배계수 127, 127표
분석 및 법 독성학 509~516
독살에 대한 독성학적 조사 511~512
법 독성학의 역할 510
법원 증언 514
분석 독성학 510~511
성범죄 513, 513표
약물 감식 513
인체 활동 평가 514
임상 독성학의 역할 514
정의 509
중독의 희생자 513
치료 모니터링 514, 515표
분열적혈구 186
분자 복구 45~46
분자 역학 62
분포
독성물질의 저장 81~82
분포용적(Vd) 81
속도 81
태반 수송 83
혈액-뇌 장벽(BBB) 82
분포용적(Vd) 81
불화수소 257표, 324표
불확실성 계수(UF) 63
붓꽃 423표
브라운 레클루즈 또는 바이올린 거미 432그림
브레베톡신 504
브로모벤젠 242
비가바트린 293
비강 249그림

비공유결합 31
비교 게놈 하이브리다이제이션 161
비단조성 용량-반응 곡선 16~17
비대관련 신호전달 과정 305
비만 445~449
가족과 공동체의 역할 450
간 446
건강보험 450
내분비 장애 447~448
대사증후군 446~447
비알코올성 지방간염(NASH) 447
생활양식의 변화 449
식이요법 449
식품영양성분표시 450
암 위험도 448~449
유전자와 태아환경 444
이소성 지방축적 445~446
정부와 기업의 역할 450
지방 조직 445
치료 449
비면역 매개 특이체질성 간독성 228표
비면역 매개 호중구 감소증 188
비면역성 용혈 빈혈 186
비산화적 화학물질 유도 용혈 187
비상동 말단연결(NHEJ) 46, 152
비선형 독성동태학 125
비소 384
독성 391표
동물 연구로부터의 예측치 534
신경 손상 270표
장별 연습문제 394
폐 손상 256표
피부암 331
비스무스 270표
비스테로이드성 항염증제(NSAIDs)
부신 피질 355
사구체성 신장 손상과 혈관성 신장 손상 316
신장 242
항염증제 211
혈소판 기능 191
비스페놀 A 17, 359
비알코올성 지방간 질환(NAFLD) 222, 445, 448, 448그림
비알코올성 지방간염(NASH) 222, 447
비유전자 독성 발암물질 53, 138~140
비이온성 조영제 244
비충혈제거제 309표
비타민 A 간독성 223
비타민 D 316
비타민 K 192
비흑색종 피부암 331
빈랑 426표
빈블라스틴 274
빈카 알칼로이드 272표, 274
빈크리스틴 272표, 274
빈혈 182~187, 194
빌딩 관련 질환 475
빛과 광독성 288
뼈 82

ㅅ

사구체 232, 232그림
사구체 모세혈관 232, 233그림
사구체 여과 속도(GFR) 235, 235그림
사구체 여과 압력 235
사람 역학 연구 59, 61표
사람 유전체 21
사염화탄소(CCl_4) 225, 270, 270표, 401~403
사이아노젠 426
사이클로스포린 243
사이클로피아존산 505표
사이토카인 199, 311표
사이토크롬 P450(CYP) 체계 97~109, 252
기질 104~105표
사이토크롬 P450 효소의 억제 103
사이토크롬 P450 효소의 유도 106, 107표
사이토크롬 P450의 촉매 회로 98그림
생체 이물질의 활성화 103, 106표
유도제 104~105표
저해제 104~105표
촉매 97, 99그림, 100그림, 101그림, 102그림, 103그림
사이토크롬 P450의 억제 103
사이토크롬 P450의 유도 103, 106, 107표
사전 예방 원칙 60
사정 341
사춘기 발달 336~337
사춘기 암컷 랫드 시험법 346
사탕수수폐 257표, 529
삭시톡신 504, 507
산 74
산성도 185
산성이고 시스테인이 풍부한 분비 단백질 (SPARC) 445
산소 해리 곡선 185그림, 194
산소헤모글로빈 185
산업화학물질/오염물질 308, 312그림, 316~318
산호유동 423표
산화 91표, 94~108. 사이토크롬 P450(CYP) 시스템 참조
alcohol dehydrogenase(ADH) 94
aldehyde dehydrogenase(ALDH) 94
aldehyde oxidase 95
dihydrodiol dehydrogenase 95
flavin monooxygenase(FMO) 97, 97그림
molybdenum hydroxylases 95
monoamine 산화효소(MAO) 96
peroxidase 의존적 공산화 96
xanthine oxidoreductase(XO) 95
산화 환원 순환 374
산화부위의 전달 102그림
산화적 스트레스 140, 314, 488
산화적 스트레스 유발 136표
산화적 용혈 186, 194
산화적 인산화 39, 39그림, 41
산화적 탈할로겐화 반응 94
산화질소 186, 313
산화철 257표
산화형 글루타티온(GSSG) 116
살서제 377
살충제 368~373
니코틴 373
분자 표적 368표
유기염소계 화합물 371~372
유기인계(OP) 화합물 368~370
중간형 증후군 369~370
지연성 다발성신경병증(OPIDP) 370
avermectins 373
carbamates 370
DDT 371~372
pyrethroids 370~372
rotenoids 373
삼차신경 매개 기도 반사 254
삼투압 갭 525
삼환계 항우울제 310표
상가 작용 11
상관분석 100
상대성장이 고려된 스케일 16표
상동재조합 152
상승 작용 11
상행대동맥 308
새로운 항원의 형성 32
새집 증후군 474, 475표
색각 289, 296
샘자극 호르몬 139

생리학적 기반 모델 399
생리학적 독성동태학 126~130
  간 구획 129
  관류-제한 구획 128
  구획 126
  모델 구조 126
  변수 127~128
  수송체 127
  특수 구획 129~130
  폐 구획 129
  혈액 구획 130
  확산-제한 구획 128
생리학적 변수 127~128
생리학적-기반 모델 126
생명 정보학 21, 22그림
생물 모니터링 535
생물권 486. 생태독성학 참조
생물농축 487
생물학적 기반 용량-반응 모델 65
생물학적 노출 지수 529
생물학적 외삽 61
생물학적 이용률 486, 496
생물학적 제제 211
생식 독성학 9
생식 역학 175
생식 주기 334
생식계 333~349
  난소주기 338
  난자형성 338
  내분비 장애 343~346
  노화 343
  발기와 사정 341
  배란 후의 과정 338~340
  배우자형성 335
  분만 342
  사춘기 발달 337
  생식 독성 시험 346~348
  생식 주기 334, 334그림
  성분화 334~335, 335그림
  성적 성숙 337~340
  수유 342~343
  수정 341
  신생아 발달 336
  유아 발달 336
  임신 342
  정소 구조 및 기능 340~341
  정자형성 341
  착상 342
  태반 342
생식샘 334
생식세포 150, 151, 154
생식세포 돌연변이 유발 155표, 159~160
생체 이물질 *N*-아세틸화 113~114
생체 이물질 대사 89~119
  가수분해 91표, 93
  개요 91표. 산화 참조
  일반 원리 90~93
  정의 90. 포합 참조
  피부 322
  호흡기 252
  환원 91표, 94
생체 이물질 대사효소 90 92
생체 이물질 센서 90, 92, 106
생체 이물질 수송 130
생체 이물질 수송체 74~76
생체 전기저항 분석 444
생체막 73, 73그림
생체물질-대사 효소 90
생체외 용량단위 464~465
생체외 유전자 돌연변이 측정 143
생체이용률(*F*) 124~125, 486, 487, 495
생체전기 301
생태독성학 9, 485~496
  공동체 491~492, 493
  독성 평가 492~493
  바이오마커 493
  분자 및 생화학적 영향 487
  생물농축 487
  생물체에 대한 영향 489
  생물학적 단위 486그림
  생태계와 인간의 건강 간의 상호 연결 494~495
  세포, 조직 및 기관에 대한 영향 489
  암 490
  위해성 평가 494, 494그림
  유전자 발현과 생태독성유전체학 487~488
  자유이온 활동 모델(FIAM) 487
  정의 486
  집단 490~491, 493
생태학적 공동체 491
서양담쟁이 423표
석면 256표
석면폐증 256표, 529
석탄 노동자 진폐증 257표, 529
석탄 먼지 257표
선종 134
선택 독성 19
선택적 세로토닌 재흡수 억제제 310표
선형-비역치 모델 416
선형에너지 전이 410
설치류의 완전한 배아 배양 176표
설폰화 108, 109그림
섬광 자극 시각유발전위 289
섬모 상피 282
섬모세포 248~249
섬모체 283그림
섬유아세포 80
섬유육종 134
섬유종 134
섬유증 50~51, 219표, 222, 307, 343
성범죄 513, 513표, 515
성분채취술 521
성분화 334~335, 335그림
성상교세포 83, 275
성상세포 217, 223표
성적 성숙 337~340
세계독성학회 4
세균 복귀 돌연변이 시험법 155표
세균 정방향 돌연변이 시험법 155표, 156
세룰로플라스민 384
세트 포인트 가설 442
세포 간극간 확산 73
세포 기능 장애 및 독성 33~45
세포 독성 136표, 139
세포 독성 T 림프구 197, 203그림
세포 독성 T 림프구(CTL) 검사 207
세포 매개성 면역 202
세포 복구 46
세포 항상성 유지 작용의 유독한 변화 39~45
세포간 신호전달 경로 177, 177표
세포괴사 42, 304
세포내 공간 126, 128그림
세포막 73, 73그림
세포막 공격 복합체(MAC) 197
세포분열 자극 물질로 활성화되는 단백질 인산화효소(MAPK) 34
세포분열 자극성 신호전달 분자 34
세포외 공간 128, 129, 129그림
세포외 기질 47, 304
세포자멸사 42~43
  간 219
  발생 독성학 170, 170그림
  세포주기 정지 35그림
  손상된 세포를 능동적으로 제거 47
  실패 53
  심근 세포 손실 305
  장별 연습문제 55, 229

세포주기 가속기/감속기 52그림
세포주기 정지성 세포자멸사 35그림
세포주기 진행 체세포분열 35그림
셀레늄 391표
소독제 325표
소마토스타틴 361
소변에서의 약물 감식(FUDT) 513
소변의 알칼리화 520
소수성 생체 이물질 28
소실 담관 증후군 220
소엽 216, 217그림
소포 216
소포 영역화 216
소포결 세포 363
소해면상뇌증 506
소핵 143, 155표, 158, 159그림
속은 388
손상된 신경 세포의 재생 46
수동수송 73
수동확산 127, 498표
수산화나트륨 324표
수생 독성학 486
수선화 423표
수소 제거 32
수용체 길항 11
수유 343
수은 388~390, 391표. 메틸 수은(MeHg) 참조
  면역계 212
  신경 손상 270표
  신장 241
  장별 연습문제 394
수정 과정 168, 341
수정란 169
수정체 283그림, 291
수중체밀도법 444
수지상세포 197
수초 274
수초 형성 267
수초내 부종 275
수초병증 274~275, 274표
수초화 267그림
수축 유발 약물 309표
수축성 302, 318
수태능 및 초기배 발생시험 347, 347그림
수혈 521
수혈성 철침착증 391
순적혈구 무형성증 185
순환계 187
쉴렘관 283그림
슈반세포 266
스모그 480
스테로이드 합성 355
스테로이드 호르몬 생합성 334
스테리그마토시스틴 505표
스트레스 단백질 235
스트렙토마이신 270표
스트렙토조토신 362
스트렙토키네이스 192
스트리키닌 황산염 9표
시가테라 504
시각. 눈 및 시각계 참조
시각신경(ON) 282, 294
시각신경 및 시각로 294
시각신경 장애 294
시각유발전위 289
시냅스 277그림
시리안 햄스터 배아세포 분석 144
시버트(Sv) 412
시상하부-뇌하수체-생식샘(HPG) 축 337, 349
시스테인 114
시스플라틴 243, 272표, 280, 393
시신경염 294~295
시안화물 270표
시토칼라신 505표
시트로비리딘 505표
시트리닌 505표
시트리닌의 신독성 242
시험관 내에서 수행되는 세균 돌연변이시험 60
식균작용 76, 254
식물 시험법 155표
식물과 식물 독성 420~428
  간 425
  골 및 조직 석회화 428
  골격근 428
  기도 423~424
  생식 및 기형 발생 428
  식물 독소의 화학적 분류 421표
  식물 독의 임상 연구 428
  신경계 426~428
  신경근 접합부 427
  신장과 방광 425
  심혈관계 424, 424표
  위장계 423, 423표
  중독 증상 421표
  피부 421~422
  혈액 및 골수 426
식욕 억제제 309표, 309표, 449
식이 145, 145표
식이 보충제 501
식이 제한 449
식이요법 441, 449
식품 독성학 497~507
  광우병 506
  나노 기술 500~501
  미생물 오염 505
  발암원성 501
  비영양 성분 498, 498표
  새로운 식품 500
  식이 보충제 501
  식품 중 독성물질 502~506
  식품 첨가물 500
  식품, 의약품 및 화장품 법 499
  식품에 의한 유해 반응들 501~502
  안전 기준 499~501
  예상 일일 섭취량(EDI) 499
  우려 수준 지정 499, 500표
  위장관 498
  해산물 독소 503
  GRAS 물질 500, 501표
식품 복잡성 498, 506
식품 첨가물 500
식품 품질 보호법 367
식품, 의약품 및 화장품 법 499
식품과 영양 441~452
  과잉의 칼로리 섭취 445, 451. 비만 참조
  세트 포인트 가설 442
  식품의 칼로리량 443
  신체 조성 443~444
  신체 활동량 444
  에너지 균형의 신경조절 442~443, 451
  에너지 소비량 443
  음식의 소화 442
  전체적인 에너지 대사 과정 442
  칼로리 섭취량 443
식품에 의한 아나필락시스 반응 503, 503표
식품에 의한 특이체질 반응 502, 503표
식품영양성분표시 450
식품의 칼로리량 443
신경 내분비 면역학 206
신경계 263~280
  계층화된 시험 체계 279
  발달 267~268
  발달 신경 독성 화학물질 278
  성상교세포 275
  수초 형성 267
  수초병증 274~275, 274표
  식물과 식물 독성 426~427

신경 독성 손상의 양상 266그림
신경 독성의 기능적 징후들 268
신경계의 기능 저하 279
신경병증 269
신경전달 267
신경전달물질-관련 신경 독성 276~277
에너지 요구 264
축삭 수송 265
축삭 퇴화 266
축삭병증 269~274
혈액-뇌 장벽(BBB) 264, 264그림
신경독성. 신경계 참조
신경무력 증후군 397
신경병증 266, 269
신경전달물질-관련 신경 독성 276~277
신독성. 신장 참조
신독성 물질 245
신부전 234. 신장 참조
신생물 134표
신생물 형성 134표, 136, 336
신생항원결정기 190
신속 축삭수송 265
신유두 손상 238
신장 231~245
근위세뇨관 손상 237~238
급성 신장 손상 234, 235표
기능적 해부학 232~234
독성 노출 234~235, 244
독성 신병증의 발생률과 중증도 236
독성 중개자 240
마이코톡신 242
만성 신장 질환 235
부위 선택적 상해 237
부위별 생체 표지 물질 239그림
세포/세포질 및 분자 표적 240
세포사멸 240
손상 기전 239그림
식물과 식물 독성 425
신기능 평가 238~239
신유두 손상 238
원위세뇨관 손상 238
중금속 241
집합관 손상 238
치료제 242~244
할로겐화 탄화수소 241
해부도 232그림
헨레 고리 손상 238
GFR 감소 235그림
α_{2u}-글로불린 신병증 241
신장 동맥 232, 232그림
신장 유두 238
신장암 400~401
신체 부담 535
신체 조성 443~444, 451
신체 활동량 444
신호전달 장애 34
실내공기 오염 470
실리카 213
실무형 용량-반응 상관성 14~15
실질적으로 안전한 용량 64
실험 의학 연구 입문(Bernard) 3
실험자료-기반 모델 126
실험적 동물 노출 연구 533표
심계활성 글리코사이드 420, 424
심근 리모델링 305
심근 빈혈성 손상 306
심근 섬유증 304, 307
심근 세포사멸과 신호전달경로 304
심근 재관류 손상 318
심근 적응 305
심근 퇴화와 재생 304
심근병증 300
심근섬유 301
심박조율기 전위 302
심방나트륨이뇨펩티드 305, 313
심부전 300, 307, 309표
심실 부정맥 306 317
심장 300~308. 혈관계 참조
구조 형성 301, 301그림
급성 심장사 306
독성 화학물 307~308
방사선 416
수축성 302
식물과 식물 독성 424, 424표
신경호르몬 조절 303
심근 세포사멸과 신호전달 경로 304
심근 퇴화와 재생 304
심부전 300, 306
심장 독성의 바이오마커 307, 307표
심장 독성의 삼각형 모델 303, 303그림
심장 박출량 303
심장 비대 307
심전도(ECG) 303, 303그림
약화학물, 307~308, 309~311표
자기포식 305
자발성 302
전기생리학 301
전기적 세포-세포 연관 303
천연물질 308, 311표
해부도 301그림
환경오염물질과 산업화학물질 308, 312표
활동전위 301, 302그림
QT 간격 연장 306~307
심장 글리코사이드 318
심장 기형 489
심장 독성의 삼각형 모델 303, 303그림
심장 트로포닌 307표
심장근세포 301
심장박출량 303
심장부정맥 304, 306, 439
심장비대 300, 307
심전도 303, 303그림
심혈관계 독성학 300. 심장; 혈관계 참조
쐐기풀 422그림

ㅇ

아급성 노출 20
아급성 독성 20
아나바신 427
아나볼릭-안드로겐 스테로이드 318
아드레날린 수용체 356
아레니우스의 이온화설 73
아르신 384
아리스톨로크산 242
아릴탄화수소 수용체 90, 107표, 136표, 487
아마릴리스 423표
아마이드 138
아만성 노출 20
아메리카 독도마뱀 434
아미노글리코사이드 243
아미노글리코사이드계 309표
아미노산 포합 109그림, 114, 115그림
아미오다론 274표
아세트아미노펜(APAP) 224, 242
아세트아미노펜에 의한 미토콘드리아 산화 스트레스 225, 225그림
아세트알데하이드 224
아세트알데하이드 탈수소효소 403
아세틸에틸테트라메틸 테트랄린 274표
아세틸콜린분해효소 93, 368, 368표, 378, 488
아세틸화 109그림, 113~114
아스클레피아스 424표
아스피린 316
아연 391~392, 492
아연 피리딘티온(ZPT) 273
아이롤 244

아이소타입 196, 197
아지드 270표
아질산나트륨 521
아카시아나무 426표
아크롤레인 482
아크릴아마이드 146, 272, 273, 295
아트로핀 276표, 369
아프로티닌 192
아플라톡신 145표, 505표
악영향 473
안구 내 멜라닌 284
안드로겐 210, 311표
안저 288, 296
안전역 18
안지오텐신 313
안지오텐신 수용체 차단제 167~168
안지오텐신전환효소(ACE) 167
안지오텐신전환효소 억제제 167, 237
안트라사이클린 309표
안티몬 391표
알광대버섯 425그림
알데하이드 482, 484
알데하이드 탈수소효소 94
알도스테론 313
알레르기 반응 10
알레르기 특이체질성 간독성 228표
알레르기성 비염 423, 532
알레르기성 식품 단백질 502표
알레르기성 접촉성 피부염 324~326, 421, 438
알로푸리놀 96
알록산 362
알루미늄 270표, 392~393
알루미늄 먼지, 256표
알루미늄 연마제 256표
알루미늄증 256표
알릴 알코올 224~225
알츠하이머병 268, 316, 393, 438
알칼리 290
알코올 145, 145표, 403~404
알코올 중독 404
알코올 탈수소효소 94
알코올-담배 약시 294
알코올성 심장비대 307
알킬화 151그림
알킬화 유도 친전자성 물질 137
알킬화제 138, 145표
알파입자 409
암
　간 400
　간세포의 223
　눈 및 시각계 292. 화학적 발암 참조
　방사선과 방사성물질 414~416
　비만 448~449
　생태독성학 490, 490
　식품독성학 501
　신생물의 종류 134
　신장 400~401
　유전 독성 151
　정의 134
　직업 독성학 531표
　췌장암 145
　타격 모델 64
　폐 144, 256, 401, 479
　피부 331
암 위해성 평가 151
암 화학요법 292
암모니아 256표, 324, 324표
암전이 134표
암종 134
암컷 생식주기 337, 337그림. 생식계 참조
암페타민 277
암포테리신 B 243, 310표
애벌레 434
액체 크로마토그래피-질량 분석 512
약물 대사 90. 생체 이물질 대사 참조
약물 유도성 자가항체 187
약물 유발성 지방증 222
약물독성 90
약물수송 90
약물-유발 QT 연장 306
약물유전체학 92
약화학물 307, 309~311표, 315~316
양성 급성기 단백질 48
억제성 폐질환 257표, 261
억제제(CYP system) 399
에너지 소비량 443
에스트로겐(estrogen) 146표, 210, 311표, 349
에스트로겐 수용체 487
에스트로겐에 노출 495
에어로졸 및 입자 79~80
에이즈 치료제 209
에탄올 403~404
　간 224
　기능에 끼치는 영향 188
　법 독성학 514
　신경 손상 270표
　심장 독성 309표
　임신 279
　장별 연습문제 229, 280, 318, 408
　태아 알코올 증후군(FAS) 167, 9표
에탐부톨 295
에티닐에스트라디올 345
에티듐 브로마이드 274표
에틸렌 옥사이드 272표, 324표
에폭시화 100그림
에피네프린 313
엡실론-아미노카프론산 192
여과 74
여드름 329, 332
여름 안개 479
여성의 거짓남녀중간몸증 343
여성형 유방 337
역사적 개요 1~3
　계몽주의 시대 2
　고대 1~2
　르네상스 2
　중세 2
　20세기 3
　21세기 4
역치 16
역치 개념 169~170
역치 용량 14
역치 용량-반응 상관성 62
역학 연구 61
역학 연구 61표
연방 살충제, 살균제 및 살서제에 관한 법 3
열쇼크 단백질(HSPs) 235
열역학 변수 127
염기 73, 74, 290
염기 절제 복구 152
염기 치환 153
염산 324표
염색질 45
염색체 변화 143
염색체 수의 변화 154
염색체 페인트 157
염소 256표, 324표
염소여드름 329
염증 48~49, 203
염화나트륨 9표
염화비닐 212, 534
염화탄화수소류 400~401, 489
예쁜꼬마선충 4
예상 일일 섭취량(EDI) 499, 506
오믹스 기술 22
오믹스 기술 22그림
오스몰 갭 519

오스테오넥틴 445
오존 257표, 479, 480~481, 484
오크라톡신 505표
오피오이드성 독성 증후군 518표
옥탄올/물 분배계수 73
옵소닌화 197
와파린/와파린 독성 192, 377, 379
완전 발암물질 147
외인성 알레르기성 폐포염 529
요관 338그림
요도 338그림
요로의 배설 84
요분석 20
요산 수송체(URAT) 84그림
요세관사구체 피드백(TGF) 234
요오드 결핍증 507
요오드화 조영제 244
욥기 2
용량 528
용량단위 460~461
용량-반응 곡선 62그림
용량-반응 모델 64
용량-반응 상관성 13~18
　가정 17
　개체형 13
　기울기 18
　단계형 13
　비단조성 용량-반응 곡선 16
　실무형 14~15
　역치 16
　용량 반응의 비교 17
　용량-반응 곡선의 형태 15~17
　정의 13
　치료 지수 17~18
　편평한/급격한 용량-반응 곡선 15
　필수 영양소 15
　호르메시스(hormesis) 15
　S자형 용량-반응 곡선 14
용량-반응 평가 62~65
용제 오남용 397
용제와 증기 395~408
　건강 악영향 397
　고령자 399
　고유 독성 396
　노출 한도 397
　독성동태학 398~399
　만성 뇌병증 397
　방향족 탄화수소 402~403
　생리학적 모델링 399
　성별 399
　식이 요법 400
　신체 활동 400
　알코올 403~404
　어린이 399
　염소화 탄화수소 400~401
　용제 노출 경로 396그림
　용제 오남용 397
　유전학 399
　이황화탄소 407
　자동차 가솔린 및 첨가제 406
　정의 396
　종류 396
　환경오염 397~398
　glycol ethers 406
　glycols 405~406
　P450 유도제 및 억제제 399~400
용질운반체(SLC) 유전자군 75, 76
용질운반체(SLCs) 75, 76
용혈성 요독 증후군(HUS) 190
우라늄 붕괴사슬 계열 411그림, 412표
우려 수준 지정 499, 500표
우성 치사 시험법 155표
운동성 섬모 249
원발성 림프성 기관 196
원발성 섬모 250
원시선 169
원심성 세동맥 232, 233그림
원위세뇨관 234
원위세뇨관 손상 238
원종양 유전자 51, 141표
원핵생물 유전자 돌연변이 시험법 155표, 156
월러변성 266, 280
월러유사 축삭 퇴화 266
웰빙 67
위장관 77~78
위장관 상피 78
위해도 결정 57, 65
위해성 57
위해성 공간 축 그림 67그림
위해성 관리 59
위해성 의사소통 59
위해성 인식 66
위해성 평가 57~69
　감수성의 변이 65
　공중 보건 위해성 관리 67~68
　노출 평가 65
　대중의 견해 59
　목적 59표
　예방법의 단계 68
　용량-반응 모델 64
　용량-반응 평가 62~65
　웰빙/감수성 67
　위해도 결정 65
　위해성 공간 축 그림 67그림
　위해성 인식 66
　위해성 평가/위해성 관리 체계 58그림
　의사 결정 59
　정보 자원 66
　정의 58~59
　질적 평가 62
　최대 무영향 관찰 용량(NOAEL) 62, 62그림
　화학물질의 독성 평가 59~62
　6단계 체계 58그림
위험 가설 226, 227그림
윌름종양 유전자(WT1) 142
윌슨병 218, 229, 390, 394
윌슨의 기형학 기본원칙 168표
유극층 80그림, 321그림
유기 양이온 수송체(OCT) 76표, 84그림, 85그림
유기 음이온 수송 펩티드(OATP) 75, 76표, 85그림, 218, 220
유기 음이온 수송체(OAT) 76표, 84그림
유기염소 화합물 344
유기염소계 살충제 371, 378
유기용매 291
유기용제 증후군 397
유기인 화합물 유도성 지체성 신경 독성(OPIDN) 273
유기인계(OP) 화합물 272표, 273, 368~372
유기인계 살충제 368~372
유도제(CYP system) 104~105표, 136, 399
유동나무 423표
유럽 연합 집행위원회 529
유방암 저항성 단백질 75표, 85그림
유산 유발 물질 428
유세포 분석기 207
유아 발달 336
유전 독성 149~163
　돌연변이의 분자생물학적 분석 161
　비정상 측정 시험법 154~160
　새로운 시도 160~161
　생식세포 150, 151, 154
　암 위해성 평가 151
　염색체 변형의 형성 153~154
　유전자 돌연변이의 형성 153
　유전적 위해성 평가 151, 151그림
　인간 집단 모니터링 160

체세포 150, 153~154
DNA 복구 152~153
DNA 손상 151, 151그림
유전 독성 시험법 154~160
유전자 knockdown 기술 171
유전자 다형성 140
유전자 독성 발암물질 134표, 136, 137
유전자 발현의 조절 장애 33~36
유전자변형 동물모델(발암성 시험) 144
유전적 다형성 19
유전적 위해성 평가 151, 151그림
유전체학 21
유즙 86
유해 대기오염물질(HAP) 482
유해 작용 10
유해성 59
유해성 확인 59~62
유효 용량 14, 18그림
육아종 반응 326
육종 134
윤리적 딜레마 9
은 391표
은나노 466
은방울꽃 424표
음경 338그림
음경 발기 341, 348
음성 급성기 단백질 48
음세포작용 76, 498표
음이온 갭 519, 525
음주운전 514, 516
응집 191
의료 독성학자 517
이눌린 청소율 238
이산화 규소 212
이산화질소 481, 481, 529
이산화황 257표, 257표, 477, 477, 483, 483
이상적인 가스 법칙 252
이소니아지드(isoniazid) 212, 272표
이소성 지방축적 445~446, 451
이수배수성 158그림, 158~159
이오파미돌 244
이오헥솔 188
이옥사글릭산염 188
이온 균형 318
이온화방사선 151~152
이중가닥 절단 151그림
이중가닥 절단 복구 152
이중탈할로겐화 반응 94
이토 세포 226
이황화탄소 271~273, 272표, 295, 317, 407
인 324표
인간 ABC 수송체 74~75
인간 발생 독물 166표
인간 배아의 입천장 중간엽 176표
인간 세포질 sulfotransferase 112표
인간 용질 운반수송체 76, 76표
인도메타신 293
인두 249그림
인슐린 362, 449
인슐린 저항성 362
인지질 73
인체 시스템/기관. 표적 장기 독성 참조
인체 활동 평가 514
인체측정분석법 443~444
인터루킨(IL) 201, 201, 266, 311
인터페론(IFN) 200
인터페론-α/β(IFN-α/β) 201표
인터페론-γ(IFN-γ) 201표
일반적으로 안전하다고 인정된(GRAS) 497, 500표, 501표
일본 여름 집열 529
일산화탄소 186, 270표, 316, 482, 484
일일 섭취 허용량 63
일회호흡량(TV) 251
임계 한계치(TLV) 529
임상 독성학 517~525
냄새 518, 519표
독성 증후군 518, 518표
독성물질 제거 증가 520~521
독성물질 통제 센터 517
독성물질의 추가적인 흡수 예방 520
방사선 검사 520
병력 518
신체 검사 518
아세트아미노펜 중독 522
임상 검사 518~519
임상 전략 단계 517~518
중독 환자의 지지 요법 521~522
해독제 521
환자의 안정화 518
ethylene glycol 중독 523
valproic acid 중독 523~524
임상 화학적 분석 20
임신 171, 342
입술/입천장 갈림증 172
입자 79~80
입자 청소 254, 260
입자파 410

ㅈ

자가면역 205~206, 212
자가포식 46, 305
자궁 340
자궁비대시험법 345
자궁-수유 검색법 346
자극성 피부염 322~323, 421
자동차 가솔린 및 첨가제 406
자매염색분체 교환(SCE) 143, 154, 155, 158
자발적인 돌연변이 153
자발적인 탈분극 306, 317
자연살해세포(NK 세포) 197, 199
자연적 진행 136
자외선 152
자외선 유도 면역 조절 211
자외선 조사 211, 327
자외선 차단제 459
자유라디칼 29, 260, 277
자유라디칼 해독화 29~31
자유이온 활동 모델 487
작업 환경. 직업 독성학 참조
작업장 노출 한계 529
작용 억제제 143
잔기량(RV) 251
잘못짝지움 복구 153
장간순환 85, 108, 219
장기(만성) 노출 시험 20
장기별 생체시험 144
장배형성단계 169
장별 연습문제 정답 539~541
장수말벌 433
장액성 세포 250
재생불량성 빈혈 184, 184표
재수초화 275
재조합 복구 46
재흡수 29
저단위선량 방사선 410, 412, 417
저메틸화 139
저색소침착 329, 329표
저칼륨혈증 306
저항성 14
저해제(CYP system) 104~105표
저혈압 315
적색 골수 182
적색각이상 289
적응 49
적응 반응 413, 193, 207
적혈구 182~183

적혈구과다증 183
전갈 430, 439
전기저항측정법 444
전기적 세포-세포 연관 303, 260
전도 기도 248~250
전리방사선 410, 413
전립샘 338그림
전발암물질 137
전사 인자(TF) 34
전사체 분석 213, 22그림
전사체학 21~22
전산 생물학 213
전신 작용 10
전신성 홍반성 루푸스(SLE) 205
전신순환계 흡수 이전 소실 26~27
전신순환전 제거 78, 92
전압/Ca^{2+}-활성화 K^+ 채널 38표
전압의존성 Ca^{2+} 채널 38표
전압-조절 Na^+ 채널 37표
전위성의 유전자 발현 171
전이 53
전종양 세포 53
전좌 150
전혈구 검사 183
절단 복구(DNA) 45~46, 155표
절제복구 152
절지동물 430
점막 복구 47
점액 248, 260
접착제 325표
접촉성 두드러기 330, 330표
접촉성 피부염 322~326, 390, 420, 422표
정관 338그림
정규분포 14
정맥계 313
정맥내 투여 81
정상 상태 농도 516
정상등가편차(NED) 14
정소 338그림
정소 구조 및 기능 340~341
정신 이상 증후군 397
정자 생성 감소 349
정자형성 340~341, 349
정자형성 이후의 과정 341
정전기적 침착 253, 253그림
제거 72
제거 123. 배설, 호기 참조
제르빈 428
제브라피시 4, 490
제브라피시 분석 176표
제재소 532
제조나노물질 465
제조나노입자 455
제조된 나노물질 532
제초제 373~376
젬필로중독증 504
조개 가공업자 531
조류 426표
조류 단백질 256표
조류 애호가의 폐 256표
조영제 244, 311표
조정 계수(MF) 63
조직 괴사 49~50
조직 배양 시스템 259
조직 복구 47~49
조혈 작용 182
종말세기관지 250그림
종양 150, 219표, 222
종양 유전자(oncogene) 51, 141, 162
종양괴사인자-α 304, 305, 311표
종양억제 유전자 51, 141표, 143, 147
종양치료제 315
종이 제품 325표
주머니배 169
주석 257표
주요 조직 적합성 복합체(MHC) 197
죽상동맥경화증 314, 315, 317
중간 용량 18
중간형 증후군 369~371
중금속 241. 금속 참조
중독성 표피 박리증(TEN) 330~332
중독환자. 임상 독성학 참조
중세 2
중추 시각계 282, 287
즉각적인 독성 작용 10
증기 78. 용제와 증기 참조
증식 47, 53
지네 433
지네강(지네) 433
지도부딘 211
지방 저장 세포 217
지방간 219표, 222
지방족 탄화수소 수산화 99그림
지방증 222
지속가능 67
지연된 과민 반응 207, 214
지연된 독성 작용 10
지연된 무배란 증후군 343
지연성 다발성신경병증(OPIDP) 370
지용성 화합물 80
지질 복구 45
지질이중층 73
지혈 190~192
직업 독성학 527~537
    관찰 역학 연구 533표
    근로자 건강 감시 534
    노출 경로 529
    노출 모니터링 534~535
    독성 용량 결정 인자 528표
    독성학적 정보의 출처 532~533
    동물 독성 시험 532, 533표
    목적 527, 534
    생물 모니터링 535
    실험적 동물 노출 연구 533표
    실험적, 임상적, 역학적으로 통합된 접근 534
    인과관계 수립 532
    인과관계 수립의 어려움 527~528
    인체 발암물질 531표
    작업장 노출 한계 529
    정의 527
    제조된 나노물질 532
    직업병 529~532
    호흡기 질환 529, 531, 531표
직업적 노출 한계(OEL) 529
직업적 인체 발암물질 145표
직업적 천식 529
직업적 폐질환 529
직업적 피부 독성 323그림
직업적 호흡기 질환 529, 531표
직접작용 발암물질 136
직접적인 복구(DNA) 45
진균독소
진드기 432, 439
진폐증 257표
진피 80, 320~321, 321그림
진행단계 발암 과정 135표, 136
질량분석법 92
질소 산화물 257표, 324표
집단 생태독성학 490
집합관 232그림, 234
집합관 손상 238

ㅊ

차단 253, 253그림
차단제 11

착상 342
착상전 169
착체요법 390
착화 381
창연 391표
천식 258, 529
천연 고무 라텍스 212
철 390, 391표
철결핍성 빈혈 184
철결합효소 183그림
철적혈모구 빈혈 184표, 184
철쭉 424표, 426표
첨가물을 추가시키는 개정안(식품, 의약품 및 화장품 법) 3
청색맹 289
청소율 124, 131
체내 지방 82
체내동태적 길항 11
체내동태적 내성 11
체세포 150, 153~155
체세포 재조합 197
체세포분열 47, 335그림
체액성 면역 202~203, 207
체질량지수 444, 448표, 450, 451
초기 후탈분극 307
초미세 탄소입자 478
초파리 4
초파리 분석 176표
초회통과 효과 78, 92
촉진단계 발암 과정 135~136
촉진적 확산 74, 498표
총체액량측정법 444
총폐용량(TLC) 251
최대 무영향 관찰 농도(NOEC) 492
최대 무영향 관찰 용량(NOAEL) 18, 18그림, 62, 62그림, 174
최대 허용량(MTD) 21
최소 영향 관찰 농도(LOEC) 492
최소 영향 관찰 용량(LOAEL) 20, 62그림
최종 독성물질 26
최종 발암물질 137
축삭 수송 265, 280
축삭 퇴화 266
축삭돌기 재생 46
축삭병증 266, 280, 293
출발점(POD) 62
출생전후 발생 독성시험 347, 347그림
출혈 315
췌장 361~362
췌장 내분비샘 361~362
췌장 독성 362
췌장 암 145
췌장 호르몬 361
치료 관련 AML 및 MDS 189
치료 모니터링 514
치료 지수(TI) 17~18
치료농도 모니터링 515표
치료제
  면역계 212~213
  신장 242~245
치사 농도(LC) 492
치사 용량(LD) 9, 18그림
치환 반응 114
친수성 화합물 81
친전자성 물질 29
친전자성 물질에 의한 스트레스 반응 50그림
친전자성 물질의 무독화 29
친전자성 발암물질 137, 137그림
친전자성 헤테로 원자 117그림
친핵성 물질 29, 137
친핵성 물질의 해독화 29
침강 253, 253그림
침묵의 봄(Carson) 3
카드뮴 241, 256표, 391표

ㅋ

카드뮴 간독성 223
카르복시산 114, 115그림
카본블랙 478
카사바 426
카올린진폐증 257표
카이네이트 276표, 277
카테콜아민류 309표, 309표, 357
칼로리 섭취량 443. 식품과 영양 참조
칼로리 제한 449
칼슘 통로 차단제 191
칼슘옥사이드 324표
케모카인 200
케톤 312표
케폰 272표
켈로니톡신 504
코 청소 254
코르티코스테로이드 291
코발트 391표
코직산 505표
코카인
  발생 독성학 167
  심장 독성 310표, 315
  장별 연습문제 318
  발생 독성학 279
  신경전달물질-관련 신경 독성 276, 276표
  임신 279
코호트 연구 61, 61표
콜라겐 258
콜렉틴 250
콜린작용성 독성 증후군 518표
콜히친 272표, 430표, 438
콤프턴 효과 409, 417
쿠라레 427
쿠마린 유도체 377
쿠퍼세포 39, 217, 226
쿠프리존 274표
퀴니딘 187
퀴닌 270표
큐리(Ci) 411
크기가 커진 DNA 부가물 152
크레아티닌 238
크레아틴 인산화효소 307표
크롬 256표, 391표
크롬친화세포 356, 363
크롬친화세포종(갈색세포종) 356
클라라 세포 250, 401
클라인펠터 증후군 349
클로데콘 272표
클로람페니콜 310표
클로로퀸 272표, 293
클로로포름 242
클로버병 344
클로스트리듐 감염 186
클로피도그렐 191
클리오퀴놀 272표

ㅌ

타격 모델(암) 64
타목시펜 293
타액 86
타우린 109그림, 114
탄소나노튜브 454
탈륨 270표
탈리도마이드 166
탈색소 329, 329표
탈수소반응 103그림
탈수초 267, 275
탈할로겐화 94
태반 83, 171, 342

태반 독성 173
태반 수송 83
태반 장벽 83
태아 부신 356
태아 알코올 스펙트럼 장애 167
태아 알코올 증후군 167, 404, 408
태아기 169
태아단계의 조혈 작용 182
태아유전자 프로그램 305
터널 비전 296
테트라민 504
테트라사이클린 310표
테트라플루오로에틸렌 242
테트로도톡신 504
텔루르 274표, 275
토양 독성학 486
톨루엔 402~404
톨루엔 디이소시아네이트 211, 324표
톨루엔 백질뇌증 403
통계 분포 모델 64
통제되지 않는 증식 53
통합 위해 정보 시스템(IRIS) 470
퇴비화 시설 532
투과도 81
투과-면적 산물 128
투구꽃 424표
투석 520
투석 치매 392
트라넥사민산 192
트랜스진 시험법 155표, 157
트랜스페린 384
트롬빈 191표
트리메틸아민 504
트리메틸틴 269, 270표
트리에틸 주석 274표
트리요오드티로닌 357
트리코테센 505표
트리클로로에틸렌 475
특별수송 74~76
특이성 160
특이체질성 독성 호중구 감소증 188
특이체질성 반응 10
특이체질성 약물 간독성 227
틀이동 돌연변이 153, 162
티록신 357
티오요소 317
티클로피딘 191

ㅍ

파충류 434~437
파클리탁셀 272표, 274
파킨슨병 268, 278
파툴린 505표
팔로이딘 220
팔리톡신 504
퍼클로로에틸렌 257표
퍼포린(perforin) 199
퍼헥실린 274표
페노바르비탈 나트륨 9표
페노티아진 292, 310표
페니실린 23, 212
페니실린산 505표
페니토인 173, 270표
페니트렘 505표
페인트 생성물 312표
페포 대식세포 199
펩티드 수송체(PEPT) 76, 84그림
편심심장비대 300
편평한 용량-반응 곡선 15
평생 생물 시험 60
폐 78~79, 250그림, 251, 251그림
폐 구획 129
폐 기능 검사 259
폐 세척 259
폐 용적 251
폐경 343
폐기종 255~257
폐부종 254, 255, 259
폐섬유증 258, 261
폐세포 배양 260
폐암 145, 256~258, 401, 479, 483
폐의 방어 254
폐포 250그림
폐포 I형 세포 250
폐포 II형 세포 250, 252
폐포 대식세포 85그림, 214
폐포 상피 250
폐포 청소 254
폐포관 249그림, 250그림
폐포낭 249그림
폐활량 251
폐활량계 251
포도당 생산 361
포도당 조절 363
포도당 조절 단백질(GRP) 235
포도필룸 423표
포르피린유도체 328표
포름산 294
포름산염 294
포름알데하이드 212, 482
포유류 세포유전학적 시험법 154~156, 155표, 163
포유류 위장관 77, 77표
포유류 유전자 돌연변이 시험법 155표, 157
포합 29, 108~118
　개요 109그림
　글루쿠론산화 108
　글루타티온 109그림, 114~118, 118그림
　메틸화 109그림, 113
　설폰화 108, 109그림
　아미노산 109그림, 114, 115그림
　아세틸화 109그림, 113~114
포합 담즙산 217
포화 독성동태학 125
폰 빌레브란드 인자 191표
폴리브롬화디페닐 에테르(PBDEs) 279, 359
폴리염화비페닐(PCBs) 173, 279, 337, 359
표적 장기 11, 72
표적 장기 독성,
　간 215~229
　내분비계 351~363
　눈/시각계 282~288
　면역계 195~214
　생식계 334~335
　신경계 263~280
　신장 231~246
　심혈관계 299~318
　피부 319~332
　혈액 181~195
　호흡기 247~263
표적 조직 72
표준편차(SD) 14
표피 80, 320~321, 321그림
표현형 정착 22그림
푸로쿠마린 328표
푸르킨예 섬유 301그림
푸모니신 242
푸모니신 독소 425, 505표
프로게스틴 311표
프로그램된 세포사멸 170
프로락틴 343
프로카인아마이드(procainamide) 212
프로트롬빈 시간(PT) 191, 192

프루오로시트레이트 275
프탈레이트류 345, 359
플라스민 192
플라티늄 280
플루시토신 310표
플루오로아세테이트 275
플루오로퀴놀론계 310표
플루오르아세트산 377
플루토늄 415
피리딘티온 272표, 274
피리티온 272표
피부 80그림, 80~81, 319~332
경피흡수 321~322
광선 과민증 327~330
두드러기 330, 330표
색소성 장해 329
생체내변환 322
식물과 식물 독성 421~422
여드름 329
육아종 반응 326
자외선 조사 327
접촉성 피부염 322
중독성 표피 박리증(TEN) 330~331
피부를 통한 약물 전달 322
피부반응에 영향을 미치는 요인들 320표
피부색소 침착 장애 329표
피부암 331
해부도 321그림
화학적 화상 324, 324표
피부기름샘 80그림, 321그림
피부 자극 시험(Draize test) 20
피부를 통한 약물 전달 332
피부색소 침착 장애 329표
피부암 331
피부와 눈 자극성 20
피브린 딱지 형성 191
피브린 용해제 192
피임약 316
피크로톡신 9표
피하내 투여 81

ㅎ

하드라지노벤조산 316
하이드록시클로로퀸 293
한외 여과 계수(K_f) 233
할로겐 수소 이탈 94
할로겐화 방향족 탄화수소(HAH) 209
할로겐화 탄화수소 241, 312표
할로텐 212
합성 안티센스 올리고뉴클레오티드 170
합성 후 DNA 메틸화 139
합텐(hapten) 10, 196
합텐 가설 226
합텐-단백질 복합체 10
항-sRBC ELISA 207, 208
항-sRBC IgM 196
항간질약 167
항뮐러호르몬 335
항바이러스 약물 310표
항박테리아 약물 309표
항부정맥 약물 309표
항생제 191
항안드로겐 173
항염증제 211
항원 10, 196
항원 인식 196~199
항원제시세포 197, 200
항원-항체 상호 작용 10
항응고제 191~192, 377, 426
항이뇨호르몬 313
항종양 약물 309표
항진균제 310표
항체 196~197
항체 억제 102
항콜린성 독성 증후군 525
항콜린작용성 독성 증후군 518표
항피브린 용해제 192
항히스타민제 310표
해독제 521, 437~438
해독화 29~31
해로운 작용 10
해부학적 변수 127
해산물 독소 503
핵자기공명법 444
행군 헤모글로빈뇨증 186
향정신성 약물 310표, 315
허쉬버거시험법 345
허용 노출 한도(PEL) 529
헤모글로빈 185~186
헤모글로빈-산소 해리 곡선 185그림, 194
헤미콜리늄 9표
헤테로 원자의 산화 101그림
헤테로 원자의 탈일킬화 101그림
헤파린 192
헤파린에 의한 혈소판 감소증 190
헥사클로로벤젠 213
헥사클로로펜 274표, 275
헨레 고리 232그림, 233, 244
헨레 고리 손상 238
헨리의 법칙 78
헴과 헤모글로빈의 합성 183그림
현장연구 493
혈관계 308~317. 심장 참조
고혈압/저혈압 314
국소 대사조절 313
독성 화학물 315~317
부종 315
생리학과 구조적 특성 308
신경호르몬 조절 313
죽상동맥경화증 315
출혈 315
혈관 독성의 메커니즘 313
혈관공간 126, 126그림
혈관내막 312그림
혈관내피세포 313
혈관생성 314
혈관염 314
혈관외막(바깥막) 312그림
혈관-정소 장벽 340
혈관중간막 312그림
혈류-제한 구획 128
혈소판 190~191
혈소판 감소증 190
혈액 181~194
과립구 187~188
독성 호중구 감소증 188
문제기반 시험 193, 193표
백혈구와 그 기원 세포들 187
백혈병 188~189
빈혈 182~187
위해성 평가 193
적혈구 182~183, 186~187
조혈 작용 182
지혈 190~192
피브린 딱지 형성 191
항응고제 191~192
헤모글로빈 185~186
헤모글로빈-산소 해리 곡선 185그림
헴과 헤모글로빈의 합성 183그림
혈소판 190~191
혈소판 감소증 190
1차/2차 독성 182
혈액 구획 130
혈액 독성학 182. 혈액 참조
혈액 분석 20
혈액 여과 520

혈액-기체 분배계수 78
혈액-뇌 장벽 82, 264그림
혈액-뇌척수액 장벽 82
혈장 교환 또는 교환 수혈 521
혈장 단백질 82
혈전성 혈소판감소성 자반병(TTP) 190, 194
협죽도 424표
형질 전환 성장 인자-β(TGF-β) 47, 50, 201
형질전환 측정 144
혜성 시험법 156
호기 86
호르메시스(hormesis) 15, 142
호르몬 352
호르몬 활성 화학물질 140
호모시스테인 316
호산구 187
호염구 187
호중구 187, 199~200, 203
호흡 독성 248
호흡곤란 증후군 255, 260
호흡기 247~261
　가스 교환 영역 250~251
　구강/비강 통로 247
　국소적인 입자 침착 252~253
　급성 폐 손상 255
　기관지 수축 254
　독성 흡입제, 가스 252
　만성 폐쇄성 폐질환(COPD) 255~256
　삼차신경 매개 기도 반사 254
　생체내변환 251~252
　식물과 식물 독성 423
　전도 기도 248~250
　천식 255, 258
　침착 기전 253그림, 253~254
　폐 방어 254
　폐 손상을 유발하는 약물 256~257표, 258
　폐 손상의 평가 258
　폐섬유증 258
　폐암 256~258
　폐포 청소 254
　in vitro 연구 259
혼합된 림프구 반응(MLR) 207
홀리데이 연결부 DNA 복합체 152
홍채 283그림
화살나무 423표
화학물질들의 상호 작용 11
화학물질의 독성 평가 60~62
화학물질의 청소율 124, 131
화학역학 486, 496
화학요법 292
화학적 길항 11
화학적 발암 51~53, 55, 133~147
　간극접합 매개 세포간 전달 140
　개시 135, 135표
　다단계 모델 135그림, 135~136
　다형성 141
　돌연변이 유발 137
　레트로바이러스 141
　무기 발암물질 138
　발암물질의 분류 146
　발암성 평가 143~145
　발암효과에 영향을 주는 인자 140
　비유전자 독성 발암물질 134표, 138~140
　산화적 스트레스 140
　알킬화 유도 친전자성 물질 137
　원종양 유전자 141, 141표
　유전자 독성 발암물질 134표, 135표, 138
　인체 발암성 146
　작용 기전 136~143
　정의 134
　종양 유전자 141, 141표
　종양억제 유전자 141, 141표
　직업관련 인체 발암물질 145표
　진행 135표, 136
　촉진 135표, 135~136
　호르메시스(hormesis) 142
　화학적 암예방 142~143
　DNA 메틸화 139
　DNA 바이러스 141
　DNA 복구 137~138
화학적 불활성화 11
화학적 알레르기 10
화학적 암예방 142~144
화학적 억제 101
화학적 특이체질 10
화학적 화상 324, 324표
확률 분포 모델 64
확산 253, 253그림
확산-제한 구획 128, 131
환경 보건 67
환경 안드로겐 344
환경 에스트로겐 345
환경 항안드로겐 344
환경독성학
　나노독성학 453~468
　대기오염 469~484
환경오염물질과 산업화학물질 308, 316~317
환원 91표, 94
환원형 대기오염 476~478
환자-대조군 연구 61, 61표
활동전위 301, 302그림
활석 257표
활석증 257표
활성 부분트롬보플라스틴 시간 191, 192
활성산소종(ROS) 92, 199, 488
활성탄의 연속 경구 투여 521
황 377~378
황산 477, 483
황산 포합 108
황산구리 376
황산제일철 9표
황색 골수 182
황색포도상알균 506
황체 342, 349
황체형성호르몬(LH) 336, 337, 340
회양목 423표
획득 면역 196, 202그림, 207
효과기 세포 202
효력 대 효능 18
효소 매핑 100
효소 반응 32
효소결합 면역 흡착 검사(ELISA) 214, 207
후각 수용체 248
후두 249그림
후성유전성 발암물질 53
후성유전학 4, 21, 169
후성유전학적인 재프로그래밍 169
훈증제 377~378
휘발성 유기화합물(VOC) 397, 398, 479
흐름-제한적 구획 128
흡수 26, 77~81
　위장관 77~78
　정의 77
　특수경로를 통한 투여 81
　폐 78~79
　피부 80~81
흡수되지 않은 섭취물 85
흡수측정법 444
흡입 노출 시스템 259
흡입 독성 248, 252
흡입 마취제 310표
흡입된 나노물질 532
흡입된 물질 209표, 211
흥분성 아미노산 277, 421, 426
흥분수축연관 302
흰자위막 283그림
히드라 분석 176표

히드라라진(hydralazine) 212, 272표
히아신스 423표
히포포크라테스 2

기타

α 입자 414
α_{2u}-글로불린 신병증 241
β-*N*-메틸아미노-L-알라닌 276표
β-*N*-옥살릴아미노-L-알라닌 276표
β-아밀로이드 316
γδ T 세포 200
0차 동태 과정 125
1,3-부타다이엔 317
1-구획모델 122
1-메틸-4-페닐-1,2,3,6-테트라하이드로피리딘 (MPTP) 268, 270표
1차 DNA 손상 143
1차 제거 124, 131
1회 타격(1단계) 선형 모델 65
2-구획모델 122~124, 130
2년 만성 생체시험, 144
2차 백혈병 189
21-hydroxylase의 결핍 363
3-니트로프로피온산 270표, 505표
50% 유효 용량(ED_{50}) 14
50% 치사 농도(LC_{50}) 492
50% 치사 용량(LD_{50}) 9
5-HT_2 수용체 38표
6-아미노-니코틴아마이드 270표

영문 찾아보기

A

Abamectin 373
ABC(ATP-binding cassette) 수송체 75표
ABC 수송체/subfamilies 75, 75표
Acceptable daily intake(ADI) 63
ACE(angiotensin converting enzyme) 313
ACE 억제제 167, 237
Acetaldehyde dehydrogenase(ALDH) 403
Acetaminophen 중독 522
Acetylcholine M_1 muscarinic 수용체 38표
Acetylcholine M_2 muscarinic 수용체 38표
Acetylcholine M_3 muscarinic 수용체 38표
Acetylcholine nicotinic 수용체 37표
Acetylcholinesterase(AChE) 93, 368, 368표, 378, 488
Acetyl-coenzyme A(acetyl-CoA) 109그림, 113
AChE(acetylcholinesterase) 93, 368, 368표, 378, 488
Acrolein 256표
ACTH(adrenocorticotropic hormone) 352, 355
Activated partial thromboplastin time(aPTT) 191, 192
ACToR 66
Acute kidney injury(AKI) 234, 235
Acute lymphoblastic leukemia(ALL) 189
Acute myelogenous leukemia(AML) 189, 402
Acyl-CoA thioester 109그림
ADH(alcohol dehydrogenase) 94, 403
ADH(antidiuretic hormone) 313
ADI(acceptable daily intake) 63
ADME 90
Adrenergic α_2 수용체 38표
Adrenergic β_2 수용체 38표
Adrenocorticotropic hormone(ACTH) 352, 355
Adriamycin 269, 308
A-esterases 368
AFC 분석 207
Agelenopsis 종(미국 깔때기그물거미) 431
Agricola 2
AhR(aryl hydrocarbon receptor) 90, 107표, 136표, 487
AKI(acute kidney injury) 234, 235표
AKR(aldo-keto-reductase) 94
AKR superfamily 95
Alcohol dehydrogenase(ADH) 403
Aldehyde dehydrogenase(ALDH) 94
Aldehyde oxidase 95
ALDH(acetaldehyde dehydrogenase) 403
ALDH(aldehyde dehydrogenase) 94
Aldo-keto-reductase(AKR) 94
Aldrin 372그림
Alkaline phosphatase 93
ALL(acute lymphoblastic leukemia) 189
$Alpha_1$-antiprotease 255
$Alpha_1$-antitrypsin 255
Ames 시험법 143, 163
Aminoglutethimide 343
AML(acute myelogenous leukemia) 189, 402
Aneuploidy 150
ANP(atrial natriuretic peptide) 305, 313
Anthracycline 308
Antidiuretic hormone(ADH) 313
Antigen-presenting cell(APC) 197, 200
AP 부위 152
APAP 유도 간독성 224, 225그림
APC(antigen-presenting cell) 197, 200
Apidae(벌) 433
aPTT(activated partial thromboplastin time) 191, 192
Aralen 293
Arc welder's lung 257표
Archiv für Toxikologie 3
Aristolochia 242
Arnold Lehman 3
Aryl hydrocarbon receptor(AhR) 90, 107표, 136표, 487
Aryldialkylphosphatase 93
Aspergillus 256표
AT MUD PILES 519표
ATP 합성 39그림, 40표
ATP-binding cassette(ABC) 수송체 74~75
ATP-결합상자(ABC) 수송체 74~75
ATP의 고갈 39~41
ATP-의존성 막 수송체 28
Atrial natriuretic peptide(ANP) 305, 313
Atropine 521
Autophagosome 46
Autophagy 46
Avermectins 373
Azathioprine 146표
Azinphos-methly(Guthion) 369그림
Azo-환원 94

B

B 세포 202
Bacillus cereus 505
BBB(blood-brain barrier) 82, 264그림
BBDR(biologically based dose-response) 모델 65
BCRP(breast cancer resistance protein) 75표, 85그림
BEI(biologic exposure index) 529
Benchmark response(BMR) 64
Bernard 2
Bernardino Ramazzini 2
B-esterases 368
Bile salt exporter pump(BSEP) 75표, 220
Biologically based dose-response(BBDR) 모델 65
Bipyridil 화합물 374
Blood-brain barrier(BBB) 82, 264그림
Blood-cerebrospinal fluid barrier 82
Blue sac disease 489
BMD(benchmark dose) 63
BMI(body mass index) 444, 448표, 450, 451
BMR(benchmark response) 64
Body mass index(BMI) 444, 448표, 450, 451
BOELV(binding occupational exposure limit value) 529
Bovine spongiform encephalopathy 506
BPIF2 250
BRCA1 142, 142표
Breast cancer resistance protein(BCRP) 75표, 85그림

Brönsted-Lowry 산-염기 이론 74
Bronchiolar secretoglobin cell(BSC) 250, 252
Bronchiole-alveolar duct junction 250그림
BSC(bronchiolar secretoglobin cell) 250, 252
BSEP(bile salt exporter pump) 75표, 220
Bungner 띠 266
Butyrylcholinesterase 91
B형 나트륨이뇨펩티드 307표

C

C. perfringens 식중독 505
Ca^{2+} 240, 41~42
Cadherin 47
Captan 376, 379
CAR(constitutive androstane receptor) 90, 107표, 136표, 138
Carbamates 370
Carbonyl 환원 94
Carboxylesterase 93
Case-control 연구 61
Case-control 연구 61표
Catechol *O*-methyltransferase(COMT) 113
Catherine de Medici 2
CCl_4(사염화탄소) 225
cDNA 마이크로어레이 기법 161
Cell-mediated immunity(CMI) 202
$CHCl_3$(클로로포름) 402
Cheiracanthium 종(running spiders) 432
Chenoff/Kavlock 분석법 176표
Chloramphenicol 146표
Chlordane 372그림
Chlordecone 372
Chloroacetanilide류 374~375
Chloroform($CHCl_3$) 402
Chlorophenoxy 제초제 374
Chlorpromazine 315
Chlorpyrifos 369그림
CHO 시험법 143
Cholehepatic shunting 219
Cholinesterase 93
Cisapride 311표
CK-BB 307표
CK-MB 307표
CK-MM 307표
Clara cell 250, 401
CLL(chronic lymphocytic leukemia) 189
CMI(cell-mediated immunity) 202
CML(chronic myelogenous leukemia) 189
c-Myc 단백질 34
Cohort 연구 61, 61표
Comparative Toxicogenomics Database 66
Complex I 373
Composite lung 256표
Compound 1080 377
COMT(catechol *O*-methyltransferase) 113
Constitutive androstane receptor(CAR) 90, 107표, 136표, 138
COPD(chronic obstructive pulmonary disease) 255~256
Copeland 법안(1938) 3
Corundum smelter's lung 256표
COX-1/COX-2 효소 211
Cross-sectional 연구 61, 61표
CS 증후군 371
CSE(chronic solvent encephalopathy) 397
CTL(cytotoxic T lymphocyte) 197, 203
CTL 분석 207
Cyanide 중독환자 521, 525
Cyclodienes 372
Cyclophosphamide 146표, 309표, 316
Cynamide 354
CYP monooxygenase 시스템 252
CYP 시스템. 사이토크롬 P450(CYP) 시스템 참조
CYP 억제 103
CYP 유도 106, 107표
CYP2E1 224, 225, 317, 403, 404
Cysteine 109그림
Cytochrome *c*(cyt *c*) 43, 55
Cytotoxic T lymphocyte(CTL) 197그림, 203그림
C-반응성 단백질 307표

D

DC(dendritic cell) 197
DDT 378, 391표, 371~372
De Historia Plantarum(Theophrastus) 2
De Materia Medica(Dioscorides) 2
Death cap 425그림
DEET 373
Delaney 조항 3, 501
Delayed hypersensitivity response(DHR) 207, 214
Dendritic cell(DC) 197
DES(diethylstilbestrol) 139, 146, 166표, 343
DHR(delayed hypersensitivity response) 207, 214
Diazepam 369
Diazinon 369그림
Dichloromethane 401
Dichlorovos 369그림
Dieldrin 372그림
Diethylstilbestrol(DES) 139, 146, 166~167, 343
Diflunisal 173
Dihydrodiol dehydrogenase 95
Dioscorides 2
Diquat 374
Dirty Dozen 372
Discourse on the Diseases of Workers (Ramazzini) 2
Disse의 공간 217
Disulfide 환원 94
Dithiocarbamate 살균제 376그림
DNA cytosine methyltransferase(DNMT) 53
DNA 결합 영역 107
DNA 메틸화 137, 139
DNA 바이러스 141
DNA 복구 51~53, 55, 147, 162, 137~139, 152~154
DNA 손상 143~144, 151, 151그림, 162, 170그림, 488
DNA 손상 및 복구 시험법 155표, 156
DNA 수산화 137
DNA 의존성 단백질 키나제 152
DNA-PK(DNA-dependent protein kinase) 152
DNMT(DNA cytosine methyltransferase) 53
Domoic acid 277
Draize test 20
DT-diaphorase 94

E

Ebers Papyrus 1
EC_{50} 492
ECG(electrocardiogram) 303
Ecological risk assessment(ERA) 494
ED(effective dose) 14
ED_{50}(half effective dose) 14, 15
EDCs(endocrine disrupting chemicals) 173~174, 343, 347
EDI(estimated daily intake) 499, 506
EDSTAC(Endocrine Disruptor Screening and

Testing Advisory Committee) 345
EG(ethylene glycol) 405
EGME(ethylene glycol monomethyl ether) 341
Electrocardiogram(ECG) 303그림
Electrooculogram(EOG) 289
Electroretinogram(ERG) 289
Elements de Toxicologie 510
ELISA(enzyme-linked immunosorbent assay) 207, 214
Ellenbog 2
Emamectin benzoate 373
Embryonic stem cell test(EST) 176표
Endocrine disrupting chemicals(EDCs) 173, 174, 343, 347
Endocrine Disruptor Screening and Testing Advisory Committee (EDSTAC) 345
Endothelin-1(ET-1) 314
Endrin 372그림
EOG(electrooculogram) 289
Epoxide hydrolase 93
ERA(ecological risk assessment) 494
ERG(electroretinogram) 289
EROD(ethoxyresorufin *O*-deethylase) 488
EST(embryonic stem cell test) 176표
EST(expressed sequence tag) 161
Estimated daily intake(EDI) 499, 506
Estrogen(에스트로겐) 146표, 210, 311표, 349
ET-1(endothelin-1) 314
Ethylbenzene 403
Ethylene glycol(EG) 405
Ethylene glycol monomethyl ether(EGME) 341
Ethylene glycol 중독 523
Expressed sequence tag(EST) 161

F

Fab 영역 197, 197그림
Farmer's lung disease 257표
Farnesoid X 수용체(FXR) 107표
Farnsworth-Munson 100 색각검사 289
FAS(fetal alcohol syndrome) 167, 404, 408
FASD(fetal alcohol spectrum disorder) 167
Fc 영역 197그림
Federal Insecticide, Fungicide, and Rodenticide Act(1948) 3
Fetal alcohol spectrum disorder(FASD) 167
Fetal alcohol syndrome(FAS) 167, 404, 408
FETAX 176표
FEV1/FVC 251
Fick's 법칙 73, 127
FISH(fluorescence in situ hybridization)
Flavin monooxygenase(FMO) 97
Fluorescence in situ hybridization(FISH) 157~158
Fluorescence in situ hybridization(FISH) 161
Flux 127
FM-100 색각검사법 289
FMO(flavin monooxygenase) 97
Follicle-stimulating hormone(FSH) 336, 340
Folpet 376
Fomepizole 514
Forensic urine drug testing(FUDT) 513
Formicidae(개미) 433
Formyl peptide receptor(FPR) 248
Formyl peptide 수용체 248
FPR(formyl peptide receptor) 248
Framer lung 256표
FSH(follicle-stimulating hormone) 336 340
FUDT(forensic urine drug testing) 513
FXR(farnesoid X receptor) 107표

G

G-6-PD(glucose-6-phosphate dehydrogenase) 187
GABAA 수용체 37표
GC-D 수용체 248
Gempylid 물고기 중독 504
Generally recognized as safe(GRAS) 497, 500표, 501표
GFR(glomerular filtration rate) 233, 235, 243
GFR 감소 233그림
Glomerular filtration rate(GFR) 233, 235, 243
Glucose-6-phosphate dehydrogenase(G-6-PD) 187
Glucose-regulated protein(GRP) 235
Glufosinate 375
Glutamate 수용체 37표
Glutamic acid 109그림
Glutamine 109그림
Glutathione 30
Glutathione peroxidase 30
Glutathione *S*-transferase(GST) 114, 116, 141, 252
Glycine 109그림
Glycine 수용체 37표
Glycol ethers 406
Glycols 405~406
GM-CSF 201표
GnRH(gonadotropin-releasing hormone) 336, 340
GnRH(생식샘자극호르몬 방출호르몬) 336, 340
Gonadotropin-releasing hormone(GnRH) 336, 340
GR 107표
GRAS(generally recognized as safe) 물질 497, 500, 501표
GRP(glucose-regulated protein) 235
GSSG(oxidized glutathione) 116
GST(glutathione *S*-transferase) 114, 116, 141, 252
Guthion 369그림

H

HAH(halogenated aromatic hydrocarbon) 209표
Half lethal concentration(LC_{50}) 492
Half lethal dose(LD_{50}) 9
Halogenated aromatic hydrocarbon(HAH) 209
HAPs(hazardous air pollutants) 482
Hazardous air pollutants(HAPs) 482
Heat-shock proteins(HSPs) 235
Hematite miner's lung 257표
Hemolytic uremic syndrome(HUS) 190
Henderson-Hasselbalch 공식 74, 84
Heptachlor 372그림
Hexachlorocyclohexanes 372
HIF-1α(hypoxia-inducible factor 1α) 445
HNF1α 107표
Hormesis 16, 142
HPG(hypothalamic-pituitary-gonadal) axis 337, 349
HSPs(heat-shock proteins) 235
HUS(hemolytic uremic syndrome) 190
Hydroxylamine 114
Hypothalamic-pituitary-gonadal(HPG) axis 337, 349
Hypoxia-inducible factor 1α(HIF-1α), 445

I

IARC(International Agency for Research on

Cancer, 국제암연구기관) 66
IARC 발암물질 분류, 146표
IBI(index of biotic integrity) 491
IC_{50} 492
IDPN(β,β'-iminodipropionitrile) 273
IFN(interferon) 200
IFN-α/β 201표
IFN-γ 201표
Ig(immunoglobulin) 196~197
IgE 매개 식품 알레르기 502표, 506
IL(interleukin) 201, 201표, 266, 311
IMCL(intramyocellular lipid) 446
Immunoglobulin(Ig) 196~197
In Silico 시험법 155표 155
In situ 하이브리드화 259
Index of biotic integrity(IBI) 491
Integrin 47
Interferon(IFN) 200
Interleukin(IL) 201, 266, 311
International Congress of Toxicology 4
Intramyocellular lipid(IMCL) 446
Introduction to the Study of Experimental Medicine, An(Bernard) 3
IRIS(Integrated Risk Information System) 470
Isocyanates 257표
Ivermectin 373
IκB 36

J

The Jungle(Sinclair) 3

K

Kaolin 257표
Kepone 372
Keriorrhea 504

L

Lactonase 93
Lateral geniculate nucleus(LGN) 295
Latrodectus 종(과부거미) 431
LBD(ligand-binding domain) 107
LC(lethal concentration) 492
LC_{50}(half lethal concentration) 492
LD(lethal dose) 9, 18그림
LD_{50}(half lethal dose) 9
Leaving groups 114
LET(linear energy transfer) 410
Lex Cornelia 2
LGN(lateral geniculate nucleus) 295
LH(luteinizing hormone) 336, 337그림, 339그림
Ligand-binding domain(LBD) 107
Ligandin 116
Lindane 270표, 372, 372그림
Linear energy transfer(LET) 410
Linuron(제초제) 345
LOAEL(lowest observed adverse effect level) 20, 62그림
LOEC(lowest observed effect concentration) 492
Louis Lewin 3
Lowest observed adverse effect level(LOAEL) 20, 62그림
Lowest observed effect concentration(LOEC) 492
Loxosceles reclusa(브라운 레크루즈 거미) 432
Loxosceles 종(갈색 레클루즈 또는 바이올린 거미) 432
LRH-1 107표
Luteinizing hormone(LH) 336, 337, 340
LXRα, 107표

M

MAC(membrane attack complex) 197
Magendie 2
Maimonides 2
Major compatibility complex(MHC) 197
Malathion 369그림
Malt worker's lung 256표
Mancozeb 376
Maneb 376그림
mannin 결합 렉틴 경로 198그림
MAO(monoamine oxidase) 96
MAPK(mitogen-activated protein kinase) 34
Maple bark stripper's lung 529
Margin of exposure(MOE) 63
MATE(multidrug and toxin extrusion) transporters 76표
Matrix metalloproteinase(MMP) 304
Maximum tolerable dose(MTD) 21
MC(methylene chloride) 401
MDAC(multiple-dose activated charcoal) 521
m-Dinitrobenzene 341
MDR(multidrug resistant protein) 28, 75표, 84그림, 85그림
MDS(myelodysplastic syndrome) 189
Melphalan 146표
Membrane attack complex(MAC) 197
mercapturic acid 생성 108
mercapturic acid 생합성 118그림
Messenger RNA(mRNA) 34
Metamidophos 369그림
Methionine sulfoximine(MSO) 275
Methyl bromide 377
Methyl tertiary-butyl ether(MTBE) 406
methylazoxymethanol 270표
Methylcarbamate 370
Methyldopa 212
Methylene chloride(MC) 401
Methylparathion 369그림
Methylxanthines 311표
MF(modifying factor) 63
MGC(Müller glial cell) 292
MGMT(O^6-methylguanine-DNA methyltransferase) 153
MHC(major compatibility complex) 197
MHCI 197
MHCII 197
Michaelis 상수 130
Michaelis-Menten 동태학 129
MicroRNA(miRNA) 34, 268
miRNA(microRNA) 34 268
Mithridates 6세 2
Mitochondrial permeability transition(MPT) 42, 45, 240
Mitogen-activated protein kinase(MAPK) 34
Mitophagy 305
Mixed lymphocyte response(MLR) 207
MLR(mixed lymphocyte response) 207
MMP(matrix metalloproteinase) 304
Modifying factor(MF) 63
MOE(margin of exposure) 63
Molybdenum hydroxylases 95
Molybdozymes 95
Monoamine oxidase(MAO) 96
Monoamine 산화효소(MAO) 96
MPT(mitochondrial permeability transition) 42, 45, 240
MPTP 278, 280
MPTP(1-메틸-4-페닐-1,2,3,6-테트라하이드로피리딘) 278, 280

mRNA(messenger RNA) 34
MRP(multidrug resistance-associated protein) 75표, 84그림, 85그림
MSO(methionine sulfoximine) 275
MTBE(methyl tertiary-butyl ether) 406
MTD(maximum tolerable dose) 21
Müller glial cell(MGC) 292
Multidrug and toxin extrusion(MATE) transporters 76
Multidrug resistance-associated protein(MRP) 75표, 84그림, 85그림
Multidrug resistant protein(MDR) 28, 75표, 84그림, 85그림
Multiple-dose activated charcoal(MDAC) 521
Mushroom worker's lung 257표
Myelodysplastic syndrome(MDS) 189

N

Na^+,K^+-ATPase 38표
N-acetyltransferase 114
NADH-ubiquinone reductase 373, 378
NADPH-quinone oxidoreductase 94
NADPH-사이토크롬 P450 환원효소 94
NAFLD(nonalcoholic fatty liver disease) 222, 445, 448, 448그림
NASH(nonalcoholic steatohepatitis) 222, 447
NAT1/NAT2 113
National Center for Biotechnology Information(NCBI) 66
National Toxicology Program 스크리닝 208
Natural killer(NK) 세포 197, 199
NCBI(National Center for Biotechnology Information) 66
NED(normal equivalent deviation) 14
NF-κB 36
NHEJ(nonhomologous end joining) 46, 152
Nicotine
NIEHS(National Institute of Environmental Health Sciences) 66
Nitrogen dioxide(NO^2) 483
Nitro-환원 94
NK(natural killer) 세포 197, 199
NK 분석 208
No observable adverse effect level(NOAEL) 18, 18그림, 62, 62그림, 174
No observed effect concentration(NOEC) 492
NOAEL(no observable adverse effect level) 18, 18그림, 62, 62그림, 174
NOEC(no observed effect concentration) 492
Nolvadex 293
Nonalcoholic fatty liver disease(NAFLD) 222, 445, 448, 448그림
Nonalcoholic steatohepatitis(NASH) 222, 447
Nondisjunction 162
Nonhomologous end joining(NHEJ) 46, 152
Nonsteroidal anti-inflammatory drugs(NSAIDs)
부신 피질 355
사구체성 신장 손상과 혈관성 신장 손상 316
신장 242
항염증제 211
혈소판 기능 191
Nontuberculous mycobacteria 257표
Normal equivalent deviation(NED) 14
NQO1/NQO2 94
NRC(National Research Council)의 위해성 평가 471그림
Nrf2 107표
NSAIDs(Nonsteroidal anti-inflammatory drugs)
부신 피질 355
사구체성 신장 손상과 혈관성 신장 손상 316
신장 242
항염증제 211
혈소판 기능 191
NTCP(sodium-dependent taurocholate peptide) 85그림
NTP Tier 접근 208
N-아세틸화 113~114
n-헥산 272표

O

O^6-methylguanine-DNA methyltransferase(MGMT) 153
OAT(organic-anion transporter) 76표, 84그림
OATP(organic-anion transporting peptide) 75, 76표, 85그림, 218, 220
Occupational exposure limit(OEL) 529
OCT(organic-cation transporter) 76표, 84그림, 85그림
OCTN(organic-cation/carnitine transporter) 76표
OEL(occupational exposure limit) 529
ON(optic nerve) 282, 294
On the Miners' Sickness and Other Diseases of Miners(Agricola) 2
$ONOO^-$ 30
OP(organophosphorus) 화합물 272표, 273, 368~372
OP compound-induced delayed neurotoxicity (OPIDN) 273
OPIDN(OP compound-induced delayed neurotoxicity) 273
OPIDP(organophosphate-induced delayed polyneuropathy) 370
Opioid 수용체 37표
Optic nerve(ON) 282, 294
Orfila 2
Organic-anion transporter(OAT) 76표, 84그림
Organic-anion transporting peptide(OATP) 75, 76표, 85그림, 218, 220
Organic-cation transporter(OCT) 76표, 84그림, 85그림
Organic-cation/carnitine transporter(OCTN) 76표
Organophosphate-induced delayed polyneuropathy(OPIDP) 370
Organophosphorus(OP) 화합물 272표, 273
Orphan Drug Act 521
Osmol gap 520
Oswald Schmiedeberg 3
Oxidized glutathione(GSSG) 116

P

p,p'-DDE 345
p16 142, 142표
P450 기질 104~105표
P450 억제제 399~401
P450 유도 106, 107표
P450 유도제 103, 136, 399~400표
P450 저해 103
P450 저해제 104~105표
p53 51, 142, 142표, 331
PAHs(polycyclic aromatic hydrocarbons) 328표, 331, 488, 489
PAN(peroxyacetyl nitrate) 479, 482
PAPS(3'-phosphoadenosine-5'phosphosulfate) 108, 109그림
Paracelsus 2
Paraoxonase 93
Paraquat 374, 375그림
Parathyroid hormone(PTH) 360
PARP[poly(ADP-ribose) polymerase] 42
Particulate matter(PM) 475~476, 478~479, 483

PBDEs(polybrominated diphenyl ethers) 279, 359
PC12 세포주 357
PCBs(polychlorinated biphenyls) 173, 279, 337, 359
PDGF(platelet-derived growth factor) 47
PEL(permissible exposure limit) 529
Penguin humidifier lung 257표
PEPT(peptide transporter) 76, 84그림
Peptidase 93
Peptide transporter(PEPT) 76, 84그림
PERC(perchloroethylene) 401
Perchloroethylene(PERC) 401
Permissible exposure limit(PEL) 529
Peroxidase 의존적 공산화 96
Peroxidase에 의해 생성된 자유라디칼 30
Peroxisome proliferator-activated receptor-α(PPARα) 92, 107표, 136표, 139
Peroxyacetyl nitrate(PAN) 479, 482
Peroxynitrite($ONOO^-$) 30
PFC(plaque forming cell) 검사 207, 208
PG(propylene glycol) 406
Phalloidin 221
Phenacetin 146표
Phenobarbital 139
Phenobarbital-유사 발암물질 139
Phenol *O*-methyltransferase(POMT) 113
Phenytoin, 146표
Phosgene, 257표
Phosphonomethyl amino acids 375
PHS(prostaglandin H synthetase) 96
PHS1/PHS2 96
Picaridin 373
Pigeon breeder's lung 529
pKa 73
pKb 73
PKC(protein kinase C) 34
Plaque forming cell(PFC) 검사 207, 208
Plaquenil 293
Platelet-derived growth factor(PDGF) 47
PM(particulate matter) 475~476, 478~479, 483
PMN(polymorphonuclear cell) 199
POD(point of departure) 62그림
Point of departure(POD) 62그림
Poison 8
Poly(ADP-ribose) polymerase(PARP) 42
Polybrominated diphenyl ethers(PBDEs) 279, 359
Polychlorinated biphenyls(PCBs) 173, 279, 337, 359
Polycyclic aromatic hydrocarbons(PAHs) 328표, 331, 488, 489
Polymorphonuclear cell(PMN) 199
POMT(phenol *O*-methyltransferase) 113
Pott 2
PPARα(peroxisome proliferator-activated receptor-α) 92, 107, 136표, 139
PR 간격 303, 303그림
Pralidoxime(2-PAM) 369
Pregnane X receptor(PXR) 92, 107표
Probit 단위 15
Prochloraz 344
Procymidone 344
Propylene glycol(PG) 406
Prostaglandin H synthetase(PHS) 96
Protein kinase C(PKC) 34
Prothrombin time(PT) 191, 192
Pseudocholinesterase 93
PT(prothrombin time) 191, 192
PTH(parathyroid hormone) 360
PTHR1 360
PXR(pregnane X receptor) 92, 107
Pyrethroids 378
Pyrethroids 370~373
p-브로모페닐아세틸우레아 272표

Q

QRS 복합(체) 303 303그림
QT 간격 303, 306~307
QT 간격 연장 306~308
Quinone 환원 94

R

Ras 단백질 51
Rb(retinoblastoma) 유전자 141~142, 142표
Reactive oxygen species(ROS) 92, 199, 488
Red Book 57
Reductive dehalogenation 94
Reference concentration(RfC) 63
Reference dose(RfD) 63
Residual volume(RV) 251
Retinal pigment epithelium(RPE) 292
Retinoblastoma(Rb) 유전자 141~142, 142표
Retrovir 211
RfC(reference concentration) 63
RfD(reference dose) 63
RINm5F 세포 362
RNA interference 171
ROS(reactive oxygen species) 92, 199, 488
Rotenoids, 373
Roundup 375
Rous sarcoma virus(RSV) 141
RPE(retinal pigment epithelium) 292
RSV(rous sarcoma virus) 141
Running spiders 432
RV(residual volume) 251

S

S-adenosylmethionine(SAM) 109그림, 113
SAM(*S*-adenosylmethionine) 109그림, 113
SAR(structure-activity relationship) 59
Sarin 369그림
SCE(sister chromatid exchange) 143, 154, 155, 158
Schwann 세포 46
SD(표준편차) 14
SDR(short-chain dehydrogenase/reductase) 94
SDR carbonyl reductase 94
Secreted protein acidic and rich in cysteine(SPARC) 445
Secretory leukocyte proteinase inhibitor(SLPI) 250
Semicarbazide-sensitive amine oxidase(SSAO) 96
Sex-linked recessive lethal(SLRL) 시험법 156
Shaver병 256표
SHE 세포 분석 144
Shh(sonic hedgehog) 유전자 428
Short-chain dehydrogenase/reductase(SDR) 94
Short-term exposure limit(STEL) 65
SHP 107표
Siderotic lung disease 257표
Sildenafil(실데나필) 293, 341
Silent Spring(Carson) 3
Silo-filler's disease 257표
Silver finisher's lung 257표
Single nucleotide polymorphism(SNP) 140
Sister chromatid exchange(SCE) 143, 154, 155, 158
SLC(solute carriers) 유전자군 75, 76

SLCs(solute carriers) 76표, 76
SLE(systemic lupus erythematosus) 205
SLPI(secretory leukocyte proteinase inhibitor) 250
SLRL(sex-linked recessive lethal) 시험법 156
SNP(single nucleotide polymorphism) 140
Sodium fluoroacetate 377
Sodium-dependent taurocholate peptide(NTCP) 85그림
Solute carrier(SLC) 유전자군 76표, 76표
Solute carriers(SLCs) 75, 76표
Sonic hedgehog(Shh) 유전자 428
SPARC(secreted protein acidic and rich in cysteine) 445
SPLUNC2 250
SRY 유전자 334
SSAO(semicarbazide-sensitive amine oxidase) 96
ST 분절 303, 303그림
Steatoda 종 432
STEL(short term exposure limit) 65
Stockholm Convention on Persistent Organic Pollutants 372
Structure-activity relationship(SAR) 59
Sulfite oxidase 95
Sulfonate 포합 108
Sulfotransferases(SULTs) 108, 112
Sulfoxide 및 *N*-oxide 환원 94
SULTs(sulfotransferases) 108, 112
Superoxide anion 라디칼 29, 30그림
Systemic lupus erythematosus(SLE) 205
S-메틸화 113
S자형 용량-반응 곡선 14

T

T syndrome 371표
T 세포 196, 200~201, 203
T 세포 수용체(TCR) 198, 202
T 세포 증식 반응 207
T 증후군 371
$T_{1/2}$(반감기) 123그림, 124
T-2 독소 316
T_3 357
T_4 357
TAAR(trace amine-associated receptor) 248
Tamoplex 293
Taurine 109그림
Taxol 274
TCE(1,1,2-trichloroethylene) 400
T-cell receptor(TCR) 198, 202
TCR(T-cell receptor) 198, 202
TD(toxic dose) 18그림
TdP(torsade de pointes) 306
TEN(toxic epidermal necrolysis) 330~332
Tetrachloroethylene 401
Tetrodotoxin 9표
TF(transcription factor) 34
TGF(tubuloglomerular feedback) 234
TGF-β(transforming growth factor-β) 47, 50, 201표
Theophrastus 2
Theophylline 311표
Therapeutic index(TI) 17~18
Theraphosid 거미 432
Thiram 376, 376그림
Thorotrast 146표, 222
Threshold limit value(TLV) 529
Thrombotic thrombocytopenic purpura(TTP) 190, 194
Thyroid-stimulating hormone(TSH) 139, 358
TI(therapeutic index) 17~18
Tidal volume(TV) 251
TLC(total lung capacity) 251
TLR(toll-like receptor) 200
TLV(threshold limit value) 529
TNF receptor(TNFR, 수용체) 304
TNFR(TNF receptor) 304
TNF-α(tumor necrosis factor-α) 304, 305, 311표
Toll-like receptor(TLR, 수용체), 200
Toluene diisocyanate 211
Torsade de pointes(TdP) 306
Total lung capacity(TLC) 251
Toxic epidermal necrolysis(TEN) 330~332
Toxic syndromes 518, 518표
Toxicogenomics 8
Toxicology and Applied Pharmacology 3
TOXNET(Toxicology Data Network) 66
Trace amine-associated receptor(TAAR) 248
Transcription factor(TF) 34
Transforming growth factor-β(TGF-β) 47, 50, 201표
Transient receptor potential(TRP) 채널 248
Transmembrane flux 128, 129그림
Transversion 돌연변이 153, 162
Treatise on Poisons and Their Antidotes(Maimonides) 2
Tregs(T-regulatory cells) 202
T-regulatory cells(Tregs) 202
Triazines 제초제 375
Trichloroethylene 400~402
Trifluoperazine 315
Triphenyltin 376
TRP(transient receptor potential) 채널 248
TSH(thyroid-stimulating hormone) 139, 358
TTP(thrombotic thrombocytopenic purpura) 190, 194
Tubocurarine 9표
Tubuloglomerular feedback(TGF) 234
Tumor necrosis factor-α(TNF-α) 304, 305, 311표
TV(tidal volume) 251
T-조절 세포(Tregs) 202

U

UDP-glucuronosyl-transferases(UGTs) 108
UDP 글루쿠론산 108
UDS(unscheduled DNA synthesis) 143, 156
UF(uncertainty factor) 63
UGTs(UDP-glucuronosyltransferases) 108
Uncertainty factor(UF) 63
Unscheduled DNA synthesis(UDS) 143, 156
URAT(urate transporter) 84그림
Urate transporter(URAT) 84그림
Uridine diphosphate-glucuronic acid 108
Urushiol 23

V

V 인자 191표
Valproic acid 중독 523~525
Vasa recta 232
Vd(volume of distribution) 81
VDR 107표
VEPs(visual-evoked potentials) 289
Vespidae(말벌) 434
Viagra 293, 341
VIII 인자 191표
Vinclozolin 344, 345
Visual-evoked potentials(VEPs) 289
VOC(volatile organic compound) 397, 398, 479
Volatile organic compound(VOC) 397, 398, 479

Volume of distribution(Vd) 81
Vomeronasal 수용체 248

W

Wiley 법안(1906) 3
WT1(Wilms' tumor gene) 142표

X

Xanthine dehydrogenase(XD) 95
Xanthine 탈수소효소(XD) 95
XD(xanthine dehydrogenase) 95
XIII 인자 191표
XO(xanthine oxidoreductase) 95
Xylenes 403
X선(방사선) 331

Z

Zearalenones 505표
Zinc pyridinethione(ZPT) 273
Zineb 376그림
ZPT(zinc pyridinethione) 273

기타

β,β-iminodipropionitrile(IDPN) 273
1,1,2-trichloroethylene(TCE) 400
1,2-dihydroxyethane 404
1,3-dichloropropene 377
2,3-bisphosphoglycerate(2,3-BPG) 185
2,3-BPG(2,3-bisphosphoglycerate) 185
2,4-D(2,4-dichlorophenoxyacetic acid) 374
2,4-dichlorophenoxyacetic acid(2,4-D) 374
2-mercaptobenzothiazole 353
2-PAM(Pralidoxime) 369
3-nitropropionic acid 40표
3'-phosphoadenosine-5'phosphosulfate(PAPS) 108, 109그림
5-Fluorouracil 309표